临床肛肠外科学

主编　李春雨

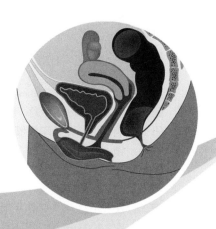

人民卫生出版社
·北京·

图书在版编目（CIP）数据

临床肛肠外科学 / 李春雨主编 . —北京：人民卫
生出版社，2023.7
ISBN 978-7-117-35015-0

Ⅰ.①临⋯　Ⅱ.①李⋯　Ⅲ.①肛门疾病 – 外科学②直
肠疾病 – 外科学　Ⅳ.①R657.1

中国国家版本馆 CIP 数据核字（2023）第 122891 号

人卫智网	**www.ipmph.com**	医学教育、学术、考试、健康，
		购书智慧智能综合服务平台
人卫官网	**www.pmph.com**	人卫官方资讯发布平台

临床肛肠外科学
Linchuang Gangchang Waikexue

主　　编：李春雨
出版发行：人民卫生出版社（中继线 010-59780011）
地　　址：北京市朝阳区潘家园南里 19 号
邮　　编：100021
E - mail：pmph @ pmph.com
购书热线：010-59787592　010-59787584　010-65264830
印　　刷：北京盛通印刷股份有限公司
经　　销：新华书店
开　　本：889×1194　1/16　　印张：37
字　　数：995 千字
版　　次：2023 年 7 月第 1 版
印　　次：2023 年 9 月第 1 次印刷
标准书号：ISBN 978-7-117-35015-0
定　　价：298.00 元

打击盗版举报电话：**010-59787491**　**E-mail：WQ @ pmph.com**
质量问题联系电话：**010-59787234**　**E-mail：zhiliang @ pmph.com**
数字融合服务电话：**4001118166**　**E-mail：zengzhi @ pmph.com**

编委名单（以姓氏笔画为序）

编写秘书

绘　图

主编简介

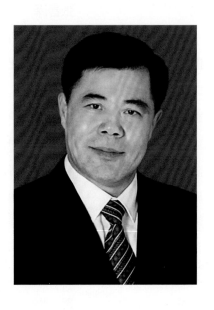

李春雨

　　中国医科大学附属第四医院肛肠外科主任、教授、主任医师、硕士生导师。毕业于中国医科大学,医学硕士。从事结、直肠肛门外科医疗、教学、科研工作30余年,具有丰富的临床经验。先后赴新加坡中央医院、上海长海医院研修,师承世界著名肛肠外科专家萧俊教授、喻德洪教授和陈春生教授。李春雨教授秉承"微创、无痛、科学、规范"的治疗理念,对结、直肠肛门外科有较深的造诣,尤其擅长肛肠疾病的微创治疗。

学术任职

兼任中国医师协会肛肠医师分会副会长、中国医师协会医学科普分会副会长、中国医师协会肛肠医师分会科普专业委员会主任委员、中国医师协会医学科普分会肛肠专业委员会主任委员、国家健康科普专家库第一批成员、国际盆底疾病协会常务理事、中国医药教育协会肛肠疾病专业委员会副主任委员、中国中西医结合学会大肠肛门病专业委员会副主任委员、中国非公立医疗机构协会肛肠专委会副主任委员、中国医师协会外科医师分会肛肠医师专业委员会副主任委员、中国医师协会结直肠肿瘤专业委员会早诊早治专业委员会副主任委员、中国临床肿瘤学会肿瘤微创外科专家委员会委员、辽宁省医学会肛周疾病学组主任委员、辽宁省免疫学会肛肠分会主任委员、沈阳市医师协会肛肠科医师分会主任委员。

学术成果

在国内外核心期刊上发表学术论文 100 余篇，发表医学科普读物 150 余篇。参与国家自然科学基金科研课题 2 项，承担省部级科研课题 10 项。出版教材、专著及科普图书 46 部。其中主编教材 6 部、参编教材 6 部；主编专著 12 部、副主编专著 7 部；主编科普图书 15 部。其中包括：主编普通高等教育"十二五"研究生规划教材《肛肠外科学》（科学出版社）、普通高等教育"十四五"研究生规划教材《肛肠外科学（第 2 版）》（科学出版社）、全国高等学校"十二五"医学规划教材《肛肠病学》（高等教育出版社）、全国高等学校"十三五"医学规划教材《肛肠病学（第 2 版）》（高等教育出版社）、普通高等教育"十四五"本科规划教材《肛肠外科学（案例版）》（科学出版社）；主编专著《肛肠外科手术学》《肛肠外科手术技巧》《实用盆底外科》《肛肠外科手绘手术图谱》《实用肛肠外科学》《临床肛肠外科学》《现代肛肠外科学》《实用肛门手术学》《肛肠外科护理》《肛肠科护士手册》等；主编科普《肛肠病名医解答》《痔疮就医指南》《便秘看这本就够了》等。担任《中国肛肠病杂志》等 10 余种杂志常务编委或编委。

获奖情况

获辽宁省科技进步奖二等奖 1 项、三等奖 3 项，辽宁省自然科学成果奖二等奖 3 项、三等奖 6 项，沈阳市科技进步奖三等奖 1 项。获得国家实用型专利 6 项。2010 年荣获第三届沈阳优秀医师奖、2011 年荣获首届中西医结合优秀青年贡献奖、2015 年荣获中国医科大学优秀教师称号。2016 年在援疆期间，政绩突出，荣获"全国第八批省市优秀援疆干部人才""新疆塔城地区第二批优秀援疆干部人才""辽宁省第四批优秀援疆干部人才""中国医科大学优秀医务工作者"等荣誉称号。

前　言

近年来,随着我国肛肠医疗事业的飞速发展,肛肠外科工作也面临前所未有的机遇与挑战。从事肛肠外科的医师越来越多,新理念、新技术不断涌现,迫切需求一本专业性强、贴近临床、简明实用、便于查阅的专业参考书。因此,特邀请来自国内40余位在结直肠肛门外科领域中造诣颇深的一线权威专家、学者共同撰写了这部《临床肛肠外科学》。

本书最大特点是全面、新颖、简明、实用。全书分为上、下篇,共58章。上篇为总论部分,系统地介绍了肛肠解剖生理、检查方法、治疗、围手术期处理及肛肠护理等相关内容;下篇为各论部分,详细而全面地阐述了各种肛肠疾病诊断与治疗。每种疾病按照疾病的流行病学、病因、发病机制、临床表现、诊断、鉴别诊断及治疗的体例进行编写,侧重介绍每一疾病的诊断与治疗。本书编写过程中始终贯彻"立足临床,注重实用"的方针,在临床实践的基础上,以丰富的插图展现肛肠解剖、各种肛肠疾病表现及手术操作步骤,力争做到面向基层、临床实用、图文并茂、通俗易懂。以常见病、多发病为重点,以中西医结合治疗为特点,以新技术、新疗法为要点,突出了本书的可读性和实用性。

本书是国内多家三级甲等医院结直肠肛门外科领域造诣颇深的一线临床专家共同的智慧结晶,既反映国内外研究的最新成果,又是作者丰富临床经验的总结,具有较高的学术价值和实用价值。

本书适合各级医院肛肠外科、普通外科、消化内科、肿瘤科临床医师阅读参考,更适合医学院校研究生、规培生、实习生、进修生用于学习提高。

本书在编写过程中得到了国内外肛肠界前辈和同道的支持与鼓励,各位编委在百忙之中抽出时间,完成本书撰写。书中插图由中国医科大学徐国成教授精心绘制;我的爱人承担起照顾家庭和教育孩子的重任,默默奉献令我无后顾之忧。在此一并致以诚挚的谢意。

限于水平有限,书中不足之处在所难免,恳请各位专家和读者,不吝赐教。

2022 年 8 月

目 录

下篇　各　论

上 篇
总 论

分 类

第一章

肛肠外科学发展历程

第一节 我国肛肠外科发展简史

我国的传统医学历史悠久,源远流长,对肛肠外科的发展有巨大贡献。在国际会议上讨论肛肠病学科发展史时,引用了大量我国古时书籍、文献,公认中医学对世界肛肠病学的发展做出了重要贡献。

一、初生阶段(夏商春秋时期,公元前476年以前)

肛肠疾病是指发生于肛门直肠及结肠的疾病,其中,痔、肛瘘、肛裂及结直肠癌是主要病种。早在春秋时期(公元前770年—前476年),我国古代医学家就提出了"痔""瘘"的病名,后为国内外医学所采用,沿用至今。

《山海经》中首先提出痔、瘘的病名,并记载了许多动植物食之已痔(吃它治痔)。《山海经·南山经》:"浪水出焉,而南流注于海。其中有虎蛟,其状鱼身而蛇尾,其音如鸳鸯。食者不肿,可以已痔。"《山海经·中山经》:"仓文赤尾,食者不痈,可以为瘘。"

《庄子·列御寇》中有:"秦王有病召医,破痈溃痤者,得车一乘,舐痔者,得车五乘。"《韩非子》中有"内无痤疽瘅痔之害",均提出了痔的说法。《淮南子》中有"鸡头已瘘",即肛瘘的记载。1973年,

长沙马王堆汉墓出土的《五十二病方》载有"牡痔"、"牝痔"、"脉痔"、"朐痒"(肛门痒)、"血痔"、"巢者"(肛门瘘管)、"人州出"(脱肛)等多种肛肠疾病及其相应的治疗方法,如治"牡痔"的"絜以小绳,剖以刀"的结扎切除法;治痔瘘"巢塞直者,杀狗,取其脬,以穿答籥,入直(直肠)中,炊(吹)之,引出,徐以刀去其巢"的牵引切除法;治"牡痔之有数窍,蛲白徒道出者方:先道(导)以滑夏挺,令血出。穿地深尺半……布周盖,坐以熏下窍"的肛门探查术及熏治法;治"牡痔……与地胆虫相半,和,以傅之。燔小隋(椭)石,淬醯中,以熨"的敷布法和热熨法,上述文献资料是世界上最早的关于肛肠疾病的手术及保守治疗方法的记载。

二、奠基阶段(战国到两汉,公元前475—公元220年)

对于肛肠的功能与病因,战国到两汉时期已有了比较详细的论述。

《黄帝内经》对肛肠解剖、生理、病理等有详细论述,还对便血、泄泻、肠覃等肛肠疾病做了论述。《灵枢·肠胃》记述了回肠(结肠)、广肠(直肠)的长度、大小、走行。

《素问·五脏别论》:"魄门(肛门)亦以五脏使,水谷不得久藏。"表明了当时我国的传统医师对于大肠肛门的主要功能已有了清晰的认识。《素问·生

气通天论》："筋脉横解，肠澼为痔。"首先提出痔是血管扩张、血液淤滞癖积的观点，与现在的静脉曲张学说有异曲同工之妙。《灵枢·水胀》："寒气客于肠外，与卫气相搏，气不得荣，因有所系，癖而内著，恶气乃起，瘜肉乃生。"是我国最早关于肠息肉病因及病名的相关记载。《灵枢·刺节真邪》："寒与热相搏，久留而内著……有所结，气归之，卫气留之，不得反，津液久留，合而为肠溜，久者数岁乃成，以手按之柔。已有所结，气归之，津液溜之，邪气中之，凝结日以易甚，连以聚居，为昔瘤，以手按之坚。"最早提出了肠道肿瘤的病因及临床表现。《灵枢·厥病》："肠中有虫瘕及蛟蛕。"《说文解字》曰："蛕（huí），腹中长虫也。从虫，有声。字亦作蚘（huí），俗作蛔。"这是对肠道寄生虫类疾病的最早记载。

东汉·张仲景在《伤寒论》中最先发明了肛门栓剂和灌肠术，其发明的蜜煎导方，以食蜜炼后捻作梃，令头锐，大如指，长而寸许，冷后变硬，内谷道（肛门）中，就是治疗便秘效果较好的栓剂。他又用土瓜根及大猪胆汁灌谷道中以通便，发明了灌肠术。从晋·葛洪《肘后备急方》"治大便不通，土瓜根捣汁，筒吹入肛门中，取通"的记载来看，当时已有了灌肠器——"筒"。《伤寒杂病论》中还对下利、便脓血、便血、便秘、便痈、回厥、痔等大肠肛门病，提出了辨证施治、立方用药的原则，从而奠定了便血、便秘、肠痈等肛肠病的辨证施治基础。

三、成长阶段（两晋隋唐，265—907 年）

到了两晋隋唐时期，肛肠疾病的病因病机和辨证施治理论进一步成熟，临床实践更加活跃，治疗和预防的方法十分丰富。

晋·皇甫谧《针灸甲乙经》之《足太阳脉初发下部痔脱肛篇》中"凡痔与阴相通者，死"，这是对肛肠病合并阴道瘘、尿道瘘的最早论述，说明了祖国医学除用药物、手术治疗外，还用针灸治疗痔瘘病，并对痔瘘病的预后有了一定的认识。此处的"死"，不是寻常的直肠阴道瘘、尿道直肠瘘，而是直肠肿瘤的扩散。

隋·巢元方《诸病源候论》，提出了痔的七大分

类法，分别为牡、牝、脉、肠、血、气、酒痔，详列痢候四十种，对肛肠疾病进行了较为全面而详细的论述，同时也对一些疾病已有了相当深入的理解。如脱肛候有："脱肛者，肛门脱出也。多因旧痢后大肠虚冷所为。"谷道生疮候有："谷道、肛门，大肠之候。大肠虚热，其气热结肛门，故令生疮。"谷道痒候有："谷道痒者，由胃弱肠虚，则蛲虫下侵谷道，重者食于肛门，轻者但痒也。蛲虫壮极细微，形如今之蜗虫状也。"痔病诸候中，指出了五痔是牡痔、牝痔、脉痔、肠痔、血痔。另文提出了气痔、酒痔，认为"痔久不瘥，变为瘘也"，"浓瘘候，是诸疮久不瘥成瘘"。率先提出了"痔瘘"的病名。"一足踏地，一足屈膝，两手抱犊鼻下，急挽向身极势，左右换易四七，去痔五劳三里气不下。"是对于引导之术防治肛肠疾病的记载。

唐朝时期对于肛肠疾病的贡献，主要在于临床实践，创新性地采用动物脏器治疗肛肠疾病，并积累了丰富的临床经验。如唐·孙思邈（541—682 年）《千金药方》《千金翼方》首载了用鲤鱼肠、刺猬皮等治痔的脏器疗法，以鼻、面舌、口唇出现栗疮、斑点为诊断肠道疾病及寄生虫的经验。王焘《外台秘要》引许仁则论痔："此病有内痔，有外痔，内但便时即有血，外无异。"提出了内外痔相关理论。该书引《古今录验》中"疗关格大小便不通方"："以水三升，煮盐三合使沸，适寒温，以竹筒灌下部，立通也。"首次提出了以盐水作为灌肠液并利用竹筒进行灌肠的方法。

四、成熟阶段（宋元明清，960—1911 年）

宋元明清时期，肛肠疾病的病理与治疗方法逐渐完善，尤其是枯痔法，脱管法，挂线法治肛瘘的发明，以及专科器皿的完善，使肛肠科趋于成熟。

首先是《太平圣惠方》创造了将砒溶于黄蜡中，捻为条子，纳痔瘘疮窍中的枯痔钉疗法，而"用蜘蛛丝，缠系痔鼠乳头，不觉自落"的记载则是关于痔结扎术的描述。南宋《魏氏家藏方》（1227年）详细记载了枯痔散的具体使用。明《普济方》（1406 年）中记载了宋代痔科专家临安曹五应用取痔千金方为宋高宗治愈痔疾而成为观察使，表明宋

代已出现了痔瘘疾病的专家及专科。《太平圣惠方》将痔与痔瘘分别论述，指出"夫痔瘘者，由诸毒气，结聚肛边，有疮或作鼠乳，或生结核穿穴之后，疮口不合，时有脓血，肠头肿痛，经久不瘥，故名痔瘘也。"这说明宋代对于肛肠疾病的诊断及分类方面较前有更深入的认识。南宋《疮疡经验全书》（1281年）将痔分为二十五种，表明了作者对肛门疾病进行了深入细致的研究，文章关于"子母痔"的观点，正确反映了痔核之间的关系，并一直沿用至今。

明·许春甫《古今医统大全》引《永类钤方》记载，曰："予患此疾17年，边览群书，悉遵古治，治疗无功，几中砒毒，寝食忧惧。后遇江右李春山，只用芫根煮线，挂破大肠，七十余日，方获全功。病间熟思，天启斯理。后用治数人，不拘数疮，上用草探一孔，引线系肠外，坠铅锤悬，取速效。药线日下，肠肌随长，僻处既补，水逐线流，未穿疮孔，鹅管内消。"详细描述了挂线疗法治疗肛瘘。高位复杂性肛瘘术后肛门失禁等并发症对肛肠科医师造成了极大困扰，挂线疗法则极好地解决了这一难题。明·陈实功《外科正宗》在总结前辈外科成就的基础上，以痔疮、脏毒立篇论述，创新性地提出了内外兼治、辨证施治的治疗方案，书中发展了枯痔疗法、挂线疗法，并提出了许多新的内服外用方药，部分方药至今仍在临床发挥其作用。

明·薛己《薛氏医案》中记载："臀，膀胱经部分也，居小腹之后，此阴中之阴。其道远，其位僻，虽太阳多血，气运难及，血亦罕到，中年后尤虑此患（指脏毒、痔、瘘）。"这与现代医学中所认为的痔与人类行走导致的局部血液循环受阻，从而引起血流淤滞进而产生痔的观点不谋而合。

清代在整理古代医著和注重实践方面取得了较大成就，以祁坤的《外科大成》影响较大，其对直肠癌进行了详细的记载，说："锁肛痔，肛门内外如竹节锁紧，形如海蛰，里急后重，便粪细而带扁，时流臭水，此无治法。"而："钩肠痔，肛门内外有痔，折缝破烂，便如羊粪，粪后出血秽臭大痛。"则对肛裂进行了详尽的描述。高文晋在《外科图说》中详细描述了我国自己设计的诸多手术器械，其中的弯刀、柳叶刀、小烙铁、探肛筒、过肛针等肛肠科器械

设计精巧而使用，至今仍有应用。

我国医学家对如今的肛肠病学科的发展有独特贡献，曾居于世界领先地位。枯痔疗法、肛瘘挂线疗法等我国独创的治疗方法，解决了肛肠疾病治疗中的一些难题，对世界肛肠学科的发展做出了巨大贡献。

五、继承发展阶段（当代，1949年至今）

1949—1963年，我国肛肠疾病工作者在党中央的中医政策指导下各承家技，积极投身于肛肠疾病的防治工作中。为培养师资及人才，卫生部于1955年举办了全国痔瘘学习班，学习班以继承发掘为主，面向临床及基层。1956年卫生部中医研究院成立痔瘘研究小组，将痔瘘疾病和防治工作纳入国家12年远景规划，并定为国家科研课题，1963年国家将痔瘘防治工作列入10年科研规划。1964—1966年，我国肛肠病学的发展已具有一定的规模。1964年，卫生部中医研究院召集了全国11个单位参加了痔瘘研究座谈会，会议研究了肛肠专业学术交流和科研工作的开展方式。1965年及1966年召开的两次全国性的学术交流会议极大地提高了肛肠专业的学术水平，为我国肛肠领域的发展带来了积极的影响。

1971年，中国中医科学院受卫生部委托，在沈阳举办了九省市肛肠病防治学习班，并编写《中西医结合治疗肛门直肠疾病》一书，该书总结了一些新技术、新疗法并将其在全国范围内推广、应用。随着社会进步和医学发展，肛肠专业愈发得到重视，全国各地逐渐形成了自己的学术团体，对肛肠疾病的研究不断深入，使得肛肠专科向着更加科学的方向发展。

1975年10月27日，在衡水市召开了第一次全国肛肠学术会议，会议收到学术论文57篇，会议成果显著，本次会议中"母痔基底硬化疗法""长效麻醉剂"问世。

1977年11月19日，在南京召开的第二次全国肛肠学术会议收到论文118篇，一些新技术诸如激光治疗痔核等技术脱颖而出。

1980年7月12日，在福州市召开的第三次全国肛肠学术会议上制订了《1981—1983年科研协

作计划》，中华中医学会肛肠分会由此成立，会议选举产生了学会领导机构，创办了《中国肛肠病杂志》。广安门医院研制的消痔灵注射液和四步注射操作疗法问世，并逐步在全国进行推广。

1983 年 10 月 21 日，在昆明市召开了第四次全国肛肠学术会议，会上许多学者开始采用录像、幻灯、投影等新形式进行学术交流，本次会议对肛门直肠的解剖结构提出了一些新的观点。

1992 年在上海成立了中华医学会外科学分会结直肠肛门外科学组，同年在天津成立了中国中西医结合学会大肠肛门病专业委员会。2006 年 10 月在北京成立了中国医师协会肛肠医师分会。此外，还有中国抗癌协会大肠癌专业委员会、世界中医药学会联合会肛肠病专业委员会等 26 个学术团体，促进了学术交流。

《中国肛肠病杂志》创刊于 1981 年，主编黄乃健；《结直肠肛门外科》创刊于 1995 年，主编高枫；《中华胃肠外科杂志》创刊于 1998 年，主编汪建平；《中华结直肠疾病电子杂志》创刊于 2012 年，主编王锡山，均为学术交流提供了平台。随着对肛肠疾病认识的不断深入，多部肛肠专业大学教材问世及大量的肛肠专著出版。教材有《肛肠外科学》（李春雨主编，第 1 版、第 2 版，科学出版社）、《肛肠外科学》（案例版，科学出版社）、《肛肠病学》（李春雨主编，第 1 版、第 2 版，高等教育出版社）、《中医肛肠科学》（何永恒主编，清华大学出版社）、《中西医结合肛肠病学》（陆金根主编，中国中医药出版社）；专著主要有《肛门直肠结肠外科》（张庆荣主编）、《丁氏痔科学》（丁泽民主编）、《现代肛肠外科学》（喻德洪主编）、《中国肛肠病学》（黄乃键主编）、《中华结直肠肛门外科学》（汪建平主编）、《实用肛门手术学》（李春雨、张有生主编）、《肛肠外科手术学》（李春雨、汪建平主编）及《实用盆底外科》（李春雨、朱兰、杨关根、卫中庆主编），为我国肛肠外科的发展奠定了坚实的理论基础。

我国的肛肠外科医师队伍由中医、西医和中西医结合三支力量共同组成，他们团结合作，继承中医学传统，汲取国外先进经验，古为今用，洋为中用，使我国肛肠外科进入了一个崭新的阶段。

第二节　国外肛肠外科发展简史

一、萌芽阶段

人们在公元前 2500 年的一幅埃及壁画中发现，当时宫廷内已有腹部内科医生和肛门保护医生，被后世尊为肛门专科医生的始祖。公元前 1776 年古巴比伦的《汉谟拉比法典》（The Code of Hammurabi）即有文规定："如果医师治愈肠病，患者当酬之以五银币。"但记载最详细、影响较大的是古希腊的"西方医学之父"希波克拉底（Hippocrates）（公元前 460—前 370 年），他最先提出以出血为依据的痔的病名（hemorrhoiden，意为血球），写有一篇关于痔的论文，详尽地谈到了痔的灼灸、切除等疗法，并载有痔、瘘的结扎法和直肠指检法。

古罗马的医学中也有对肛肠疾病的记载，凯尔苏斯（Aulus Cornelius Celsus）（公元前 25—公元 50 年）在他的《医学》一书中，论述了肛瘘切除术，并提到了结扎法和结扎切除法。他认为在痔的手术中应先切除位置较低的痔，这样可以避免出血影响手术，他同时认为术中应结扎上方的直肠黏膜，且不要过多伤害肛门组织，这与现今术中需注意保留肛管皮肤的观点一致。

二、奠基阶段

古罗马的克劳迪亚斯·盖伦（Claudius Galenus，129—199 年）在对动物的直肠进行仔细研究后提出了直肠（rectum）命名。他还依据痔的大小、数目、形态、位置和性质，将痔分为五类，主张药物治疗和必要的手术治疗。

拜占庭帝国的御医伊提厄斯（527—565 年）提出："痔是由血液下流引起的，很像动脉瘤，从而造成了许多痛苦，甚至导致死亡。"并提出痔切除术是最好，也是最彻底的治疗方法。他认为痔切除术是痔的根治性治疗方法。他让病人节制饮食并大量饮水，然后用镊子把痔牵出体外后结扎切除。拜占庭帝国的医师保尔（620—690 年）也提倡对痔进行结扎，术前先让患者清洁肠道，通过刺激肛门使痔突出后结扎。

1918 年世界上最早的肛门镜于庞贝古城中被发现。据鉴定,该肛门镜于公元 79 年制成。古印度也有关于痔的手术治疗的记载,且开始强调手术前后应用碱水及灼灸的方法进行消毒。

早在唐朝时期,日本、朝鲜、越南等国就开始学习借鉴我国的中医疗法,《东医宝鉴》系统辑录了我国医籍中的内治外用药物。1610 年朝鲜御医李馨益通过对我国传统针灸术的研究,发明了火针疗灸之法,效果明显。

三、成熟阶段

18 世纪后,得益于人体解剖与外科学的发展,肛肠科也得到了快速发展,相关理论及技术取得了翻天覆地的进步。1729 年,Stahl 提出了痔是门静脉回流受阻而导致的静脉曲张。1749 年 Morganegui 提出了痔是人类直立后发生的特有疾病的病因学说,从而否定了 2 000 多年前希波克拉底提出的痔是人体生理器官的"安全阀"的学说。1774 年,现代外科创始人之一的 Retit,改进了痔切除术,Coopez 在他的《应用外科辞典》中支持 Retit 的观点,从而否定了痔出血有好处的传统观念。

Boyen 于 1818 年提出了侧方切断括约肌治疗肛裂的手术方法。1835 年英国医师 Salmon 在伦敦创建了圣·马克医院,改进了痔的结扎术,该院诸多医师通过不懈努力,对肛肠疾病的解剖、生理、病理、治疗进行了深入的研究,为现今肛肠外科的大多数手术奠定了基础,该院更是在后来成为了世界肛肠病学的研究中心。Cuersant(1847 年)报道了青年性直肠息肉病。Cripps(1882 年)报道了家族性息肉病。Wiks 与 Moxon(1875 年)首先发现了溃疡性大肠炎。1878 年 Ciari 提出了肛门小管及肛门腺的命名。1888 年 Syminton 提出了肛管的命名。1895 年 Kelly 制成 35cm 的以额镜反射观察的乙状结肠镜。1882 年 Whitehead 首创痔环状切除术。1914 年 Quervain 与 Case 首先报道了大肠憩室症。1932 年 Crohn 等报道了克罗恩病。

1934 年英国 Milligan 与 Morgan 出版了《肛管外科解剖学》,填补了肛管应用解剖学的部分空白,极大地推进了肛肠外科的发展。1889 年美国率先成立了大肠肛门学会。国际大肠肛门病学会于

1948 年在美国成立并出版了《美国结肠肛门病学会杂志》。紧接着,欧洲、亚洲、拉丁美洲以及美洲国家又相继成立了国际性学会,各自出版刊物,定期召开学术会议,有力地促进了肛肠外科的发展。

四、继承和发展阶段

近现代以来,随着物理、化学以及生物医学等领域的快速发展,相关检查及化验技术不断诞生,极大地促进了肛肠疾病的诊治。日本松永藤雄于 1966 年研制成功光导纤维结肠镜,为结肠疾病的诊治带来了划时代的改变,同时内镜下治疗技术的进步使得许多患者免除了开腹手术的痛苦。腔内 B 超的应用,使得临床医师能够在术前即可明确结直肠肿瘤与周围组织的关系,促进了医疗水平的快速进步。1977 年日本大肠癌研究会制订了《大肠癌临床、病理处理规约》,这一规约的发布使得疾病的治疗进入了同质化时代,极大地改善了患者的治疗效果。

20 世纪 90 年代初腹腔镜技术开始应用于结直肠手术。腹腔镜手术以其创伤小、恢复快、疼痛轻等优点成为许多临床医师的首选手术方式,已成为 21 世纪结直肠外科的发展方向。1993 年,Longo 博士在肛垫下移学说的基础上,与美国强生公司合作开发了 PPH 吻合器;1997 年,Longo 博士利用该发明成功进行了世界上第一例 PPH 手术,这一手术方式以其微创、术后疼痛轻以及快速恢复等优点而备受患者及临床医师的青睐。

目前,随着对肛门、直肠、结肠的生理、解剖、病理研究不断深入,国内外肛肠疾病医师将研究重点放在了炎症性肠病、结直肠肿瘤以及功能性便秘等方面,为预防、诊断、治疗肛肠疾病和研究其发生发展规律做出了新贡献。

(王志民　李春雨)

参考文献

[1] 李春雨,徐国成.肛肠病学[M].2 版.北京:高等教育出版社,2021:2-3.

[2] 李春雨.肛肠外科学[M].北京:科学出版社,2016:5-6.

[3] 李春雨,朱兰,杨关根,等.实用盆底外科[M].北京:

人民卫生出版社,2021:4-5.

[4] 张有生,李春雨.实用肛肠外科学[M].北京:人民军医出版社,2009:25-30.

[5] 杨向东,贺平,张燕生,等.大肠肛门修复与重建[M].成都:四川科学技术出版社,2008:13-18.

[6] 黄乃健.中国肛肠病学[M].济南:山东科学技术出版社,1996:2-4.

[7] 丁义江.丁氏肛肠病学[M].北京:人民卫生出版社,2006:1-3.

[8] 汪建平,兰平.结直肠外科临床与基础研究展望[J].

中华实验外科杂志,2006,23(7):776-778.

[9] 刘凡隆.经肛门微创手术的历史、现状及展望[J].浙江医学,2020,42(7):647-649.

[10] 丁义江.盆底外科的由来与进展[J].临床外科杂志,2009,17(8):560-561.

[11] 丁曙晴.肛管直肠测压在排便障碍性疾病中的价值及临床解读[J].中华胃肠外科杂志,2016,19(12):1342-1344.

[12] 卢任华,刘崎,章韵,等.排粪造影的临床应用.中华放射学杂志,1990,24(3):170.

第二章

肛肠组胚解剖学

第一节　肛肠胚胎学

女性的卵细胞受精后,便开始分裂。受精后72小时左右,经过卵裂形成12个卵裂球,形似桑椹,成为桑椹胚。卵裂球之间开始分化后,桑椹胚的细胞重新分布,组合在一个中央腔的周围,形成囊状结构的胚泡,进入囊胚期。继续分化,在胚泡的一极出现内细胞群发育成胚体。囊胚的其他细胞组成滋养层与母体的基蜕膜共同构成胎盘。

在胚胎发育早期,整个消化道为一个单一的直管,悬挂在腹正中线上,称为原肠。原肠随着胚胎的生长和发育,根据位置逐渐分为前肠、中肠和后肠三部分。原肠发生于卵黄囊顶部的内胚层。结肠的发生源自原肠的中肠及后肠部分。肛门与直肠的发生来源不同,肛门来自外胚层,由外胚层的肛凹发育而来;直肠则源自内胚层的后肠。

胚胎发育至第4周左右时,胚盘的头尾和中部向背侧隆起,胚盘边缘则向腹侧卷折,并逐渐聚拢,羊膜腔也随之向腹侧包卷,最后形成脐带。此时,胚体已由扁平状变成圆柱状,被包在羊膜腔内,浸泡在羊水之中。在圆柱状胚体形成过程中,内胚层被包卷到胚体内部,形成沿胚体前后轴延伸的管腔,称为原肠,是原始消化管。原肠的前后端封闭,中部腹侧开放与卵黄囊相通。前盲管为前肠,后盲管为后肠,两者之间是中肠,在该阶段自腹侧开口

于卵黄囊。随着胚体的发育,中肠与卵黄囊之间的通道闭合,三者即形成互相连续的消化管。随着胚胎的发育,中肠逐渐分化为十二指肠下段至横结肠的右2/3部;后肠逐渐分化为横结肠的左1/3至肛管上段。此后,后肠末端分化为直肠。直肠在胎儿时呈梭形,上端球状膨胀部称肛球,以后就发育成直肠壶腹部。在梭形管以下,还有短而不明显的膨大部为尾球,将发育演变成直肠颈,外科解剖肛管下部的中间带。尾球存在的时间短,在胚胎4周时大部分消失。

胚胎发育至第5周左右,在尿囊与后肠汇合处的泄殖腔壁上分化出半月形的尿直肠襞,此襞由泄殖腔颅端的上皮组织与一个楔形的间充质团(中胚层)组成,逐渐向尾端推进直达泄殖腔膜形成一个尿直肠隔(如此隔发育不全,可发生直肠膀胱瘘等畸形),将泄殖腔分隔成背腹两腔。背侧演变为直肠,直肠末端被肛膜封闭,随着肛膜吸收破裂,肛管形成。腹侧演变为尿生殖窦、膀胱及尿道。

胚胎发育至第7周,肛膜的周围由外胚层形成数个结节状隆起,称为肛突,之后肛突融合形成中心凹陷的肛凹。

胚胎发育至第8周时,肛膜破裂,肛凹与直肠相通,肛凹的开口即为肛门。此处残留的肛门与直肠的界线即为齿状线。肛膜破裂吸收的遗迹即为肛乳头。肛膜未破裂,导致肛门闭锁;破裂不全,导

致肛门狭窄。如果破裂位置异常,男性在尿直肠中隔穿通,位置高者可导致直肠膀胱瘘,位置较低者可导致直肠会阴瘘;女性在尿直肠中隔穿通,位置高者可导致直肠膀胱瘘或直肠子宫瘘,位置较低者可导致直肠阴道瘘成直肠舟状窝瘘。

胚胎发育至第 10 周,腹腔容积增大,中肠祥陆续从脐腔退回腹腔,脐腔闭锁。盲肠突以后的尾支形成横结肠的右 2/3;盲肠突近端膨大形成盲肠,位于腹腔右上方,后下降至右髂窝,升结肠随之形成;盲肠突远端狭窄部分则形成阑尾。肠祥退回腹腔时,后肠被推向左侧,形成横结肠的左 1/3、降结肠和乙状结肠。

人胚胎第 8 周出现泄殖腔括约肌,第 12 周时分化为肛门内括约肌、肛提肌和尿生殖窦括约肌,肛门外括约肌则在正常会阴肛门口结节处独自发育而成,从来源上看,它是泄殖腔括约肌的一部分,与尿生殖肌群同源,而且它们的血供来源和神经支配也是一致的。中肠和后肠的交感神经支配来源于 $T_8 \sim L_2$,通过内脏神经和腹盆腔自主神经丛。中肠的副交感神经来自脑干神经节前细胞体的第 10 对脑神经(迷走神经)。

(李春雨)

第二节　肛肠解剖学

一、肛管

肛管(anal canal)是消化道的末端,上端止于齿状线并与直肠相接,向下向后止于肛门缘,成人肛管长 3~4cm,平均 2.5cm。外科通常将肛管的上界扩展至齿状线以上 1.5cm 处,即肛管直肠环平面,术中应特别注意保护肛管皮肤。我国成人肛管周长约 10cm,至少应保留 2/5,否则会导致肛门狭窄、黏膜外翻、腺液外溢。

肛管分为解剖肛管和外科肛管。解剖肛管是指齿状线至肛门缘的部分,又称皮肤肛管或固有肛管,临床较常用,前壁较后壁稍短,成人长 3~4cm,无腹膜遮盖,周围有肛门外括约肌和肛提肌围绕。外科肛管是指肛门缘至肛管直肠环平面(肛直线)的部分,又称肌性肛管或临床肛管,临床较少用,

成人长 (4.2±0.04)cm。外科肛管实际上是解剖肛管+直肠柱区。1975 年,Shafik 认为应把肛提肌内侧缘至齿状线的一段称为直肠颈,把齿状线至肛门一段称为解剖肛管,把直肠与直肠颈交界处称为直肠颈内口,肛管外口称肛门。笔者认为这种新分界方法比较合理,既能反映解剖特点,又能指导临床。

(一)肛管内壁结构

肛管内壁在不同水平面由不同类型的上皮组织覆盖。肛管皮肤特殊,上部是变移上皮(移行上皮),下部是鳞状上皮,表面光滑色白(图 2-2-1)。

1. 齿状线(dentate line)　又称梳状线(pectinati line),是指白线上方,约肛管中段的一条波浪形的分界线。此线是内外胚层的移行区,上下两方的上皮、血管、淋巴和神经的来源完全不同,是重要的解剖学标志(图 2-2-2)。85% 以上的肛门直肠病都发生在齿状线附近,在临床上有重要意义。

(1)上皮:齿状线以上是直肠,肠腔内壁覆盖黏膜,为覆层立方上皮;齿状线以下是肛管,肛管覆盖皮肤,为复层扁平上皮。齿状线以上的痔为内痔;齿状线以下的痔为外痔。齿状线以上的息肉、肿瘤附以黏膜,多数是腺瘤;齿状线以下的肿瘤附以皮肤,是皮肤癌等。

(2)神经:齿状线以上的神经是内脏神经,没有明显痛觉,故内痔不痛,手术时为无痛区;齿状线以下的神经是躯体神经,痛觉敏锐,故外痔、肛裂非常痛,手术时为有痛区。凡是疼痛的肛门疾病都在齿状线以下(图 2-2-3)。

(3)血管:齿状线以上的血管是直肠上血管,其静脉与门静脉系统相通;齿状线以下的血管是肛门血管,其静脉属下腔静脉系统。在齿状线附近,门静脉与体静脉相通。

(4)淋巴:齿状线以上的淋巴向上回流,汇入腰淋巴结(内脏淋巴结);齿状线以下的淋巴向下回流,经大腿根部汇入腹股沟淋巴结(躯体淋巴结)。因此,齿状线上的肿瘤向腹腔转移,齿状线下的肿瘤向大腿根部转移。

齿状线是胚胎内、外胚层交汇的地方,因此几乎所有肛门、直肠先天性畸形(如肛门闭锁等)都发生在齿状线。

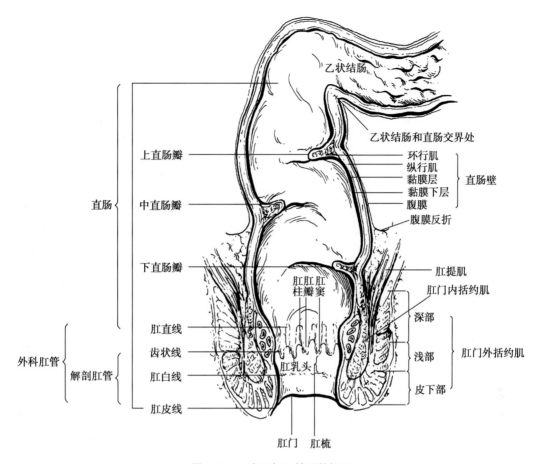

图 2-2-1　直肠与肛管冠状切面

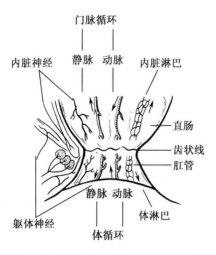

图 2-2-2　齿状线上下的不同结构

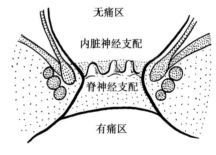

图 2-2-3　齿状线上下的神经分布

线上、下结构的区别见表 2-2-1。

2. 肛白线　又称 Hilton 线,是肛管中下部的交界线,正对肛门内括约肌下缘与肛门外括约肌皮下部的交界处。指诊可触到一个明显的环形沟,因此又称括约肌间沟(intermuscular groove)(图 2-2-4),宽度为 0.6~1.2cm,距肛门口上方约 1cm,肉眼并不能辨认。行肛门内括约肌松解术时,以此沟为标志,切开肛管移行皮肤,找到肛门内括约肌并在直视下切断。肛管移行皮肤切除过多,易导致肛门狭窄,需要注意。临床上常用此沟来定位肛门内、外

齿状线还是排便反射的诱发区。齿状线区分布着高度特化的感觉神经终末组织,当粪便由直肠达到肛管后,齿状线区的神经末梢感觉到刺激,就会反射性地引起肛门内、外括约肌舒张,肛提肌收缩,使肛管张开,粪便排出。若术中切除齿状线,就会使排便反射减弱,出现便秘或感觉性失禁。齿状

表 2-2-1 齿状线上、下结构的比较

区别点	齿状线上部	齿状线下部	临床应用
来源	内胚层、后肠	外胚层、原肠	肛管直肠分界
覆盖上皮	单层柱状上皮（黏膜）	复层扁平上皮（皮肤）	皮肤黏膜分界
动脉来源	直肠上、下动脉	肛门动脉	与痔的好发部位有关
静脉回流	肠系膜下静脉（属门静脉系统）	阴部内静脉（属下腔静脉系统）	与痔的好发部位有关；与直肠癌肝转移有关
淋巴引流	汇入腰淋巴结	汇入腹股沟淋巴结	肛管癌转移至腹股沟；直肠癌转移至腹腔内
神经分布	内脏神经（痛觉迟钝）	躯体神经（痛觉敏锐）	齿状线上为无痛区；齿状线下为有痛区

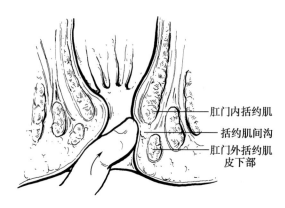

图 2-2-4 手指在肛管触及括约肌间沟

括约肌的分界。

（二）肛管形态结构

肛管包括肛柱、肛瓣、肛窦、肛乳头等结构（图 2-2-5）。

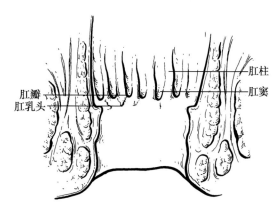

图 2-2-5 肛管结构

1. 肛柱（anal column） 直肠下端缩窄，肠腔内壁的黏膜折成隆起的纵行皱襞，皱襞突出的部分称为肛柱，又称直肠柱（rectal column），有 8~10 个，长 1~2cm，宽 0.3~0.6cm，儿童比较明显。肛柱是括约肌收缩的结果，在排便或直肠扩张时此柱可

消失。

2. 肛窦（anal sinus） 肛瓣与两肛柱底之间形成的凹陷隐窝，又称肛隐窝（anal crypt），即在肛瓣之后呈漏斗状的陷窝，口朝上向直肠腔内上方，窦底伸向外下方，深 0.3~0.5cm，有导管与肛腺相连，是肛腺分泌腺液的开口。腺液在肛窦内储存，排便时直肠收缩，肛腺液与直肠黏膜下肠腺液混合，可润滑粪便，使粪便易于排出肛外。当粪便干燥，用力排便时擦破肛瓣，或腹泻时稀便进入肛窦内，可发生肛窦炎，再经导管蔓延形成肛腺炎，继而扩散至肛管直肠周围各间隙形成脓肿，或沿肛管移行皮肤向下蔓延破溃后发生肛裂，再向下蔓延形成裂痔，破溃后形成裂瘘，因此肛窦又是感染的门户。当行肛周脓肿和肛瘘手术时，应查看肛窦有无红肿、硬结、凹陷和溢脓，来确定原发感染是否来自肛窦内口。肛瓣和肛窦的数目与肛柱相同，多位于后正中部，因此 85% 的肛窦炎发生在后部。

3. 肛瓣（anal valve） 两肛柱底之间的半月形黏膜皱襞，多为 6~12 个。肛瓣是比较厚的角化上皮，没有"瓣"的功能。

4. 肛乳头（anal papilla） 肛管与肛柱连接的部位，沿齿状线排列的三角形上皮突起，多为 2~6 个，基底部发红，尖端灰白色，大小不一，系纤维结缔组织。Schutte 认为其可能是外胚层遗迹，或是后天产生的，还有学者认为是肛膜消失的痕迹。当肛管处有感染、损伤及长期慢性刺激时，肛乳头可增生变大，形成肛乳头肥大或肛门乳头状瘤，有时被误认为息肉和外痔。正常的肛乳头无须治疗，肛乳头肥大或肛门乳头状瘤应积极治疗，行肛裂手术时应一并切除。

肛管的解剖犹如手掌和五指，手指像肛柱，指根连接处的指蹼像肛瓣,指蹼背面的小凹即为肛窦,掌指关节连成锯齿状线即为齿状线。

(三) 肛垫

肛垫(anal cushion)是直肠末端的唇状肉赘,肛管内齿状线上方有一宽1.5~2.0cm的环状区,该区厚而柔软,有12~14个肛柱纵列于此,为一高度特化的血管性衬垫。肛垫由扩张的静脉窦、平滑肌(Treitz肌)、弹性组织和结缔组织构成(图2-2-6)。

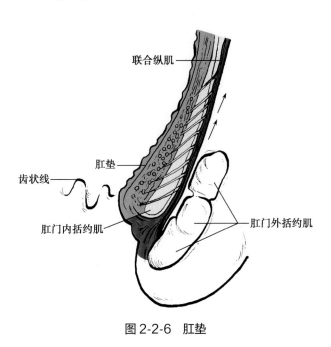

图2-2-6　肛垫

肛垫自出生后就存在,不分年龄、性别和种族,每一个正常人(既无痔的体征又无肛门症状者)在肛门镜检时均可见有数目不等和大小不一的肛垫凸现于肛管内,多呈右前、右后、左侧三叶排列,犹如海绵状结构,类似勃起组织,表面为单层柱状上皮与变移上皮,有丰富的感觉神经,是诱发排便的感觉中心,起诱发排便感觉、闭合肛管、节制排便的作用。正常情况下,肛垫疏松地附着在肛管肌壁上,当括约肌收缩时,它像一个环状气垫,协助括约肌维持肛管的正常闭合,是肛门自制功能的重要部分。其中,Treitz肌厚1~3mm,含有弹性纤维组织,对肛管直肠有重要支持作用,可防止黏膜脱垂。Treitz肌是肛垫的网络和支持结构,有使肛垫向上回缩的作用,若Treitz肌断裂,支持组织松弛,肛垫回缩障碍,从原来固定于内括约肌的位置下降,使

内痔脱出或痔黏膜糜烂并发出血,肛垫脱出或出血形成痔(图2-2-7)。1975年Thomson在其硕士论文中首次提出"肛垫"的概念,并认为由肛垫内动、静脉吻合血管调节障碍和Treitz肌退行性变性,导致肛垫肥大后脱出即成内痔。根据这一新的观点,国内外学者设计了Treitz肌或肛垫保存根治术。注射硬化剂是为了硬化萎缩痔静脉,并使肛垫粘连固定,内痔消失而愈。

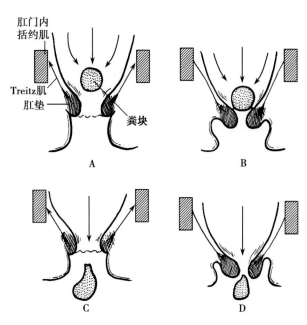

图2-2-7　Treitz肌的功能

A. 排便前;B. 排便时,粪块推肛垫向下,Treitz肌伸长;C. 排便结束,Treitz肌将肛垫向上回缩;D. Treitz肌断裂,肛垫脱垂成痔。

(四) 肛腺

肛腺(anal gland)是一种连接肛窦下方的外分泌腺体,连接肛窦与肛腺的管状部分称为肛腺导管(图2-2-8)。个体差异和自身变异很大,不是每一个肛窦都有肛腺,一般约50%的肛窦有肛腺,50%没有。成人有肛腺4~10个,新生儿可达50个。多数肛腺都集中在肛管后部,两侧较少,前部缺如,5岁以下儿童多呈不规则分布。肛腺开口于肛窦底,平时分泌腺液储存在肛窦内,排便时可起润滑粪便的作用。由于该处常存积粪屑杂质,容易发生感染,导致肛窦炎。许多学者强调,肛窦炎是继发一切肛周疾病的祸根。95%的肛瘘均起源于肛腺感染。

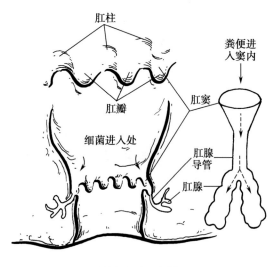

图 2-2-8 肛腺

二、直肠

直肠（rectum）是结肠的末端，位于盆腔内固定在盆腔腹膜的结缔组织中，上端平 S₃ 与乙状结肠相接，沿骶椎腹面向下，直达尾骨尖，穿骨盆底后，下端止于齿状线与肛管相连，成人直肠长 12~15cm。

直肠有两个弯曲，在矢状面上，沿着骶尾骨的前面下行形成向后凸的弯曲，称直肠骶曲（sacral flexure of rectum），距肛门 7~9cm；下段绕尾骨尖向后下方在直肠颈，形成凸向前的弯曲，称为直肠会阴曲（perineal flexure of rectum），距肛门 3~5cm（图 2-2-9）。直肠下段与肛管形成一个 90°~100°的角，称肛直角（anorectal angle，ARA），此角对排便起

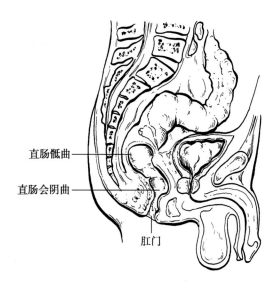

图 2-2-9 肛管直肠的大体形态和弯曲

重要作用（图 2-2-10）。直肠上下端较狭窄，中间膨大，形成直肠壶腹（ampulla of rectum），是暂存粪便的部位，但约 1/3 的人没有宽阔部而呈管状。直肠的黏膜较为肥厚，在直肠壶腹部的黏膜有上、中、下三个半月形皱襞突入肠腔，襞内有环行肌纤维，称为直肠瓣（Houston 瓣）。直肠瓣自上而下多为左、右、左排列，左侧 2 个，右侧 1 个，其作用是当用力排便时，可防止粪便逆流；上瓣位于直肠和乙状结肠结合部的左侧壁上，距肛缘 11.1cm；中瓣又称 Kohlrausch 瓣，最大，位置恒定，壁内环行肌发达，有学者称其为第 3 括约肌，位于直肠壶腹的右侧壁上，距肛缘 9.6cm，相当于腹膜反折平面，是检查和手术的标志；下瓣较小，位置不恒定，一般多位于直肠的左壁上，距肛缘 8cm。在做乙状结肠镜和纤维结肠镜摘除息肉手术插镜时要注意狭窄部，直肠角沿两个弯曲进镜，到中瓣以上时，操作不能粗暴，否则易造成肠穿孔，甚至并发腹膜炎。

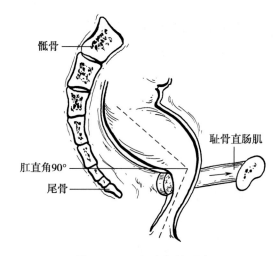

图 2-2-10 肛直角的形成

直肠上后方为骶骨，直肠和骶骨之间有直肠深筋膜鞘，包括血管、神经和淋巴等，如直肠上动脉、骶前静脉丛、骶神经丛；上前方有腹膜反折，男性有膀胱底、精囊和前列腺，女性有子宫。直肠上两侧有输尿管，下后方有直肠后间隙、尾骨和耻骨直肠肌，下前方在男性为前列腺，女性为子宫颈和阴道后壁，在直肠与阴道之间有直肠阴道隔（rectovaginal septum）相隔；直肠的最末端被肛门外括约肌深层及肛提肌围绕（图 2-2-11）。因此，在注射硬化剂时，不能注射得太深、太多，否则会损伤前

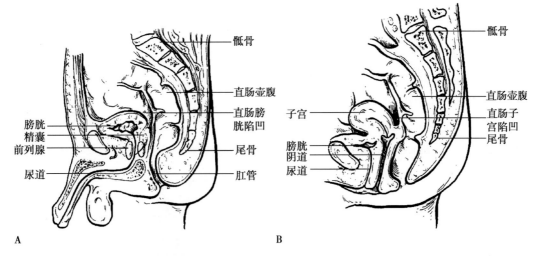

图 2-2-11 直肠的毗邻（骨盆和直肠矢状切面）

A. 男性；B. 女性。

列腺引起血尿和尿痛,损伤直肠阴道隔引起坏死或穿孔,导致直肠阴道瘘。

（一）直肠组织结构

直肠壁的组织结构与结肠相同。直肠全层由内向外分为黏膜层、黏膜下层、肌层、外膜（浆膜）四层（图 2-2-12）。

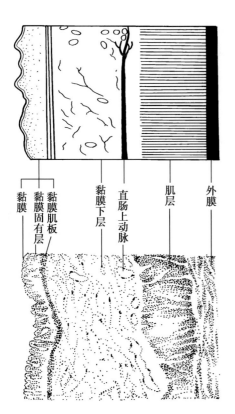

图 2-2-12 直肠壁的组织结构

1. 黏膜层 分为黏膜、黏膜固有层、黏膜肌层,由 2~3 层纵行平滑肌构成。黏膜较厚,血管丰富。黏膜层存在肠腺,分泌腺液。固有层有小支静脉丛,为子痔区,是消痔灵四步注射法第三步的注射部位。肌层是 Treitz 肌,内痔网络静脉丛的一层。

2. 黏膜下层 此层极为松弛,易与肌层分离。内有疏松结缔组织,直肠上动、静脉。齿状线附近含丰富的窦状静脉丛。有直肠上动脉与内痔静脉丛,为母痔区,是消痔灵四步注射法第二步的注射部位。

3. 肌层 直肠的肌层为不随意肌,外层是纵行肌,内层是环行肌。内为直肠环行肌,在相当于耻骨直肠肌下缘平面形成逐渐增厚的肛门内括约肌,向下延续至括约肌间沟（内括约肌最肥厚部分,在齿状线上 0.5cm 至终末长约 1.5cm）。外为直肠纵行肌,向下分出一束肌肉,组成联合纵肌的内侧纵肌,进入括约肌间隙,内侧纵肌是直肠黏膜下脓肿的通道。

4. 外膜 前壁、两侧壁有腹膜,其直肠外侧壁为浆膜层。其他部位的直肠外侧壁为结缔组织构成的外膜。

熟悉直肠全层的各层次组织结构是掌握消痔灵注射法治疗各期内痔的基本功之一。Ⅰ期内痔是齿状线上方黏膜下层的窦状静脉淤血扩张。Ⅱ期内痔是黏膜下层痔团扩大,黏膜固有层也有痔变。Ⅲ期内痔是Ⅱ期内痔的扩大,上端已扩延至终末直肠的黏膜下层和黏膜固有层,下端已扩延至齿状线下方的肛管。Ⅳ期内痔呈混合痔病变,其内痔已不再向上发展,向下发展是因联合纵肌的内侧和下行分支松弛,使内痔与肛门静脉串通,肛管和肛缘皮下有明显外痔团块(平时痔脱出肛外)。同时,熟悉直肠全层的各层次组织结构也是掌握吻合器痔上黏膜环切术(procedure for prolapse and hemorrhoids,PPH)的基本要求。

(二)直肠与腹膜的关系

直肠上 1/3 前面和两侧有腹膜覆盖;中 1/3 仅在前面有腹膜并反折成直肠膀胱陷凹(男)或直肠子宫陷凹(女,道格拉斯腔,Douglas pouch);下 1/3 全部位于腹膜外,使直肠在腹膜内外各占一半,直肠后面无腹膜覆盖。腹膜反折部距离肛缘约9.6cm,与直肠腔中段直肠瓣平齐。一般肛门镜的长度为 8~10cm,即据此设计而成。

(三)直肠筋膜

无论是经腹腔还是经骶骨切除直肠,直肠后面都可以看到一层筋膜包裹直肠及其周围脂肪组织。在直肠癌根治手术过程中,这层筋膜是全直肠系膜切除重要的剥离平面。直肠周围结缔组织主要由腹膜会阴筋膜(迪氏筋膜,Denonvillier's fascia),Waldeyer 筋膜及直肠侧韧带组成,具有支持、固定直肠的作用。因各韧带、筋膜间均存在一定间隙,其间有血管、神经和淋巴管在此通过。因此,掌握直肠的韧带与筋膜对完成保留性功能的直肠癌根治术至关重要。

1. 腹膜会阴筋膜　腹膜融合形成的一层结缔组织膜(图 2-2-13)。1836 年法国学者 Denonvillier首次描述在直肠与精囊之间有一层类似肉膜样的膜,故又称迪氏筋膜,它是盆脏筋膜的增厚部分。腹膜会阴筋膜很容易辨认,它向下起自会阴筋膜(perineal fascia),向上与直肠子宫陷凹处的腹膜相连,然后向侧方与环绕血管和腹下丛结缔组织融合。该筋膜分两层,较厚的前叶附着在前列腺及精囊表面,后叶与直肠间有一层薄的疏松结缔组织。Moriya 认为,在直肠癌的外科治疗中必须将该筋膜切除。一些关于减少泌尿生殖功能损伤的研

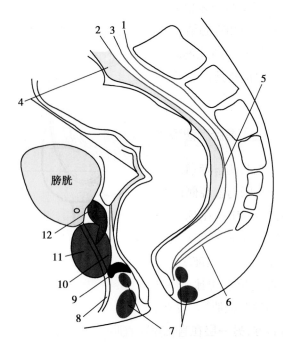

图 2-2-13　直肠的筋膜分布(矢状面)
1. 直肠系膜;2. 直肠深筋膜;3. 腹下神经前筋膜;4. 壁层盆腔筋膜;5. 直肠骶骨韧带;6. 肛尾韧带;7. 肛门外括约肌;8. 尿道;9. 直肠尿道肌;10. 腹膜会阴筋膜;11. 前列腺;12. 精囊。

究认为,有些外科医师没有辨认出腹膜会阴筋膜的前叶,而是在其两叶之间进行解剖。女性的腹膜会阴筋膜较薄,不分层,向下呈楔状,形成直肠阴道三角。但是 Ricc 则认为,腹膜会阴筋膜在女性并不存在,仅在直肠阴道之间由盆内筋膜及肛提肌部分中线交叉纤维组成松散的网状组织,楔状组织并不明显。因此,正确理解辨认腹膜会阴筋膜对于完成直肠癌根治手术有非常重要的意义。

2. Waldeyer 筋膜　盆腔的筋膜分为脏层和壁层两层,其中包绕直肠周围的脏筋膜,称为直肠深筋膜。在直肠后方的直肠深筋膜后面、骶尾骨的前面,紧贴骶骨的一层坚韧的盆壁筋膜称为 Waldeyer筋膜,即骶前筋膜。位于下部骶骨表面至直肠肛管交界部、无血管的非常强韧的结缔组织,是盆腔筋膜壁层增厚的部分。周围腹膜外直肠的后面借结缔组织与骶尾骨前面疏松结合,易钝性分离。该筋膜上方与骶骨附着紧密,但可用手指剥离;因骶中动脉和骶前静脉丛位于筋膜深面,剥离时会撕破这些血管引起难以控制的出血。Waldeyer 筋膜与直

肠筋膜囊结合较松,该筋膜的下方变薄,再向下向前至肛门和直肠结合部与直肠深筋膜连接,在骶骨前面横向切断此筋膜,直肠方可游离,避免在手术时自骶前将此筋膜分离过高,损伤骶部副交感神经导致长期尿潴留。

(四) 直肠侧韧带

直肠侧韧带(lateral ligament of rectum)通常指连于直肠与盆腔侧壁之间的盆脏筋膜(图 2-2-14)。1908 年 Miles 在论文中作为临床用语提出"侧韧带"一词,而不是解剖学用语,并记载"从直肠侧壁向前外伸延,其前端到达膀胱颈部,具有 2~3cm 宽,包含直肠中动脉。不用结扎血管,钳夹切断结扎可到达肛提肌"。在女性此韧带分两层:一层在直肠后方,另一层在直肠和阴道之间。关于直肠"侧韧带"在解剖学上存在不同的观点,Gray 解剖学曾提出筋膜沿直肠下动脉从盆后外壁伸展至直肠,由此命名为"侧韧带"。从外科角度看,直肠"侧韧带"为基底位于盆腔侧壁、顶端进入直肠的三角结构。但 Jones 等研究 28 例尸体标本的盆腔中并无一般所提的直肠"侧韧带"结构,只有部分标本在直肠系膜与盆腔侧壁之间有不太坚固的结缔组织索带,索带距肛管直肠环平面 0~10cm,高度中位数为 4cm,直肠下动脉及自主神经丛不参与该韧带的组成。研究表明,直肠系膜平面并无任何重要结构穿过,有时可见比较疏松的结缔组织索带,并不代表直肠"侧韧带",而且经常缺如。另有学者认为,由于所有神经血管均为脂肪和纤维组织包绕,将直肠系膜向外侧牵拉时,直肠下动静脉、骶神经即构成所谓直肠"侧韧带",如果没有手术分离过程的人为因素,人体中实际上并不存在此结构。而 Rutegard 等不同意此种说法,认为双侧的直肠"侧韧带"是存在的,其中均有神经、脂肪及纤维组织等。

(五) 直肠系膜

直肠没有系膜,在大体解剖学中,"系膜(meso)"一词的定义是指悬吊肠管与腹后壁的双层腹膜,如横结肠系膜、乙状结肠系膜等。直肠前壁和侧壁有腹膜覆盖,其后壁紧接骶骨凹面,无腹膜悬吊,故无系膜。因此,"直肠系膜"是直肠癌外科提出的一个专门术语,解剖学无"直肠系膜"这一名词。直肠系膜实际上是直肠周围筋膜,是指包绕直肠后方及两侧呈半环状的双层膜状结构,内含动脉、静脉、淋巴组织及大量脂肪组织。由于骨盆的特殊结构,只在直肠的上 1/3 形成膜状结构,而中下 1/3 是从直肠的后方和两侧包裹着直肠,形成半圈 1.5~2.0cm 厚的结缔组织,临床外科称为直肠系膜。后方与骶前间隙有明显的分界,上自 S_3 前方,下达盆膈。1982 年 Heald 等提出的全直肠系膜切除(total mesorectalexcision,TME),是指切除从 S_3 前方至盆膈直肠后方及双侧连接直肠的全部疏松结缔组织,使直肠癌根治术又上了一个新台阶。

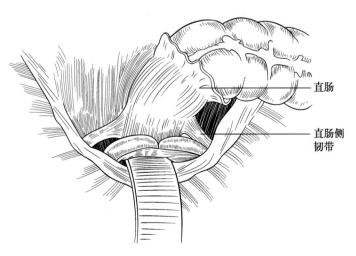

直肠

直肠侧韧带

图 2-2-14　直肠侧韧带

三、结肠

(一) 结肠大体形态

结肠(colon)介于盲肠和直肠之间,结肠在右髂窝内续于盲肠,在S_3平面连接直肠。结肠起自回盲瓣,止于乙状结肠与直肠交界处,包括盲肠、升结肠、横结肠、降结肠和乙状结肠,结肠长度存在一定的差异,成人结肠全长平均150cm(120~200cm)。结肠各部直径不一,盲肠直径7.5cm,向远端逐渐变小,乙状结肠末端直径仅有2.5cm。结肠有3个解剖标志(图2-2-15):①结肠带,为肠壁纵肌纤维形成的3条狭窄的纵行带;结肠带在盲肠、升结肠及横结肠较为清楚,从降结肠至乙状结肠逐渐不明显。②结肠袋,由于结肠带比附着的结肠短1/6,因此结肠壁缩成了许多囊状袋,称结肠袋。③肠脂垂,由肠壁黏膜下的脂肪组织集聚而成。在结肠壁上,尤其是在结肠带附近有多数肠脂垂,在乙状结肠较多并有蒂。肠脂垂的外面为腹膜所包裹,有时内含脂肪量过多,可发生扭转,甚或陷入肠内,引起肠套叠。

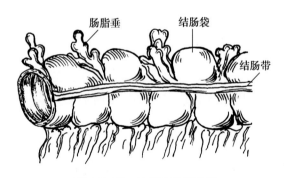

图 2-2-15　结肠的外部特征

(二) 结肠走行与变异

1. 盲肠(cecum)　长约6cm,直径约7cm,是结肠壁最薄、位置最浅的部分。正常位于右髂窝,腹股沟韧带外侧半的上方,偶见于肝下或盆腔内,形成游离盲肠。回肠进入盲肠的开口处,称为回盲瓣(ileocecal valve),其作用是防止结肠内容物反流入小肠。在盲肠与升结肠连接处有回盲瓣,其顶端内侧有阑尾,其长5~7cm,最长可达15cm,短者仅

0.2cm,也有双阑尾畸形。阑尾为腹膜内位器官,一般阑尾位置为:盆位、盲肠或结肠后位、盲肠下位、回肠前位、回肠后位。

2. 升结肠(ascending colon)　长12~20cm,直径为6cm,位于腹腔右侧,是盲肠的延续,上至肝右叶下方,向左弯形成结肠右曲(肝曲)移行于横结肠。升结肠较降结肠稍接近躯干正中线,下端平右髂嵴,上端在右第10肋处横过腋中线,其在背部的投影,相当于腰椎的横突附近。

升结肠一般仅前面及两侧有腹膜覆盖,其后面借疏松结缔组织与腹后壁相贴,位置较固定。如有外伤造成升结肠的后壁破溃时,可引起严重的腹膜后感染,但在腹前壁不易发现腹膜炎的体征。据报道,有少数人的升结肠全部包有腹膜而游离于腹膜腔中,此种现象在男性约占16.7%,女性约占11.7%。另有学者统计,约1/4的人有升结肠系膜,成为活动的升结肠,可引起盲肠停滞,或可向下牵引肠系膜上血管蒂使十二指肠受压,导致十二指肠下部梗阻。

结肠右曲(肝曲)在右侧第9和第10肋软骨的深部,其后面与右肾下外侧部相邻;上面及前外侧与肝右叶的下面接触;内侧前方紧靠胆囊底,胆结石有时可穿破胆囊至结肠内;内侧后方有十二指肠降部,在行右半结肠切除术时,应避免损伤十二指肠,尤其在粘连时更应注意。

3. 横结肠(transverse colon)　长40~50cm,直径为5.2cm。自结肠右曲开始横位于腹腔中部,于脾门下方弯成锐角,形成结肠左曲(脾曲),向下移行于降结肠。横结肠完全包以腹膜并形成较宽的横结肠系膜,此系膜向结肠右曲及结肠左曲逐渐变短,而中间较长,导致横结肠呈弓状下垂,其下垂程度可因生理情况的变化而有所差别,如肠腔空虚或平卧时,肠管向下的凸度较小,位置较高;肠管充盈或站立时,则肠管向下的凸度较大,其最低位可达脐下,甚至可下降至盆腔。女性横结肠位置较低,容易受盆腔炎症侵袭与盆腔器官粘连。横结肠上方有胃结肠韧带连于胃大弯,下方续连大网膜,手术时易辨认。横结肠系膜根部与十二指肠下部、十二指肠空肠曲和胰腺关系密切,在胃、十二指肠及胰腺等手术时,应避免损伤横结肠系膜内的中结

肠动脉,造成横结肠缺血坏死。分离横结肠右半时,应防止损伤十二指肠和胰腺。横结肠的体表投影一般相当于右第10肋软骨前端和左第9肋软骨前端相连的弓状线上。

结肠左曲是大肠中除直肠外最为固定的部分,其位置较结肠右曲高且偏后,约在第10、11肋平面,侧方有膈结肠韧带将其悬吊于膈肌上;后方有横结肠系膜将其连于胰尾;前方有肋缘,部分被胃大弯掩盖,故结肠左曲肿瘤有时易被忽视,手术进入也比较困难。结肠左曲位置较高且深,上方与脾、胰紧邻,因此,在左半结肠切除时,需注意保护脾、胰。反之,在巨脾切除时,也应避免损伤结肠左曲。此外,结肠左曲弯曲的角度一般要比结肠右曲小,故在纤维结肠镜检查时,结肠左曲比结肠右曲更难通过。

4. 降结肠（descending colon）　长25~30cm,直径4.4cm。自结肠左曲开始,向下并稍向内至左髂嵴平面移行于乙状结肠。降结肠较升结肠距正中线稍远,管径较升结肠为小,位置也较深。腹膜覆盖其前面及两侧,偶见有降结肠系膜。降结肠的后面有股神经、精索或卵巢血管及左肾等,内侧有左输尿管,前方有小肠。在降结肠切除术中,应注意避免损伤左肾及输尿管。降结肠的下部肠腔相对狭小（2.2~2.5cm）,如有病变易出现梗阻。又因该处肌层较厚,可由炎症及其他刺激导致痉挛。

5. 乙状结肠（sigmoid colon）　位于降结肠和直肠之间的一段大肠。乙状结肠的长度变化很大,有的长达90cm,短的长10cm,成人一般约为40cm,肠腔直径为4.2cm。乙状结肠上端位置多数在髂嵴平面上、下各0.5cm的范围内;下端位置最高在骶骨岬平面,最低在S_3椎体上缘,其中位于S_1椎体下半和S_2椎体上半范围者最多。乙状结肠通常有两个弯曲:由起端向下至盆腔上口附近,于腰大肌的内侧缘,转向内上方,形成一个弯曲,此弯曲的位置极不固定,一般大多数在盆腔内;肠管向内上方越过髂总动脉分叉处,又转而向下,形成第二个弯曲,该弯曲的位置也不固定,多数可位于正中线的左侧。从第二个弯曲下降至S_3的高度时,便延续为直肠。

乙状结肠全部包以腹膜,并形成乙状结肠系

膜。系膜长度平均为8.9cm,在肠管中部较长,向上、下两端延伸时则逐渐变短而消失。因此,乙状结肠与降结肠和直肠相连处固定而不能移动,中部活动范围较大,可降入盆腔,或高至肝下,也可移至右髂部。小儿的乙状结肠系膜较长,最易发生乙状结肠扭转。乙状结肠呈扇形,系膜根附着于盆壁,呈"人"字形;由腰大肌内侧缘横过左侧输尿管及左髂外动脉,向上向内至正中线,然后在骶骨前方垂直向下,止于S_3前面。乙状结肠前方与膀胱或子宫之间有小肠,后方有左输尿管经过,手术时应避免损伤。乙状结肠是多种疾病的好发部位,也是人工肛门设置的部位,临床上极为重要。

（三）回盲部

回盲部（ileocecal part）（图2-2-16）是临床常用的一个名词,但其范围尚不够明确,似应包括回肠末段（约10cm）、盲肠、阑尾和升结肠起始部（约1/3段）。回盲连接部上、下韧带是维持回肠与盲肠之间夹角的纤维组织,称为回盲瓣。Kumar和Phillips发现上、下韧带对防止肠内容物反流具有非常重要的作用。回盲部是肠管炎症、结核、肿瘤、套叠和溃疡的好发部位,临床上极为重要。

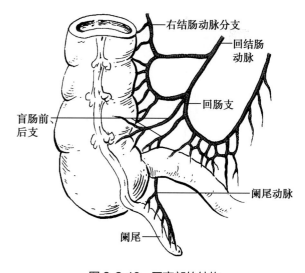

图2-2-16　回盲部的结构

四、肛门直肠间隙

肛门直肠周围有许多潜在性间隙,是感染的常见部位,具有重要的外科学手术意义。间隙内充满脂肪结缔组织,神经分布很少,容易感染发生脓肿。低位间隙位于肛提肌下方的间隙,有坐骨直肠间隙和肛管后间隙、皮下间隙等,形成的脓肿称为低位脓肿。高位间隙为位于肛提肌上方的间隙,有骨盆直肠间隙、直肠后间隙、黏膜下间隙等,形成的脓肿称为高位脓肿(图 2-2-17,图 2-2-18)。

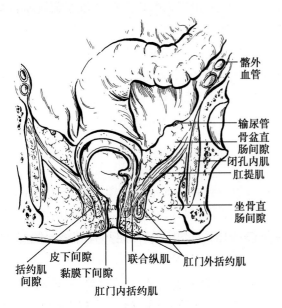

图 2-2-17　肛管直肠周围间隙(冠状面)

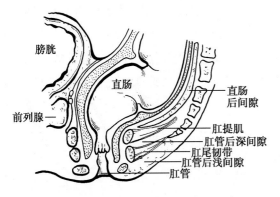

图 2-2-18　肛管直肠后间隙(矢状面)

(一) 皮下间隙

肛门直肠皮下间隙位于肛门外括约肌皮下部与肛周皮肤之间。该间隙内有皱皮肌、外痔静脉丛及脂肪组织。间隙向上与中央间隙相通,向外与坐骨直肠间隙直接连通。

(二) 坐骨直肠间隙

坐骨直肠间隙位于直肠与坐骨结节之间,左右

各一。上为肛提肌、下为肛管皮下间隙,内侧为肛门括约肌,外侧为闭孔内肌,前侧为会阴浅横肌,后侧为臀大肌。左右间隙在肛门后方与肛管后深间隙有交通,发生脓肿时可向肛管后深间隙蔓延,形成 C 形脓肿,此间隙最大,可容纳 60ml 脓液,若脓液超过 90ml,提示已蔓延至对侧形成蹄铁形脓肿,或提示向上穿破肛提肌进入骨盆直肠间隙形成哑铃形脓肿。

(三) 肛管后间隙

肛管后间隙位于肛门及肛管后方,以肛尾韧带为界将此间隙分为深、浅两个间隙,与两侧坐骨直肠间隙相通。

1. 肛管后深间隙　位于肛尾韧带的深面,上为肛提肌、下为外括约肌浅部,与两侧坐骨直肠间隙相通,发生脓肿时可形成低位蹄铁形脓肿。

2. 肛管后浅间隙　位于肛尾韧带的浅面与肛管皮下之间。此间隙常是因肛裂引起皮下脓肿的位置,感染时只限于皮下组织内,不向其他间隙蔓延,不影响坐骨直肠间隙和肛管后深间隙。

(四) 肛管前间隙

肛管前间隙位于肛门及肛管前方,又可分为肛管前深、浅两个间隙。

1. 肛管前深间隙　位于会阴肌深面,下为外括约肌浅部附着于会阴肌和会阴中心腱处,上界可伸展于直肠阴道隔,后为肛门外括约肌浅部,成为尿生殖膈。此间隙后侧与两侧坐骨直肠间隙相通,故可发生前蹄铁形脓肿,如前、后同时发生蹄铁形脓肿,可称为环形脓肿,临床少见,一旦发生应与急性坏死筋膜炎鉴别。

2. 肛管前浅间隙　位于会阴肌浅面,感染只限于前浅间隙,不蔓延。

(五) 骨盆直肠间隙

骨盆直肠间隙在直肠两侧与骨盆之间,左右各一,位于肛提肌之上,上为盆腔腹膜,下为肛提肌,前面在女性以子宫阔韧带为界,在男性以膀胱和前列腺为界,后面是直肠侧韧带。该间隙位置高,处

于自主神经支配区,痛觉不敏感,因此感染化脓后,症状比较隐蔽,常不易被发现,容易误诊,必须行直肠指检,可触及波动性肿块而确诊。脓液可通过括约肌间隙至中央间隙,进而至坐骨直肠间隙发生脓肿。左右间隙无交通。

(六) 直肠后间隙

直肠后间隙又称骶前间隙,位于上部直肠深筋膜与骶前筋膜之间,上为腹膜反折部,下为肛提肌,前为直肠,后为骶前筋膜。间隙内含有骶神经丛、交感神经支及骶中与痔中血管等。其上方开放,脓液可向腹膜后扩散。此间隙与两侧骨盆直肠间隙相通、与直肠侧韧带相邻。脓液可向骨盆直肠间隙蔓延,形成高位蹄铁形脓肿。

(七) 直肠黏膜下间隙

直肠黏膜下间隙位于齿状线上的直肠黏膜下层与直肠环肌之间,间隙内有痔静脉丛、毛细淋巴丛和痔上动脉终末支等。直肠黏膜脱垂点状注射硬化剂在此间隙内,可使痔静脉丛硬化萎缩,使黏膜与肌层粘连固定。感染后可形成黏膜下脓肿,发生脓肿时症状不明显,直肠指检可触及突向肠腔的波动性肿块。

(八) 括约肌间隙

括约肌间隙位于肛门内、外括约肌之间联合纵肌层处,是中央间隙向上延伸的间隙。所有括约肌间隙向下均汇总于中央间隙。括约肌间隙是感染沿肛管扩散的重要途径。

(九) 中央间隙

中央间隙位于联合纵肌下端与肛门外括约肌皮下部之间,环绕肛管上部一周。该间隙向外通坐骨直肠间隙,向内通直肠黏膜下间隙,向上通括约肌间隙。1979 年 Shafik 提出中央间隙感染的新概念(图 2-2-19),即肛周脓肿和肛瘘形成的第一阶段是在中央间隙内先形成中央脓肿,脓肿继沿会阴中心腱各纤维隔蔓延至各处,形成不同部位的肛周脓肿或肛瘘,向下至皮下间隙形成皮下脓肿,向内形成瘘管入肛管,向外至坐骨直肠间隙形成坐骨直肠间隙脓肿,向上经括约肌间隙形成括约肌间脓肿,脓液可沿此间隙上达骨盆直肠间隙,形成骨盆直肠间隙脓肿。在临床上,中央脓肿常易被误诊为皮下脓肿,故中央间隙与肛周感染的蔓延方向有重要关系。

五、肛门直肠肌肉

肛门直肠周围有两种功能不同的肌肉:一种为随意肌,位于肛管之外,即肛门外括约肌与肛提肌;另一种为不随意肌,在肛管壁内,即肛门内括约肌;中间肌层为联合纵肌,既有随意肌又有不随意肌纤维,但以后者较多。以上肌肉能维持肛管闭合及开放。这些肌肉可分为肛门内括约肌、肛门外括约肌、肛提肌、耻骨直肠肌、联合纵肌和肛管直肠环(图 2-2-20)。

(一) 肛门内括约肌

肛门内括约肌(sphincter ani internus)是直肠

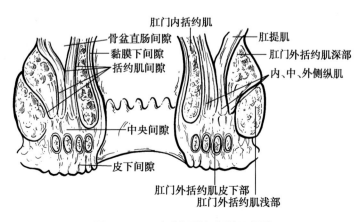

图 2-2-19　中央间隙与括约肌间隙

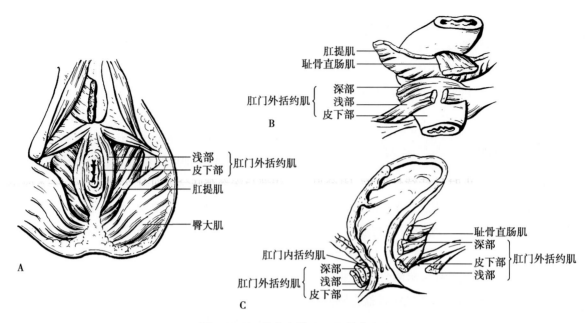

图 2-2-20 肛门括约肌及肛管直肠环

A.下面观;B.侧面观;C.矢状面观。

壁环行肌延续至肛管部增厚变宽形成,为不随意肌,属于平滑肌,肌束为椭圆形(图2-2-21)。上起自肛管直肠环水平,下止于括约肌间沟上方,长约3cm,厚约0.5cm,环绕外科肛管上2/3周,其下缘距肛缘为1.0cm,受自主神经支配,肌内无神经节,只给很少能量就能维持长时间的收缩状态而不疲劳。

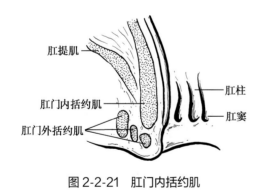

图 2-2-21 肛门内括约肌

肛门内括约肌借其平滑肌特有的延展性,使肛门充分松弛。它又具有直肠壁环行肌容易痉挛的特性,任何病理原因都能引起长时间痉挛,长期痉挛就会发生肛门内括约肌失弛缓症,导致出口梗阻型便秘,手术时切除部分肛门内括约肌才能治愈。肛门内括约肌主要参与排便反射,无括约肛门的功能,手术时切断不会引起大便失禁,且能由松解消除肛门内括约肌痉挛导致的术后剧痛。因此,行环形痔分段结扎术和肛裂手术时必须切断肛门内括约肌,以防止术后肛门狭窄。麻醉后肛门松弛,肛门内括约肌下移,易被误认为肛门外括约肌皮下部(图2-2-22),病理切片可鉴别,肛门内括约肌是平滑肌,肛门外括约肌皮下部是横纹肌,肉眼观察肛门内括约肌为珠白色,肛门外括约肌为淡红色。

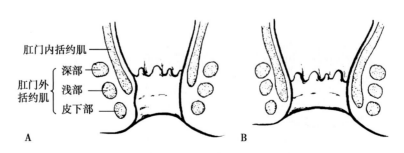

图 2-2-22 麻醉前后肛门内、外括约肌位置的变化

A.麻醉前;B.麻醉后。

（二）肛门外括约肌

肛门外括约肌（external anal sphincter）被直肠纵肌和肛提肌纤维穿过分为皮下部、浅部和深部3部分，属于横纹肌，为随意肌，围绕外科肛管一周，实际上3部分之间的绝对分界线并不是非常清楚（图2-2-23），受 S_2~S_4 神经的肛门神经及会阴神经支配。其作用是在静止时呈持续性收缩，闭合肛管，防止外物进入，在排便时肌肉松弛，使肛管扩张，协助排便或随意控制，切断粪便，终止排便。

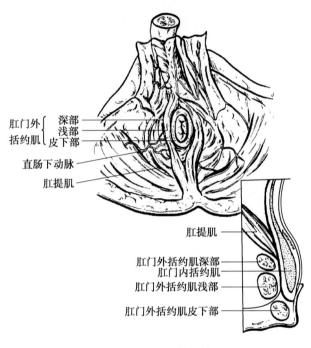

肛门外括约肌｛深部　浅部　皮下部

直肠下动脉

肛提肌

肛提肌

肛门外括约肌深部
肛门内括约肌
肛门外括约肌浅部

肛门外括约肌皮下部

图 2-2-23　肛门外括约肌

1. 皮下部　宽 0.3~0.7cm，厚 0.3~1.0cm，为环行肌束，位于肛管下方皮下，肛门内括约肌的下方。前方肌纤维附着于会阴中心腱，后方纤维附着于肛尾韧带。此肌被肛门皱皮肌纤维（联合纵肌分支纤维）贯穿，紧密地将肛门外括约肌皮下部分隔成3~4小块肌肉。肛门皱皮肌纤维止于肛缘皮下，此肌前部分纤维交叉与肛门外括约肌浅部连接，后方较游离，无肌性和骨性连接。此肌束上缘与肛门内括约肌下缘相邻，形成括约肌间沟，直肠指检可触及。外痔手术切开皮肤时，可见白色纵行致密纤维即皱皮肌，再切开皱皮肌纤维显露出肛门外括约肌皮下部内缘，向上剥离，才能顺利地剥离外痔血管丛，可减少术中出血，肛瘘手术切断肛门外括约肌

皮下部，不会影响肛门括约肌的功能。

2. 浅部　宽 0.8~1.5cm，厚 0.5~1.5cm，在皮下部与深部之间，由直肠纵肌纤维使两者分开。位于肛门外括约肌皮下部上方，肛门内括约肌外侧，呈梭形围绕外科肛管中部，为椭圆形肌束。前方肌束与会阴浅横肌连接，止于会阴中心腱；后方两股肌束止于尾骨，并参与构成肛尾韧带。肛门外括约肌浅部与深部被联合纵肌分支纤维贯穿，手术时不易分清。需根据切开的宽度和深度判断肛门外括约肌浅部是否切开。如同时切开两侧肛门外括约肌浅部，虽不会致完全大便失禁，但可造成肛门松弛。

3. 深部　宽 0.4~1.0cm，厚 0.5~1.0cm，位于浅部的外上方，为环行肌束，环绕肛门内括约肌及直肠纵肌层外部，其后部肌束的上缘与耻骨直肠肌后部连接。手术时切断一侧不会导致大便失禁。前方肌束与会阴深横肌连接，止于两侧坐骨结节。

（三）联合纵肌

联合纵肌是肌性纤维组织，其中含有平滑肌、横纹肌和弹力纤维。平滑肌纤维来自直肠壁外层纵肌，横纹肌纤维来自耻骨直肠肌。联合纵肌呈纵行位于括约肌间隙，成人长 2~3cm，宽 0.2cm。联合纵肌分出内侧分支纤维、下行分支纤维和外侧分支纤维。以网状肌性结缔组织纤维，将外科肛管各部分连接成一个整体功能性器官（图2-2-24）。

联合纵肌及其分支纤维的作用，是参与和辅助外科肛管的功能。

1. 固定肛管　联合纵肌分布在肛门内、外括

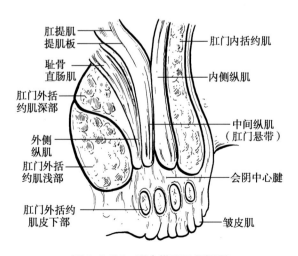

肛提肌
提肌板

耻骨直肠肌

肛门外括约肌深部

外侧纵肌

肛门外括约肌浅部

肛门外括约肌皮下部

肛门内括约肌

内侧纵肌

中间纵肌（肛门悬带）

会阴中心腱

皱皮肌

图 2-2-24　联合纵肌及肌间隔

约肌之间,将肛门内、外括约肌,耻骨直肠肌和肛提肌联合箍紧在一起,并将其向上外方牵拉,因此成为肛管固定的重要肌束(图 2-2-25)。若联合纵肌松弛或断裂,就会引起肛管外翻和黏膜脱垂,因此,有学者将联合纵肌称为肛管的"骨架"。

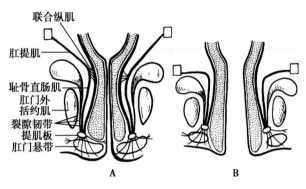

图 2-2-25 联合纵肌的作用
A. 未排便时;B. 排便时。

2. 协调排便 联合纵肌把肛门内、外括约肌和肛提肌连接在一起,形成排便的控制肌群。这里联合纵肌有协调排便的重要作用。

3. 疏导作用 联合纵肌分隔各肌间后在肌间形成间隙和隔膜,有利于肌群的收缩和舒张运动,但也给肛周感染提供了蔓延的途径。括约肌间隙是感染沿直肠和固有肛管蔓延的主要途径。

(四)盆底肌

1. 肛提肌(levator ani muscle) 封闭骨盆下口的主要肌肉,为一四边形薄扁肌,左右合成漏斗状。由耻骨直肠肌、耻尾肌、髂尾肌三部分组成(图 2-2-26)。

过去认为,肛提肌由耻骨直肠肌、耻尾肌、髂

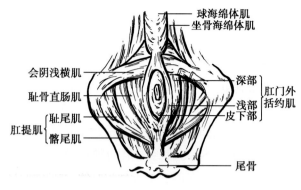

图 2-2-26 会阴部肌肉(下面观)

尾肌三部分组成,是封闭骨盆下口的主要肌肉。近年来,有学者提出,肛提肌主要是由耻尾肌和髂尾肌两部分组成。肛提肌左右各一,联合形成盆膈,是随意肌,上面盖以盆膈筋膜,使之与膀胱、直肠或子宫隔离;下面覆以肛门筋膜,并成为坐骨直肠间隙的内侧壁。像一把倒置张开的伞,伞把相当于直肠,肛提肌像伞布呈扇形围绕骨盆下口。受 $S_2 \sim S_4$ 神经的肛门神经及会阴神经的支配。其作用是两侧肛提肌联合组成盆膈,承托盆腔脏器。收缩时可提高盆底,压迫直肠帮助排便,保持肛管直肠的生理角度,增强肛门的括约功能。

(1)耻尾肌:是肛提肌中最大、最重要的肌肉,也是盆底肌重要肌肉之一,起自耻骨弓的后面和肛提肌腱弓的前面,呈扇形向后、向内、向下绕尿道、前列腺或阴道,止于直肠下段和骶骨下部。耻尾肌又分为提肌板、肛门悬带两部分(图 2-2-27)。

1)提肌板:又分内、外两部,其内部称提肌脚,提肌脚的内缘呈 U 形,围成提肌裂隙,并与裂隙内的直肠颈借裂隙韧带相连。提肌脚的后方有肛尾缝,是左右肛提肌缝纤维的交叉线。因此,两侧肛

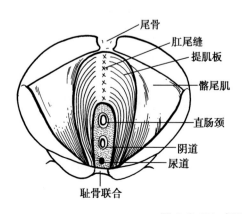

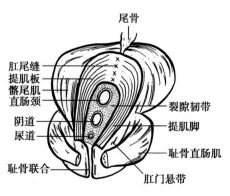

图 2-2-27 提肌板和肛门悬带

提肌,不是独立地存在,而是呈"二腹肌"样,可同时收缩,肛尾缝在排便过程中起重要作用,因肛尾缝如同"宽紧带"一样。提肌脚收缩时变窄拉长,使提肌裂隙扩大,拉紧裂隙韧带,间接开放直肠颈内口,使直肠膨大部位的粪便进入直肠颈内。

2)肛门悬带:又称肛管悬带,因提肌板在提肌裂隙的周缘急转而下形成垂直方向的"肌轴",故称肛门悬带。肛门悬带包绕直肠颈和解剖肛管,下端穿肛门外括约肌皮下部,附着于肛周皮肤。提肌板收缩时肛门悬带相应地向外上方回缩,向上提并扩大直肠颈和解剖肛管。肛门外括约肌皮下部,也被拉至肛门内括约肌下端的外侧,肛门便张开,有利于排便。

(2)髂尾肌:起自髂骨内下方,闭孔内肌筋膜及坐骨棘。内侧和盆筋膜腱弓的后部,呈扇形展开。其前部肌束,在肛尾缝处与对侧相连;中部肌束附着于肛门和尾骨之间的肌束,附着于髂骨下端。其向下、向后与对侧联合,组成盆膈的前部。

2. 耻骨直肠肌 耻骨直肠肌和肛提肌在结构上有区别,在功能上具有独特性,对肛肠疾病具有重要意义。

耻骨直肠肌是维持肛门自制的关键性肌肉,是肛门括约肌中最重要的组成部分。其位于耻骨尾骨肌内侧面,联合纵肌的外侧,肛门外括约肌深部上缘。起自耻骨下支的背面,其肌纤维向后绕直肠中段两侧,在直肠后方会合。在外科肛管直肠交界处,与肛门外括约肌深部形成一个U形悬带,向前上方牵拉形成肛直角(图2-2-28),对括约肛门有重要作用。

3. 髂骨尾骨肌 位于肛提肌后方,与骶棘韧带一样为三角形,并紧贴骶棘韧带的上面,构成盆膈后方的一小部分。起自坐骨棘内面,向后止于尾骨前面和骶骨下部的外侧缘。尾骨肌与骶棘韧带是表里关系,其发育情况及起止部位极不恒定,有的发育较好,有的较差,甚至以少量肌纤维混入骶棘韧带内。S_3~S_4神经腹侧支发出1~2细支经尾骨肌的盆面分布于该肌肉。

(五)肛管直肠环

肛管直肠环(anorectal ring)是由肛门外括约肌浅部、深部,肛门内括约肌,耻骨直肠肌,联合纵肌环绕肛管直肠连接处形成的肌环(图2-2-29)。肛管直肠环在临床检查、手术治疗方面十分重要。此环后侧较前方发达,前部比后部稍低。直肠指检时,此环后侧及两侧有U形绳索感,维持肛门的自制功能,控制排便。平时,肛管直肠环处于收缩状态,排便时松弛,排便后又收缩回去。手术时切断肛门外括约肌浅部,又切断肛管直肠环,可导致完全性大便失禁(干便、稀便和气体均不能控制)。因此,手术治疗高位肛瘘,主管道穿过肛管直肠环上方时,采用橡皮筋挂线术,可避免大便失禁。

六、动脉供应

通常来说,右半结肠的动脉供应来自肠系膜上动脉分出的中结肠动脉右侧支、右结肠动脉和回结肠动脉。横结肠的血液供应来自肠系膜上动脉的中结肠动脉。左半结肠动脉供应来自肠系膜下动脉分出的左结肠动脉和乙状结肠动脉。此处还有边缘动脉和终末动脉(图2-2-30)。

肛管直肠的血管主要来自直肠上动脉、直肠下动脉、骶中动脉和肛门动脉(图2-2-31)。其动脉之间有丰富的吻合支。直肠上动脉和骶中动脉是单支,直肠下动脉和肛门动脉左右成对。

1. 中结肠动脉(middle colic artery) 在胰腺下缘起自肠系膜上动脉,自胃左后方进入横结肠系膜,向下向前向右,分成左右两支。右支在结肠右曲附近与右结肠动脉的升支吻合,供应横结肠1/3,左支主要与左结肠动脉的外支吻合,供给左2/3横

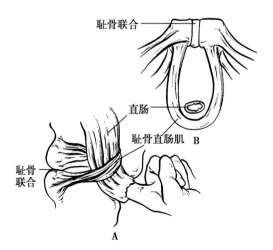

图 2-2-28 耻骨直肠肌的形态
A. 直肠指诊下;B. 正常情况下。

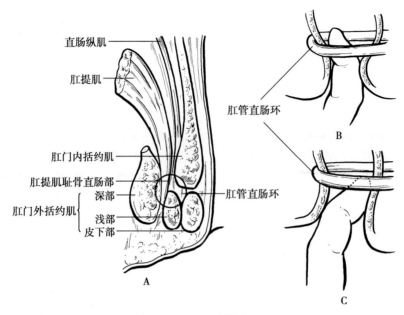

图 2-2-29　肛管直肠环

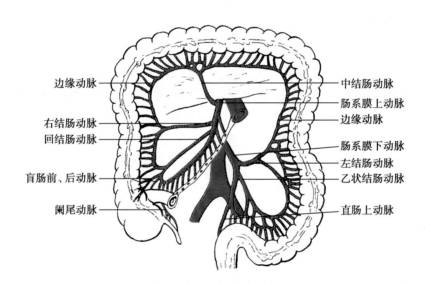

图 2-2-30　结肠的动脉

结肠。因其位于中线右侧,在横结肠系膜的左半有一无血管区,可在此区穿过横结肠系膜进行手术。约 25% 的人无中结肠动脉,由右结肠动脉的一支代替,少数人有两支中结肠动脉。

2. 右结肠动脉(right colic artery) 在中结肠动脉起点下 1~3cm 处起自肠系膜上动脉,在腹膜后,右肾下方处向右横过下腔静脉、右侧精索或卵巢血管和右输尿管,分成升降两支。升支主要与中结肠动脉的右支吻合,降支与回结肠动脉升支吻合。右结肠动脉供给升结肠和结肠右曲结肠血液。

3. 回结肠动脉(ileocolic artery) 在右结肠动

脉起点下方起自肠系膜上动脉,有时与右结肠动脉合成一条主干,在十二结肠水平部下方分成升降两支。升支与右结肠动脉降支吻合;降支至回盲部分成前后两支,与肠系膜上动脉的回肠支吻合,此动脉供应升结肠下段、回盲部和回肠末段。

4. 左结肠动脉(left colic artery) 在十二指肠下方由肠系膜下动脉左侧分出,在腹膜后向上、向外横过精索或卵巢血管、左输尿管及肠系膜下静脉,行向结肠左曲,分成升降两支。升支向上横过左肾下极,主要与中结肠动脉的左支吻合,供给降结肠上段、结肠左曲和左 1/3 横结肠血液;降支向左,又分

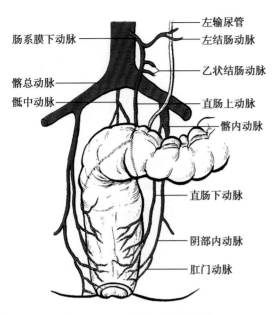

图 2-2-31 直肠肛管动脉供应

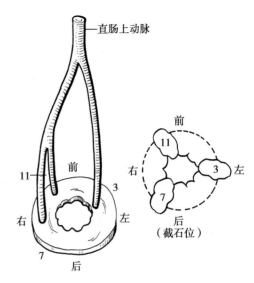

图 2-2-32 直肠上动脉在内痔好发部位分支

成升降两支与乙状结肠吻合,供给降结肠下段血液。有的左结肠动脉与中结肠动脉之间无吻合,边缘动脉也很少,此处称为 Pollan 点,手术时应注意。

5. 乙状结肠动脉(sigmoid artery) 一般为 1~3 支,但也可多达 7 支,直接起自肠系膜下动脉,或与左结肠动脉共干发出。乙状结肠动脉走行于乙状结肠系膜内,每支又分为升支与降支,它们除彼此呈弓状吻合外,最上一支乙状结肠动脉的升支与左结肠动脉的降支吻合,最下一支乙状结肠动脉的降支与直肠上动脉的分支吻合。

6. 直肠上动脉(痔上动脉) 来自肠系膜下动脉,是肠系膜下动脉的终末血管,是直肠血管最大、最主要的一支,在 S_3 水平与直肠上端后面分为左右两支。沿直肠两侧下行,穿过肌层至齿状线上方黏膜下层,分出数支在齿状线上方与直肠下动脉、肛门动脉吻合。齿状线上右前、右后和左侧有三个主要分支,传统观点认为是内痔的好发部位(图 2-2-32)。直肠上动脉左、右支之间没有肠壁外吻合,形成直肠乏血管区,被认为是直肠低位前切除时肠瘘发生率高的原因。

7. 直肠下动脉(痔中动脉) 位于骨盆两侧,来自髂内动脉,在腹膜下向前内行,在骨盆直肠间隙内沿直肠侧韧带分布于直肠前壁肌肉,在黏膜下层与直肠上动脉、肛门动脉吻合。通常有两个或几个分支,直肠下动脉主要供血给直肠前壁肌层和直

肠下部各层。动脉管径一般很小(0.1~0.25cm),断裂后不会引起严重出血,但有 10% 的病例出血也很剧烈,故手术时也应予以结扎。

8. 骶中动脉 来自腹主动脉,由腹主动脉分叉部上方约 1cm 处的动脉后壁发出,沿 L_4~L_5 和骶尾骨前面下行,紧靠骶骨沿直肠后面中线下行至尾骨。有细小分支至直肠,与直肠上、下动脉吻合。血液供应微小,对肛门直肠的血供不是主要的。1975 年日本宫岐治男报道,直肠上动脉、直肠下动脉和肛门动脉的终末走向都集中在齿状线附近。直肠上动脉终末血管分支与齿状线上方的窦状动脉直接吻合。窦状静脉淤血扩张是内痔发生的血管学基础(图 2-2-33)。

9. 肛门动脉(痔下动脉) 起自阴部内动脉,在会阴两侧,经坐骨直肠间隙外侧壁上的 Alcock 管至肛管,主要分布于肛提肌、肛门内外括约肌和

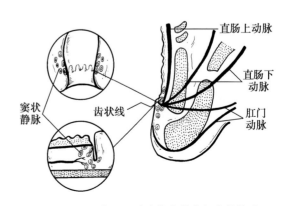

图 2-2-33 直肠下动脉终末分支与窦状静脉

肛周皮肤,也分布于下段直肠。肛门动脉可分成向内、向上、向后三支(图2-2-34)。各分支通过肛门内外括约肌之间或肛门外括约肌的深浅两部之间,到肛管黏膜下层与直肠上、下动脉吻合。坐骨直肠间隙脓肿手术时,常切断肛门动脉分支,因其细小,一般不会引起大出血。

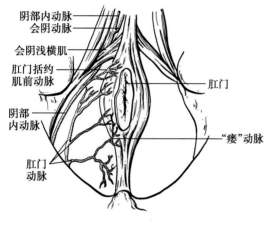

图2-2-34 肛门动脉及其分支

10. 侧支循环 各结肠动脉间互相吻合形成的连续动脉弓称为边缘动脉,由回盲部到直肠乙状结肠接连处,与肠系膜边缘平行。这种吻合可由单一动脉连接,或由一、二级动脉弓连接,与结肠切除有重要关系。若边缘动脉完好,在肠系膜下动脉起点结扎切断,仍能维持左半结肠血液供应。但边缘动脉保持侧支循环距离不同,有的中结肠动脉与左结肠动脉之间缺乏吻合,有的右结肠动脉与回结肠动脉之间缺乏吻合。因此,结肠切除前应注意检查边缘动脉的分布情况,如果结肠断端血供不良容易造成肠段缺血,导致吻合口瘘或肠坏死。

11. 终末动脉 由边缘动脉分出长短不同的小动脉,与结肠垂直至结肠壁内(图2-2-35)。其短支由边缘动脉或由其长支分出,分布于近肠系膜侧的肠壁。长支由边缘动脉而来,在浆膜与肌层之间,至结肠带下方,穿过肌层,与对侧的分支吻合,分布于黏膜下层。肠脂垂根部常伴有终末动脉,切除肠脂垂时不可牵拉动脉避免损伤。在行结肠与结肠吻合时,需切除两端结肠的终末支及系膜约1cm,保证吻合口浆膜层对合,防止吻合口瘘;若终末支结扎切断过多也会发生吻合口瘘。

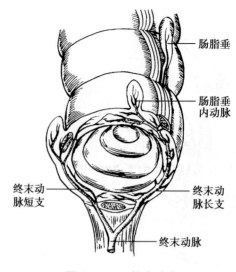

图2-2-35 终末动脉

七、静脉回流

大肠的静脉相伴所对应的动脉走行,结肠壁内静脉丛汇集成小静脉,在肠系膜缘汇合成较大静脉,与结肠动脉并行,成为与结肠动脉相应的静脉。中结肠静脉、右结肠静脉和回结肠静脉合成肠系膜上静脉汇入门静脉。乙状结肠静脉和左结肠静脉合成肠系膜下静脉,在肠系膜下动脉外侧向上至十二指肠空肠由外侧转向右,经过胰腺后方汇入脾静脉,最后汇入门静脉。手术操作挤压可促使癌细胞进入血流,经回流静脉播散。为了预防手术操作引起的血流播散,大肠癌手术时,要求早期结扎癌灶所在肠段的回流静脉。

肛管直肠静脉与动脉并行,以齿状线为界分为两个静脉丛:痔上静脉丛和痔下静脉丛,分别汇入门静脉和下腔静脉(图2-2-36,图2-2-37)。痔上、下静脉丛在肛门白线附近有许多吻合支,使门静脉与体静脉相通。程序如下所示:①痔上静脉丛→直肠上静脉→肠系膜下静脉→脾静脉→门静脉;②痔下静脉丛→肛门静脉→阴部内静脉→髂内静脉→下腔静脉。

1. 痔内静脉丛 又称直肠上静脉丛。在齿状线上方,为窦状静脉丛,起自黏膜下层内微小静脉窦,汇集直肠黏膜的静脉,形成数支小静脉,至直肠中部穿过肌层,汇入直肠上静脉,然后汇入门静脉。这些静脉无瓣膜,不能阻止血液逆流,因此,穿过肌

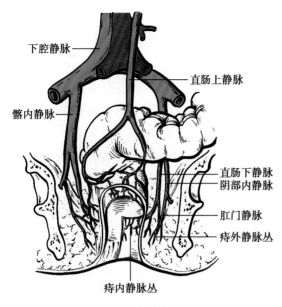

图 2-2-36 肛管直肠的静脉

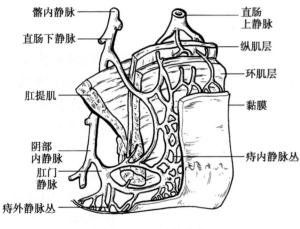

图 2-2-37 痔静脉丛

层时易受压迫而淤血扩张,这是形成痔的内在因素。该静脉丛在右前、右后、左侧三处比较丰富,是内痔的原发部位,称为母痔区。另外,还有 3~4 个分支,是继发内痔的部位,称为子痔区。在直肠上静脉丛发生的痔,称为内痔。

2. 痔外静脉丛 又称直肠下静脉丛。在齿状线下方,肛门皮下组织内,沿肛门外括约肌外缘形成边缘静脉干,汇集肛管静脉。其上部汇入直肠下静脉,然后汇入髂内静脉;下部汇入肛门静脉,然后汇入阴部内静脉,最后汇入下腔静脉。由直肠下静脉丛发生的痔,称外痔。

近年来,痔的血液成分研究表明,内痔血液是动脉血,与直肠上静脉无静脉瓣和门静脉高压无

关。内痔"静脉扩张"的病因学说遭到一些否认。

八、淋巴引流

大肠的淋巴引流始于肠壁黏膜固有层深面的淋巴管和淋巴滤泡网络,穿过黏膜肌层,然后广泛分布于黏膜下层和肌层。肠壁内淋巴管网连接并汇入壁外淋巴管。尽管淋巴管始于黏膜肌层之上的黏膜固有层,但局限于黏膜固有层的恶性肿瘤并未发现转移。因此,掌握淋巴引流的途径,对制订大肠癌手术方案至关重要。

(一)肛管直肠淋巴引流

肛管直肠的淋巴引流亦是以齿状线为界,分上、下两组(图 2-2-38)。在齿状线上方,起自直肠和肛管上部,流入腰淋巴结,属于上组。在齿状线下方起于肛管和肛门,流入腹股沟淋巴结,属于下组。

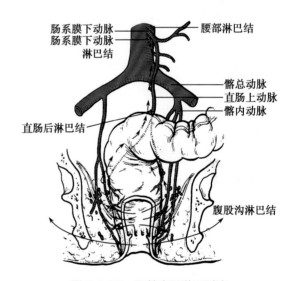

图 2-2-38 肛管直肠淋巴引流

1. 上组 在齿状线上,汇集直肠和肛管上部淋巴管,包括直肠黏膜、黏膜下层、肌层、浆膜下及肠壁外淋巴网。经壁外淋巴网有向上、向两侧、向下三个引流方向。

(1)向上至直肠后淋巴结,再至乙状结肠系膜根部淋巴结,沿直肠上动脉至肠系膜下动脉旁淋巴结,最后至腰淋巴结,是直肠最主要的淋巴引流途径。

(2)向两侧在直肠侧韧带内经直肠下动脉旁

淋巴结引流至盆腔侧壁的髂内淋巴结。

（3）向下穿过肛提肌至坐骨直肠间隙,沿肛门动脉、阴部内动脉旁淋巴结至髂内淋巴结。

2. 下组　在齿状线下,汇集肛管下部、肛门和肛门内外括约肌淋巴结。起自皮下淋巴丛,互相交通。有两个引流方向:向周围穿过坐骨直肠间隙沿闭孔动脉旁引流至髂内淋巴结;向下外经会阴及大腿内侧下注入腹股沟淋巴结,最后至髂外淋巴结或髂总淋巴结。

淋巴回流是炎症蔓延、肿瘤转移的主要途径,上、下组淋巴的回流是完全不一样的。直肠炎症和肿瘤,多向内脏淋巴结蔓延和转移。肛门炎症和肿瘤,多向腹股沟淋巴结蔓延和转移。两组淋巴网有吻合支,彼此相通。因此,直肠癌有时可转移至腹股沟淋巴结。

肛门括约肌和肛门周围皮肤,向两侧扩散。在男性可侵袭肛提肌、髂内淋巴结、膀胱底和精囊、前列腺。在女性可侵袭直肠后壁、子宫颈和周围韧带,向上蔓延侵袭盆腔腹膜、结肠系膜及左髂总动脉分叉处的淋巴结,即腹腔转移。

因此,肛管直肠癌根治术,应注意清除腹股沟淋巴结、盆内淋巴结、直肠周围及部分结肠淋巴结。

(二) 结肠淋巴引流

结肠的淋巴系统主要与结肠的动脉伴行。结肠淋巴组织以回盲部最多,乙状结肠次之,结肠右曲和结肠左曲较少,降结肠最少,分为壁内丛、中间丛和壁外丛(图 2-2-39)。

1. 壁内丛　包括结肠黏膜、黏膜下层、肌间和浆膜下淋巴丛。由小淋巴管互相交通,并与上方和下方的淋巴网相连,以围绕肠壁的交通为丰富,因此结肠癌易围绕肠壁环形蔓延导致梗阻。

2. 中间丛　为连接壁内丛和壁外丛的淋巴管。

3. 壁外丛　包括肠壁外的淋巴管和淋巴丛。

结肠淋巴结分为四组。①结肠上淋巴结:位于肠壁肠脂垂内,沿结肠带最多,在乙状结肠最为显著;②结肠旁淋巴结:位于边缘动脉附近及动脉和肠壁之间;③中间淋巴结:位于结肠动脉周围;④中央淋巴结:位于结肠动脉根部及肠系膜上、下动脉周围,再引至腹主动脉周围腹腔淋巴结。肿瘤转移可沿淋巴网转移至不同的淋巴结,转移至不同组淋巴结其预后差异较大。

九、神经支配

大肠由交感和副交感神经系统支配,其分布沿动脉走行。交感神经抑制大肠蠕动,副交感神经刺激大肠蠕动。

(一) 肛管神经

齿状线以上的肛管及其周围结构主要由阴部内神经的分支支配。位于齿状线以下,其感觉纤维异常敏锐,称为有痛区。主要分支包括肛门神经、阴茎背神经(女性为阴蒂背神经)、会阴神经和肛尾神经。在这组神经中,对肛门功能起主要作用的

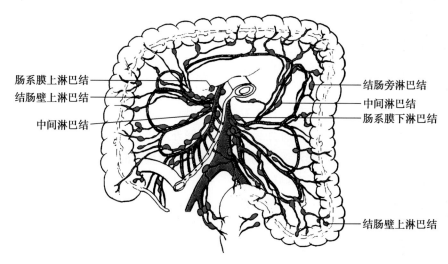

图 2-2-39　结肠淋巴引流

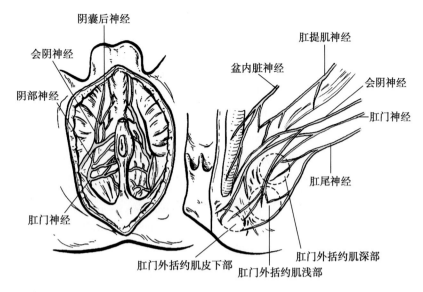

图 2-2-40　肛管的神经支配

是肛门神经(图 2-2-40)。肛门神经起自阴部神经
($S_2\sim S_4$ 后支组成),与肛门动脉伴行,通过坐骨直肠
间隙,分布于肛提肌、肛门外括约肌及肛管皮肤和
肛周皮肤。

(二) 直肠神经

直肠神经为自主神经。以齿状线为界,齿
状线以上,由交感神经与副交感神经双重支配
(图 2-2-41),称为无痛区。

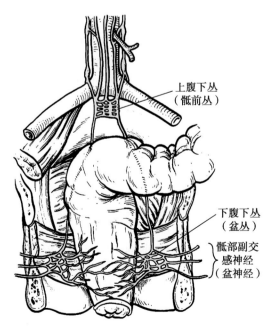

图 2-2-41　直肠的神经支配

1. 交感神经　主要来自上腹下丛(骶前丛)。
该丛位于骶前,腹主动脉分叉下方。在直肠深筋膜
外形成左右两支,向下走行至直肠侧韧带两旁,与
来自骶交感干的节后纤维和 $S_3\sim S_4$ 神经的副交感神
经形成下腹下丛(盆丛)。骶前神经损伤可使精囊、
前列腺失去收缩能力,不能射精。

2. 副交感神经　对直肠功能的调节起主要作
用,来自盆神经,含有连接直肠壁便意感受器的副
交感神经。直肠壁内的感受器在直肠上部较少,越
往下部越多,直肠手术时应予以注意。$S_2\sim S_4$ 神经
的副交感神经形成下腹下丛后分布于直肠、膀胱和
海绵体,是支配排尿和阴茎勃起的主要神经,所以
又称勃起神经。在盆腔手术时,应避免损伤。

肛管和肛周皮肤神经丰富,痛觉敏锐,炎症或
手术刺激肛周皮肤,可使肛门外括约肌和肛提肌
痉挛收缩,引起剧烈疼痛。肛门部手术应尽量减
少皮肤和肛门外括约肌损伤,减少缝线、结扎或钳
夹等刺激,以免术后疼痛。肛周浸润麻醉时,特别
是在肛管的两侧及后方要完全浸润。肛门神经是
肛门外括约肌的主要运动神经,损伤后会引起大便
失禁。

(三) 结肠神经

结肠的神经为自主神经,含有交感神经和副交
感神经两种纤维。右半结肠和左半结肠的神经供

应有所不同。右半结肠由迷走神经发出的副交感神经纤维和由肠系膜上神经丛发出的交感神经纤维供应。由肠系膜上神经丛发出的神经纤维，随结肠动脉及其分支分布于右半结肠的平滑肌和肠腺。左半结肠由盆神经发出的副交感神经纤维和肠系膜下神经丛发出的交感神经纤维供应。交感神经有抑制肠蠕动和使肛门内括约肌收缩的作用。副交感神经有增加肠蠕动、促进分泌、使肛门内括约肌松弛的作用。肠感受器很多是副交感神经，有牵张、触觉、化学和渗透压感受器。

(李春雨)

参考文献

[1] 李春雨,徐国成.肛肠病学[M].2版.北京:高等教育出版社,2021:15-17.

[2] 李春雨,汪建平.肛肠外科手术学[M].北京:人民卫生出版社,2015:45-49.

[3] 高春芳.现代结直肠手术学[M].2版.济南:山东科学技术出版社,2009:30.

[4] 汪建平.中华结直肠外科学[M].北京:人民卫生出版社,2014:40-42.

[5] 喻德洪.现代肛肠外科学[M].北京:人民军医出版社,1997:6-8.

[6] 李春雨,汪建平.肛肠外科手术技巧[M].北京:人民卫生出版社,2013:10-15.

[7] 李春雨,朱兰,杨关根,等.实用盆底外科[M].北京:人民卫生出版社,2021:49-50.

[8] DAVID E B,STEVEN D W,JANICE F R.结直肠肛门外科:从理论到临床[M].傅传刚,汪建平,王锡山,译.4版.北京:中国科学技术出版社,2021:6-8.

[9] MARVIN L C.结肠与直肠外科学[M].杜如昱,王杉,汪建平,译.5版.北京:人民卫生出版社,2009:18-20.

[10] 张有生,李春雨.实用肛肠外科学[M].北京:人民军医出版社,2009:25-30.

[11] 张东铭.肛肠外科解剖生理学[M].西安:陕西科技出版社,1989:52-53.

[12] 李春雨.肛肠病学[M].北京:高等教育出版社,2013:18-24.

[13] 安阿玥.肛肠病学[M].北京:人民卫生出版社,1998:8-10.

[14] 李春雨,张有生.实用肛门手术学[M].沈阳:辽宁科学技术出版社,2005:15-21.

[15] THOMSON W H. The nature of haemorrhoids [J]. Br J Surg,1975,62(7):542-552.

[16] CORMAN M L.Hemorrhoids [M]//CORMANML. Corman's Colon and Rectal Surgery. 6th ed. Philadelphia: Lippincott Williams & Wilkins,2013.

[17] BOGDUK N.Issues in anatomy:the external anal sphincter revisited [J]. Aust N Z J Surg,1996,66(9):626-629.

[18] TAKAHASHIT, UENO M, AAEKURA K,et a1.Lateral ligament:its anatomy and clinical importance [J]. SeminSurgOncol,2000,19(4):386-395.

[19] BOLLARD R C,GARDINER A,LINDOW S,et al. Normal females anal sphincter:difficulties in interpretation explained [J]. Dis Colon Rectum,2002,45(2):171-175.

[20] ZHANG C,DING Z H,LI G X,et a1. Perirectal fascia and spaces:annular distribution pattern around the mesorectum [J].Dis Colon Rectum,2010,53(9):1315-1322.

[21] KURIHARA H,KANAI T,ISHIKAWA T,et al. A new concept for the surgical anatomy of posterior deep complex fistulas:the posterior deep space and the septum of the ischiorectal fossa [J]. Dis Colon Rectum,2006,49(10 Suppl):S37-44.

[22] GILBERT S F. Developmental biology [M]. 8thed. Sunderland:Sinauer Associates,2006.

[23] GAO Z D,YE Y J,ZHANG W G,et al. An anatomical, histopathological,and molecular biological function study of the fascias posterior to the interperitoneal colon and its associated mesocolon:their relevance to colonic surgery [J]. J Anat,2013,223(2):123-132.

[24] WEST N P,MORRIS E J,ROTIMI O,et al. Pathology grading of colon cancer surgical resection and its association with survival:a retrospective observational study [J]. Lancet Oncol,2008,9(9):857-865.

[25] STELZNER S,HOLM T,MORAN B J,et al. Deep pelvic anatomy revisited for a description of crucial steps in extralevator abdominoperineal excision for rectal cancer [J]. Dis Colon Rectum,2011,54(8):947-957.

[26] MAKKAI-POPA S T,LUNCĂ S,TÂRCOVEANU E, et al. Lymph node status assessed through the log odds ratio-a better tool in the prognosis of colorectal cancer relapse [J]. Rom J Morphol Embryol,2014,55(1):97-102.

[27] 张东铭,马永江.肛肠外科解剖的某些新概念(文献综述)[J].国外医学.外科学分册,1981(4):213-216.

第三章

肛肠生理病理学

第一节　肛肠生理学

生理学是研究机体生命活动各种现象及其功能活动规律的一门学科。研究肛肠生理学对肛肠疾病的认识、诊断和治疗具有重要作用。

结肠的主要功能是消化、吸收、储存、分泌、运动及形成粪便。直肠无消化功能，主要功能是吸收、分泌、免疫和排泄。肛管的主要功能是排泄粪便。

一、消化功能

结肠内有很多细菌，以大肠埃希菌为主，约占70%，其次为厌氧杆菌，约占20%，此外，还有链球菌、变形杆菌、葡萄球菌、乳酸杆菌、芽孢杆菌和酵母，也有极少量原生物和螺旋体。肠细菌对产生生理需要的物质有重要作用，如食物内缺乏维生素时，在肠内可根据人体的需要调节合成维生素，这些细菌消化纤维素，合成各种维生素，如维生素 K、维生素 B_1、维生素 B_2、生物素和维生素 B_{12} 等。若长期使用广谱抗生素，肠内细菌被大量抑制或杀灭，可引起维生素合成和吸收不良，导致 B 族维生素和维生素 K 缺乏。

二、吸收功能

结肠和直肠都有一定的吸收功能，主要吸收钠离子等电解质和水，大肠约可吸收内容物中80%的水、90%的钠离子（sodium ion，Na^+）和氯离子（chloride ion，Cl^-）。同时，结肠还吸收短链脂肪酸、氨和其他细菌代谢产物。

（一）电解质的吸收

Na^+ 和 Cl^- 是构成细胞外液的主要电解质，维持机体细胞外液的晶体渗透压，是维持正常血容量的基础。正常人每天从大肠吸收 55~70mmol 钠离子和 28~34mmol 氯离子。钠离子是结肠吸收的主要离子，升结肠和横结肠是其吸收的主要场所，尤其在右半结肠内。钠离子的吸收主要是通过主动转运。氯离子的吸收和钠离子的吸收一样是主动性的。大肠是产生氨和吸收氨的重要部位，氨主要来源于食物中的氮，以及脱落上皮和细胞碎片进入结肠后，经细胞分解，氨在大肠内的吸收主要以非离子形式，氨气通过弥散作用进入肠黏膜细胞被吸收。

（二）水分的吸收

结肠吸收水的机制主要是伴随和依赖溶质的吸收，由于钠离子和氯离子等物质被吸收，肠黏膜两侧继发形成渗透梯度，使水分从肠腔透过黏膜被吸收入血。此外，大肠能通过体内醛固酮、血管紧张素、抗利尿激素等调节钠离子的吸收，有效保留钠离子,进而保留水分。

(三) 维生素和脂肪酸的吸收

大肠能吸收肠内细菌合成的 B 族维生素和维生素 K,来补充食物中摄入的不足;同时大肠也可吸收由细菌分解食物残渣产生的短链脂肪酸,如乙酸、丙酸和丁酸等。但大肠不能吸收蛋白质和脂肪。

(四) 直肠对药物的吸收

临床上可采用直肠灌药的方式作为给药途径,直肠给药时药物混合于直肠分泌液中,通过肠黏膜吸收入黏膜下静脉丛,继续经直肠中静脉、下静脉和肛门静脉直接吸收进入体循环,不经过肝,从而避免了肝首过效应;也可经直肠上静脉经门静脉进入肝,代谢后再进入体循环,如临床上对顽固性低钾却不能口服者,可于肛门补钾,效果好而且安全。

三、贮存功能

盲肠、结直肠管径较小肠明显增粗,容积增大,而且回盲瓣具有"单向阀门"作用。这些特点使大肠具有对食物残渣、粪便、气体等的贮存作用,保证营养物质、水分的充分吸收和废物的有效排放。

人体大肠内除每天产生 100~200g 粪便外,还有气体。正常的人体消化道中约含有 150ml 气体,其中 50ml 在胃内,100ml 在大肠内,小肠内几乎无气。大肠内的气体主要包括氮气、二氧化碳、甲烷、氢气及少量氧气,约占 99%,无味,另有 1% 的气体有臭味,主要有氨气、硫化氢、三甲胺等。人体每天平均有 1 000ml 的气体以矢气的形式排出肛门。如果某段大肠发生梗阻或停止运动,则很快发生气体积存引起腹胀。

由于大肠细菌发酵产生的气体中含有氢气及甲烷,均为易爆气体,在空气中可引爆的浓度为 4%~75% 及 5.3%~14%,这些气体可在行电镜检查灼烧操作时引起爆炸事故,应予以重视。

四、分泌功能

大肠内黏膜表面的柱状上皮细胞和杯状细胞可分泌大量黏液,越是远端,分泌的黏液越多,直肠内杯状细胞越多,分泌黏液量也越多。黏液分泌主要由食物残渣对肠壁的直接刺激或通过局部神经丛反射引起;同时各种化学、机械及交感、副交感神经的活动均可影响其分泌,如直肠绒毛乳头状瘤、多发性息肉,常排出大量黏液。此外,结直肠上皮细胞还分泌水、钾离子、碳酸氢根离子,因此,结直肠管腔分泌液也为碱性液体,pH 为 8.3~8.4。此种分泌液可润滑粪便,减少食物残渣对肠黏膜摩擦,保护结肠和直肠黏膜,粘连结肠内容物,有助于粪便形成。

肛腺也可分泌黏液并存留在肛窦内,当排便时被挤出润滑粪便以利于排出,起到保护肛管的作用。

五、免疫功能

直肠、肛门部位的黏膜免疫系统主要由黏膜上皮组织、孤立淋巴滤泡、淋巴细胞、分泌型 IgA (secretory IgA,SIgA) 等组成。分泌型 IgA 是黏膜局部抗感染免疫的重要因素。肛管周围组织具有对抗肠内细菌的特殊免疫结构,即肛管自变移上皮至复层扁平上皮内,有散在的梭形细胞。肛管区如发生炎症,则变移上皮和扁平上皮内 IgA 分泌亢进,可抗感染,经内痔切除标本 IgA 组织染色可证实,故肛门疾病手术后创口很少发生严重感染。

出生后,人体迅速从外周环境获得微生物,并分布于消化道、呼吸道、生殖道、结膜等黏膜表面,形成正常菌群。肠道正常菌群的存在有助于黏膜局部和全身淋巴样组织的发育和正常免疫功能,可调节宿主的固有免疫和适应性免疫功能,在黏膜免疫自稳中发挥作用。肠道正常菌群可抑制病原菌引起的感染,正常情况下,肠道正常菌群有益于人类健康。但在某些条件下,黏膜免疫系统可对正常菌群产生异常免疫应答,导致组织损伤。长期大量服用抗生素等药物时,会导致菌群失调,为肠道易感性细菌提供有利于增殖的环境,引起感染性和自身免疫性肠道疾病。正常菌群也可成为免疫缺陷患者全身感染的重要原因。

六、运动功能

大肠运动少而慢,对刺激的反应也较迟钝,这些特点与大肠作为粪便的暂时储存场所相适应。大肠的基本运动形式包括袋状往返运动、蠕动、分节推进和集团运动。

（一）袋状往返运动

袋状往返运动是空腹及安静时最多见的运动形式，结肠环行肌无规律收缩，使黏膜折叠成袋状，这种收缩在不同部位交替反复发生，是一种往返运动，使带内的肠内容物向近侧和远处做短距离活动，使肠内容物不断混合，又称混合运动。这种运动形式多见于近端结肠，有利于水、电解质的吸收，使粪便变稠干燥。

（二）蠕动

蠕动系由一些稳定向前的收缩波组成。数节肠段一致收缩，将肠内容物推进至远端肠内，是结肠运送的主要形式。蠕动自结肠右曲开始将肠内容物推向左半结肠，如乙状结肠内贮存粪便，可使粪便进入直肠，引起排便反应。

（三）分节推进和多袋推进运动

分节推动运动是指环行肌有规律地收缩，将一个结肠袋内容物推移至邻近肠段，收缩结束后肠内容物不返回原处；如果一段结肠同时发生多个结肠袋的收缩，并且其内容物被推移至下一段，则称为多袋推进运动，进食后或副交感神经兴奋时，可见这种运动。

（四）集团运动

集团运动是一种进行较快、推进较远、收缩强烈的蠕动，每天发生 1~3 次，常在进餐后发生，尤其多见于早餐后 1 小时内，可能为进食后引起胃-结肠反射或十二指肠-结肠反射导致，如果此反射发生过分敏感，则每餐之后均有排便活动，多见于儿童。

正常人的结肠以恒定的速度将肠内容物向前传送，每小时约 5cm，进食后可达每小时 10cm。常用的结肠传输试验可评定结肠的传输功能，判断便秘是慢传输型还是正常传输型。

七、粪便的形成与排泄

（一）粪便的形成

粪便的形成与食物无重要关系，禁食与正常进食形成的粪便无显著差别，只是粪便量少，粪便组成都一样，含有食物中未消化的纤维素、结缔组织、上消化道分泌物等。食物残渣在结肠内停留时间较长，一般为十余小时。在这一过程中，食物残渣中一部分水被吸收，同时经过大肠内细菌的发酵与腐败作用及大肠黏膜的黏结作用，形成粪便储存于乙状结肠内。

正常粪便约 65% 为水分，35% 为固体。固体部分细菌约占 30%，此外为 2%~3% 的含氮物质，10%~20% 是无机盐，脂肪占 10%~20%，其余为胆固醇、嘌呤及少量纤维素。此外，机体的某些代谢产物，包括由肝排出的胆色素衍生物及由血液通过肠壁排入肠腔中的某些金属，如钙、镁、汞等，也随粪便排出体外。正常粪便是圆柱形，长 10~20cm，直径 2~4cm，重 100~200g，正常粪便含有粪胆素和尿胆素，故为棕黄色。

（二）排泄

粪便形成后，由于结肠蠕动使各部位结肠收缩，将粪便推向远端结肠，到达直肠内，蓄积足够量（约 300g）即可引起排便反射而排泄粪便。

排便反射是一个受意识控制的复杂的脊髓反射，包括不随意的低级反射和随意的高级反射活动。当胃-结肠反射发动的集团运动将粪便推入直肠时，刺激直肠壁感受器，传入冲动经盆神经和腹下神经至腰骶部脊髓内的低级排便中枢，同时上传至大脑皮质，产生便意。如环境许可，大脑皮质即发出冲动使排便中枢兴奋增强，产生排便反射，使乙状结肠和直肠收缩，肛门括约肌舒张，同时，还需有意识地先行深呼吸，然后紧闭声门，增加胸腔内压力，膈肌收缩下降，腹部肌肉收缩，紧压腹壁，增高腹压，使粪便继续进入直肠，促进粪便排出体外。如环境不允许，大脑皮质即抑制排便反射，使肛门括约肌收缩，乙状结肠扩张，制止排便，直肠内粪便又逐渐返回乙状结肠，便意暂时消失，这种结肠蠕动是一种保护性抑制。待结肠再出现总蠕动时,即产生便意。

胃-结肠反射发生于餐后,故排便常发生于早餐后,成人排便时间主要受习惯和环境因素影响,应养成定时排便的习惯。除非环境不允许,否则不应有意识地抑制排便,若经常抑制便意,则可使直肠对粪便的压力刺激逐渐失去敏感性,对排便感失灵,而且粪便在大肠内停留过久,水分被过多地吸收而变干硬,引起排便困难,导致便秘。

第二节　肛肠病理学

病理学是一门研究疾病的原因、发病机制、病理改变和转归的医学基础学科。在临床实践中,病理学又是诊断疾病并为治疗提供依据的重要方法之一,因此病理学也属于临床医学范畴。病理学在临床实践中,特别是在外科领域具有重要地位。

肛肠学科的临床诊疗和科研需要病理学作为基础,如术前钳取活检组织进行病理检查,作为诊断和治疗的科学依据。从病理解剖学角度看,肛肠疾病按病理学本质可分为以下五种。

一、局部血液循环障碍

细胞和组织的正常新陈代谢需要血液循环运送氧气及维持体液内环境稳定。充血、水肿、出血及淤血、血栓形成栓塞、梗死都可能引起血液循环或体液平衡障碍,如内痔、混合痔。

二、炎症

炎症是具有血管系统的机体对各种损伤因子所发生的复杂防御反应,其中心环节是血管反应,其基本的病理改变包括变质、渗出和增生,如肛窦炎、肛乳头炎、肛裂、肛周脓肿和肛瘘等。

三、肿瘤

肛肠肿瘤性疾病主要包括直肠腺瘤、绒毛状腺瘤、息肉病、结肠癌、直肠癌、肛门癌、肛门直肠黑色素瘤、肛周皮脂腺囊肿和皮样囊肿等。

四、自身免疫性损伤

以炎性肠病(inflammatory bowel disease,IBD)为代表的自身免疫性肠道损伤,包括溃疡性结肠炎和克罗恩病。共同特点均为呈慢性经过,反复发作。病理表现为病变肠段出现大量淋巴细胞、浆细胞、粒细胞浸润,可见肠黏膜水肿、溃疡、坏死,又有各自特点。

五、其他

其他疾病,如肛门异物及外伤、手术创伤的修复等。肛肠疾病由于其解剖特点,病理表现复杂多样,并有其特殊性,需要重视在各种疾病中的特点和表现。

(李春雨　林树森)

参考文献

[1] 王庭槐.生理学[M].9版.北京:人民卫生出版社,2018:200-207.
[2] 李春雨,徐国成.肛肠病学[M].2版.北京:高等教育出版社,2021:24-25.
[3] 张有生,李春雨.实用肛肠外科学[M].北京:人民军医出版社,2009:33-35.
[4] DAVIDE B,STEVEN D W,JANICE F R.结直肠肛门外科:从理论到临床[M].傅传刚,汪建平,王锡山,译.4版.北京:中国科学技术出版社,2021:38-73.
[5] 步宏,李一雷.病理学[M].9版.北京:人民卫生出版社,2018:208-249.

第四章

肛肠疾病症状

第一节 便血

便血（hematochezia）是指从肛门排出血性便，可为全血或粪便带血，颜色呈鲜红、暗红或柏油样（黑粪），也可能表现为肉眼不可见的便血，即隐性便血。便血是一种常见的临床症状，多由胃肠出血（gastrointestinal bleeding，GIB）导致。

一、流行病学

中华中医药学会肛肠分会 2015 年发布的《全国肛肠疾病流行病学调查报告》显示，我国城乡地区便血症状发生率为 22.52%，其中手纸带血 14.89%、滴血或粪便带血 5.85%、喷射状出血 0.98%、黏液脓血便 0.80%，华南地区便血发生率最高（40.24%），东北地区最低（15.20%），男性便血发生率为 24.14%，女性为 20.61%。

二、病因

GIB 病因复杂，可由消化道本身疾病引起，也可能由邻近脏器的病变或全身性疾病累及消化道导致。上消化道出血可由食管、胃和十二指肠组织损伤、炎症、溃疡，各种组织来源的肿瘤，手术，静脉曲张及邻近器官或组织疾病导致，本节主要讨论导致下消化道的病因，多数小肠、结肠、直肠及肛管疾病均可导致下消化道出血，部分全身性及中毒性疾病也可导致下消化道出血。

三、临床表现

便血一般可表现为急性出血和慢性出血，慢性出血又分为显性出血和隐性便血。颜色可呈鲜红、暗红、凝血块或黑粪，可为肉眼不可见、纯血、脓血或黏液血便，血可附于粪便表面或与粪便相混，出血形式可表现为手纸带血、滴血或喷射状出血。便血的颜色取决于出血部位、出血量与血液在肠道停留时间。右半结肠出血粪便颜色多为暗红色，左半结肠或直肠出血粪便颜色多为鲜红色，但空回肠及右半结肠病变引起的小量渗血也可表现为黑粪。

排便时手纸带血或滴血，与粪便不相混者，多见于痔或肛裂，也可见于直肠息肉或直肠癌。肛瘘导致的出血常有明确的肛旁脓肿病史，表现为反复的脓血流出。血与粪便相混，应注意排查结直肠肿瘤或炎性肠病。结直肠恶性肿瘤常伴有排便习惯改变、消瘦、乏力等临床表现。

慢性便血可能仅表现为在常规体检时发现原因不明的缺铁性贫血，严重者可能出现与贫血相关的临床表现。消化道出血量大可致急性周围循环衰竭，临床上可表现为头晕、心悸、恶心、口渴、黑矇、晕厥、皮肤灰白湿冷，按压甲床后呈现苍白，且经久不见恢复。进一步发展可出现精神萎靡、烦躁不安、反应迟钝、意识模糊。老年人由于合并多种基础疾病,可引起多器官功能衰竭,危及生命。

四、诊断

便血通常通过肉眼即可确定,对于隐性便血需要实验室粪便隐血试验提供依据。口服某些中药、铁剂或铋剂,粪便也可呈暗褐色或黑色,但粪便隐血试验为阴性。食用过多的肉类、动物肝脏及血也可使粪便变为暗褐色,且粪便隐血试验呈阳性,但停止食用上述食物后即可转为阴性。酚酞制剂与碳酸氢钠或氧化镁合用,可使粪便变为红色。

对初诊便血患者,初步评估应包括病史、体格检查和实验室检查,以确定出血的严重程度、出血部位和病因。病史应包括出血的性质和持续时间,以及可能提示特定病因的伴随症状,如腹痛、腹泻、排便习惯改变、消瘦等。既往病史应包括既往消化道出血事件、手术史、消化性溃疡、腹部放疗史、白血病、血友病等,了解心、肺、肾、血液等重要脏器基础疾病同样非常重要,除了便血可能是全身性疾病的局部表现以外,这些共病可能导致患者预后不佳。另外,应注意可能增高出血风险的用药史,如非甾体抗炎药、抗血小板药和抗凝血药等。在病史收集中,应排除鼻咽、喉、气管、支气管、肺等部位的出血,以及拔牙或扁桃体切除手术导致的便血。

体格检查应包括测量生命体征,包括体位改变,以评估血容量不足。检查皮肤黏膜是否有皮疹、紫癜、毛细血管扩张,是否存在浅表淋巴结肿大;还应进行心、肺、腹部检查和直肠指检,后者可以发现来自肛门直肠的出血,并能够确定粪便的颜色。有研究显示直肠指检可以发现约30%的直肠肿瘤。

五、辅助检查

用于明确便血的病因和部位的辅助检查包括CT、计算机体层血管成像(CT angiography,CTA)、放射性核素锝-99m 标记的红细胞闪烁显像、肠系膜血管造影、结肠镜、软式乙状结肠镜和直肠镜。如果在结直肠未发现出血病变,那么应该继续对小肠和上消化道进行检查。

1. 放射影像学检查　非侵袭性影像学检查是结直肠出血病因和定位诊断的重要手段,常用的

诊断成像方法包括腹部增强 CT、CTA 和发射计算机体层成像(emission computed tomography,ECT),可以在结肠镜检查前进行,适用于仍持续活动性出血或血流动力学不稳定的患者,或者结肠镜检查未发现病变或内镜止血失败的患者。CT 检查有助于发现结肠占位性病变及肠壁增厚水肿等炎症性改变,并能提示可能的出血部位。行增强 CT 检查时需采取措施预防对比剂肾病等不良反应。虽然 ECT 可以检测出血量 0.1~0.3ml/min 的出血,但因需要使用放射性核素 ^{99m}Tc 及准备复杂等原因临床上较少采用。CTA 具有与 ECT 相似的灵敏度和特异度,且 CTA 对出血部位的定位更精确,与血管造影结果一致。由于活动性下消化道出血(lower gastrointestinal bleeding,LGIB)是间歇性的,若 CTA 显示出血阳性,应尽早行血管造影,明确出血部位并予以治疗。

2. 内镜检查　结肠镜检查是明确结直肠出血原因和部位的最重要手段,并且可以在内镜直视下进行止血治疗。为了排除来自小肠的出血,结肠镜检查中镜头需尽可能进入回肠末端。关于结肠镜检查时机的研究相对较少,国外指南推荐对有高危风险的结直肠出血患者或活动性出血患者,入院24 小时内行急诊结肠镜可以早期明确出血原因并能进行内镜下止血。对病情平稳的结直肠出血患者可以等出血停止并且肠道准备后行结肠镜检查,对活动性出血或可能需要内镜下止血的患者,在告知患者结肠镜检查的获益与风险并获得患者知情同意后可在 24~48 小时行急诊结肠镜检查。

六、治疗

1. 急性大出血的治疗　对急性大出血的患者,应先复苏再治疗,给予适当的止血、补液、输血、血管活性药物等治疗,以维持生命体征稳定,防止并发症出现。紧急输血的指征为血红蛋白低于70g/L。对大量出血、合并心血管基础疾病或预估短期内无法进行止血治疗的患者,应维持血红蛋白大于90g/L。

2. 结直肠出血的药物治疗　常用的止血药物包括生长抑素、垂体后叶素、矛头蝮蛇血凝酶(巴曲亭)、去甲肾上腺素等,其疗效目前尚缺乏高质量循

证医学证据。

3. 内镜下治疗　内镜止血方法包括黏膜下注射(通常为1∶10 000肾上腺素盐水溶液),接触式和非接触式热凝固(双极电凝、加热器探头、氩气等离子体凝固),机械治疗(金属夹和束带结扎)。

4. 血管栓塞治疗　该法适用于活动性出血,尤其是内科止血治疗无效者。

5. 外科治疗　随着内镜技术的不断发展,外科手术已不再是治疗小肠出血的重要手段。但经非手术治疗无效的大出血、不明原因的反复出血等仍是手术治疗的指征。术中辅以肠镜有助于确定出血的确切部位,减少切除肠管的长度。

第二节　肛门肿物脱出

肛门肿物脱出常见于痔、直肠脱垂、直肠息肉、肛乳头状瘤等肛肠疾病。对肛门肿物脱出患者,需要详细了解脱出的时间、特征、频率、脱出与排便的关系,脱出的肿块是否可以缩小或还纳回肛门内,是否需要手助还纳,还需要排除与疼痛、出血、黏液和瘙痒有关的情况。患者就诊时肛门肿物脱出可能已经不明显或无法脱出,这种情况可以要求患者用力或模拟排便动作,或者可以在马桶上或如厕进行检查。

1. 内痔　肛门肿物脱出是内痔的主要临床表现,是内痔严重度分级的主要参考指标。脱出的痔可为单个、几个或呈环形,其间明显分界,单个形如杨梅,环形如梅花,色黄暗或紫红稍带光亮,触之柔软。内痔内脱垂可引起便后充盈感、便急或排便不尽感。如果内痔完全脱出,患者会感觉肛门外肿块,可有肛周潮湿感或污染内裤。如果脱出肛门外的痔不能还纳回肛门,则定义为Ⅳ期痔。如果不能还纳的痔组织由于嵌顿出现血液循环和淋巴循环障碍,则局部表现为红、肿、热、痛,称为嵌顿痔。如果出现组织坏死,则称为绞窄性痔。

2. 直肠脱垂　直肠脱出肛门外是其主要症状,脱出的直肠呈圆锥形或圆柱状,外观表现为以直肠腔为中心呈同心圆排列的黏膜环形沟,脱出的直肠可以还纳回肛门内。随着病情进展脱出肠壁增多,严重者不仅是在排便时脱出,在打喷嚏、咳

嗽、劳累、久行、久站时也可脱出。如果肛提肌及肛门括约肌收缩乏力,则需要排便后用手辅助还纳入肛。由于长期反复脱出,可伴有直肠黏膜糜烂、水肿、出血、增生和分泌物增多,肛门括约肌松弛无力,患者可伴有大便失禁、排便困难或便秘、里急后重、尿频、尿失禁、便血、疼痛等症状,严重影响患者的生命质量。

3. 直肠息肉　偶有直肠息肉经肛门脱出,多见于有蒂息肉或较大的无蒂息肉。息肉组织来自直肠黏膜,表面光滑,颜色鲜红,质软,活动度大,与肛管上皮或肛周皮肤有明显区别。有蒂息肉多呈纺锤形,其根部与直肠黏膜相连。无蒂息肉基底较宽,周围有直肠黏膜延续。

4. 肛乳头瘤　来源于齿状线区域的有蒂的固定肿块有可能为肛乳头。通过肛门镜检查若发现肿物来源于齿状线且表面被覆皮肤即可确诊。脱出的肛乳头呈锥状或鼓槌状,表面粗糙,色灰白或淡黄色,质硬、韧,无出血。

第三节　肛门直肠疼痛

肛门直肠疼痛不仅是多数肛肠疾病的主要症状,也是肛肠疾病手术后需要处理的主要并发症,同时还有一部分表现为肛门直肠疼痛的疾病目前尚未阐明病因。本节主要讨论与肛门直肠疼痛相关问题。

一、病因

肛门直肠疼痛的病因非常复杂,可能直接来自肛门直肠疾病,也可能来自结直肠、妇科、泌尿生殖系统、神经系统等器质性疾病(表4-3-1)。

二、临床表现

详细了解疼痛的性质及其与排便的关系常有助于明确诊断(表4-3-2)。

1. 肛裂　导致的疼痛常被形容为"玻璃割伤样的锐痛",这种疼痛在排便时最为剧烈,典型肛裂的疼痛通常在排便后不同程度地持续一段时间,可能逐渐减弱直至下一次排便,或者持续疼痛。肛裂除了表现为疼痛外,常伴有鲜血便。

表 4-3-1 肛门直肠疼痛的继发性病因

分类	病因
肛门直肠疾病	肛裂、肛窦炎、混合痔嵌顿、肛周脓肿、血栓痔、肛门直肠癌、肛门直肠异物、直肠炎、肛门直肠神经症、肛提肌综合征、痉挛性肛门疼痛、肛门直肠异物
炎症性疾病	盆腔或肛周脓肿、急慢性前列腺炎、炎症性盆腔疾病
机械性损伤	会阴下降综合征、体育活动过度、直肠脱垂
肿瘤	直肠肿瘤、前列腺肿瘤、卵巢肿瘤
骨科病	尾骨(创伤)、骶尾椎裂、骨质增生、骨肿瘤
神经系统疾病	多发性硬化症、坐骨神经痛、骶尾神经痛
手术	肛肠科术后、泌尿科术后、妇产科术后、骨科术后
精神心理疾病	抑郁、焦虑

表 4-3-2 常见肛肠疾病疼痛及其伴随症状

症状	疾病
疼痛	肛裂、肛周疱疹、溃疡性直肠炎、痉挛性肛门疼痛、肛窦炎、异物
疼痛伴有包块	血栓性外痔、绞窄性内痔(Ⅳ期)、肛周脓肿、藏毛窦
疼痛伴有包块、便血	内痔(Ⅱ~Ⅳ期)、绞窄性痔、血栓性外痔破溃
疼痛伴有便血	肛裂、直肠炎

2. 血栓性外痔 常导致急性疼痛,肛缘可触及包块。这种强烈疼痛通常持续48~72小时,然后自然消退,在没有干预的情况下症状通常在3~10天逐渐缓解,并随着血栓的吸收,症状持续缓解,吸收过程大约持续3周。

3. 直肠癌 很少引起疼痛,除非是期别非常晚的情况,直肠区域神经受肿瘤侵袭或压迫。

4. 肛门恶性肿瘤 通常在侵袭肛门括约肌后引起疼痛。

5. 肛周脓肿 肛门直肠疼痛开始时较轻,逐渐加重,在若几天后变得难以忍受,通常提示有感染存在,局部压痛可能是肛周脓肿的表现。肛门疼痛伴随发热,并伴有排尿障碍提示坏死性筋膜炎的可能。

6. 痉挛性肛门疼痛 是一种独特的肛门疼痛,经常在夜间出现,表现为严重的痉挛性疼痛,可能每年只发生1次,或可能每周3~4次,每次发作仅持续几分钟,但疼痛难以忍受,并可能伴有出汗、面色苍白和心动过速。患者有排便急迫感,但却没有粪便。

三、治疗

1. 药物治疗 镇痛药物主要作用于中枢神经系统,可以选择性地缓解疼痛,镇痛作用强大,同时可以使患者产生不同程度的欣快感,能消除疼痛所引起的情绪反应。临床上常用镇痛药中的阿片类镇痛药,如吗啡、可待因,反复使用具有成瘾性;人工合成的镇痛药包括哌替啶、芬太尼、高乌甲素、曲马多等。

2. 神经阻滞 化学性阻滞是采用局部麻醉药阻滞传导功能的镇痛疗法;物理性阻滞则是使用加热、加压或冷却等物理方法阻断神经传导功能的镇痛疗法。

3. 物理疗法 电疗包括短波、超短波、微波等疗法。磁疗包括静磁场疗法、脉动磁场疗法及磁化水疗法等。光疗包括红外线、紫外线、激光、超声波等疗法。

4. 中医治疗 包括中药、针灸、推拿、针刺放血等疗法。

5. 精神心理疗法 包括行为疗法、精神分析法、催眠和暗示疗法、放松疗法等。

6. 平衡镇痛(联合镇痛)疗法 联合应用不同作用机制的镇痛药物,可以协同疗效,降低药物剂量及不良反应,从而达到充分镇痛。

7. 自控镇痛疗法 应用镇痛泵缓慢微量地释放镇痛药物,患者可以根据个人镇痛需要按压给药,按压后自行将镇痛药泵入体内。

8. 细胞镇痛疗法 利用嗜铬细胞、交感神经节细胞等特殊细胞能分泌脑啡肽和儿茶酚胺类等有镇痛作用的神经活性物质的特性,将其植入疼痛患者的蛛网膜下腔,从而发挥移植细胞"生物泵"的作用,长期、恒量地分泌镇痛物质。细胞镇痛尽管在动物实验研究方面取得了丰富的成果和经验,但其临床应用仍处于探索阶段。

9. 基因镇痛疗法　基因镇痛即通过上调抗痛基因表达和下调致痛基因表达，以改变人体内的基因表达从而达到治疗疼痛的目的。

第四节　肛门分泌物

肛门分泌物（anal secretion）是肛肠疾病的常见症状之一，既可能是肛管直肠的分泌物从肛门漏出，也可能直接来自肛门周围的病灶；既可能是肛门直肠病变组织分泌物，也可能继发于其他疾病。肛门分泌物过多可能会伴有潮湿感或瘙痒。分泌物的多少、性质、颜色、发生时间、其他伴随症状根据疾病的不同而有所区别。

1. 慢性肛窦炎　分泌物一般不多，常呈浅黄色，急性发作时可有肛门坠胀不适、排便不尽感。典型肛窦炎可在肛窦部位触及有轻微痛感的硬结。

2. 慢性肛裂　有时慢性肛裂也可有分泌物，这种情况多数是伴发瘘管导致，分泌物呈脓性或脓血性。

3. 肛瘘　分泌物呈脓性或脓血性，间断反复发作。典型肛裂其分泌物从肛旁外口流出，不典型肛瘘其分泌物也可自肛门内的内口流出。

4. 肛周湿疹　急性期可有较多渗出，慢性期渗出物不多，主要是伴有肛门瘙痒和肛周皮损。

5. 肛周化脓性汗腺炎　肛周反复汗腺感染，继而形成皮下窦道，其分泌物是有臭味的黄白色脓性分泌物。

6. 肛门不洁　便后肛门清洁不彻底，肛门褶皱内残留粪便，可刺激肛周皮肤分泌液体。

7. 肛周尖锐湿疣　其赘生物间可淤积脓性恶臭分泌物，随病情发展可加重。

8. 直肠淋病　严重的直肠淋病常会有恶臭的黄白色分泌物从直肠流出，可伴有里急后重、黏液脓血便、肛门部皮肤破溃糜烂。

9. 脱出性肛肠疾病　反复脱出的内痔、较大的直肠息肉、肛乳头、直肠脱垂等疾病可由于脱出将肠内分泌物带出肛门外污染内裤。绒毛状乳头状瘤本身具有分泌蛋清样液体的功能，其分泌物可刺激肛周皮肤引起瘙痒。

10. 肛管直肠恶性肿瘤　除本身症状外，也常可伴有黏液血便。

11. 肛肠疾病术后　肛肠疾病手术后创面的炎性渗出、结扎组织脱落坏死、脓腔坏死组织脱落等也常表现为局部创面分泌物增多、污染内裤等现象。手术导致的肛门自控功能下降也可引起肠内分泌物从肛门漏出。

12. 外阴及阴道炎症　外阴及阴道炎性分泌物有可能波及肛门周围，引起肛门瘙痒或潮湿感。

第五节　肛门瘙痒

肛门瘙痒（pruritus ani）是肛肠科常见的临床症状，是一种发生于肛门及其周围皮肤的强烈想抓挠的不愉快的感觉。引起肛门瘙痒的原因很多，有时患者可能并没有肛门直肠疾病，瘙痒仅是一种表现，提示有一种或多种物质正在或曾经刺激肛周皮肤。

肛门瘙痒发生率为 1%~5%，男女患病率之比4：1，可发生于任何年龄段，30~50 岁高发。

一、病因

一般认为，瘙痒与皮肤中的 C 纤维有关，组胺、缓激肽、激肽释放酶与其关系密切。用抓挠来减轻瘙痒会引起肛周皮肤的擦伤和炎症，并进一步刺激神经纤维，这种瘙痒—抓挠—瘙痒的恶性循环对患者来说很难打破，使治疗工作更加复杂化。

肛门瘙痒的病因复杂多样，大体上可以分为原发性和继发性两类，其中 25%~75% 可明确病因。没有特定的病理或病因时即为原发性瘙痒。继发性致病因素包括局部刺激、感染、炎症、系统性疾病和肿瘤等，精神或行为因素也是肛门瘙痒需要关注的致病因素。肠道寄生虫是较早就已经认识的能够致使患者肛门瘙痒的致病因素，尤其是蛲虫。卫生条件差、反复频繁清洁肛门及其周围、应用刺激性卫生用品，如使用刷子、腐蚀性肥皂等都可能引发肛门瘙痒。有些患者肛周皮肤对香水、肥皂、织物、饮食摄入和表面创伤非常敏感，也可能会引发肛门瘙痒。

二、临床表现

多数肛门瘙痒病程较长，瘙痒程度轻重不等，可以通过抓挠或摩擦暂时缓解,可在全天任何时间或运动时出现,可能影响患者的睡眠。在多数情况下,肛周皮肤呈暗红色,如果肛门瘙痒长期存在,肛门周围的皮肤可能因为反复抓挠而变得粗糙、增厚,呈苔藓样改变。反复抓挠也可导致肛门皮肤破溃、皲裂或溃疡,导致局部疼痛、手纸带血,甚至感染。

三、诊断

根据病史、饮食、个人卫生习惯、全身体检和肛门局部检查,多数肛门瘙痒能够明确诊断。对肛门瘙痒患者进行临床评估时,必须了解患者的病史、症状的持续时间及严重程度、饮食习惯、用药情况、过敏史、基础疾病、精神疾病史、手术史、排便习惯、排便后清洁肛门的方式等,详细问诊将有助于寻找潜在病因。肛门局部检查能够明确了解患者肛门直肠疾病(如痔、肛裂、肛瘘)或皮肤疾病(如银屑病、湿疹或皮炎),评估肛门皮损严重程度。直肠指检及肛门镜检查有助于了解患者的直肠情况,排除直肠肛门恶性肿瘤。全身体检能够排除全身性疾病及其他部位的皮肤疾病,包括肘部、膝部、手、颈部等。如果怀疑有寄生虫感染,应行粪便虫卵检查。

四、治疗与预防

肛门瘙痒的治疗应根据具体病因采取个体化治疗。如果治疗6周肛周皮损没有明显改善,应予以活检排除肛门佩吉特病(anal Paget disease)等恶性皮肤疾病。对原发性肛周湿疹,鉴于病因不明,改变生活方式可能是有益的,建议患者:①尽量避免抓挠;②排便后用清水清洗肛门;③尽量避免过度用厕纸擦拭肛门;④肛门应该用柔软的毛巾蘸干或冷风吹干;⑤肛门局部应避免使用肥皂、香水和纸巾;⑥穿宽松棉质内裤;⑦摄入高纤维素饮食,改善排便;⑧避免食用刺激肠道和引起瘙痒的食物;⑨抗组胺药物可能是有效的。

第六节　肛门坠胀

肛门坠胀是肛肠科常见症状,接受肛肠手术

的患者也常有这样的体验,这个症状可能与中医的"后重"类同,英文没有含义与之完全相同的名词。从目前文献看,肛门坠胀是由多种具体症状构成的一种肛门局部的综合性感受,多数学者认为肛门坠胀主要表现为肛门下坠、胀满,常伴有疼痛,疼痛可向大腿、臀部、腰骶部放射,并伴有异物脱出感、肛门阻塞感、里急后重、便意频频等不适,因此,每个患者所描述的"肛门坠胀"的具体含义可能存在较大的差异。中华中医药学会肛肠分会进行的全国性流行病学调查显示,在中国人群中肛门坠胀患病率为14.98%,西北地区最高(20.81%),东北地区最低(9.8%),多发于25~64岁,男性患病率略高于女性(15.33% vs. 14.56%)。

肛门坠胀的发病机制迄今为止尚未完全阐明,也少有学者对其进行研究,临床上没有诊断和量化标准。导致肛门坠胀的病因复杂多样,既可能来自肛门直肠疾病,又可能来自其他系统疾病,具体见表4-6-1。

表4-6-1　引起肛门坠胀的常见病因

分类	疾病
肛门直肠疾病	肛窦炎、结肠炎、直肠炎、肛乳头肥大、直肠脱垂、直肠黏膜脱垂、直肠前突、会阴下降综合征、肛管直肠恶性肿瘤、肛周脓肿、耻骨直肠肌痉挛综合征、盆底失弛缓症、肛门内括约肌失弛缓症、盆底疝、直肠溃疡综合征
妇科疾病	子宫后位、慢性盆腔炎、盆腔淤血综合征、直肠子宫内膜异位症
泌尿系统疾病	慢性前列腺炎
骨科疾病	腰椎间盘突出症、骶部肿瘤
精神疾病	肛门直肠神经症

长期肛门坠胀者,一般已经经过了多种治疗方法,但效果欠佳。对此类患者需完善必要的病史收集、体格检查和肛门专科检查,以及MRI、结肠镜检查,排除器质性病变尤为重要。

在治疗上,明确病因者予以治疗原发病。遗憾的是,相当一部分肛门坠胀患者,难以准确找到病因,即使患者患有表4-6-1所列疾病,有时也不能确定肛门坠胀就一定是该病导致。有研究显示,电针、甲硝唑联合地塞米松灌肠、中药治疗、三环抗抑郁药能够有效缓解肛门坠胀。

第七节　肛门直肠狭窄

肛门直肠狭窄（anorectal stenosis）指肛门（肛管）或直肠由各种致病因素导致的腔道异常狭窄，患者表现为排便困难、粪便变细、肛门直肠疼痛、腹胀等下消化道不全性梗阻症状。

狭窄可能是由肛门直肠的内在或外在病理过程导致，绝大多数肛门直肠狭窄都伴有瘢痕形成。引起肛门狭窄的原因包括肛门直肠手术、创伤、炎性肠病、放射治疗、性病、结核和慢性泻药滥用等（表4-7-1）。

表 4-7-1　肛门直肠狭窄的病因

分类	病因
肛门直肠手术	痔切除术、肛瘘切开或切除术、低位肿瘤切除术、广泛肛门尖锐湿疣清创/烧灼术、广泛佩吉特病（Paget disease）或鲍恩病（Bowen disease）切除术、儿童先天性巨结肠或肛门闭锁结肠肛管或回肠肛管吻合术
创伤	
炎性肠病	
盆底肿瘤的放射治疗	肛管癌放射治疗、膀胱癌放射治疗
感染	性传播疾病、结核
药物	缓泻药、吲哚美辛栓剂、对乙酰氨基酚栓剂、阿司匹林栓剂、麦角胺
肿瘤	肛门部肿瘤、直肠癌、平滑肌瘤
先天畸形	肛门闭锁、肛门异位

肛门直肠狭窄临床上主要表现为排便困难或不畅、粪便变细、排便费力、排便不尽感、肛门坠胀疼痛或不适、腹泻、便血、有分泌物流出或肛门潮湿感。对粪便嵌塞或疼痛的恐惧通常使患者过度依赖泻药或灌肠药，有痔切除手术史、克罗恩病或过度使用泻药者应高度怀疑患有肛门直肠狭窄的可能。

肛门检查及直肠指检能够明确是否有肛门狭窄，明确狭窄的位置、范围、形状、质地等。狭窄可以是条索状、类环形或环形，甚至管状狭窄。炎性肠病恢复后，常可触及一条索状病变，手术或创伤

引起的狭窄常表现为长度在2cm以内的类环形或环形瘢痕组织，管状狭窄的长度常超过2cm。

肛管直肠压力测定是一种客观评估肛管肌肉张力、直肠顺应性、肛管直肠感觉、验证直肠肛管抑制反射完整性的方法。有几种方法可以获得这些信息，但没有一种方法能够被患者普遍接受，来自不同机构的测压数据难以比较。

内镜检查可以直观地观察狭窄的肛门或直肠管腔及瘢痕情况，若肛门直肠狭窄严重，手指或内镜无法进入，可利用钡剂灌肠或碘油灌肠检查了解狭窄的范围、程度及形态。

经会阴三维超声或MRI检查不仅有利于了解肛门狭窄的范围、程度、形态及肛门括约肌的完整性，同时能够获得肛门直肠以外其他组织器官的信息。

有典型的临床表现并且直肠指检可触及狭窄诊断较容易。明确狭窄的病因极其重要，有利于制订恰当的治疗策略，恶性肿瘤必须予以彻底切除，而肛门克罗恩病则是肛门成形术的绝对禁忌证。

第八节　大便失禁

大便失禁（fecal incontinence）是指肛门控制粪便及气体的能力丧失或下降，有气体或粪便不自主地从肛门排出，又称肛门失禁（anal incontinence）。内裤有污迹可能仅反映个人卫生不良，可能并不是真正由大便失禁导致。另外，气体失禁也很难界定是否属于异常现象。

尽管大便失禁严重影响患者的生命质量，但是很多人不愿意主动就诊，因此很难估计成年社区人群大便失禁的患病率。一项系统回顾研究显示，大便失禁的患病率为1.4%~19.5%，每月至少一次液体或固体便失禁的患病率面对面或电话调查结果为8.3%~8.4%，邮件调查结果为11.2%~12.4%。

大便失禁的常见原因包括肛门括约肌缺损、粪便嵌塞液体便溢出、神经组织病变、直肠脱垂和炎性肠病等。中枢神经系统紊乱也可导致大便失禁，分娩或外科手术引起的肛门括约肌损伤会使大便失禁在几十年后仍可能发病。

大便失禁常由多种致病因素所致，在诊疗工

作中,应首先关注病史,明确病因。有针对性的体格检查应包括肛门局部检查评估是否有直肠脱垂,直肠指检评估肛管张力和是否有粪便嵌塞,肛周针刺感觉试验评估神经功能,同时能够观察到肛门反射,以证实骶神经反射弧的完整性。如果没有明显的原因,进一步予以直肠动力学检查和球囊排出试验,以测量肛门括约肌在静息、收缩和模拟排便时的功能。

首次就诊患者应予以肛门镜检查,可以直接了解直肠黏膜情况,明确是否患有直肠炎,结肠镜检查可以不作为常规检查,但腹泻患者应予以结肠镜检查。直肠腔内超声可以了解肛门括约肌缺损的范围和程度。

第九节 便秘

便秘(constipation)可能是一组由多种症状构成的临床综合征,也可能是某种疾病的临床表现。便秘一词含义丰富,患者可能用这个词表示没有便意、排便次数减少、排便困难、排便不全、粪便干硬或如厕时间长等诸多症状中的一种或几种,因此在临床工作中应详细了解患者要表达的具体含义。一般来说,便秘主要表现为持续排便困难、排便不尽感或排便次数减少。排便困难包括排便量少、干结、排便费时和费力、排便不尽感,甚至需要用手法帮助排便。排便次数减少指每周排便次数少于3次或长期无便意。慢性便秘的病程至少为6个月。

便秘的确切患病率并不清楚,在特定人群中可能高达30%,女性65岁以上者可能会更高。2001年于普林等报道,北京地区对18~70岁人群进行的调查显示,慢性便秘患病率为6.07%,60岁以上人群慢性便秘患病率为7.3%~20.9%。便秘的发生与紧张、疲劳、情绪或精神状态等有关,高脂饮食、女性吸烟、低体重指数、文化程度低者更易发生便秘。

正常排便需要胃肠内容物以正常的速度通过消化道各段,及时抵达直肠,并能刺激直肠肛管,诱发排便反射。排便时盆底肌肉协调活动,完成排便。以上任何一个环节障碍均可引发便秘。排便

动力不足、肠道所受刺激不足、肠黏膜敏感性降低、精神因素、肠道内容物排出受阻、胃肠道运动缓慢、医学治疗等均可能导致便秘。

对初诊的便秘患者应在详细采集病史和进行体格检查的基础上有针对性地选择辅助检查。直肠指检可确定是否有粪便嵌塞、肛门狭窄、直肠脱垂、直肠肿块等,并可了解肛门括约肌的肌力情况。粪便常规和隐血试验应作为常规检查,可提供结直肠和肛门器质性病变的预警信息。结肠镜检查可以观察结直肠黏膜情况,排除器质性病变。腹部X线片能够显示肠腔扩张、粪便存留和气液平面。消化道钡剂造影可显示钡剂在胃肠内运行的情况以了解结直肠运动功能状态。钡剂灌肠可发现直肠黏膜脱垂、巨结肠等疾病。肠道动力及肛门直肠功能检测(结肠传输试验、肛门直肠测压测定、排粪造影、球囊排出试验、直肠腔内超声、会阴神经潜伏期或肌电图检查等)所获得的信息虽不是便秘临床诊断所必需的资料,但对准确评估肠道与肛门直肠功能、便秘分型、药物和其他治疗方法的选择及疗效评估是必要的。

第十节 腹泻

腹泻(diarrhea)是一种常见临床症状,通常是指排便次数明显超过平日习惯的频率,粪质稀薄,水分增加,每天排便量超过200g,可伴有黏液、脓血或含有未消化食物,常伴有排便急迫感、里急后重、肛门不适、大便失禁等症状。

腹泻可分为急性和慢性两类,对两者的持续时间并没有达成共识,一般来说,急性腹泻病程为2~3周,而慢性腹泻病程大于4周。根据病理生理类型将腹泻分为分泌性腹泻、渗出性腹泻、渗透性腹泻和动力性腹泻。慢性腹泻是最常见的临床症状之一,很难估计其真实患病率。

急性腹泻常表现为排便次数增多和不同程度的稀便,常伴有肠痉挛导致的腹痛,病程在4周之内。常见病因包括食物中毒、病毒感染、细菌感染、寄生虫感染、旅行者腹泻、药物因素、全身性疾病等。其中以急性肠道感染、中毒及过敏性因素为最多见。

腹泻超过 4 周可称为慢性腹泻,但未超过 4 周者未必为急性腹泻,有可能是慢性腹泻的初期。慢性腹泻的病因主要为器质性,也可能是功能性,常见病因见表 4-10-1。

表 4-10-1 慢性腹泻常见病因

类型	具体原因
肠易激综合征腹泻	
胆汁酸腹泻	
饮食性腹泻	可发酵的低聚糖、二聚糖、单糖和多元醇,人工甜味剂(山梨醇、口香糖中的二甲苯、软饮料),咖啡因(咖啡、可卡因、能量饮料),过量饮酒,过量甘草
结肠肿瘤	
炎性肠病	溃疡性结肠炎、克罗恩病、显微镜下结肠炎
乳糜泻	
药物性腹泻	抗生素(尤其是红霉素等大环内酯类),非甾体抗炎药,含镁制剂,降糖药(二甲双胍),抗肿瘤药及其他药物(如呋塞米、蔗糖聚酯)
溢出性腹泻	

资料来源:ARASARADNAM R P,BROWN S,FORBES A,et al. Guidelines for the investigation of chronic diarrhoea in adults:British Society of Gastroenterology,3rd edition [J]. Gut,2018,67(8):1380-1399.

粪便检测对慢性腹泻的诊断和鉴别诊断具有重要意义。脓血便可见于慢性结肠炎、结直肠肿瘤、结直肠血吸虫病、慢性痢疾等结肠病变。粪便量多、颜色浅淡、外观不见黏液,常见于吸收不良、小肠炎或结肠炎。腹泻间歇粪便呈球状,并附有大量黏液,可见于痉挛性结肠。功能性腹泻和吸收不良者粪便中没有红细胞、白细胞。寄生虫感染者常可在粪便中发现虫卵。腹泻的治疗强调个体化综合治疗,缓解症状,恢复正常排便次数和症状,纠正伴随症状。

第十一节 腹痛

腹痛(abdominal pain)是指由各种原因导致的腹腔内、外脏器的病变而在临床上表现为腹部疼痛。腹痛可分为急性和慢性,其病因复杂,包括炎症、肿瘤、出血、梗阻、穿孔、创伤及功能障碍等。

一、病因

1. 腹腔脏器的病变

(1)炎症:急性胃炎、急性肠炎、胆囊炎、胰腺炎、腹膜炎等。

(2)溃疡:胃十二指肠溃疡、溃疡性结肠炎等。

(3)穿孔:胃穿孔、肠穿孔、胆囊穿孔等。

(4)阻塞和扭转:肠梗阻、胆道结石梗阻、胆道蛔虫、输尿管结石梗阻、急性胃扭转、大网膜扭转、卵巢囊肿扭转等。

(5)破裂:异位妊娠破裂、卵巢囊肿破裂、脾破裂、肝癌破裂等。

(6)血管病变:肠系膜动脉血栓形成、腹主动脉瘤、脾梗死、肾梗死等。

(7)其他:肠痉挛、急性胃扩张等。

2. 腹外脏器与全身性疾病

(1)胸部疾病:急性心肌梗死、急性心包炎、大叶性肺炎、胸膜炎、带状疱疹等。

(2)变态反应性疾病:腹型紫癜、腹型风湿热等。

(3)中毒及代谢性疾病:铅中毒、卟啉病等。

(4)神经精神系统疾病:腹型癫痫、神经症、经前紧张征等。

二、分类

按照疼痛的传导途径,腹痛可分为躯体痛和内脏痛。

1. 躯体痛 可细分为体表痛和深部痛,由 $T_5 \sim T_{12}$ 脊神经传入纤维传导。

(1)体表痛:起始于身体的皮肤及皮下浅表组织。具有两种疼痛感觉,在伤害性刺激因素作用下先出现刺痛(第一痛觉、快痛、锐痛),疼痛明显,局限于一处,定位准确,发生急剧,消失快;1 秒后可逐渐转为放射样灼痛(第二痛觉、慢痛、钝痛),持续时间长,具有弥漫性。

(2)深部痛:起始于肌肉、结缔组织及壁腹膜、膈肌、肠系膜等,性质上表现为钝痛、烧灼痛或绞痛,发生较慢,不易明确定位,且有放射至周围区域的倾向。

2. 内脏痛

（1）脏器痛：脏器本身受到伤害性刺激或本身发生急剧扩张、痉挛收缩及血供循环障碍，经自主神经传入纤维引起钝痛，持续时间长，范围大，定位差，经过一定时间也可以转为较局限的腹痛，但发生时间较缓慢。因此，一些腹腔脏器疾病在开始时常表现为相似的腹痛，缺乏器官或疾病的特异性。小肠、结肠疾病的疼痛多表现为脐周疼痛，直肠或盆腔内疾病多表现为下腹部疼痛。脏器痛可伴有恶心、呕吐、出汗、脉搏增快等自主神经功能紊乱症状。

（2）牵涉痛：内脏疾病常会引起体表某处发生疼痛或痛觉过敏，称为牵涉痛。常由来自患病脏器神经纤维冲动经脊髓扩散至相同节段的脊神经，引起该脊神经所支配部位的体表牵涉痛。牵涉痛通常位置相对恒定。

三、临床表现

1. 阵发性腹痛　此类腹痛定位模糊，为空腔脏器梗阻产生的腹痛，有明显的间歇期。绞痛越剧烈，持续时间越长，间隔时间越短，梗阻越严重。

2. 持续性腹痛　此类腹痛定位准确，为腹腔伤害性刺激因素导致的腹痛，炎性渗出、血液或消化道内容物进入腹腔均能引起持续性腹痛，常伴有腹膜刺激征，其中消化道内容物引起的痛感最强烈，血液引起的痛感最弱。

3. 持续性腹痛阵发性加重　常为炎症和梗阻同时存在，两者互为因果。

四、诊断

腹痛是腹部外科的主要症状之一，正确的诊断需要依靠详细地采集病史、体格检查和必要的辅助检查。准确判断腹痛传导途径类别和疼痛性质，可大致明确部位、病变器官类型（空腔脏器还是实质脏器）及疾病性质，再依据合并症状及辅助检查结果多能明确诊断。

第十二节　腹胀

腹胀（abdominal bloating）是一种胀满感，一种腹腔充满气体的感觉，是患者对腹腔压力增高的主观感受。腹胀是常见的临床症状，美国普通人群腹胀发生率为 15%~30%，亚洲人群为 15%~23%。腹胀可以发生在任何年龄段，在不同种族之间没有差异，女性略高于男性。

一、病因

引起腹胀的病理机制尚未完全阐明，可能是多种机制共同作用的结果。对具体腹胀患者，其病因可能与以下一种或几种因素相关：①肠道微生态异常；②肠道细菌过度繁殖；③肠道细菌过度积聚；④肠道动力异常，气体处理能力下降；⑤腹膈反射异常；⑥内脏高敏感性；⑦食物不耐受和碳水化合物吸收异常；⑧肠道内容物增多；⑨粪便干燥或便秘；⑩心理因素。

二、临床表现

腹胀在很大程度上是一个主观症状，患者对腹胀的描述有较大差异，通常被模糊地描述为饱腹感、沉重感、沉闷感或不适感。腹胀可以位于上腹部、下腹部或全腹部，程度从轻微到严重，很难予以量化和标准化。

1. 腹胀常可能伴有以下症状

（1）嗳气：是胃肠气胀的最常伴有症状。慢性胃炎、胃下垂、幽门梗阻、迷走神经切除术后、溃疡等均可见嗳气。具有频繁吞气与嗳气的吞气症是胃肠神经症的特殊表现。

（2）腹痛：胃肠气胀伴全腹剧痛，多见于机械性肠梗阻、肠系膜血管病和急性腹膜炎。气胀伴右上腹疼痛者，常见于胆道疾病、原发性肝癌、结肠右曲积气、肠系膜上动脉综合征等。伴左上腹疼痛者，常见于急性胃扩张、胃泡综合征等。腹胀经排气可解除或减轻者，常见于便秘、消化不良、结肠左曲积气等。

（3）排气：排气增多，见于摄入蔬菜、豆类过量，胃肠消化、吸收不良等。腹胀经排气后缓解，见于便秘、肠道功能紊乱、结肠胀气等。

（4）腹泻、便秘与肠鸣亢进：腹胀伴腹泻多见于结肠过敏、肠道感染、肠道菌群失调、吸收不良综合征、胃酸缺乏、慢性肝病、慢性胆胰病等。腹胀伴便秘，常见于先天巨结肠症、肠梗阻及习惯性便秘等。伴肠鸣亢进，多见于肠道感染与下肠道梗阻。

伴呕吐常见于幽门梗阻、腹膜炎、上消化道梗阻、输入袢综合征及肝胆胰疾病。

2. 腹胀体征　腹胀涉及全腹者,常为胃肠型,多由肠梗阻与肠麻痹引起。上腹部腹胀者,以胃扩张、幽门梗阻、输入袢综合征、急性胰腺炎可能性大。腹胀伴腹肌紧张或板状腹者,应考虑弥漫性腹膜炎、急性胃肠穿孔等。

三、诊断

对腹胀患者,首先应详细采集病史,进行体格检查和适当的辅助检查,排除任何引起腹胀的器质性原因至关重要,包括乳糜泻或其他吸收不良性疾病、肠道运动障碍和慢性肠道梗阻。

如果患者伴有体重减轻、便血或贫血等报警信号,应予以相应检查。病史的收集应集中于腹胀的日夜变化,与某些食物或食物成分(乳制品、小麦、果糖、脂肪、纤维、消化和吸收不良的碳水化合物)的关系及排便习惯的改变等。

实验室检查有助于器质性疾病的排除,除常规血清学检验外,有些患者需要行甲状腺功能和激素水平检测,以及乳糜泻相关检查。

影像学检查包括腹部 X 线片、CT 和消化道造影等,有助于区别机械性梗阻和功能性梗阻。

当排除器质性因素后,评估肠道运动功能、碳水化合物吸收或消化道气体的产生将有助于确诊腹胀的病因。

四、治疗

排除器质性疾病和功能性消化疾病后,治疗上应采取个体化的治疗措施,从肠道动力、肌张力、微生态、内脏敏感性、饮食和心理方面采取治疗措施。解痉药能够缓解一部分患者的症状,西甲硅油、薄荷油能够缓解严重的腹胀。饮食干预在腹胀治疗中也是非常重要的,主要是避免不耐受食物的摄入,减少食物残渣在肠道内的过度发酵,可以经验性地从避免摄入乳糖和其他不可吸收碳水化合物开始,摄入低产气食物可以使至少 50% 的患者降低排气频率。此外,改变生活方式、补充消化酶、调节肠道菌群、促肠动力药物对特定病因的腹胀均有助于改善腹胀症状。

第十三节　腹部包块

腹部包块(abdominal mass)是指腹腔内器官或组织由各种原因引起肿大、膨胀、增生、粘连或移位,导致腹腔内形成异常包块且能够被触及。

腹部包块一般起源于所在部位的脏器,包块过小不易触及,过大则难以确定其起源部位。包块所在部位与疾病分类见表 4-13-1。

表 4-13-1　腹部包块的部位与疾病分类

部位	疾病
右上腹部	肝大
	胆囊肿大:急性胆囊炎、胆囊积水、淤胆性胆囊肿大、胆囊积血、先天性胆总管囊肿、原发性胆囊癌、胆囊扭转
	结肠右曲结肠癌
中上腹部	胃部肿块:胃溃疡、胃癌、胃黏膜脱垂、其他原发性胃部肿瘤、其他少见胃部疾病
	胰腺肿块:急性胰腺炎、胰腺囊肿、胰腺囊腺瘤、胰腺癌
	肝左叶肿块
	肠系膜与网膜肿块:肠系膜淋巴结核、肠系膜囊肿、大网膜囊肿
	小肠肿瘤:小肠淋巴瘤、小肠癌、其他少见小肠肿瘤
	腹主动脉瘤
左上腹部	脾大、游动脾、胰腺囊肿与胰腺肿瘤、结肠左曲结肠癌
左右腰腹部	肾下垂、游动肾、先天性多囊肾、巨大肾积水、蹄铁形肾、肾包虫囊肿、肾肿瘤、肾上腺囊肿、原发性腹膜后肿瘤、嗜铬细胞瘤
右下腹部	阑尾周围脓肿、回盲部结核、局限性肠炎、盲肠癌、回盲部阿米巴肉芽肿、回盲部血吸虫病性肉芽肿、阑尾类癌、阑尾黏液囊肿、回盲部放线菌病、右侧卵巢肿瘤、多囊卵巢综合征、大网膜扭转
下腹部	膀胱肿瘤、膀胱憩室、子宫肿瘤
左下腹	溃疡性结肠炎、乙状结肠癌、直肠癌、直肠乙状结肠血吸虫病性肉芽肿、乙状结肠阿米巴肉芽肿、左侧卵巢肿瘤、充满粪便的乙状结肠或直肠
广泛或位置不固定腹痛	结核性腹膜炎、腹型肺吸虫病、腹部包虫囊肿、腹膜转移癌、肠套叠、蛔虫性肠梗阻、肠扭转

腹部包块的性质可为诊断提供参考,具体如下。

1. 右上腹部梨形包块常为胆囊疾病,表明平滑,质地硬且有弹性。下缘呈半圆形者提示为肾,香肠形提示肠套叠、蛔虫性肠梗阻。

2. 包块表面平滑,触之有囊性感,可能与胰腺、胆总管、肠系膜、网膜、卵巢等囊性肿物有关,或者与腹部包虫病、肾盂积水、胆囊积水有关。

3. 包块外形不规则或表面呈结节状,质地硬,提示腹腔恶性肿瘤可能。

4. 包块上缘清晰,下缘模糊,应考虑卵巢肿瘤可能。

5. 包块与周围组织没有粘连,尚未侵袭周围组织,包块随呼吸上下移动,应考虑胃、横结肠、肝、脾、肾等疾病。来自胰腺、腹膜后肿瘤、下腹部脏器的包块多不随呼吸移动。

6. 包块随大量排尿迅速缩小,尿量减少时则增大,应考虑巨大肾积水可能。

7. 包块有搏动者,应考虑腹主动脉瘤或三尖瓣关闭不全可能。

8. 如果包块有明显的压痛,应考虑结核性腹膜炎、阑尾周围脓肿、肝脓肿等炎性包块可能,绞窄性肠梗阻出现的包块也可有压痛。

9. 左下腹可触及可伸展的管状包块,既往有便秘病史者,提示该包块可能为充满粪便的直肠或乙状结肠。

腹部包块是临床常见的体征,依据包块的部位、性质,结合伴随症状和体格检查,以及必要的实验室检查和影像学检查,多能够正确诊断。

(孙松朋)

参考文献

[1] GUNJAN D,SHARMA V,RANA S S,et al. Small bowel bleeding:a comprehensive review [J]. Gastroenterol Rep (Oxf),2014,2(4):262-275.

[2] BARNERT J,MESSMANN H. Diagnosis and management of lower gastrointestinal bleeding [J]. Nat Rev Gastroenterol Hepatol,2009,6(11):637-646.

[3] 中华医学会消化内镜学分会结直肠学组,中国医师协会消化医师分会结直肠学组,国家消化系统疾病临床医学研究中心. 下消化道出血诊治指南(2020)[J]. 中国医刊,2020,55(10):1068-1076.

[4] HREINSSON J P,BJÕRNSSON E. Mo1008 acute lower gastrointestinal bleeding in a population based setting:incidence,etiology and outcomes [J]. Gastroenterology,2012,142(5):S-571.

[5] SOSTRES C,GARGALLO C J,LANAS A. Nonsteroidal anti-inflammatory drugs and upper and lower gastrointestinal mucosal damage [J]. Arthritis Res Ther,2013,15(Suppl 3):S3.

[6] JENSEN D M,MACHICADO G A. Colonoscopy for diagnosis and treatment of severe lower gastrointestinal bleeding:routine outcomes and cost analysis [J]. Gastrointest Endosc Clin N Am,1997,7(3):477-498.

[7] NOJKOV B,CAPPELL M S. Gastrointestinal bleeding from Dieulafoy's lesion:clinical presentation,endoscopic findings,and endoscopic therapy [J]. World J Gastrointest Endosc,2015,7(4):295-307.

[8] Clinical Practice Committee,American Gastroenterological Association. American Gastroenterological Association medical position statement:diagnosis and treatment of hemorrhoids [J]. Gastroenterology,2004,126(5):1461-1462.

[9] GANZ R A. The evaluation and treatment of hemorrhoids:a guide for the gastroenterologist [J]. Clin Gastroenterol Hepatol,2013,11(6):593-603.

[10] RATRA A,RASSAMEEHIRAN S,PARUPUDI S,et al. Utility of the shock index and other risk-scoring tools in patients with gastrointestinal bleeding [J]. South Med J,2016,109(3):178-184.

[11] FORD A C,VELDHUYZEN van ZANTEN S J,RODGERS C C,et al. Diagnostic utility of alarm features for colorectal cancer:systematic review and meta-analysis [J]. Gut,2008,57(11):1545-1553.

[12] 闻永,李俊. 状态焦虑与混合痔术后疼痛相关性及临床应用研究[J]. 河北医药,2012,34(24):3750-3751.

[13] MARKELL K W,BILLINGHAM R P. Pruritus ani:etiology and management [J]. Surg Clin North Am,2010,90(1):125-135.

[14] ABRAMOWITZ L,BENABDERRAHMANE M,POSPAIT D,et al. The prevalence of proctological symptoms amongst patients who see general practitioners in France [J]. Eur J Gen Pract,2014,20(4):301-306.

[15] TOURNU G,ABRAMOWITZ L,COUFFIGNAL C,et al. Prevalence of anal symptoms in general practice:a prospective study [J]. BMC family practice,2017,18(1):78.

[16] HADASIK K,BERGLER-CZOP B,MIZIOŁEK B,et al. Pruritus ani and perianal eczema as a manifestation

of systemic contact dermatitis［J］. Postepy Dermatol Alergol,2017,34（2）:174-176.

［17］屈双擎,赵丽丽,蔡艳丽,等.复方苦参止痒软膏治疗亚急性、慢性湿疹的双盲安慰剂随机对照临床研究［J］.中华中医药杂志,2017,32（8）:3858-3860.

［18］谢心,贺平,刘杰,等.肛门坠胀的中西医研究进展［J］.中医研究,2020,33（4）:67-71.

［19］KOŁODZIEJCZAK M,SANTORO G A,SŁAPA R Z,et al. Usefulness of 3D transperineal ultrasound in severe stenosis of the anal canal:preliminary experience in four cases［J］. Tech Coloproctol,2014,18（5）:495-501.

［20］PAQUETTE I M,VARMA M G,KAISER A M,et al. The American society of colon and rectal surgeons' clinical practice guideline for the treatment of fecal incontinence［J］. Dis Colon Rectum,2015,58（7）:623-636.

［21］SHARMA A,YUAN L,MARSHALL R J,et al. Systematic review of the prevalence of faecal incontinence［J］. Br J Surg,2016,103（12）:1589-1597.

［22］HERZIG D,HARDIMAN K,WEISER M,et al. The American society of colon and rectal surgeons clinical practice guidelines for the management of inherited polyposis syndromes［J］. Dis Colon Rectum,2017,60（9）:881-894.

［23］中国医师协会肛肠分会.便秘外科诊治指南（2016）［J］.中华胃肠外科杂志,2017,20（3）:241-246.

［24］钟英强.慢性腹泻与功能性胃肠病［J］.中华全科医师杂志,2018,17（10）:774-777.

［25］ZHANG M,JURASCHEK S P,APPEL L J,et al. Effects of high-fiber diets and macronutrient substitution on bloating:findings from the omniheart trial［J］. Clin Transl Gastroenterol,2020,11（1）:e00122.

第五章

检查与诊断技术

大多数肛肠疾病患者首次门诊就诊时即可得到初步诊断,甚至确诊,但有时也因病史采集不详、检查疏忽或检查方法不当造成临床误诊、误治,使患者丧失根治的机会。如果能在临床工作中详细询问病史,认真进行体格检查,配合实验室检查、内镜检查及其他辅助检查,诊断一般并无困难。既要突出局部病变检查为主,同时又要兼顾全身疾病检查。因此,合理检查至关重要,可为临床诊断和治疗提供重要的客观依据。

第一节　病史采集

一、症状采集

(一) 便血情况

便血是肛肠疾病最常见的症状,是指有血液自肛门排出。具体情况包括有无便血,有无疼痛,有无脓血,是鲜红色还是暗红色,是滴血还是喷血等。便血可以有淡红色、鲜红色、暗红色、黑色或隐性出血(如隐血),既可以出现在手纸上也可以在便盆中或两者皆有。不同年龄的患者便血的原因也不同。大肠出血多与粪便混合呈黏液血便或脓血便,粪便色暗红多见于溃疡性结肠炎、痢疾、结肠息肉病、结肠癌、结肠憩室等,常伴有排便次数增多、里急后

重、腹胀腹痛,肠套叠则伴有腹部剧痛,癌症便血则伴有恶臭。肛门出血多为单纯鲜血,色鲜红,不与粪便混合,常见于内痔、肛裂、直肠息肉和出血性直肠炎。内痔便血或滴血或射血,或附于手纸和粪便上;直肠息肉便血量少,排便次数和性质无改变,但息肉有时自然脱落则便血较多,两者均为无痛性便血;肛裂便血量少,仅附于手纸或粪便上,伴有排便困难和周期性疼痛。

(二) 疼痛情况

肛门末梢感觉神经非常丰富,痛觉极度敏感,许多肛门直肠疾病均引起肛门直肠疼痛。不同的肛肠疾病,肛门直肠疼痛的性质也不同。

1. 血栓性外痔为持续性灼痛,由血栓刺激末梢感觉神经导致。

2. 混合痔血栓形成或内痔嵌顿引起肛门水肿而剧烈胀痛。

3. 肛裂为周期性撕裂样剧痛,在肛管后部,由粪便干硬、排出困难、用力排出时刺激裂口引起肛门括约肌痉挛导致。

4. 肛周脓肿疼痛逐渐加重,为胀痛至跳痛。

5. 炎性外痔、肛瘘感染多呈肿痛伴有渗出或脓液。

6. 肛门直肠癌为持续性疼痛逐渐加重。

7. 肛门异物为持续性刺痛并随着括约肌收缩

而加重。

8. 肛门神经痛,痛无定点,时轻时重,并伴有失眠等神经症。

（三）排便情况

排便情况与肛肠疾病的关系密切,也是问诊的重点之一。正常粪便质软成形,排便畅通,无疼痛及出血,每周不应少于 3 次。问诊内容包括粪便性状、次数、排便是否通畅及是否伴有黏液脓血、有无沟痕或异味等。很多与便秘有关,如肛裂、痔、直肠脱垂、肛门直肠感染等可与其有直接关系;长期便秘,肠道毒素吸收增多,使结直肠肿瘤发生的风险增高。

（四）肛门肿物脱出

导致肛门肿物脱出的病因主要为直肠末端及肛门疾病,主要有内痔脱出,直肠脱垂,肛乳头瘤,肛门直肠肿瘤(以带蒂肿物多见,如直肠息肉、直肠管状腺瘤、部分肛管直肠癌等)。肛门肿物脱出最常见的病因是内痔脱出,通常患者会主诉肿物在排便后能自动复位或需手法复位;其次为直肠脱垂(俗称脱肛)、直肠内带蒂息肉脱出。其他常见病因包括皮脂腺囊肿、脂肪瘤、肛乳头肥大、皮肤乳头状瘤和尖锐湿疣、梅毒等性病改变。当不能肯定肿物的良恶性时,必须行病理检查。

（五）肛门分泌物

肛门分泌物的常见表现是肛门潮湿、黏液感并容易弄脏内裤,有时伴有肛门周围瘙痒或刺痛感,多见于肛周脓肿自然破溃后流出,或肛瘘感染脓液由外口溢出,粉瘤合并感染化脓破溃流出。流水多为炎性渗出或分泌物增加导致,肛门松弛,腺液外渗;米泔水样多为结核性肛瘘、肛周湿疹、接触性皮炎、炎性外痔、肛窦炎及肛乳头炎。黏液较多为炎性肠病。分泌物多,可能是直肠狭窄。如有恶臭可疑直肠肛门恶性肿瘤、术后肛门创面渗出等。患者既往可能有肛门部手术史并已造成肛门畸形,也可能是手术、意外伤或产伤造成肛门括约肌或盆底神经永久性受损,导致肛门闭合不严。因此,准确询问病史对诊断十分重要。

二、病史采集

1. 既往史 有无活动性肺结核、出血体质、过敏史、高血压、糖尿病、心血管疾病、肝炎和肝硬化等,对确定能否手术、防止术后出血、选择麻醉方式有所帮助。确定有无慢性前列腺炎、前列腺肥大、泌尿系统疾病,以便防止术后合并尿潴留。

2. 手术史 询问既往治疗经过、是否做过手术、手术方法和治疗效果并分析复发因素,对制订治疗方案有帮助。

3. 生活史 嗜食烟酒、辛辣食物,受潮、便秘、腹泻、月经、妊娠、分娩等多为内痔、肛裂等致病因素。

4. 相关症状 有无便血、瘙痒、疼痛、脱出、发热、黏液血便、肛门坠胀,排便次数多少等情况,对明确诊断有所帮助。

(林树森)

第二节 检查体位

体位是指患者休息或适应医疗需要而采取的一种身体姿势。适宜的体位对诊治疾病、减轻症状、进行各种检查、预防并发症、减轻疲劳等有良好作用。体位应根据检查和治疗需要及患者身体情况而定。常用体位有以下几种。

一、膝胸位

膝胸位是肛肠疾病检查和换药最常用的体位。患者双膝跪于检查床上,肘关节和胸部紧贴着床,头部着床并转向一侧,腰部放松,抬高臀部(图 5-2-1)。这种体位适用于直肠指检、肛门镜、乙状结肠检查及术后换药。但长时间检查,患者不能

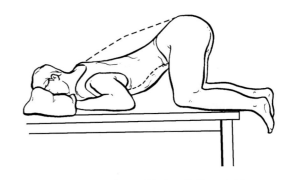

图 5-2-1 膝胸位(虚线示体位不正确)

耐受,故病重和年老或体弱者不宜使用,最好改用其他体位。

二、侧卧位

侧卧位是肛肠疾病检查和治疗常用的体位,对患者和检查者都比较方便,特别适用于病重、年老体弱、下肢活动不便、纤维结肠镜检查者或女性患者。一般取左侧卧位,臀部靠近床边,两腿向腹部屈曲,左腿稍伸,头部略前屈,身体呈卷曲状,使臀部充分突出显露肛门(图5-2-2)。这种体位适用于检查、换药和简单手术,患者较为舒适。

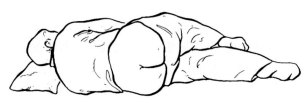

图 5-2-2　左侧卧位

三、截石位

截石位是肛门手术最常用的体位。患者仰卧于手术台边缘,双腿抬起分开放于支架上,臀部移至手术台边,使肛门和臀部充分突出和显露(图5-2-3)。有学者主张,为了达到充分显露的目的,将患者双腿固定于支腿架上,再将支架向左右加宽,这样不仅显露好,而且术者和助手操作方便。这种体位特别适用于肛门直肠手术,一般不作为检查体位。

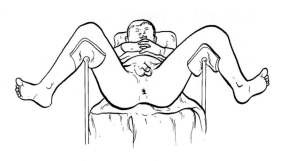

图 5-2-3　截石位

四、仰卧位

仰卧位是腹部手术最常用的体位,也适用于头、颌面、颈、胸、四肢等部位手术。根据病情及诊疗需要,可分为去枕仰卧位、屈膝仰卧位和中凹卧

位三种。常见的仰卧位是患者头部放于枕上,两臂置于身体两侧,两腿自然伸直(图5-2-4)。多为休息及睡眠的一种体位。

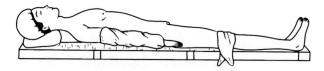

图 5-2-4　仰卧位

五、折刀位(倒置位)

折刀位适用于骶尾部手术、肛门手术及肛门直肠检查,但上下手术台不方便。患者俯卧于手术台上,髋关节弯曲于床端,两大腿下垂,两膝跪在横板上,降低床头,使臀部垫高,头部位置较低(图5-2-5)。用宽胶布贴在肛门两侧,另一端固定在手术床边,将臀部向两侧拉开,充分显露肛门。

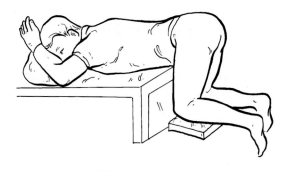

图 5-2-5　折刀位

六、俯卧位

患者俯卧于手术台上,将枕头或其他物品垫在髂前上方,使臀部垫高,两腿下垂分开,头部和双下肢较低,肛门显露充分。双手放在下颌,或双臂放于头前。用两条宽胶布贴在肛门两侧,另一端固定在手术床边,将臀部向两侧拉开,从而更加充分显露肛门(图5-2-6)。这种体位适用于体弱或手术时间较长者。

七、蹲位

患者下蹲,向下用力增加腹压,做排便状,尽量使肛门外挺(图5-2-7)。这种体位适合于直肠脱垂,特别是小儿直肠脱垂,有蒂息肉脱出,晚期内痔直肠脱垂的直视检查及高位直肠肿瘤的检查。

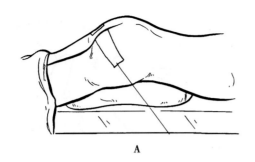
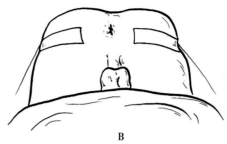

图 5-2-6　俯卧位

A. 侧面观；B. 正面观。

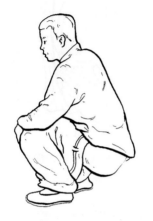

图 5-2-7　蹲位

八、弯腰扶椅位（站立躬身位）

患者向前弯腰，双手扶于椅凳上，显露臀部，医师双手将患者臀部向左右分开（图 5-2-8）。这种体位适用于肛门周围疾病普查，无须特殊设备，简单易行，但显露不充分。

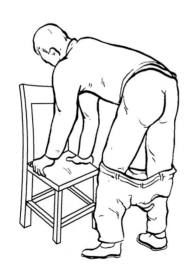

图 5-2-8　弯腰扶椅位（站立躬身位）

（李春雨　聂敏）

第三节　全身检查

肛肠疾病虽是局部病变，但与全身疾病密切相关，常合并其他疾病，有明显的全身变化。与所有疾病一样，全身检查必须熟悉全身脏器的体表标志及内在部位。检查时按照视诊、触诊、叩诊、听诊和物理诊断方法进行全身检查，相互补充，以防遗漏。因此，检查前一定要详细询问病史，进行全身检查，为疾病的诊断、治疗提供重要的依据。局部病变和全身情况结合起来，进行全面检查。根据不同肛肠疾病的特点，除询问主要症状外，需要着重注意以下几点。

一、腹部检查

腹部检查首先必须熟悉腹部脏器的体表标志及内在部位。检查时依序进行视诊、触诊、叩诊、听诊，相互补充，以防遗漏。在一般体检中，尤其是腹部的触诊和听诊检查中，要始终注意所发现的阳性体征是否在结肠的走向部位上，这一点很重要。检查要点如下。

1. 视诊　注意腹部外形是否对称，有无局部肿胀、隆起或凹陷，有腹水或腹部包块时，应测量腹围大小。蠕动波及胃肠型对诊断有无胃肠道梗阻有较大价值。

2. 触诊　腹部检查以触诊最为重要，包括腹壁紧张度，有无压痛和反跳痛、腹部包块、液波震颤及肝脾大等腹内脏器情况等。如有腹部压痛，应注意压痛的范围是局限性还是弥漫性，压痛明显的部位，是否在结肠走向的部位上。当触及腹部包块时，应注意其位置、大小、形态、硬度、质地、移动度及与邻近脏器的关系，有无压痛及搏动感。同时，还应检查肝、胆、脾等器官的大小、质地,有无异常结节。对疑有肛肠肿瘤的患者,触诊时首先应检查全身浅表淋巴结有无肿大,尤其应注意锁骨上淋巴结、腹股沟淋巴结。对有淋巴结肿大者应注意其部位、大小、数量、质地及是否粘连固定等。

3. 叩诊　腹部叩诊应重点注意有无移动性浊音以判断有无腹水,也应注意双肾部位有无叩击痛,胃与膀胱的扩大程度,腹腔有无积气、积液和肿块,为鉴别诊断提供佐证,可以证实和补充视诊和触诊所得的结果,用以了解肝、脾等实质性脏器的大小。

4. 听诊　腹部听诊时应注意有无肠鸣音亢进或减弱、有无异常血管音、有无气过水声,以了解是否有肠梗阻的存在。判断患者是否存在合并心肺疾病的可能,为日后治疗计划的确定提供参考。

二、胸部检查

胸部体格检查除检查胸部(心、肺)以外,还要注意锁骨和腋窝下淋巴结,注意是否有淋巴结肿大。

(林树森)

第四节　局部检查

肛门局部检查法是肛肠专科医师的一项基本功,必须训练有素。检查包括肛门视诊、直肠指检及肛门镜检查,应作为常规检查,缺一不可。

一、肛门视诊

肛门视诊应用单手牵拉法和双手牵拉法(图5-4-1)。取膝胸位或左侧卧位,充分显露肛管进行观察。对内痔、直肠息肉和直肠脱垂患者还应采取蹲位排便法进行观察。应仔细查看肛门外形是否完整,肛门周围皮肤是否改变,肛周有无瘘管外口、外痔、湿疹、肿块、脓血和黏液,肛门有无裂口、溃疡、脱出物和脓血。对蹲位脱出内痔、息肉、乳头状瘤,要观察清楚位置、色泽、大小和有无出血等。观察结果要及时进行记录并绘出形态图,作为治疗的参考。

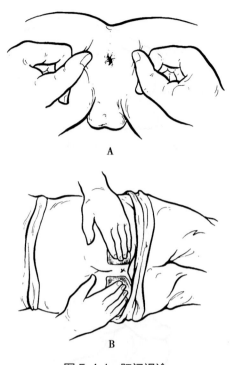

图 5-4-1　肛门视诊
A. 胸膝位;B. 侧卧位。

二、直肠指检

直肠指检是临床常用的一种既简便易行又有效的检查方法,不能省略,是肛肠科医师的"指眼"。许多肛管直肠疾病仅靠直肠指检即可早期发现,特别是对发现早期直肠癌有重要价值。约80%的直肠癌可在直肠指检时被发现。值得注意的是,直肠癌的漏诊者中,80%的病例通常是由未及时行直肠指检导致的,因此丧失手术时机。

(一) 检查方法

术者戴好手套,外涂凡士林油(附着力大于凝聚力可弥散整个指头,滑润效果最好,而液状石蜡的特性是凝聚力大于附着力,涂后凝聚成油珠状而未散开,故滑润效果较差),指腹紧贴肛门口轻轻按摩后,示指向后滑入肛内,切不可突然将示指直插入内,以免使肛门刺激肛门括约肌导致痉挛疼痛。在男性可扪及前列腺及膀胱,在女性可扪及子宫颈(图5-4-2)。也可用双合诊法,即一指在直肠内,另一指在肛门周围或阴道内,检查有无肿块、异物、直肠阴道瘘(图5-4-3)。先做直肠指检便于肛门镜插

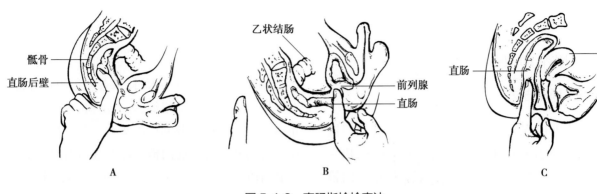

图 5-4-2　直肠指检检查法
A. 直肠后壁；B. 前列腺；C. 子宫。

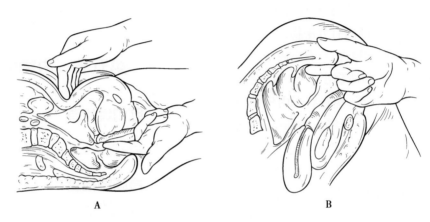

图 5-4-3　双合诊法
A. 截石位；B. 膝胸位。

入，是镜检前的必要步骤。有效直肠指检的"十八字口诀"：示指全部插入，顺逆往返两周，膝蹲两种体位。

（二）注意事项

1. 注意了解肛管收缩力强弱、有无狭窄、肛门括约肌是否紧张，作为是否松解肛门括约肌的依据。

2. 若有肿块，应区别肿块性质、大小，如肿物较小，活动范围大，多为直肠息肉，可一并结扎；如肿块较硬，呈菜花样，基底固定，手套带血及黏液，多为直肠癌，应暂停手术，进一步做病理检查，确诊后行直肠癌切除术。

3. 直肠前壁有无向前突出，如为直肠前突可在阴道内见到指头活动，一并手术治疗。注意前列腺是否肥大，以便调整术后排尿方式。

4. 若有肛裂和直肠高位脓肿、肛门紧缩，插入时剧痛，则应停止指检，麻醉下再行检查。

三、肛门镜检查

肛门镜是诊断痔、肛窦炎和肛管其他病变的最佳方法，也是诊断和治疗距肛缘 7cm 以内肛门直肠疾病的重要工具，操作简单，方便易行（图 5-4-4）。

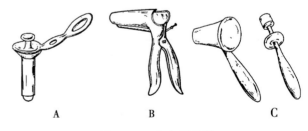

图 5-4-4　肛门镜种类
A. 筒式肛门镜；B. 二叶式肛门镜；C. 喇叭式肛门镜。

（一）适应证

1. 不明原因的便血、腹泻等肛门直肠疾病。

2. 肛门直肠手术显露术野或术后复查。

3. 肛管直肠病变处活检。

（二）禁忌证

肛门狭窄、肛裂或女性月经期者。

（三）操作方法

检查前应先行直肠指检，然后右手持肛门镜并用拇指顶住芯子，肛门镜尖端涂上润滑剂，用左手拇指、示指将两臀拉开，显露肛门口，用肛门镜头部按摩肛缘，使肛门括约肌放松，再朝脐部方向缓慢插入，当通过肛管后改向骶凹进入直肠壶腹部（图 5-4-5）将芯子取出，注意芯子上有无血渍及黏液，灯光对准直肠腔，若直肠内有分泌物，可用镊子夹棉花球擦净，然后再详细检查；查看黏膜颜色，有无下垂、水肿、肥厚、糜烂和溃疡出血等，有无肿瘤和息肉。缓慢退镜至齿状线，检查有无内痔、肛窦炎、肛乳头肥大及肛瘘内口，确定病变部位、性状、大小、数目和颜色，作为手术的根据。这是因为麻醉后括肛门约肌松弛、下移，病变组织也随之变形和移位而不准确。所有肛门镜长度都不超过 8cm。

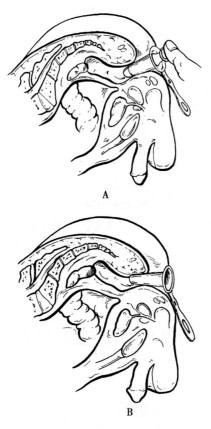

图 5-4-5　肛门镜检查法

A.先指向脐部；B.后指向骶部。

插入时都在腹膜反折部以下，不会引起肠穿孔。

（四）注意事项

经肛门镜活检或手术时，术者左手固定肛镜，右手操作活检钳取活组织，若有出血，用长钳蘸取止血粉按压创面数分钟即可止血，再观察，若无出血方可离开。若在肛门镜下注射或射钉时要固定好肛门镜，再注射或射钉。采用斜口式喇叭镜如需转动，将芯子插入后再转动至另一痔体，以免斜口损伤肛管直肠黏膜。

（李春雨）

第五节　内镜检查

一、肛门镜检查

肛门镜检查详见本章第四节局部检查。

二、直肠镜检查

直肠镜检查可以准确诊断内痔、外痔、混合痔、直肠肿瘤、炎症等距肛缘 15cm 以内的肛门直肠疾病。其内镜电子视频影像诊断系统，采用独特的数字影像技术，冷光源发光，光缆传输为观察提供照明，鞘套及闭孔器插入肛门，为内镜、操作器及手术器械提供工作通道和支架，为临床诊断引进全新的检查仪器，是目前市场上功能齐全、图像清晰的全方位的肛肠外科检查系统（图 5-5-1）。其具有动态范围宽、图像直接数字化传输、分辨率高、清晰细腻等优点。借助高标准化的长焦距，可以准确诊断内痔、外痔、混合痔、肛裂、直肠肿瘤、炎症等肛门直肠疾病，实现医患交流，改善医疗服务质量。可配一次性塑料制光学直肠镜（斜口式，长约 15cm），有效避免交叉感染。

（一）适应证

1. 原因不明的便血、黏液便、脓血便。

2. 排便次数增多或减少，或者粪便性状改变者。

3. 慢性腹泻、习惯性便秘或排便习惯不规则者。

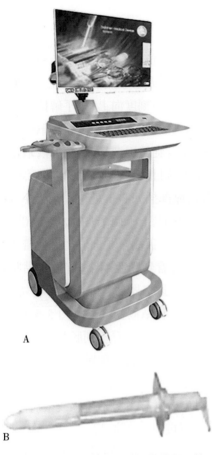

图 5-5-1　内镜电子视频影像诊断系统

A. 电子直肠镜；B. 一次性直肠镜。

4. 原因不明的肛门部、会阴部或骶尾部疼痛。

5. 肛门、直肠内疑有肿块或需取组织标本做病理检查。

(二) 检查前准备

无须特殊的肠道准备，检查前排净大小便即可。

(三) 操作方法

检查前行直肠指检，将一次性塑料制光学直肠镜缓慢插入肛门，进入直肠壶腹部，取出芯子，接通冷光源，安接肛肠镜适配器，利用手柄探针上的旋钮调整方向及清晰度，在内镜直视下采集病例图像（图5-5-2），可清晰观察肛管直肠有无病变（如肿瘤和息肉）及钳取组织、异物等。缓慢退镜至齿状线检查有无内痔、肛窦炎、肛乳头肥大及肛瘘内口，确定病变部位、性状、大小、数目和颜色，作为手术的根据。

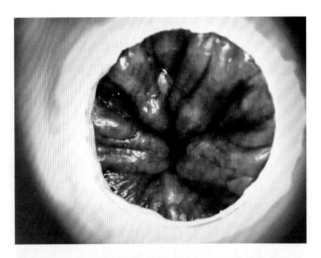

图 5-5-2　电子直肠镜表现（右前、右后、左位黏膜隆起、色暗红，表面糜烂）

(四) 优点

1. 方便直观，图像清晰，定位准确。

2. 图文并茂，提高诊断率，便于患者保存。

3. 帮助患者了解和选择治疗方案，防止医疗纠纷。

4. 无痛苦，无损伤，患者易于接受。

(五) 注意事项

若转动方向或重新进入直肠镜时，一定将芯子插入后再转动另一方向，否则镜口可损伤直肠黏膜，引起出血或穿孔。

三、乙状结肠镜检查

1895 年 Kelley 研制成带光源的乙状结肠镜，给临床提供了一个非常得力的检查工具（图5-5-3），是一种简便易行的检查方法，可发现直肠指检无法触及的位置较高的肿块，同时能对可疑病变取组织活检，可明确诊断。还可通过乙状结肠镜进行结肠、直肠息肉的电灼术。因此乙状结肠镜既可用于

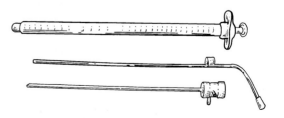

图 5-5-3　乙状结肠镜

诊断,又可作为治疗仪器,对预防及早期发现直肠癌和乙状结肠癌有重要意义。约75%的肿瘤通过乙状结肠镜检查可以发现。普通型乙状结肠镜长25~35cm,直径1.5~2.0cm。

(一) 适应证

1. 原因不明的便血、黏液便、脓血便。
2. 排便次数增多或粪便性状改变。
3. 慢性腹泻、习惯性便秘或排便习惯不规则者。
4. 肛门、直肠内疑有肿块或需取组织标本做病理检查。
5. 会阴部、骶尾部长时间原因不明的疼痛。
6. 需要套扎电灼息肉。

(二) 禁忌证

直肠、乙状结肠有慢性感染,肛管有疼痛性疾病,女性月经期,心力衰竭或体质极度衰弱,肛门狭窄,精神疾病及活动性疾病患者。

(三) 检查前准备

检查前1天下午3~4时,用开水冲泡番泻叶3~6g,代茶饮服,检查当天早晨用温盐水清洁灌肠一次,或在检查前用一支开塞露,排空肠腔内粪便,相隔1小时后,肠腔内清晰,以利于检查。急诊患者如无法行肠道准备,应嘱患者排便后进行检查。

(四) 操作步骤

患者取膝胸位(图5-5-4),先行直肠指检,再将涂润滑剂的镜筒及芯子用右手握住,并用手掌顶住镜芯,将镜管上的刻度向上,以了解插入深度。

五步插入法:①向前。将镜头端朝向脐部缓慢插入5cm,左右旋转逐渐插入直肠腔,取出镜芯,开亮光源,安上接目镜和橡皮球。②向后。在直视下将镜管改向骶部插入8cm处可看到三个直肠瓣,中间一个常在右侧、上下两个常在左侧。③向左。镜管插入至直肠腔顶端。④向右。用镜管拨开肠腔,在15cm处,可看到肠腔缩窄,有较多黏膜皱襞,即直肠与乙状结肠交界部。⑤向前。将镜管转向脐部缓慢插入乙状结肠至30cm(图5-5-5)。若肠镜进入盲袋或黏膜窝内,看不到肠腔、肠镜较难推进,绝不可盲目强行插入,以免肠穿孔。可将肠镜退回几厘米,从多方向寻找肠腔后,方可继续插入乙状结肠,此时患者常有下腹不适感或微痛。操作非常熟练时,也可按口诀"前、后、左、右、前",插入乙状结肠。

退镜观察:左右上下旋转镜头,边退边观察肠腔全部,注意黏膜颜色,有无充血、溃疡、息肉、结节、肿瘤、出血点及分泌物等改变。疑有溃疡、息肉和肿瘤时,用病理钳在其边缘钳取组织送检。钳取创面若有出血,用棉球蘸取肾上腺素、吸收性明胶海绵或止血散压迫止血。

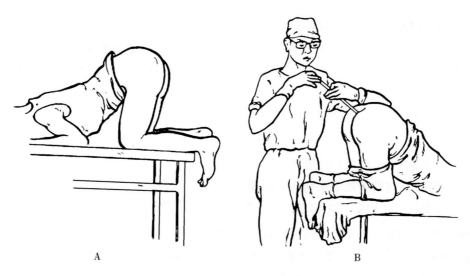

A   B

图 5-5-4　乙状结肠镜检查
A.取膝胸位;B.将镜芯放入镜管,调节插入深度。

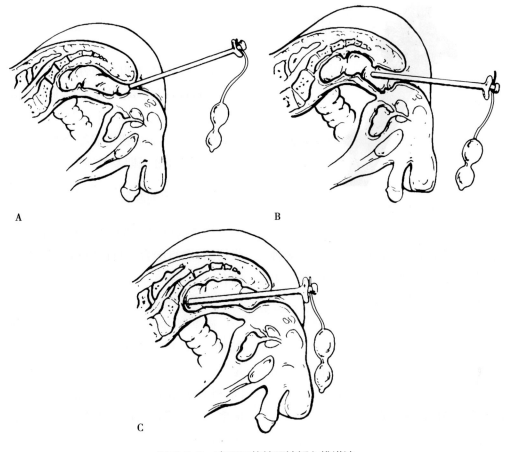

图 5-5-5　直肠乙状结肠镜插入推进法
A.指向脐部;B.指向骶部;C.平行推进。

（五）注意事项

1. 操作轻柔　一定要在直视下"见腔进镜"，切忌盲目使用暴力插入，以免肠穿孔。特别是乙状结肠和直肠交界处，检查时间过长引起急性弯曲时，或先天性、手术导致的解剖变异等，还有检查时患者配合不当引起体位改变等原因，使肠镜不能顺利全部插入乙状结肠，此时应稍等片刻，再缓慢插入。若因其他原因不能向前伸入时，不要勉强插入，应停止操作分析原因。

2. 切忌注入过多气体　注入过多空气使肠内张力增大，特别是结直肠有病变时，如癌、憩室、溃疡性结肠炎、息肉等，更容易造成穿孔。因此，目前有学者主张在检查时不注入空气。

3. 切忌在活检时钳取过深　若钳取肠壁组织过深，组织撕拉过多，也可造成穿孔或出血。

4. 肠穿孔　凡是当天做过乙状结肠镜检查的

患者，如出现下腹部持续疼痛，逐渐加重，下床活动时腹痛加重，肩背部有放射性疼痛，有时甚至出现休克症状，腹部检查时出现腹膜刺激征，X线腹部透视可见膈下游离气体，首先考虑肠穿孔，必须立即手术修补。

乙状结肠镜是早期发现癌症的手段之一，但常对此检查不慎重，操作不熟练或粗暴，对解剖不熟悉导致肠穿孔，给患者增加不必要的痛苦。

四、普通肠镜检查

1969 年日本松永滕友研制成光导纤维结肠镜，诊治结肠疾病，得到广泛应用和迅速发展。20世纪 90 年代相继出现了电子结肠镜、超声结肠镜、磁共振内镜、色素内镜等。纤维结肠镜和电子结肠镜均属于可曲式内镜。可曲式内镜的基本结构分为操作部、可弯曲的镜身及可调节角度的镜前端（图 5-5-6）。电子计算机已广泛应用于内镜，不仅

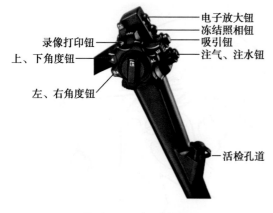

图 5-5-6　电子结肠镜

能摄影、取活检、诊断,而且还能在腔镜内进行多种手术,如摘除结肠息肉和小肿瘤,进行止血、肠梗阻减压、吻合口狭窄扩张、肠扭转复位等。

（一）适应证

1. 有便血或暗红色血便,考虑病变位置在结肠或直肠。

2. 不明原因的腹痛、贫血或身体消瘦。

3. 反复交替出现腹泻、便秘和粪便带脓血,排便习惯有改变或排便困难。

4. 气钡灌肠或胃肠造影发现异常,需进一步检查结肠或明确病变性质。

5. 已发现结肠病变,考虑经结肠镜治疗。

6. 大肠息肉或肿瘤术后复查。

7. 假性结肠梗阻需经纤维镜解除梗阻。

8. 肠套叠、肠扭转,需明确诊断及复位。

9. 对大肠癌高发区、老年人、有大肠肿瘤家族史者进行普查。

10. 高度怀疑血吸虫病,而多次粪便检查均为阴性者。

（二）禁忌证

1. 严重心肺功能不全。

2. 严重高血压、脑供血不足、冠状动脉硬化、明显心律失常。

3. 急性消化道大出血、肠道积血或积血过多妨碍观察。

4. 腹膜炎和中毒性急性消化道炎症(中毒性痢疾、暴发性溃疡性结肠炎、急性胃肠炎等)。

5. 近期胃肠道或盆腔行大手术及放射治疗。

6. 因手术及炎症使腹腔内粘连或形成硬化扭曲。

7. 肛门狭窄及肛门急性炎症。

8. 肠道有狭窄,对狭窄以上的肠道不能勉强进镜。

9. 精神病患者或不能配合者。

10. 女性妊娠期及月经期。

（三）检查前准备

检查前应向患者做好解释工作,消除顾虑和紧张情绪,取得配合。目前肠道准备方法很多,常用的有以下几种。

1. 磷酸钠盐散

磷酸钠盐散为复方制剂,活性成分为磷酸二氢钠($NaH_2PO_4 \cdot H_2O$)和磷酸氢二钠(Na_2HPO_4),是一种理想的肠道清洁剂。可缩短单次肠道准备时间,利于夜间休息,减轻患者痛苦,提高了肠道准备完成率及肠道清洁有效率,利于检查和手术顺利实施。是2021年11月境内外新上市的药品,全球独家剂型,已编入2023年版《结肠镜检查肠道准备专家共识意见》。适用于消化内镜诊疗及肛肠科、妇科、泌尿外科、放射科等手术前清理肠道。具有饮水量少、清洁度高、安全性高、起效快速及依从性好等优点。

药理:进入肠道内,解离成不被吸收的阴阳离子,使肠道内形成高渗环境,由于肠道半透膜的性质,使体内水分进入肠道内对肠道产生机械性刺激,促进肠道运动;使肠道内水分增加从而软化粪便;激活肠粘膜层的局部神经反射而增加肠壁的蠕动,提高肠道动力。

用法用量:本品用于肠道准备时服药一般分两次,每次服药1袋。

2. 硫酸镁法　硫酸镁是传统的肠道准备清洁剂,因其服用水量少,可随时增加饮水量,患者依从性好,价格便宜,是肠镜及其他检查前的肠道清洁准备好方法。

3. 甘露醇法　20%甘露醇250ml加温开水至750~1 000ml检查前4小时口服,服药后注意水及电解质情况,但行息肉电切时禁用,以防产生气体爆炸。

4. 聚乙二醇电解质法　A剂:聚乙二醇4000

13.125g;B 剂:碳酸氢钠 0.178 5g,氯化钠 0.350 7g,氯化钾 0.046 6g。取本品 A、B 两剂各一包,同溶于 125ml 温水中成溶液。每次 250ml,每隔 10~15 分钟服用一次。一般口服 2 500~3 000ml 水。

5. 番泻叶法　用开水冲泡番泻叶 3~6g 代茶饮。

6. 大肠水疗　肠道清洁效果一般。

（四）操作方法

1. 双人操作法　将操作部、镜身前端部及连接装置三个部位同时握在手中。左手握住操作部,拇指控制上下角度钮,示指负责吸引钮,中指负责送气/送水钮;右手拇指、示指控制左右角度钮。检查一般由术者和助手共同完成。术者主施肠镜操作,指挥助手缓慢进镜身及实施操作方法。

患者取左侧卧位,双下肢屈曲。术者先做直肠指检,护士将肠镜前端涂些润滑剂,嘱患者张口呼吸,放松肛门括约肌,右手握住肠镜弯曲部用示指将镜头压入肛门,缓慢插入直肠。根据情况可摄像或取活组织行细胞学等检查。若进镜困难,找不到肠腔,嘱患者适当变换体位,避免强行进镜,造成肠穿孔。检查结束退镜时,应尽量抽气以减轻腹胀。原则是少充气、细找腔、钩拉取直、解圈防袢、变换体位、循腔进镜、退镜观察。

2. 单人操作法　长期以来,双人操作法由于患者的痛苦较大、并发症及漏诊多等原因,逐渐被单人操作法所取代。单人操作法是单人操作,不是单手操作。检查医师的基本检查姿势为立于检查台的左侧,面向监视器,左手握住结肠镜手柄,右手握住离肛门口 20~30cm 的镜身。

术者单人进行操作,左手把持操作部,控制上下角度、送气、吸引操作钮,同时右手负责插入及旋转镜身,主司旋镜。右手不能离开握住的镜身,司进退镜,辅助旋镜。

单人操作因术者协调性、感知性、灵活性优于双人操作,从而有节省人力资源、患者痛苦少、成功率高、漏诊率低、穿孔等并发症少等优点。

（五）注意事项

1. 有腹水及出血性疾病检查时,应谨慎操作。

2. 需做息肉切除者应查凝血功能及血小板。

3. 曾做过盆腔手术或盆腔炎患者检查应十分小心。

4. 溃疡性结肠炎及痢疾急性期,不要勉强向纵深插入。

5. 月经期间最好不检查,以免产生疼痛。

6. 进镜一定要在直视下进行。

7. 少注气,注气过多会引起腹胀、腹痛。

8. 进镜时要慢,边退镜边仔细地观察上、下、左、右四壁,发现问题应该记清楚病变性质、范围及部位。

五、无痛肠镜检查

无痛肠镜是在患者无知觉的情况下进行肠镜检查和治疗。在检查前通过静脉给患者注射一种起效快、有效时间短、作用确切的麻醉药物引起中枢抑制,使患者在数秒内入睡,完成全部检查后即刻苏醒,从而消除恐惧感和不适感,使内镜检查与治疗操作顺利进行。

无痛肠镜采用的是一种新的无痛技术,使患者可在无痛状态下完成整个检查和治疗过程,无痛苦感、无不适感,减轻了患者的恐惧心理,提高患者的耐受性,诊断率高、检查无死角,并且对患者本身无损伤、无副作用,治疗安全。检查和治疗后恢复也快,患者一般只需要短时间即可恢复。

六、放大内镜检查

放大内镜检查是通过在普通电子内镜基础上增加变焦镜头,使黏膜组织光学放大 100~150 倍的消化内镜检查方法。通过放大内镜可以更好地观察肠道黏膜微血管及毛细血管等微细结构改变和消化道黏膜表面腺管开口,有利于判断黏膜病变的病理学性质,明确病变浸润范围及提高活检准确性,在消化道疾病尤其是早期肿瘤诊断方面有独特优势。还可与色素染色、电子染色、高分辨率等技术结合,提高诊断效率。

七、超声内镜检查

超声内镜是将内镜和超声相结合的消化道检查技术,将微型高频超声探头安置在内镜顶端,当内镜插入体腔后,在内镜直接观察消化道黏膜病变的同时,可利用内镜下的超声行实时扫描。可以获得胃肠道层次结构的组织学特征及周围邻近脏器的超声图像,进一步提高了内镜和超声的诊断水平。超声内镜探头的频率为 5~30MHz,其分辨率较体表超声高,单穿透距离小。

八、胶囊内镜检查

胶囊内镜是一项新型技术,随着微型摄像机的吞入,可捕捉胃肠道黏膜的影像,通过高频发射并接收,下载至电脑进行成像和分析。可模拟生成三维图像,镜头也可由外部控制调节焦距,以获得清晰图像。另外,胶囊内部有一个喷药仓和一个取活检仓,均可由外部控制分别打开其阀门,可对病灶喷药或伸出微型钛金属针取活检。目前,胶囊内镜主要用于检查小肠病变。有学者提议其同样可用于诊断结直肠疾病,但其价值仍有待研究。

九、色素内镜检查

色素内镜又称染色内镜,是指将试剂或色素配置成一定浓度的溶液对消化道黏膜进行染色,通过内镜进行观察、诊断,使病变黏膜与正常黏膜颜色的对比更加明显,从而帮助辨认病变的方法。染色途径主要有两种:在内镜下直接喷洒的称直接法;经口服色素后,再进行内镜观察的称间接法。普通内镜不易识别的消化黏膜及某些表面的性状,借助染色作用,使其容易识别。对普通内镜观察不到的黏膜形态,也能通过染色作用,在内镜下用肉眼直接观察和诊断。试剂和色素必须符合无毒、无害、安全的要求。

(李春雨)

第六节 肛肠动力学检查

一、肛门直肠压力测定

(一)原理

肛门直肠压力测定是通过在肛管直肠内置入通道压力传感器装置将肛管直肠腔内的压力信号转换为电信号,从而对肛管直肠腔内压力的变化进行测定,再经过计算机处理后,分析肛管、直肠的功能及其变化。

(二)临床应用

肛门直肠压力测定是最常用的肛门、直肠生理功能检测方法,可研究肛门直肠运动,特别是肛门内、外括约肌功能,包括括约肌部位及长度、高压区及松弛反射等。临床上通过肛门直肠压力测定可了解肛门直肠压力、直肠感觉、肛门自制能力等。其绝对适应证为慢性便秘、大便失禁,相对适应证为评估药物、生物反馈、手术等疗效,以及制订先天性巨结肠、分娩后肛直肠损伤等疾病的治疗方案。

(三)正常参考值

直肠动力学检查的常用参数包括肛管静息压、肛管收缩压、肛门括约肌功能长度、直肠肛管抑制反射、模拟排便反射、直肠感觉阈值、直肠顺应性。

1. 肛管静息压　主要由肛门内括约肌张力形成,约占 85%,肛门外括约肌张力占 15%。正常人最大括约肌静息压力为 50~80mmHg。静息压的最高点在距肛缘 1~2cm,自此向上递减,其与直肠内压构成一个向心形的渐降梯度,从而形成一个压力屏障,对维持肛门自制有重要意义。

2. 肛管收缩压　受试者用尽可能大的力坚持尽可能长的时间收缩肛门 20 秒以上时所测得的肛管内压力,主要源于肛门外括约肌的收缩压力,具有随意性。

3. 肛门括约肌功能长度　静息状态时,肛门括约肌功能长度上限由肛门括约肌静息压力较之直肠内压力大 5mmHg 以上水平区域来确定,相当于肛门内括约肌长度。不同性别、不同年龄健康成人存在明显差异。

4. 直肠肛管抑制反射　即扩张直肠后可反射性地引起肛管松弛。当肠内容物下降至直肠扩张,直肠达到阈值时,引起肛门外括约肌收缩和肛门内括约肌松弛,肛管内压力下降,内容物在此压力差的作用下下降。

5. 模拟排便反射　评估直肠和肛门括约肌在模拟排便时压力的变化及其与腹部肌肉收缩时是否协调。通常排便时会有直肠压力增加和肛门括约肌压力降低(图 5-6-1A)。

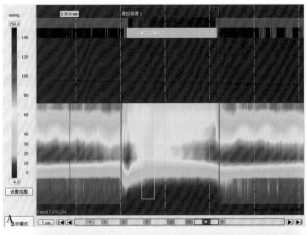
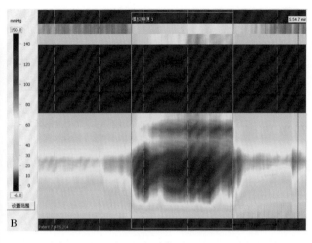
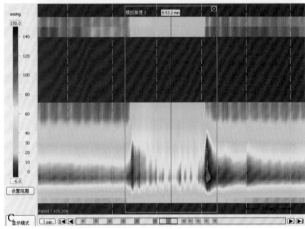

图 5-6-1　直肠动力学检查

A. 正常状态;B. 排便不协调(肛管反常收缩);C. 排便时直肠内压降低。

6. 直肠感觉阈值　正常人当直肠被粪便扩张时,通过直肠壁的机械感受器可将粪便扩张肠壁的信号经盆腔神经传入骶髓及排便高级中枢,产生便意及排便活动。检测方法为用注射器以 10ml/s 的速度断续向定位在直肠内的导管尖端球囊注入空气,直至受试者出现主观不适时停止。可依次获得初始感觉阈值、排便感觉阈值、排便窘迫阈值、直肠最大耐受量。

7. 直肠顺应性　指引起直肠壁张力单位升高所需注入的空气体积,反映直肠容积及其扩张性。随着不断向球囊内注入空气,最初会引起直肠内压的增加,随之又下降至一个稳定的压力范围,直肠顺应性的值即是用球囊容积与稳定状态的直肠内压的关系来表示。直肠顺应性取决于直肠壁的弹性和相邻骨盆的活动性,可以衡量直肠壁容受性。

(四)异常值及相关临床意义

患者的异常检测结果主要包括直肠肛门抑制反射消失、肛门张力和收缩力降低、直肠低敏感和高敏感。在 2019 年《肛门直肠功能障碍的标准化检测方案和伦敦分型》(简称《伦敦共识》)中,肛门直肠功能障碍的分型主要包括 4 个部分:①直肠肛门抑制反射异常;②肛门张力及收缩力异常;③肛门直肠协调障碍;④直肠感觉异常。

1. 肛直肠抑制反射缺如　是先天性巨结肠的典型表现,具有高灵敏度(89%)和高特异度(83%),有时也可在大便失禁、便秘及肛直肠术后患者中出现。

2. 肛门括约肌松弛　通常与大便失禁有关,而括约肌压力升高则是肛裂及便秘的表现;括约肌收缩力降低与排便急迫、不协调排便、盆底肌无力有关。

3. 排便障碍　患者模拟排便时肛门直肠测压的曲线图至少有 4 种类型。Ⅰ型:直肠内压力升高($\geqslant$45mmHg)伴肛门括约肌收缩、肛管压力升高(图 5-6-1B);Ⅱ型:推进力不足(直肠内压<45mmHg),伴有肛门括约肌松弛不充分或肛门括约肌收缩;Ⅲ型:直肠内压力升高($\geqslant$45mmHg),而肛门括约肌不松弛或松弛不充分(<20%);Ⅳ型:

推进力不足（直肠内压<45mmHg），肛门括约肌松弛（>20%）（图5-6-1C）。

4. 初始感觉的阈值增高　常见于糖尿病、大便失禁及急于排便的便秘患者；相反，直肠高敏或感觉阈值降低见于急迫性尿失禁患者、直肠炎、肠易激综合征、下腹部或骨盆疼痛的患者。

二、球囊逼出试验

（一）原理

球囊逼出试验（balloon expulsion test，BET）是以充入液体的球囊模拟粪便，从而测试直肠及肛管的排空能力。检查时，患者取左侧卧位或坐位，将球囊置于直肠壶腹部，注入37℃温水50ml，嘱患者模拟排便动作，要求患者在预设时间内将球囊排出。

（二）临床应用

BET是一种简单、易行且经济的检查，可作为功能性排便障碍患者的一线筛查试验。但结果正常并不能完全排除盆底肌不协调收缩的可能，且在正常人群中也可有异常结果，因此BET不足以作为诊断依据，并且其不能检测与排便障碍相关的解剖异常，需结合其他检查如直肠动力学检查及排粪造影等进一步诊断。

（三）正常参考值

球囊排出时间的标准在不同研究中并不一致。在正常人群中，1~5分钟可排出球囊。

（四）异常值及相关临床意义

患者未在预设时间内将球囊排出，BET结果视为阳性。具体时间各个研究标准不一，绝大多数为1~5分钟。23%~67%的功能性便秘患者存在BET阳性。BET阳性是诊断排便障碍的一项依据，需考虑存在盆底肌不协调收缩、肛门直肠解剖异常等。

三、盆底肌电图检查

（一）原理

盆底肌电图是评估肛门直肠神经生理的主要工具。盆底肌电图能记录盆底肌肉激活过程中动作电位相关的生物电活动，检测盆底肌及腹部肌群的矛盾运动，辅助判断患者神经肌肉的功能变化。盆底肌电图具有以下优点：①运动单位数目与肛管收缩压力高度吻合；②检测排便障碍患者肛门括约肌矛盾收缩；③可评估生物反馈时肛门外括约肌功能；④避免臀肌等其他肌肉的影响。其缺点为特异度较差，不同疾病通常具有相同表现。

（二）临床应用

盆底肌电图对于单块肌肉功能评估及盆底肌早期病变有较好的诊断效果，适用于肛直肠疼痛、神经损伤性大便失禁及肛直肠术前盆底评估的患者。对大便失禁患者，盆底肌电图可用于判断患者是否存在盆底肌动作电位、肌纤维密度及神经传导稳定性异常。临床上将盆底肌电图与阴部神经末梢运动检查、肛门直肠测压等共同进行，有助于准确理解复杂病变。

（三）正常参考值

盆底肌电图测量结果具有较好的可重复性，但盆底肌电图的正常参考值因检测部位（经阴道或经肛门）及电极（体表、针刺或肛塞）的不同而改变。正常女性盆底肌（经阴道）动作电位静息波幅为（19.6±7.3）μV，最大自主收缩峰值波幅为（97.7±44.0）μV。我国绝经后女性肛门括约肌（经肛门）轻度收缩相运动单位电位平均波幅为（784.89±34.32）μV，耻骨直肠肌为（637.16±37.93）μV。

（四）异常值及相关临床意义

大便失禁患者平均运动电位潜伏期更长，反映神经源性损伤。此外，多相运动电位能够反映肌肉神经的支配—再支配，也提示神经源性损伤。痉挛性盆底疾病患者常出现反向收缩，多为耻骨直肠肌松弛障碍，而松弛性盆底疾病患者的静息相、重度收缩相出现异常，提示肛门内、外括约肌收缩障碍。便秘患者存在不同程度的盆底、腹部肌群矛盾运动和肛门括约肌松弛幅值降低，其中出口梗阻型便秘患者更为多见。

四、阴部神经末梢运动检查

(一) 原理

阴部神经末梢运动检查是评估盆底神经肌肉最可靠的电生理方法之一,主要以阴部神经终末运动潜伏期(pudendal nerve terminal motor latency,PNTML)检测最为常用。PNTML 是指经直肠电刺激阴部神经运动神经元,观察刺激后至肛门外括约肌产生收缩的时间,以检测阴部神经功能,包括神经传导时间、神经肌肉传递时间、肌肉纤维传递时间三个部分。

(二) 临床应用

PNTML 主要用于检测阴部神经功能,阴部神经损伤,则 PNTML 延长。因此,PNTML 可用于评估大便失禁、尿失禁等症状是否与阴部神经损伤相关。此外,PNTML 还可用于评价肛门括约肌重建(如经阴道分娩术后损伤),或直肠脱垂修补术前后阴部神经功能。慢性便秘及排便困难的患者用力排便、盆底肌群反复收缩,可能导致阴部神经损伤,PNTML 可用于预测此类患者行直肠切术后有无发生大便失禁的可能。对特发性大便失禁患者进行 PNTML 检测还可预测骶神经调节治疗后的长期满意度。

(三) 正常参考值

PNTML 正常值为(2.0±0.2)毫秒,左侧与右侧阴部神经 PNTML 可能有差别,但只与平均值稍有不同。

(四) 异常值及相关临床意义

女性患者 PNTML 的增加可能与阴道分娩、胎头吸引等相关。在慢性便秘、排便障碍及大便失禁、尿失禁患者中同样会出现 PNTML 延长的现象。

五、排粪造影

(一) 原理

排粪造影(defecography)是一项用于评估排便过程中直肠和盆底活动的影像学检查方法。将 150~300ml 硫酸钡与增稠剂混匀来模拟软粪的性状,灌入直肠,模拟生理排便活动,在静息和模拟排便过程中,分别拍摄侧位像(≥2张/s),动态观察肛门直肠的解剖结构和相关功能。

(二) 临床应用

在怀疑有结构异常时,排粪造影是一项具有良好价值的检查手段,主要用于诊断排便障碍型便秘,特别是怀疑有解剖结构改变的患者。该检查能够发现消化道解剖结构异常(如直肠前突、肠疝、肠套叠、直肠黏膜脱垂、巨直肠、盆底痉挛综合征),同时评估一些排便功能指标(如排便时的肛直角、会阴下降、直肠排空程度)。在直肠动力学检查和球囊逼出试验检查结果不明确、结果与临床诊断不一致或在模拟排便时盆底肌松弛正常但是不能排出球囊时,排粪造影有独特的临床价值。临床上通常采用 X 线法,简单易行、价格低廉、普及率高。磁共振排粪造影能实时显示直肠肛门的运动和排空过程,同时可以清晰地显示耻骨直肠肌、肛提肌、肛门内括约肌及直肠肛门周围的软组织,相较于 X 线片,具有多平面成像、分辨率高、无辐射等优点,但该检查对操作设备要求较高、检查时间较长、花费高,因此应用比较局限。另外,对难治性排便障碍型便秘,排粪造影的检查结果是外科决定是否手术干预的重要术前评估内容。

(三) 测量项目及正常参考值

1. 测量用具 选用海军军医大学附属第一医院(长海医院)放射科特制的含角度仪、米尺、放大尺、缩小尺的四合一测量尺(图 5-6-2)。该测量尺是根据坐桶后部中线壁内垂直矢状方向嵌放的暗比例尺在靶片距为 100cm 时所摄取照片的放大(大点片)、缩小(100mm 缩影片)率而制成的 25cm×10cm 的薄透明胶片。其放大、缩小率应与盆腔中线器官在照片上的放大、缩小率一致。用该尺的角度仪量肛直角,用放大、缩小尺分别测量大点片和缩影片上所示的各长度距离,如肛上距、乙(小)耻距、肛管长度、骶直间距、直肠前突的深度长度、直肠内套叠的深度、厚度和套叠肛门距,以及

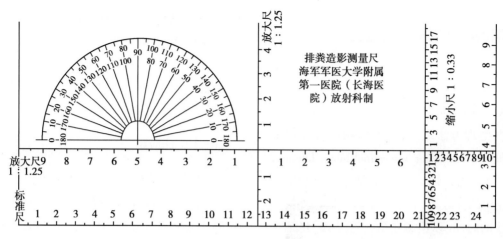

图 5-6-2　四合一专用测量尺

其他需测量的指标。该尺是经纬线互相垂直的坐标式的，测量时只需定点，无须画线和换算即可得出实际数值，测量既快又准，用途广，使排粪造影诊断达到计量化标准，使临床治疗和疗效观察判定有计量依据。值得注意的是，排粪造影是一个动态检查过程，前后对比分析有时比孤立参照所谓"正常值"更重要。

2. 测量项目　①肛直角：肛管轴线与近似直肠轴线的夹角。②肛上距：耻尾线为耻骨联合与尾骨尖的连线，基本相当于盆底位置。肛上距为肛管、直肠轴线交点至耻尾线的垂直距离。③耻骨直肠肌长度：耻骨直肠肌于肛直交界处后方压迹至耻骨距离。④直肠前突深度：前突顶端至开口上下缘连线的垂直距离（图 5-6-3）。

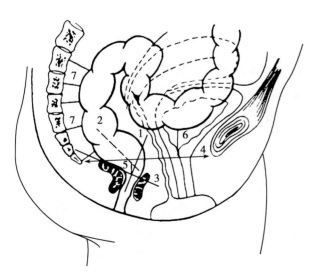

图 5-6-3　排粪造影测量项目

1.肛管轴线；2.直肠轴线；3.近似直肠轴线；4.耻尾线；5.肛上距；6.乙耻距；7.骶直间距。

3. 正常参考值　排粪造影正常参考值见表5-6-1。

表 5-6-1　排粪造影测量数据正常参考值

测量项目	正常参考值
肛直角	
静态	70°~140°
用力排便	110°~180°
提肛	75°~80°
肛上距	<3~4cm
耻骨直肠肌长度	
静态	14~16cm
用力排便	15~18cm
提肛	12~15cm
直肠前突	<3cm，排空对比剂

（四）相关临床意义

1. 直肠前突　为直肠壶腹部远端呈囊袋状向前（阴道）突出（图5-6-4）。该征象可出现在无症状的志愿者中，因此，只有膨出>3cm才有意义。其实并不尽然，口部巨大且开口向下的重症直肠前突也未必有粪便嵌塞。真正有病理意义的直肠前突必须有开口小、纵深、排粪终末钡剂滞留三大特征，并有指压阴道后壁方能排便的病史为重要的参考依据。

2. 直肠黏膜脱垂及内套叠　增粗而松弛的直肠黏膜脱垂于肛管上部，造影时该部呈凹陷状，而与直肠肛管结合部的后缘光滑连接。当增粗松弛的直肠黏膜脱垂在直肠内形成>3mm深的环状套

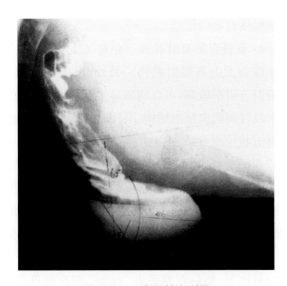

图 5-6-4　直肠前突测量

叠时，即为直肠内套叠。

3. 耻骨直肠肌综合征　肛直角小，肛管变长，排钡剂很少或不排，且出现"搁架征"。该征是指肛管直肠结合部后上方在静坐、用力排便时均平直不变或少变，状如搁板，对耻骨直肠肌综合征有重要诊断价值，同时可作为与耻骨直肠肌失弛缓症的鉴别要点。

4. 肠套叠　模拟排便时直肠的单侧或全周内套叠。

5. 肠疝　一般被定义为阴道和直肠之间向后向下的疝，疝可能含有小肠或乙状结肠。

6. 会阴下降　骨盆出口下会阴过度膨胀。

7. 巨直肠　男性的直肠直径>8.1cm，女性的直肠直径>6.9cm，表明存在巨直肠。

六、结肠传输试验

（一）原理

结肠传输试验是目前诊断结肠慢运输型便秘的重要方法。结肠传输时间（colonic transit time，CTT）是一种采用影像学方法评估结肠运动功能的检查方式，通过检测不透 X 线的标志物在一定时间内排出结肠的多少来反映结肠运动速度，从而更好地指导临床治疗。

（二）临床应用

CTT 的检测方法包括不透 X 线标志物法、核素法、无线动力胶囊等。不同的检测方法中，不透 X 线的标志物法在临床应用最为广泛，该方法简单易行，价格低廉且安全性高。患者连续 3 天服用不同形状的标志物，于第 4 天拍摄腹部 X 线片，根据标志物在结肠各段的分布情况，计算其在不同肠段的通过时间。临床上简易方法如下：检查前 1 周停用影响胃肠动力学药物，3 天前停用泻药，检查当天早上随标准餐一次性顿服不透 X 线的标志物（通常是 20 个），于 48 小时（图 5-6-5）和 72 小时各拍摄腹部 X 线片 1 张，根据标志物的分布和排出情况计算结

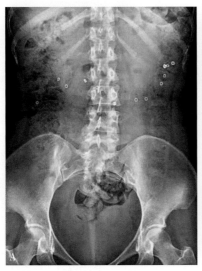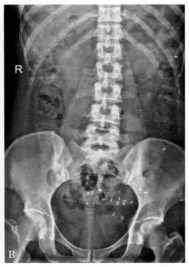

图 5-6-5　结肠传输试验
A. 慢传输型便秘（48 小时）；B. 出口梗阻型便秘（48 小时）。

肠传输速度,以此判断是否存在结肠传输减慢。

(三)正常参考值

正常成人在口服标志物后,8小时内所有标志物即可进入右半结肠,然后潴留于右半结肠达38小时,左半结肠37小时,乙状结肠和直肠34小时,正常参考值是口服标志物后第5天至少排出标志物的80%(16粒),第7天全部排出,或72小时排出90%及以上的标志物,视为结肠传输时间正常。

(四)异常值及相关临床意义

72小时体内剩余20%以上标志物视为结肠传输时间延长。若48小时摄片时70%标志物在乙状结肠以上,则提示患者存在结肠传输减慢;若80%标志物存留于乙状结肠和直肠,则提示有功能性排便障碍的可能。

(汤玉蓉 俞汀)

第七节 影像学检查

一、肛管直肠影像学检查方法

1. X线结肠造影 传统的X线结肠造影检查是通过肛管直肠将对比剂灌入大肠,能够确切地观察结直肠及肛管的腔内病变,主要反映肠腔轮廓、大小改变,并动态观察肠腔蠕动情况。该方法可以较好地显示肿瘤、息肉等病变导致的黏膜中断破坏、肠腔狭窄,但无法观察肛门直肠周围情况及是否有远处转移。

2. 肛管直肠腔内超声 可以通过探头置入管腔内观察肛管直肠的解剖结构,检查者依据形态学观察发现病变。由于一定的分辨率与视野限制,超声能够准确显示低位直肠及肛管的浅表性病变,但位置较高或深部的病灶则显示不佳。

3. 盆腔CT检查 CT对于直肠肛管疾病的诊断应用价值较大,可以显示病灶形态、密度,反映组织成分,并了解管腔内外情况,对肿瘤性病变可以明确浸润范围、对周围组织的侵袭情况、有无淋巴结及远处转移等。另外,增强CT检查可以进一步了解病灶的血供情况及来源,为疾病的诊断与鉴别

诊断提供有效的依据。

4. 肛管直肠MRI检查 相对X线与CT而言,MRI检查无电离辐射损伤。另外,由于MRI图像软组织分辨率极高,可以清晰显示肛管直肠组织学层次及肛周肌肉解剖结构,采用基于病灶的斜轴位及斜冠状位观察病变,对判断肛周瘘管、脓肿分型及肛直肠恶性肿瘤T、N分期都至关重要。另外,MRI可获得多种功能成像,反映病变的病理生理学特征,弥补单纯形态学上观察病变的不足。因此,MRI已逐渐成为大多数肛管直肠疾病的一线检查。

5. 动态排粪造影 通过向患者直肠注入一定量的对比剂,然后观察患者"排便"时直肠肛管的动、静态变化,以显示肛管直肠的功能性及器质性病变,为临床评估出口梗阻型便秘提供重要依据。

二、肛管直肠的正常影像学解剖

肛管直肠的结构在超声、CT及MRI上均可以显示,但MRI的软组织分辨率最高,是显示直肠、肛管及其周围结构的最佳影像学方法。

MRI常规T_2加权像扫描序列能清晰地显示出直肠的各层结构:①黏膜层,较薄,呈低信号强度;②黏膜下层,较厚,呈较高信号强度;③肌层,呈低信号强度(图5-7-1)。肠周系膜组织由于含有大量脂肪而呈高信号,其外周有细线状的直肠系膜筋膜,呈线状低信号包绕直肠系膜。

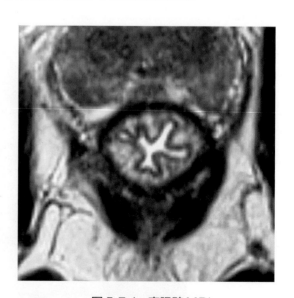

图5-7-1 直肠壁MRI

T_2加权像显示黏膜层表现为内层低信号细线,黏膜下层表现为较厚较高信号带,固有肌层形成最外面的低信号带。

肛管腔较窄且呈闭合状态,MRI 上黏膜与肛门内括约肌常难以区分。肛门括约肌复合体主要由肛门内括约肌和肛门外括约肌两部分肌层组成,肛门内括约肌与直肠下段固有肌层的内环肌相续,为不随意的平滑肌,在 T_2 加权像上呈稍高信号,对比增强后呈明显强化。肛门外括约肌在外层包绕着肛门内括约肌,是由横纹肌组成的随意肌,因此 T_2 加权像信号和对比增强程度较低。括约肌间隙及坐骨直肠间隙等富含脂肪组织的区域则在 T_2 加权像表现为较高信号,这天然的信号差异对比能很好地区分肛门内、外括约肌(图 5-7-2)。肛门外括约肌由深部、浅部、皮下部构成,皮下部位于肛门内括约肌下方,部分向内上转折,在冠状位图像上显示典型的"鱼钩状"改变(图 5-7-3)。肛提肌为盆底固定直肠、承托盆腔脏器的肌肉,MRI 上可显示肛提肌上方的骨盆直肠间隙与下方的坐骨直肠间隙。耻骨直肠肌位于肛提肌的下方,MRI 上呈 U 形包裹肛门内括约肌的后面和侧面,形成肛管直肠环,是区分肛管与直肠的重要解剖结构。

三、肛管直肠炎性病变的影像学表现

1. 肛瘘与肛周脓肿　典型的瘘管在 MRI 上表现为索条状 T_1 加权像低信号、T_2 加权像高信号病灶,瘘管较宽时可见低信号管壁影围绕,T_2 加权像压脂像可以更好地显示病灶形态,增强扫描可见瘘管明显强化。

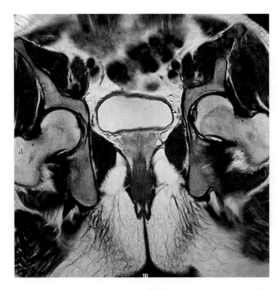

图 5-7-3　肛管 MRI
冠状位显示肛提肌及肛门外括约肌的深部、浅部、皮下部。

肛周脓肿则表现圆形或椭圆形的腔样病灶,T_1 加权像及 T_2 加权像信号特点与瘘管相似,脓肿在弥散加权成像(diffusion weighted imaging,DWI)上具有明显的高信号,可与邻近组织产生强烈的对比,增强扫描表现为明显的环形强化,其内部脓液无强化,当脓液吸收被肉芽肿组织填充时可出现强化。

根据影像学表现上瘘管与肛门括约肌的解剖关系进行临床分型,即 Parks 分型。①肛管括约肌间型:内口位于齿状线附近,瘘管沿括约肌间隙走行,外口大多在肛缘附近;②肛管经括约肌型:内口位于齿状线附近,瘘管突破肛门外括约肌进入坐骨直肠间隙,开口于肛周皮肤上;③肛管括约肌上型:内口位于齿状线附近,瘘管在括约肌间隙先向上延伸,越过耻骨直肠肌,向下经坐骨直肠间隙穿透至肛周皮肤;④肛管括约肌外型:内口常常位于直肠,瘘管直接突破肛提肌至坐骨直肠间隙及肛周,与肛门括约肌复合体无关联(图 5-7-4)。

2. 藏毛窦与藏毛囊肿　病变主要发生于骶尾部近中线区臀间裂处,影像学可表现为管状或囊状异常信号,与体表相通,T_1 加权像呈低信号,T_2 加权像呈高信号,病灶根据感染与否显示清晰或不清晰,T_2 加权像压脂像可以显示病灶周围的水肿,增强扫描可见不均匀强化(图 5-7-5)。影像学检查主要用于显示藏毛窦的范围、深度及与邻近组织的关系,结合临床有助于诊断及制订手术计划。

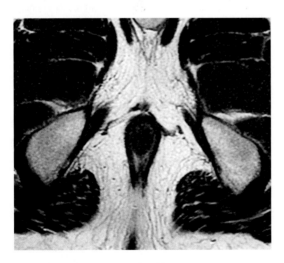

图 5-7-2　肛管 MRI
轴位 T_2 加权像显示相对低信号的肛门内、外括约肌,以及高信号的括约肌间隙及双侧坐骨直肠间隙。

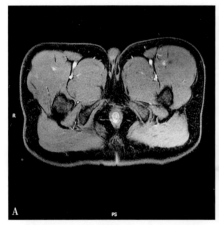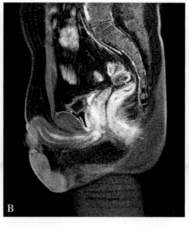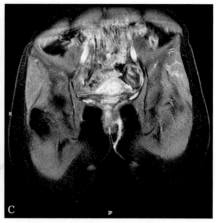

图 5-7-4 括约肌间型肛瘘 MRI

A. 轴位;B. 矢状位;C. 冠状位。

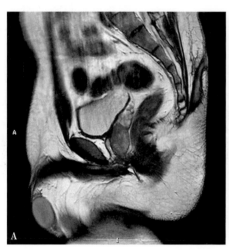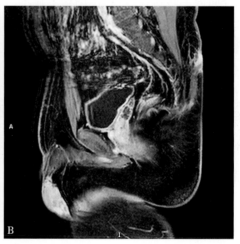

图 5-7-5 骶尾部藏毛窦 MRI

A. 平扫 T_2 加权像;B. 增强 T_1 加权像。

3. 化脓性大汗腺炎　肛周化脓性大汗腺炎影像学上表现为肛周广泛炎症、脓肿样信号特点,主要位于皮下疏松脂肪组织,不与肛管相通,结合临床检查多可作出诊断。

四、肛管直肠肿瘤性病变的影像学表现

1. 发育性囊肿　肛管直肠发育性囊肿影像学上表现为骶前多发的囊性病灶,T_2 加权像常呈明显高信号,根据内部成分不同,T_1 加权像可呈低、等、高信号,DWI 可呈低信号或高信号,增强扫描通常无强化,若囊肿合并感染可出现囊壁强化,感染进展可继发肛瘘或肛周脓肿形成(图 5-7-6)。

2. 直肠癌与肛管癌　常表现为局限性管壁增厚或软组织肿块影,MRI 可见病变肠壁 T_1 加权像

为等或稍低信号,T_2 加权像为稍高信号,DWI 多为高信号,增强后可表现为较明显强化,体积较大时可以出现瘤内坏死,表现为肿块不均匀强化、瘤内坏死区无强化,肿瘤可以累及直肠系膜或肛周复合体,盆腔其他器官,如膀胱、子宫、前列腺及精囊等也可受累(图 5-7-7)。需要注意的是,当病理类型为黏液腺癌时,因肿瘤内含有大量黏液湖,在 T_2 加权像上可以表现为较明显的高信号,DWI 上信号可以不高,增强扫描后强化程度低于常见的直肠腺癌及肛管鳞癌。转移的淋巴结可表现为淋巴结肿大、形态不规则、密度/信号不均匀,增强扫描后不均匀强化。

3. 间质瘤　肛管直肠间质瘤以单发多见,影像学上主要表现为类圆形或不规则分叶状的软组织肿块,多与肠壁分界不清,向腔内、腔外或跨腔内外生

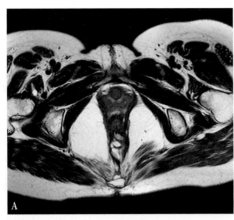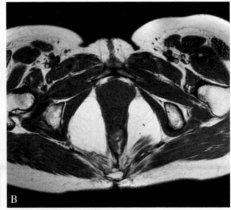

图 5-7-6　肛管直肠发育性囊肿 MRI（显示肛管直肠后方多发囊性灶）

A. T$_2$ 加权像呈明显高信号；B. T$_1$ 加权像呈等高信号。

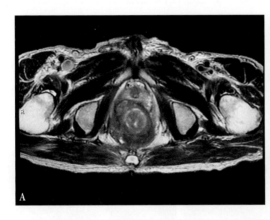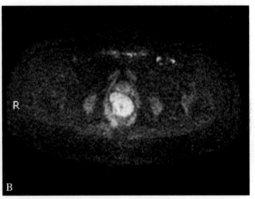

图 5-7-7　直肠癌 MRI（显示下段直肠壁增厚并肿块形成，向前累及前列腺）

A. T$_2$ 加权像呈稍高信号；B. DWI 呈明显高信号。

长，大多边界较清晰，恶性者边界不清。病灶平扫多呈软组织密度或信号，DWI 上表现为扩散受限，肿瘤较大时瘤体内部可以出现坏死、囊性变或钙化导致密度/信号不均匀，病变与肠腔相通时，可出现气体或气液平面，增强扫描后实性部分以中等至明显强化为主，坏死、囊性部分不出现强化，恶性胃肠道间质瘤常出现肝转移，但淋巴结转移较少见（图 5-7-8）。

4. 淋巴瘤　肛管直肠淋巴瘤通常表现为肠壁不规则增厚，也可表现为息肉样或隆起性肿块，肿瘤在 CT 或 MRI 上表现为均匀软组织密度/信号，

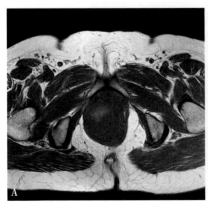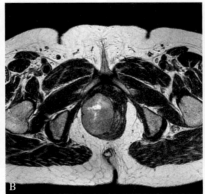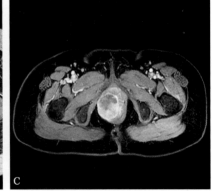

图 5-7-8　间质瘤 MRI（显示下段直肠右旁一类圆形肿块，信号不均匀）

A. T$_1$ 加权像可见内部出血导致的高信号；B. T$_2$ 加权像可见内部出血导致的高信号；C. 增强扫描呈不均匀强化。

DWI可见明显弥散受限,增强扫描后多为轻度至中度强化,强化多较均匀,通常无囊性变或钙化,肿瘤较大时可以出现小片状坏死。淋巴瘤病灶轮廓较为光整,病变较大时也可呈浸润性生长,但无明显肠梗阻表现,可浸润邻近脏器,并伴有腹腔、盆腔等全身其他部位的多发淋巴结受累(图5-7-9)。

5. 黑色素瘤 CT上病灶多表现为分叶状、息肉样、蕈伞样软组织肿块,密度/信号可不均匀,增强扫描后中度至明显强化,晚期肿瘤可侵袭邻近脏器,并有淋巴结及远处转移。典型的黑色素瘤在MRI信号表现具有一定的特征性,即T_1加权像上为高信号,T_2加权像上为低信号,主要由黑色素细胞内含有的黑色素具有顺磁性作用,缩短了T_1和T_2值导致。当肿瘤较小且含黑色素时,黑色素瘤MRI信号表现较典型,不难诊断。但当肿瘤仅含少量或无黑色素成分时,MRI上可无特征性表现,诊断困难;肿瘤较大时,MRI上可表现为混杂信号,此时MRI上也可无明显特征性,可因黑色素含量不同及是否伴随出血导致肿瘤信号混杂(图5-7-10)。

6. 肉瘤 肛管直肠肉瘤除部分含有脂肪成分的脂肪肉瘤外,其他类型肿瘤在影像表现上无明显特异性,多表现为较大的软组织肿块,其内可见更低密度坏死液化区,增强扫描后多见不均匀强化(图5-7-11)。

五、肛管直肠功能性病变的影像学表现

动态排粪造影可以采用数字胃肠机或磁共振设备摄取患者静息、提肛及用力排便状态下的直肠动态变化过程,观察患者排便时直肠肛管的动、静态变化,反映肛管直肠的功能性病变,为临床评估出口梗阻型便秘提供重要依据。

1. 直肠膨出 为女性出口梗阻型便秘的首要病因,表现为用力排便时直肠壶腹部远端前壁向前突出呈囊袋状(图5-7-12)。正常人中也可出现轻

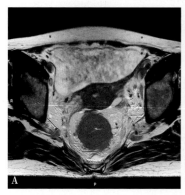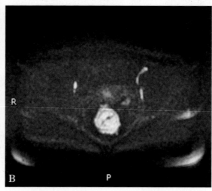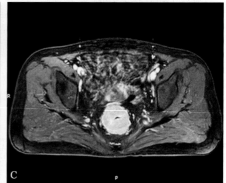

图5-7-9 直肠淋巴瘤MRI(显示直肠壁环周增厚,信号尚均匀)
A. T_2加权像呈稍高信号;B. DWI呈明显高信号;C. 增强扫描呈较均匀中度强化。

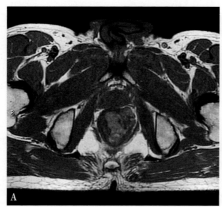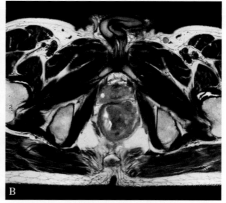

图5-7-10 黑色素瘤MRI(显示肛管直肠壁不规则增厚,信号不均匀)
A. T加权像呈较明显高信号;B. T_2加权像显示病灶内部低信号,提示为黑色素成分。

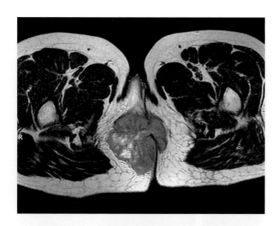

图 5-7-11　肛周胚胎性横纹肌肉瘤 MRI

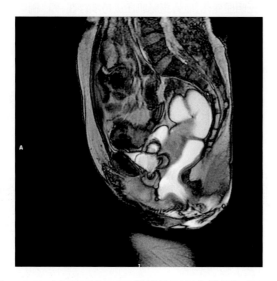

图 5-7-12　直肠膨出 MRI 排粪造影用力排便相（显示直肠壶腹部远端前壁呈囊袋状突起）

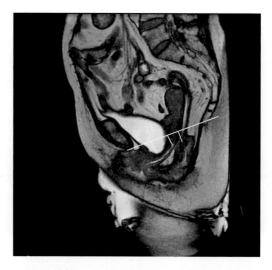

图 5-7-13　盆底疝 MRI 排粪造影用力排便相（显示膀胱、子宫颈及腹膜向下滑动至耻尾线以下）

度的直肠前突，影像学可以评估直肠膨出的大小及程度，也可检测伴随的其他盆底疾病。

2. 会阴下降及内脏下垂　肛直联合部位于耻尾线以下超过 3cm，经产妇超过 3.5cm 则提示会阴下降。内脏下垂是由于盆底腹膜出现局限性薄弱或松弛，膀胱、子宫、小肠或乙状结肠等通过薄弱部位向下滑动，形成盆底疝（图 5-7-13）。主要在用力排便相的矢状面图像上，可分辨出不同器官疝至耻尾线以下。

3. 盆底痉挛综合征　影像学表现为用力排便相时耻骨直肠肌痉挛压迹持续存在或逐渐加深，压迹呈半弧形，位于肛直角后缘。盆底痉挛综合征患者用力排便时肛直角与提肛相对时变化不明显，甚至用力排便时肛直角变小，这与耻骨直肠肌持续痉挛收缩有关。耻骨直肠肌痉挛合并直肠膨出时会出现"鹅征"（图 5-7-14），对诊断有特异性

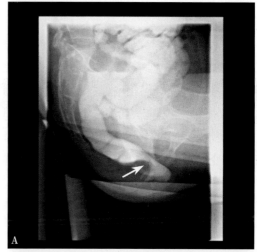

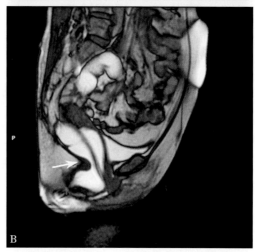

图 5-7-14　盆底痉挛综合征排粪造影用力排便相 [显示耻骨直肠肌痉挛压迹（箭头）持续存在，同时合并直肠膨出，即"鹅征"]

A. X 线排粪造影；B. MRI 排粪造影。

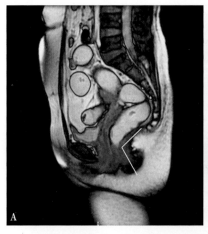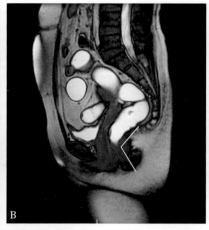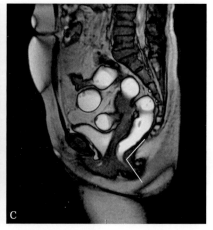

图 5-7-15　耻骨直肠肌综合征 MRI 排粪造影 [显示下肛直角（白线）无明显变化，耻骨直肠肌压迹持续存在，即"搁架征"]

A. 提肛状态；B. 提肛状态；C. 用力排便状态。

价值。影像学表现为"鹅头"，前突的直肠壶腹部；"鹅嘴"，肛管；"鹅颈"，出现耻骨直肠肌痉挛压迹的直肠壶腹部远段；"鹅身"，直肠近端和乙状结肠。

4. 耻骨直肠肌综合征　临床表现与盆底痉挛综合征无明显差异，但病理不同，耻骨直肠肌肥厚是由耻骨直肠肌的纤维化、瘢痕形成，且本身厚度增加，其收缩、舒张功能完全丧失，导致的出口型梗阻，主要表现为静息、提肛及用力排便状态下肛直角无明显变化，耻骨直肠肌压迹持续存在，影像学呈"搁架征"（图 5-7-15）。

（周杰　周智洋）

第八节　超声检查

一、肛管直肠超声检查

随着超声显像技术的发展，经直肠超声检查具有较高的组织分辨率，能清楚显示肛管直肠层次结构及其周围组织，且能实时动态观察，具有无创、无辐射、性价比高等优势，因此逐渐成为肛管直肠疾病的主要检查手段之一。

（一）适应证

1. 肛管直肠良性疾病　包括肛周脓肿、肛瘘、直肠阴道瘘、藏毛窦等。

2. 肛管直肠肿瘤性疾病　肛管癌、直肠癌、直肠间质瘤、直肠神经内分泌肿瘤、骶尾部囊肿、畸胎瘤等。

3. 肛管直肠功能障碍性疾病　包括直肠前突、直肠脱垂及肛门括约肌损伤等。

（二）禁忌证

1. 肛管直肠狭窄导致探头无法进入。

2. 患者因剧烈疼痛无法耐受或配合。

3. 直肠内有异物未取出。

（三）仪器设备

肛管直肠超声检查最常用的探头包括高频线阵探头、凸阵探头、经直肠双平面探头及经直肠三维成像探头四种，可配备上述探头的超声诊断仪均可用于直肠超声检查。

1. 高频线阵探头　主要用于肛周软组织病变的检查，尤其适用于位置比较表浅的病变，如肛周脓肿。

2. 凸阵探头　主要用于臀部或肛周较深病变的检查，尤其是位置较深的骶前囊肿、畸胎瘤、脓肿等。

3. 经直肠双平面探头　频率多为 4~12MHz，包括线阵和凸阵两种扫查形式，可以相互切换，主要用于肛管及直肠腔内病变的检查，凸阵扫查切面是扇形，可以了解病变范围及其与周围组织关系；侧方线阵扫查可以清楚地显示肠壁层次结构，了解病变浸润深度，因此经直肠双平面探头可以相互结合，互相补充，更好地获得肛管直肠病变的图像资料。

4. 经直肠三维成像探头　三维成像探头频率多为 4~16MHz,可包括线阵和 360° 环形两种扫查形式,均可获得扫查区域的三维容积图像,通过软件可以从不同角度及不同切面分析三维数据,了解病变特点,从而获取更加准确的信息。

（四）检查前准备

1. 患者准备　嘱患者检查前 1 天进流质食物,检查前 1~2 小时予以清洁灌肠,以清除肛管及直肠内容物。

2. 检查者准备　了解被检查患者的现病史及既往史,询问既往有关检查资料,尤其是复习其他相关影像学资料,并向患者做好解释工作,说明检查目的,消除患者紧张情绪,以得到患者的配合。

3. 其他准备　直肠腔内探头涂耦合剂后使用避孕套保护,必要时可使用无菌耦合剂保留灌肠（经肛门灌入无菌耦合剂 50~100ml）,以充盈直肠,有助于获得清晰的肛管直肠影像。

（五）体位

最常用的体位为左侧卧位,嘱患者屈膝屈髋 90°,使双膝尽量靠近腹部,充分显露肛门。也可采用膝胸位及截石位。

（六）检查方法

1. 检查者在将探头置入直肠前需先行直肠指检,以了解肛管及直肠的走行方向,肠腔有无狭窄及内容物,同时对病变的位置、质地、活动度及范围等进行初步了解和判断。检查前充分的直肠指检,有助于进行经直肠超声检查和诊断。

2. 对怀疑有肛周良性病变的患者,需首先使用高频线阵探头经体表扫查了解肛管及周围软组织内有无病变及病变范围,然后再使用经直肠腔内探头从腔内对病变进行观察和分析。在经直肠腔内探头置入时,嘱患者深呼吸,缓慢旋转推进送入探头,由浅至深按照顺时针或逆时针方向旋转探头,以二维灰阶超声观察肛管直肠及其周围组织的形态结构,使用彩色多普勒观察病变的血流灌注情况,从而判断病变的位置、范围及性质,并存储图

像。在检查过程中可以根据病变的实际情况选择不同类型的探头及频率,如病变位置较高时可以选择双平面探头的端扫探头,有助于显示更高、更深或更大的直肠病变。若同时配备有三维成像探头则可启动三维扫查程序,获得并存储观察区域的三维容积影像,并在相应软件上行进一步图像分析。检查过程中需多个探头互相配合进行全面扫查,才能获得最佳的图像及准确的病变信息,作出明确诊断。

3. 检查结束后需缓慢退出探头,并清洁探头。

（七）检查内容

在检查肛管直肠周围良性病变时,二维超声需观察病变的形态、结构及范围,对肛瘘患者需着重观察瘘口位置、瘘管走行及其与肛门括约肌的关系,有无脓腔等;对肿瘤性病变,则着重于观察肠壁及肿物的层次及周围组织结构,了解病变的位置、大小、形态、浸润深度、占据肠周范围及其与周围组织结构的关系,测量肿瘤下缘距肛缘的距离,观察直肠周围系膜内淋巴结的情况等。彩色多普勒可以了解病变的血流情况,协助判断肿瘤性质及有无侵袭周围血管等。

二、肛管直肠先天性疾病

1. 先天性肛门直肠畸形　使用高频线阵探头于会阴部扫查,可追踪到直肠盲端,直肠盲端与肛门隐窝之间为软组织回声充填,其上直肠下段扩张,内充满肠内容物,偶可见少量气体回声。超声检查需要为临床评估测量直肠盲端与肛门隐窝皮肤之间的距离,由于有时肠内容物移动不明显,直肠盲端较难显示,此时抬高患儿臀部,可见内容物向低处移动,同时可见少量气体回声向上移动,此时可更清楚地显示直肠盲端的位置,使测量更准确。患儿哭闹腹压有改变时,直肠盲端可随呼吸上下移动,此时应待直肠盲端图像移至与皮肤最近位置时,或改变探头方向使呈冠状切面扫查并测量与肛门皮肤之间的最短距离。当患儿合并瘘时,可通过尿道、阴道及瘘口注入生理盐水或稀释的超声对比剂,以便发现瘘管的位置、大小与走行。

2. 骶前囊肿　超声检查可以较准确判断病变

的位置并显示其与相邻肠壁的关系。典型的骶前囊肿在二维超声上表现为直肠后方囊性暗区,内回声尚均匀,包膜完整,形态规则,圆形或类圆形,与周围组织界线清晰,囊内可见光点浮动,后方回声增强。囊肿较大时可见子宫及膀胱被推向前方。骶前囊肿合并感染时显示为骶尾部混杂回声团块。彩色多普勒显示肿块内部未见明显血流信号,周围可见少许血流信号(图5-8-1)。

3. 骶尾部畸胎瘤 根据声像图分为四种类型。

(1)单房性囊肿:表现为骶尾部单个圆形或类圆形的囊性包块,边界清晰,内部回声均匀。彩色多普勒显示包块内部无明显血流信号。

(2)多房性囊肿:表现为骶尾部多个囊性包块,边界欠清,部分囊壁节段性增厚,彩色多普勒显示囊壁上可见点条状血流信号。

(3)囊实混合型:骶尾部包块呈囊实性,其内可见杂乱混合回声,可见点状或簇状强回声斑(图5-8-2)。

(4)实性包块型:骶尾部肿块呈实性低回声,边界欠清,内回声杂乱,可见簇状强回声钙化,实性部分可见血流信号。

三、肛管直肠良性疾病

(一)肛周脓肿

1. 表现 根据肛周脓肿病理过程不同,表现

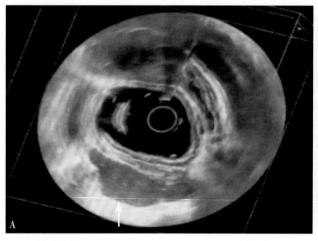
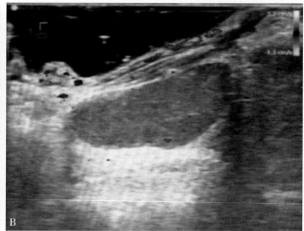

图5-8-1 骶前囊肿超声

A. 经直肠三维探头显示直肠后方囊性病灶,内回声均匀,边界清(白色箭头);B. 彩色多普勒显示病灶内未见明确血流信号。

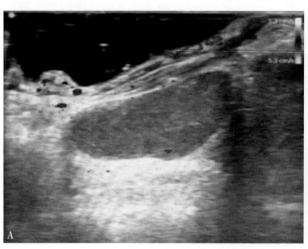
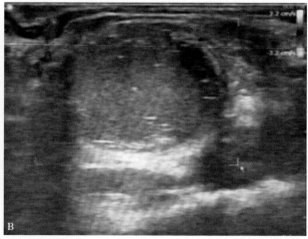

图5-8-2 骶尾部畸胎瘤超声

A. 经直肠超声显示直肠后方囊实性病灶,内回声欠均匀,可见点条状强回声;B. 彩色多普勒显示病灶内未见明确血流信号。

如下。

（1）脓肿形成前期（炎症期）：肛周形成实性低回声病灶，边界欠清，内部回声不均匀，可见少许液性暗区，彩色多普勒显示较丰富血流信号（图5-8-3）。

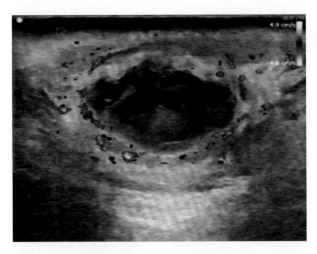

图5-8-3 脓肿形成前期

注：经肛周体表高频扫查可见肛周软组织内一低回声病灶，内见少量液性暗区。

（2）脓肿形成期：呈囊性混合回声病灶，边界清晰，内部可见较多液化坏死区及少许破棉絮状回声，彩色多普勒显示病灶周边丰富的血流信号，内部无血流信号（图5-8-4）。

（3）慢性期：少数病灶肉芽组织及纤维瘢痕逐渐形成而愈合，呈片状或不规则低回声区，边

界欠清，血流信号稀少。部分迁延不愈者可形成肛瘘。

2. 分型　根据病变部位及深度、范围，将肛周脓肿分为五型。

（1）皮下脓肿：肛周软组织内，呈无回声或混合回声区。

（2）黏膜下脓肿或黏膜皮肤脓肿：位于直肠黏膜层下或自肛周的皮下组织向深部蔓延至直肠黏膜下，呈低回声、无回声或混合回声区。

（3）低位肌间脓肿或高位肌间脓肿：脓肿位于距离肛门2cm肛门周围肌间组织间隙者为低位肌间脓肿；距离肛门2~5cm者为高位肌间脓肿。

（4）坐骨直肠间隙脓肿或骨盆直肠间隙脓肿：脓肿位于坐骨直肠间隙或骨盆直肠间隙内，呈低回声、无回声或混合回声区。

（5）肛瘘形成：脓肿破溃，形成一条带状结构与黏膜和/或皮肤相通，可见内口和/或外口。声像图为条带状无回声区、低回声或混合回声区，当含有气体时可形成多重反射。彩色多普勒可见病灶区血流信号丰富。

（二）肛瘘

肛瘘超声检查主要观察内容包括病变部位、内部回声、边缘及边界、形态、范围、有无瘘管、瘘管数目、分支及位置、内口及外口位置、瘘管走行及与括约肌的关系（图5-8-5、图5-8-6）。

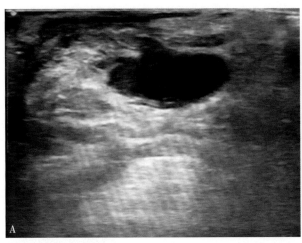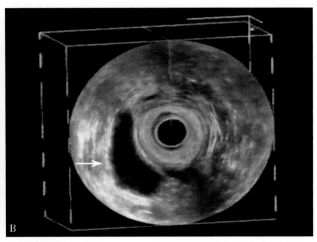

图5-8-4 脓肿形成期

A. 直肠腔内超声可见肛门外括约肌外侧一混合回声病灶，内可见较多液化；B. 三维重建更直观、全面地显示脓肿范围（白色箭头）。

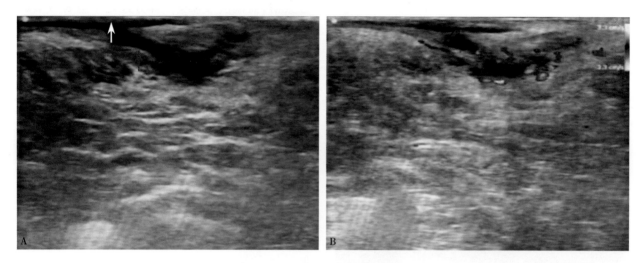

图5-8-5　经括约肌型肛瘘超声

A.经直肠超声显示肛管外括约肌带状低回声瘘管(红色箭头)及内口(白色箭头);B.彩色多普勒显示病灶内血流信号稍丰富。

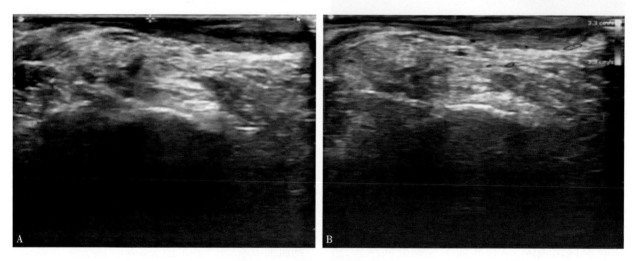

图5-8-6　括约肌间型肛瘘超声

A.经直肠超声显示肛管括约肌间带状低回声瘘管及内口;B.彩色多普勒显示病灶内少量血流信号。

1. 瘘管肛周软组织内带状单条或多条低或无回声管道样回声,长短不一,少数管腔内可见密集光点回声或气体多重反射,部分探头加压可见内容物蠕动。彩色多普勒管道周边可见少许血流信号,管道内无血流信号。

2. 内口沿瘘管动态扫查,可见瘘管延续方向肛管局部黏膜连续性中断或凹陷或隆起。部分内口周围可见不规则片状低-无回声区,范围不一,部分可呈蹄铁形环绕肛管,内部可见密集光点回声,为内口周围脓肿。彩色多普勒周边可见少许血流信号。

3. 外口沿瘘管动态扫查,瘘管延续方向可见肛周局部皮肤连续性中断。肛周软组织水肿、增厚,部分可伴有肛周脓肿形成。

不同超声扫查方式各有优劣,需要多种方式相结合,才能对肛瘘作出较完整的诊断。一般采取先体表再腔内,先低频再高频的检查顺序。经体表扫查,可以灵活地观察瘘管走行及外口,但因扫查切面与肛管纵轴平行、探头难以有效贴合肛门、气体干扰等不易显示内口。经直肠腔内超声对部分高位肛瘘外口的观察有限,但有利于直观地显示内口。经直肠双平面探头对主瘘管的诊断。

符合率可高达 96%，且能敏感地发现内口，其诊断符合率约 81.0%，但由于腔内探头对组织的挤压作用，可能会影响内口观察，易误作出内口假性闭合的诊断，且对于分支瘘管的判断符合率仅为 58.8%。有研究显示，经直肠腔内三维超声成像对分支瘘管的走行及内口的判断均优于经直肠腔内双平面成像，内口诊断符合率 84.2%，分支瘘管符合率 81.8%。

（三）直肠阴道瘘

直肠阴道瘘超声检查方式包括经会阴线阵或凸阵探头扫查、经直肠双平面探头扫查、经阴道扫查等；主要观察内容包括瘘口距离肛缘和阴道口距离、瘘管数目、瘘口直径、是否合并直肠阴道隔和会阴体的活动性炎症或脓肿、肛门括约肌完整性等。瘘管常位于直肠前壁截石位 12 点位置，表现为管道状低回声，部分内可见强回声肠内容物（图 5-8-7）。在耦合剂保留灌肠后经直肠扫查，可见耦合剂通过瘘管进入阴道，能更清楚地显示瘘管位置（图 5-8-8）。

（四）骶前藏毛窦

骶尾部病变处可见一片状或管道状低回声区，无包膜，边界不清晰，低回声内可见线状强回声为其特点。彩色多普勒血流成像低回声内部及周边血流信号多少和分布情况因病灶活动情况而异，活

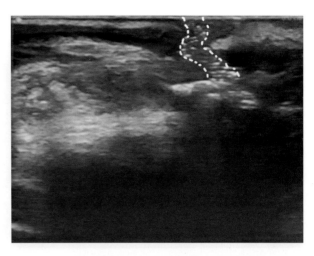

图 5-8-7　直肠壁截石位 12 点位置距离肛缘约 47mm 见一窄带与阴道相通，可见内容物通过（虚线示瘘管）

动期低回声内部及周边可见短棒状或条状血流信号，相对静止期则未见血流信号（图 5-8-9）。

四、肛管直肠肿瘤性疾病

1. 直肠间质瘤　良性直肠间质瘤超声表现为直肠壁内低回声团块，形态规则，分界清楚，多呈球形，也可呈分叶状，肠壁黏膜层、浆膜层较光滑，多向腔内凸起，较大的肿瘤常向腔外突出，周围有肌层组织包绕，形成假包膜，彩色多普勒超声肿块内可见点条状血流信号。

恶性间质瘤多呈分叶状，内部回声不均，直肠壁连续性差，黏膜表面多不规则或伴中央浅溃疡，

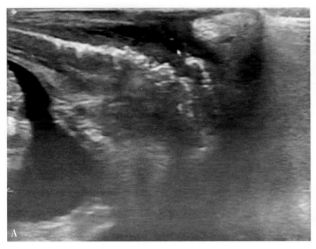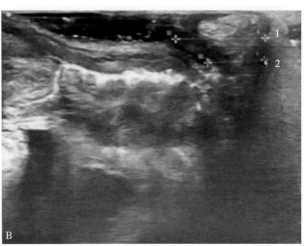

图 5-8-8　直肠阴道瘘超声
A. 直肠壁见条状低回声与阴道相通；B. 耦合剂保留灌肠后瘘管更明显（1. 肛管瘘口；2. 阴道瘘口）。

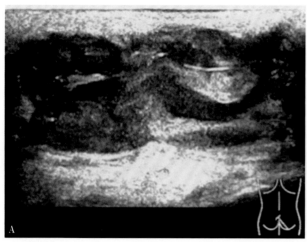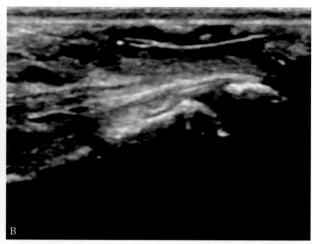

图 5-8-9 骶前藏毛窦超声

A. 活动期;B. 静止期。

甚至大而深的溃疡。肿瘤内可有大小不等、形态不一的液性暗区,为肿瘤内出血、坏死、囊性变导致。彩色多普勒超声表现为肿块内可见较丰富点条状血流信号,较易测及动脉血流频谱(图 5-8-10)。

2. 直肠神经内分泌肿瘤　经直肠超声具有较高的分辨率,能很好地显示直肠壁的 5 层结构,并且能够清晰显示较小的病灶,因此对直肠神经内分泌肿瘤的诊断具有非常重要的价值。

直肠神经内分泌肿瘤多位于距肛缘 4~7cm 处,肿瘤直径多为 0.5~1cm,大于 2cm 者较少见。肿瘤体积较小时多表现为位于黏膜下层的低回声实性结节,呈圆形或类圆形,内部回声均匀边界清,直肠

肌层回声连续完整;肿瘤体积较大时,黏膜下层高回声中断,与肌层延续,肠周系膜可见肿大淋巴结回声。彩色多普勒显示肿物内部血流信号较丰富(图 5-8-11)。

3. 直肠癌　超声表现因分期不同而异。超声分期标准与国际规范的 TNM 分期一致,前面加"u"代表超声分期。

(1)uT_1 期直肠癌:超声表现为肠壁局限性增厚,病变呈低回声,局限于黏膜层及黏膜下层,肠壁固有肌层的低回声带连续性好,彩色多普勒可显示病灶处较丰富血流信号(图 5-8-12)。

(2)uT_2 期直肠癌:超声表现为肠壁不规则增

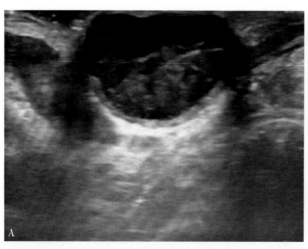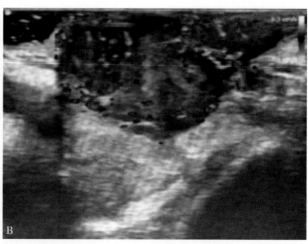

图 5-8-10 直肠间质瘤超声

A. 经直肠超声显示直肠壁固有肌层内低回声团块,内回声欠均匀,边界尚清;B. 彩色多普勒显示病灶内可见较丰富血流信号。

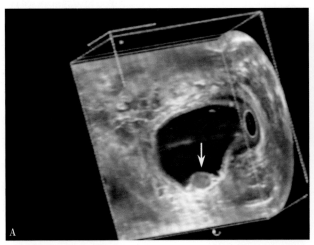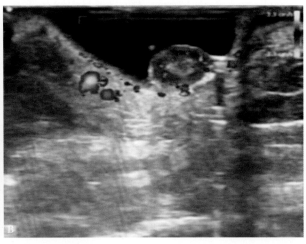

图 5-8-11　直肠神经内分泌肿瘤超声

A. 经直肠三维探头显示直肠黏膜下层肿物,向肠腔内突起,内回声均匀,边界清(白色箭头);B. 彩色多普勒显示病灶内可见较丰富血流信号。

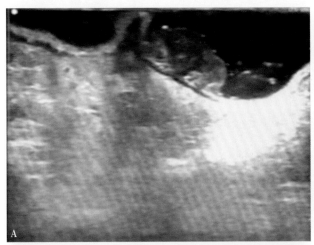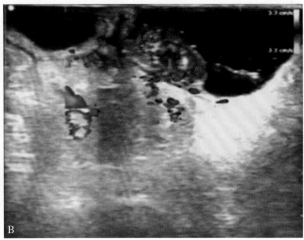

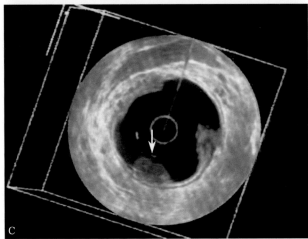

图 5-8-12　uT₁ 期直肠癌

A. 经直肠超声显示直肠黏膜;B. 彩色多普勒显示病灶内较丰富血流信号;C. 显示直肠黏膜及黏膜下层局限性增厚,固有肌层尚完整连续。

厚,局部累及固有肌层,固有肌层低回声带连续性中断,但未突破固有肌层,与肠周脂肪组织分界清晰。彩色多普勒可显示病变内部较丰富血流信号(图5-8-13)。

(3)uT₃期直肠癌:超声表现为肠壁明显不规则增厚,层次不清,病变范围可累及肠管全周造成局部管腔狭窄,部分肿物表面可出现深大的"火山口"样凹陷。肿瘤浸润深度较深,局部突破固有肌层,侵袭固有肌层外的肠周脂肪组织。彩色多普勒可显示肿瘤内不规则丰富血流信号(图5-8-14)。

(4)uT₄期直肠癌:肿瘤进一步进展可穿透直肠周围组织间隙,侵袭邻近器官(前列腺、精囊、阴道、子宫、膀胱等)或腹膜。超声表现为直肠肿物与

周围脏器分界不清,严重时,受累脏器正常结构消失(图5-8-15)。

4. 肛管癌 经直肠超声检查可以清晰显示肿块及其与肛管内、外括约肌及耻骨直肠肌的关系,经体表高频超声有助于肛周肿块及腹股沟淋巴结的探查。声像图上表现为局限性向腔内或肛管周围间隙隆起的实性低回声肿块,形态不规则,边界不清,内部回声均匀或不均匀,可伴有液化坏死的无回声区。当肿块侵袭直肠时,直肠壁正常结构破坏或消失,肠壁出现局限性不规则增厚。彩色多普勒可见肿块内部及周边丰富血流信号。当发生淋巴结转移时,盆腔内和/或腹股沟区可探及单个或多个肿大淋巴结(图5-8-16)。

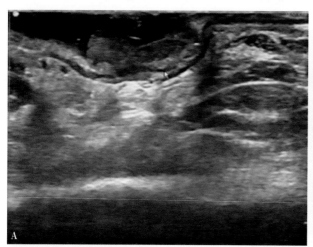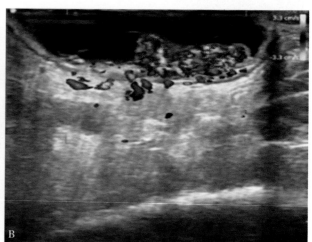

图5-8-13 uT₂期直肠癌

A.经直肠超声显示直肠壁局限性增厚,累及固有肌层;B.彩色多普勒显示病灶内较丰富血流信号。

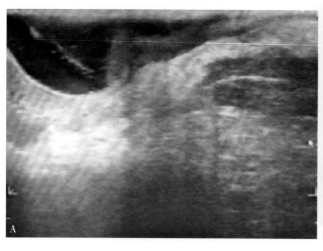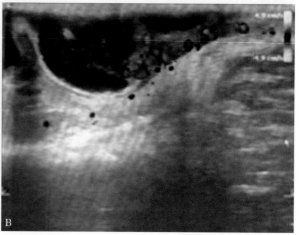

图5-8-14 uT₃期直肠癌

A.经直肠超声显示直肠壁局限性增厚,局部突破固有肌层,侵袭周围脂肪组织;B.彩色多普勒显示病灶内较丰富血流信号。

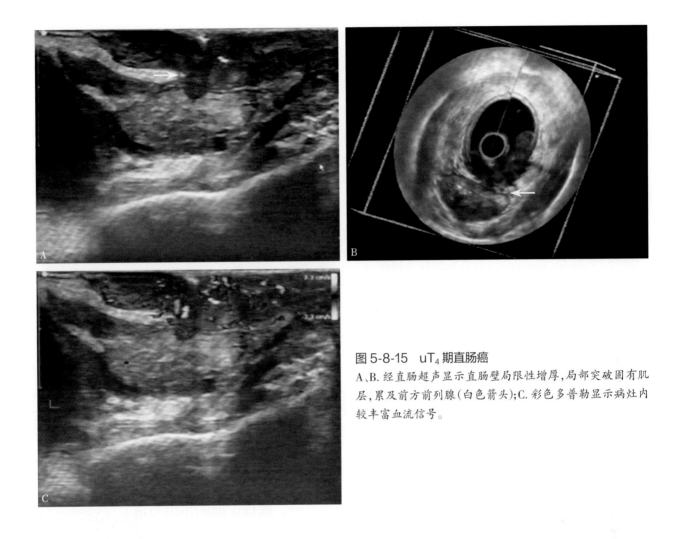

图 5-8-15　uT₄ 期直肠癌

A、B. 经直肠超声显示直肠壁局限性增厚，局部突破固有肌层，累及前方前列腺（白色箭头）；C. 彩色多普勒显示病灶内较丰富血流信号。

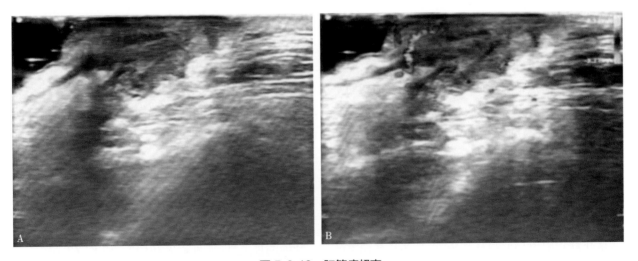

图 5-8-16　肛管癌超声

A. 经直肠超声显示肛管壁局限性增厚，累及肛提肌及肛门外括约肌；B. 彩色多普勒显示病灶内较丰富血流信号。

五、肛管直肠功能障碍性疾病

1. 直肠前突、脱垂及会阴下降综合征　检查方法主要为经会阴超声,在直肠前突患者中,经会阴超声矢状位平扫可以测量直肠突出顶点距离突出起始端两点连线的垂直距离,当突出深度超过10mm即可诊断为直肠前突。以深度作为分度代表其严重程度:前突深度 10~20mm 为轻度,21~30mm为中度,≥31mm 为重度。

对直肠脱垂,以经会阴超声显示耻骨联合、直肠肛管连接部及尿道的矢状面为基础平面,在此平面上用二维超声动态观察患者在静息和瓦尔萨尔瓦动作(Valsalva maneuver)时直肠的脱垂情况,以经耻骨联合下缘的水平线作为参考线,当直肠膨出至该参考线以下时,测量其最远端至参考线的距离进行分度。轻度:脱垂最远点位于耻骨联合下缘(肛管长轴平行线)以下 1cm 内;中度:脱垂最远点位于耻骨联合下缘(肛管长轴平行线)以下 1~2cm;重度:脱垂最远点位于耻骨联合下缘(肛管长轴平行线)以下 2cm 以上。

经会阴超声矢状位成像可以观察后盆、中盆、前盆各解剖结构,因此选择适当的骨性标志,能非常有效地评估盆腔器官脱垂的程度。经会阴超声矢状位成像可以测量瓦尔萨尔瓦动作时肛管直肠连接处至耻尾线的垂直距离(即肛上距),正常值为 1~3cm,若>3cm 即可诊断为会阴下降综合征。

2. 肛门括约肌损伤　经肛管直肠超声及经会阴超声均可清楚地显示肛门括约肌,肛管横切面上由内向外依次可见呈“黏膜星”状高回声的低位直肠黏膜及皱缩的肛管黏膜、低回声的肛门内括约肌、等或稍高回声的肛门外括约肌(回声水平取决于肌肉紧张程度)及 U 形紧贴于肛门外括约肌后外侧的耻骨直肠肌。肛管正中矢状切面由腹侧到背侧则依次可见呈三角形略高回声的会阴中心腱、长条状稍高回声的肛门外括约肌、长条状低回声的肛门内括约肌、高回声管状的肛直肠黏膜及紧贴背侧肛门外括约肌的耻骨直肠肌。

肛门括约肌损伤的声像图表现为损伤部位括约肌连续性中断或变薄,对侧未受损部位肌肉增

厚,表现为“半月征”。肛门外括约肌损伤时,在肛管横切面上可见环状稍高回声的肛门外括约肌回声连续性中断;在肛管正中矢状切面上可见正常会阴中心腱椭圆形结构消失,稍高回声长条状的肛门外括约肌回声连续性中断。肛门外括约肌合并肛门内括约肌损伤时,除肛门外括约肌损伤的表现外,在肛管横切面上,可见低回声的肛门内括约肌连续性中断,肛管黏膜形状异常,并向损伤部位集结,黏膜正常的“星形”结构消失;在肛管正中矢状切面上,还可见低回声的肛门内括约肌连续性中断,高回声管状的肛直肠黏膜自损伤部位向外突出。

(刘广健)

第九节　病理学检查

病理学是从病因、发病机制、形态变化及功能损害入手,研究疾病发生、发展规律的一门学科。任何疾病的有效治疗均需依据正确的诊断,目前所有检查诊断手段中,首选病理诊断,其准确率高。了解肛肠疾病的病理学表现不仅有助于疾病的诊断,同时还能指导进一步治疗。

一、病理诊断的常用方法

1. 常规病理检查　①活体组织病理检查:取活体组织进行形态学检查是作出疾病术前诊断的重要方法。肛门部病变可采取直接钳取或部分切除来获得活体组织;结直肠内病变可采取内镜活检,经内镜钳取少许病变组织。②手术切除标本病理检查:将术中切除的全部标本及时固定于甲醛溶液中送检。术中取下标本,无论组织大小,都一定送病理检查,不得任意抛弃。

2. 免疫组化检查　有如下优点:①确定肿瘤的来源,如 Villin、CK19、CK20 等;②明确病原体,如幽门螺杆菌等,可以避免假阳性、假阴性;③判断肿瘤的良恶性、恶性程度和预后,如 Ki-67、p53、p16等;④免疫组化已经作为某些肿瘤最后诊断不可缺少的条件,如类癌、间质瘤等;⑤免疫组化可以帮助初筛一些放化疗及靶向药物,如 HER-2 的检测;⑥免疫组化初筛可以帮助除外一些遗传性疾病,如

林奇综合征（Lynch syndrome）。

3. 分子检测　可以诊断有特定基因突变的肿物及特定基因突变的遗传性疾病，并精准判断靶向用药的选择及有效性。

二、肛肠疾病的病理形态学表现

（一）直肠孤立性溃疡综合征

1. 大体表现　为距肛缘 4~18cm 的孤立性溃疡性或息肉样改变，常伴有黏膜脱垂（图 5-9-1）。

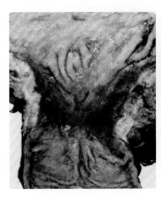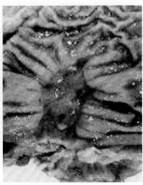

图 5-9-1　直肠孤立性溃疡综合征大体形态

2. 组织学表现　为一个非常表浅和不规则的黏膜溃疡，肠腺增生，倾向于形成绒毛状结构，黏膜固有层被成纤维细胞、弹性蛋白和来自黏膜肌层的平滑肌细胞充填，淋巴细胞和浆细胞数目减少，黏膜肌层增厚伴有肌纤维束展开（图 5-9-2）。

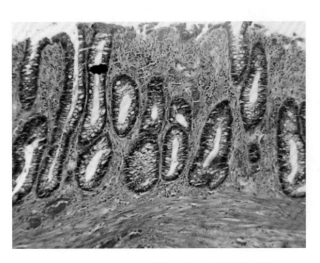

图 5-9-2　直肠孤立性溃疡综合征组织学表现

（二）克罗恩病肛瘘

1. 大体表现　克罗恩病经常伴发肛瘘，有一部分患者肛瘘先于肠道病变出现（图 5-9-3）。

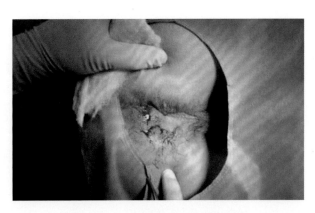

图 5-9-3　克罗恩病肛瘘大体形态

2. 组织学表现　克罗恩病肛瘘多范围较广，经常累及表皮，显微镜下没有明显界线，有时会有非干酪样肉芽肿，发现此类病变及时联系临床，结合临床情况行肠镜检查，排除克罗恩病（图 5-9-4）。

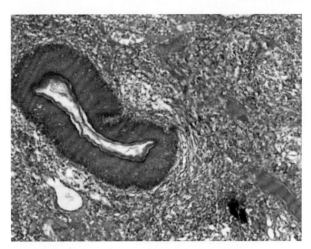

图 5-9-4　克罗恩病肛瘘组织学表现

（三）结核性肛瘘

由结核分枝杆菌感染导致，需要早期发现给予抗结核治疗，才能更好地保护肛门功能。结核性肛瘘除常规病理检查外，确诊还需要加做抗酸染色和分子检测，可以更好地提高准确率和检出率。

1. 大体表现　可见溃疡形成，脓液发白。

2. 组织学表现　常出现典型的肉芽肿，肉芽肿为干酪性(图 5-9-5)。

（四）肛瘘癌变

1. 大体表现 任何累及直肠肛管的肿瘤均由

癌细胞经瘘管播散,行程累及肛管腔内(图 5-9-6)。

2. 组织学表现 肛瘘癌变分为鳞癌和腺癌,多为黏液腺癌,黏液池中可见腺癌细胞(图 5-9-7)。

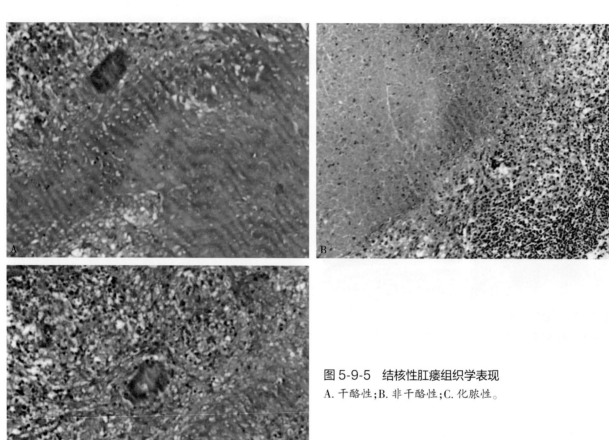

图 5-9-5 结核性肛瘘组织学表现
A.干酪性;B.非干酪性;C.化脓性。

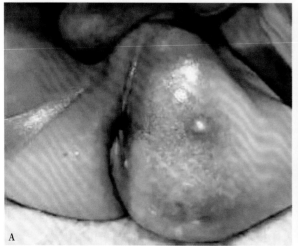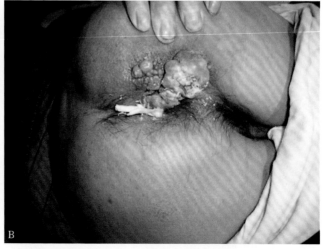

图 5-9-6 肛瘘癌变大体形态
A.截石位;B.侧卧位。

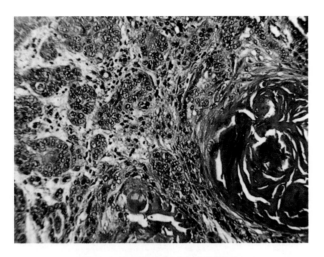

图 5-9-7　肛瘘癌变组织学表现

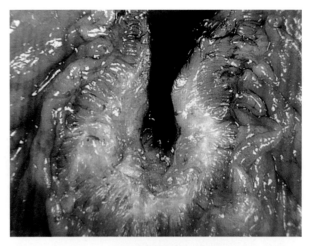

图 5-9-9　肠道子宫内膜异位症大体形态

（五）血吸虫病

1. 病因及大体表现　污水中的尾蚴穿入皮肤后经血液循环至肝，在肝内变成成虫后移居肠系膜静脉，特别是肠系膜下层静脉，在该处产卵，肠壁病变主要由虫卵引起。

2. 组织学表现　在虫卵周围主要有大量嗜酸性粒细胞和假结核结节形成，黏膜可有溃疡及炎性息肉形成。虫卵有时可见钙化（图 5-9-8）。

常包埋在致密的纤维团块中，其中可有新鲜和陈旧性出血（图 5-9-10）。

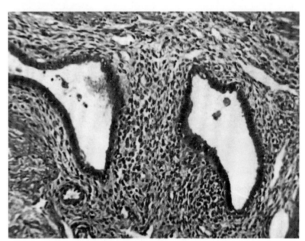

图 5-9-10　肠道子宫内膜异位症组织学表现

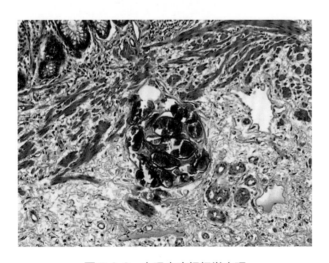

图 5-9-8　血吸虫病组织学表现

（六）肠道子宫内膜异位症

1. 大体表现　内膜异位至子宫内膜以外的部位，大体上子宫内膜异位症表现为蓝色囊性小结节，周围常有纤维化（图 5-9-9）。

2. 组织学表现　可见子宫内膜腺体和间质，

（七）藏毛窦

1. 大体表现　在肛门口后方 3.5~5cm 的臀间皱襞处有一小的开口，有时可见毛发从其内突出。毛发从没有炎症的部位穿入炎症区存留在真皮，并且引起异物性反应（图 5-9-11）。

2. 组织学表现　内衬肉芽组织，在病变内可找到毛发，周边有异物巨细胞反应（图 5-9-12）。

一般都形成所谓的"囊肿"，囊肿内可见肉芽组织、异物巨细胞，有时可见异物巨细胞吞噬毛发。

（八）坏死性筋膜炎

1. 大体表现　通常伴有重度的全身中毒，临床有恶臭、高热、进展迅速等特点（图 5-9-13）。

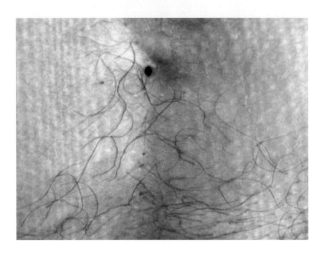

图 5-9-11 藏毛窦大体形态

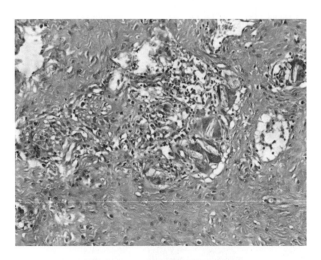

图 5-9-12 藏毛窦组织学表现

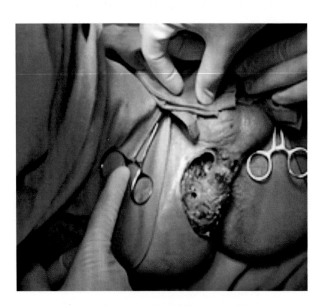

图 5-9-13 坏死性筋膜炎大体形态

2. 组织学表现

（1）大片坏死（图 5-9-14）。

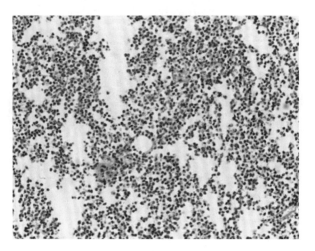

图 5-9-14 坏死性筋膜炎组织学表现（大片坏死）

（2）弥漫性化脓性炎（图 5-9-15）。

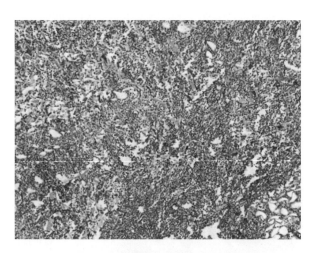

图 5-9-15 坏死性筋膜炎组织学表现（弥漫性化脓性炎）

（3）微血栓形成（图 5-9-16）。

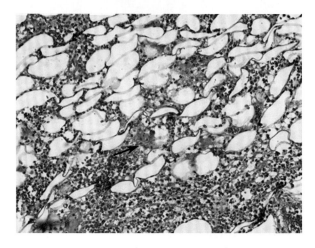

图 5-9-16 坏死性筋膜炎组织学表现（微血栓形成）

（九）肛周尖锐湿疣

1. 大体表现　尖刺状赘生物，表面潮湿（图 5-9-17）。

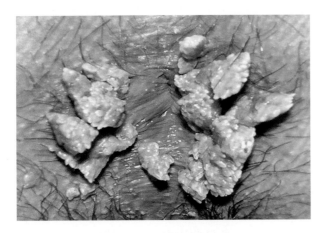

图 5-9-17　尖锐湿疣大体形态

2. 组织学表现　为疣状及假上皮瘤样增生，棘层及基底层肥厚，非典型性角化不全及挖空细胞（图 5-9-18）。

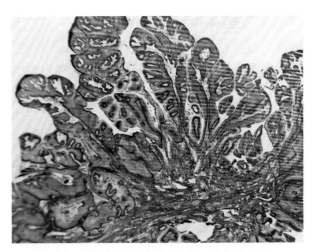

图 5-9-18　尖锐湿疣组织学表现

（十）肛乳头肥大伴恶性黑色素瘤

1. 大体表现　有色素的可见大体呈黑褐色，表面结节状，有时有溃疡形成，无色素的大体有时未见明显改变。

2. 组织学表现　黑素细胞异常增生，在表皮内或表皮-真皮界处形成一些细胞巢（图 5-9-19）。

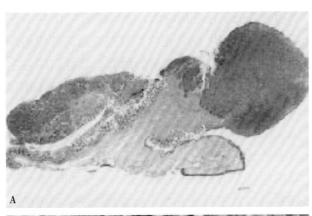

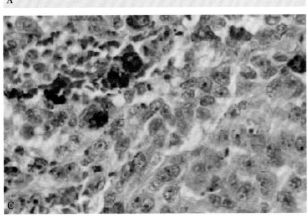

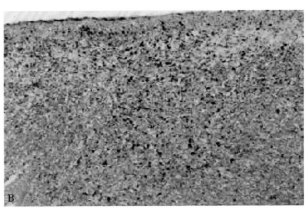

图 5-9-19　肛乳头肥大伴黑色素瘤组织学表现

（齐顺利　陈希琳）

第十节 实验室检查

血、尿、粪便常规,凝血功能检查,可判定术中止血机制、出血多少,血红蛋白测定可确定有无贫血,粪便隐血试验可了解肠道有无溃疡和出血。如为黏液脓血便可查阿米巴原虫、虫卵、癌细胞,做细菌培养及药物敏感试验,除外肠道传染病寄生虫及肿瘤,以防交叉感染。尿糖阳性时,应再测定血糖多少,判定有无糖尿病。根据特殊需要,可有针对性地检测肝功能、肾功能、血清酶及无机离子等。如有必要也可做免疫球蛋白、补体测定,做细胞免疫功能和肿瘤免疫学检查、梅毒螺旋体检查等。

一、血液检查

血液检查包括常规检查、凝血功能、红细胞沉降率、肝功能、肾功能、血糖、血离子测定检查。肛门直肠周围有广泛脓肿时,白细胞明显增多。肛门直肠和结肠有病变时,红细胞沉降率加快。溃疡性结肠炎、憩室炎及结核时,红细胞沉降率也可加快。炎性肠病患者白细胞常可增多。结肠肿瘤患者常伴有贫血,血红蛋白、红细胞计数可以帮助判断。白细胞计数可以帮助了解炎症的程度。红细胞沉降率加快常见于结核和恶性肿瘤患者。

二、尿液检查

大肠癌肾转移或累及前列腺或膀胱时,可出现血尿,并发感染时可出现尿白细胞增多。

三、粪便检查

注意粪便的量、颜色和性状、气味,有无寄生虫体或结石等一般物理性状。显微镜检查注意细胞和寄生虫卵。细菌学检查包括涂片、革兰氏染色和细菌培养。粪便隐血试验对诊断结肠疾病最有实用价值,胃肠道良性和恶性肿瘤常伴有出血,混于粪便中的量很少,物理检查和显微镜检查难以发现,但粪便隐血试验可弥补这方面不足。粪便隐血试验或粪便血红蛋白测定可用于大肠癌的普查,后者灵敏度更高。

(一)粪便隐血试验

粪便隐血试验是用来检查粪便中隐藏的红细胞或血红蛋白的一项试验,对消化道出血是一项非常有用的诊断指标。①消化道癌症早期,20%的患者可出现粪便隐血试验阳性,晚期患者的粪便隐血试验阳性率可达90%以上,并且可呈持续性阳性。因此粪便隐血试验可作为消化道肿瘤筛查的首选指标,目前多用于大规模人群大肠癌普查的初筛。②消化道出血、消化道溃疡患者粪便隐血试验多为阳性,或呈现间断性阳性。③可导致粪便中出现较多红细胞疾病,如痢疾、直肠息肉、痔出血等也会导致粪便隐血试验阳性。

(二)粪便脱落细胞学检查

粪便脱落细胞学检查是从患者自然排便清肠液中提取肠道脱落细胞,进行肠道肿瘤早期筛查的一种方法,是目前诸多大肠癌筛检技术中特异度最高的一种。提取脱落细胞可采用自然粪便,也可采用清肠粪便。①脱落细胞形态学检查:采集新鲜粪液,尼龙网过滤后乙醇固定,HE染色,显微镜下观察,寻找异型增生细胞、可疑癌细胞及癌细胞。该检查灵敏度及特异度均很高,且操作简捷、无创、患者依从性高,有助于大肠癌的诊断及筛查,具有较好的临床应用价值。②脱落细胞DNA含量分析:研究表明,随着正常黏膜经腺瘤向腺癌的发展,DNA含量呈逐渐增高的趋势。恶性组织细胞DNA含量显著高于正常组织,脱落细胞DNA图像分析法检出大肠癌的灵敏度为72.73%,特异度为91.49%。因此,DNA含量分析对肿瘤的早期诊断具有重要意义。③脱落细胞基因检测:粪便中的脱落细胞包含与大肠癌关系密切的突变基因,粪便中脱落细胞基因检测有望成为筛选诊断大肠癌的新方法。脱落细胞基因检测对肿瘤的早期诊断和预防有积极意义。

综上所述,粪便脱落细胞学检查对大肠癌筛查有很好的应用价值。

四、多靶点粪便FIT-DNA检测技术

多靶点粪便-DNA(fecal immunochemical test-DNA,FIT-DNA)检测技术是一种全新的无创、无痛、可居家操作的结直肠癌筛查服务,该技术通过体外检测粪便中的基因和蛋白信号,综合分析后评

估受检人肠道病变情况,适用于结直肠癌高危人群[定义见《中国结直肠癌筛查与早诊早治指南(2020,北京)》]的居家检测,可极大地方便受检人监控肠道健康,适用于区域性的结直肠癌筛查,及早发现肠道病变,减轻个人经济负担和政府卫生财政支出。

该技术采用多中心(8家三甲医院共同参与)、大规模(共计4 758例有效入组人数)、前瞻性的临床研究方式,是国内第一也是唯一一款采用此种研究方式的肠癌筛查产品,并与粪便隐血试验进行了"头对头"的比对研究。临床研究数据表明,该项技术对结直肠癌和进展期腺瘤的灵敏度均优于单独 FIT 检测(95.5% vs. 69.8% 和 63.5% vs. 30.9%),对结直肠癌筛查的阴性预测值(negative predictive value,NPV)为 99.6%,为肠癌的早发现、早诊断、早治疗提供了一个简便可行的解决方案。

1. 原理　本试剂盒基于荧光 PCR 法和胶体金法,对粪便样本中可能含有的脱落肠道癌变细胞中的变异核酸物质及粪便中可能潜隐的血红蛋白进行检测。

2. 正常参考值　阴性。

3. 临床意义或结果判定　将基因突变检测内参基因 *ACTB* 对应 Ct 值(CY5)、靶基因 *KRAS* 对应 Ct 值(FAM)、基因甲基化检测内参基因 *B2M* 对应 Ct 值(TAMRA)、靶基因 *BMP3* 对应 Ct 值(VIC)、靶基因 *NDRG4* 对应 Ct 值(FAM)及粪便隐血试验检测结果输入"*KRAS* 基因突变及 *BMP3/NDRG4* 基因甲基化和粪便隐血联合检测分析软件(version1.0)"中相应位置,点击"计算"得出综合评分,并根据设定阈值进行结果判定。

(1)当 *P* 值<165 时,该样本的检测结果为阴性,说明本次送检的粪便样本中,没有检出与结直肠癌或癌前病变相关的信号,提示罹患结直肠癌或癌前病变的可能性低,但并不能完全排除疾病风险;需定期复查并保持良好生活方式;不排除该样本含阳性靶标但浓度低于本试剂盒的检测下限。

(2)当 *P* 值≥165 时,该样本的检测结果为阳性,说明本次送检的粪便样品中检测到与结直肠癌或癌前病变相关的信号,提示患有结直肠癌或癌前病变的风险较高,建议通过结肠镜或其他临床诊断

方法进一步确诊。

(3)当 *P* 值为 "invalid" 时,该样本检测结果不合格,需重新采样。

4. 产品优势　操作简便、无痛无创;对癌前病变(进展期腺瘤)及癌症都有较好的灵敏度(63.5%、95.5%);获得多个权威指南和共识推荐。该技术获得多项专利,并获批国家药监局颁发的癌症筛查用途的体外诊断试剂注册证。

对用户而言,多靶点粪便 FIT-DNA 检测技术为需要结直肠癌早期筛查人群提供了居家自助的检测产品,且无创无痛、高效便捷、结果精准可靠。

五、miR-92a 检测技术(荧光 RT-PCR 法)

miR-92a 检测试剂盒[荧光反转录聚合酶链反应(reverse transcription polymerase chain reaction,RT-PCR)法](国械注准 20183400108)通过检测粪便中 miR-92a 含量,从而评估结直肠病变风险,检测技术获得 2016 年度国家自然科学二等奖。同时该产品于 2018 年 3 月通过国家创新医疗器械特别审批通道获国家药品监督管理局批准上市。这是我国首个获批的基于粪便的结直肠癌分子诊断产品。

1. 原理　脱落的肠道上皮细胞进入肠腔内并随粪便排出体外,提取粪便中脱落肠道上皮细胞的 RNA,进行 RT-PCR。反应中的引物、探针能够与特异性分子标志物 miR-92a 反转录产物特异性结合并进行 PCR 扩增,在扩增过程中探针与 cDNA 链互补结合后,探针 5' 端荧光染料基团被 TaqDNA 聚合酶切下并释放荧光信号,被检测到的荧光信号强弱可以反映样本中 miR-92a 含量,从而提示结直肠病变风险。

2. 操作方法　采用 RNA 提取试剂盒提取粪便中的 RNA,然后进行反转录获得 cDNA,最后通过 RT-PCR 技术检测 miR-92a 含量。与粪便 DNA 检测技术相比,无亚硫酸盐转化过程,无核酸损耗,检测更快速。

3. 结果判定　根据产品首次获批时阳性判断要求,待测样本 Ct 值(cycle threshold value)>30.75 时,检测结果判定为阴性。待测样本 Ct 值≤30.75

时,检测结果判定为阳性。

4. 临床意义 miR-92a 检测过程样本采集方便,不会造成患者痛苦及不适,可以较快提供检测结果以指导医师诊断和治疗。miR-92a 作为肠道病变进展的标志,可有效发现早期肠癌及癌前病变(包括息肉和腺瘤),做到早发现和早治疗。具有患者依从性高、癌前病变检测灵敏度和符合率高等优点,有利于预防早期肠癌。

5. 注意事项

(1)该检测需由经过 PCR 相关培训人员进行使用。

(2)粪便样本需为固体或半固体性状,尽量避免肉眼可见的血液、尿液、食物残渣等污染。

6. 产品优势

(1)早期预防:miR-92a 作为肠道病变进展标志物,对高风险人群的进展期腺瘤检测灵敏度为84.6%,可有效检出癌前病变。

(2)精准快速:对肠癌检测性能优异,检测时间仅需 3.5 小时,检测快速,适合医院及医学检验中心。

(3)简单方便:粪便样本,居家采样,无须排队预约,无须肠道准备,不受特定场景约束,更易普及,适用于大规模人群筛查。

(4)安全无创:非侵入式操作,无痛无创,安全放心,患者依从性高,更易接受。

(李春雨)

第十一节 肿瘤标志物检查

肿瘤标志物是指特异性存在于恶性肿瘤细胞,或由恶性肿瘤细胞异常产生的物质,可以反映肿瘤的发生、发展,监测肿瘤对治疗反应的一类物质。这类物质存在于肿瘤细胞和组织中,也可进入体液(包括血液)。迄今为止,还没有发现结直肠癌特异的肿瘤体液标志,在与结直肠癌相关的肿瘤标志物中,癌胚抗原(carcinoembryonic antigen,CEA)灵敏度较高。

一、癌胚抗原测定

CEA 是最常见、最早的肿瘤标志物,是一种具有人类胚胎抗原特异性的酸性糖蛋白。CEA 是在 1965 年由 Gold 和 Freeman 等首先从结直肠癌中发现。此抗原也出现在胚胎细胞上,故称为癌胚抗原。

1. 正常参考值 酶联免疫吸附试验(enzyme linked immunosorbent assay,ELISA):血清含量<5μg/L。

2. 临床意义 主要用于消化系统恶性肿瘤的诊断,分泌 CEA 的肿瘤大多位于腹腔脏器,如结肠癌、胰腺癌、胆管癌、肝癌等;还可以用于指导各种肿瘤的治疗及随访,如肺癌、乳腺癌等 CEA 血清含量明显升高,大多显示肿瘤浸润,其中 70% 为转移性癌。一般手术切除后 6 周 CEA 水平恢复正常,否则提示有残留肿瘤,若 CEA 浓度持续不断升高,其数值超过正常 5~6 倍者,均提示预后不良。

CEA 增高多见于:①恶性肿瘤包括肺癌、乳腺癌、霍奇金淋巴瘤、甲状腺肿瘤、膀胱癌、卵巢癌等;②非肿瘤性疾病包括肠道炎症、肾功能不全、结肠息肉、肝硬化、慢性肝炎、胆道闭锁性黄疸。结直肠癌患者术前的 CEA 测定对预后很有意义,有资料表明术前 CEA 血清水平低的患者,其复发率明显比 CEA 水平高的患者低。

结直肠癌术后,建议动态观察 CEA 血清水平变化,1 个月内最好测定 2 次,以后则坚持每 2~3 个月测定 1 次,以检查其是否有复发的可能。Denstmann 等报道,当 CEA 血清水平每月增高平均超过 12.6% 时,则提示已出现肿瘤复发,这种肠癌复发的提示可能比出现临床信号或用医学影像方法检出早 3~6 个月。术前增高的血清 CEA 水平如果术后仍维持在临界值以上,通常表明预后不好,而且一般认为已无必要再进行二次手术。在行放疗或化疗的过程中,定期检测 CEA 水平,可通过其浓度的降低或升高,更早、更敏感地获得其治疗有效或无效的重要信息。

3. 注意事项 消化系统的某些良性病变,如慢性萎缩性胃炎、胃溃疡、结肠息肉、阻塞性黄疸、慢性肝炎及肝硬化、肾功能不全等可使 CEA 升高,但其升高程度不及恶性病变;吸烟、妊娠也可使 CEA 升高:正常血清或血浆中存在交叉反应性抗原,不同厂家试剂检测同一标本可能得到不同的结果;为了治疗或诊断而注射鼠免疫球蛋白的患者血清中会存在鼠免疫球蛋白抗体,从而影响以鼠单抗为基础的测定方法的结果。

总之,CEA 是结直肠癌患者很重要的监测指标,《美国国家综合癌症网络结直肠癌临床指南》(2021)要求:监测 CEA,前 2 年每 3~6 个月 1 次,之后每 6 个月 1 次,共监测 5 年。

二、癌抗原 12-5 测定

癌抗原 12-5(cancer antigen 12-5,CA12-5)在卵巢癌中的价值已得到肯定,已被作为主要标志物广泛用于卵巢癌的辅助诊断、疗效和复查监测。研究表明,术前 CA12-5 阳性的患者较阴性的患者有更高的复发率,术前 CA12-5 升高也可初步看作是结直肠癌的一项不良预后指标。

1. 正常参考值　ELISA:血清含量<3.5 万 U/L。

2. 临床意义

(1)CA12-5 是一种糖蛋白,广泛存在于间皮细胞组织中,是很重要的卵巢癌相关抗原,在非黏液性卵巢癌和上皮细胞性卵巢癌细胞株上表达,正常或良性卵巢组织不表达,卵巢浆液性腺癌患者阳性率为82%,Ⅲ~Ⅳ期的病变阳性率可达100%,黏液性卵巢癌 CA12-5 不升高。CA12-5 升高可先于临床症状出现,因此是观察疗效的良好指标。CA12-5 阳性患者在手术、化疗及免疫治疗有效时,CA12-5 浓度可在 1 周后逐渐降至正常水平。若不能恢复,则提示治疗无效或有残存肿瘤存在。

(2)其他非卵巢恶性肿瘤也有 CA12-5 升高,如乳腺癌 CA12-5 阳性率约40%、胰腺癌约50%、胃癌约47%、肺癌约41.1%、结直肠癌34.2%、其他妇科肿瘤约43%。

(3)某些良性疾病,如肝硬化、慢性胰腺炎、肝炎、子宫内膜异位、子宫肌瘤、子宫肌腺症、卵巢囊肿和盆腔炎症等疾病都可见 CA12-5 升高。其中子宫肌腺症患者 CA12-5 的阳性率可达80%。肝硬化时血清中的 CA12-5 大幅度升高,阳性率可达90%,而腹水中的 CA12-5 浓度更高。心功能减退时,CA12-5 可大幅度升高,胸部疾病导致的胸腔积液中的 CA12-5 浓度异常升高。羊水中也有较高浓度的 CA12-5。早期妊娠 3 个月内,CA12-5 可升高。CA12-5 短期内升高,还可与月经周期有关,月经前 10 天高值多,增殖期均值也较分泌期高。

3. 影响因素

(1)女性在检查 CA12-5 时应避开月经期和妊娠期,以免出现假阳性。

(2)送检标本不能用肝素抗凝,以免影响结果。

三、糖类抗原 19-9 测定

糖类抗原 19-9(carbohydrate antigen 19-9,CA19-9)是一种低聚糖类肿瘤相关抗原,在血清中以黏蛋白形式存在,不具有器官特异性。CA19-9 是 1979 年 Koprowski 等用结肠癌细胞免疫小鼠,并与骨髓瘤杂交所得116NS19-9 单克隆抗体,是一种分子量为 5 000kD 的低聚糖类肿瘤相关糖类抗原,其结构为 Le^a 血型抗原物质与唾液酸 Le^{xa} 的结合物。

1. 正常参考值　ELISA:血清含量<3.7 万 U/L。

2. 临床意义　CA19-9 升高:①恶性肿瘤,消化道肿瘤明显升高。胰腺癌,肝、胆道系统癌,胃癌,结直肠癌的 CA19-9 水平分别为正常值的683倍、535 倍、279 倍和 115 倍,阳性率以胰腺癌为最高,其他恶性肿瘤,如结直肠癌、胆囊癌、胆管癌、肝癌和胃癌的阳性率也会很高。②非肿瘤性疾病,如慢性胰腺炎、胆石症、肝硬化、肾功能不全、糖尿病、胆囊炎、卵巢囊肿、子宫内膜异位症、消化道出血。CA19-9 增多通常是低浓度的或一过性的,与甲胎蛋白(alpha fetoprotein,AFP)、CEA 等联合检测对胃肠道肿瘤的诊断效果更好。唾液污染可以使 CA19-9 升高。

四、糖类抗原 72-4 测定

1. 正常参考值　血清糖类抗原 72-4<6.7μg/L。

2. 临床意义　糖类抗原 72-4(carbohydrateantigen 72-4,CA72-4)是一种由 cc49 和 B72.3 两株单抗识别的黏蛋白样的高分子量糖蛋白,是检测胃癌和各种消化道癌症的非特异性肿瘤标志物。异常升高主要见于胃肠道肿瘤、卵巢肿瘤。对胃癌、卵巢黏液性囊腺癌和非小细胞肺癌灵敏度较高,对胆道系统肿瘤、结直肠癌、胰腺癌等也有一定的灵敏度。对胃癌检测特异度较高,以>6U/ml 为临界值。仅有<1% 良性胃病者 CA72-4 升高,而胃癌升高者比例可达 42.6%,如与 CA19-9 同时检测,阳性率可达 56%。

(李春雨)

参考文献

[1] 陈孝平,汪建平,赵继宗.外科学[M].9 版.北京:人民卫生出版社,2018:399-404.

[2] 李春雨,朱兰,杨关根,等.实用盆底外科[M].北京:人民卫生出版社,2021:74-76.

[3] 李春雨,徐国成.肛肠病学[M].2 版.北京:高等教育出版社,2021:44-45.

[4] 李春雨,汪建平.肛肠外科手术学[M].北京:人民卫生出版社,2015:88-90.

[5] 李春雨,汪建平.肛肠外科手术技巧[M].北京:人民卫生出版社,2013:65-70.

[6] 侯晓华.消化道高分辨率测压图谱[M].北京:科学出版社,2014:119-130.

[7] 郭俊洲.现代腹部影像诊断学[M].北京:科学出版社,2001:386-388.

[8] 张有生,李春雨.实用肛肠外科学[M].北京:人民军医出版社,2009:64-65.

[9] 吴孟超,吴在德.黄家驷外科学[M].7 版.北京:人民卫生出版社,2008:1492.

[10] 聂敏,李春雨.肛肠外科护理[M].北京:人民卫生出版社,2018:21-22.

[11] 德罗斯曼.罗马Ⅳ:功能性胃肠病[M].方秀才,侯晓华,译.4 版.北京:科学出版社,2016:200-219.

[12] 方秀才,刘宝华.慢性便秘[M].北京:人民卫生出版社,2015:611-694.

[13] 周智洋.胃肠道 MRI 诊断学[M].北京:人民卫生出版社,2011:303-317.

[14] 郭万学,周永昌.超声医学[M].6 版.北京:人民军医出版社,2011:487.

[15] 吴长君,刘中宏,章蓓,等.肛肠超声诊断与解剖图谱[M].北京:人民卫生出版社,2012:49-50.

[16] 王维林.小儿排便障碍性疾病的诊断与治疗[M].北京:人民卫生出版社,2014:33-36.

[17] 喻德洪.现代肛肠外科学[M].北京:人民军医出版社,1997:37-38.

[18] 马东旺.结直肠外科学[M].北京:北京大学出版社,2013:21-23.

[19] 安阿玥.肛肠病学[M].北京:人民卫生出版社,1998:20-21.

[20] 回允中.外科病理学[M].北京:北京大学医学出版社,2006:36.

[21] 虞积耀.消化系统肿瘤肿瘤病理学和遗传学[M].北京:人民卫生出版社,2006:81-82.

[22] 廖松林.现代诊断病理学手册[M].北京:北京医科大学中国协和医科大学联合出版社,1995:58-59.

[23] 吴秉铨.免疫组织化学病理诊断[M].北京:北京科学技术出版社,2007:11-13.

[24] MARTELLUCCI J,NALDINI G. Clinical relevance of transperineal ultrasound compared with evacuation proctography for the evaluation of patients with obstructed defaecation [J]. Colorectal Dis,2011,13:1167-1172.

[25] MATSUSHITA H,MATSUMURA Y,MORIYA Y,et al. A new method for isolating colonocytes from naturally evacuated feces and its clinical application to colorectal cancer diagnosis [J]. Gastroeneterology,2005,129(6):1918-1927.

[26] LI S,WANG H,HU J,et al. New immunochemical fecal occult blood test with two-consecutive stool sample testing is a cost-effective approach for colon cancer screening:Results of a prospective multicenter study in Chinese patients [J]. Int J Cancer,2006,118(2):3078-3083.

[27] REMES-TROCHE J M,DE-OCAMPO S,VALESTIN J,et a1. Rectoanal reflexes and sensorimotor response in rectal hyposensitivity [J]. Dis Colon Rectum,2010,53(7):1047-1054.

[28] RAO S S,SINGH S. Clinical utility of colonic and anorectal manometry in chronic constipation [J]. J Clin Gastroenterol,2010,44(9):597-609.

[29] CHEENEY G,REMES-TROCHEJ M,ATTALURI A,et a1. Investigation of ahal motor characteristics of the sensorimotor response(SMR) using 3-D anorectal pressure topography [J]. Am J Physiol Gastrointest Liver Physiol,2011,300(2):G236-G240.

[30] CARRINGTON E V,HEINRICH H,KNOWLES C H,et al. The international anorectal physiology working group(IAPWG) recommendations:Standardized testing protocol and the London classification for disorders of anorectal function [J]. Neurogastroenterol Motil,2020,32(1):e13679.

[31] OBLIZAJEK N R,GANDHI S,SHARMA M,et al. Anorectal pressures measured with high-resolution manometry in healthy people-Normal values and asymptomatic pelvic floor dysfunction [J]. Neurogastroenterol Motil,2019,31(7):e13597.

[32] KANG H R,LEE J E,LEE J S,et al. Comparison of high-resolution anorectal manometry with water-perfused anorectal manometry [J]. J Neurogastroenterol Motil,2015,21(1):126-132.

[33] CARRINGTON E V,HEINRICH H,KNOWLES C H,et al. Methods of anorectal manometry vary widely in

clinical practice:Results from an international survey[J]. Neurogastroenterol Motil,2017,29(8):e13016.

[34] WU J F,LU C H,YANG C H,et al. Diagnostic role of anal sphincter relaxation integral in high-resolution anorectal manometry for hirschsprung disease in infants[J]. J Pediatr,2018,194:136-141.

[35] RAO S S,MUDIPALLI R S,STESSMAN M,et al. Investigation of the utility of colorectal function tests and Rome Ⅱ criteria in dyssynergic defecation(Anismus)[J]. Neurogastroenterol Motil,2004,16(5):589-596.

[36] AZPIROZ F,ENCK P,WHITEHEADWE. Anorectal functional testing:review of collective experience[J]. Am J Gastroenterol,2002,97(2):232-240.

[37] LEE T H,BHARUCHAAE. How to Perform and Interpret a High-resolution Anorectal Manometry Test[J]. J Neurogastroenterol Motil,2016,22(1):46-59.

[38] KAUFF D W,WACHTER N,HEIMANN A,et al. Surface electromyography reliably records electrophysiologically evoked internal anal sphincter activity:a more minimally invasive approach for monitoring extrinsic innervation[J]. EurSurg Res,2016,57(1-2):81-88.

[39] DE MIGUEL C J,DEL SALTO L G,RIVAS P F,et al. MR imaging evaluation of perianal fistulas:spectrum of imaging features[J]. Radiographics,2012,32(1): 175-194.

[40] MORRIS J,SPENCER J A,AMBROSE N S. MR imaging classification of perianal fistulas and its implications for patient management[J]. Radiographics,2000,20(3): 623-635.

[41] PANÉS J,RIMOLA J. Perianal fistulizing Crohn's disease:pathogenesis,diagnosis and therapy[J]. Nat Rev Gastroenterol Hepatol,2017,14(11):652-664.

[42] CATTAPAN K,CHULROEK T,WANCHAROENRUNG D,et al. Can MR imaging be useful in differentiating low rectal cancer from anal cancer?[J]. Abdom Radiol (NY),2019,44(2):438-445.

[43] KHATRI V P,CHOPRA S. Clinical presentation, imaging,and staging of anal cancer[J]. Surg Oncol Clin N Am,2004,13(2):295-308.

[44] TORKZAD M R,KAMEL I,HALAPPA V G,et al. Magnetic resonance imaging of rectal and anal cancer[J]. Magn Reson Imaging Clin N Am,2014,22(1):85-112.

[45] ROACH S C,HULSE P A,MOULDING F J,et al. Magnetic resonance imaging of anal cancer[J]. Clinical radiology,2005,60(10):1111-1119.

[46] TOYONAGA T,TANAKA Y,SONG J F,et al. Comparison of accuracy of physical examination and endoanal ultrasonography for preoperative assessment in patients with acute and chronic anal fistula[J]. Tech Coloproctol,

2008,12(3):217-233.

[47] BUCHANA G N,BARTRAM C I,WILIAMS A B,et al. Value of hydrogen peroxide enhancement of three-dimensional endoanal ultrasound in fistula-in-ano[J]. Dis Colon Rectum,2005,48(1):141-147.

[48] BASUROY R,HAJI A,RAMAGE J K,et al. Review article:the investigation and management of rectal neuroendocrine tumours[J]. Aliment Pharmacol Ther, 2016,44(4):332-345.

[49] JANN H,ROLL S,COUVELARD A,et al. Neuroendocrine tumors of midgut and hindgut origin:tumor-node-metastasis classification determines clinical outcome[J]. Cancer,2011,117(15):3332-3341.

[50] JEMAL A,BRAY F,CENTER M M,et al.Global cancer statistics[J]. CA Cancer J Clin,2011,61(2):69-90.

[51] GLYNNE-JONES R,NORTHOVER J,OLIVEIRA J, et al. Anal cancer:ESMO clinical recommendations for diagnosis,treatment and follow-up[J]. Annals of Oncology,2009,20(Suppl4):57-60.

[52] KAUR H,CHOI H,YOU Y N,et al. MR imaging for preoperative evaluation of primary rectal cancer:practical considerations[J]. Radiographics,2012,32(2): 389-409.

[53] 刘小银,刘广健,周智洋,等.经直肠超声与体部线圈磁共振检查对直肠癌T分期的比较研究[J].中国医学影像技术,2015,31(3):420-424.

[54] 王彤,解丽梅.经会阴超声评价女性肛门括约肌的研究进展[J].中国临床医学影像杂志,2017,28(8): 588-591.

[55] 余苏萍,丁义江,王业皇.盆底肌电图与肛管直肠压力测定诊断出口梗阻便秘的价值[J].中国肛肠病杂志,1998,18(1):9-10.

[56] 董平.肛管直肠动力学在肛肠疾病诊治中的临床意义[J].中国医刊,1999,34(9):43.

[57] 海宁,朱兰,郎景和.盆底功能障碍性疾病患者会阴神经潜伏期测定在隐匿性压力性尿失禁诊断中的意义[J].中华妇产科杂志,2009,44(2):145-147.

[58] 卢任华,刘崎,章韵,等.排粪造影的临床应用[J].中华放射学杂志,1990,24(3):170.

[59] 卢任华,刘崎,章韵,等.排粪造影的检查方法和正常测量[J].第二军医大学学报,1990,11(3):244-246.

[60] 徐辰一,丁曙晴,薛雅红,等.盆底超声对女性盆底功能障碍所致便秘的诊断价值[J].世界华人消化杂志,2012,20(30):2931-2936.

[61] 卢鹏,刘连杰,傅传刚.直肠脱垂的诊断和治疗[J].中国实用外科杂志,2005,25(2):126-128.

[62] 郭娟.超声诊断产伤性肛门括约肌损伤的研究进展[J].中国医学影像技术,2013,29(12):2049-2052.

[63] 王刚成,韩广森,任莹坤.骶前囊肿切除术的理念及手

术技巧[J]. 中华外科杂志,2012,50(12):1153-1154.

[64] 吴国柱,红华,冯德喜,等. 超声对藏毛窦的诊断价值 [J]. 中国超声医学杂志,2014,30(9):855-856.

[65] 李华,梁会泽,周环宇,等. 超声诊断胃肠间质瘤的 价值[J]. 中华医学超声杂志:电子版,2012,9(11): 989-992.

[66] 齐旭,唐少珊,金虹,等. 经直肠双平面腔内超声对直 肠间质瘤的诊断价值[J]. 中国医科大学学报,2014, 5(43):458-460.

[67] 周智洋,刘得超. 肛管和肛周疾病的MRI诊断[J]. 磁共振成像,2015(11):868-875.

第六章

肛门直肠疾病的治疗

肛门直肠疾病的治疗包括中医内治法、外治法及手术疗法等。中医内治法与内科治疗基本相同,但其治疗位于体表,故有托毒外出之特色治法;外治法则以局部辨证为关键,结合脏腑经络辨证,直接施药作用于病变部位;手术疗法为外科特有疗法,直接治疗病变。根据具体疾病及病情,常多种疗法并用,也有单法取效者。

第一节　中医内治法

内治法一般用于初期内痔、初期肛裂、血栓性外痔和肛门直肠炎症初期,或兼有其他严重疾病,如肝病、肾病、腹部肿瘤、心脏病、高血压、糖尿病不宜手术者,或患者不愿意手术,或为手术做准备者,可解除症状,减轻痛苦,但易复发,不能根治。

一、治疗法则

内治法以消、托、补三法为治疗法则,初期应用消法可以减缓疾病发展甚至治愈,中期应用托法以托脓外出,后期应用补法可以促进愈合。

(一) 消法

消法为应用消散的药物使邪毒消散而不得结聚,适用于尚未成脓的脓肿或肿疡,可使患者免受溃脓手术之苦,缩短病程,故有"以消为贵"之说。

本法根据具体病因、病位、病性灵活施治,如有表邪者宜解表,里实者宜通里,热毒蕴结者宜清热解毒,寒邪凝结者宜温通,气滞者宜行气,血瘀者宜活血化瘀等。凡未成脓者,可以内消,即使不能内消,也可移深出浅,转重为轻。若疮形已成,则不可用内消之法,以免毒散不收,气血受损;或脓毒内蓄,侵蚀好肉,甚至筋骨,并致溃后难以收敛。

(二) 托法

托法应用补益气血和透脓的药物,扶助正气,托毒外泄,以免邪毒扩散或内陷。此法适用于脓肿中期,即成脓期,若机体正气虚弱或毒邪炽盛,致疮口不能溃破或脓毒滞留,需根据正邪盛衰分别应用补托或透托之法。补托法用于正虚毒盛,不能托毒外透者,其疮形平塌,根脚散漫,难溃难腐。透托法用于毒气盛而正气未衰者,其肿痛剧烈,痛如鸡啄,按之有波动感。

(三) 补法

补法应用补养的药物,恢复正气,助养患处新生,促进愈合。此法适用于老年体虚,气血虚弱,溃疡后期,或肛肠疾病术后,热毒已去,病灶已除,而精神衰疲,元气虚弱,脓水清稀,疮口难敛者,以及便血和脱垂等患者。凡气血虚弱者,宜补养气血,凡脾胃虚弱者,宜理脾和胃,凡肝肾不足者,宜补养肝肾等。但在毒邪未尽的时候,切勿早用补法,以免病邪内蕴,久而为患。

二、治法与方药

(一)清热凉血

适用于风热肠燥便血,血栓性外痔初期等。

1. 致康胶囊　在中医经典名方"七厘散""腐尽生肌散"基础上,结合大量临床实践科学组方配伍而成的中成药。它由 14 味道地药材配伍而成,并通过中药指纹图谱技术对主要成分和含量进行了鉴定分析,具有止血定痛、抗菌消炎、改善微循环、促进组织修复;全程加速黏膜及组织愈合等功效。致康胶囊自上市以来,凭借其显著的疗效获得了临床医务工作者和患者的广泛认可;已被收录于《中国药典》《临床路径释义》《临床路径治疗药物释义》《中成药临床应用指南》以及多项权威临床用药指南中。

国内权威药物研究机构针对致康胶囊安全性及疗效性进行评价研究并发表多篇 SCI 论文。中国中医科学院中药研究所药理研究证实,致康胶囊具有消肿生肌、活血化瘀、促修复的作用;空军军医大学西京医院和西安交通大学第一附属医院研究诠释致康胶囊是通过刺激损伤处生长因子的表达来实现促进黏膜修复及伤口愈合;华中科技大学同济医学院附属协和医院证实致康胶囊能有效改善炎症反应,抑制肠道上皮细胞凋亡和氧化应激反应等。

(1)组成:大黄、黄连、三七、白芷、阿胶、龙骨(煅)、白及、醋没药、海螵蛸、茜草、龙血竭、甘草、珍珠、冰片。

(2)功能主治:清热凉血止血、化瘀生肌定痛。用于便血、崩漏及呕血等,如痔、直肠炎、溃疡性结肠炎、肛瘘、肛裂、肛周脓肿、肛周疾病出血及肛肠疾病术后等。

(3)用法用量:口服,每粒装 0.3g,每次 2~4 粒,每日 3 次;或遵医嘱。

(4)禁忌证:孕妇禁服;过敏体质者慎用。

(5)注意事项:在治疗剂量内未发现有血栓形成倾向,长时间超剂量服用应在医师指导下进行。

2. 抗骨髓炎片　结合多年来对慢性感染患者的治疗经验,通过对药物的不断筛选和验证,成功研制的一种清热解毒、散瘀消肿的中药新药,能够显著提高手术疗效,降低无菌切口的感染率;为纯中药抗生素,可缓解细菌耐药性,缩短病程,安全性高,可以长期服用。研究证明,抗骨髓炎片组方科学,疗效确切(总有效率为 93.43%),使用方便,安全可靠,深受患者欢迎,曾荣获山东省科技成果奖。

(1)组成:金银花、蒲公英、紫花地丁、半枝莲、白头翁、白花蛇舌草。

(2)药理:抗炎、消肿、镇痛、消痈、散结、免疫调节。

(3)功能主治:清热解毒,散瘀消肿。用于热毒血瘀所致附骨疽,症见发热、口渴,局部红肿、疼痛、流脓。

(4)用法用量:口服。每素片重 0.4g,每次 8~10 片,每日 3 次;或遵医嘱,儿童酌减。

(5)注意事项:孕妇慎服。

3. 脏连丸

(1)组成:黄连、黄芩、地黄、赤芍、当归、槐角、槐花、荆芥穗、地榆炭、阿胶。

(2)功能主治:清热解毒,养血和血,清肠消肿,涩肠止血。用于肠热便血,肛门灼热,痔肿痛。

(3)用法用量:口服。水蜜丸每次 6~9g,小蜜丸每次 9g,大蜜丸每丸重 9g,每次 1 丸。每日 2 次。

4. 槐角地榆丸

(1)组成:槐角、地榆炭、生地黄、栀子、枳壳等。

(2)功能主治:清热止血,消肿镇痛,通便。用于大便下血、大肠积热、痔肿痛。

(3)用法用量:①大蜜丸每丸重 9g;②水蜜丸每 100 丸重 10g。每次 1 丸,每日 2 次。

(二)清热利湿

适用于肛痈实证、肛隐窝炎、外痔肿痛等偏湿盛者。

1. 乙字汤

(1)组成:大黄、柴胡、升麻、黄芩、当归、甘草。

(2)功能主治:解除括约肌痉挛。用于内痔嵌顿血栓形成、血栓性外痔。

2. 二妙丸

（1）组成：黄柏、苍术。

（2）功能主治：清热、燥湿。用于肛周湿疹、瘙痒、皮炎、痔瘘感染肿痛。

（3）用法用量：研细水泛为丸，每次服 10g，每日 2 次。

（三）清热解毒

适用于肛痈实证、外痔肿痛等。

1. 清热解毒汤（辽宁·王品三）

（1）组成：防风、连翘、桔梗、大力子、知母、柴胡、荆芥、黄芩、甘草各 15g，金银花、紫花地丁各 20g。

（2）功能主治：清热解毒。用于肛周脓肿初期。

（3）用法：用水调散外敷。

2. 黄连解毒汤（《外台秘要》）

（1）组成：黄连、黄芩、黄柏、栀子。

（2）功能主治：清热解毒。用于肛周脓肿初期实证。

3. 仙方活命饮（《校注妇人良方》）

（1）组成：白芷、贝母、防风、赤芍药、当归尾、甘草节、皂角刺(炒)、穿山甲(炙)(代)、天花粉、乳香、没药、金银花、陈皮。

（2）功能主治：清热解毒，消肿散结，活血镇痛。用于肛周红肿热痛。

（3）禁忌证：本方只可用于痈肿未溃之前，若已溃断不可用；本方性偏寒凉，阴证疮疡忌用；脾胃本虚、气血不足者均应慎用。

（四）清热通腑

适用于热结肠燥便秘者。

1. 首荟通便胶囊　一种润肠通便药，组方来源于多年的临床经验方，临床用于功能性便秘患者。方中人参补气、阿胶补血、白术补脾、枸杞补肾，不单纯泻下，气血动力双补，体现了以补治秘、攻补兼施的治则。首荟通便胶囊能够通过提高肠道动力，增加结肠黏液的分泌，有效改善便秘症状，提高便秘患者的生活质量。

（1）组成：何首乌、芦荟、决明子、枸杞子、阿胶、人参、白术、枳实。

（2）功能主治：养阴益气，泻浊通便。用于功能性便秘，中医辨证属气阴两虚兼毒邪内蕴证者，症见便秘，腹胀，口燥咽干，神疲乏力，五心烦热，舌质红嫩或淡，舌苔白或白腻，脉沉细或滑数。

（3）用法用量：饭后温开水送服。每粒装 0.35g（相当于饮片 0.79g）。每日 3 次。14 日为 1 个疗程。

（4）不良反应：可见轻度腹痛、腹泻，减药或停药后可消失。

2. 滋阴润肠口服液　本品由地黄单味药通过现代化手段，以专利工艺加工制成，不含蒽醌类成分，不会引起结肠黑变病。

（1）组成：地黄。

（2）功能主治：养阴清热，润肠通便。适用于所有人群及各种原因引起的便秘，如老年性便秘、糖尿病便秘等。

（3）用法用量：口服，每次 10~20ml，每日 2 次。

（五）活血化瘀

适用于气滞血瘀或瘀血凝结之外痔。

1. 秦艽丸

（1）组成：秦艽、苦参、大黄、黄芪、防风、漏芦、黄柏、白花蛇舌草。

（2）功能主治：散风祛湿，舒筋活血。用于肛门瘙痒、湿疹。

（3）用法用量：炼蜜为丸，上为末，炼蜜为丸，如梧桐子大。每次 1 丸，每日 2 次。

2. 活血散瘀汤

（1）组成：川芎、当归尾、赤芍、苏木、牡丹皮、枳壳、瓜蒌仁、桃仁、槟榔、酒大黄。

（2）功能主治：活血散瘀。用于痔核肿痛，血栓形成，大便燥结。

（六）补养气血

适用于素体气血不足或久病气血虚弱者。

1. 芪黄通秘软胶囊　具有补虚通便，帮助患者恢复正常排便功能的作用。适用于患有糖尿病、心脑血管疾病、慢性肾病、肿瘤、精神疾病等基础疾病，或长期服用阿片类镇痛药等造成的慢性便秘患者。针对患者虚弱体质病因治疗，适用于住院患者及便秘病程大于 2 周的门诊患者长期消化功能调理,且不伤肠胃,安全性高。慢病患者可长期服用,减少便秘复发。

（1）组成:黄芪、何首乌、当归、肉苁蓉、黑芝麻、核桃仁、熟大黄、决明子、枳实、炒苦杏仁、桃仁。

（2）药理:动物实验结果表明,本品可以提高正常小鼠小肠炭末推进率,增加正常小鼠及便秘模型小鼠和大鼠的排便量;对体质虚弱小鼠有增加体重、改善一般情况的作用趋势。君药为黄芪、当归,具有健脾益气、补血润肠功效;臣药为肉苁蓉、何首乌、核桃仁、黑芝麻,具有补肝肾、益精血、润肠通便功效;佐药为熟大黄、枳实、决明子,可通便导滞、监制当归、黄芪、肉苁蓉等之温,炒苦杏仁、桃仁降肺气、润肠通便;整个组方标本兼顾,攻补兼施,益气养血,通便而不产生泻便,避免因泻而伤患者。

（3）功能主治:益气养血,润肠通便。适用于功能性便秘,辨证属"虚秘"者。

（4）用法用量:口服,饭后半小时服用。每粒装 0.5g,每次 3 粒,每日 2 次。

2. 固本益肠片

（1）组成:党参、麸炒白术、补骨脂、麸炒山药、黄芪、炮姜、酒当归、炒白芍、醋延胡索、煨木香、地榆炭、煅赤石脂、儿茶、炙甘草。

（2）功能主治:健脾温肾,涩肠止泻。适用于脾虚或脾肾阳虚导致的慢性泄泻,症见慢性腹痛腹泻、大便清稀或有黏液血便、食少腹胀、腰酸乏力、形寒肢冷、舌淡苔白、脉虚。

（3）用法用量:口服,每片重 0.32g,每次 8 片,每日 3 次。

3. 补脾益肠丸

（1）组成:外层:黄芪、党参(米炒)、砂仁、白芍、当归(土炒)、白术(土炒)、肉桂;内层:醋延胡索、荔枝核、炮姜、炙甘草、防风、木香、盐补骨脂、煅赤石脂。

（2）功能主治:补中益气,健脾和胃,涩肠止泻。用于脾虚泄泻、阳虚便秘、各种慢性结肠炎。

（3）用法用量:每次 6g,每日 3 次,30 日为 1 个疗程。

（4）禁忌证:孕妇慎用;泄泻时腹部热胀痛者忌服。

4. 补脾益肾汤(辽宁·张有生)

（1）组成:生黄芪、炙甘草、党参、白术、补骨脂、炮姜、当归、白芍、升麻、柴胡、枳实、厚朴、木香、乌药、薏苡仁、延胡索、罂粟壳、苦参、地榆、黄柏、诃子、五倍子、肉豆蔻等随证加减。

（2）药理:前六味补气养血,偏补中气。升麻、柴胡升举阳气,以减下坠。枳实、厚朴行气破积,治胸腹胀满。木香、乌药行气镇痛。延胡索、罂粟壳活血镇痛,止泻止痢。苦参、黄柏、地榆清热利湿,凉血止血。诃子、五倍子、肉豆蔻涩肠止泻。

（3）功能主治:补气养血、健脾利湿、行气止血、涩肠止泻。用于溃疡性结肠炎、慢性结肠炎。

5. 参苓白术散

（1）组成:人参、茯苓、白术(炒)、山药、白扁豆(炒)、莲子、薏苡仁(炒)、砂仁、桔梗、甘草。

（2）功能主治:健脾益气,渗湿止泻。用于泄泻,各种肠炎。

（3）用法用量:研细成散,每次 6~9g,每日 2~3 次。

（七）生津润燥

适用于血虚津乏便秘者。

1. 麻仁软胶囊　源自汉代张仲景所著《伤寒论》中的麻子仁丸,已经沿用了近两千年,疗效和安全性已经被广泛验证,成为经典的润下名方,获得国内指南、专家共识推荐。方中火麻仁润肠通便为君药,辅以苦杏仁降气润肠,白芍养阴濡坚,佐以枳实破结,厚朴除满,大黄通下。虽以小承气汤(大黄、厚朴、枳实)以泄热通便,但大黄、厚朴用量俱从减轻,更以火麻仁、苦杏仁、白芍甘润减缓小承气攻下之力,具有下不伤正、润不滋腻、润下结合的特点。麻仁软胶囊采用专利工艺,精确提取中药材有效成分,不仅具有吸收好、起效迅速、生物利用度高、服用方便的特点,而且不添加糖分,密闭保存挥发油成分,质量更稳定。麻仁软胶囊具有平时、急用时两种用法的通便药,可用于便秘的预防和治疗,平时润肠,急时通便,是便秘患者的首选良药。

（1）组成:火麻仁、苦杏仁、大黄、枳实(炒)、厚朴(姜制)、白芍(炒)。

（2）功能主治:润肠通便。适用于肠燥便秘。

（3）药理:麻仁软胶囊可明显增加动物离体、在体肠平滑肌活动,使肠平滑肌收缩振幅增高、收缩强度加大、频率加快,从而使小肠、大肠推进速度加快。其中,大黄发挥通便作用的有效成分主要为大黄酸、大黄素,大黄素主要表现为浓度依赖性抑制 K^+ 通路,促进结肠运动。大黄酸、大黄素可有效抑制结肠上皮细胞水孔蛋白 2、4 的表达及 Na^+-K^+-ATP 酶活性,减少结肠水分吸收,增强肠腔内容积,提高粪便湿润性,发挥良好的泻下作用。火麻仁含丰富的脂肪油,具有良好的促进肠蠕动效果,可有效减少大肠水分吸收,发挥通便润肠作用。白芍的有效成分为芍药苷,表现为剂量依赖性兴奋肠神经系统释放神经递质 P 物质,延长结肠平滑肌收缩时间,促进肠蠕动,减少分泌炎症因子,改善肠道功能紊乱情况,可通过调节体液免疫、细胞免疫对人体免疫系统发挥双向干预作用。厚朴的主要成分为厚朴酚与和厚朴酚,可选择性增强结肠端环行肌及回肠、空肠纵行肌的收缩性,提高肠道传输及机械活动,而且具有抗氧化、抗炎镇痛、抗内毒素、清除自由基的作用,具有一定抗抑郁作用。枳实的主要有效成分为二氢黄酮类化合物,膜渗透性差,肠道被动转运吸收后,会再次转运至回肠腔,之后形成苷元,被肠道吸收,但受到肠道代谢酶影响,其生物利用度多较低,能显著增加组方药物肠道吸收,提高整体疗效。苦杏仁中脂肪油含量丰富,因此其润肠通便效果显著,其主要活性成分为苦杏仁苷,该成分具有抗溃疡、增强免疫调节、调脂、抗炎等多种药理活性。

（4）用法用量:每粒装 0.6g。平时每次 1~2 粒,每日 1 次;急用时每次 2 粒,每日 3 次。

（5）不良反应:少数患者可出现恶心、胃不适。

（6）禁忌证:孕妇忌服。

2. 麻仁滋脾丸(《金匮要略》麻仁丸加味)

（1）组成:大黄(制)、火麻仁、当归、郁李仁、姜厚朴、麸炒枳实、炒苦杏仁、白芍。

（2）功能主治:润肠通便,健脾消食。用于大便秘结,胸腹胀满,烦躁不宁,术后便秘。

（3）用法用量:口服。小蜜丸每 100 丸重 20g,每次 9g(45 丸);大蜜丸每丸重 9g,每丸 1 丸。每日 2 次。

（八）补中升陷

适用于小儿或年老体衰者、经产妇气虚下陷之直肠脱垂、内痔脱出等。

1. 补中益气汤(《东垣十书》)

（1）组成:党参、生黄芪、升麻、柴胡、白术、当归、炙甘草。

（2）功能主治:补中益气。用于气虚肛门下坠、直肠脱垂、便血。

2. 补中提肛汤(辽宁·张有生)

（1）组成:补中益气汤外加诃子、五倍子。

（2）功能主治:补中益气、升提固涩。用于小儿直肠脱垂。

（3）用法:水煎频服,并用一效散外敷。

（张书信　李春雨）

第二节　西医药物治疗

针对疼痛、水肿、出血患者可对症给予镇痛、消肿、止血治疗;化脓性疾病多伴有全身症状,应注意纠正水电解质紊乱及抗感染治疗;合并糖尿病、高血压的患者应予以降糖、降压治疗;继发性肛周病变应积极控制原发病。

一、消肿镇痛

1. 柑橘黄酮片

是一种静脉活性药物,对痔静脉组织具有双重作用。能够降低易引起静脉曲张、脱垂和血管壁损伤的痔静脉丛高压,同时还可减轻使血管壁渗透性降低的炎症反应。

（1）组成:本品为复方制剂,每片含柑橘黄酮(纯化微粒化黄酮成分)500mg,其中 90% 为地奥司明,10% 为以橙皮苷形式表示的黄酮类成分。

（2）药理:在静脉系统,降低静脉扩张性和静脉血淤滞。在微循环系统,使毛细血管壁渗透能力正常化并增强其抵抗性。强效抗炎,全面作用于静脉、淋巴、微循环系统,延缓疾病进展。

（3）适应证:治疗静脉淋巴功能不全相关的各种症状(腿部沉重、疼痛、晨起酸胀不适感),治疗急性痔发作有关的各种症状。

（4）用法用量：口服。将每日常用 2 片剂量平均分为两次，于午餐和晚餐时服用。用于急性痔发作时，前 4 天每日 6 片，以后 3 天每日 4 片。

（5）指南推荐：《中国痔病诊疗指南（2020）》指出，①柑橘黄酮片（纯化微粒化黄酮成分，MPFF）可有效缓解痔病患者的出血、疼痛、瘙痒和里急后重等症状，并减少症状复发，可作为首选静脉活性药物用于治疗 Ⅰ~Ⅳ 期痔患者（1A）；②MPFF 作为器械疗法和手术疗法的辅助药物（1A）；③MPFF 辅助痔病患者改善术后症状（1A）。（1A，最高证据等级，强推荐。）

2. 盐酸纳布啡注射液

（1）组成：本品主要成分为盐酸纳布啡。

（2）药理：纳布啡是 κ 受体激动药和 μ 受体拮抗药，是一种强效镇痛药，以毫克计，在剂量达约 30mg 时其镇痛强度与吗啡基本相同。盐酸纳布啡静脉给药后 2~3 分钟起效，皮下注射、肌内注射 15 分钟内起效。纳布啡的血浆半衰期为 5 小时，作用持续时间为 3~6 小时。盐酸纳布啡的阿片受体拮抗作用为烯丙吗啡的 1/4，为喷他佐辛的 10 倍。盐酸纳布啡与同等镇痛剂量的吗啡产生相同程度的呼吸抑制作用，但盐酸纳布啡具有天花板效应，在没有其他影响呼吸中枢神经系统活性药物的情况下，超过 30mg 再增加剂量不会产生进一步的呼吸抑制作用。盐酸纳布啡本身剂量等于或低于其镇痛剂量，具有强效阿片受体拮抗作用。当与 μ 受体激动型镇痛药（如吗啡、羟吗啡酮、芬太尼）同时使用，或给予上述药物后给予盐酸纳布啡，可部分逆转或拮抗由这些药物引起的呼吸抑制。盐酸纳布啡注射液可能导致依赖阿片类镇痛药的患者出现停药现象。在定期接受 μ 受体阿片类镇痛药的患者中，盐酸纳布啡盐注射液应谨慎使用。

（3）适应证：盐酸纳布啡注射液作为镇痛药用于复合麻醉时的麻醉诱导。

（4）禁忌证：①对盐酸纳布啡或本品中其他成分过敏者禁用；②有显著呼吸抑制的患者禁用；③急性或严重支气管哮喘的患者在无监护环境或无复苏设备的情况下禁用；④已知或疑似存在胃肠道梗阻（包括麻痹性肠梗阻）的患者禁用。

（5）用法用量：诱导麻醉时，盐酸纳布啡的用量为 0.2mg/kg，应在 10~15 分钟内完成静脉输注。在盐酸纳布啡注射液过程中，若出现呼吸抑制现象，可用阿片受体拮抗剂盐酸纳洛酮逆转。

（6）注意事项：本品用于复合麻醉的麻醉诱导时，必须由经过专业静脉麻醉训练的麻醉医师给药，并及时处理使用该药过程中出现的阿片类药物对呼吸的抑制作用。事先准备好盐酸纳洛酮注射液、复苏和插管装置、给氧装置等以防不测。本品含有纳布啡，为精神药品类管制药品，应按第二类精神药品管理。

3. 地佐辛注射液

（1）组成：地佐辛。

（2）药理：地佐辛是 κ 受体部分激动剂、μ 受体部分激动剂，且具有去甲肾上腺素再摄取抑制作用，镇痛作用强于喷他佐辛，成瘾性小，用于术后镇痛及由内脏、癌症引发的疼痛，为非肠道用镇痛药。在动物模型中显示烯丙吗啡样的拮抗作用，对吗啡成瘾的动物，本品能引起戒断症状；其阿片受体激动作用可被纳洛酮逆转。本品在术后肌内注射 10mg 的镇痛效果与 10mg 吗啡或 50~100mg 哌替啶等效。起效时间和作用持续时间与吗啡相似。术后使用本品无明显呼吸抑制作用。肌内注射后 30 分钟内生效，静脉注射 15 分钟内生效。

（3）适应证：需要使用阿片类镇痛药治疗的各种疼痛。

（4）禁忌证：对阿片类镇痛药过敏的患者禁用。

（5）用法用量：①肌内注射，推荐成人单剂量为 5~20mg，但临床研究中的初剂量为 10mg。应根据患者的体重、年龄、疼痛程度、身体情况及服用其他药物的情况调节剂量。必要时每隔 3~6 小时给药一次，最高剂量每次 20mg，每天最多不超过 120mg；②静脉注射，初剂量为 5mg，以后每隔 2~4 小时给药 2.5~10mg；③患者自控静脉镇痛泵，在手术结束前约 20 分钟，静脉注射地佐辛 4mg，作为负荷量。将地佐辛注射液加入生理盐水配制成 0.5mg/ml 的溶液，手术结束后，采用患者自控静脉镇痛泵缓慢滴注，持续剂量 2ml/h，制止突发痛 4ml/次（自控），锁定时间 15 分钟，术后持续 48 小时。

（6）注意事项：①患有支气管哮喘者慎用；②胆囊手术患者慎用；③对颅脑损伤，或颅内压增高的患者，仅在必要时使用；④有呼吸抑制、支气管哮喘、呼吸梗阻的患者使用本品要减量；⑤本品经过肝脏代谢和肾脏排泄，肝、肾功能不全者应用本品应低剂量；⑥本品具有阿片受体拮抗剂的性质，对麻醉药有依赖性的患者不推荐使用。⑦不良反应：常见不良反应有恶心、呕吐、镇静、头晕、眩晕及注射液部位反应。

4. 复方盐酸利多卡因注射液

（1）组成：盐酸利多卡因。

（2）适应证：肛肠科及外科手术切口部位的局部浸润麻醉，如手术麻醉、术后长效镇痛等。

（3）用法用量：①手术麻醉，用于肛肠科疾病，做肛门周围浸润麻醉，一般用量 15~20ml；用于普通外科、妇产科等局部浸润麻醉，根据切口大小，一般用量 5~20ml。②术后长效镇痛，用于肛肠科疾病，于手术结束后在切口边缘皮下浸润注射，一般用量 10~20ml；用于普通外科及其他外科手术，于缝合切口前将药物均匀注入切口缘皮下，一般用量 5~20ml。

二、软化粪便

肛门直肠疾病常与便秘相互影响，故软化粪便可以延缓肛门直肠疾病的发展。

1. 乳果糖口服溶液　得到国内外指南的强烈推荐，用于慢性便秘、习惯性便秘的治疗，特别是老年人、儿童、孕妇等特殊人群的便秘治疗，有效期为 36 个月，也用于治疗和预防肝昏迷或昏迷前期的肝性脑病。临床常用的规格分别是高密度聚乙烯瓶装，200ml/瓶，以及聚乙烯铝袋装，15ml/袋，6袋/盒。

（1）组成：每 100ml 乳果糖口服溶液含乳果糖67g，半乳糖≤10g，乳糖≤6g。

（2）药理：乳果糖在结肠中被消化道菌群转化为有机酸，导致肠道内 pH 下降，并通过保留水分，增加粪便体积。上述作用刺激结肠蠕动，保持排便通畅，缓解便秘，同时恢复结肠的生理节律。在肝性脑病、肝昏迷和昏迷前期，上述作用促进肠道嗜酸菌（如乳杆菌）的生长，抑制蛋白分解菌，使氨转

化为离子状态，通过降低结肠 pH，发挥渗透效应，并改善细菌氮代谢，从而发挥导泻作用。

（3）适应证：①用于慢性便秘、习惯性便秘、老年人便秘、小儿便秘及孕妇便秘，可调节结肠的生理节律。②用于治疗和预防肝昏迷或昏迷前期。

（4）用法用量：①乳果糖应直接吞服而不应在口中停留，应根据个人需要调整用药剂量。②如每日 1 次治疗，应在相同时间服药，如早餐时。缓泻剂治疗期间，建议每日摄入足量液体（1.5~2L）。③常规剂量 15ml，每日 2 次，手术患者术后使用至少 4 周，有利于术后快速康复。瓶装乳果糖口服溶液，可使用量杯。15ml 单剂量袋装乳果糖口服溶液，撕开包装袋一角后即刻服用。

（5）不良反应：在安慰剂对照临床试验中，观察到乳果糖治疗患者出现以下不良反应。①十分常见（≥1/10）：腹泻；②常见（≥1/100 且<1/10）：胃肠胀气、腹痛、恶心、呕吐；③偶见（≥1/1 000 且<1/100）：腹泻导致电解质平衡失调。

2. 利那洛肽胶囊

（1）组成：利那洛肽。

（2）药理：利那洛肽胶囊是全球首个用于治疗便秘型肠易激综合征的鸟苷酸环化酶 C 激动剂，与肠道鸟苷酸环化酶-C 结合后，导致细胞内和细胞外环鸟苷酸浓度升高。细胞内环鸟苷酸升高可以刺激肠液分泌，加快胃肠道运动，从而增高排便频率；细胞外环鸟苷酸浓度升高会降低痛觉神经的灵敏度、减轻肠道疼痛，一药双效，能同时缓解便秘及腹痛、腹胀等腹部症状。利那洛肽是一种促分泌剂，服用方便，安全性好，患者治疗满意度高。在中国的获批上市，填补了中国成人便秘型肠易激综合征治疗的空白。

（3）适应证：用于治疗便秘肠易激综合征和慢性特发性便秘，是首个具有此种作用机制的治疗便秘的药物。

（4）用法用量：145μg 和 290μg，早饭前 30 分钟口服，4 周为 1 个疗程。

3. 小麦纤维素颗粒

（1）组成：从优质小麦中提取精制而成的纯天然小麦纤维素。

（2）药理：大多数人食物中的纤维素含量不能

满足身体需要,小麦纤维素颗粒几乎完全除去了传统纤维内会妨碍人体钙、铁、锌吸收的植酸及会引起过敏的游离蛋白,并且不含糖分、香料和人工甜味剂,令服用者更加健康,适用于各类人群。

(3)适应证:急、慢性便秘,憩室和肠易激综合征等胃肠功能紊乱,痔、肛裂的辅助治疗。还可用于应该避免粪便秘结的患者,如冠心病患者。

(4)用法用量:成人每次一袋(每袋 3.5g),每日 2~3 次;儿童每次半袋,每日 1~2 次,按年龄和体重渐减。

三、抗炎止泻

1. 磷酸左奥硝唑酯二钠 是左奥硝唑的前体药物,抗菌活性与左奥硝唑相当,而其化学结构优化不仅使 pH 更接近人体,静脉炎发生率更低,还实现了每日仅需一次的给药方案,相比每日两次给药可降低药物蓄积因子,有望进一步降低药物不良反应发生率。

(1)组成:主要成分为磷酸左奥硝唑酯二钠,辅料为枸橼酸。

(2)药理:磷酸左奥硝唑酯二钠为奥硝唑左旋异构体磷酸酯衍生物的钠盐,在人体内能迅速转化为左奥硝唑。左奥硝唑为奥硝唑的左旋体,属硝基咪唑类衍生物。奥硝唑抗微生物作用的可能机制是通过其分子中的硝基,在无氧环境中还原成氨基或形成自由基,与细胞成分相互作用,导致微生物死亡。

(3)适应证与用法用量:见表 6-2-1。

(4)优点:①强效低蓄积。每日仅需 1 次给药,1 次 1g,相比常规每日 2 次给药,血药峰浓度增加,杀菌效果提高、耐药性降低、蓄积减少、不良反

应发生率降低。②安全舒适。pH 近中性,降低静脉炎发生率;冻干无菌粉末无须高温灭菌,减少加热生成的杂质;左奥硝唑前体药物相比消旋体奥硝唑神经毒性更低。③人群广泛,配伍灵活,可与氯化钠或葡萄糖配伍,满足心肺功能不全限钠者的需求;明确对新生儿婴儿的用法用量(常用硝基咪唑类药物无新生儿及婴儿用法用量)。

(5)不良反应:硝基咪唑类药物已在临床使用多年,目前临床常见不良反应包括胃肠系统不适等。本品上市时间较短,临床未见严重不良反应。

2. 复方磺胺嘧啶锌凝胶

(1)组成:本品为复方制剂,主要成分为 2% 磺胺嘧啶锌、1% 磺胺嘧啶银和海藻酸钠。

(2)药理:本品具有显著的抗菌增强作用,抗菌谱广,对大多数革兰氏阳性菌、革兰氏阴性菌、白念珠菌等均有效,特别对铜绿假单胞菌和变形杆菌有强效;可抑制烧伤、烫伤创面及痂下感染细菌的生长;降低局部毛细血管的通透性,减轻烧伤、烫伤创面的早期局部水肿;参与多种酶的合成,促进上皮细胞生长,明显促进创面的愈合;海藻酸钠覆盖于创面形成类半透膜结构,可以防止细菌感染、透气、减少创面水分的蒸发以维持创面湿润环境、同时改善局部微循环,为创面提供适合的微环境。

(3)适应证:局部用于烧伤、烫伤所致的Ⅰ度、Ⅱ度、深Ⅱ度清洁创面及外伤性创面。有效预防、治疗创面继发感染及损伤性皮肤感染,包括柠檬酸杆菌、阴沟肠杆菌、大肠埃希菌、克雷伯菌属、变形杆菌属、铜绿假单胞菌等假单胞菌属、葡萄球菌属、肠球菌属、白念珠菌等导致的感染。

表 6-2-1 磷酸左奥硝唑酯二钠的适应证及用法用量

适应证	人群		
	成人	儿童	新生儿和婴儿
治疗阿米巴病	每日 1~1.5g	每日 30~40mg/kg	—
用于治疗敏感厌氧菌导致的术后感染	每日 1~1.5g,静脉滴注,单次静脉滴注可以使用 1g	每日 20~30mg/kg,静脉滴注	每日 20mg/kg,每次 10mg/kg,每日 2 次,静脉滴注
用于预防外科手术导致的敏感厌氧菌感染	麻醉诱导时静脉滴注 1g,24 小时后可再次给药 1g	每日 20~30mg/kg,给药方案与成人相同,静脉滴注	

（4）用法用量：①直接、均匀涂布于清洁皮肤创面，每日 1 次，厚度 0.15~0.3mm，表皮完整的区域约 10 分钟后成膜，无表皮创面 30~120 分钟后成膜。由运动导致的膜破损处可用本品补充涂覆完整。②包扎疗法：将药物均匀涂布于纱布敷料上敷于创面，1~2 日换药 1 次。③换药时，可用蒸馏水或无菌生理盐水冲洗创面涂膜层。

（5）不良反应：用药后有轻微疼痛，数分钟后自行消退。因含磺胺类药物，极少数患者可出现白细胞减少，停药后自行恢复。创面愈合后偶有色素沉着，可自行消退。

（6）禁忌证：对磺胺类药物过敏者禁用。

3. VSL#3™　本品原产于意大利，原装进口，国际知名度高，黄金标准益生菌，是 IBD 领域推荐等级最高的益生菌；国内市售益生菌活菌数最高（4 500 亿/袋），八联活菌协同增效，完全符合十大黄金标准的益生菌。

VSL#3 是唯一在随机对照研究中证明对 UC 及贮袋炎的一级预防和症状复发缓解有效的益生菌；国内、外多项指南推荐 VSL#3 应用于贮袋炎预防、治疗及维持缓解，轻中度 UC 诱导或维持缓解，成人和儿童均适用。

国外数据显示，VSL#3 可预防术后 1 年内贮袋炎的发生；VSL#3 联合 5-ASA 较单药 5-ASA 治疗轻中度 UC 成年患者时，缓解率增加 27.9%。

（1）组成：VSL#3 是由 8 种有益菌种组成的混合制剂，包括 4 种乳杆菌、3 种双歧杆菌和 1 种链球菌，每一个菌株都有认证的菌株识别编号，包括嗜热链球菌（菌株号 BT01）、乳双歧杆菌（菌株号 BI04 和 BL03）、副干酪乳杆菌（菌株号 BP07）、短双歧杆菌（菌株号 BB02）、嗜酸乳杆菌（菌株号 BA05）、植物乳杆菌（菌株号 BP06）、瑞士乳杆菌（菌株号 BD08）。

（2）药理：VSL#3 可增加肠道黏膜细菌的丰富度和多样性，能与肠道菌群良性互动，起到免疫调节和屏障功能作用。VSL#3 中的嗜酸乳杆菌刺激了回肠段的收缩，从而降低粪便频率，改善结肠炎。VSL#3 上调黏膜碱性鞘磷脂酶活性，改善 UC；同时与传统药物 5-ASA 有协同作用，VSL#3 可能会增加 5-ASA 的抗炎作用，减少自由基的产生，进而减少白三烯和 IL-1 的产生。

（3）适应证：炎症性肠病、肠易激综合征、肿瘤放化疗术后、胃肠道感染及各类腹泻、肝病等，在国外作为膳食补充剂，同样适用于健康人群。

（4）用法用量：口服。每次 1~2 袋，每日 2 次。建议起始剂量 2 袋/日，2 周后经评估可调整；最高剂量不超过 8 袋/日；健康人群可按半袋/日服用。

（5）注意事项：本品如与抗生素联用，间隔 4 小时前后使用；贮存冷藏（2~8℃），室温（最高 25℃）下保存 7 天，对效价无不利影响。

（6）不良反应：仅个例报道恶心、腹胀。

（7）禁忌证：儿童、孕妇和老年人等特殊群体，建议医生必须基于基础健康状况和病史对其进行单独评估。

4. 盐酸伊托必利颗粒　第三代促胃肠全动力药，独家剂型，相较多潘立酮、西沙必利等药物具有对神经系统的通透性低，无锥体外系不良反应，耐受性好等优点；独家的颗粒剂型，更好地适应不同年龄段的服用便利性需求，吸收更快，疗效更好。其优点迅速缓解胃胀痛、早饱、食欲不振；双重机制，全面促进胃肠蠕动；不依赖肝细胞色素 P450 代谢，药物相互作用少，安全性高；剂型好、吸收快，适合长期服用。

（1）组成：本品主要成分为盐酸伊托必利。

（2）药理：盐酸伊托必利通过对多巴胺 D_2 受体的拮抗作用而增加乙酰胆碱的释放，同时通过对乙酰胆碱酶的抑制作用来抑制已释放的乙酰胆碱分解，从而增加胃、十二指肠动力。本品具有良好的胃动力作用，可增强胃、十二指肠收缩力，加速胃排空，并有抑制呕吐的作用。

（3）适应证：本品适用于功能性消化不良引起的各种症状，如上腹部不适、餐后饱胀、早饱、食欲不振、恶心、呕吐等。

（4）用法用量：口服。每日 3 次，每次 1 袋（50mg），饭前 15~30 分钟服用；或遵医嘱。

（5）禁忌证：对本品成分过敏者禁用。存在胃肠道出血、机械梗阻或穿孔时禁用。

5. 复方嗜酸乳杆菌片　通过补充益生菌，调节肠道蠕动，增强免疫，促进消化，是一种以微生物学途径调整肠道菌群的微生态制剂，也是目前国内市场上唯一无须冷藏的四联活菌制剂,具有四菌协同、胃肠同治等优点,经多年临床用药经验,推荐在肠镜检查1周内补充这种多联菌株益生菌,有助于快速恢复肠道菌群平衡。

(1)组成:本品为复方制剂,每片含嗜酸乳杆菌5×10^6个。辅料为淀粉、蔗糖。

(2)药理:本品是由中国株嗜酸乳杆菌、日本株嗜酸乳杆菌、粪链球菌和枯草杆菌等四种菌粉组成的复方片剂,为肠道菌群调整药,可分解糖类产生乳酸,提高肠道酸度,从而抑制肠道致病菌繁殖。

(3)适应证:适用于肠道菌群失调引起的肠功能紊乱,急、慢性腹泻,便秘,功能性消化不良,肠易激综合征,溃疡性结肠炎及小儿反复性腹泻、儿童消化不良等。

(4)用法用量:口服。成人每次1~2片,每日3次。儿童用量请咨询医师或药师。

(5)注意事项:①如服用过量或出现严重不良反应,应立即就医;②对本品过敏者禁用,过敏体质者慎用;③本品性状发生改变时禁止使用;④请将本品放在儿童不能接触的地方。

6. 美沙拉秦肠溶片　美沙拉秦的体外实验表明其对一些炎症介质(前列腺素、白三烯B_4、白三烯C_4)的生物合成和释放有抑制作用,其作用机制是通过抑制血小板激活因子的活性和抑制结肠黏膜脂肪酸氧化,来改善结肠黏膜炎症。体外研究显示,美沙拉秦对肠黏膜前列腺素的含量有一定影响,具有清除活性氧自由基的功能,对脂氧合酶可能起到一定的抑制作用。口服后在肠道释放美沙拉秦,美沙拉秦到达肠道后主要局部作用于肠黏膜和黏膜下层组织。美沙拉秦的生物利用度或血浆浓度与治疗无关。

(1)组成:美沙拉秦。

(2)适应证:适用于溃疡性结肠炎的急性发作和维持治疗,以及克罗恩病急性发作期的治疗。

(3)用法用量:①口服,常用剂量为每日1.5g,对每片0.25g规格,每次2片,每日3次;②如果治疗剂量>1.5g/d,尽可能服用每片0.5g规格;③每次服用时,应在早、中、晚餐前1小时,并整片用足量水送服;疗程请遵医嘱。

四、凝血止血

注射用矛头蝮蛇血凝酶是从巴西矛头蝮蛇毒液中分离、精制而得的一种多肽单链酶类止血剂。通过加速和巩固生理性凝血过程,在血管破损处迅速起效,缩短人体的出血时间,而在正常血管内不增高血栓形成风险。因为高效止血、安全方便的特点,2001年上市后迅速广泛应用于外科、内科、妇产科、眼科、耳鼻咽喉头颈外科、口腔科等临床科室的出血及出血性疾病。

1. 组成　本品含自巴西矛头蝮蛇的蛇毒中分离和纯化血凝酶,不含神经毒素及其他毒素。辅料为甘露醇、明胶(水解)、氯化钙。

2. 药理　矛头蝮蛇血凝酶是一种糖蛋白,由232个氨基酸组成,一级结构确切,分子量为32kDa的单链糖蛋白,不含其他类凝血因子成分。其能水解纤维蛋白原的α(A)链上精(16)-甘(17)键,释放纤维蛋白肽A,对β链、γ链无任何作用,使纤维蛋白原在血液中形成头头相联的可溶性的纤维蛋白二聚体,这种二聚体是创面处人体自身产生的凝血酶的最适底物,因此在创面处迅速凝结成纤维蛋白凝块起止血作用。

3. 适应证　可用于需减少流血或止血的各种临床疾病的出血及出血性疾病;也可用来预防出血,如术前用药,可避免或减少手术部位及术后出血。

4. 用法用量　临用前,用灭菌注射用水溶解后,静脉注射、肌内注射或皮下注射,也可局部用药。一般出血:成人1~2U(1~2支);儿童0.3~0.5U(1/3~1/2支)。

5. 禁忌证　有血栓病史者禁用;对本品或同类药品过敏者禁用。

五、营养支持

1. 鱼油整蛋白复合营养乳液　是免疫增强型全营养乳剂,高能量密度(1.3kcal/ml)、高蛋白、含ω-3多不饱和脂肪酸、低碳水化合物;添加二十二碳六烯酸(docosahexaenoic acid,DHA)和二十碳五烯酸(eicosapentaenoic acid,EPA)等免疫物质。

(1)适应证:需要增强免疫的营养不良患者,

尤其肿瘤、危重症等患者。

（2）功能：①鱼油整蛋白复合营养乳液高脂低糖，符合肿瘤患者、危重症患者代谢特点，为患者提供所需能量，避免为肿瘤组织生长供能，避免加重胰岛素抵抗；②高能量、高蛋白，提高患者体质量、提高血清白蛋白，纠正低蛋白血症；③富含 ω-3 多不饱和脂肪酸及免疫物质，提高免疫力，抑制肿瘤生长，抑制炎症递质释放，降低过度炎症反应，最终保护机体的器官功能不受损伤。

（3）用法用量：开启即饮，开启后请冷藏，并在 24 小时内饮用完；若液体上层有脂肪层析出或下层有沉淀，请摇晃均匀后再饮用。

2. 含纤型复合营养乳液

营养全面均衡，符合中华医学会肠外肠内营养学分会指南推荐。

（1）适应证：营养风险评估营养风险筛查 2002 评分≥3 或已存在营养不良；不能或不愿经口正常摄食，或经口摄食量<目标量的 60% 的胃肠道功能耐受等人群。

（2）功能：①配方营养全面均衡，增加能量和营养摄入，改善患者机体功能、促进康复，缩短住院时间，减少患病率和死亡率；②补充蛋白质，减少肌肉蛋白分解，纠正负氮平衡，显著提高患者血清白蛋白水平；③富含五种膳食纤维（抗性糊精、低聚果糖、大豆多糖、阿拉伯胶、菊粉），对便秘和腹泻有双向调节作用，降低便秘或腹泻发生率，有效延缓血糖波动。

（3）用法用量：开启即饮，开启后请冷藏，在 24 小时内饮用完；若液体上层有脂肪层析出或下层有沉淀，请摇晃均匀后再饮用每日饮用不得超过 7.5L（折算菊粉每日食用量不超过 15g）。

六、化学治疗

化学治疗是应用化学药物治疗恶性肿瘤的方法，可以单独使用，也可以作为术前、术后的辅助疗法。用法一般是全身性用药，包括静脉滴注或静脉注射、口服、肌内注射，也有局部给药，包括肿瘤注射、腔内注射、局部涂抹、局部灌流及介入治疗等。常用药物包括抗代谢类药（如氟尿嘧啶），抑制 DNA 药物（如奥沙利铂），影响蛋白质药物（如紫杉醇）

等。肛管及肛门周围癌对化学治疗较为敏感，具体用药原则与方法可参考《中国结直肠癌诊疗规范（2020 版）》。

七、免疫治疗

免疫治疗是通过提高人体防御力，调动其对肿瘤细胞的特异性免疫反应，防止肿瘤转移或复发的一种辅助疗法，包括干扰素、白介素、肿瘤坏死因子及肿瘤单克隆抗体等。

注射用胸腺法新，最早于 1993 年在意大利获批上市，1996 年在中国获批。

1. 组成　本品主要成分为胸腺法新，是由 28 个氨基酸组成的多肽。辅料为甘露醇、磷酸二氢钠一水合物、磷酸氢二钠七水合物、注射用水、氮气。

2. 药理　在多个不同的活体外试验，胸腺法新促使致有丝分裂原激活后的外周血淋巴细胞的 T 细胞成熟作用，增加 T 细胞在各种抗原或致有丝分裂原激活后产生各种淋巴因子例如 α、γ 干扰素，白介素 2 和白介素 3 的分泌和增加 T 细胞上的淋巴因子受体的水平。它同时通过对 CD4 细胞（辅助者/诱导者）的激活作用来增强异体和自体的人类混合的淋巴细胞反应。胸腺法新可能影响自然杀伤细胞前体细胞的募集，这前体细胞在暴露于干扰素后变得更有细胞毒性。在活体内，胸腺法新能提高经刀豆球蛋白 A 激活后的小鼠淋巴细胞白介素 2 的分泌水平和白介素 2 受体的表达水平。

3. 适应证　①适用于慢性乙型肝炎。②作为免疫损害病者的疫苗增强剂。免疫系统功能受到抑制者，包括接受慢性血液透析和老年病患者。

4. 用法用量　本品不应肌内注射或静脉注射。应使用随盒的 1.0ml 注射用水溶解后马上皮下注射。

5. 不良反应　胸腺法新耐受性良好。超过 2 000 例不同年龄各种疾病的患者得到的临床经验，没有任何关于使用胸腺法新发生严重不良反应的报道。不良反应都很轻微且并不常见，主要是注射部位疼痛。极少情况下有红肿，短暂性肌肉萎缩，多关节痛伴有水肿和皮疹。

（张书信　李春雨）

第三节　外治法

一、药物疗法

根据病位及创面特点应用不同的给药方法,包括熏洗法、敷药法、塞药法等,所用药物依内治之法,结合局部辨证选方用药。

(一)熏洗法

熏洗法,又称坐浴法,是用药物煎汤,趁热在患部熏蒸、淋洗和浸浴的方法,儿童及卧床患者也可用毛巾蘸药汁趁热湿敷患处。在熏洗过程中药物有效成分可透过皮肤或创面肉芽组织吸收而发挥作用,趁热熏洗还可改善局部血供,增强局部抗病能力,保持局部清洁,减少不良刺激,促进创面愈合。适用于内痔脱垂、嵌顿、外痔肿痛、术后水肿、直肠脱垂、肛周湿疹等。

根据使用药物的不同具有清热解毒、消肿镇痛、收敛止血、祛风除湿、杀虫止痒等作用。常用五倍子汤、苦参汤加减。煎汤不便者可用颗粒剂冲化使用。注意药液温度不可过高,避免灼伤皮肤。

1. 肤芩洗剂　本品在经典古方基础上升级优化,精选优质药材研制而成,具有清热燥湿、解毒止痒、消肿镇痛等功能,对肛门瘙痒、肛周湿疹等疾病具有高效的治疗作用。本品能快速止痒,尤其是组方中的苦参、花椒、地肤子为传统止痒中药,对肛周湿疹、肛门瘙痒有显著效果且起效快,从而可以阻断瘙痒—搔抓的恶性循环,防止继发性感染,恢复皮肤屏障的作用;抗菌谱广,药理研究显示本品能有效抑制和杀灭容易引起感染或瘙痒的常见病原菌,对白念珠菌引起的肛周感染效果尤为突出;抗炎镇痛作用显著,可明显改善肛周肿胀、疼痛等症状。

(1)组成:苦参100g、艾叶50g、紫苏叶50g、地肤子50g、蒲公英50g、黄芩50g、花椒50g。每1ml含苦参碱和氧化苦参碱的总量>0.3mg,黄芩苷>0.9mg。

(2)药理:①止痒作用,组方中含有苦参、花椒、地肤子,为传统止痒中药,通过抑制单核吞噬细胞系统的吞噬功能及迟发型超敏反应,抑制突触前N型钙通道,影响周围背根神经节至脊髓的突触传递等起到止痒的作用;②抗炎作用,组方中的黄芩通过下调炎性细胞因子(如白介素-1、白介素-6及肿瘤坏死因子等)的表达产生抗炎作用;③广谱抗菌,药理研究显示本品对大肠埃希菌、金黄色葡萄球菌等细菌,以及白念珠菌等真菌均具有较强的抑制和杀灭作用;同时具有镇痛作用。

(3)功能主治:清热燥湿、解毒止痒。适用于肛门瘙痒、疼痛,肛门肿胀、肛周湿疹等肛肠疾病,以及痔瘘手术后的镇痛止痒。

(4)用法用量:外用,每10ml加水稀释至300ml,每日1~2次,洗患处,坐浴效果更佳。7日为1个疗程。

(5)禁忌证:尚未明确。

(6)注意事项:乙醇过敏者慎用。

2. 硫酸镁　是一种肠道清洁剂,也是局部熏洗剂。

(1)药理:硫酸镁口服后在肠道内形成高渗状态,使水分滞留肠腔,食糜容积增大,刺激肠道蠕动,促进排便。外敷在局部形成高渗环境,吸收水肿组织和细胞中的水分,使肿胀消除。

(2)适应证:①外用,局部热敷、熏洗坐浴,消炎去肿;②内服,用于便秘、肠内异常发酵,也可与驱虫剂并用;与活性炭合用,可治疗食物或药物中毒;用于阻塞性黄疸及慢性胆囊炎;用于惊厥、子痫、尿毒症、破伤风、高血压脑病及急性肾性高血压危象等;用于发作频繁而其他治疗效果不好的心绞痛患者,对伴有高血压的患者效果较好。

(3)用法用量

1)外用:硫酸镁50g,加40~50℃温热开水100ml制成50%硫酸镁溶液,取大小适宜的2~3层纱布,浸湿于50%的硫酸镁溶液中,取出拧干至不滴水为宜,均匀平铺于患处。可用于以下几种情况。①肛缘水肿、孕产妇痔、产后会阴水肿;②急性乳腺炎;③骨科水肿、软组织挫伤肢体肿胀;④静脉炎。

2)内服:①通便,每次可口服10~20g,一般为清晨空腹口服,先将硫酸镁10g溶于100ml温水中一次性饮用,随即饮水400ml,2小时后如无便意再服用10g,方法同上;②清肠,在术前1天或内镜检查前 4~6 小时,将硫酸镁散剂 50g 溶于 100ml 温水中,一次性饮用,随即 1 小时内饮水 2 000ml(依从性较差的患者建议饮用 500ml 糖盐水或口服补液盐);③利胆,用硫酸镁 10g 配制成 33% 溶液(100g 加 0.9% 氯化钠注射液溶解至 303ml),胃管灌注 33% 的硫酸镁溶液 50ml,夹管 2~4 小时后,再灌注 2 次,每次 40ml,或每次口服 10ml,每日 3 次。

(4)不良反应:导泻时如浓度过高,可引起脱水;胃肠道有溃疡、破损,易造成镁离子大量吸收导致中毒。

3. 复方荆芥熏洗剂

(1)组成:荆芥、防风、透骨草、生川乌、蛤蟆草、生草乌、苦参。

(2)功能主治:祛风燥湿、消肿镇痛。适用于外痔、混合痔、内痔脱垂嵌顿、肛裂、肛周脓肿、肛瘘急性发作。

(3)用法用量:外用,每次 10g,用 1 000~1 500ml 沸水冲开,趁热先熏后洗患处,每次 20~30 分钟,每日 2 次。

4. 派特灵　用于人乳头状瘤病毒(human papilloma virus,HPV)感染引起的尖锐湿疣及上皮内病变等,据临床观察和患者的反馈,该制剂祛除尖锐湿疣效果显著,且复发率低,对复发性、巨大型、特殊部位尖锐湿疣(如肛周、肛管等部位)及儿童尖锐湿疣尤为适用,是目前针对尖锐湿疣有效的一种新方法。

(1)组成:本品为一种纯中药制剂,由金银花、苦参、蛇床子、鸦胆子、白花蛇舌草等 10 余味中药配伍而成。

(2)药理:通过药理药效试验、腔道毒理试验等验证了产品的安全性。该制剂通过细胞毒性作用抑制瘤体细胞的增殖,引起瘤体细胞坏死脱落,并通过个别药物的剥脱作用,增强对瘤体细胞的破坏,在破坏细胞的同时对细胞内生存的 HPV 起到杀灭作用。其中,苦参、大青叶、蛇床子含有鞣质、醇类等物质,具有抗炎、抗病毒、祛腐生肌、增强局部免疫的作用。

(3)功能主治:①各部位尖锐湿疣及高危型 HPV 感染引起的肛门病变;②女性高危 HPV 持续感染;③宫颈鳞状上皮内病变 CIN1、CIN2;④高级别宫颈鳞状上皮及子宫颈癌手术后,持续阳性;⑤阴道低级别鳞状上皮内病变。

(4)用法用量:

1)尖锐湿疣使用方法:①用棉签将原液外涂于疣体及周围区域,每日早、晚各 1 次,每次可反复涂抹 3 遍使其充分吸收。对疣体较大或面积较大的可采用湿敷方法,每次 15 分钟内,连续使用 3 天,停用 4 天为 1 个疗程,停用期间涂抹"沙棘油"以促进创面愈合。②待疣体脱落并创面愈合后,再重复 3~4 个疗程。

2)宫颈高危型 HPV 感染及宫颈鳞状上皮内病变使用方法:①使用派特灵洁尔洗液清洁外阴及阴道内、子宫颈管分泌物;②将 20cm 纱条一端浸派特灵原液 0.5~1ml 置入子宫颈管 2cm 深处,再将无菌尾线棉球(直径 3.5cm)顶端浸派特灵原液 3ml 放置在子宫颈(将纱条及尾线部分置留阴道外口);③每日 1 次,每次留置 1~2 小时后自行取出;④连续使用 3 天,停 4 天为 1 个疗程(月经期停用)。共使用 6 个疗程(计 18 次)。

(5)禁忌证:孕妇、哺乳期女性、口腔内尖锐湿疣禁用;严重过敏体质者慎用;肝、肾功能异常者慎用。其他不良反应暂不明确。

5. 复方黄柏液涂剂

(1)组成:连翘、黄柏、金银花、蒲公英、蜈蚣。

(2)方解:连翘,清热解毒、消肿散结;黄柏,清热燥湿、泻火除蒸、解毒疗疮;金银花,清热解毒、疏散风热;蒲公英,清热解毒、消肿散结;蜈蚣,攻毒散结、通络逐瘀。

(3)药理:本品有抗感染、促进伤口愈合、提高非特异性免疫功能及增加单核吞噬细胞系统吞噬功能的作用。抑菌实验表明,对常见化脓性细菌有较好的抑菌效果,尤其对金黄色葡萄球菌、表皮葡萄球菌、化脓性细菌有较好的抑菌作用,对大肠埃希菌、沙门菌等阴性杆菌也有抑制效果,同时对人型结核分枝杆菌有抑菌作用。由此证明,复方黄柏液涂剂有广谱抑菌作用。

(4)功能主治:清热解毒,消肿祛腐。适用于疮疡溃后,伤口感染,属阳证者,如痔瘘术后换药、慢性结肠炎、溃疡性结肠炎。

(5)用法:外用。浸泡纱布条外敷于感染伤

口内,或破溃的脓肿内。若溃疡较深,可用直径
0.5~1.0cm 的无菌胶管,插入溃疡深部,以注射器抽
取本品进行冲洗。每日 10~20ml,每日 1 次。或遵
医嘱。

6. 硝矾洗剂(辽宁·张有生)

(1)组成:朴硝(芒硝)25g,硼砂 15g,明矾
10g。此方为收集古今 326 种中药熏洗方筛选和优
选研制而成。首先筛选出无须火煎的药味,再从中
筛选出能溶于开水的药味。然后根据常见症状和
术后创面需要,再优选出疗效最佳的药味,即在总
药方中占比例最高的三味中药制成。为防止高温
潮解也可用元明粉(无水硫酸钠)代替朴硝。

(2)药理:朴硝,即硫酸钠($Na_2SO_4·10H_2O$),
并含有微量 $NaCl$,可消肿镇痛。硼砂(四硼酸钠,
$Na_2B_4O_7·10H_2O$),性凉、味甘,具有清热解毒、柔物
去垢、防腐的功能,外用消毒防腐,恶肉阴溃用之
者取其柔物也。现代药理分析,溶液为碱性,溶点
75℃,10% 溶液对大肠埃希菌、铜绿假单胞菌、炭疽
杆菌、福氏志贺菌、伤寒沙门菌、变形杆菌、葡萄球
菌、白念珠菌等有抑制作用。煅之对犬小孢子癣菌
有较强的抑制作用。2% 溶液可冲洗溃疡、脓肿和
黏膜感染。因是碱性溶液,可使黏膜去垢止痒。明
矾,外用有燥湿、收敛止血、杀虫、解毒定痛,蚀恶
肉、生好肉的功效;也可治疗溃疡、脱肛敷脓疮收
口、内痔便血、湿疹等。现代药理分析为硫酸钾铝
$[KAl(SO_4)_2·12H_2O]$,碱性,易溶于水,对金黄色葡
萄球菌有抑制作用,对大肠埃希菌、铜绿假单胞菌、
炭疽杆菌、志贺菌属、伤寒沙门菌、白念珠菌有明显
的抑制作用,对溶血性链球菌、肺炎链球菌、白喉棒
状杆菌抑制作用最强。10% 溶液能抗阴道滴血,并
有收敛止血、止汗、硬化皮肤(特别是足部),治疗白
带过多、溃疡止血等功能。5% 溶液有凝固蛋白、止
血的功效。三药混合而成多功能洗剂。

(3)功能主治:具有消肿镇痛、收敛止血、去湿
止痒、化腐生肌、抑菌杀虫(蛔虫、蛲虫)的作用。适
用于各种痔、肛瘘、肛裂及脓肿导致的肿胀、疼痛、
便血、脱出等,还适用于肛周湿疹及肛门疾病术后
创面。

(4)用法:每次 50g,每日 1~2 次。在排便后或
晚睡前,用开水 500~1 000ml 冲化,先熏后洗,15 分

钟即可。

7. 三子苦参汤(辽宁·王品三)

(1)组成:蛇床子、地肤子、苍耳子、苦参、黄
柏、金银花、荆芥、防风、白芷、菊花、石菖蒲。

(2)功能主治:解毒消肿、止痒收敛。适用于
肛周急性皮炎、湿疹、化脓性皮肤病。

(3)用法:外用熏洗。

(二)敷药法

根据需求,以掺药或膏剂敷于创面或创周皮
肤,达到提脓化腐、消肿镇痛、促进愈合、控制发展
等作用。清热解毒、消肿箍围方用金黄散、玉露散,
提脓化腐方用九一丹、红纱条,生肌收口方用生肌
散、玉红膏。现代药物包括藻酸盐医用膜、生长因
子敷料等。

1. 清热解毒

(1)消痔软膏:由清代御医许浚编之《会图东
医宝鉴》载入的熊冰膏加减,结合临床实践经验化
裁而成。现代药理研究显示,消痔软膏具有抗炎、
消肿、保护黏膜、修复组织等作用。

1)组成:熊胆粉、地榆、冰片。

2)功能:凉血止血,消肿镇痛。

3)适应证:适用于炎性外痔、血栓性外痔,Ⅰ、
Ⅱ 期内痔属风热瘀阻或湿热壅滞证。

4)用法用量:外用。用药前用温水清洗局部,
治疗内痔:将注入头轻轻插入肛内,将药膏推入肛
内;治疗外痔:将药膏均匀涂敷患处,外用清洁纱布
覆盖,每次 2~3g,每日 2 次。

(2)肤痔清软膏:是源于贵州黔东南苗乡地区
的苗医验方,经现代循证医学验证,收入《中成药
临床应用指南肛肠疾病分册》《中成药临床应用指
南皮肤病分册》《临床路径治疗药物释义皮肤病及
性病学分册》,广泛应用于肛肠科、皮肤科、妇科多
种疾病的治疗。

1)组成:金果榄、土大黄、苦参、黄柏、野菊花、
紫花地丁、朱砂根、雪胆、重楼、黄药子、姜黄、地榆、
苦丁茶等 15 味。

2)功能主治:清热解毒、化瘀消肿、除湿止痒。
适用于湿热蕴结导致手足癣、体癣、股癣、浸淫疮、
内痔、外痔、肿痛出血、带下病。

3）药理：具有抗炎、消肿、镇痛、止痒、止血作用，对金黄色葡萄球菌、粪肠球菌、乙型溶血性链球菌、铜绿假单胞菌、大肠埃希菌、白念珠菌均具有明显的抑制和杀灭作用。具有明显的杀滴虫作用，药物稀释浓度越高，作用时间越长，杀虫效果越明显。

4）毒理：对家兔眼结膜、阴道黏膜、肛门无刺激反应；一次或多次给药对完整、破损皮肤进行刺激试验，对皮肤无刺激性，也能促进伤口愈合；超过最大安全耐受倍数规定的100倍超量刺激试验，皮肤外用无毒副反应。

5）用法用量：外用。先用温开水洗净患处，取本品适量直接涂搽于患处并施以轻柔按摩或取本品3~5g注入患处（直肠给药、阴道给药）。轻症每日1次，重症早、晚各1次。结、直肠、肛门术后换药，取本品2~3g涂于凡士林纱条进行伤口填敷。

6）禁忌证：本品过敏者禁用，孕妇禁用。

（3）京万红痔疮膏：是一种纯中药痔疮膏剂，有清热解毒、化瘀镇痛、收敛止血的功效，能快速止血、排脓消肿，消除痔核，有效缓解疼痛，活血散瘀、去腐生肌、促进伤口愈合，减少痔复发，消除诱发因素。对内痔、外痔、肛裂、直肠脱垂、水肿等导致的便血、脱垂、疼痛、瘙痒等症状均有显著疗效。适用于初期内痔、肛裂、肛周炎、混合痔等，疗效显著。

1）组成：地榆、地黄、当归、桃仁、黄连、木鳖子、罂粟壳、血余炭、棕榈、半边莲、土鳖虫、穿山甲、白蔹、黄柏、紫草、金银花、红花、大黄、苦参、五倍子、槐米、木瓜、苍术、白芷、赤芍、黄芩、胡黄连、川芎、栀子、乌梅、冰片、血竭、乳香、没药、槐角、雷丸、刺猬皮，共37味药。

2）功能主治：清热解毒、化瘀镇痛、收敛止血。适用于初期内痔、肛裂、肛周炎、混合痔等。

3）用法用量：外敷。排便后洗净，将膏挤入肛门内。每日一次。

2. 消肿镇痛

（1）解毒生肌膏：本品在经典古方基础上升级优化，精选优质药材研制而成。

1）成分：紫草、当归、白芷、甘草、乳香（醋制）、轻粉。

2）方解：紫草中内含有乙酰紫草素、紫草素及异丁酰紫草素，具有活血、解毒、透疹及凉血的效果；当归、白芷中含有异欧前胡素和欧前胡素，具有活血消肿的效果；乳香、轻粉，起收湿敛疮和化腐提毒的作用；甘草具有助生新肌和泻火解毒的效果；

3）药理：①改善微循环。影响血管壁PDGF和超氧化物歧化酶（SOD）的基因表达，从而抑制动脉平滑肌细胞的病理增殖，使微循环得到改善。②调节生长因子水平。提高血清血管内皮生长因子（VEGF）、转化生长因子-β（TGF-β）水平，以促进细胞增长。③抗菌抗炎。当归能够降低毛细血管通透性和抑制PGE2的合成或释放，紫草抑制NF-κB信号通路的活性或炎症小体的活化。④镇痛。白芷能降低血中CGRP、NO及ET水平，恢复血管活性物质的平衡，调节血管活性物质水平和功能。

4）功能主治：活血散瘀，消肿止痛，解毒拔脓，祛腐生肌。适用于痔疮、肛裂、肛瘘、肛周脓肿、痔瘘术后；急慢性直肠炎、结肠炎、结直肠溃疡、肛窦炎；各种肛肠术后出现并发症如便秘、出血、疼痛、分泌物多、肛门潮湿、痒疹等。

5）用法用量：外用，摊于纱布上贴敷患处。①首次使用先用生理盐水冲洗伤口，用无菌纱布擦干创面然后将解毒生肌膏均匀地涂在创面上，涂抹厚度1~2mm为宜，涂抹范围须超过创面边缘1~1.5cm；创面感染严重时，每日换药1~2次；②轻者每日换药一次，分泌物少，肉芽组织生长良好，可隔日或三日换药一次。

6）注意事项：开始敷用本品时，创面脓性分泌物增多，只需轻轻沾去分泌物即可，不宜重擦。一周后分泌物逐渐减少。治疗过程中，宜勤换敷料。

（2）奥布卡因凝胶：盐酸奥布卡因，为白色或浅黄色的透明黏稠凝胶。

1）组成：主要成分为盐酸奥布卡因。

2）药理：局部麻醉药。本品给药后4分钟内起效，8分钟可得到充分的麻醉效果，持续药效40分钟以上。动物表面麻醉试验结果表明，表面麻醉作用强。作用机制为与神经细胞膜钠通道内侧受体结合，从而阻止Na⁺内流，产生局部麻醉作用。

3）适应证：适用于各科检查、处置、小手术的表面麻醉和术后肛肠换药镇痛。

4）用法用量：可用于肛肠术后换药，将消毒棉球浸润本品(根据创面大小调整用量)涂布于肛外创面,3分钟后开始正常换药操作;直肠、结肠镜检,将本品5~10ml注入肛内和涂布肛门,3分钟后涂抹少许本品于腔镜表面润滑即行检查,尤其是有痔和肛裂等疾病的患者,镇痛润滑效果明显。

（3）九华膏

1）组成:滑石、硼砂、龙骨、川贝、冰片、朱砂等,研面配成20%凡士林软膏。

2）功能:消肿、镇痛、生肌收口。

3）主治:炎性外痔、内痔嵌顿、直肠炎、肛窦炎及内痔术后。

4）用法:便后熏洗,注入肛内或敷于外痔上。

（4）加味冲和膏

1）组成:紫荆皮、独活、赤芍、石菖蒲、细辛,研细用葱汁或陈酒调敷。

2）功能:疏风活血、消肿镇痛。

3）主治:肿块隐痛不消,热不重者,血栓性外痔,内痔嵌顿水肿。

3. 拔毒去腐

（1）美宝湿润烧伤膏（moist exposed burn ointment,MEBO）

由我国烧伤创疡学科带头人徐荣祥教授发明的纯中药软膏制剂,1991年,该药物与其配套疗法——烧伤湿润暴露疗法被卫生部列为十年百项科技成果的首批十项重大医药技术向全国推广普及,并先后被数十个国家引进应用,获得多国多项专利,且被联合国列为国际急救药品。

1）组成:黄连、黄柏、黄芩、地龙、罂粟壳。

2）药理:其独特的框架软膏剂型及所含的有效成分可为创面提供生理性湿润环境,促进创面坏死组织无损伤地液化排除;可在创面表层形成一层纤维隔离膜,隔绝外界环境对创面的刺激,保护创面受损神经末梢,同时缓解创面立毛肌痉挛,减轻创面疼痛;可改变细菌生存环境,降低其毒力及侵袭力,防治创面感染;可促使创面组织新生血管生成,改善局部微循环,并为创面组织提供充足的营养物质,促进创面再生修复;可抑制创面组织中纤维细胞过度增殖,减轻创面瘢痕增生。湿润烧伤膏现已被临床广泛应用于各类烧伤创面的治疗,还对擦挫伤、末节手指离断、手术等各类创伤,以及压

疮、糖尿病足等各类难愈性创面具有良好的治疗效果,尤其对于肛肠疾病术后创面可隔离粪便、肠液等对创面的刺激,保护裸露神经,改善创面微循环,减轻肛门肌肉痉挛,达到消肿镇痛、促进创面愈合的作用。

3）功能主治:具有清热解毒、消肿镇痛、活血化瘀、祛腐生肌、抗感染等作用。

4）用法用量:肛门外部创面可于彻底止血或坐浴清洁后,将湿润烧伤膏均匀涂抹于创面,厚2~3mm,表面覆盖湿润烧伤膏药纱及无菌纱布包扎,每天换药1~2次,直至创面愈合;肛门内部创面可于彻底止血或坐浴清洁后,将适量的湿润烧伤膏灌注于肛管直肠内创面或用湿润烧伤膏药纱填塞创腔,并用无菌纱布包扎,每天换药1~2次,直至创面愈合。每次换药时需将创面液化物及残余药膏轻轻拭去,再涂抹新的药膏和/或填塞新的湿润烧伤膏药纱;每次排便后需用温水清洁并拭干水分后再涂抹新的药膏和/或填塞新的湿润烧伤膏药纱;每次换药时动作宜轻柔,避免造成创面疼痛、出血等二次损伤。

5）禁忌证:芝麻过敏者慎用。

（2）红升丹（又称红粉）

1）组成:水银、火硝、雄黄、朱砂、白矾、黑矾。

2）功能主治:祛腐生新。适用于术后创面有腐肉及肉芽水肿或生长过盛者,术后瘘管壁坏死组织不脱者。

3）用法:创面撒布一薄层或用喷粉器喷射在创面上。喷药过多腐蚀创面可引起疼痛。只能用1~2次,创面变新肉芽生长者即停药。

（3）渴龙奔江丹

1）组成:水银、青盐、火硝、硇砂、白矾、佛金。

2）功能主治:提脓化腐生肌。适用于脓肿,瘘管术后创口久不愈合者。

3）用法:取适量撒布于创面;或渗于棉纸上,做成药捻,置于脓腔或瘘管内。

（4）拔毒生肌散

1）组成:冰片、净红升、净黄丹、净轻粉、制甘石、龙骨(煅)、石膏(煅)、白蜡末。

2）功能主治:拔毒生肌。适用于痈疽已溃、久不生肌、疮口下陷、常流败水。

3）用法:取适量撒布于创面;或渗于棉纸上,做成药捻,置于脓腔或瘘管内。

4）注意事项:孕妇及溃疡无脓者禁用。哺乳期女性应权衡利弊或慎用。溃疡过大、过深者不可久用。

4. 生肌收敛

（1）胶原酶软膏:是唯一美国 FDA 批准的酶促清创产品,具有主动精准清创、促进创面愈合、减少瘢痕形成功能,广泛应用于急、慢性创面管理,被《慢性伤口治疗美国专家共识》(2020 版)等多个指南共识推荐。与锐性和机械清创相比,酶促清创无操作技能限制,适用于门诊护理和家庭护理;治疗浓度下,清除坏死组织更具选择性,不损伤健康组织,无出血和疼痛;胶原酶可单独使用或与锐性或机械清创术联合使用。感染性创面或非感染性创面均可使用。

1）组成:胶原酶是由溶组织梭状芽孢杆菌发酵,经提取、精制而制备的酶制品。

2）药理:创面环境一般为 pH6~8.9,胶原酶在创面生理 pH 和温度下,选择性、持续性作用于变性胶原蛋白,沿变性胶原蛋白链上七个特定位点切割并分解坏死组织,同时不损害创面周围正常上皮组织、肉芽组织、脂肪组织和肌肉组织等健康组织。在细菌感染性创面,降解坏死组织使细菌失去生长的培养基,从而减轻创面感染。

在创面愈合过程中,胶原降解产生的生物活性肽诱导与愈合增殖阶段相关的细胞反应,刺激成纤维细胞、角质形成细胞和内皮细胞的迁移和增殖,持续为创面创造良好的愈合环境,同时加速创面愈合,减少愈合期瘢痕形成。

3）适应证:适用于坏死组织的酶学清创和促进创面愈合。

4）禁忌证:对本品所含成分有局部或全身过敏者禁用。

5）用法用量:每日或隔日换药一次。①在用药前将患处用生理盐水轻轻洗净;②出现感染时,患处可先应用合适的抗生素,然后再敷用本品;如果感染继续存在需暂停敷用本品,待感染消退后再继续使用;③本品可直接涂于患处,也可涂于纱布上,再敷于患处。

6）注意事项:①部分去污剂、重金属离子制剂影响酶活性,如磺胺嘧啶银对胶原酶抑制率为65%。离子银、纳米晶银、硫酸银等对酶活性影响较小或无抑制。使用本品前用生理盐水仔细冲洗患处,可有效避免活性抑制;②清洁剂如过氧化氢溶液、次氯酸钠溶液、生理盐水与本品可配伍使用;③短杆菌素、短杆菌肽和四环素类不适合与胶原酶在局部合用。

（2）复方多黏菌素 B 软膏:是用于预防和治疗皮肤及伤口细菌感染的一种安全而高效的药物,具有广谱强效杀菌、耐药少、镇痛止痒、促愈合、安全性高等优点,能够有效而彻底地杀灭皮肤及创面感染常见致病菌,不易产生耐药;同时,可缓解皮肤伤口的疼痛及不适。推荐在肛肠疾病的非手术治疗、术中及术后换药时应用,防治感染,减轻伤口疼痛,促进愈合。

1）组成:本品为复方制剂,其组分为(每克含)硫酸多黏菌素 B 5 000U、硫酸新霉素 3 500U、杆菌肽 500U 及盐酸利多卡因 40mg。

2）功能主治:预防割伤、擦伤、烧烫伤、手术伤口等皮肤创面的细菌感染和临时解除疼痛和不适。

3）用法用量:外用,局部涂于患处。每日 2~4次,5 日为 1 个疗程。

4）不良反应:偶见过敏反应、瘙痒、烧灼感、红肿等。

5）禁忌证:对本品任一组分过敏者禁用。

（3）生肌散

1）组成:血竭、没药、乳香、橡皮、冰片。

2）功能主治:化腐生肌、解毒镇痛、收敛止血。适用于术后创面流脓流水、久不收口。

3）用法:排便后熏洗坐浴,然后创面撒布或以油纱条蘸药面填入创面。

（4）珍珠散

1）组成:珍珠、象牙屑、龙骨、三七、冰片等。

2）功能主治:提毒消肿、生肌长肉、生皮收敛。适用于术后创面、溃烂流水、上皮不长。

3）用法:排便后熏洗坐浴,然后以油纱布蘸药粉外敷创面上。

（5）生肌象皮膏（天津方）

1）组成:炙象皮面、血余炭面、生炉甘石粉、生石膏面、生龟甲、当归、生地黄、香油、黄蜡、白蜡。

2）功能主治：活血解毒、生肌长肉、收敛。适用于肛门术后创面久不收口、创面感染。

3）用法：涂于患处，每日 1 次。

（6）生肌玉红膏（《外科正宗》）

1）组成：当归、白芷、白蜡、轻粉、甘草、紫草、血竭、麻油。

2）制法：先将当归、甘草、白芷、紫草入油浸 3 日，大勺内慢火熬微枯，细绢滤清，复入勺内煎滚，入血竭化尽，次入白蜡，微火化开。用茶盅 4 个，预炖水中，将膏分为 4 份，倾入盅内，候片刻，下研细轻粉，每盅 3g 搅匀。加入红粉则成生肌红粉膏，用于腐肉不脱的创面。

3）功能主治：活血祛腐、解毒镇痛、润肤生肌。适用于脓肿溃后脓水将尽，术后创面肉芽生长缓慢者。

4）用法：外用贴患处。

（三）塞药法

塞药法是将药物制成栓剂，纳入肛门，可以溶化、吸收，一般应用于内痔、肛裂、肛瘘、肛周脓肿、肛隐窝炎及其术后、直肠炎。现有三种剂型，即炮弹形（化痔栓）、圆锥形（美辛唑酮红古豆醇酯栓）、鱼雷形。

基质：需有一定硬度，无毒、无刺激性，性质稳定、不易变形。天然产的脂肪性基质有柯柯豆脂、香果脂，半合成的有棕榈酸酯、脂肪酸脂等。水溶性基质有甘油明胶、聚乙二醇等。

优点：①保护肝脏，通过直肠给药直接作用于局部，即使吸收也不通过肝脏而直接入血，减少了肝内的解毒过程；②使用方便，患者可蘸油膏自行插入肛内。

1. 美辛唑酮红古豆醇酯栓

1）组成：为复方制剂，每粒含吲哚美辛 75mg、呋喃唑酮 0.1g、红古豆醇酯 5mg、颠茄流浸膏 30mg、冰片 1mg。

2）药理：具有抗炎、抗菌、镇痛、解痉和改善微循环作用。

3）功能主治：抗炎、镇痛、消肿。适用于内痔、外痔；肛门肿胀、瘘管、肛裂等肛肠疾病及痔瘘术后

镇痛。

4）用法用量：每次 1 粒，每日 1~2 次，临睡前或排便后塞入肛门。使用时戴塑料指套，而后洗手。

5）禁忌证：①青光眼患者禁用；②对本品及组分过敏者禁用。

2. 普济痔疮栓

1）组成：熊胆粉、冰片、猪胆粉等。

2）功能主治：清热解毒、凉血止血，用于热证便血。对各期内痔、便血及混合痔肿胀等有较好的疗效。

3）用法用量：直肠给药。每次 1 粒，每日 2 次，或遵医嘱。

4）不良反应：偶见腹泻、肛门瘙痒，对症治疗后症状消失。

5）禁忌证：尚未明确。

3. 肛泰栓

1）组成：地榆（炭）、盐酸小檗碱、盐酸罂粟碱、冰片等。

2）药理：具抗炎、止血、抑菌和镇痛作用。

3）功能主治：凉血止血、清热解毒、燥湿敛疮、消肿镇痛。用于内痔、外痔、混合痔导致的便血、肿胀、疼痛。

4）用法：直肠给药。每次 1 粒，每日 1~2 次，早、晚或便后使用。使用时先将配备的指套戴在示指上，撕开栓剂包装，取出栓剂，轻轻塞入肛门内约 2cm 处。

（四）灌肠法

灌肠法是用导管自肛门经直肠插入结肠灌注液体，根据不同药物达到刺激肠蠕动、软化粪便、抗感染及减轻瘢痕增生等作用。

1. 清洁灌肠　常用甘油灌肠剂、磷酸钠盐灌肠剂或肥皂水等灌肠，排出粪便，清洁肠道。

（1）甘油灌肠剂

1）组成：本品每 100g 含甘油（1,2,3-丙三醇）42.7g。

2）适应证：润滑性通便药，用于清洁灌肠或便秘。

3）用法用量：肛门注入。便秘每次 60ml，小

儿用量酌减。清洁灌肠每次 110ml，重复 2~3 次。取下本品包装帽盖，让少量药液流出滋润管口，患者侧卧位插入肛门内（小儿插入 3~7cm，成人插入 6~10cm），用力挤压容器，将药液缓慢注入直肠内，注完后，将注入管缓慢拔出，然后用清洁棉球按住肛门 1~2 分钟，通常 5~15 分钟可以排便。

4）禁忌证：①肠道穿孔患者禁用；②恶心、呕吐、剧烈腹痛等患者禁用；③痔伴出血患者禁用。

（2）磷酸钠盐灌肠液

1）组成：为复方制剂，组分为磷酸氢二钠和磷酸二氢钠。

2）适应证：检查或术前灌肠清洁肠道，解除偶然性便秘。

3）用法用量：成人及 12 岁以上儿童每日一瓶（133ml），一次性使用；2 岁以下儿童禁用；2~11 岁儿童应使用成人剂量的一半。左侧卧位或膝胸位，取下瓶嘴上的橘色保护帽，将瓶嘴对准肛门，用稳定的压力轻轻地将瓶嘴插入直肠，挤压瓶体直到内装溶液几乎挤完为止，从直肠拔出瓶嘴，保持姿势不变，直至便意非常强烈为止（通常 2~5 分钟）。

4）禁忌证：禁用于先天性巨结肠、肠梗阻、肛门闭锁、扩张型心肌病患者。肾损伤者、有过电解质紊乱者、结肠造口术者或正服用可能影响电解质水平的药物（如利尿药）者慎用本品。

2. 药物灌肠　将药物注入直肠，通过局部作用及黏膜吸收，发挥治疗作用。适用于直肠炎、结肠炎等。常用药物如美沙拉秦灌肠剂、康复新液、复方黄柏溶液等。

（1）美沙拉秦灌肠液

1）组成：主要成分为美沙拉秦。

2）适应证：适用于溃疡性结肠炎的急性发作和维持治疗，克罗恩病急性发作。

3）用法用量：每晚睡前从肛门灌进结肠，每次 1 支（4g）。

（2）通灌汤（辽宁·张有生）

1）组成：苦参、地榆、白及、黄柏、甘草、明矾。

2）药理：苦参性寒味苦，入大、小肠经，能清湿热、利尿、杀蛲虫、治热痢，体外试验有抗滴虫及抗皮肤真菌的作用，治疗阿米巴痢疾、结肠炎有效。地榆性微寒，味苦酸，入大肠经，能清热凉血、收敛止血，含有鞣酸、维生素 A，体外试验示对志贺菌属、大肠埃希菌、结核分枝杆菌、葡萄球菌、链球菌等有抗菌作用，系广谱抗菌药物，多用于下焦热的便血。白及性微寒，味苦甘涩、入肺经，能收敛止血、消肿生肌，体外试验能抑制结核分枝杆菌、革兰氏阳性菌的生长，动物试验示白及提取物有良好的止血作用，优于明胶海绵和淀粉海绵，疮疡未溃者可清热消肿，已溃者可收口生肌。黄柏性寒味苦，入大肠经，能清下焦湿热，治痔便血，含有小檗碱，对志贺菌属、结核分枝杆菌、葡萄球菌、链球菌及皮肤真菌有抑制作用，对血小板有保护作用，使其不易破碎，能促进胆汁分泌。甘草性平味甘，能解毒镇痛、调和诸药，含甘草酸、甘草甜素（水解后生成甘草次酸）等多种成分；甘草酸对乙酰胆碱及拟胆碱能药有较强的对抗作用，且能增强肾上腺素的强心作用；甘草甜素有解毒作用；甘草有肾上腺皮质激素样作用，能抑制肠分泌，保护黏膜，解除平滑肌痉挛，抑制结核分枝杆菌生长，外用可治过敏性皮炎。明矾性寒味酸，外用燥湿、抑菌杀虫、收敛止血，为含水硫酸钾铝，在肠内不吸收，能制止肠黏膜分泌，浓度过高则会腐蚀黏膜导致糜烂。

3）功能主治：清热解毒、收敛止血。适用于溃疡性结直肠炎、便下脓血、里急后重、腹痛腹泻。

4）用法：水煎或加温后于便后、睡前用 50~100ml 保留灌肠，不仅在局部起作用，而且在结肠、直肠黏膜吸收至全身起作用。

（五）药线法

药线俗称纸捻或药捻，大多采用桑皮纸，也可应用丝棉纸，按临床实际需要，将纸裁成宽窄长度适度、搓成大小长短不同的线形药线备用，外蘸或内裹药物。将药线插入窦道或瘘管中，通过物理及药物作用，使脓水外流，避免假性愈合。药线插入疮口时应留出一小部分在疮口外，并应将留出的药线末端向疮口侧方或下方折放，再以膏药或油膏盖贴固定。

二、物理疗法

物理疗法包括微冰刀痔冷冻、高频电容场、红外线及激光疗法等，使痔血管凝固或冻结，进一步使痔核萎缩、机化。

（张书信　李春雨）

第四节　菌群移植疗法

菌群移植（fecal microbiota transplantation，FMT）是目前重建肠道微生态唯一有效方法，是指将健康人肠道中的功能菌群移植到患者的肠道内，重建具有正常功能的肠道菌群来进行疾病治疗（图6-4-1）。目前已经用于治疗因难辨梭状芽孢杆菌等多种菌群失衡而引起的疾病，FMT被认为是近年来具有突破性的医学进展。

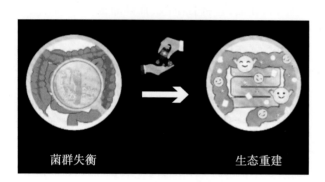

菌群失衡　　　　生态重建

图6-4-1　菌群移植模式图

一、菌群的制备

移植所需的菌群来自经过严格筛查的供体，供体捐赠标本后，用一套全自动化的机器进行分离，经过稀释、搅拌、过滤、离心、洗涤等步骤，得到纯化的细菌。其中，仅过滤的步骤就要重复数次，每一道过滤用的滤网孔径都比前一道滤网的孔径更小，最后一道滤网的孔径只有0.07毫米，基本上可以把所有的杂质去除，只剩下细菌这些微生物。分离出来的菌群再用生理盐水制成混悬液供移植使用。

二、作用机制

1. 脑肠轴调节　脑肠轴是指中枢神经系统与肠神经系统之间形成的双向通路，涉及神经、内分泌、免疫方面。胃肠信号经脑肠轴投射到躯体、情感和认知中枢，对各种胃肠刺激产生反应；相反，中枢神经系统通过脑肠轴调节机体的内脏功能。机

体通过脑肠轴的双向网状环路进行胃肠功能的调节称为"脑肠互动"（图6-4-2）。

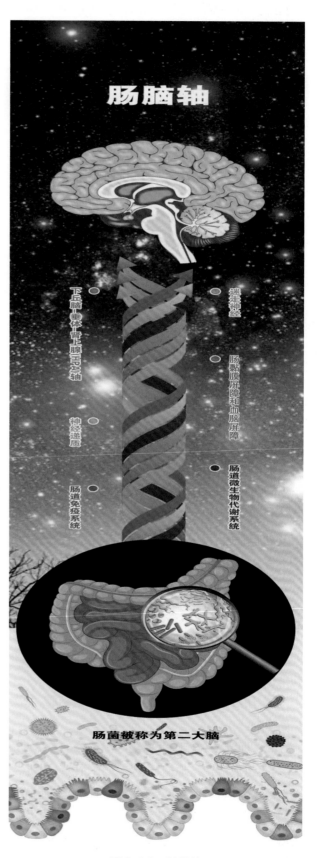

图6-4-2　脑肠轴

2. 肠肝轴调节　肝脏和肠道经胆管、门静脉和体循环进行双向交流。①肝脏经胆道将胆汁酸和抗菌分子(初级胆汁酸、lgA 和血管生成素)输送到肠腔,控制细菌过度生长,维持肠道菌群平衡。肝脏产物(胆汁酸)影响肠道菌群组成和屏障完整性。②胆汁酸作为重要的信号因子,通过 FXR 和 GPAR1 等受体,调节肝脏胆汁酸合成、葡萄糖代谢、脂肪代谢和饮食能量利用。③肠道微生物及其代谢产物经门静脉移位到肝脏,影响肝脏功能。④体循环延伸肠肝轴。饮食、内源或异生物质的肝脏代谢物经毛细血管输送到肠道,对肠道屏障产生积极(丁酸)或消极(乙醇代谢物乙醛)的影响。

三、适应证

1. FMT 适用于治疗以下消化系统疾病。

(1)艰难梭状芽孢杆菌感染:复发性/难治性艰难梭状芽孢杆菌感染。

(2)其他消化系统疾病:溃疡性结肠炎、克罗恩病、功能性便秘、肠易激综合征、菌群紊乱相关腹泻等。

2. 应用 FMT 治疗肠道菌群紊乱所致的消化系统外疾病。

(1)神经系统疾病:帕金森病、阿尔茨海默病、癫痫等。

(2)精神系统:自闭症、情绪障碍、多动症、抽动症等。

(3)代谢相关疾病:代谢综合征、糖尿病等。

(4)肿瘤相关疾病:免疫治疗及放化疗所致肠炎等。

四、操作方法

1. 供体筛选　对供体进行问卷调查、健康评估、粪便检查、血清学检测,筛选合格供体捐便。为了保证菌群移植的安全性,严格把关供体的筛选标准,供体是否应用抗生素等相关药物史,是否有胃肠道疾病、心理卫生疾病、遗传性疾病及性病,供体筛选合格者签署知情同意书。

2. 标准化粪菌制备与保存　对于符合筛选标准的供体,调整饮食结构、运动方式及作息时间,以保证收集健康的菌液。取健康供体粪便称量、稀释、过滤及浓缩,将健康菌液通过专利冻干技术冻干成菌粉制成肠菌油剂或肠菌胶囊;通过专利冻干保护液制成冻存菌液或肠菌微胶囊,将制成的标准化菌群进行低温保存。

3. 精准配型　对受体进行肠道菌群基因组学检测和分析,并与健康供体库进行配型比对,选择最合适的健康供体,以提高菌群移植临床有效率。

4. 选择适合的移植途径　根据患者的具体病情,制定个性化的健康管理方案。经口服、肠镜、灌肠等途径输入标准化粪菌,从而达到菌群移植的治疗效果。选择哪一种移植方式,主要根据患者的个体化情况、疾病的特点、发病部位以及患者的主观意愿等决定。治疗结束后做好移植后定期随访。菌群移植流程如下(图 6-4-3)。

五、移植途径

菌群移植过程不是简单粗暴地将一个人的粪便直接注入患者的肠道,而是将健康人粪便中的功能菌群,通过鼻胃管、鼻肠管、肠镜、灌肠或口服胶囊等多种方式移植到患者肠道内,重建患者肠道菌群多样性,从而达到治疗胃肠道疾病的目的。菌群移植的途径与治疗目的有相关性,不同的疾病、不同的发病部位所选择的移植途径也不同(表 6-4-1)。

六、注意事项

1. 推荐在行 FMT 前评估消化道动力,消化道动力影响菌液在消化道中的停留时间。

2. 推荐有条件的患者在 FMT 前进行肠道清洗。

3. 鼻肠管置入注意事项　①推荐首选 X 线透视下或胃镜下放置鼻肠管,因直视下放置导管,成功率高;②该途径只适用于消化道结构正常、肠蠕动能力正常的患者。

4. 内镜操作注意事项　①经胃镜输注菌液需将菌液注入十二指肠内,不应在胃内注射;②经肠镜输注菌液需从末端回肠或盲肠开始注射,不需要进行多点注射。

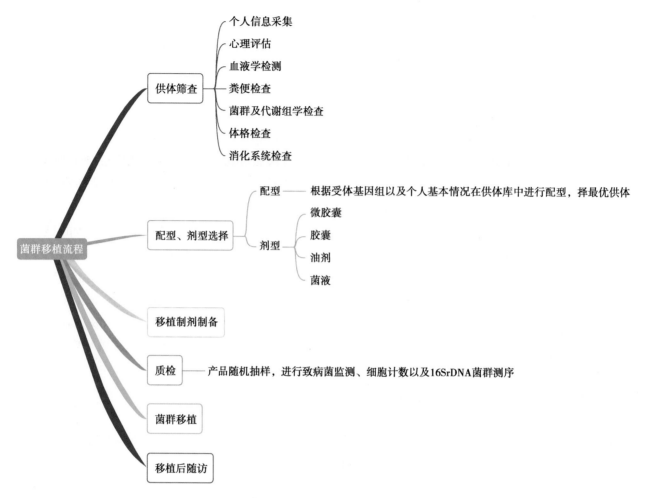

图 6-4-3　菌群移植流程图

表 6-4-1　不同移植途径的比较

菌群移植途径	适用范围
口服胶囊	吞咽功能正常,不宜或不愿住院治疗的患者
胃镜	需多次重复移植,无条件留置鼻肠管,营养不良患者
鼻胃管	单次移植
鼻十二指肠空肠管	需多次重复移植,尤其适用于营养不良患者
经皮内镜胃临时造口接管	不耐受经鼻置管,需多次重复移植,营养不良患者
结肠镜	单次移植
结肠置管	需多次重复移植,结肠黏膜大致正常患者
乙状结肠/直肠镜	病变局限于直肠/乙状结肠的患者
灌肠	需多次重复移植,病变局限于直肠/乙状结肠的患者

七、技术优势

1. 相对于其他治疗方法,通过菌群移植进行治疗能够维持长期稳定性。

2. 菌群移植能够快速且持续改善患者炎性肠病引起的腹痛。

3. 菌群移植治疗后,肠道菌群的调节不仅可以明显改善肠易激综合征的一些症状,包括腹泻、腹痛、腹胀症状,还能够明显改善精神心理方面问题。

（张家树　李春雨）

第五节　手术疗法

手术疗法是肛肠疾病治疗的传统方法,汉墓帛书《五十二病方》中记载:“牡痔居窍旁……系以小绳(痔结扎术),剖以刀(割痔法)”等,明清时期在外治法、手术方面取得了很大成就。孙志宏撰《简明医彀》记有治疗先天性锁肛等复杂的手术疗法。《外科图说》记有探肛筒(肛门镜)、银丝(探针)、挂子(挂线用)、过肛针、弯刀、钩刀、穿肛针套、方头剪等检查和手术器械,并绘图加以说明(图6-5-1)。随着时代进步,手术方法与器械得到了更新,包括结扎术、剥离术、注射术、切除吻合术等。

一、结扎术

结扎术是将线或皮筋缠扎于病变部位与正常皮肉分界处,通过结扎促使病变部位经络阻塞、气血不通,结扎远端的病变组织失去营养导致坏死脱落。早在《五十二病方》就记有"系以小绳"的方法,古称系痔法。至宋代《太平圣惠方》中记载:"用蜘蛛丝缠系痔鼠乳头,不觉自落。"明清时期已普遍应用。古代运用马尾蚕丝,现代多用丝线结扎,有单纯结扎、贯穿结扎,并扩大了适应证,用于直肠息肉、肛乳头状纤维瘤、疣赘等,头大蒂小者可应用双套结扎,也可应用配有负压吸引的结扎器,头小蒂大者可应用"8"字缝扎。内痔缝扎不可穿过患处的肌层,以免化脓;扎线尚未脱落时不可硬拉,以防出血。

二、剥离术

剥离术是将病变的曲张性静脉或血栓与正常组织剥离的方法,减少创伤与出血,保护肛门功能,可用于血栓性外痔及静脉曲张性外痔,在治疗混合痔时可与结扎术配合,外痔剥离,内痔结扎。

三、注射术

注射术是将药物注入痔块内部或直肠黏膜下层使组织发生蛋白质凝固,黏膜层与肌层粘连,静脉丛周围形成无菌性炎症,引起痔血管发生萎缩、硬化,用于治疗痔及直肠脱垂。目前,常用注射药物包括消痔灵注射液、聚桂醇注射液、芍倍注射液、矾藤痔注射液、聚多卡醇注射液等。

1. 消痔灵注射液　原名"775",于1977年5月由史兆岐根据中医"酸可收敛,涩可固脱"的理论研制而成,后经药厂生产改称消痔灵注射液。

（1）组成:明矾、鞣酸、枸橼酸钠、低分子右旋糖酐、甘油、三氯叔丁醇。

（2）功能:硬化萎缩。

（3）适应证:各期内痔及出血。

（4）用法:一步注射法、二步注射法、三步注射法、四步注射法。

2. 聚桂醇注射液　作为国家专利新药于2008年10月问世,是一种清洁型硬化剂,是目前国内唯一获国家药品监督管理局批准的可用于静脉腔内注射的专业硬化剂,具有硬化和止血的双重作用,是一种对血管、组织刺激反应较小的硬化剂,国内

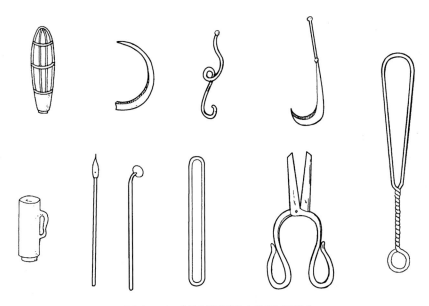

图6-5-1　《外科图说》中的手术器械

外罕有不良反应报道。

（1）组成：主要成分是聚氧乙烯月桂醇醚。

（2）适应证：①Ⅰ、Ⅱ期内痔或以出血为主要症状的Ⅲ期内痔；②混合痔的内痔部分；③混合痔外痔切除后内痔部分的补充治疗；④合并高血压、糖尿病、重度贫血等不能耐受手术治疗的内痔患者；⑤用于内镜下静脉曲张的止血及硬化治疗。

（3）用法用量：取聚桂醇注射液原液注射。每个痔核可注入 2~4ml 药液，单次使用总量不超过 20ml；可分次注射，每隔 7~10 天注射 1 次，直至治愈。

（4）特点：安全有效，无瘢痕、硬结形成。注射无痛苦，无须手术，无须住院。

3. 芍倍注射液 根据中医"酸可收敛，涩可固脱"的理论，选择具有收敛固涩、凉血止血、活血化瘀的多味中药，经特殊萃取工艺制成注射剂，全方不含重金属（如砷、铝等，而多数中药硬化剂含铝成分）。

（1）组成：柠檬酸、没食子酸、芍药苷。

（2）药理：药效学试验表明，该药有明显的促止血和凝血作用、抗急性渗出性炎症和慢性增生性炎症、一定的体外抗菌作用。与以往使用的硬化剂不同，芍倍注射液作用于组织，不发生明显的炎症、出血、坏死等改变，其直接作用是引起组织发生一种非炎症性蛋白凝固样变性，且这种变性可逆，容易"复活"，经过 3~7 天，可原位修复，无瘢痕形成，不形成硬结。

（3）功能：收敛固涩、凉血止血、活血化瘀。

（4）适应证：适用于各期内痔及静脉曲张性混合痔治疗中的止血，使痔核萎缩。

（5）用法：内痔注射用时，将本品用 0.5% 利多卡因注射液稀释为 1:1 浓度，一次 10~20ml，平均 15ml，最大用量不超过 40ml。

4. 矾藤痔注射液

（1）组成：白矾、黄藤素、赤石脂。

（2）功能：清热解毒、收敛止血、消肿镇痛。

（3）适应证：适用于大肠湿热导致的痔。

（4）用法：直肠内痔核底局部封闭注射，每一痔核注入 0.3~0.7ml（视痔核大小而定），根据痔核多少，一般一次可注射完毕；若有 5 个以上时，可分 2

次注射；2 次间隔约 1 周。

（5）禁忌证：孕妇禁用。

5. 聚多卡醇注射液

（1）组成：本品主要成分为聚多卡醇，化学名称为 α-异十三烷基-ω-羟基-聚（氧-1,2-亚乙基）。

（2）适应证：适用于蜘蛛网样中心静脉、网状静脉及小静脉曲张的硬化治疗。

（3）用法用量：①治疗剂量通常不应超过 2mg/(kg·d) 聚多卡醇。②给药方法，采用极细针和平滑移动的注射器，进行切向穿刺，缓慢注射并确保针头始终在静脉内。

四、切除吻合术

切除吻合术是将病变部分肠黏膜或全层肠管切除并吻合的方法，可用于治疗环形痔、直肠脱垂或结直肠恶性肿瘤。应根据病变部位及性质选择相应的切除深度及范围，使用吻合器可加快手术速度，减少出血。

五、挂线术

挂线术是用橡皮筋或药线沿瘘管或脓腔悬挂，分为浮线及紧线，浮线可引流分泌物，避免假性愈合形成死腔，紧线在引流的同时缓慢切割肌肉组织，可保护肛门括约肌功能。早在明代《古今医统》引用元代《永类钤方》（1331 年）中就记载了挂线法治疗痔瘘，适于"成漏穿肠，串臀中，有鹅管，年久深远者"，"用芫根煮线"制成药线，操作方法是"上用草探一孔，引线系肠外，坠铅锤，悬取速效"，故名挂线法，其作用机制是"药线日下，肠肌随长，僻处既补，水逐线流，未穿疮孔，鹅管内消"。脱线日期是"线落日期，在疮远近，或旬日半月，不出二旬"。后世医家因为挂上铅锤，行动不便，而改为紧线。如清代《医门补要》（1883 年）记载："用细铜针穿药线，右手持针插入瘘管内，左手执粗骨针插入肛门内，钩出针头与药线，打一抽箍结，逐渐抽紧，加纽扣系药线稍坠之，七日管豁开，掺生肌药，一月收口。"上述记载既详细又具体，读起来声声紧扣而生动。因药线制作复杂，紧线烦琐，中西医结合发展后改用有弹性的橡皮筋逐渐勒开瘘管，故又称慢性切开法，如今不仅用于肛瘘，还扩大应用于肛周脓肿、直肠狭窄、肛裂和耻骨直肠肌痉挛综合征。与切开相结合为切开挂线法,治疗高位复杂性肛瘘和肛瘘性脓肿一次根治术,取得了突出的成就。

(张书信　李春雨)

第六节　其他疗法

一、针灸疗法

针灸疗法包括针法与灸法,针刺可用于痔,灸法可用于阴证痈疽,现代可应用埋线疗法治疗长期针刺的效果,治疗慢性便秘、肠炎等。

针灸治疗肛肠疾病,早在公元前 3 世纪写成的汉墓帛书《五十二病方》中就有记载,如《足臂十一脉灸经》记有"睢(臀部)痛,产寺(痔),皆久(灸)泰(太)阳温(脉)"。

《黄帝内经》之《灵枢·邪气脏腑病形》指出:"大肠合入于巨虚上廉""大肠病者,肠中切痛而鸣濯濯,冬日重感于寒即泄,当脐而痛,不能久立,与胃同候,取巨虚上廉。"《灵枢·四时气》说:"腹中常鸣,气上冲胸,喘不能久立,邪在大肠,刺肓之原、巨虚上廉、三里。"针刺足三里,现代依然应用。《灵枢·厥病》也说:"病注下血,取曲泉。"曲泉系足厥阴肝经穴,肝失藏血而致下血者,针刺曲泉有效。

晋代皇甫谧著《针灸甲乙经》列出:"痔痛,攒竹主之。痔,会阴主之……脱肛,下刺气街主之。""足太阳脉动发下部治脱肛。"书中列出攒竹、会阴、商丘等 7 个治痔穴位。

唐代《备急千金要方·痔漏·五痔》中有灸法 2 条,在脱肛中有灸法 3 条,在《备急千金药方卷三十·针灸下》中记载飞扬、复溜、劳宫等 9 个治痔穴位;天突、章门、天池等 9 个治瘘穴位。

可应用体针、耳针、电针、指针、火针、腕踝针、灸法及穴位注射等各种方法,达到行气镇痛、止血、清热解毒、活血化瘀、温经散寒、补益等功效。

二、挑治疗法

通过对疾病远处相应部位进行挑治达到治疗作用,痔的反应点多见于肩胛区,其形似丘疹,稍突

起于表皮,针帽大小,浅红色,压之不褪色,穴位可选择龈交、大肠俞、竹杖(背部正中 L$_3$ 棘突上方)、长强等。

(一)唇系带挑痔法

唇系带挑痔法源于望唇识痔,唇系带上龈交穴,是任督二脉上方相会处,会阴穴是任督二脉下部相交穴,会阴有病就会通过经络反映到唇系带上,生有痔症及白色滤泡或结节,消毒后用三棱针挑破或适当放血后按压血止即可。1 周后可再挑 1 次。此法治疗内痔、肛裂、便血、血栓性外痔、炎性外痔、混合痔,有抗炎、止血、镇痛的作用,可减轻症状,控制病情发展。

(二)背部挑痔法

背部挑痔法源于民间,其挑治点有痔点、穴位和局部三类。让患者反坐在靠椅上或俯卧在床上,显露背部,上起 C$_7$ 平面,下至 S$_2$ 平面,两侧到腋后线范围内找痔点,多为棕灰色、白色或淡红色,约针头大小,圆形略带光泽,压之不褪色,形似丘疹,稍突出皮肤表面。应与痣、毛囊炎、色素斑等鉴别。痔点多在下腰部,寻找困难时可用手轻压背部,有助于发现痔点。有时出现 2~3 个痔点,应选择明显的一个,越靠近脊柱,越向下效果越好,在 L$_3$~S$_2$ 旁开 3~4cm 的纵行线上任选一点,用三棱针像种痘一样快速挑破表皮,伤口与脊柱平行长约 0.5cm,由浅至深为 0.2~0.3cm,将皮下白色纤维束全部挑断,找不到痔点时可选用大肠俞、八髎、长强、命门等穴挑治。伤口无出血或稍有出血,压迫止血,外敷胶布,共需约 15 分钟,效果不佳者 1 周后再挑治 1 次。

三、小针刀疗法

小针刀疗法是针刺和手术刀两种器械的整合,故称小针刀,是针刺和手术的有机结合与发展,适用于肛裂、肛门抽动痛、肛管直肠狭窄、直肠性便秘、肛门瘙痒及耻骨直肠肌综合征等,其优势在于微创无痛、术后并发症少、愈合快、治愈率高。

四、垫棉疗法

垫棉疗法是用棉花或纱布折叠成块以衬垫疮

部的一种辅助疗法,适用于溃疡脓出不畅而有袋脓者或脓腔窦道不易黏合者,本法凭借加压力量使溃疡的脓液不致下坠潴留,促进空腔皮肤与新肉黏合。

五、放射治疗

放射治疗是应用射线治疗恶性肿瘤的方法,包括外照射和内照射。肛门鳞状细胞癌和基底细胞癌对放射线较为敏感,而胃肠道腺癌对放射线敏感度较低。

(张书信 李春雨)

参考文献

［1］ 李春雨,徐国成.肛肠病学［M］.2版.北京:高等教育出版社,2021:90-91.

［2］ 李春雨,朱兰,杨关根,等.实用盆底外科［M］.北京:人民卫生出版社,2021:679-680.

［3］ 李春雨,汪建平.肛肠外科手术技巧［M］.北京:人民卫生出版社,2013:168-169.

［4］ 聂敏,李春雨.肛肠外科护理［M］.北京:人民卫生出版社,2018:130-131.

［5］ 张有生,李春雨.实用肛肠外科学［M］.北京:人民军医出版社,2009:43-53.

［6］ 李春雨.大肠癌名医解答［M］.北京:人民军医出版社,2012:100-101.

［7］ 聂敏,路瑶,李玉博,等.湿润烧伤膏外敷在肛周坏死性筋膜炎术后创面治疗中的应用效果分析［J］.中国烧伤创疡杂志,2011,33(4):296-302.

［8］ 毛捷鸿,姜在龙,张磊,等.PPH联合芍倍注射液治疗直肠黏膜内脱垂的临床观察［J］.中华全科医学,2015,13(4):541-543.

［9］ 林树森,李春雨.痔上黏膜环切术加芍倍注射术治疗中重度直肠前突的疗效观察［J］.中国普外基础与临床杂志,2011,18(4):426-427.

［10］ 张洪涛,卜煜锋,张晓海.复方嗜酸乳杆菌片、双歧杆菌三联活菌胶囊配伍四联疗法根除幽门螺杆菌的临床研究［J］.中国中西医结合消化杂志,2015,23(8):581-584.

［11］ 张鸣鸣,王华,程秋实.复方嗜酸乳杆菌片对肠易激综合征患者的疗效［J］.中国微生态学杂志,2018,30(11):1286-1288.

第七章

肛肠疾病微创技术

微创技术是一个相对广义的概念,强调的是对身体造成最小的创伤(局部及全身)并非局限于哪种方式或工具。微创技术的提出源自人类对创伤的认识逐步加深。创伤会破坏动物体的防御屏障和身体的内环境稳态,而内环境稳态是动物体生存的必要条件。外科手术本身对人体就是一种创伤,如何尽可能降低手术创伤给患者带来的痛苦,是外科手术一直以来探索的发展方向。

第一节 结直肠疾病微创技术

在肛肠外科方面,微创技术包含小切口入路、内镜下切除和腹腔镜手术等方面。近年来,随着腹腔镜技术的普及和成熟,本领域提及的微创技术更多指各类腹腔镜手术。20世纪90年代以来,随着腹腔镜结直肠手术在欧美地区广泛开展,我国的腹腔镜结直肠手术也得以迅速开展。但由于当时腹腔镜外科医师较少,技术也不成熟,手术设备与器械的局限,以及对恶性肿瘤微创手术和气腹是否造成肿瘤细胞播散等存在疑义,腹腔镜技术在结直肠外科的发展一直较为缓慢。21世纪初期,微创手术与移植外科成为医院及普通外科发展的主要方向及驱动力,肛肠外科医师开始关注并介入腹腔镜结直肠手术。

一、结直肠疾病微创术式

(一) 小切口开放手术

小切口开放手术即采用比标准切口手术更小的切口入路进行操作。在肛肠外科可应用于阑尾炎、直肠肿瘤等疾病的治疗。相较传统术式,小切口手术可以有效降低术后全身炎症反应及肺部感染等并发症发生率。手术方式相较标准切口手术无明显差异,但由于手术切口的缩短,腹腔术野显露有所减少。因此,此类术式相比标准术式,对术者的要求更为严格,需要有大量标准切口手术经验作为支撑。从手术理念上,小切口开放手术借鉴了腔镜手术经验,结合术者的盆腔深部显露技巧及肛肠应用解剖等,实现近似腹腔镜手术效果的微创开放手术。已有报道小切口开放手术可以应用在全直肠系膜切除术(total mesorectal excision,TME)中,切口可以缩小至8~12cm,术后并发症及术后恢复情况可以与腹腔镜手术相似。

(二) 内镜手术及腔内手术

内镜不仅可以作为消化道疾病的重要检查手段,部分疾病可以在内镜下直接进行治疗。相比其他手术,内镜手术最大的优势在于手术入路采用人体自然腔道或人工孔道,不会对患者造成额外的创口。相应的,内镜手术能够处理的疾病相对有限,如消化道出血,消化道狭窄(肠梗阻、吻合口狭窄、植入支架等),消化道异物,以及消化道息肉、肿瘤的切除等。内镜黏膜切除术(endoscopic mucosal resection,EMR)及内镜黏膜下剥离术(endoscopic submucosal dissection,ESD)的出现,给息肉、平坦型良性肿瘤或早期癌的切除提供了更微创的选择,但这些技术切除范围有限,因此要求患者病情未出现淋巴结转移且肿瘤浸润程度不深,同时切除的标本需要进行病理检查以确定后续治疗或随访策略。

近年来,专门针对经肛肠内处理肠道疾病的手术切除方式还有经肛门内镜微创手术(transanal endoscopic microsurgery,TEM)。该技术是处理直肠低位及肛管部位肿瘤的重要新技术,目前已经得到广泛应用。

传统的经肛切除直肠低位和肛管部位肿瘤的方式,也是微创化的肛肠手术,其中最具有代表性的是经肛手术切除(trans-anus excision,TAR)和经括约肌间切除术(intersphincter resection type 6,ISR-6)等。

(三)腹腔镜手术

腹腔镜是一套由腹腔镜、冷光源系统、成像系统及图像显示系统集合而成的手术器械。通过进入腹腔内的部分可以将腹腔内的情况实时反映在屏幕中,术者可以实现在体外操作腹腔镜手术器械对腹腔内病灶进行切除。目前,腹腔镜手术在做到最小切口的同时,其近、远期生存率与开放手术比较差异无统计学意义,且术后并发症较少。腹腔镜手术相对来讲对术者要求更高,会面临二维手术视野、器械本身操作难度等问题,且在术中可能需要中转开腹手术。但不能否认,高质量的腹腔镜手术可以带来更小的创伤。目前,腹腔镜手术在肛肠外科的应用多集中在有效治疗各种常见的良、恶性结直肠及肛门病变。

(四)机器人手术

机器人手术从腹腔镜手术发展而来,以达芬奇机器人为代表的机器人手术系统也出现在人们的视野中,它由医师操作台、床旁接卸臂手术系统及三维成像系统构成,相比传统腹腔镜,提供了更为立体的手术视野、更符合人机工程学的操作模式及更高的灵活度。机器人手术系统的出现也为远程手术提供了可能。但目前机器人手术系统面临操作复杂及费用昂贵的问题,在临床上难以普及。

二、手术指征

1. 小切口手术 小切口手术的切口设计,对直肠部位手术来说,主要取决于患者的肥胖程度、肿瘤大小及深度、肿瘤部位和盆腔情况,因此,术前应对患者的盆腔深度进行评估。非选择性的小切口手术难度大,实施困难,故推荐小切口手术主要适于年轻并有高要求、高龄合并内科并发症、全身衰弱、体形瘦小、肿瘤相对部位较高和分期相对较早的患者。

2. 内镜手术及腔内手术

(1)ESD 的主要适应证:①早期癌。根据医师经验,结合染色、放大和超声等其他内镜检查方法,确定肿瘤局限在黏膜层和没有淋巴转移的黏膜下层,ESD 切除肿瘤可以达到外科手术同样的治疗效果。②巨大平坦型息肉。超过 2cm 的息肉,尤其是平坦型息肉,推荐 ESD,可一次性完整切除病变。③黏膜下肿瘤。超声内镜诊断的脂肪瘤、间质瘤和类癌等,如位置较浅(来源于黏膜肌层和黏膜下层),通过 ESD 可以完整剥离病变;如肿瘤较深(来源于固有肌层),ESD 剥离病变的同时常发生消化道穿孔,不主张勉强剥离,有丰富内镜治疗经验的医师可尝试运用。

(2)TEM 的主要适应证:①腹膜反折以上癌,肿瘤下缘距肛缘 8~20cm;②肿瘤基底部直径 1.5cm 以上,实际多在 1.0~1.5cm;③黏膜内癌(M 癌)或黏膜内癌仅侵及固有膜表层(SM_1 癌)是 TEM 的绝对适应证。部分患者行 TEM 结合术前、术后放化疗,治疗腹膜反折以下 T_1 期癌高危组和 T_2 期癌的疗效可与直肠前切除术相当。

(3)手工经肛手术切除的适应证:①高位局部切除(适合腹膜反折以上直肠癌),多以 TEM 或 EMR 完成;②中低位局部切除(适合于距齿状线 5cm 以上至腹膜反折附近),是 TMT 的范围;③低位局部切除(适合距齿状线 5cm 以下),以常规各种经肛术式完成；④极低位局部切除（适合齿状线附近或肛管病变），以肛门内括约肌切除和齿状线上黏膜剥离术为代表。

3. 腹腔镜手术指征　腹腔镜直肠手术适应证与开腹手术大致相同，特别是对于肛肠恶性肿瘤，分为姑息性手术与根治性手术。对晚期伴有广泛转移的直肠癌病例行姑息性手术，包括腹腔镜肠造瘘、肠道转流及节段性结直肠切除术。根治性手术适用于直肠任何一段的癌肿，其切除范围应包括癌肿所在肠袢、系膜及其区域淋巴结。对患者的选择，作为微创手术的一类，与小切口手术有同样的考虑。由于腹腔镜手术术中可视化更好，被更多的医师选择，但应注意由于患者盆腔形状、肥胖程度、脏器肥大等因素，可能影响术野显示，需要考虑应用传统开腹手术。

三、手术风险与并发症

1. 内镜手术与腔内手术　EMR、ESD、TEM 的治疗风险主要包括出血、穿孔和疼痛。出血是最常见的并发症，其中以术中出血较为常见。TEM 应用时还可能出现肛肠疾病术后专科并发症，如排便控制不良、尿道损伤、直肠阴道瘘、直肠狭窄等。

操作后第一个 24 小时最易发生并发症，应密切观察患者症状及体征变化。①手术当日应禁食、静脉补液，以后根据病情逐步恢复饮食；②如有不明原因腹痛，应及时行超声或 CT 检查；③怀疑创面出血时，建议尽早行内镜介入治疗，寻找出血部位并予止血。

术中并发穿孔时，吸净消化管腔内的气体和液体，内镜下及时闭合穿孔，术后胃肠减压，予以禁食、抗炎等治疗，严密观察胸、腹部体征；对非手术治疗无效者（体温升高、腹痛加剧等）应立即予以外科手术治疗。

2. 小切口手术和腹腔镜手术　小切口手术和腹腔镜手术的术后并发症，与传统开腹手术一致。因此，针对小切口手术或腹腔镜手术的术后患者，仍旧需要重视吻合口出血、吻合口瘘、手术区域感染等。

针对腹腔镜手术，还需要注意其特有的并发症，包括：①与气腹相关的并发症，如高碳酸血症、皮下气肿、气体栓塞等；②腹腔穿刺相关并发症，如腹腔内空腔脏器或实质脏器损伤、腹膜后大血管损伤，以及经穿刺孔形成腹外疝等；③腹腔镜手术器械性能缺陷造成的并发症，如电热损伤、高频电流导致的空腔脏器穿孔等。

（汪晓东）

第二节　痔微创技术

自 20 世纪 70 年代开始，随着肛垫理论和肛垫下移学说的提出，人们对痔有了新的认识，治疗也由彻底将痔切除转变为尽可能保留肛垫结构，通过手术使脱垂肛垫复位，以达到尽可能不影响精细控便能力的目的。传统痔环形切除术等破坏性大、并发症多的术式已逐渐被淘汰，同时，涌现许多出新的痔的微创手术，具有损伤小、愈合快、术后疼痛轻、并发症少等优点，主要包括吻合器痔上黏膜环形切除术（procedure for prolapse and hemorrhoids，PPH）、选择性吻合器痔上黏膜切除术（tissue-selecting therapy stapler，TST）和多普勒超声引导痔动脉结扎术（Doppler guided hemorrhoid artery ligation，DGHAL）等。

一、痔微创术式

（一）吻合器痔上黏膜环形切除术

吻合器痔上黏膜环形切除术于 1993 年由 Longo 首次完成，通过环形切除痔组织上方的黏膜和黏膜下组织，吻合后使脱垂的痔团上提，同时阻断痔区血供，从而缓解痔团脱垂和出血症状，与传统手术相比，该手术不切除痔团本身，尽可能地保护了局部解剖结构；在感觉神经丰富的肛管和肛周不留切口，减轻了术后疼痛；吻合位于肛管直肠环上，肛门括约肌损伤的概率相对减少。

（二）选择性吻合器痔上黏膜切除术

选择性吻合器痔上黏膜切除术是在吻合器痔上黏膜环形切除术基础上发展起来的一种痔的微创手术。通过永久平行关闭和开环式扩肛器设计，可准确定位目标组织，选择性切除痔上黏膜组织，既不损伤肛门括约肌,又保护了肛垫和非痔区黏膜组织,更加符合肛管形态和生理,有效预防术后大出血和吻合口狭窄。该手术与吻合器痔上黏膜环形切除术类似,不同之处在于根据痔核的位置进行有针对性的治疗,选择性切除脱垂部分的痔上黏膜和黏膜下层,保护了正常的黏膜桥,减少了手术创伤,最大限度保护肛门的精细感觉和收缩功能,具有微创、无痛、住院时间短、术后恢复快、并发症少等优点。

(三) 多普勒超声引导痔动脉结扎术

1995 年,Morlirtoga 报道了一种治疗痔的新方法,即多普勒超声引导痔动脉结扎术,是一种集超声探查、缝扎手术为一体的新的诊疗技术。利用多普勒超声对直肠上动脉分支准确定位并结扎,由此减少进入肛垫的血液,降低肛垫压力,达到缓解出血、疼痛的目的,同时通过结扎操作对脱垂肛垫起悬吊、复位的作用,结扎后局部还会出现慢性炎症和纤维化,从而固定肛垫。该手术不用刀,不适感甚微,不用切除痔组织,无创伤,无术后并发症,对肛门功能不产生影响,安全、有效,是一个低侵袭的微创外科手术。

二、手术指征

1. 适用于 Ⅱ~Ⅳ 期环形内痔、多发混合痔、嵌顿痔、以内痔为主的环形混合痔。

2. 适用于 Ⅰ~Ⅲ 度直肠前突、直肠黏膜脱垂、直肠内套叠。

3. 也适用于年老体弱、合并有内科慢性疾病等不能承受其他手术的患者。

4. PPH、TST 一般不用于孤立的脱垂性内痔。

三、手术风险及并发症

1. 大出血　术后出血常见于吻合口渗血、量少,但也有搏动出血,引起术后大出血,多在 3 点、11 点位置,与吻合口感染或距离齿状线太近有关,出血较多,甚至发生失血性休克。

2. 直肠阴道瘘　较罕见,是最严重的并发症。由前壁荷包缝合过深,损伤直肠阴道壁,并发感染导致。

3. 吻合口感染　较少,但也有由术后盆腔感染导致死亡的报道。

4. 黏膜下感染　可能与手术操作窗口的污染或黏膜下血肿继发感染有关。若发生黏膜下感染,应足量有效使用抗菌药物,必要时行切开引流。

5. 黏膜下血肿　可能与在缝扎痔动脉血管时缝针刺破血管有关。

6. 肛缘水肿　可能与缝扎位置过低有关。给予清热利湿、活血镇痛的中药坐浴,如痔疾洗液坐浴,或微波局部照射治疗即可。

(李春雨)

第三节　肛瘘微创技术

随着患者对生活质量的要求越来越高,肛门功能的保护越来越受到重视,肛瘘的治疗原则也从单纯治愈向保护肛门功能的前提下治愈转变。但传统手术方式需切开正常组织,引流创面大、疼痛剧烈、愈合慢,不同程度损伤肛门括约肌。因此,肛瘘的治疗日益趋向微创化,各式各样的微创术式应运而生。本节介绍了目前肛瘘微创术式的发展情况,并着重介绍几种临床常用术式。

一、肛瘘微创术式

(一) 经括约肌入路术式

1. 括约肌间瘘管结扎术(ligation of intersphincteric fistula tract,LIFT)　由 Rojanasakul 在 2007 年提出,随后逐渐在全球推广,并被美国结直肠外科医师协会推荐作为治疗复杂性肛瘘的一线选择。该术式是沿括约肌间沟切开,搔刮、清除瘘管内感染和上皮化的组织,在靠近肛门内括约肌处切断、结扎瘘管,扩大外口,缝合切口,meta 分析显示其成功率为 61%~91%,愈合时间通常为 4~8 周,仅伴有很少的并发症。但 Malakorn 等回顾性分析 251 例行 LIFT 的患者发现,低位经括约肌肛瘘、括约肌间肛瘘、高位经括约肌肛瘘、半蹄铁形肛瘘和蹄铁形肛瘘的愈合率分别为 92.1%、85.2%、60.0%、89.0% 和 40.0%,提示 LIFT 适用于经括约肌肛瘘,不适用于复杂性肛瘘。尽管其适用范围有所限制,但与其他保留肛门括约肌手术相比,LIFT 具有简便易行、成功率高、术后疼痛轻、大便失禁发生率极低等优点。

2. 经肛括约肌间切开术(transanal opening of intersphincteric space,TROPIS) 该术式是通过经肛入路从内口切开括约肌间隙引流从而清除感染,保持括约肌间开放以二期愈合达到闭合瘘管的目的,但不切断或损伤肛门外括约肌从而降低了大便失禁的风险。Garg 采用该术式治疗 61 例复杂性肛瘘,随访 6~21 个月的结果表明,瘘管完全愈合率为84.6%,大便失禁评分无显著变化。适用于括约肌间肛瘘。

(二)引流术式

1. 松弛挂线术(loose-seton technique,LST) 又称括约肌保留挂线术,是一种无须紧线的虚挂线,以引流为目的,不切割患者肛门括约肌,保护了肛门功能,减少大便失禁风险。在该术式的基础上又发展出包括拖线疗法、隧道式对口拖线引流法、置管引流术等多种术式,均有一定疗效。

2. 扎带固定器引流 该术式的基本操作与传统的挂线方法基本一致,但该术式采用的挂线材料为聚酰胺(尼龙)制成并有均匀分布锁扣的自锁系统。这种引流材料耐用、便宜、无毒、无过敏性、易于系紧,且允许反复拉紧而不引起疼痛。该术式具有安全、经济、操作方便、低复发率、并发症少等优点,但也存在挂线时间较长等缺点;目前临床上仍主要采用传统的皮筋引流,该术式尚缺乏大样本的临床数据,需进一步研究。

(三)生物材料相关术式

1. 肛瘘塞填塞术 是一种用无排斥反应、无细胞毒性的生物材料封堵瘘管和内口的无肛门功能损害的肛瘘治疗方法。方法是用探针明确瘘管内、外口,环形切除瘘管内、外口炎症感染组织,并彻底清理瘘管,用丝线将肛瘘塞从外口拉入内口,并用可吸收线固定,缝合内口,修剪外口多余的材料,保持外口开放引流。相关研究显示其具有疼痛时间短、愈合快、操作相对方便、住院时间短、生活质量高、不影响肛门功能等优点,为肛瘘的治疗提供了一种新的选择。但不同研究的疗效差别较大,

早期研究显示肛瘘塞填塞术治疗低位肛瘘的成功率达 70%~100%,而近年来的研究显示其治疗复杂性肛瘘的成功率不足 50%。由此可见,肛瘘塞填塞术可以减少肛门括约肌损伤,改善患者围手术期生活质量,可重复性较好,但其应用范围有所限制,复发率较高。适用于经括约肌肛瘘,传统瘘管切开术有导致大便失禁风险的括约肌间肛瘘。

2. 纤维蛋白胶封堵术 Hjortrup 等在 1991 年首次成功采用纤维蛋白胶封堵术治疗会阴瘘后,逐渐应用于肛瘘的治疗,并有不错的疗效。方法是在确定瘘管的外口、内口及瘘管的走向和支管并搔刮、冲洗肉芽组织后,将纤维蛋白胶注入瘘管,缝闭内外口;具有操作简单、无痛、无不良反应、不损伤肛门括约肌等优点。但文献报道的纤维蛋白胶封堵术的治愈率波动较大,为 14%~63%,目前认为失败的主要原因是感染灶残留、引流不畅及纤维蛋白胶流出等。尽管纤维蛋白胶封堵术的疗效波动较大,但该术式不损伤肛门括约肌、可重复性较好、操作相对简单,因此仍不失为一种安全、简便的治疗方法。适用于低位肛瘘、高位单纯性肛瘘、复杂性肛瘘。

3. 生物补片填塞术 该术式所采用的是一种抗感染、无排斥、有良好组织相容性的生物材料,目前主要包括同种异体脱细胞真皮基质、异种脱细胞真皮基质、异种脱细胞细胞外基质等材料;基本操作方法与肛瘘塞类似。该术式主要适用于单纯性肛瘘,有不错的疗效,创面愈合时间短,肛门功能保护好,并发症少;但价格昂贵,目前无法广泛推广。

4. 猪真皮胶原蛋白填塞术 猪真皮胶原蛋白是一种猪源性、脱细胞、异氰酸酯交联的真皮胶原基质,改进了肛瘘塞、纤维蛋白胶等生物材料早期易被酶降解的不足,既可作为固体植入物又可研磨后加入纤维蛋白胶中使用,具体的使用方法与肛瘘塞、纤维蛋白胶相同。猪真皮胶原蛋白具有无细胞毒性、无溶血性、无致热原性或无致敏性、无异物反应,不易被酶降解,易被宿主组织细胞和血管定植,可降低感染风险等优点,但仍缺乏大样本的临床研究数据,需进一步研究。

5. 脂肪干细胞移植 脂肪干细胞(adipose-derived stem cell,ADSC)是从脂肪组织中分离的有

多向分化潜能的干细胞,有来源充足、分离简便、产量高、传代培养易、跨胚层分化能力强、免疫排斥低、供区损伤小等优点。该方法有创伤小、无肛门括约肌损伤、疼痛轻、修复快、复发率低、住院时间短等优点,安全性与有效性得到了认证。由于该术式正在临床研究阶段,尚未大规模应用。

6. 自体移植富血小板血浆 富血小板血可能会抑制细胞因子的释放和抗炎,与巨噬细胞相互作用促进组织愈合和再生,促进新的毛细血管生长,加速慢性伤口的上皮化。同时,富血小板血浆中可能含有少量白细胞,这些白细胞合成的白介素作为非特异性免疫反应的一部分,在伤口部位宿主防御机制中发挥重要作用。受此启发,将该技术应用于肛瘘的治疗,其具体操作方法与纤维蛋白胶封堵术相似。自体移植富血小板血浆具有与纤维蛋白胶封堵术类似的优点,对肛门括约肌及神经无损伤,但相较于纤维蛋白胶,富血小板血能够释放细胞因子、调节免疫,且价格比脂肪干细胞相对便宜。因此,该方法有广阔的发展前景,但目前仍需更多的循证医学数据评估其安全性和有效性。

7. 脂质填充 在整形外科中的应用已比较成熟,能够促进伤口的修复,受此启发将其应用于肛瘘的治疗中。脂肪移植物是一种非血管化的移植物,脂肪细胞自身分裂、增殖及刺激周围组织血管生成可能是主要作用机制。脂质填充的主要操作流程:从合适的供体部位收集脂肪组织,通过离心纯化抽吸以消除无细胞的油状上清液和多余的溶液,然后通过三维再植技术重新局部注射纯化的脂肪。脂质填充避免了大范围的解剖,从而减少了肌肉和神经损伤,保护了肛门括约肌,成本约为脂肪干细胞移植的一半;但其也存在脂肪吸收率不可预测、脂肪组织缺血坏死等风险,且目前相关的临床研究开展得相对较少,需进一步研究以评估其疗效和安全性。

(四)能量装置辅助术式

1. 激光瘘管消融术 该术式原理为利用激光破坏瘘管内坏死组织后通过收缩效应闭合瘘管。该术式虽有创伤小、手术时间短、肛门括约肌保护好、并发症少等优点,但因适用范围受限、设备昂贵、临床数据较少等原因,临床尚未大规模应用。

2. 光动力疗法(photodynamic therapy,PDT) 一种由光敏剂 5-氨基酮戊酸诱导生物材料光氧化的治疗方法,起初被广泛应用于面部皮肤及部分肿瘤的治疗。Arroyo 等于 2017 年首次将其用于复杂性肛瘘的治疗,取得了不错的疗效:虽然 PDT 有一定疗效,且安全、简单、微创、并发症少,但也存在设备昂贵、手术时间长等缺点。目前该方法还处在临床试验阶段,需进一步研究、优化。

3. 射频手术 应用高频无线电波使细胞内水分子快速振荡,细胞内含水组织迅速气化产生以细胞为单位的破坏,进而进行组织切开和止凝血的手术技术,又称"细胞刀"。射频手术主要是通过低温切割组织和快速封闭血管,减少组织的热损伤从而减轻肛门痉挛和疼痛,缩短治愈时间,但目前的研究主要将其应用于低位单纯性肛瘘,缺乏更多的临床数据,需进一步探索。

(五)其他术式

1. 黏膜瓣推移术(mucosa advancement flap,MAF) 自 1912 年 Elting 应用该术式治疗肛瘘后,经过近一个世纪的发展,目前该术式已被广泛用于肛瘘治疗。MAF 是一种切除瘘管、内口后用直肠黏膜瓣或肛周皮瓣闭合内口,从而治愈瘘管的术式;包括直肠黏膜瓣推移术(endorectal advancement flap,ERAF)和肛周皮瓣推移术(perianal advancement flap,PAF),其中 ERAF 在临床上更为常见。适用于高位肛瘘内口明确且不伴有严重感染的患者,女性前侧肛瘘患者。

2. 瘘管搔刮术(proximity superficial cauterization,emptying regularly of fistula tracts and curettage of tracts,PERFACT) 该术式是通过烧灼内口表面及周围黏膜,有序完整地切除瘘管组织,达到治愈的目的。该术式尽管操作简单、成功率较高、切口小、恢复快、成本效益好、手术时间短、住院时间短,但不适用于较高位肛瘘,术后 2 周内伤口护理要求较高,仍需进一步验证其有效性和安全性。

3. 视频辅助治疗肛瘘(video-assisted anal fistula treatment,VAAFT) Meinero 等在 2011 年首次报道了该方法,是一种通过瘘管镜来探查、处理肛瘘的微创手术方式。以此为基础所改进的内镜引导下隧道式刨削切除闭锁式引流术治疗高位肛瘘，发现与低位切开高位挂线旷置术相比，具有痛苦小、疗程短、最大限度保护肛门功能等优点。尽管该术式有上述优点，但其适用范围、具体操作等仍需进一步研究。

4. 内镜夹瘘管闭合术　内镜夹一种超弹性镍钛合金夹子，起初用于内镜治疗，后经改进后用于肛瘘的治疗，通过将夹子放置在肛瘘内口处来闭合内口，从而实现瘘管的愈合。该术式具有有效率相对较高、愈合快、大便失禁风险小等优点，但也存在疼痛、夹子掉落等风险，且临床应用尚少，仅处理肛瘘内口，而对瘘管无特殊处理，因此疗效仍有待进一步评估。

二、手术风险及并发症

1. 术后复发　目前认为，影响因素主要包括吸烟、放射治疗、恶性肿瘤、合并克罗恩病等炎性肠病、反复手术史等。

2. 大便失禁　尽管理论上肛瘘塞填塞术未切断肛门括约肌不会造成大便失禁，但从现有研究结果来看，术后的大便失禁发生率可达 7%~38%。王振军报道肛瘘塞填塞术治疗的 114 例肛瘘的大便失禁率为 1.75%。

3. 肛瘘塞脱出、感染　是手术治疗失败的主要原因。肛瘘塞填塞术治疗的复发率较高，同时价格较为昂贵，临床实用性仍需进一步研究。

4. 切口感染。

5. 其他并发症。

三、总结

术前对外口和内口的定位，瘘管与肛门括约肌关系的明确，肛门括约肌功能的评价，是否有潜在疾病（如克罗恩病）等都是肛瘘手术能否成功的重要条件。手术必须掌握如下要点：①合理处理肛门括约肌；②确定和处理好内口；③清除感染原；④引流通畅。

外科的治疗理念经历了从毁损性切除到修复再到重建、再生的过程，随着人们逐渐重视肛门功能的保护，肛瘘治疗的目标已发展为疗效与功能保护兼顾。因此，以脂肪干细胞移植为代表的微创疗法是肛瘘治疗的发展趋势，但每种术式或多或少存在着不足，临床上应当结合实际，根据患者的肛瘘分型、内口位置、瘘管走向等情况综合考虑，权衡肛门括约肌损伤程度与疗效、肛门功能之间的利弊，选择最合适的治疗方法，使肛瘘的根治性与肛门功能的保护性达到最好的平衡。

（江滨　周春根）

参考文献

[1] 黄志强. 微创外科进展及发展战略［M］. 杭州：浙江科学技术出版社，2003：22-23.

[2] 李春雨，徐国成. 肛肠病学［M］. 2 版. 北京：高等教育出版社，2021：90-92.

[3] 李春雨. 肛肠外科学［M］. 北京：科学出版社，2016：44-45.

[4] 张卫，郝立强，王锡山. 腹腔镜结直肠手术学［M］. 上海：上海科学技术出版社，2018：70-72.

[5] 李春雨，汪建平. 肛肠外科手术学［M］. 北京：人民卫生出版社，2015：640-644.

[6] 姚礼庆，徐美东. 实用消化内镜手术学［M］. 武汉：华中科技大学出版社，2013：30-33.

[7] CHEN W Q, ZHENG R S, ZUO T T, et al. National cancer incidence and mortality in China, 2012［J］. Chinese J Cancer Res, 2016, 28（1）: 1-12.

[8] CHEN W Q, ZHENG R S, BAADE P D, et al. Cancer statistics in China, 2015［J］. CA Cancer J Clin, 2016, 66（2）: 115-132.

[9] KRISTO I, STIFT A, STAUD C, et al. The type of loose seton for complex anal fistula is essential to improve perianal comfort and quality of life［J］. Colorectal Dis, 2016, 18（6）: 194-198.

[10] KELLY M E, HENEGHAN H M, MCDERMOTT F D, et al. The role of loose seton in the management of anal fistula: a multicenter study of 200 patients［J］. Tech Coloproctol, 2014, 18（10）: 915-919.

[11] VOGEL J D, JOHNSON E K, MORRIS A M, et al. Clinical practice guideline for the management of anorectal abscess, fistula-in-Ano, and rectovaginal fistula［J］. Dis Colon Rectum, 2016, 59（12）: 1117-1133.

[12] MALAKORN S, SAMMOUR T, KHOMVILAI S, et al. Ligation of intersphincteric fistula tract for fistula in ano: lessons learned from a decade of experience［J］. Dis Colon Rectum, 2017, 60（10）: 1065-1070.

[13] LAU Y C, BROWN K G M, CHEONG J, et al. LIFT and

BioLIFT：a 10-year single-centre experience of treating complex fistula-in-ano with ligation of intersphincteric fistula tract procedure with or without bio-prosthetic reinforcement（BioLIFT）［J］. J Gastrointest Surg, 2020, 24（3）: 671-676.

［14］ GARG P. Transanal opening of intersphincteric space （TROPIS）-a new procedure to treat high complex anal fistula［J］. Int J Surg, 2017, 40: 130-134.

［15］ GARG P. A new understanding of the principles in the management of complex anal fistula［J］. Med Hypotheses, 2019, 132: 109329.

［16］ BONDI J, AVDAGIC J, KARLBOM U, et al. Randomized clinical trial comparing collagen plug and advancement flap for trans-sphincteric anal fistula［J］. Br J Surg, 2017, 104（9）: 1160-1166.

［17］ BOBKIEWICZ A, KROKOWICZ Ł, BOREJSZA-WYSOCKI M, et al. A novel model of acellular dermal matrix plug for anal fistula treatment. Report of a case and surgical consideration based on first utility in Poland［J］. Pol Przegl Chir, 2017, 89（4）: 52-55.

［18］ PANÉS J, GARCÍA-OLMO D, VAN ASSCHE G, et al. Expanded allogeneic adipose-derived mesenchymal stem cells（Cx601）for complex perianal fistulas in Crohn's disease: a phase 3 randomised, double-blind controlled trial［J］. Lancet, 2016, 388（10051）: 1281-1290.

［19］ PANÉS J, GARCÍA-OLMO D, VAN ASSCHE G, et al. Long-term efficacy and safety of stem cell therapy （Cx601）for complex perianal fistulas in patients with Crohn's disease［J］. Gastroenterology, 2018, 154（5）: 1334-1342.

［20］ ZHOU C G, LI M, ZHANG Y, et al. Autologous adipose-derived stem cells for the treatment of Crohn's fistula-in-ano: an open-label, controlled trial［J］. Stem Cell Res Ther, 2020, 11（1）: 124.

［21］ ADEGBOLA S O, SAHNAN K, PELLINO G, et al. Short-term efficacy and safety of three novel sphincter-sparing techniques for anal fistulae: a systematic review ［J］. Tech Coloproctol, 2017, 21（10）: 775-782.

［22］ LAURETTA A, FALCO N, STOCCO E, et al. Anal fistula laser closure: the length of fistula is the achilles' heel［J］. Tech Coloproctol, 2018, 22（12）: 933-939.

［23］ ARROYO A, MOYA P, RODRÍGUEZ-PRIETO M A, et al. Photodynamic therapy for the treatment of complex anal fistula ［J］. Tech Coloproctol, 2017, 21（2）: 149-153.

［24］ ARROYO A, SÁNCHEZ-GUILLÉN L, PARRA PA, et al. Photodynamic therapy for the treatment of complex anal fistula ［J］. Lasers Surg Med, 2020, 52（6）: 503-508.

［25］ MASCAGNI D, PIRONI D, GRIMALDI G. OTSC® Proctology vs fistulectomy and primary sphincter reconstruction as a treatment for low trans-sphincteric anal fistula in a randomized controlled pilot trial［J］. Minerva Chir, 2019, 74（1）: 1-6..

［26］ 王伟, 康争春, 王成龙, 等. 小切口开腹手术在直肠癌根治性切除手术中的应用［J］. 中华胃肠外科杂志, 2018, 21（3）: 305-311.

［27］ 周春根, 倪敏, 朱勇, 等. 肛瘘微创治疗的研究进展 ［J］. 临床外科杂志, 2020, 28（2）: 191-193.

［28］ 江滨, 时宏珍, 史央, 等. 自体脂肪干细胞移植治疗复杂性肛瘘的临床观察［J］. 中华结直肠疾病电子杂志, 2019, 8（6）: 566-573.

第八章

肛肠疾病疼痛治疗

与肛肠外科密切相关的慢性疼痛相对较少,能用现代肛肠外科技术治疗的疾病更为少见。而肛门直肠神经症、功能性肛门直肠痛是慢性疼痛中常见的两种疾病。肛门术后慢性疼痛综合征也可划归于慢性疼痛疾病范畴。

肛门直肠神经症,在肛肠外科是一种顽固性、长期性、难治性的疾病,是由自主神经功能紊乱、直肠功能失调导致的一种临床综合征,女性多于男性。本病多因慢性疾病久治不愈或治疗不当,导致患者长期紧张思虑过度,精神受刺激引起。无相应的阳性体征,实验室检查也为阴性。

功能性肛门直肠痛是一种病理性神经痛,与盆底肌功能障碍关系密切,常伴有直肠功能障碍,属于功能性胃肠病的范畴。疼痛以自发性、烧灼感及痛觉过敏为突出特点。本病在大多数情况下没有明确的病因,是肛肠科疑难病症之一,严重影响患者的身心健康。功能性胃肠病罗马Ⅳ标准将其称为"中枢神经介导的肛门直肠痛",认为该病的发生是由不良情绪及环境的应激造成神经调节障碍而导致的胃肠道动力紊乱。

本章重点介绍功能性肛门直肠痛。

一、流行病学

肛门直肠痛在临床并不常见,据统计占肛门直肠疾病的 1.5%~4.0%。2015 年由中华中医药

学会肛肠分会组织完成的中国成人常见肛肠疾病流行病学调查结果显示,肛门周围疼痛发生率为 16.53%,但缺乏肛门直肠痛的具体流行病学数据。本病的主要患者群为 30~60 岁,女性多于男性。

二、病因与发病机制

(一) 中医认识

中医学认为,肛门直肠痛是由忧思、哀愁、气郁、怒火等情志所伤,导致肝失疏泄、脾失运化、心神失养、脏腑功能失调而成,其病位在下焦,下焦多易感湿邪,湿与热结,湿热浊气循经而下,蕴阻肛门,气血凝滞,不通则痛。

(二) 现代医学认识

本病发病机制尚不清楚,一般认为与精神因素、盆底缺血缺氧、盆底肌肉神经活动异常等因素有关。

1. 精神心理因素 本病与精神压力、紧张和焦虑有关,患者多伴有多疑、焦虑、抑郁、癔症等。心理测试显示 63% 患者有至善主义,73% 有焦虑,40% 有疑病症倾向。

2. 盆底缺血缺氧 外伤、长期过度体力劳动、久坐、年老体弱等因素,导致盆底长期缺血缺氧,可

导致肛门直肠疼痛。

3. 盆底肌肉神经活动异常 肛提肌过度痉挛性收缩或盆底肌肉功能障碍与本病有关。

三、分类

功能性肛门直肠痛可以分为痉挛性肛门直肠痛、肛提肌综合征和不可分类肛门直肠痛,三者主要区别在于疼痛持续时间和是否存在肛门直肠压痛。

四、临床表现

(一) 疼痛

肛门直肠痛的主要表现为肛门或直肠反复发作的疼痛。疼痛特点是肛门坠胀疼痛,疼痛有时可放射至腰骶部、臀部及大腿,可伴有肛门坠胀难忍、里急后重、便意频繁等。常反复发作,久治难愈,严重影响患者的生活质量。

(二) 神志表现

本病一般多由情志不畅、心情急躁或精神刺激等因素诱发,并逐渐加重。多见于平时精神较紧张,多疑,情志不畅、心情急躁,或性格内向的人群。多表现为情绪不稳、精神萎靡、抑郁、悲观、悲伤欲哭、喉中梗阻、神疲乏力,求治心切、就诊频繁,肛门直肠疼痛的症状可随情绪波动而变化,在注意力转移或进行暗示治疗时病情可明显缓解。

五、辅助检查

(一) 排粪造影

排粪造影包括数字胃肠机排粪造影和 MRI 排粪造影。可动态观察肛管直肠在排便过程中是否存在结构、形态、功能上的异常,此项检查有助于判断肛门直肠痛是否伴随其他盆底病理改变。

(二) 肛门直肠测压

肛门直肠测压是通过检测了解肛门控便和排便的功能状态、直肠反射和感觉功能等,评估肛门直肠痛患者的肛门功能。

(三) 盆底表面肌电检查

盆底表面肌电检查是采用针电极、柱状膜电极或丝状电极,通过描记耻骨直肠肌、肛门外括约肌的潜在运动电位,分析肌电活动的波幅、变异性、中值频率等,了解盆底肌肉的功能状态及神经支配情况,评估盆底肌功能异常情况。

(四) 盆底超声检查

盆底超声检查能更好地显示盆底器官整体及动态解剖结构和功能状态,可以用于肛管直肠炎症性、占位性和结构损伤性病变的诊断,也可以用于盆底功能的评价与肛周软组织病变的诊断,对肛门直肠痛的诊断和鉴别诊断具有重要意义。

(五) 内镜检查

内镜检查包括肛门镜、乙状结肠镜和电子结肠镜检查。通过内镜检查可以了解肛管、直肠、结肠管腔及黏膜形态有无异常,用于排除肛管直肠器质性疾病,如肿瘤、狭窄、炎症和损伤等。

六、诊断

按照肛门直肠痛的分类诊断标准如下。

(一) 痉挛性肛门直肠痛

功能性胃肠病罗马Ⅳ标准中有关痉挛性肛门直肠痛的诊断标准:①反复发生的直肠疼痛,与排便无关;②发作持续数秒至数分钟,不超过 30 分钟;③在发作间期无肛门直肠疼痛;④排除导致直肠疼痛的其他原因,如炎性肠病、肌间脓肿或肛裂、血栓性外痔、前列腺炎、尾骨痛及盆底主要器质性病变。诊断前以上症状至少出现 6 个月即可诊断。

(二) 肛提肌综合征

功能性胃肠病罗马Ⅳ标准中有关肛提肌综合征的诊断标准:①慢性或复发性直肠疼痛;②发作持续至少 30 分钟;③耻骨直肠肌牵拉痛;④排除导致直肠疼痛的其他原因,如炎性肠病、肌间脓肿或肛裂、血栓性外痔、前列腺炎、尾骨痛及盆底主要器质性病变。诊断前以上症状出现至少 6 个月即可诊断。

（三）不可分类肛门直肠痛

符合肛提肌综合征诊断标准，但耻骨直肠肌无牵拉痛。

七、鉴别诊断

引起肛门直肠疼痛的原因多种多样，临床上常存在误诊、漏诊现象，可以通过相关辅助检查（如直肠指检、肛门镜检、腔内超声、盆腔 MRI 等），将功能性肛门直肠痛与以下疾病鉴别。

1. 肛门直肠疾病　①内痔脱出：临床多表现为排便后肛内肿物脱出，伴肛门坠胀感明显，但一般痔核回纳后肛门坠胀较前好转；②直肠炎：临床多表现为肛门下坠感、腹泻、里急后重感明显，伴有便血、黏液便或黏液血便，一般行肠镜检查可鉴别；③其他：如肛周脓肿、肛瘘、便秘、直肠脱垂、直肠良恶性肿瘤、直肠前突、骶神经障碍综合征、耻骨直肠肌综合征、肛管肿瘤、肛管直肠外伤、肛管直肠异物、手术后遗症等，均可以通过临床症状、辅助检查明确诊断。

2. 妇科疾病　①慢性盆腔炎：临床多表现为下腹坠胀、疼痛及腰骶部酸痛，且疼痛在劳累、性交后或月经前后加剧，有时还伴有白带增多、月经紊乱等症状，妇科 B 超、阴道镜、腹腔镜检查有助于诊断；②子宫脱垂：临床多表现为患者自觉腹部下坠、腰酸、走路及下蹲时尤为明显，妇科检查（如双合诊）可鉴别；③其他：子宫后倾、盆腔淤血综合征、子宫腺肌病、阴道痛等妇科疾病，通过妇科 B 超、内分泌检查等均可鉴别。

3. 泌尿系统疾病　①泌尿系统感染：临床上除了排尿不适外，也会有后肛门及会阴部坠胀不适等，久坐、下蹲、排便动作时胀痛加重，一般通过尿常规、尿细菌培养等方法可鉴别诊断；②泌尿系统肿瘤：临床多表现为膀胱刺激征，随着肿瘤的生长，其瘤体可直接压迫膀胱出口或血凝块阻塞出口导致排尿困难及腹部胀痛，盆腔广泛浸润时可出现腰骶部疼痛、下肢水肿及严重贫血等症状，可以通过相应部位的 B 超、CT、MRI 鉴别。

4. 骨科疾病　①尾骨痛：临床多见于女性和年老体弱患者，多源于急性创伤、不良坐姿或久坐引起的慢性损伤、骶尾关节炎等，患者尾骨处有触痛，坐位时加重，按摩尾骨可缓解，通过直肠指检可有尾骨压痛及异常活动，容易鉴别；②骶尾部肿瘤：临床多表现为骶尾部疼痛，有时放射至臀部，通过骶尾部 MRI、肿瘤标志物等鉴别。

5. 其他　自我暗示等神经系统疾病；内分泌系统疾病、心血管系统疾病导致的疼痛。

八、治疗

功能性肛门直肠痛治疗以非手术治疗为主，通过降低盆底横纹肌张力可有效缓解症状。痉挛性肛门直肠疼痛常突然发作，且持续时间短，之后可完全缓解，故大部分只需要进行心理治疗。

（一）一般治疗

根据患者的情况进行心理疏导、纠正不良生活习惯，如久坐、久蹲、熬夜、劳力过度等。积极参加休闲活动，放松精神，缓解疲劳等。

（二）辨证施治

功能性肛门直肠痛病位在下焦，湿热为患居多，湿热蕴结，气血运行不畅，气滞血瘀是导致肛门直肠疼痛的主要病机，因此中医对疼痛的治法主要在于健脾利湿，行气活血。长时间的肛门直肠疼痛，会损伤气血导致气血产生不足，即"不通则痛"，因此治疗中兼用养血和血之法能加强疗效。

（三）坐浴治疗

应用中药水煎剂，温热坐浴，可通过药物作用和局部温热的物理作用起到活血化瘀、理气镇痛的效果。治疗肛门直肠痛可选用止痛如神汤。中药熏洗是中医外治法之一，通过温蒸、熏洗、坐浴，使中药有效成分透过皮肤创面直达病所，能够促进局部血液和淋巴循环，降低局部肌肉和结缔组织紧张度，减缓局部神经压力及痛觉神经的兴奋性，从而发挥疏经活络、活血化瘀、消肿镇痛、敛疮生肌等功效。

（四）针刺治疗

针刺镇痛源远流长,中医学认为针刺治痛在于它能够"治气""调神",可调理气血,疏通经络,主要是通过纠正、消除产生疼痛的病理因素和阻断痛觉的恶性循环这两种途径来达到镇痛作用,两者是相辅相成的。针刺镇痛机制复杂,现代医学认为,一方面针刺治疗是通过调节身体神经和免疫系统的功能,刺激病灶局部皮肤及肌肉的血流量及血流速度增加,改善局部血液循环,提高病灶处新陈代谢,增加血氧供应量,从而消除局部与疼痛有关的炎症因子而发挥镇痛作用;另一方面通过针刺信号和疼痛信号在周围神经系统和中枢神经系统的整合,调节交感神经兴奋性,促进神经传导功能恢复,激活体内生物活性物质如β-内啡肽和强啡肽,以及经典神经递质和神经营养因子,从而发挥镇痛作用。

（五）穴位埋线方法

穴位埋线方法,是一种将羊肠线或其他可吸收线植入穴位处皮下,羊肠线在体内软化、分解、液化和吸收过程中,对穴位产生生理、物理及化学刺激,通过缓慢、柔和、持久、良性的"长效针感效应",发挥疏通经络作用,达到"深纳而久留之,以治顽疾"的效果。

（六）生物反馈治疗

生物反馈疗法是在行为疗法的基础上发展起来的一种新的心理治疗技术。生物反馈治疗主要包括肌电图介导的生物反馈和压力介导的生物反馈两种形式,前者包括肛内肌电图介导的生物反馈和肛周肌电图介导的生物反馈,也可几种方法联合运用。生物反馈疗法可在医院进行,也可在家庭中训练。在医院实施要求每周2~3次,每次30分钟,10次为1个疗程,条件反射的建立需要至少3周,因此治疗需要2个疗程以上,同时配合家庭生物反馈训练,定期随访。通过多次正反尝试训练,可以提高盆底肌肉的协调性和舒张感知能力。生物反馈的疗效不受患者年龄、症状持续时间和是否有手术史影响,很大程度上取决于患者的自我意愿,即是否愿意坚持疗程。

（七）骶管阻滞治疗

骶管阻滞可以通过药物作用,对神经阻滞后的神经干、神经支、韧带、肌肉起到抗炎、镇痛、抗过敏作用,还可以降低毛细血管和细胞通透性,减少致痛物质的积聚,促进组织的新陈代谢和无菌炎症的消退,解除肌肉痉挛,从而使肛门直肠痛症状得到缓解或消失。

（八）其他疗法

1. 心理疗法 功能性肛门直肠痛的发病与精神压力、紧张、焦虑有关,多伴有不同程度的心理问题,因此在诊治过程中应重视对此类患者的心理治疗。首先,在接诊患者时应注意观察、了解患者的心理特点,耐心倾听患者倾诉,言语开导患者;其次,治疗期间可以配合暗示疗法,增强患者对社会和家庭的适应能力及自我调节能力,解除患者顾虑,提高其治愈疾病的信心。必要时应请精神心理专业医师进行会诊,针对患者存在的精神心理问题进行必要的干预。

2. 口服药物治疗 口服镇静药可以消除焦虑症状,并能使肌肉痉挛缓解。硝苯地平、地尔硫草主要用于由遗传性内括约肌肌病引起的功能性肛门直肠痛,通过拮抗钙离子可以缓解肛提肌痉挛以减少疼痛,应注意严重低血压患者不能应用这两种药物。

3. 外用药物治疗 局部涂抹0.3%硝酸甘油软膏治疗痉挛性肛门直肠痛,患者疼痛能得到缓解,很少出现严重的不良反应。

4. 手术治疗 切断部分耻骨直肠肌,可使疼痛缓解,但一些患者可发生大便失禁,因此,应尽量避免手术治疗。另外,一些外科医师主张部分阴部神经切断或行阴部神经阻滞,具体疗效还需要进一步考量。

5. 肉毒杆菌 据报道,采用肛门括约肌内注射用A型肉毒毒素的方法治疗痉挛性肛门直肠痛。肉毒毒素是一种肌肉松弛药,其作用机制可能是A型肉毒毒素能够阻断支配肛门括约肌的一种神经递质(乙酰胆碱)的释放,进而阻止肛门括约肌阵发性运动过度,使疼痛得到缓解。

(贾小强　杨巍)

参考文献

[1] BOUCHOUCHA M,DEVROEDE G,MARY F,et al. Painful or mild-pain constipation? A clinically useful alternative to classification as irritable Bowel syndrome with constipation versus functional constipation [J]. Dig Dis Sci,2018,63(7):1763-1773.

[2] 李春雨.肛肠外科学[M].北京:科学出版社,2016: 25.

[3] 丁康,丁曙晴,张苏闽.功能性肛门直肠痛的诊治[J]. 结直肠肛门外科,2008,14(3):147-150.

[4] 王亚波,吴晓莉,范宇锋.针灸联合西药与坐浴治疗功能性肛门直肠痛42例[J].浙江中医杂志,2017, 52(3):200.

[5] 徐伟祥,曹永清.实用中医肛肠病学[M].上海:上海科学技术出版社,2014:312.

[6] 王业皇,郑春菊,章阳.丁泽民治疗功能性肛门直肠痛的经验[J].江苏中医药,2013,45(2):4-5.

[7] WALD A. Functional anorectal and pelvic pain [J]. Gastroenterol Clin North Am,2001,30(1):243-251.

[8] 张娇娇,丁义江,丁曙晴.功能性肛门直肠痛中医证型研究[J].辽宁中医药大学学报,2018,20(6): 107-109.

[9] TAKANO S,ARAKAWA H. Bilateral posterior tibial nerve stimulation for function anorectal pain-short term outcome[J]. Int J Colorectal Dis,2016,31(5):1053-1054.

[10] GRIGORIOU M,IOANNIDIS A,KOFINA K,et al. Use of botulinum a toxin for proctalgia fugax—a case report of

successful treatment [J]. J Surg Case Rep,2017(11): rjx236.

[11] GRASSI R,LOMBARDI G,REGINELLI A,et al. Coccygeal movement:assessment with dynamic MRI [J]. Eur J Radiol,2007,61(3):473-479.

[12] FELDBRIN Z,SINGER M,KEYNAN D,et al. Coccygectomy for intractable coccygodynia [J]. Isr Med Assoc J,2005,7(3):160-162.

[13] 吴春节,曹明璐.疼痛类疾病的中医传统疗法临床应用初探[J].中国临床医生,2014,22(8):85-86.

[14] 袁周萍,刘方铭,杨文龙,等.温针灸长强穴治疗功能性肛门直肠痛40例[J].实用中医药杂志,2016,32 (8):818.

[15] 孙雨晴,郑雪平,张彩荣.穴位埋线治疗功能性肛门直肠痛的临床疗效观察[J].中华中医药杂志,2020, 35(4):2137-2139.

[16] JELOVSEK J E,BARBER M D,BARAISO M F,et al.Functional bowel and anorectal disorders in patients with pelvicorg an prolapse and incontinence [J]. Am J Obstet Gyneco,2005,193(6):2105-2111.

[17] JORGE J M,HABR-GAMA A,WEXNER S D. Biofeedback therapy in the colon and rectal practice [J]. Appl Psychophysiol Biofeedback,2003,28(1):47-61.

[18] BOYCE P M,TALLEY N J,BURKE C,et al. Epidemiology of the functional gastrointestinal disorders diagnosed according to Rome Ⅱ criteria:an australian population-based study [J]. Intern Med J,2006,36(1): 28-36.

[19] 崔孝生.骶管阻滞治疗慢性肛门直肠痛临床观察[J].当代医学,2013,19(7):40.

[20] 崔树君.肛门直肠神经官能症的综合治疗[J].中外医疗,2009,28(3):115.

第九章

肛肠外科麻醉管理

第一节　术前评估

术前麻醉医师要对患者的病历资料进行系统性评估,尽可能全面详细地了解。需要了解患者的一般情况(年龄、性别、身高、体重、营养、活动情况、体温、血压、脉搏、呼吸等),以及影像学和实验室检查资料。

一、一般情况

(一) 个人史

有无吸烟、饮酒与饮用咖啡等嗜好,每日量多少,是否戒烟戒酒,是否有吸毒史。

(二) 过敏史

重视了解患者的过敏史,了解患者过敏时的临床表现及相关临床处理,注意明确鉴定过敏反应与药物不良反应。

(三) 既往麻醉史

了解患者既往接受过哪种手术,采用哪种麻醉方法,围手术期是否出现特殊情况,有无意外、并发症和后遗症。既往手术史可能影响此次麻醉方案,例如,既往颈椎手术患者需重点评估气管插管条件;既往乳腺癌术后患者,血压袖带、静脉输液位置可能需要调整;既往腰椎手术患者此次行肛门手术可能需慎重选择椎管内麻醉。上午行无痛肠镜检查的患者下午行肛门手术需注意术中补液等。

(四) 放化疗史

尽量向患者或家属了解患者术前最后一次新辅助治疗的情况,有无恶心、呕吐,有无肝肾损害、心脏毒性、肺毒性、骨髓功能抑制等。对恶心、呕吐患者,围手术期需要进行干预。心脏毒性主要表现为心肌收缩力减弱,左心室射血分数降低,严重者可导致充血性心力衰竭,即使停止化疗后一段时间仍可能发生。

(五) 此次手术情况

除完善的病历资料评估,还需要进行必要的体格检查。肛肠手术术前需要完善肠道准备,需要椎管内麻醉时一定要让患者直立并掀开衣服检查脊柱有无畸形,背部皮肤有无感染。全身麻醉患者最好也要进行此项操作。与患者进行交流,了解患者精神状态和对麻醉的要求,做好术前解释工作,消除焦虑。术前谈话内容包括麻醉选择、可能发生的并发症及术中所用药物不良反应,取得理解同意后,由患者或其委托人签字。

二、并存疾病患者的评估

(一) 心血管系统

1. **高血压**　术前评估可以明确高血压原因，有无其他心血管危险因素，有无终末器官损伤。对病程长且严重，或者血压控制不佳的高血压患者，需要完善血尿素氮及血肌酐检查，服用利尿药患者应当行电解质检查。有显著左心室肥厚患者，尤其是心电图显示心肌损伤，需要进行冠状动脉相关评估。一般推荐严重高血压应推迟手术，直至血压降至 180/110mmHg 以下。新发脑梗死患者手术需要延迟 4~6 周后进行。

2. **缺血性心脏病**　近期心肌梗死(术前 8~30 天发生的心肌梗死)接受双联抗血小板治疗(dual antiplatelet therapy，DAPT)的限期结直肠癌等肿瘤患者手术，建议尽可能 6 周后再考虑。对接受经皮冠状动脉介入治疗(percutaneous coronary intervention，PCI)者，无论支架类型，尽可能 DAPT 1 个月后再考虑手术。若接受高危出血风险手术，可考虑术前请心内科会诊指导桥接治疗。

3. **心力衰竭**　术前评估的目标是明确心力衰竭的存在并将其影响降至最低。体格检查的重点在于听诊第三心音或第四心音，查找有无心动过速、心尖冲动向侧方移位、啰音、颈静脉怒张、腹水、肝大或下肢水肿。心力衰竭或可疑心力衰竭的患者都应行心电图、电解质、血尿素氮和血肌酐检查，甚至测定脑利尿钠肽。

4. **心律失常**　围手术期常见心律失常和传导异常。一般情况下，控制心率比控制心律更为重要。根据患者心房颤动相关脑卒中风险决定是否需要桥接抗凝治疗。围手术期抗心律失常药应该一直延续使用至手术当天。但需注意抗心律失常药物的不良反应与麻醉药之间的相关性。

(二) 呼吸系统

1. **支气管哮喘**　包括哮喘发作诱因、近期哮喘控制情况、短效 β_2 受体激动剂和/或糖皮质激素用药史及治疗效果、近期有无呼吸道感染、吸烟史等。即使肺功能评估提示患者目前病情稳定，其围手术期支气管痉挛发生率仍较无哮喘病史者高。

2. **慢性阻塞性肺疾病**　了解患者每天咳痰量及性状，如果术前肺部炎症明显，需先控制感染。如果患者已常规雾化吸入支气管扩张药，术前 30~60 分钟应再给予雾化吸入一次。

3. **睡眠呼吸暂停综合征**　需要了解患者病史，必要时行睡眠呼吸监测以确定其严重程度。

(三) 内分泌系统

1. **糖尿病**　术前评估应着重器官损伤和血糖控制情况。病史和体格检查需要着重于心血管、肾脏和神经系统。

2. **甲状腺疾病**　甲状腺激素对代谢及调节很重要。轻度到中度的功能异常可能对围手术期影响很小。严重的甲状腺功能亢进或甲状腺功能减退可能会增加围手术期风险。择期手术需要推迟至患者甲状腺激素水平正常后。对未治疗或严重甲状腺功能不全的患者，手术、压力或疾病可能诱发黏液性水肿或甲亢危象。

(四) 泌尿系统

肾功能不全的患者合并许多并发症，高血压、心血管系统疾病和电解质紊乱最为常见。肾衰竭由肾产生的促红细胞生成素减少导致贫血，但是积极的促红细胞生成素替代治疗会增加并发症的发生率和血管事件。对肾功能不全或肾衰竭的患者术前评估的重点在于心血管系统、脑血管系统、液体容量和电解质情况。

(五) 消化系统

肝脏疾病会影响肝细胞和胆道系统。术前病史常提示肝脏疾病的原因、治疗情况和相关并发症。术前需要确认是否存在脑病、凝血功能障碍性疾病、腹水、容量超负荷和感染。补充维生素 K、新鲜冰冻血浆或血小板可用于纠正凝血因子和血小板的缺乏。

(六) 神经精神系统

询问患者是否患有中枢和周围神经系统疾病，并邀请神经科医师会诊，力求做到"有效"。

（七）凝血系统

询问患者近 1 周内是否应用抗凝血药,抗凝血药名称、剂量等。

依据患者全身状态及重要脏器功能(心、肺、肝、肾)的评估,以及麻醉危险性评估,在麻醉有困难时,必要时争取多学科会诊,综合评价患者麻醉手术耐受力,及时调整麻醉方案,力争使患者安全、无痛、舒适地度过围手术期。

第二节 麻醉方法

一、局部麻醉

在临床上主要包括酯类局部麻醉药以及酰胺类局部麻醉药。酯类局部麻醉药,包括普鲁卡因、可卡因、氯普鲁卡因和丁卡因。酰胺类局部麻醉药包括利多卡因、甲哌卡因、布比卡因和罗哌卡因。各种局部麻醉药均可用于浸润麻醉。局部麻醉药皮内或皮下注射后可立即起效。然而麻醉持续时间各不相同。肾上腺素可延长所有局部麻醉药浸润麻醉的持续时间,与利多卡因联合使用时这种延长时间的效果更为显著。充分浸润麻醉需要的药物剂量取决于麻醉需要阻滞的区域面积和预计的手术操作时间。当需要麻醉的面积大时,应采用较大容积稀释后的局部麻醉药。局部浸润麻醉主要用于体表短小手术。

1. 穿刺技术 先用注射针刺入皮内推注局部麻醉药,形成橘皮样皮丘。然后穿刺针经皮丘刺入皮下分层注药。注射局部麻醉药时应适当加压,使其在组织内形成张力性浸润,达到与神经末梢广泛接触,提高麻醉效果。穿刺针进针应缓慢,改变穿刺针方向时,应先退针至皮下,避免针杆变形或折断。每次注药前应常规抽吸注射器,以免局部麻醉药注入血管内。手术部位有感染及癌肿,不宜使用局部浸润麻醉。

2. 常用局部麻醉药 根据手术时间选用短效、中等时效或长效的局部麻醉药。利多卡因是局部浸润麻醉最常用的局部麻醉药,一般使用浓度为 0.25%~0.5%,一次用量不应超过 400mg。普鲁卡因

常用浓度为 0.25%~1%,成人一次最大用量为 1g。罗哌卡因常用浓度为 0.125%~0.15%,一次最大剂量为 200mg。

二、骶管阻滞

骶管阻滞在小儿麻醉中常用,在成人适用于骶区扩散的麻醉,如会阴部、肛肠和直肠手术的麻醉。使用透视引导和超声技术可以帮助引导正确的穿刺针位置,减少阻滞失败率。

骶管阻滞患者术前包括知情同意、监测和抢救设备、静脉通路和无菌原则。骶管阻滞要求识别骶管裂孔。骨化尾韧带的延续位于两侧骨化角间的骶裂孔之间,为了定位骶骨角,先定位髂后上棘,然后两侧髂后上棘之间的连线作为等边三角形的一边(图 9-2-1)。超声检查也可以用于定位这些骨性标志。骶管阻滞有三种体位,成人常用俯卧位,儿童常用侧卧位,膝胸位较少用。定位好骶管裂孔后,定位手的示指和中指在骶角上,在局部浸润后骶管穿刺针与骶骨成 45° 进针。当进针过程中阻力减低表明穿刺针已经进入骶管。进针遇到骨面时轻微回退,应改变进针方向,降低相对于皮肤

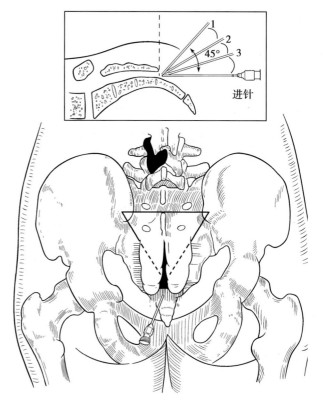

图 9-2-1 骶管阻滞

表面的进针角度。在男性患者中,进针的角度几乎与冠状面平行;在女性患者中,进针角度需要成锐角。在重新调整进针方向后,应寻找阻力消退来确认穿刺针进入硬膜外隙,进针至多1~2cm进入骶管。在成人中,针尖不得超过S_2水平(低于髂后上棘 1cm),此处为硬脊膜囊的终止点。继续进针增高穿破硬脊膜的风险,也可能会意外置入血管。可以迅速注入 5ml 生理盐水后触摸覆盖于骶骨的皮肤来确认穿刺针位置是否正确。若皮肤未隆起,穿刺针位置正确;若皮肤隆起,则穿刺针位置不正确。在确认位置正确后,先回抽并给予试验剂量,再给予治疗剂量的局部麻醉药。

三、蛛网膜下腔阻滞

蛛网膜下腔阻滞是将局部麻醉药注入的脑脊液中,局部麻醉药可随脑脊液流动扩散。临床上常将感觉阻滞平面超过T_4者称为高位脊髓麻醉,T_{10}平面以下称为低位脊髓麻醉,T_5~T_6称为中位脊髓麻醉,如果组织范围局限于会阴及臀部,称为鞍区麻醉。

1. 穿刺技术　实施操作前应签署知情同意书,准备复苏抢救设备。患者应建立有效的静脉通路,并行脉搏血氧饱和度、无创血压和心电图检查。操作过程一定注意无菌原则。患者的体位主要包括侧卧位、坐位和俯卧位三种。①侧卧位:患者更为舒适,让患者后背与手术台边缘平行并离麻醉医师最近,大腿屈向腹部,颈部弯曲使前额与膝盖尽可能靠近。②坐位:患者坐位时脊柱中线的位

置相对比较容易确认,特别对肥胖或脊柱侧凸导致脊柱解剖中线难以定位的患者,坐位尤为适合。坐位时,助手维持患者于垂直位,同时使其头、臂屈曲于枕头上,肩部放松,嘱患者弓腰,使椎间隙展开(图 9-2-2)。③俯卧位:较少使用,采用这一体位时麻醉医师可能需要抽吸才能见脑脊液。

正中入路法穿刺针于相邻棘突之间到达蛛网膜下腔,通常在 L_2~L_3、L_3~L_4 或 L_4~L_5 间隙进行穿刺。脊髓终止于 L_1~L_2 水平,因此应该避免在此水平以上行穿刺。两髂嵴之间的连线对应 L_4 椎体或 L_4~L_5 间隙水平。在选择合适的椎间隙后,在椎间隙注射局部麻醉皮丘,将穿刺针以轻微向头侧 $10°$~$15°$ 通过皮肤、皮下组织和棘上韧带,穿透棘间韧带。穿刺针斜口与硬膜纤维纵向平行,缓慢进针以增强对阻滞面的手感并防止穿刺针偏向神经根,直到出现穿刺针穿过黄韧带和硬膜产生的特征性阻力改变时,停止进针。穿破硬膜时,经常会有轻微的突破感。此时抽出针芯,可见脑脊液流出。麻醉医师用一只手背紧靠患者后背并固定穿刺针,另一只手将装有治疗剂量麻醉药的注射器与穿刺针相连。若脑脊液抽吸回流通畅,以 0.2ml/s 的速度注射麻醉药,注射完毕后,抽出 0.2ml 脑脊液并再次注入蛛网膜下腔,以确认穿刺针位置并清除针内残留的局部麻醉药(图 9-2-3)。

正中穿刺法以比较宽大的蛛网膜下腔为目标,穿刺针稍微偏离中线也可以进入(图 9-2-4)。旁正中穿刺法适用于棘间韧带有钙化的患者。在穿刺间隙的相应棘突下方和旁边各 1cm 处做局部麻醉

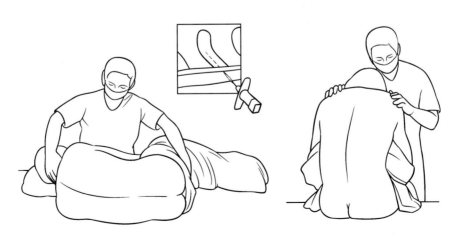

图 9-2-2　蛛网膜下腔穿刺体位

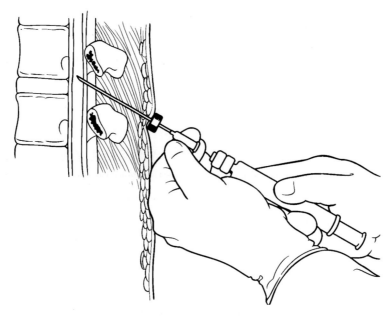

图 9-2-3 蛛网膜下腔阻滞

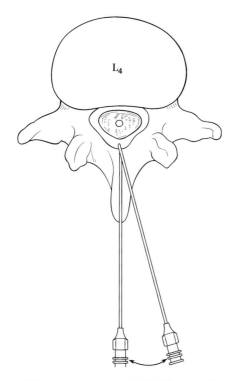

图 9-2-4 旁正中入路蛛网膜下腔阻滞

皮丘,随后向头侧深部做浸润麻醉。穿刺针与矢状面成 10°~15° 向头侧进入。

2. 常用局部麻醉药 包括普鲁卡因、丁卡因、利多卡因、布比卡因和罗哌卡因。普鲁卡因成人用量 100~150mg,最高剂量 200mg。鞍区麻醉用 50~100mg。常用浓度为 5%,最低有效浓度为 2.5%。

持续时间较短,只适用于持续时间较短的手术。临床上以 1% 丁卡因 1ml 加 10% 葡萄糖及 3% 麻黄碱各 1ml,配成所谓 "1-1-1 溶液",为丁卡因重比重液的标准配方,使用安全有效。利多卡因用于蛛网膜下腔阻滞,起效时间 1~3 分钟,常用浓度为 2%~3%,一般用量 100mg,最高剂量 120mg,持续时间 70~150 分钟。布比卡因一般选用 0.5%~0.75%,浓度用 10% 葡萄糖配成重比重溶液,常用剂量为 8~12mg。罗哌卡因的常用浓度为 0.5%~1%。

3. 影响因素 主要因素包括局部麻醉药的比重、药物剂量、药物容量及患者的体位。次要因素包括脑脊液湍流、脑脊液容量、腹压增高及脊柱弯曲。影响蛛网膜下腔阻滞时间的因素包括药物的种类和剂量,是否合并使用血管收缩药。

4. 并发症与不良反应 首先是神经损伤,包括穿刺或置管时直接损伤神经,以及短暂的神经综合征。另外,蛛网膜下腔阻滞后可发生背痛及腰椎穿刺后头痛。在心血管系统可能会出现低血压及心动过缓。呼吸系统可能会出现呼吸困难。其他包括尿潴留、恶心、呕吐、感染、皮肤瘙痒及寒战。

四、硬膜外阻滞

1. 穿刺技术 蛛网膜下腔阻滞的准备同样适

用于硬膜外阻滞,即知情同意书、监测、复苏设备、静脉通道,并根据手术特点和患者情况选择适当的麻醉药。同时注意无菌原则。术前了解手术范围以确定硬膜外导管的位置。硬膜外穿刺的体位有坐位和侧卧位两种。腰段和低胸段硬膜外阻滞时多选择正中入路。首先对皮肤进行局部浸润麻醉,一手紧靠患者背部,用拇指和示指拿针翼。腰段和低位胸段硬膜外阻滞时,穿刺针的角度应该略偏向头部,而中位胸段硬膜外阻滞时穿刺针向头侧偏向的角度更大(图9-2-5)。为了更好地控制穿刺过程,通过棘上韧带进入棘间韧带过程中穿刺针应带有针芯,进入棘间韧带后可以拔出管芯并连接注射器。如果穿刺针的位置正确,应该被稳定地固定在组织中。空气或生理盐水是用于测试阻力消失来判断硬膜外隙最常用的介质。用一手持穿刺针进针,另一手拇指以恒定极小压力施加于注射器活塞。当穿刺针进入硬膜外隙时,施加于注射器活塞的压力或盐水无阻力地进入硬膜外隙。另一种判断硬膜外隙的方法是悬滴法。穿刺针进入黄韧带后,在针的尾部放一滴溶液,当穿刺针进入硬膜外隙时,液体即被吸入。当针进入硬膜外隙时,应记录穿刺针进入皮肤的深度。然后移除注射器,轻柔地将导管置入约15cm,以保证足够长的导管进入硬膜外隙。小心拔出穿刺针,然后将导管退至留有4~6cm在硬膜外隙的长度,并将固定在皮肤。旁正中入路法适用于中高胸段硬膜外阻滞,穿刺针应该在预想间隙的上位椎体相对应的棘突下缘外侧1~2cm进针,并沿着水平方向进入直至椎板,然后向正中和头侧方向进入硬膜外隙。在硬膜外隙开始注入局部麻醉药前,必须给予试验剂量,以排除导管置入鞘内或血管内。通常采用小剂量利多卡因。

2. 常用局部麻醉药　包括利多卡因、丁卡因、布比卡因及罗哌卡因。利多卡因作用快阻滞完善,常用浓度为1%~2%。成人一次最大用量为400mg。丁卡因常用浓度为0.25%~0.33%,一次最大用药量为60mg,维持时间3~4小时。布比卡因常用浓度为0.5%~0.75%,维持时间4~7小时。罗哌卡因常用浓度为0.5%~0.75%,必要时可达1%。

3. 影响因素　包括局部麻醉药的容量、年龄、妊娠、注药速度及患者的体位。影响硬膜外阻滞起效及持续时间的因素包括药物的选择、是否加用肾上腺素、加入阿片类镇痛药及调整药液的pH。

4. 并发症　主要包括穿破硬膜、出现血性穿刺液。置管的并发症主要有置管困难、误入硬膜外静脉、导管在硬膜外间隙打折或折断、导管置入硬膜下间隙。其他并发症还有药物误入蛛网膜下腔或血管,以及局部麻醉药过量、脊髓损伤,硬膜外脓肿或血肿。

五、腰硬联合阻滞

与单纯蛛网膜下腔阻滞或硬膜外阻滞相比,腰硬联合阻滞起效快,有助于手术更早进行,硬膜外导管还可以提供有效的术后镇痛并在蛛网膜下

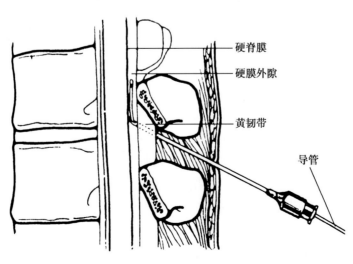

图 9-2-5　硬膜外阻滞

腔阻滞作用消退时延长麻醉时间,在临床应用上显得更加灵活。另一个优势就是可以在蛛网膜下腔使用小剂量麻醉药,必要时可以通过硬膜外导管扩大阻滞范围。通过硬膜外导管单纯使用局部麻醉药或生理盐水都可以压迫硬膜囊,从而使阻滞平面增宽。原则上使用小剂量局部麻醉药行蛛网膜下腔阻滞,之后滴定法予以硬膜外麻醉药行硬膜外阻滞,以达到合适的阻滞平面,减少不良反应。腰硬联合阻滞主要是穿刺置入硬膜外穿刺针,随后采用针内针使脊髓麻醉针达到蛛网膜下腔或运用独立蛛网膜下腔麻醉针在同一间隙或不同间隙穿刺。

六、全身麻醉

(一) 静脉麻醉药

1. 丙泊酚　静脉诱导的剂量为 1.0~2.5mg/kg,麻醉维持过程中可以基于脑电双频指数对丙泊酚进行滴定,以达到足够的麻醉深度并避免用药过量。丙泊酚麻醉诱导的并发症包括注射痛、呼吸暂停、低血压,偶尔还可以引起注射部位静脉血栓。

2. 巴比妥类　硫喷妥钠是常用的巴比妥类药物。麻醉诱导时起效迅速,诱导平稳,单次诱导后苏醒较快。硫喷妥钠反复给药能可靠地维持意识消失及遗忘。但是对于气道梗阻或气道不通畅患者,硫喷妥钠可加重其呼吸抑制。

3. 苯二氮䓬类　术前最常用的药物。术前使用的目的是抗焦虑、镇静、遗忘、降低迷走神经和交感神经张力,以及减少术后恶心、呕吐。顺行性遗忘会受到影响,但是逆行性遗忘不会受到影响。苯二氮䓬类药物用于麻醉诱导及维持时,可能发生术后遗忘或镇静作用时间过长,偶尔可引起呼吸抑制,可使用氟马西尼来拮抗其残余作用。

4. 氯胺酮　适合于低血容量、脓毒症时心血管抑制等心血管系统不稳定患者的麻醉诱导。氯胺酮具有支气管扩张和强效镇痛作用,又可使用高浓度氧气,因此特别适用于气道高反应性疾病患者的麻醉诱导。颅内压增高患者谨慎使用氯胺酮。

5. 依托咪酯　诱导剂量为 0.2~0.6mg/kg,当患者有心血管疾病、气道高反应性疾病、颅内压增高或任何合并疾病要求选用不良反应较少的麻醉诱导药物时,可以选择依托咪酯。虽然依托咪酯诱导时血流动力学稳定、呼吸抑制小,但是可引起恶心、呕吐、注射痛、肌阵挛及呃逆等不良反应,对肾上腺皮质有抑制作用。

(二) 吸入麻醉药

1. 氧化亚氮　临床上常与其他全身麻醉药复合应用于麻醉维持。麻醉时必须维持吸入氧浓度高于 30%,以免发生低氧血症,但在麻醉复苏期有发生弥散性缺氧的可能。氧化亚氮可使体内封闭腔内压增高,因此,气胸、空气栓塞及肠梗阻患者不宜使用。

2. 氟烷　对心肌和心肌代谢有较强的抑制作用,降低心肌氧耗量,舒张周围血管,循环阻力降低。增加心肌对儿茶酚胺的敏感性,易引起心律失常,禁忌与肾上腺素配伍使用。可用于麻醉诱导和维持。

3. 恩氟烷　对中枢神经系统有抑制作用,但可使脑血流量增多和颅内压增高。随着吸入浓度逐渐升高,脑电图可出现癫痫样棘波和暴发性抑制。对心肌有抑制作用,可引起血压、心排血量和心肌氧耗量降低。可用于麻醉诱导和维持。有癫痫病史患者慎用。

4. 异氟烷　临床用于麻醉诱导和维持,以面罩吸入诱导时,因有刺激性气味,易引起患者呛咳和屏气。

5. 七氟烷　临床用于麻醉诱导和维持,循环稳定,苏醒过程平稳,恶心、呕吐发生率低。

6. 地氟烷　临床用于麻醉诱导和维持,浓度低于 6% 时呛咳和屏气发生率低,浓度大于 6% 时可引起呛咳、屏气、分泌物增多,甚至发生喉痉挛。

(三) 肌肉松弛药

肌肉松弛药包括去极化肌肉松弛药及非去极化肌肉松弛药。使用肌肉松弛药的主要目的是在麻醉诱导期使声门和下颌肌群松弛,以辅助气管插管。松弛呼吸肌,特别是膈肌以控制通气。术中尤其是在腹部手术或腹腔镜手术期间,通常需要松弛腹肌和膈肌。肌肉松弛药恢复期间,重要的是神经与肌肉力量完全恢复,以确保自主通气,缺氧时呼吸的调整能力和上呼吸道肌群维持气道保护的能力。肌肉松弛药的不良反应主要包括自主神经系统兴奋或抑制、组胺释放及去极化肌肉松弛药引起的血钾升高。

(四) 阿片类镇痛药

芬太尼单次静脉注射起效快,作用维持时间短,容易控制。不抑制心肌收缩力,对循环功能影响轻微。全身麻醉诱导时常用剂量为 0.1~0.2mg。因此不抑制心肌收缩力,但提高迷走神经张力,可以使心率减慢。注射速率过快,可引起呛咳,对心功能较差或颅内压增高患者不利。在使用过程中可能会出现肌肉僵硬的情况,主要见于胸壁及腹壁肌肉。麻醉结束后,有时可出现呼吸遗忘。

瑞芬太尼是超短效阿片类镇痛药,半衰期约为 9 分钟。瑞芬太尼可使脑血管收缩,脑血流量减少,颅内压明显降低。瑞芬太尼可以精准调节剂量,麻醉平稳并易于逆转。不良反应较其他阿片类镇痛药少,不依赖肝肾功能重复应用或持续输注无蓄积。但瑞芬太尼也可出现阿片类镇痛药的不良反应,如呼吸抑制、恶心、呕吐及肌肉僵硬的持续时间较短。

七、针刺麻醉

针刺麻醉是在中医学针灸疗法基础上发展起来的一种独特的麻醉方法。用手捻针或电针刺激某一穴位或某些穴位,以达到镇痛目的,使手术在配合不同麻醉药物,甚至不使用麻醉药的情况下进行。目前应用主要包括手法针刺麻醉、电针麻醉、穴位注射麻醉、经皮穴位电刺激麻醉、激光穴位照射麻醉等。术前可在一定程度上减轻患者紧张、焦虑的情绪,可减少吸入麻醉药的用量,减少镇静、镇痛药物的用量,有效降低术后恶心、呕吐的发生率。

八、小儿患者手术的麻醉

术前应进行访视,了解患儿的病史及进行有关的体格检查。病史包括患儿过敏史,有无先天性畸形、出血倾向、呼吸困难及缺氧发作。体格检查应注意牙齿有无松动,扁桃体肿大,心肺功能情况,以

及有无发热、贫血、脱水等症状。小儿上呼吸道感染十分常见,如呼吸道有脓性分泌物,不宜行择期手术。术前应了解各种辅助检查结果,尤其是有无贫血、电解质紊乱等情况,有无凝血功能障碍及急性感染。术中注意患儿的生命体征。脉搏血氧饱和度、呼气末二氧化碳浓度也是非常有临床意义的监测指标。同时注意患儿体温变化,避免低体温。根据患儿体重计算液体维持量。

1. **全身麻醉**　可通过吸入、静脉、肌肉或直肠给药进行麻醉诱导。吸入七氟烷作为麻醉诱导在小儿手术中日渐增多。一旦意识消失,即可进行静脉通路开放和完成麻醉诱导。诱导期间,患儿常有屏气,在进行加压辅助通气之前,必须明确有无气道梗阻及喉痉挛。若患儿吸入麻醉诱导期间出现了严重的呛咳和喉痉挛,应立即给予肌肉松弛药。适当的气管导管口径是以能通过声门及声门下的最粗导管为准。加压呼吸时允许导管周围有轻度漏气,6 岁以下小儿气管导管可不使用套囊。

2. **椎管内麻醉**　实行小儿椎管内麻醉时,应准备麻醉机、氧气及急救用品。小儿脊柱较为平直,硬膜外隙脂肪组织、淋巴管及血管丛较丰富,间隙相对较小,有利于药物扩散,麻醉平面容易升高。小儿硬膜外隙的脊神经、鞘膜均较薄,故麻醉作用较成人出现早,局部麻醉药浓度也应相对降低。3 岁以内的婴幼儿可经骶管行硬膜外阻滞。蛛网膜下腔阻滞多用于 6 岁以上,一般情况良好的患儿会阴及下腹部手术。根据年龄或脊柱长度给药。小儿循环功能良好,血管弹性好,有较大的代偿能力,脊髓麻醉后心率和血压变化较小。

九、老年患者手术的麻醉

老年患者对麻醉药物比较敏感。通常应用较少的麻醉药物即可达到期望的临床效果,并且常伴有药物作用时间延长。心血管系统的原发改变会引起心脏、脑、肾等其他器官的严重继发改变。血管弹性下降会导致严重的心脏继发反应。呼吸控制、肺结构、呼吸力学和肺部血流量的改变,会增高老年患者围手术期肺部并发症的风险。继发的中枢神经系统活动性下降损害了机体对低氧血症、高碳酸血症及机械负荷的通气反应。苯二氮䓬类、阿

片类镇痛药和挥发性麻醉药的呼吸抑制作用也会增强。肌酐清除率随年龄的增长逐渐下降,但在正常衰老过程中,血肌酐却保持相对不变,这是因为随着年龄的增长,肌肉量也逐渐下降。因此血肌酐并不是预测老年肾功能的理想指标。老年患者术后认知功能障碍也较为常见。对老年患者进行术前评估之前应谨记:①高度警惕疾病进展通常在很大程度上与衰老相关;②神经系统疾病、肺部疾病和心脏疾病是老年患者最常见的术后并发症;③应在术前对特殊和相关的器官、系统功能储备程度及患者的整体水平进行评估。

1. 椎管内麻醉 老年患者下腹部手术可采用椎管内麻醉。由于老年患者多有韧带纤维化或钙化,还有椎体肥大及骨质增生,椎管穿刺可能困难。老年患者硬膜外阻滞时,血流动力学改变明显,尤其是高血压患者。加用辅助药后,易导致呼吸抑制。由于老年患者硬膜外隙变窄,药液易向头侧扩散,阻滞每一节段所需的药液容量随年龄增加而减少。此外,老年患者蛛网膜绒毛显著增大,使硬脊膜通透性增高,硬膜外隙的局部麻醉药有可能弥散至蛛网膜下腔。椎管内麻醉平面过高,会对循环和呼吸系统造成严重影响,导致血流动力学的剧烈波动或呼吸抑制。老年患者行椎管内麻醉起效快、扩散广、作用时间长,因此用药剂量应酌情减少。老年肛门会阴部手术患者采取细针穿刺进行椎管内麻醉具有减少术后疼痛的优点。

2. 全身麻醉 吸入麻醉药对呼吸道刺激小,对手术刺激及疼痛的抑制也较完善,还能解除支气管痉挛。这些吸入麻醉药体内分解很少,大部分经肺排出,苏醒也很快,适用于老年患者麻醉。多数静脉麻醉药入血后,必须经过肝及肾代谢,老年患者清除率降低,麻醉时间延长,苏醒延迟。宜尽量选用短效药物如丙泊酚等。全身麻醉诱导时,由于老年人心血管功能减退,多并有高血压及动脉硬化,血流动力学不易保持稳定。静脉麻醉诱导时作用出现相对延缓,加上老年人对药物敏感性的个体差异大,诱导用药应缓慢注射,少量递增,严密观察。老年患者气道处理常较困难,牙齿松动脱落较多,牙槽骨萎缩,面罩密合度较差。必要时放置口咽通气道,可有改善。极度松动的牙齿和体积较小

的义齿应事先取出,以免脱落阻塞呼吸道造成损伤。老年患者颞下颌关节活动障碍,且颈椎僵硬者较多,容易导致喉镜插管困难。对插管时的心血管反应,除掌握好插管时机以外,还应采取相应的措施。完善的咽喉、气道内表面麻醉对减轻插管时的心血管反应作用良好。老年患者多存在血容量不足,自主神经调控功能下降。诱导后调整体位时容易引起剧烈的血压波动,应高度警惕。麻醉维持要求各项生命体征处于生理或接近生理状态。注意保护重要器官功能,满足手术操作需要,抑制由于手术创伤引起的有害反射。一般而言,老年患者麻醉维持不宜太深,但镇痛要完全。同时也应避免过浅麻醉引起术中知晓。避免术中发生低体温。苏醒期由于麻醉药物残余作用而未清醒或呼吸恢复不满意的老年患者,可考虑给予拮抗药物。

第三节 麻醉管理

一、术前准备

建立静脉通路,对结直肠癌或手术时间长,出血较多的患者考虑行颈内静脉穿刺置管,建议操作时尽量使用超声引导。常规监测包括无创动脉压、心率、脉搏血氧饱和度、呼气末二氧化碳分压、麻醉深度及脑氧饱和度,根据需要可以选择中心静脉压、有创动脉压、尿量和体温监测。男性患者建议留置已涂抹利多卡因膏的尿管,同时在麻醉诱导前常规告知患者术后留置尿管会产生不适感,以及结直肠手术患者因为肠切除吻合牵拉刺激等原因产生便意,减少这些原因导致的苏醒期躁动,同时减轻复苏室医护人员的工作量。

二、麻醉诱导期管理

结直肠手术以及造口还纳患者术前禁食、禁饮及积极的肠道准备,常处于循环容量不足状态,因此术前应早期快速扩容,宜在麻醉诱导前30分钟内输入平衡液500ml。诱导期输入生理盐水,确保无抗生素,以防过敏反应引起的循环变化被诱导时的变化所掩盖,或加重循环变化的程度,以尽量保证诱导期的循环稳定。结直肠癌患者常合并营养

不良、低蛋白、电解质紊乱、贫血等,诱导时尽量采用依托咪酯,避免诱导期低血压的发生。相应诱导剂量选择小剂量分次给予。

三、手术体位及相关风险

从直立体位转换成仰卧位时,因下肢血流迅速向心脏重新分布,回心血量增加,前负荷、每搏输出量和心排血量都增加,通过交感神经系统,未实施麻醉时,全身动脉压能保持在一个平衡状态。全身麻醉、肌肉松弛、正压通气都会减少回心血量、降低动脉张力和扰乱自身调节机制。

(一) 仰卧位

肛肠手术时患者头低足高仰卧位,以增加手术视野。该体位可以增加中心静脉压、颅内压和眼压,对心血管系统和呼吸系统也有很大影响。处于极度头低足高位时,重力影响增大,要防止患者在手术台上向头侧滑动,避免肩带束缚损伤臂丛。长时间处于头低足高位可能会造成面部、结膜、喉部和舌部充血肿胀,增高患者术后气道阻塞的风险。腹部脏器向头端移动使膈肌抬高,导致功能残气量和肺顺应性降低。长时间头低足高位的手术患者可能发生气管黏膜水肿,拔出气管导管前应确认导管周围是否存在漏气或直视检查咽喉部情况。

头高足低位时腹腔内容物移向尾端。静脉回流减少使血压下降,因此应加强动脉压的监测。头部位置高于心脏,降低了脑灌注压,因此应用此体位时应注意调节血压至适当水平。

(二) 截石位

截石位也可能造成明显的生理改变。当抬高下肢时,静脉回流增多,引起心排血量一过性增多,同时对患者脑静脉压和颅内压也有轻微影响。另外,截石位会使腹腔内脏向头端移位,使膈肌抬高,肺顺应性降低,可能导致患者潮气量减少。如果是肥胖或腹腔内有巨大包块患者,腹压可能会显著增高,甚至会阻碍静脉回流。下肢骨筋膜室综合征是截石位罕见的并发症,与截石位组织灌注不足相关。

四、腹腔镜与开腹结直肠手术麻醉管理

1. 二氧化碳气腹是目前腹腔镜手术人工气腹的常规方法。二氧化碳气腹造成的腹内高压导致膈肌上移,肺顺应性可减少 30%~50%,气腹建立并稳定后,肺顺应性一般不会再受体位和潮气量调节的影响,因此术中持续监测肺顺应性和呼吸压力-容量环的形态,可及时发现导致呼吸道压力增高的并发症,如支气管痉挛、气管导管滑入支气管、肌松程度改变和气胸等。

手术过程中动态监测血动脉血二氧化碳分压,及早发现皮下气肿。结直肠手术尤其头低足高位,皮下气肿一般会发生在腹股沟会阴区域,偶可见男性患者阴囊肿大。发现后立即停止手术,局部穿刺排气,适当降低腹压至 10mmHg。

2. 腹腔镜手术对循环功能造成影响的原因主要是二氧化碳气腹和体位。气腹压力超过 10mmHg 者可影响循环功能,表现为心排血量下降、高血压、体循环和肺循环血管张力升高,以及迷走神经张力增高和心律失常,其影响程度与气腹压力高低有关。

3. 结直肠癌手术伴淋巴结清扫时间长,需要注意出血量。

4. 完善肌肉松弛及镇痛,避免内脏牵拉反应。

5. 注意保温。全身麻醉期间低体温具有特征性模式,中心温度首先快速下降,随后缓慢性降低,最后逐渐稳定。

6. 腹腔镜手术期间心律失常发生率5%~47%,心动过缓引发的心搏骤停是最常见的心律失常。其原因可能与充气时腹膜过度牵拉,导致迷走神经兴奋有关。预防措施包括立即停止充气,适度放气,降低腹压,静脉注射阿托品。心动过速和室性期前收缩则是交感神经兴奋的表现,与 CO_2 吸收导致高碳酸血症或缺氧有关。

五、机器人结直肠手术麻醉管理

1. 相对于腹腔镜手术,机器人手术需要更加完善的肌肉松弛,当手术臂装上器械并进入患者体内时,不能改变患者的体位,如果术中患者出现体动,均可能对腹腔内脏器、神经丛和血管产生严重

损伤。因此,术中必须保证完全可靠的肌肉松弛,绝对避免体动或滑动。结直肠手术结束机器人操作后,还需开腹取标本或造瘘等,此时需停止泵注肌肉松弛药。

2. 由于机器人机械臂及装置占有较大的空间,使麻醉医师难以接近患者进行相应的操作,手术开始应将所需监测穿刺固定到位,手术开始后很难进行动静脉的穿刺。

六、脓毒血症及脓毒血症休克患者的麻醉评估及管理

对急症肠梗阻、创伤性肠损伤及肠梗阻或中毒性巨结肠导致的脓毒血症、脓毒血症休克,都要考虑饱胃的可能性,全身麻醉时要快速气管插管,必要时清醒气管插管。术前利用有限时间紧急进行术前访视,重点掌握全身情况(意识、体温、循环、呼吸及肝肾功能等),追问既往史、麻醉手术史、药物过敏史、禁食或禁饮时间。对已出现明确的脓毒血症循环衰竭表现患者,推荐进行补液试验,若患者血流动力学指标持续改善,继续进行液体输注,首选晶体液,可使用平衡液或生理盐水进行液体复苏。需要在前 3 小时内输注晶体液≥30ml/kg,在早期复苏阶段,当需要大量晶体液时,可以额外使用白蛋白,不建议使用羟乙基淀粉进行扩容。

完成初始液体复苏后,需反复评估血流动力学状态,以指导下一步液体使用策略,尽量使用动态指标来预测液体反应性。对需要使用血管收缩药的患者,推荐初始目标平均动脉压为 65mmHg。首选去甲肾上腺素,或加用血管升压素(0.03U/min),以达到目标平均动脉压或降低去甲肾上腺素的使用剂量。乳酸水平升高是组织低灌注的标志。建议使用乳酸水平指导复苏,以使乳酸恢复至正常水平。

第四节 无痛肠镜术前评估与麻醉管理

一、术前评估

1. 评估宣教 由麻醉医师按照麻醉前评估要求对患者进行全身情况、合并症、器官功能等评估,重点关注困难气道、反流误吸的风险,高龄及严重合并症的患者应做相关系统检查。依据评估结果选择麻醉方式,签署麻醉知情同意书,告知麻醉注意事项,指导患者术前用药并建议咨询相关专科医师(如治疗心血管疾病的药物、抗凝血药、降血糖药的使用等),解答患者及家属的相关问题。对接受无痛肠镜的阻塞性睡眠呼吸暂停综合征患者,术前麻醉医师也需要充分评估患者气道,准备好困难插管的各种应急设备。

2. 禁饮禁食 肠镜手术前禁食至少 8 小时,禁饮至少 2 小时。存在上消化道梗阻、胃排空障碍、胃食管反流等特殊患者,则应延长禁饮、禁食时间,必要时需术前胃肠减压。

3. 现场核对 在评估当天由实施肠镜手术和麻醉的医师及护士三方共同核实患者身份和内镜手术方式,确认无误后方可实施麻醉及肠镜手术。

4. 特别需要关注的患者 包括:①美国麻醉医师协会(American Society of Anesthesiologists,ASA)分级Ⅲ、Ⅳ级患者;②对所用麻醉药物有过敏史者;③有胃潴留、幽门梗阻和上消化道大出血的患者;④有显著呼吸系统疾病的病态肥胖者;⑤急性上呼吸道感染,有明显发热、喘息、鼻塞和咳嗽等症状的患者。

二、肠镜手术麻醉管理

1. 麻醉方法

(1)中度镇静:主要适用于 ASA Ⅰ~Ⅲ级、能够合作的患者。

(2)深度镇静/麻醉:主要适用于呼吸功能储备良好的患者和气道可控性强的手术。

(3)气管插管全身麻醉:适用于操作时间长、有潜在误吸风险、体位特殊、操作困难、合并症较多的患者。

2. 麻醉药物 肠镜手术麻醉应选择起效快、消除快、镇痛镇静效果好、对心肺功能影响小的药物,常用的药物包括以下几类。

(1)镇静药:可选择咪达唑仑、瑞马唑仑及右美托咪定。用于消化内镜手术的镇静,可以减少其他麻醉药物的用量。

（2）麻醉性镇痛药：可选择芬太尼、舒芬太尼、瑞芬太尼、阿芬太尼以及纳布啡。

（3）全身麻醉药：可选择依托咪酯或丙泊酚。

（4）肌肉松弛药：一般情况可选择罗库溴铵或维库溴铵。对于肝肾功能异常的患者可选用顺式阿曲库铵。

3. 麻醉实施

（1）中度镇静：以镇痛为目标的中度镇静方案，咽喉部喷洒表面麻醉药或含服利多卡因凝胶后静脉给予舒芬太尼 $0.1\mu g/kg$，咪达唑仑 $1\sim2mg$；术中可根据患者及手术情况酌情调整剂量。也可采用咽喉部表面麻醉复合小剂量瑞芬太尼滴定法给药或静脉泵注右美托咪定等其他方法。

（2）深度镇静/麻醉：自主呼吸下充分吸氧去氮（$8\sim10L/min$，$3\sim5$ 分钟），静脉给予舒芬太尼 $0.1\sim0.2\mu g/kg$，或瑞芬太尼 $0.4\sim0.6\mu g/kg$，每 $2\sim5$ 分钟追加 $10\sim20\mu g$，或纳布啡 $0.1mg/kg$，复合使用丙泊酚达到深度镇静/麻醉状态。也可采用靶控输注方式。

4. 麻醉监测

（1）常规监测项目：①心电监护，密切监测血压、心率和心律的变化和异常，必要时及时处理；②氧合监测，在实施镇静或麻醉前即应监测患者血氧饱和度，并持续至手术结束完全清醒后。

（2）建议监测项目：呼气末二氧化碳分压（partial pressure of end-tidal carbon dioxide，$PetCO_2$）可利用鼻罩、面罩、鼻导管、鼻咽通气道或经气管导管监测 $PetCO_2$ 及其图形变化，该方法可在患者 SpO_2 降低前发现窒息和低通气状态，行气管插管全身麻醉时应常规监测此项目。

（3）可选监测项目：①有创血压监测；②体温监测，建议长时间的肠镜手术麻醉监测体温，这对小儿及危重患者尤为必要。

5. 液体管理　对行肠道准备或禁饮、禁食时间过长，麻醉前有脱水趋势的患者，诱导前应适当补液，以防发生循环衰竭；有大出血可能的患者，建议采用 18G 以上的套管针开放静脉通路。对操作时间较长（>4 小时）的手术，建议留置导尿管。

6. 常见并发症及处理　并发症的预防比并发症的处理更为重要，常见的并发症主要包括麻醉和肠镜手术相关的并发症。

（1）麻醉相关并发症：①反流误吸，一旦发生反流，应立即吸引口咽部，使患者处于头低足高位，并改为右侧卧位。必要时行气管插管，在纤维支气管镜明视下吸尽气管内误吸液体及异物，行机械通气，纠正低氧血症；②上呼吸道梗阻，深度镇静/麻醉时可致舌后坠引起气道梗阻，应行托下颌手法，并可放置口咽或鼻咽通气管；③呼吸抑制，麻醉药或镇痛药相对过量或推注过快、患者心肺功能较差者易发生呼吸抑制，应加强呼吸监测，包括呼吸频率、潮气量、气道内压力、$PetCO_2$ 及 SpO_2 等，以便早期发现并及时给予辅助或控制呼吸；④循环系统并发症，肠镜操作本身对自主神经的刺激及镇静和/或麻醉药物的作用均可能引起心律失常。如心率小于 50 次/min，可酌情静脉注射阿托品 $0.2\sim0.5mg$，可重复给药。如同时伴有血压下降，可选用麻黄碱 $5\sim10mg$，单次静脉注射。

（2）内镜手术相关并发症：①术中出血，对出血风险高或大出血的患者，需要保护气道，维持循环功能稳定；②肠穿孔，是肠镜手术时出现的严重并发症之一，常危及患者的呼吸及循环功能，需及时发现、及时处理。

7. 术后管理　对气管插管的患者，需在麻醉医师监护下，按医疗常规拔管。对麻醉后出现的恶心、呕吐的患者，给予对症处理。内镜手术后的疼痛常见于术后创面、肠胀气、肠持续痉挛等，可请专科医师予以相应处理。

8. 无痛肠镜离院标准　患者清醒，定向力完全恢复，对指令有明确的反应，呛咳反射恢复，吞咽反射活跃，自主呼吸平稳等。对特殊的、术中出现低氧血症等不良事件的阻塞性睡眠呼吸暂停综合征患者，术后应当延迟观察时间，待其完全符合离院标准后再出院，而且需要家属陪同，建立联系方式，发生问题及时随访处理。

（丁玲　耿立成）

参考文献

［1］　中国临床肿瘤学会,中华医学会血液学分会.蒽环类药物心脏毒性防治指南(2013 年版)［J］.临床肿瘤学杂志,2013,18(10):925-934.

［2］ NEUMANN F J,SOUSA-UVA M. 'Ten commandments' for the 2018 ESC/EACTS guidelines on Myocardial Revascularization［J］. Eur Heart J,2019,40（2）:79-80.

［3］ 中华医学会呼吸病学分会哮喘学组. 支气管哮喘防治指南（2016 年版）［J］. 中华结核和呼吸杂志,2016,39（9）:675-692.

［4］ 中华医学会麻醉学分会老年人麻醉学组. 慢性阻塞性肺疾病患者非肺部手术麻醉及围手术期管理专家共识［J］. 中华医学杂志,2017,97（40）:3128-3139.

［5］ 杨赛成,洪伟勇,夏修远,等. 单胺氧化酶抑制剂及其药物相互作用研究［J］. 实用药物与临床,2017,20（4）:463-465.

［6］ 王红星,王祖承,张明岛. 吗氯贝胺的临床应用［J］. 中国新药与临床杂志,2004,23（6）:378-381.

［7］ 李春雨,徐国成. 肛肠病学［M］. 2 版. 北京:高等教育出版社,2021:53-57.

［8］ GOLEMBIEWSKI J. Antidepressants:pharmacology and implications in the perioperative period［J］. J Perianesth Nurs,2006,21（4）:285-287.

［9］ 中华医学会外科学分会腹腔镜与内镜外科学组,中华医学会外科学分会结直肠外科学组,中国医师协会外科医师分会结直肠外科医师委员会,等. 腹腔镜结直肠癌根治术操作指南（2018 版）［J］. 中华消化外科杂志,2018,17（9）:877-885.

［10］ 路怡,韩慧,王娟,等. 腹腔镜结直肠癌手术中头低位对患者眼压的影响［J］. 中日友好医院学报,2020,34（2）:99-100.

［11］ 丁玲玲,袁维秀,米卫东,等. 人工智能辅助手术的麻醉管理［J］. 国际麻醉学与复苏杂志,2013,34（8）:729-731.

［12］ CECCONI M,EVANS L,LEVY M,et al. Sepsis and septic shock［J］. Lancet,2018,392（10141）:75-87.

［13］ 王朔,韩如泉. 围手术期循环容量监测的动态指标及其研究进展［J］. 国际麻醉学与复苏杂志,2014,35（12）:1133-1137.

［14］ 梁伟灿,梁福攸,张宗绵. PiCCO 联合被动抬腿试验预测感染性休克容量反应性研究［J］. 实用中西医结合临床,2020,20（5）:138-139.

［15］ NAPOLITANO L M. Sepsis 2018:definitions and guideline changes［J］. Surg Infect（Larchmt）,2018,19（2）:117-125.

［16］ 中华医学会消化内镜学分会麻醉协作组. 常见消化内镜手术麻醉管理专家共识［J］. 中华消化内镜杂志,2019,36（1）:9-19.

［17］ 李芸,李天佐. 日间手术麻醉离院标准［J］. 国际麻醉学与复苏杂志,2011,32（6）:742-744.

第十章

肛肠外科术后镇痛

疼痛是组织损伤或潜在组织损伤导致的不愉快感觉和情感体验,是自我保护的反射机制。术后疼痛若未得到控制可能会导致一系列有害的影响。优化术后镇痛,可能降低并发症,并促进患者术后早期以及出院后的康复。

第一节 术后疼痛

一、术后疼痛的性质

术后疼痛简称术后痛,是术后即刻发生的急性疼痛,通常持续不超过 3 天。术后痛多为很强的伤害性疼痛,如果不能在初始状态下被充分控制,则可能发展为慢性术后疼痛(chronic post-surgical pain,CPSP),其性质也可能转变为神经病理性疼痛或混合性疼痛。CPSP 形成的易发因素包括术前有中度到重度疼痛、精神易激、抑郁、多次手术史;术中或术后损伤神经;采用放疗、化疗。其中最突出的因素是术后疼痛控制不佳和精神抑郁。越来越多的证据表明急性疼痛转化为慢性疼痛非常迅速,若术后早期疼痛得到控制,患者术后近期和远期恢复均明显改善。

二、术后疼痛机制

手术损伤疼痛相关组织及神经,导致炎症介质

释放刺激受损或未受损的神经以及术中缺血-再灌注损伤等是术后疼痛的主要原因。手术切口所致的中枢敏感化与过度兴奋性可引起术后疼痛放大。手术切口组织和神经损伤,组织损伤后释放的炎症介质,即致痛物质,致痛物质引起的疼痛是术后疼痛的主要病理基础。肛肠疾病术后疼痛除了创伤导致外,还可因术后排便、换药及炎症等刺激,在周围神经和中枢神经敏感化条件下,产生持续疼痛,并以疼痛为诱因,对机体的其他系统产生不良影响。

三、术后疼痛对机体的影响

伤害性刺激从周围向中枢的传递可引起神经内分泌应激反应,同时伴有局部炎症和全身性炎症介质,主要涉及下丘脑-垂体-肾上腺皮质系统与交感肾上腺系统的相互作用。疼痛可引起交感神经张力增高、儿茶酚胺分泌增多,分解代谢性激素分泌增多、合成代谢性激素分泌减少,导致水钠潴留,血糖、游离脂肪酸、酮体、乳酸水平升高、代谢与氧耗增加等一系列病理生理反应。

第二节 术后疼痛的评估与管理

一、术后疼痛评估

疼痛评估包括对疼痛强度的评估,对疼痛原因

及可能并发的生命体征改变的评估,对治疗效果和不良反应的评估,对患者满意度的评估等。疼痛强度的评估是急性疼痛最重要的评估之一。

（一）疼痛强度评分法

1. 视觉模拟评分法（visual analogue scale,VAS）患者面无任何标记,医师面为 1~100mm 的标尺,一端标示"无痛",另一端标示"最剧烈的疼痛",患者根据疼痛的强度标定相应的位置,由医师确定其分值。

2. 数字等级评定量表（numerical rating scale,NRS）用 0~10 数字的刻度标示出不同程度的疼痛强度等级,由患者指认,"0"为无痛,"10"为最剧烈疼痛,4 以下为轻度痛（疼痛不影响睡眠）,4~7 为中度痛,7 以上为重度痛（疼痛导致不能睡眠或从睡眠中痛醒）。

3. 语言等级评定量表（verbal rating scale,VRS）将描绘疼痛强度的词汇通过口述表达为无痛、轻度痛、中度痛、重度痛。

4. Wong-Baker 面部表情量表（Wong-Baker face pain rating scale）由六张从微笑或幸福直至流泪的不同表情的面部象形图组成。这种方法适用于儿童、老年人等交流困难、意识不清或不能用言语准确表达的患者,但易受情绪、文化、教育程度、环境等因素的影响,应结合具体情况使用。

（二）治疗效果的评估

应定期评价药物或治疗方法的疗效和不良反应,尤其应关注生命体征的改变和是否出现患者难以忍受的不良反应,并据此做相应调整。在疼痛治疗结束后应由患者评估满意度。可采用 NRS 或 VAS,"0"为十分满意。"10"为不满意。

二、术后疼痛的管理和监测

（一）急性疼痛管理的目标

1. 在安全的前提下,持续、有效镇痛。

2. 无或仅有易于忍受的轻度不良反应。

3. 最佳的躯体和心理、生理功能,最佳的患者满意度。

4. 有利于患者术后康复。

（二）管理模式和运作

有效的术后镇痛需由团队完成,成立全院性或以麻醉科为主,包括外科主治医师和护士参加的急性疼痛管理组（acute pain service,APS）或各种多学科联合术后疼痛管理团队,能有效提高术后镇痛质量。良好的术后疼痛管理是保证术后镇痛效果的重要环节,在实施时应强调个体化治疗。

第三节　术后急性疼痛治疗临床常用药物

一、阿片类镇痛药

阿片类镇痛药是治疗中重度急、慢性疼痛的最常用药物。通过激动周围和中枢神经系统（脊髓及脑）阿片受体发挥强大的镇痛作用,同时消除因疼痛引起的情绪反应。

1. 种类　根据镇痛强度的不同可分为强阿片药和弱阿片药。强阿片药物包括吗啡、芬太尼、哌替啶、舒芬太尼、羟考酮等,主要用于术后中、重度疼痛治疗。激动-拮抗药和部分激动药,如布托啡诺、地佐辛、喷他佐辛、纳布啡、丁丙诺啡,主要用于术后中度疼痛的治疗,也可作为多模式镇痛的组成部分用于重度疼痛治疗。

2. 使用方法　治疗中、重度术后疼痛,一般采用胃肠外给药途径,起效更快、更可靠,尤其适用于胃肠道手术患者。当患者开始进食,并且胃肠外给予阿片类镇痛药稳定控制术后疼痛后,通常可将胃肠外给药改为口服给药,按需求给药。最常用是患者自控静脉镇痛。

3. 常见不良反应及处理　不良反应主要包括恶心、呕吐、呼吸抑制、身体依赖和精神依赖、瘙痒、肌肉僵硬和肌阵挛、认知功能障碍、惊厥、缩瞳、体温下降、免疫功能抑制及便秘,除便秘外多数不良反应在短期（1~2 周）可耐受,但就术后短期痛而言,必须防治其不良反应。不良反应处理原则是:①停药或减少阿片类镇痛药用量;②治疗不良反应;③改用其他阿片类镇痛药;④改变给药途径。

二、对乙酰氨基酚和非甾体抗炎药

1. 对乙酰氨基酚 常用的解热镇痛药,无抗炎作用。目前认为它可选择性抑制脑和脊髓中环氧合酶-3的活性,减少脑内前列腺素的合成,起到解热镇痛的作用,从而发挥抑制环氧合酶-2的效应;还有抑制下行的5-羟色胺能通路和抑制中枢NO合成的作用。单独应用对轻度至中度疼痛有效,与阿片类镇痛药或曲马多或非甾体抗炎药联合应用,可发挥镇痛相加或协同效应。常用剂量为每6小时口服6~10mg/kg,最大剂量不超过3 000mg/d,联合给药或复方制剂日剂量不超过1 500mg,否则可能引起严重肝损害和急性肾小管坏死。

2. 非选择性非甾体抗炎药和选择性环氧合酶-2抑制药 在我国临床上用于术后镇痛的口服非甾体抗炎药主要包括布洛芬、双氯芬酸、美洛昔康、塞来昔布和氯诺昔康;注射药物包括氟比洛芬酯、帕瑞昔布、酮咯酸、氯诺昔康、双氯芬酸等。非甾体抗炎药具有解热、镇痛、抗炎、抗风湿作用,主要作用机制是抑制环氧合酶和前列腺素的合成。对环氧合酶-1(参与血小板凝集、止血和胃黏膜保护)和环氧合酶-2(参与疼痛、炎症和发热)作用的选择性是其发挥不同药理作用和引起不良反应的主要原因之一。

非选择性非甾体抗炎药抑制体内所有前列腺素类物质生成,在抑制炎性前列腺素发挥解热、镇痛、抗炎效应的同时,也抑制对生理功能有重要保护作用的前列腺素,因此可导致血液系统、消化道、肾脏和心血管系统不良反应,其他不良反应还包括过敏反应及肝损害等。选择性环氧合酶-2抑制药的上述不良反应有不同程度减轻,但也可能加重心肌缺血,对心脏手术患者和脑卒中风险患者应视为相对或绝对禁忌。

三、局部麻醉药

局部麻醉药用于术后镇痛治疗主要通过切口局部浸润、椎管内用药、周围神经阻滞三大类型。常用于术后镇痛的局部麻醉药包括布比卡因、左布比卡因、罗哌卡因和氯普鲁卡因。局部麻醉药注射后可能持续长达24小时,用于切口浸润可为各种手术提供有效的术后镇痛。通过周围神经置管能持续输注局部麻醉药。与全身应用阿片类镇痛药相比,应用持续输注或患者自控外周镇痛的镇痛效果更好,阿片相关不良反应减少,患者满意度提高。

四、其他辅助用药

1. 氯胺酮 为N-甲基-D-天冬氨酸受体拮抗药,可能对减轻中枢敏化和阿片类镇痛药耐受具有重要意义,因此小剂量氯胺酮作为辅助药物在术后多模式镇痛中发挥重要作用。低剂量氯胺酮静脉滴注基本不引起幻觉或认知功能损害,而头晕、瘙痒、恶心、呕吐等不良反应发生率与阿片类镇痛药相当。推荐氯胺酮的用量约为1μg/(kg·min)。

2. 右美托咪定 是高选择性α_2肾上腺素受体激动药,具有镇静、抗焦虑、镇痛和抗交感神经作用。其独特优势在于临床使用剂量范围内没有呼吸抑制,镇静舒适,易唤醒。低剂量右美托咪定[如0.04~0.15μg/(kg·h)]复合阿片类镇痛药[如舒芬太尼0.015~0.045μg/(kg·h)]术后经静脉患者自控镇痛,可以改善术后镇痛效果,降低VAS评分,减少患者自控静脉镇痛按压次数,减少阿片类镇痛药用量,减少其他补救镇痛药物用量,降低阿片类镇痛药相关不良反应发生率,促进患者术后康复,提高患者满意度。

3. 其他辅助用药 加巴喷丁是一类传统的抗惊厥药,对有纤维肌痛和约1/3的慢性神经病理性疼痛患者有镇痛作用。术前静脉注射加巴喷丁(900~1 200mg)或口服普瑞巴林(150mg),对术后镇痛和预防中枢敏化和外周敏化形成有重要作用,同时可减少阿片类镇痛药用量。

第四节 术后镇痛方法

为了解决疼痛问题,顺应加速康复外科(enhanced recovery after surgery,ERAS)及舒适化医疗的理念,腹部手术的围手术期疼痛管理经历了不断地更新与发展。多模式镇痛(multimodal analgesia,MMA),即采用不同作用机制的镇痛药物或方法,不仅能提高镇痛效果,还可减少镇痛药物相关不良反应,已成为目前主流镇痛模式。

一、局部给药

局部给药包括切口局部浸润、椎管内给药、区域神经阻滞三种方法。

(一) 切口局部浸润

采用切口局部麻醉药浸润,使用0.5%~0.75%罗哌卡因(每次最大量3mg/kg)或上述浓度布比卡因(每次最大量1.5mg/kg),可提供较长的术后镇痛时间。肛周手术可采用低浓度局部麻醉药如0.25%~0.5%罗哌卡因或同样浓度的左布比卡因30~40ml。

(二) 椎管内给药

硬膜外镇痛(thoracic epidural analgesia,TEA)适用于术后中、重度疼痛,其镇痛效果确切,制止术后过度应激反应更完全,也有助于预防心脏缺血(胸段脊神经阻滞)或下肢深静脉血栓形成,曾被看作镇痛的"金标准"。TEA可为各种腹部手术提供完善的术后镇痛,尤其适用于经腹直结肠手术、腹主动脉手术及肝移植等疼痛级别较高的大型腹部手术。患者自控硬膜外镇痛常采用低浓度局部麻醉药复合高脂溶性阿片类镇痛药的方法。

TEA起效迅速,镇痛效果好,能减少肺不张、肺感染等肺部并发症及阿片类镇痛药全身给药的不良反应,但其阻滞交感神经引起的低血压使胃肠手术患者有发生吻合口瘘的风险。

(三) 区域神经阻滞

区域镇痛的临床应用历史悠久,以往通常特指椎管内镇痛。随着超声可视化技术的引入,区域神经阻滞镇痛得到了迅速发展。对相应区域目标神经的精准定位及阻滞,使神经阻滞镇痛的疗效显著提高。区域神经阻滞镇痛已成为术后镇痛与疼痛治疗的主要手段。腹横肌平面阻滞和腰方肌阻滞因并发症少、镇痛效果佳、适用范围广、操作简单等优点受到广大麻醉医师的关注,已成为目前腹部手术围手术期疼痛管理最常用的镇痛方式。

二、全身给药

(一) 口服给药

口服给药适用于意识清醒、非胃肠手术和术后胃肠功能良好患者的术后轻、中度疼痛的控制;可在使用其他方法镇痛(如静脉镇痛)后,以口服镇痛作为延续;可作为多模式镇痛的一部分。在肛肠手术后镇痛中,此种用药方式主要用于不涉及肠道损伤的日间手术患者的术后镇痛。口服给药有无创、使用方便、患者可自行服用的优点,但因肝-肠首过效应及部分药物可与胃肠道受体结合,生物利用度不一。口服给药禁用于肠梗阻患者。术后重度恶心、呕吐和便秘者慎用。

(二) 肌内注射给药、皮下注射给药及腹膜腔给药

肌内注射给药起效快于口服给药,但注射痛、单次注射用药量大等不良反应明显,重复给药易出现镇痛盲区,不推荐用于术后镇痛。皮下注射给药虽有注射痛的不便,但可通过植入导管实现较长时间给药。腹膜腔给药镇痛作用不确切,不推荐常规使用。

(三) 静脉注射给药

1. 单次或间断静脉注射给药　适用于门诊手术和短小手术,但药物血浆浓度峰谷比大,镇痛效应不稳定,术后持续疼痛者应按时给药。

2. 持续静脉注射给药　用等渗盐水或葡萄糖液稀释后持续给药。一般先给负荷量,阿片类镇痛药最好以小量分次注入的方式,滴定至合适剂量,达到镇痛效应后,以维持量或按药物的作用时间维持或间断给药。

(四) 患者自控静脉镇痛

患者自控静脉镇痛具有起效较快、无镇痛盲区、血药浓度相对稳定、可通过冲击剂量及时控制暴发痛,具有用药个体化、患者满意度高等优点,是目前术后镇痛最常用和最理想的方法,适用于术后中度到重度疼痛。

表 10-4-1　不同类型手术后预期疼痛强度及术后多模式镇痛方案

手术类型	疼痛程度	术后多模式镇痛方案
开腹手术	重度疼痛	1. 单独超声引导下周围神经阻滞(如腹横肌平面阻滞、腰方肌阻滞等),或配合非甾体抗炎药或阿片类镇痛药患者自控硬膜外镇痛 2. 对乙酰氨基酚+非甾体抗炎药和局部麻醉药切口浸润(或超声引导下周围神经阻滞) 3. 非甾体抗炎药与阿片类镇痛药(或曲马多)联合 4. 硬膜外局部麻醉药联合高脂溶性阿片类镇痛药患者自控硬膜外镇痛
肛门周围手术	中度疼痛	1. 阴部神经阻滞,局部栓剂 2. 阴部神经阻滞+对乙酰氨基酚或非甾体抗炎药 3. 非甾体抗炎药与阿片类镇痛药联合行患者自控静脉镇痛
腹腔镜手术	轻度疼痛	1. 局部麻醉药切口浸润和/或周围神经阻滞,或全身应用对乙酰氨基酚或非甾体抗炎药或曲马多 2. 局部麻醉药切口浸润和/或周围神经阻滞,或全身应用对乙酰氨基酚或非甾体抗炎药或曲马多+小剂量阿片类镇痛药 3. 对乙酰氨基酚+非甾体抗炎药

三、多模式镇痛

联合应用不同镇痛技术或作用机制不同的镇痛药,作用于疼痛传导通路的不同靶点,发挥镇痛的相加或协同作用,可使每种药物的剂量减少,不良反应相应减轻,此种方法称为多模式镇痛。近年来,ERAS 途径和方案正在成为提高术后恢复的基本标准,多模式镇痛是 ERAS 推荐的镇痛方式。多模式镇痛不仅对减少患者痛苦和不满情绪起到重要的作用,还能够避免术后长时间使用阿片类镇痛药导致的不良反应,促进 ERAS 发展。

多模式镇痛是术后镇痛,尤其是中度以上手术镇痛的基础,常采用的方法包括:①超声引导下的周围神经阻滞与伤口局部麻醉药浸润联合;②周围神经阻滞和/或伤口局部麻醉药浸润+对乙酰氨基酚;③周围神经阻滞和/或伤口局部麻醉药浸润+非甾体抗炎药或阿片类镇痛药或其他药物;④全身使用(静脉或口服)对乙酰氨基酚和/或非甾体抗炎药和阿片类镇痛药及其他类药物的组合。

根据不同类型手术术后预期的疼痛强度实施多模式镇痛方案(表 10-4-1)。

然而无论何种镇痛方式都有其不足之处,应根据患者的病情,疼痛强度及疼痛类型联合多种镇痛方式,设计最佳的镇痛方案,实现个体化镇痛。

围手术期疼痛管理具有挑战性,有效的疼痛治疗至关重要。镇痛不足可导致患者住院时间延长、术后不良反应发生率增高、患者满意度降低等,是限制患者术后快速康复的重要因素。腹部手术围手术期疼痛管理不再仅注重缓解术后疼痛,术前疼痛也纳入了管理范围。从患者入院开始,麻醉医师便参与患者的术前准备,根据患者病情制订整个围手术期的镇痛方案。术前预防性镇痛既可以提高患者舒适度,也可以减少术中及术后阿片类镇痛药的需要量,缩短住院时间,减轻医疗负担。多模式镇痛及预防性镇痛是围手术期疼痛的发展趋势,作为 ERAS 推荐的镇痛方式,具有重要的临床意义和广阔的应用前景。但如何制订最优化的镇痛方案目前仍没有统一定论,需进一步临床证据来指导。

(耿立成　赵婷婷)

参考文献

[1] 徐建国. 成人手术后疼痛处理专家共识[J]. 临床麻醉学杂志,2017,33(9):911-917.

[2] RONALD D M,NEAL H C,LARS I E,et al. 米勒麻醉学[M]. 邓小明,曾因明,黄宇光,译. 8版. 北京:北京大学医学出版社,2016:2782.

[3] 戴体俊,喻田. 麻醉药理学[M]. 3版. 北京:人民卫生出版社,2011:48-51.

[4] OLKKOLA K T,KONTINEN V K,SAARI T I,et al. Does the pharmacology of oxycodone justify its increasing use as an analgesic?[J]. Trends Pharmacol Sci,2013,34(4):206-214.

[5] 赵伟,贾慧群,孟秀玲,等. 混合右美托咪定时羟考酮

用于老年患者胃肠道手术后静脉自控镇痛的适宜剂量[J].中华麻醉学杂志,2017,37(5):528-531.

[6] LIU R,HUANG X P,YELISEEV A,et al. Novel molecular targets of dezocine and their clinical implications [J]. Anesthesiology,2014,120(3):714-723.

[7] 靳红绪,张同军,孙学飞,等.地佐辛复合舒芬太尼用于恶性肿瘤根治术后静脉自控镇痛的临床研究[J].中国全科医学,2013,16(3):264-266.

[8] 吕顺,孙德峰.布托啡诺临床应用的研究进展[J].中华麻醉学志,2020,40(4):509-512.

[9] 耿志宇,王东信.右美托咪定用于术后急性疼痛的临床研究进展[J].中国新药杂志,2019,28(4):437-441.

[10] BALOYIANNIS I,THEODOROU E,SARAKATSIANOU C,et al. The effect of preemptive use of pregabalin on postoperative morphine consumption and analgesia levels after laparoscopic colorectal surgery:a controlled randomized trial [J]. Int J Colorectal Dis,2020,35(2):323-331.

[11] 章晓丹,张勇,韩流.腹部手术围手术期疼痛管理的研究进展[J].医学综述,2019,25(24):4965-4971.

[12] HÜBNER M,BLANC C,ROULIN D,et al. Randomized clinical trial on epidural versus patient-controlled analgesia for laparoscopic colorectal surgery within an enhanced recovery pathway[J]. Ann Surg,2015,261(4):648-53..

[13] ADMIR H. 外周神经阻滞与超声介入解剖[M]. 李泉,译.2版.北京:北京大学医学出版社,2016.

[14] QIN C,LIU Y,XIONG J,et al. The analgesic efficacy compared ultrasound-guided continuous transverse abdominis plane block with epidural analgesia following abdominal surgery:a systematic review and meta-analysis of randomized controlled trials [J]. BMC Anesthesiol,2020,20(1):52.

[15] 许敏,杨静.腰方肌阻滞在腹部手术后镇痛的应用进展[J].中国微创外科杂志,2020,20(5):459-462.

[16] UESHIMA H,OTAKE H,LIN J A. Ultrasound-guided quadratus lumborum block:an updated review of anatomy and techniques [J]. Biomed Res Int,2017:2752876.

[17] HUANG D,SONG L,LI Y,et al. Posteromedial quadratus lumborum block versus transversus abdominal plane block for postoperative analgesia following laparoscopic colorectal surgery:A randomized controlled trial [J]. J Clin Anesth,2020,62(C):109716.

[18] ADITIANINGSIH D,PRYAMBODHO,ANASY N,et al. A randomized controlled trial on analgesic effect of repeated Quadratus Lumborum block versus continuous epidural analgesia following laparoscopic nephrectomy [J]. BMC Anesthesiol,2019,19(1):221.

[19] RAHENDRA R,PRYAMBODHO P,ADITIANINGSIH D,et al. Comparison of IL-6 and CRP concentration between quadratus lumborum and epidural blockade among living kidney donors:a randomized controlled trial [J]. Anesth Pain Med,2019,9(2):e91527.

[20] 徐兴国,钟超超,陈永林,等.腰方肌阻滞对老年患者腹腔镜直肠癌根治术后谵妄的影响[J].临床麻醉学杂志,2018,34(7):685-688.

[21] SÁ M,CARDOSO J M,REIS H,et al. Bloqueio do quadrado lombar:estamos cientes de seus efeitos colaterais? Relato de dois casos [J]. Braz J Anesthesiol,2018,68(4):396-399.

[22] ELSHARKAWY H,EL-BOGHDADLY K,BARRINGTON M. Quadratus lumborum block:anatomical concepts,mechanisms,and techniques [J]. Anesthesiology,2019,130(2):322-335.

[23] MUROUCHI T,IWASAKI S,YAMAKAGE M. Quadratus lumborum block:analgesic effects and chronological ropivacaine concentrations after laparoscopic surgery [J]. Reg Anesth Pain Med,2016,41(2):146-150.

[24] 郑晓静,疏树华.多模式镇痛在术后快速康复中的临床研究进展[J].医学综述,2019,25(4):800-804.

第十一章

肛肠外科围手术期处理

一名合格的肛肠外科医师,不仅要有熟练的手术操作技能,更要有系统的临床围手术期处理知识。围手术期是指从确定手术治疗时起,至与本次手术有关的治疗基本结束为止的一段时间,包括术前、术中和术后三个阶段。围手术期处理是指以手术为中心进行的各项处理措施,包括一般准备、特殊准备、术中监护、术后并发症的预防和处理。

第一节　肛门手术患者的处理

一、术前准备

良好的术前准备可以保障手术顺利进行及术后康复,是手术成功的重要环节,不可忽视,需要谨慎对待。

术前需要详细了解患者的病史,明确诊断。对患者的全身情况及既往史有系统的回顾,检查是否存在手术禁忌和不利于术后恢复的异常情况,包括可能影响整个围手术期的各种潜在因素,如心脑血管系统、呼吸系统、内分泌系统、血液系统、泌尿系统、消化系统、免疫系统功能,以及营养和心理状态,有以上情况的患者应在术前予以纠正和治疗。完善体格检查和必要的实验室检查,充分评估患者的手术耐受力,选择合适的麻醉及手术方式。

(一) 心理准备

手术通常会引起患者及其家属的焦虑、恐惧等不良心理状态。因此,医护人员应给予人文关怀和安慰鼓励,并宣教基本的护理知识。为了能使患者以积极良好的心理状态接受手术并配合整个治疗过程,需要向患者及家属详细说明病情、手术方案、手术风险、术后可能并发症、预后等,消除患者及家属的顾虑,取得其理解和信任,并签署相关的知情同意书。

(二) 生理准备

生理准备是指针对患者的生理状态和拟实施的手术对患者自身生理状态可能产生的影响的准备。

1. 适应性锻炼　为适应术后的康复治疗,需要在术前教会患者练习床上大小便、正确的咳嗽、咳痰方式。有长期吸烟习惯的患者,应在术前2周停止吸烟。

2. 输血和补液　拟行如直肠脱垂、直肠肿瘤切除等肛门部中、大手术患者,应在术前做好血型鉴定和交叉配血试验,准备好一定数量的血液制品。对术前即存在水、电解质及酸碱平衡失调的患者,应在术前积极予以纠正。

3. 饮食　多数肛门部疾病患者无须控制饮

食,可在术前 1 天流质饮食,术前 12 小时禁食、4 小时禁水,以防因麻醉或手术过程中出现呕吐导致窒息和吸入性肺炎。

4. 肠道准备 普通门诊手术或日间手术术前无须清洁灌肠,可告知患者术前排空粪便,有排便困难者可予开塞露塞肛或口服乳果糖等缓泻药辅助排便。对住院患者或行较大手术者,可以使用温生理盐水,每次灌注 1 000ml,反复灌肠,直到排出清亮无渣液体为止。注意肠道准备期间是否有恶心、呕吐、低钠血症、低钾血症等。

5. 抗生素的使用 术前对一般肛门手术可不使用抗生素;对较大而复杂的手术,可口服抗生素预防感染,如新霉素、链霉素、甲硝唑等;对肛周脓肿、坏死性筋膜炎等感染较重的,应有针对性使用合理、足量、有效、敏感的抗生素,多为静脉滴注,在无药物敏感试验结果前可使用广谱抗生素,但应注意抗生素的使用原则,预防耐药及二重感染。

6. 其他 术前 1 天晚上可用肥皂水清洗手术区域皮肤,若毛发影响手术操作,可予适当剔除,但应注意勿损伤皮肤。若发现患者出现与疾病无关的体温升高,或女性月经,应延期手术。进入手术室前,嘱患者尽量排空尿液,如估计手术时间较长或术前有尿失禁、尿潴留者,应留置导尿管,使膀胱处于空虚状态。如患者有活动义齿,术前应予取下,以免麻醉或手术过程中脱落造成误咽或误吸;有金属饰品也应取下,以免术中电外科器械使用中误伤。

二、术后处理

术后处理是指针对麻醉的残余作用及手术创伤造成的相关影响,采取综合措施,尽快地恢复机体生理功能,防止可能发生的并发症,促进患者早日康复。

(一) 监护

术后数小时内,患者对手术的急性应激反应和麻醉残余效应尚在,应在麻醉复苏室内,按规定的程序进行系统监护。当心血管、肺、神经系统功能恢复至正常水平时,可送出麻醉复苏室。对需要进行持续监护及心肺功能支持的患者,应转入加强监护病房治疗。

肛门手术患者多数可以在术后返回普通病房或从门诊出院。病房主要监护生命体征,包括体温、血压、脉搏、心率、呼吸频率等。若术中出血量大或体液丢失较多,还应监测中心静脉压。详细记录液体出入量,根据血压及中心静脉压调整输液。

(二) 体位

术后合适的体位有利于呼吸和循环功能的恢复。根据麻醉方式及患者全身情况选择合适的体位,目的是能使患者感觉舒适和便于活动。

肛门部手术多采用局部麻醉、硬膜外阻滞、骶管阻滞、蛛网膜下腔阻滞等,手术区域多在会阴部,术后多采用俯卧位或仰卧位。对蛛网膜下腔阻滞患者应平卧或头低卧位 12 小时,以防因为脑脊液外渗导致头痛。少数采用全身麻醉尚未清醒的肛门手术患者,应平卧、头转向一侧,使口腔分泌物或呕吐物易于流出,避免误吸。肥胖患者可取侧卧位,有利于呼吸和静脉回流。选择舒适体位的同时,还应注意保护各种体腔引流管,避免弯折导致引流不畅、移位、脱出等。

(三) 伤口处理

肛门手术的术后伤口换药是手术成败的关键因素之一,特别是一些创面大的复杂手术通常需要术后每天换药。换药前注意观察伤口愈合情况,局部是否有红肿、压痛、异常分泌物、积液、积血、积脓等;配合指检和内镜检查判断是否有结扎线脱落出血、坏死、吻合口狭窄等。发现异常及时处理,动作要轻柔,避免造成副损伤、疼痛、愈合不良等。

(四) 活动

术后患者原则上应该早期活动,有利于增加肺活量,减少肺部并发症,改善全身血液循环,促进伤口愈合,减少深静脉血栓形成的发生率,促进肠道蠕动和膀胱收缩功能的恢复。在患者已清醒、麻醉作用已消失后,根据患者的耐受程度制订活动量,争取尽早下床活动,若因年老体弱、伤口疼痛、体力消耗等未能下床活动者,应鼓励和协助其在床上活动四肢、间歇翻身,促进静脉回流。对肛门修复重建的手术不宜过早下床活动,以免影响皮瓣愈合及组织修复。

(五) 饮食和输液

依据术式、麻醉方式和患者的恢复情况决定开放饮食的时间。局部麻醉后无不适反应,术后即可进食;蛛网膜下腔阻滞和硬膜外阻滞者,术后 3~6 小时可开始进食;全身麻醉者,待麻醉清醒,恶心、呕吐等消失后方可进食。

通常术后饮食应从饮水、流质饮食、半流质饮食逐渐过渡至普通饮食。在食物摄取量不足期间,应肠外给予水、电解质、营养支持,以及必要的抗感染治疗。对复杂的、创面较大的肛门手术,要通过要素饮食或完全肠外营养来控制排便,为创面生长提供有利条件。

(六) 术后常见不适的处理

详见第十二章肛肠外科术后并发症及处理。

第二节　结直肠手术患者的处理

一、术前准备

(一) 术前检查

术前详细询问患者病史,在全面系统地体格检查后,根据患结直肠疾病种类的不同进行重点检查,系统掌握患者的疾病特点和目前身体情况。对结直肠肿瘤患者,肿瘤的术前定性及定位检查尤为重要,电子肠镜检查和活检组织病理诊断是金标准,其他相关实验室检查,如肿瘤标志物及影像学检查,如 B 超、CT、MRI 等有利于肿瘤的术前分期。对患者的心、肺、脑、肝、肾等重要器官功能予以评估,综合判断患者对麻醉和手术的耐受力,从而选择合适的麻醉和手术方式。

(二) 心理准备

术前患者常因为病情、预后、需行肠造口术、今后的工作生活等感到恐惧、悲观,不能有良好的心理状态配合进一步的治疗。医护人员应通过与患者及家属针对病情、手术意义、手术方案及其对术后生存质量的重要性等方面进行细致耐心沟通,帮助他们建立战胜疾病的信心,积极地配合手术治疗。

(三) 身体条件准备

结直肠肿瘤患者大多会因慢性消耗而不同程度地存在贫血、营养不良,有长期腹泻、急慢性梗阻者还可出现水、电解质紊乱。由于术中组织损伤及对手术耐受力的要求,术前即应改善营养状况和纠正贫血及水、电解质失衡。口服高蛋白、要素饮食是改善营养状况的较佳途径。对食欲减退、消化吸收功能低下,或不能进食,短时间内需改善营养状况的患者,尤其是有梗阻应禁食的患者,可予完全肠外营养。合理申请输血纠正术前贫血状态。

(四) 肠道准备

结直肠手术对肠道准备的要求较高,肠道准备的目的在于清除粪便、减少肠内细菌数量、方便手术显露及操作,良好的肠道准备是手术成功、降低术后吻合口瘘等并发症的重要保障。常用的方法包括口服药物、清洁灌肠、全消化道灌洗和术中肠道灌洗等。

1. 口服药物

(1) 硫酸镁散剂:是临床常用的经典肠道准备清洁剂,其优点为服用水量少,患者依从性好,性价比高。硫酸镁溶液通过 Mg^{2+}、SO_4^{2-} 形成高渗环境,抑制肠腔内水分重吸收,同时通过吸引组织中的水分,使肠腔内容积增大,并对肠壁产生机械性刺激,反射性地增加肠蠕动,产生容积性导泻作用,在临床上使用较为普遍。硫酸镁溶液口味虽略苦涩,但需饮用的溶液量仅数十毫升,此后多是正常饮水,患者易于接受。口服硫酸镁散剂肠道清洁满意度高,肠道准备效果佳,且不良反应发生率较低、肠道准备前后血清电解质无显著变化。

配制方法:术前 1 天,将硫酸镁散剂 50g 溶于 100ml 温水中,一次性饮用,随即 1 小时内饮水 2 000ml(依从性较差的患者建议饮用 500ml 糖盐水或口服补液盐)。

(2) 磷酸钠盐散:本品为符合新药品注册分类

2.2 类改良型新药要求,具有明显临床优势的优效性药品。作为一种理想的肠道准备药物,高品质清肠,舒适又方便,用于患者结肠 X 线及肠道内窥镜检查或术前清理肠道。

本品最大优势为仅需服用少量(约 1.6L)的柠檬口味溶液,单次仅为 800ml,服用两次,间隔时间长;肠道清洁有效率高达 96.6%,与口服 4L PEG 溶液相比,肠道准备效果相当,且患者具有更好的依从性,恶心、呕吐、腹胀等胃肠道不良反应较少,对无法耐受口服大剂量肠道清洁剂的患者更为适用。对于便秘患者,首剂于服用 1.7 小时后起效,可持续 4.6 小时;第二剂于服用后 0.7 小时起效,持续 2.9 小时;服用液体剂量少,绝大多数患者均可耐受。采用独特配方,不含防腐剂,柠檬口味,口感好。

配制方法:本品用于肠道准备时服药一般分两次,每次服药 1 袋。第一次服药时间在手术或检查前一天晚上 7 点,用法为用 800ml 以上温水溶解后服用。第二次服药时间在手术或检查当天早上 7 点(或在操作或检查前至少 3 个小时),或遵医嘱,用法同第一次。为获得良好肠道准备效果,建议患者在可承受范围内多饮水。

2. 清洁灌肠 术前 3 天进少渣饮食,术前 1 天无渣流质饮食,口服乳果糖、液状石蜡等,术前 1 天行清洁灌肠,手术当天再行灌肠。清洁灌肠可用生理盐水,温度约为 38℃,每次灌注 1 000ml,反复灌洗直至排出无渣的清亮液体为止。清洁灌肠需要严格控制饮食和服用缓泻药,尤其适用于有梗阻表现需要禁食或无法行全消化道灌洗者。

3. 全消化道灌洗 口服肠道不能吸收的溶剂性、渗透性或膨胀性泻药,常用的包括甘露醇溶液、磷酸钠盐口服溶液、聚乙二醇电解质散剂等。全消化道灌洗无须严格控制饮食,使用时间较短,患者易耐受,其清洁度较清洁灌肠好。因其可引起腹痛、腹胀、恶心、呕吐和一定程度的水、电解质丢失,对年龄较大、体质差、心肾功能不全、高血压、肝硬化腹水和慢性梗阻者应谨慎使用。

4. 术中肠道灌洗 对术前不能进行肠道准备的肠梗阻、穿孔或大出血的患者,需要急诊手术或术前肠道准备不充分时,术中可行肠道灌洗达到清洁肠道的效果便于一期行肠吻合术。

(五) 抗生素准备

应用抗生素通常被认为是预防术后感染的重要方法之一。术前抗生素的使用可分为预防性和治疗性。结直肠手术多数为 Ⅱ 类切口,有预防性使用抗生素指征,预防性使用抗生素强调应在手术操作时保持机体组织的抗生素浓度达到有效杀菌水平,并在手术结束后尽快停用;术前用药的最佳时间是手术开始前 20~30 分钟,一般选用相对广谱的抗生素。

(六) 术前讨论

对新开展的手术、高难手术和合并有其他疾病的疑难复杂患者的手术,应做好术前讨论,对术前检查、诊断、手术禁忌、麻醉方式、术前准备措施、术式选择、术中配合及可能突发情况的预案、术后转归等要有统一的认识,依据患者病情需要请多学科协作诊治,落实会诊制度、疑难病例讨论制度,做好术前小结、会诊记录、疑难病例讨论记录等病历文书的书写。

(七) 加速康复外科

近 10 多年来,ERAS 的理念及其路径在我国有了较为迅速的普及和应用。ERAS 是指以循证医学证据为基础,以减少手术患者的生理及心理创伤应激反应为目的,通过外科、麻醉、护理、营养等多学科协作,对围手术期处理的临床路径予以优化,从而减少围手术期应激反应及术后并发症,缩短住院时间,促进患者康复。这一优化的临床路径贯穿于住院前、术前、术中、术后、出院后的完整治疗过程,其核心是强调以服务患者为中心的诊疗理念。

二、术后处理

结直肠手术以中大型手术居多,手术操作要求高,术后良好的处理,是关系到术后康复的重要环节。术后应注意如下方面并做处理。

(一) 监测生命体征

术后当天密切观察生命体征,持续心电监护24 小时,监测体温、血压、脉搏、呼吸及血氧饱和度。记录 24 小时出入量，尤其心、肾功能不全及年老体弱者，注意控制输液量及输液速度。

（二）营养支持

禁食及未完全开放饮食的患者应加强营养支持，按热量所需肠外补充脂肪乳、氨基酸、葡萄糖，及必要的生理需要量，其他输液，如抑酸剂、抑酶剂按需使用。对有肠造口和快速康复的患者，可尽早开放饮食，并逐渐停用输液。

（三）监测生化检查

术后定期复查血常规、肝肾功能、电解质等实验室检查，结合体温、炎症指标等排查有无术后感染，如有应积极抗感染治疗或针对原发感染灶做相应处理；总蛋白、白蛋白较低的患者应及时经外周补充人血白蛋白制剂；转氨酶升高者排查有无影响肝功能的药物；禁食期间易出现水、电解质、酸碱平衡紊乱，应积极纠正，并定期复查。

（四）应用抗生素

术后使用的抗生素依预防性和治疗性使用目的制订方案，预防性使用抗生素一般术后 48 小时内停用，治疗性使用抗生素依据抗感染治疗效果逐渐停用或降阶梯使用。

（五）导尿管处理

留置导尿管应观察尿色、尿管是否通畅并记录尿量，女性患者更易出现尿路感染应尽早予以拔除，低位直肠手术患者、未能及时下床活动或不能适应床上小便患者可适当延长拔除时间，Miles 手术后患者应留置导尿 1 周，留置导尿期间可予 0.02% 呋喃西林溶液冲洗膀胱。在拔除尿管前 2 天开始夹闭导尿管，每 2~4 小时开放 1 次，训练膀胱括约肌张力及尿意，防止术后尿潴留。

（六）引流管处理

结直肠手术术后可能留置腹腔引流管、盆腔引流管、肛管或骶前引流管、肛周引流管、冲洗管等。术后护理应注意搬动患者及翻身等动作时保护引流管位置；观察引流液颜色及量，是否有血性、脓性、乳糜样、粪性、气体等；冲洗管注意冲洗液温度、记录冲洗出入量、是否需负压吸引及调节压力；根据引流管放置位置及作用、进食后肠道恢复情况、每天引流量等，逐渐拔除引流管。

（七）呼吸道处理

目前结直肠手术多采用气管插管的全身麻醉，术后予雾化吸入，可添加止咳、化痰药物，防治呼吸道感染及减轻由插管导致的咽部不适。如有咳嗽、咳痰，协助患者拍背排痰或使用排痰机，咳嗽时注意保护切口。

（八）造口处理

如采用钳夹或缝合封闭式造口法，术后 48 小时内去除钳子或拆除缝线。贴造口袋，防止粪便污染造口周围皮肤、方便护理及便于观察术后排便情况，并注意观察造口处肠管有无血供障碍、有无出血、有无肠管回缩等；如术后即刻使用造口袋粘贴，应定期更换造口袋或使用留置时间更长的造口袋，一般单个造口袋使用时间不超过 1 周。更换造口袋时或通过其塑料薄膜，观察造口血供、排气排便情况、有无出血及肠管回缩等，注意造口周围皮肤护理，并指导患者及家属学会造口袋更换及造口护理常识。

第三节　合并特殊疾病患者的处理

主要是合并营养不良、心脏病、高血压、糖尿病、肺功能障碍、免疫功能缺陷的患者，应经过内科系统治疗，病情稳定后，协同内科医师会诊意见评估手术风险禁忌，经过特殊准备后方可安排手术。

一、营养不良

结直肠肿瘤患者会因疾病消耗出现营养不良，常伴有低蛋白血症、贫血等，因此其耐受失血、休克及组织修复能力降低。营养不良造成的低蛋白血症和负氮平衡会影响心肺功能，并可引起组织水肿，影响愈合，同时可使患者抵抗力下降，容易并发感染。因此应尽可能在术前就予以纠正。如血浆白蛋白<30g/L 或转铁蛋白<0.15g/L，可行肠内或肠

外营养支持,外源性补充白蛋白。最好在术前1周左右开始口服或静脉提供充分的热量、蛋白质和维生素,有利于术后组织修复和创伤愈合,提高抗感染能力。合并贫血的患者应严格掌握输血指征,并根据患者年龄、心肺代偿功能及术中、术后是否有输血决定。

二、心脏病

伴有心脏疾病的患者,总体手术死亡率较高。尤其在其进展、不稳定期或失代偿时,危险性明显增高,为非心脏手术的禁忌证。但结直肠癌的患者应限期手术,对经内科治疗评估后,心功能代偿良好,能耐受麻醉及手术者,可在做好如下准备后行手术治疗。

1. 长期低盐饮食和使用利尿药、已有水及电解质紊乱的患者,应积极纠正。

2. 有心律失常者,依不同情况区别对待。偶发的室性期前收缩,一般无须特别处理;如有心房颤动伴心室率大于100次/min者,应控制心室率在正常范围;心动过缓,心室率小于50次/min者,完善阿托品试验,必要时需安装临时心脏起搏器。

3. 急性心肌梗死患者6个月以上无心绞痛发作者,可在良好的监护条件下实施手术。心力衰竭患者应在心力衰竭控制3~4周后手术。如确需限期治疗而未能满足以上条件,可先行综合治疗。

4. 某些长期服用抗血小板聚集药物或心脏病术后长期服用抗凝药物的患者,应注意监测凝血功能,为减少术中术后出血及调节体内出凝血系统平衡,可术前1周停用口服药物,根据凝血功能检查结果决定是否使用肝素抗凝,术后积极预防深静脉血栓形成。

三、高血压

患者血压在160/100mmHg以下,可不做特殊准备。血压过高者,麻醉诱导和手术应激可引起脑血管意外和充血性心力衰竭等,术前应选用合适的降压药控制血压,但并不要求血压降至正常水平才手术。利血平等类似药物可使儿茶酚胺类神经递质贮存耗竭,阻断交感神经冲动的传递,从而使血管舒张,应用后术中易出现顽固性低血压,术前2周应停用。对病史较长的高血压患者还应注意有无继发脏器损害(如心、脑、肾等)、完善相关脏器功能检查及治疗。长期口服降压药治疗且血压控制良好的患者可口服药物至手术日早晨,术后禁食不禁药,继续维持治疗,并监测血压波动情况。

四、糖尿病

糖尿病患者的手术耐受力较差,术后感染、组织愈合不良等并发症发生率较高,术前应控制血糖及饮食,并做到如下处理。

1. 仅以饮食控制病情者,经监测血糖控制良好,一般血糖应控制在空腹<8mmol/L、餐后<10mmol/L,术前无须特殊准备,继续予糖尿病饮食控制。

2. 口服降糖药治疗的患者,继续服用至术前1天晚上;如口服长效降糖药,应在术前改为胰岛素皮下注射较为适宜,或使用胰岛素泵精准调控。

3. 平时使用胰岛素治疗并监测血糖控制良好者,继续当前方案使用,若禁食则停用,可在输注的葡萄糖溶液中按(3~5):1的比例(葡萄糖3~5g加胰岛素注射液1U)添加以调节血糖水平。目前胰岛素泵的临床应用对难控制的糖尿病患者围手术期应用疗效确切。在应用胰岛素治疗期间应注意防范低血糖,因此,术前、术后每天间隔时间段血糖监测很重要。

4. 对需要接受急诊手术者,尤其伴有酮症酸中毒的患者,应尽可能纠正酸中毒、血容量不足,甚至休克、电解质失衡(特别是低钾血症)。

五、肺功能障碍

术前有肺功能不全的患者在术后出现肺部并发症如低氧血症、肺不张和肺部感染的发生率增高。凡有肺功能不全的患者,尤其结直肠恶性肿瘤可能同时有肺部转移者,术前都应做血气分析、肺功能检查、胸部CT等。血气分析动脉血氧分压<60mmHg和动脉血二氧化碳分压>45mmHg,围手术期肺部并发症明显增多。第1秒用力呼气容积(forced expiratory volume in one second,FEV_1)检测是评估肺功能极有价值的指标,结合患者的年龄和体形,若其数值低于50%说明存在严重的肺部疾病,术后可能需要辅助机械通气和特殊监护治疗。

对合并有肺功能障碍的患者围手术期应做到如下处理。

1. 停止吸烟,多练习深呼吸和咳嗽,可借助呼吸训练器辅助锻炼,以增加肺通气量和排出呼吸道分泌物。

2. 有咳痰,痰液稠厚不易咳出的患者,可口服或雾化吸入化痰药物,使痰液稀薄易于咳出。

3. 经常发作哮喘、咳脓痰、重度肺功能不全及并发肺部感染者,应积极采取非手术治疗,改善肺功能、控制感染后才可行手术治疗。

六、免疫功能缺陷

结直肠疾病患者尤其是各种感染、恶性肿瘤、抗肿瘤药物、放疗、营养不良、衰老、内分泌系统疾病、长期使用肾上腺皮质激素都可引起免疫功能缺陷,可导致抗感染能力下降,易发生反复感染,麻醉及手术耐受力下降,术后组织愈合能力降低等。除加强营养、纠正贫血等一般支持疗法外,最主要是要针对性进行免疫补偿治疗,如应用丙种球蛋白、高效价免疫球蛋白、胸腺肽、转移因子、中医中药等。

(张森)

参考文献

[1] 张有生,李春雨.实用肛肠外科学[M].北京:人民军医出版社,2009:93-98.

[2] 汪建平.中华结直肠肛门外科学[M].北京:人民卫生出版社,2014:208-225.

[3] 李春雨,徐国成.肛肠病学[M].2版.北京:高等教育出版社,2021:63-67.

[4] 李春雨.肛肠外科学[M].北京:科学出版社,2016:6-10.

[5] 李春雨,汪建平.肛肠外科手术学[M].北京:人民卫生出版社,2015:128-133,191-193.

[6] 赵玉沛,陈孝平.,外科学[M].3版.北京:人民卫生出版社,2015:7-18.

[7] 金虎.现代肛肠病学[M].北京:人民军医出版社,2009:185-188.

[8] 吴秀文,任建安,黎介寿.世界卫生组织手术部位感染预防指南介绍[J].中国实用外科杂志,2016,36(2):188-192.

[9] 刘孟承,王恺京,傅传刚.美国结直肠外科医师协会2019版肠道准备在择期结直肠手术中的应用临床实践指南[J].结直肠肛门外科,2019,25(4):375-380.

[10] 中华医学会外科学分会,中华医学会麻醉学分会.加速康复外科中国专家共识暨路径管理指南(2018):结直肠手术部分[J].中华麻醉学杂志,2018,38(1):29-33.

[11] 董明,周建平,姚宏伟.结直肠癌围手术期营养治疗中国专家共识(2019版)[J].中国实用外科杂志,2019,39(6):533-537.

[12] 江志伟,李宁.结直肠手术应用加速康复外科中国专家共识(2015版)[J].中华胃肠外科杂志,2015,18(8):785-787.

[13] 中国结直肠癌诊疗规范(2020年版)专家组.国家卫生健康委员会中国结直肠癌诊疗规范(2020年版)[J].中华胃肠外科杂志,2020,23(6):521-540.

[14] 张国华,王强,赵丽云,等.中国老年结直肠肿瘤患者围手术期管理专家共识(2020版)[J].中华结直肠疾病电子杂志,2020,9(4):325-334.

第十二章

肛肠外科术后并发症及处理

第一节　肛门疾病术后
并发症及处理

手术作为肛门直肠疾病的一种治疗方法,在所有疗法中占有重要地位。然而,任何手术都会给患者带来一定的损伤,患者体质各异、病情不同、手术大小差别,同时肛门直肠是具有复杂生理功能的器官,血管、淋巴和神经分布相当丰富,并与尿道、前列腺、膀胱颈等器官相邻,因此各种手术对肛门直肠及其邻近组织的牵拉、挤压和损伤会使一些患者术后出现某些反应和并发症。掌握、预防和治疗这些并发症十分重要,现将几种常见的术后并发症的病因、预防和处理分述如下。

一、尿潴留

尿潴留是指患者术后由各种因素导致的排尿不畅或不能自行排尿,尿液存留于膀胱内。多发于术后当天,也有持续几天。临床可表现为排尿不畅,小腹胀满,或排尿频频,点点滴滴等症状。

(一) 病因

1. 手术刺激　肛门直肠的各种手术,对肛门直肠及其邻近组织的牵拉、挤压和损伤引起的局部水肿和疼痛,导致尿道和膀胱颈括约肌反射性痉挛。手术操作粗暴,局部损伤过重,可引起肛门括

约肌痉挛,导致排尿障碍。

2. 麻醉　支配膀胱神经与支配肛门神经共同起源于 $S_2 \sim S_4$,麻醉后膀胱逼尿肌无力。

3. 疼痛等因素　术后肛门疼痛是排便、排尿障碍的主要因素之一,疼痛剧烈时更易发生。术后肛门内填塞及塔形纱布压迫过紧,也可导致排尿困难。

4. 心理及环境因素　患者恐惧手术而过度紧张,反射性引起排尿障碍;或由不适应环境变化导致排尿困难。

5. 其他　患者如有前列腺肥大、尿道狭窄,或年老多病,膀胱收缩无力,也可导致排尿困难。

(二) 预防

1. 术前向患者讲明术中及术后可能会出现的一些反应,减少顾虑,并配合手术。

2. 选择有效麻醉方法,使患者肛门括约肌充分松弛。操作时要细致,以减少患者的损伤。

3. 对手术创面较大者,必要时可于肛门局部注射长效镇痛药,减轻术后疼痛。

4. 若使用布比卡因等维持时间较长的麻醉药,在麻醉作用消失以前,患者应限制饮水。

(三) 治疗

1. 热敷　热敷患者会阴部和下腹部,以缓解

肛门括约肌痉挛。

2. 针灸疗法　用针刺或隔姜灸中极、关元、气海、三阴交等,可帮助患者排尿。

3. 放松敷料　若肛门填塞纱条或压迫过紧,可在术后6~12小时适当放松敷料。

4. 药物治疗　可肌内注射新斯的明0.5mg,兴奋膀胱逼尿肌,以帮助排尿(适用于由麻醉药物作用导致的尿潴留);也可尝试口服特拉唑嗪1mg改善慢性尿潴留患者的尿道功能和症状。

5. 导尿术　上述治疗无效而叩诊患者膀胱充盈平脐,或患者自觉症状明显,可行保留导尿术。注意如果患者膀胱极度充盈,则建议首次排放尿量不超过600ml,以防止发生膀胱壁静脉出血或膀胱血肿。

二、感染

感染是肛肠疾病治疗过程中较为常见的一种并发症,大多数是在对肛门、直肠和结肠疾病实施手术或治疗时导致的继发感染。原有的感染如肛周脓肿等不属此范围。其发病多因人体肛门周围汗腺和皮下脂肪较丰富,又是藏污纳垢之处,有利于细菌的滋生繁殖,容易造成局部或全身感染。

(一) 病因

1. 手术或异物造成肛窦损伤导致肛窦炎,并可沿肛腺管和肛腺体蔓延。

2. 创口处理不当,若留有死腔或止血不彻底形成皮下血肿等继发感染。

3. 创面部引流不畅,积液、积脓。

4. 损伤或结扎较大血管,影响局部血供。

5. 消毒不规范,细菌随药品和器械进入组织。

6. 年老体弱患者,本身抵抗力差,易感染。

(二) 预防

伤口感染是一个由量变到质变的过程,即轻度沾染→污染→感染三个过程。伤口感染的预防首先要防止伤口污染,还应争取使轻度沾染者向清洁转变,加速伤口愈合。

1. 手术前准备需充分,尽量清除会阴部异物颗粒、油垢、细菌等。

2. 手术时应严格遵守无菌操作规则,彻底消毒手术部位及周围皮肤。

3. 手术要细致,尽量减少患者组织损伤。皮瓣对合应整齐,缝合不留死腔,一般不做分层缝合,保持引流口通畅。

4. 对潜行切断(如肛裂侧切等)的术式,应注意止血,防止形成皮下或深层组织血肿。

5. 患者每天排便后坐浴;换药时注意患者创面清洁;肛瘘术后换药要保持引流通畅,使肉芽从基底部向上生长,防止皮瓣桥形愈合。

6. 对手术损伤较重、年老体弱、气血不足的患者,术后可内服中药,清热解毒,增强机体抗病力,预防感染。

7. 抗生素的预防用药。规范使用抗生素,如术前0.5~2小时预防使用抗生素,如第二代头孢菌素类等。术后按病情继续应用1~2天预防感染。

(三) 治疗

1. 局部出现红、肿、热、痛等感染征象时应及时处理,可外敷金黄散或黄连软膏,缝合的伤口可做间断拆线。

2. 脓肿已成者,应及时切开引流,防止感染扩散。

3. 有桥形愈合或引流不畅者,应及时敞开,填入纱条引流,防止假愈合。

4. 因感染继发大出血者,在止血的同时,应控制感染,促进创面修复。

5. 为防止感染扩散,对患者进行全身性抗感染治疗。

三、疼痛

疼痛是肛门直肠疾病术后的主要反应之一。由于人体肛门区域神经丰富,痛觉敏感,常在术后出现较剧烈的疼痛,甚至持续较长时间。轻者仅感局部微痛不适,对全身无明显影响;重者坐卧不安,影响饮食和睡眠。

(一) 病因

1. 齿状线以下的肛管组织由脊神经支配,感觉十分敏感,手术刺激后可产生剧烈疼痛,甚至可引起肛门括约肌痉挛,造成肛门局部血液循环受阻,导致局部缺血使疼痛加重。

2. 术中钳夹、结扎肛门括约肌,肛门括约肌损伤后引起淤血、水肿,导致痉挛性疼痛。

3. 手术切口感染、肛门皮肤水肿、异物刺激、便秘等,可引起患者肛门直肠疼痛。

4. 手术瘢痕收缩,压迫神经末梢导致疼痛。

5. 手术刺激和患者恐惧心理,使肛管经常处于收缩状态,排便时可引发剧烈疼痛,此种疼痛又可加重患者的恐惧心理,如此反复使疼痛难以缓解。

6. 术中肛门皮肤损伤过多,或因肛门狭窄,排便时产生撕裂样疼痛。

(二) 预防

1. 术前做好患者的思想工作,解除患者顾虑,与医护人员密切配合。

2. 操作要精细和准确,尽量避免不必要的钳夹等操作,以减少损伤;注射枯痔液或硬化剂,不应误入肛门括约肌内和齿状线以下的区域;痔核缝扎不应过低,避免结扎肛管皮肤。

3. 肛门皮肤损伤较多或肛门狭窄者,可酌情切断部分肛门内、外括约肌,以缓解肛门括约肌痉挛,同时可注射长效镇痛药以减轻患者术后疼痛。

4. 手术结束后仔细检查,如发现肛门狭窄,应及时纠正。

(三) 治疗

轻微疼痛者,无须处理。疼痛剧烈者,根据不同情况,可进行如下处理。

1. 应用镇痛药,如口服洛芬待因缓释片 0.4g,每日 1~2 次;无效者可静脉使用帕瑞昔布钠 40mg,甚者可肌内注射哌替啶 50mg。

2. 由粪便干结引起排便困难导致疼痛,可以口服麻仁丸、乳果糖、聚乙二醇 4000 散等对症治疗,必要时可外用开塞露或灌肠以助排便。

3. 因肛门皮肤水肿导致疼痛者,可用中药苦参汤熏洗肛门并外敷如意金黄膏、九华膏等。

4. 每日便后肛内注入复方角菜酸酯栓、麝香痔疮栓等。

5. 排便后以温水坐盆,清洁创面,促进肛门局部血液循环。

6. 每日可以用红外线、多源频谱仪进行肛门部理疗。

7. 如由肛门部伤口感染导致疼痛者,应在镇痛的同时进行抗感染治疗。

8. 对疼痛剧烈经上述治疗无缓解者,可安置镇痛泵。

四、水肿

水肿是由局部血液和淋巴循环障碍,血管通透性增高,水分在组织间隙中潴留。以外痔、混合痔术后发生率最高,肛瘘、肛裂、直肠脱垂等疾病术后很少发生局部肿胀。水肿不仅导致肛门坠胀、疼痛,还导致结缔组织增生,影响愈合,必须积极防治。

(一) 病因

1. 创缘循环障碍 手术破坏创缘局部原有的静脉、淋巴循环通路,或者创面压迫过紧,局部循环受阻,组织液滞留,是肛肠疾病术后肛门水肿的重要因素。

2. 手术操作不当 外痔切口选择不当,皮瓣对合欠佳,内痔注射位置过低等,引起肛门淋巴、血液回流受阻导致水肿。

3. 排便因素 术后过早的蹲厕排便,或粪便干燥,排便困难,患者临厕努挣引起肛门部静脉回流受阻导致水肿。或腹泻短时间内频繁刺激伤口,术后伤口感染引起肛门部组织炎变,继而发生水肿。

4. 感染因素 术后伤口感染引起肛门组织炎性病变,继而导致水肿。

(二) 预防

1. 选择正确的手术方式。肛缘手术切口应呈放射状,皮瓣对合要整齐,肛管切口之间要有足够的皮桥(0.3~0.5cm);内痔注射结扎点不应离齿状线太近,以免引起肛管血液循环障碍导致水肿。

2. 术中应尽量避免钳夹创缘的健康组织,减少组织损伤。

3. 肛缘 V 形切口内的皮下静脉丛要切除彻底,并将 V 形切口尖端向外延长 0.5~1cm,以利于引流。

4. 对肛门较紧者,可考虑在术中松解部分肛门内、外括约肌,避免由肛门括约肌痉挛引起肛门部循环障碍导致水肿。

5. 保持患者术后的大、小便通畅,对排便、排尿困难者应予以润肠通便和导尿处理,避免久蹲用力。

6. 每天便后需坐浴、换药,防止伤口污染导致肛门感染。

(三)治疗

1. 对肛门水肿者应予以药物熏洗坐浴,清热除湿,消肿镇痛。

2. 换药时可于患处外敷中药黄连膏,并局部照射多源频谱仪理疗。

3. 对经上述处理而水肿不消者,必要时可在局部麻醉下行修剪切除。

4. 对水肿伴有血栓者应及时剥离血栓,以利于愈合。

5. 对由感染导致水肿者,应在局部治疗的同时,积极抗感染治疗。

五、出血

术后出血是指与手术相关的出血,出血量少者无任何不适,出血量多者可出现休克,甚至危及生命。临床上可分为原发性出血、继发性出血两类。初始出血量少时,患者可无任何感觉,但随出血量增多,患者可感下腹胀满不适,欲排便或感肛门灼热,当不能控制便意而排便时,肠腔内积血迅速排出,血液多呈暗红色并有血块。此时因大量积血迅速排出,患者可觉心悸、头晕、出汗、四肢无力、面色苍白、脉搏细弱、血压下降,甚至休克。对此类出血应密切观察患者病情变化,如肠鸣是否活跃、脉搏是否增快、血压是否稳定等,以便及时发现,及时治疗。

(一)病因

1. 原发性出血 是指术后 24 小时内发生的出血,手术操作不当是造成原发性出血的主要原因。

(1)术中内痔结扎线未结扎紧,发生脱落,或切除痔核时,结扎残端留得过少,结扎线滑脱导致。

(2)肛管上切口超过齿状线,直肠黏膜下血管丰富,导致出血。

(3)术中对出血的小血管未及时处理。

(4)肛门填塞物过松或脱落,创面压迫不紧,导致创面渗血。

2. 继发性出血 是指术后 24 小时后发生的出血。

(1)内痔残端脱落期间,患者剧烈活动或粪便干结临厕努挣造成创面损伤导致出血。

(2)痔核继发感染导致组织坏死出血,此为术后继发性大出血的主要原因。

(3)痔核内注射药物浓度过高、剂量过大、部位过深,均可损伤肌层血管,导致出血。

3. 全身性疾病 某些血液病,如急慢性白血病、再生障碍性贫血、血友病等。其他疾病如高血压、动脉硬化、门静脉高压症、免疫性疾病造成凝血机制障碍等也可导致术后出血。

(二)预防

1. 术前仔细检查患者全身情况,特别是凝血功能检查,排除手术禁忌证。

2. 术中严格遵守操作规程,仔细操作、彻底止血是预防原发性出血的关键。

3. 术后肛门内放置填塞物,如凡士林、明胶海绵,塔形纱布压迫创面并以胶布固定,平卧休息。

4. 术后适当使用抗生素,以预防术后感染导致出血。

5. 术后应避免过度活动,尤其应在内痔残端脱落期(术后 7~14 天)静卧少动。在此期间,除特殊情况外,一般不做肛门镜检查。

6. 保持排便通畅,避免因粪便干燥而临厕努挣损伤创面导致出血。

(三)治疗

1. 一般治疗

(1)向患者讲解病情,缓解紧张情绪,积极配合治疗。

（2）静卧休息，减少活动，尤其在内痔残端脱落期休息。

（3）控制饮食和保持排便通畅。

2. 全身治疗

（1）应用止血药物：依据患者的病情可选用口服、肌内注射或静脉注射止血药物。

（2）抗感染：对少量出血者不必使用抗生素，而对大量出血或由感染导致出血者应积极抗感染治疗。

（3）输液、抗休克：对少量出血者不必补液，但对出血量较多或休克者应在局部止血的同时补液抗休克，必要时输血。

3. 局部治疗

（1）少量渗血，可更换敷料后重新加压包扎，或局部使用明胶海绵、凝血酶、肾上腺素纱条等填塞创面。

（2）严重渗血，或者搏动性出血，需及时实施止血术。对直肠内大量出血者，手术同时需建立液体通道，避免因肠腔内积血迅速排出，引起休克而难以实施抢救。

六、便秘

部分患者既往排便正常，但因环境改变、饮食改变，术后可能出现便秘，临床主要表现为粪便干燥、排便困难、排便时间延长，甚至出现粪便嵌塞。积极治疗便秘有利于伤口恢复和防止伤口感染和出血。

（一）病因

1. 麻醉反应、伤口疼痛、卧床及腹胀等原因导致食欲缺乏，少渣流质饮食，食物中纤维素含量少，肠道蠕动减弱。

2. 伤口疼痛导致肛门括约肌痉挛。

3. 恐惧排便，排便间歇时间延长，导致粪便水分被吸收过多。

4. 术中过多损伤齿状线附近组织，使排便反射破坏或减弱。

5. 术后卧床时间过长，肠蠕动减慢。

6. 患者或因年老体弱，气血不足，或因手术损伤，气随血耗，排便无力，使粪便在肠内停留过久，

肠燥便结，不易排出。

7. 使用阿片类镇痛药等抑制肠道蠕动的药物。

8. 既往有便秘病史。

（二）预防

1. 患者第一次排便的前 1 天晚上，服用润肠通便药物以助排便，如麻仁丸、液状石蜡等，必要时可外用开塞露辅助第一次粪便排出。

2. 多吃含纤维丰富的蔬菜水果。

3. 适当床旁活动以增加肠蠕动，并指导患者养成良好的排便习惯。

（三）治疗

1. 轻度排便困难者可适当给予香油、麻仁丸、液状石蜡对症治疗，同时通过饮食结构的变化即可缓解症状。

2. 对粪便干燥者可予以口服聚乙二醇 4000 散、无水硫酸钠肠溶胶囊等。

3. 保留灌肠：可用蜂蜜水（蜂蜜与水比例为 1∶3）50~200ml，或液状石蜡 50~60ml，或温盐水 100~200ml 缓慢灌入直肠内，保留 10~20 分钟后，即可软化粪便，逐渐排出。

4. 对粪便嵌塞患者，医师可戴手套后将粪便掏出。

5. 针对患者的不同情况辨证施治应用中药治疗。

第二节　结直肠疾病术后并发症及处理

本节所述的结直肠疾病术后并发症主要包括结直肠肿瘤手术、炎性肠病手术等以经腹手术、经骶尾部手术及借助内镜辅助的结直肠手术术后并发症，常见的并发症包括肠穿孔、肠梗阻、术后出血、吻合口瘘或肠外瘘、肠缺血、性功能障碍等。

一、肠穿孔

肠穿孔是结直肠术后最常见的并发症之一，分为术中操作直接损伤导致的穿孔和继发性穿孔两

类。结肠穿孔的临床表现起初通常并不明显,穿孔早期仅表现为腹痛,甚至无明显疼痛,因开腹手术或腹腔镜手术后腹腔内残留气体对肝浊音界叩诊和腹部 X 线片、腹部 CT 等造成干扰,早期发现穿孔常比较困难。穿孔可凭借术中留置的腹腔引流管引出肠内容物发现,也可能由粪便进入腹腔导致腹膜炎及腹腔感染后发现。

(一) 原因

1. 术中损伤肠壁,导致肠穿孔。
2. 术中电刀或超声刀形成的热损伤在术后导致肠管局部坏死、穿孔。
3. 术后局部血供不足导致缺血性坏死穿孔。
4. 吻合口局部愈合不良或异物反应等导致穿孔。
5. 其他原因,如肠管被腹壁缝线勒割导致的穿孔、肠梗阻造成局部组织持续高压导致的穿孔等。

(二) 治疗

1. 可疑结肠穿孔,暂未造成腹膜炎,感染较为局限者,在肠外营养、抗感染治疗的同时密切观察病情进展,随时准备手术干预。
2. 明确穿孔且感染较重者行剖腹探查,明确穿孔原因后予以相应处理。通常需要行近端肠造口。

(三) 预防

1. 术中轻柔操作,避免无意中损伤肠管。
2. 确保吻合口充足的血供,以及确保吻合口无张力。
3. 注意电刀等手术器械的热损伤。
4. 加强术后管理,减少咳嗽等急剧增加腹压的动作。

二、机械性肠梗阻

腹腔手术后可能发生机械性肠梗阻,肠梗阻可发生在术后任何时期,时间短者术后数天内发生,时间长者可在术后数月或数年后才出现。超过 50% 的肠梗阻发生在术后 2 周以内。

(一) 原因

1. 肠粘连 腹腔内感染、出血、损伤及线结等异物刺激均可导致肠粘连。粘连可在术后数几小时内发生,并形成永久性粘连。
2. 腹内疝 如盆底腹膜缝合处破裂,肠切除吻合后肠系膜关闭不全,或肠管疝入造口肠管与腹壁间的空隙内形成腹内疝,最终导致机械性肠梗阻。
3. 肠管受压 如肠造口时造口近端肠管由腹膜外穿出,埋于腹膜外肠管过长造成压力过高导致肠梗阻。
4. 其他 肠管摆放位置不佳等造成扭曲或成角,导致肠梗阻。

(二) 治疗

机械性肠梗阻诊断明确后,即应积极治疗。首先可采取非手术治疗,如禁食、持续胃肠减压,低压虹吸灌肠、维持水电解质平衡、肠外营养、适当应用抗生素等。部分肠梗阻患者通过积极的非手术治疗,即可解除梗阻,避免再次手术。

非手术治疗期间,应密切注意症状与腹部体征的变化,若遇下列情况应尽早手术干预。

1. 经积极正规的非手术治疗,24 小时后腹痛及呕吐等症状无好转甚至加重者。
2. 出现腹膜炎表现者。
3. 有绞窄可能甚至出现绞窄性肠梗阻的症状或体征者。

(三) 预防

1. 进行盆底腹膜和肠系膜重建关闭时,注意缝合牢靠、针距适当。
2. 注意肠管位置的摆放,以及确保肠管全段的通过性良好。
3. 减少腹腔内异物,减少线结。
4. 手术时间过长时注意保护肠管,维持肠管湿润,减少暴露和翻动。

三、术后出血

术后出血是结直肠术后较为常见的并发症之

一,也是围手术期并发症中较为严重的并发症之一。

（一）原因

1. 有严重肝功能不全、出血性疾病、凝血功能障碍以及血小板减少等,术后出血的风险较高。

2. 术后出血的局部因素包括术中止血不彻底、血管结扎线松脱、手术剥离面大、血管损伤和实质性脏器损伤。

（二）治疗

准确判断有无出血、出血原因与部位,对决定治疗方法及手术时机有着决定性意义。

1. 血压、脉搏、呼吸、尿量等生命体征尚能维持较好状态者,可先采取非手术治疗,给予补液、输血、止血药等治疗,同时密切观察。

2. 如非手术治疗无效,引流管内引流的血液量有增无减,患者短时间内出现休克或输血400~800ml,密切观察2~4小时,出血量仍无减少甚至增多、休克状态持续不缓解者,则应积极抗休克治疗的同时行手术止血。

3. 手术止血可根据具体情况,采取结扎止血法、切除出血部位、结扎供血动脉、电凝或氩气刀等设备辅助烧灼止血。喷涂生物蛋白胶,纱布填塞压迫等方法也可尝试。

4. 直肠术后的骶前静脉丛出血,切忌盲目钳夹或强行缝扎,否则可能会引起骶前静脉广泛撕裂,造成更难处理的局面。

5. 肠腔内出血可通过结肠镜观察止血部位,施以局部止血方法,如喷洒低温生理盐水或局部止血药物等。

（三）预防

1. 术中谨慎操作,避免、减少误损伤。

2. 术中彻底止血,不遗漏出血风险点。

3. 术前仔细排查可能存在的出血风险,并进行良好干预,减少术后出血风险。

4. 合理使用止血药物。

四、吻合口瘘或肠外瘘

吻合口瘘是结直肠手术术后早期较为常见的并发症。多发生在术后7~9天。通常认为,吻合口瘘发生在术后3天以内者多由吻合技术原因造成,而吻合口血供障碍或感染等造成的吻合口瘘多于术后7~10天出现。

（一）原因

吻合口瘘可由以下单一因素或多因素综合作用导致。

1. 全身营养状况差。

2. 肠道准备不佳。

3. 吻合技术不妥当。

4. 吻合口感染。

5. 肠管张力过大。

6. 吻合口血供不佳。

7. 吻合口有病变残留。

8. 吻合口血管性病变,如局部血管硬化、血栓形成等。

（二）治疗

1. 吻合口瘘的基本处理原则是加强全身支持,强力抗感染,局部充分引流以促进炎症消退和吻合口瘘愈合。

2. 吻合口瘘应视具体情况尽早积极处理。

（1）如瘘口在腹腔内,应及时行开腹手术做吻合口近端临时性肠造口,同时行腹腔冲洗及引流。术后强力支持及抗感染治疗,待瘘口愈合后再行造口还纳术。

（2）如腹腔外低位吻合口瘘、瘘口较小者,则不必一定行肠造口术。一般通过局部彻底冲洗、充分引流配合积极抗炎、支持治疗和饮食控制,多可治愈。

（3）如低位瘘的瘘口大、引流物较多者,仍需做临时性肠造口。同时予以抗炎、支持治疗和局部冲洗引流等,待瘘口愈合后再行造口还纳术。

3. 临时性肠造口的造口还纳术应在3~6个月后进行,时间间隔一般不少于3个月。

（三）预防

1. 保证吻合口充足的血供。

2. 避免吻合口张力过大。

3. 抗感染和营养支持治疗,避免术后早期排便与腹泻。

五、吻合口狭窄

轻度吻合口狭窄不会出现排便困难,但可能会有肛门坠胀及不适。重度吻合口狭窄则会出现肛门坠胀、排便不尽、排便困难,甚至肠梗阻。

(一) 原因

1. 吻合口血供不良,愈合不佳,形成瘢痕。
2. 吻合口瘘、吻合口感染及盆腔感染。
3. 吻合方法不佳,异物刺激重。
4. 吻合时肠周组织嵌入吻合口。
5. 吻合器口径太小。

(二) 治疗

1. 早期发现的吻合口狭窄,可通过定期扩肛阻止狭窄进展。
2. 吻合口僵硬、狭窄严重,扩肛难以奏效者,需使用电刀、超声刀或挂线行狭窄环切除或切开。
3. 吻合口狭窄、扪及新生物者,需要取活检进行病理检查,以排除肿瘤复发。

(三) 预防

保证吻合口血供、避免吻合口感染和过早排便。术后早期轻柔指检,及时发现可能存在的狭窄并进行早期干预,以延缓、避免狭窄进一步加重。

六、大便失禁

直肠切除术后保留肛门可能会导致不同程度的控制排便障碍,即大便失禁,又称肛门失禁。大便失禁虽不威胁生命,但会给患者造成生活不便和社交障碍,严重地干扰着患者的正常生活。

(一) 原因

正常的排便全过程需要完整的反射机制,其中直肠壶腹的储便作用,肛周肌群的协同控便作用,结肠运动功能的正常,排便和控便反射的完整性与健全性,都是维持正常控便与排便功能的重要组成部分。上述各环节的功能异常,均可导致排便障碍。

1. 手术时切除了全部或部分直肠,术后直肠内排便感受器丧失,使患者缺少正常便意,阻断了正常的排便反射。
2. 术中损伤肛管直肠环,或损伤了邻近部位组织,形成瘢痕,而影响肛门括约肌的收缩控便功能。
3. 术后直肠顺应性降低,直肠贮袋作用和肠壁伸展性降低。
4. 术后心理变化导致的肠功能紊乱。

(二) 治疗

1. 非手术治疗　①一般行为治疗,如促进排便,增加纤维素饮食摄入量和摄入比例,不吃刺激性食物,避免腹泻与便秘;②训练肛门括约肌,提升肛门功能,如居家提肛运动;③电刺激、生物反馈治疗、针灸,甚至骶神经刺激疗法等。
2. 手术治疗　如肛门括约肌修补术,肛门括约肌成形术等。对完全失禁又无条件做括约肌修补或成形术的患者,如条件合适,可行股薄肌或臀大肌肌瓣肛门括约肌重建。
3. 人工括约肌植入。
4. 以上条件都不合适的患者,可考虑行肠造口术。

(三) 预防

术中轻柔操作,避免损伤肛门括约肌、骶盆部神经等。

七、盆骶部神经损伤后遗症

术后尿失禁、尿潴留或男性性功能障碍,均可能由术中损伤盆骶部神经导致。进行尿流率测定、膀胱压力测定等尿流动力学检查,询问患者术后性生活情况,进行相应的勃起功能障碍症状评分等,有助于准确评估可能存在的损伤,以及损伤的严重程度。

(一) 原因

$S_2 \sim S_4$ 神经参与构成骶丛,其发出的会阴神经支配男性阴茎勃起,以及排尿、控尿,结直肠手术中若游离直肠,可能会造成相应损伤。

(二) 治疗

1. 骶神经刺激治疗　植入骶神经刺激器。其他辅助排尿法,如"扳机点"排尿、膀胱按压辅助等。生物反馈技术、针灸及理疗等也有较好的尝试价值。

2. 药物治疗　如拟胆碱药、肾上腺素受体阻断药等,以缓解神经源性膀胱的症状。西地那非可缓解勃起功能障碍带来的影响。

3. 心理治疗　疏导患者情绪,减少因情绪和信心因素导致的排尿功能与性功能障碍;行为疗法,如锻炼膀胱,锻炼性功能及膀胱和阴茎勃起再教育等。

4. 手术治疗　非手术治疗无效,可尝试进行手术治疗。但尿失禁患者的外科手术可能是不可逆性的,使用时要非常谨慎,如经尿道膀胱颈切开或切除术,肛门外括约肌切开术等;性功能障碍的手术方式,如阴茎假体植入术或血管重建术等治疗效果则有待进一步观察。

(三) 预防

1. 改进手术方法。近年来由于腔镜手术的逐步普及,结直肠术中损伤盆丛神经、损伤海绵体动脉血供的情况逐渐减少,应该大力推广。

2. 重视心理性勃起的作用,避免过多暗示患者可能发生的情况。

3. 注意药物的使用。

4. 关注生活习性的改变,如嗜烟酒。

5. 相关治疗改进,如直肠癌术后放疗可能引起海绵体神经炎导致海绵体缺血,因此在放疗中应保护患者性功能。

第三节　肠造口术后
并发症及处理

肠造口术后常见并发症包括造口局部缺血性坏死、造口回缩、造口狭窄、造口旁疝、造口黏膜或结肠全层脱垂、肠扭转、脓毒血症、出血、结肠造口穿孔等。

一、造口局部肠段坏死

结肠造口局部肠段坏死多见于端式造口,多由造口血供不足导致。

(一) 原因

1. 术中损伤结肠边缘动脉。

2. 腹壁造口处开孔太小或缝合过紧。

3. 造口肠段及其系膜拉出时发生扭曲或有张力。

4. 合并术后其他并发症,如疝、脱垂及狭窄等影响了中结肠动脉的血液循环。

(二) 治疗

1. 坏死位置表浅而局限,不影响肠管收缩者,可在坏死区分界清楚后清除坏死组织,局部放置引流,应用抗生素。

2. 坏死区延伸至腹膜内,不能清楚地看到正常肠管者,应立即手术,以免结肠坏死回缩进腹腔,引起肠内容物外溢导致粪便性腹膜炎。

(三) 预防

1. 分离和切断结肠时勿损伤肠段系膜内的供应动脉;闭合结肠旁沟或将肠段与造口处腹膜缝合固定时,应避免缝扎系膜内的供应动脉;行袢式造口时,应将支持杆插在肠壁动脉和肠之间,以防压迫动脉阻断肠壁血供。

2. 应注意到腹壁开孔的大小,一般以在造口肠段旁能插入一根手指为度。

3. 造口肠段必须做充分游离,保证有足够的长度,造口肠段拉出切口后应再次检查肠管有无扭曲现象。

4. 积极治疗急性造口脱垂,避免恶化发生坏死。

二、造口回缩

(一) 原因

1. 袢式造口回缩多见,常由结肠游离不够充分、结肠短,外置结肠有张力或过早去除支持肠管的玻璃棒导致。

2. 腹壁太厚或术后高度腹胀、术后早期经造口插管灌洗或用手指进行扩张时用力过猛。

3. 伴有结肠梗阻者如外置肠段的长度不够，当结肠排空后，肠壁收缩，可发生造口回缩。

4. 其他，腹腔炎症、瘢痕粘连、癌肿浸润、肠系膜过短等。

（二）治疗

造口回缩的治疗取决于回缩的程度。

1. 部分回缩 肠端尚在腹膜外，一般无须行紧急手术，但应加强创面护理，严密观察回缩的进展情况。

2. 回缩至腹腔产生腹膜炎征象 应立即行剖腹探查，一般扩大原造口切口，将其斜向上延长（如原造口在左下腹），游离结肠后无张力地取出腹膜外，局部污染严重，肠管或系膜提出困难时，可另选造口位置。

（三）预防

1. 术前、术中认真评估造口时结肠预留的长度，提出的结肠应确保无张力。

2. 延长拔除袢式造口支持杆（玻璃棒）的时间。

3. 通过袢式造口结肠系膜孔将两侧腹膜或皮肤缝合。

4. 造口处切口不宜过大，腹壁切口缝合松紧要适当，一般以缝合后结肠旁能伸入一示指为宜。

5. 造口肠段与腹前壁或腹直肌鞘采用非吸收性缝线固定。

6. 造口护理时切勿用力过猛。

三、结肠造口黏膜或肠管脱垂

结肠造口黏膜或肠管脱垂常发生于游离度较大的部位，如横结肠发生率较高，附着于后腹壁的降结肠发生率低。

（一）原因

1. 持续性腹压增高 可由便秘、腹泻、咳喘、过度肥胖等导致。

2. 造口旁缺乏组织的支持 造口在腹直肌外

侧，造口旁有一定程度的薄弱或缺损。

3. 造口处切口过长、过大。

（二）治疗

1. 单纯黏膜脱垂者，可行硬化剂注射，使其与周围组织固定；肠管全层套叠多需手术纠正。

2. 临时性造口者可以用腹带持续直至准备关闭造口时；延迟结肠造口的关闭期限，而且脱垂产生明显症状者，可将脱垂的远端结肠送回腹腔内，将远端结肠缝合留在腹腔内，近侧与皮肤缝合形成末端结肠造口，用不吸收缝线缝合筋膜以减少缺损。

3. 腹压增高导致急性脱垂，应紧急处理，以防血液循环障碍。如经镇静、降腹压处理无效者应手术纠正；严重的慢性脱垂多需手术纠正，轻度肠管脱垂，如无特殊不适，无须治疗。

4. 肠管脱出时间较长，合并顽固性溃疡形成者，需手术治疗。

5. 末端结肠造口出现脱垂时，可切除多余的脱垂部分收紧腹部开口。

（三）预防

1. 早期处理和治疗引起持续性腹压增高的原因和疾病，有助于防止形成造口脱垂。

2. 将造口的结肠通过腹直肌，以加强周围组织的支持，可有效预防发生造口脱垂。

3. 造口长度应合适，不宜过长，腹壁孔径不宜过大，用非吸收性仔细缝闭造口旁间隙，将腹膜、腹直肌鞘与结肠缝合固定。

4. 腹膜外结肠造口能减少继发脱垂的可能性。

四、结肠造口穿孔

结肠造口穿孔极少见，但后果严重。穿孔位置常在结肠缝合于腹壁的部分，结肠附着固定与游离的结合处也多见。

（一）原因

1. 手术操作损伤 早期穿孔多与手术操作有关，如电灼时损伤结肠；结肠与侧腹壁固定造口时缝线穿透结肠全层或缝扎过紧；牵拉结肠用力过度。

2. 机械性损伤　如结肠灌洗或钡剂灌肠时刺破结肠。

(二) 治疗

1. 腹膜内穿孔　短期内即可引起腹痛,产生腹膜炎征象,一旦确诊应立即手术。

2. 腹膜外穿孔　可引起腹壁层组织感染,应及时广泛引流,可行灌肠防止粪便外漏,勤换敷料,促进愈合。非手术治疗无效者或手术后期继发于其他肠道疾病(如憩室炎、克罗恩病)引起穿孔形成瘘管,需切除瘘管及病变部位,重建造口。

(三) 预防

1. 固定结肠时可利用肠系膜、肠脂垂进行缝合,或仅穿过浆膜层进行固定缝合,避免穿透肠壁全层;术中避免过度电灼;动作轻柔,避免暴力牵拉。

2. 结肠灌洗或钡剂灌肠等操作前仔细检查治疗的器械、物品是否存在缺陷,如有缺陷应及时予以更换;操作时动作轻柔,避免暴力操作。

五、结肠造口狭窄

造口狭窄偶发于端式造口,可在早期或晚期发生,多位于皮肤-黏膜连接处,偶在造口顶端,与局部缺血、瘢痕挛缩有关。造口发生狭窄后导致结肠排空不畅,排便过频,或粪便变细,重者可出现低位不完全性肠梗阻。

(一) 原因

1. 造口时皮肤开口过小。
2. 术后造口局部感染。
3. 外露的结肠浆膜受粪便等刺激导致浆膜炎,肉芽组织过度增生,继之发生瘢痕挛缩,与皮肤切缘共同形成环形狭窄。

(二) 治疗

1. 狭窄程度较轻者可用漏斗或导管灌洗。
2. 当狭窄环尚能通过全部小指或示指指尖时,可选择扩张治疗,每天以手指扩张造口1~2次,以能通过全部示指为度。

3. 狭窄程度重,已不能通过小指,或经灌洗、扩张治疗无效者,需手术治疗。手术可环形切除造口肠段周围瘢痕组织,用细肠线将肠壁与皮肤边缘重新间断缝合,也可采用放射状切口或Z形切口重新缝合切缘。

4. 有合并症者(如造口旁肿块、造口疝等),视具体情况进行手术治疗。

(三) 预防

1. 造口开孔不宜太小,造口时可将腹外斜肌腱膜或腹直肌前鞘做"十"字切开或圆形切除。

2. 同时应注意造口端的血供,避免局部缺血。

3. 术后及时扩张治疗,术后1周起每天以示指或中指扩张造口1~2次,可嘱患者坚持1~3个月,避免瘢痕挛缩导致狭窄。

六、结肠造口出血

(一) 原因

1. 急性出血　多发生于术后48小时内,造口创面渗血、造口肠段血管或腹壁小动脉分支结扎不牢固。

2. 慢性出血　造口袋与黏膜摩擦造成造口部黏膜糜烂导致。

3. 继发出血　造口感染、肝硬化性门静脉高压导致造口黏膜静脉曲张破裂出血。

4. 医源性出血　造口灌洗、扩张造口时操作粗暴,导致黏膜撕裂。

(二) 治疗

1. 急性出血　造口创面渗血,出血量少者,可用1:1 000肾上腺素生理盐水棉球覆盖或喷洒创面;若为造口肠段血管或腹壁小动脉分支出血,出血量较多,需手术结扎或电凝止血。

2. 慢性出血　如为造口袋与黏膜摩擦造成造口部黏膜糜烂导致者,一般为局部创面渗血,出血量少,加强局部护理,保持局部清洁,更换粪袋,减少局部摩擦刺激,促进创口愈合即可。

3. 静脉曲张导致出血　可使用硬化剂局部注射,结扎或缝扎止血。

4. 肠腔内出血 需要进行结肠镜检查,明确出血部位及性质后对症处理。

(三) 预防

1. 术中对造口肠管止血要彻底。

2. 术后造口护理使用柔软的物品,减少对造口黏膜摩擦、刺激。

3. 检查造口、造口灌洗、扩张造口等操作时动作要轻柔,以免损伤黏膜,或将黏膜与皮肤连接处撕裂。

七、造口感染

(一) 原因

1. 污染术中无菌操作意识不强,导致造口创面污染;术后粪便污染。

2. 继发于造口坏死、穿孔。

3. 继发于异物感染、止血不彻底等造成积血。

4. 损伤导致感染 在灌洗或钡剂灌肠时造成结肠造口穿孔,扩张造口导致黏膜撕裂,硬的造口袋,特别是与腰带接触时,易划破结肠造口下部,甚至产生瘘。

5. 全身因素 合并糖尿病、过于肥胖、使用类固醇药物等导致免疫力低下者。

(二) 治疗

1. 表浅感染可以通过伤口冲洗、局部换药、更换敷料使创面愈合。

2. 累及造口旁感染或已形成脓肿者,一般通过分离皮肤黏膜的连接,确保引流通畅即可。

3. 根据感染的特点选择使用抗生素。

4. 如果结肠造口的位置不佳,且创伤与此有关,则需要更换造口位置。

(三) 预防

1. 加强无菌操作意识,严格无菌操作。

2. 术中操作轻柔,使引出的肠管系膜无张力,避免局部缺血;术中止血彻底,避免局部血肿形成;减少异物对局部的刺激。

3. 造口时隔离伤口,从腹壁开口提出结肠断端时结肠断端应保持闭合,缝合造口前闭合切口。

4. 造口护理所用器材和卫生用品应注意质地柔软、固定牢靠,减少对造口摩擦、刺激。

八、造口旁疝

切口缝合过松或腹壁薄弱、手术创伤,导致小肠从结肠旁脱出者,称结肠旁疝。绝大部分患者都存在一定程度的造口旁薄弱或缺损,是造口疝发生的解剖学基础。

(一) 原因

1. 造口位置选择 经腹直肌外侧造口与经腹直肌造口比较,造口旁疝的发病率高。

2. 造口途径 经腹膜造口与经腹膜外造口比较,造口旁疝的发病率高。

3. 造口愈合不良 过度肥胖、持续腹压增高、腹水等因素导致造口肠管与周围组织分离,可诱发造口旁疝。

4. 造口术后局部感染、周围组织营养不良造成局部形成薄弱区或缺损导致造口旁疝。

(二) 处理

1. 症状轻者,早期使用合适腹带或特制的造口袋后症状可以缓解。

2. 症状重者,妨碍结肠造口灌洗或影响造口袋佩戴者需要手术治疗。

3. 疝脱出巨大,复位困难,或疝颈过小有嵌顿可能者,应手术治疗。

4. 疝手术方式应根据具体情况而定,可行疝修补、改经腹膜外造口、或将结肠造口更换位置。

(三) 预防

1. 选择腹膜外结肠造口可降低造口旁疝的发生率。

2. 仔细将穿过腹壁的结肠与腹膜、鞘膜等组织缝合,修补腹壁与造口肠壁之间间隙,使间距适中。

3. 永久性造口可选择经左侧腹直肌造口,以降低造口旁疝的发生率。

4. 预防造口感染,消除增高腹压因素,降低造口旁疝的发生率。

九、造口周围皮炎

造口周围皮炎是最容易发生的并发症,轻者局部红肿,重者糜烂、溃疡。

(一) 原因

排泄物刺激皮肤导致的接触性皮炎,造口袋装置黏合剂导致的损伤性皮炎及念珠菌感染导致的感染性皮炎。

(二) 治疗

1. 造口袋装置黏合剂导致的损伤性皮炎更换造口袋,如选用无张力软质透膜造口袋。

2. 排泄物刺激引起的接触性皮炎局部使用皮肤保护乳膏、油剂等,如氧化锌软膏。

3. 真菌感染导致的顽固性糜烂、溃疡者外用制霉菌素。

4. 如经各种治疗无效手术更换造口位置。

(三) 预防

1. 选择佩戴合适的、刺激性小的造口袋,如选用无张力软质适透膜造口袋,避免周围组织损伤。

2. 加强造口周围皮肤护理,经常清洁、减少排泄物对皮肤的刺激。

3. 造口处黏膜高出皮肤 2~3cm 为宜,尽量避免粪便接触造口周围皮肤而直接进入造口袋。

4. 营养不良者加强营养,增强体质;合并糖尿病者积极控制血糖,降低皮肤感染的概率。

十、肠梗阻

(一) 原因

1. 预留造口肠管过长,在腹腔内迂曲、粘连。

2. 腹内疝形成。造口近侧腹内肠段与左侧腹壁间隙过大,小肠突入间隙形成内疝,或围绕造口粘连,发生梗阻。

(二) 治疗

1. 梗阻发生后,症状轻者可先非手术治疗,

若 72 小时仍不能缓解者,宜早期剖腹探查;若症状重,疑有肠绞窄发生者,及时手术探查。

2. 肠粘连导致肠梗阻者可将粘连的肠管松解;有内疝时应复位肠管并修补空隙。

3. 探查结束后可使用防粘连剂如透明脂酸钠,以防止再次发生粘连。

(三) 预防

1. 经腹膜内造口者,术中需仔细缝合造口近端肠管与左侧腹壁之间的间隙;或采用腹膜外结肠造口,使腹腔内无空隙,避免内疝形成。

2. 预留造口肠管不宜过长,避免在腹腔内迂曲、粘连导致肠梗阻。

十一、粪便嵌顿

(一) 原因

1. 造口狭窄。

2. 粪便干结。

(二) 治疗

1. 粪便干结　嵌顿于造口附近的粪便可涂抹润滑剂后予以取出,肠内干结粪便可给予甘油灌肠剂或用温盐水经造口灌肠,协助排便,同时口服缓泻药预防粪便干燥。

2. 造口狭窄　软化粪便的同时,扩张治疗,必要时手术解除狭窄。

(三) 预防

1. 及时处理造口狭窄。

2. 口服缓泻药、中药汤剂等软化粪便,保持排便通畅。

(徐月)

参考文献

[1] 孙世良,温海燕,张连阳,等.现代大肠癌诊断与治疗[M].重庆:重庆出版社,2005:337-357.

[2] 黄乃健.中国肛肠病学[M].济南:山东科学技术出版社,1996:420-480.

[3] Marvin L.Corman.结肠与直肠外科学[M].吕厚山,主

译.4版.北京:人民卫生出版社,2002:568-762.

[4] 李春雨,徐国成.肛肠病学[M].2版.北京:高等教育出版社,2021:72-74.

[5] 何永恒,凌光烈.中医肛肠科学.[M].2版.北京:清华大学出版社,2012:112-116.

[6] 黄乃健.中国肛肠病学[M].济南:山东科学技术出版社:1996:1270-1271.

[7] 黎介寿,吴孟超,黄志强.普通外科手术学[M].2版.北京:人民军医出版社,2008:377-384.

[8] 吴孟超,吴在德.黄家驷外科学[M].7版.北京:人民卫生出版社,2008:1646-1646.

第十三章

创伤修复与术后换药

创面又称伤口,是正常皮肤(组织)在外界致伤因子(如外科手术、外力、热、电流、化学物质、低温)及机体内在因素(如局部血液供应障碍)等作用下导致的损害,常伴有皮肤完整性破坏、皮肤正常功能受损及一定量正常组织丢失。组织创面愈合或创伤修复是指外伤或其他疾病造成组织缺损(如创面等)后,局部组织通过增生或再生方式来进行修补的一系列病理生理过程。

换药又称更换敷料,包括检查伤口、除去脓液和分泌物、清洁伤口及覆盖敷料。是预防和控制创面感染,消除妨碍伤口愈合因素,促进伤口愈合的一项重要外科操作。

肛门直肠手术后排便伤口容易损伤,常伴有轻微感染,但血供丰富,有较强的抗感染能力,常愈合良好,因此在创伤修复的基础上,换药是去除伤口延迟愈合因素的重要方式之一。

一、创面愈合过程

创面愈合的基础是炎症细胞(如巨噬细胞、中性粒细胞)及修复细胞(如成纤维细胞、表皮细胞)等的一系列生物学活动,同时,细胞基质也参与其中。创面愈合分四期。

1. 凝血期 创面形成的一瞬间,机体首先出现的反应是自身的止血过程。这一过程包括一些非常复杂的生物学反应:首先是创面周围的小血管、毛细血管等反应性收缩使局部血流量减少,继之而来的是暴露的胶原纤维吸引血小板聚集形成血凝块;随后血小板释放血管活性物质使血管进一步收缩,血流减慢。最后,内源性及外源性凝血过程均被启动。凝血过程结束后,机体即开始进行创面的愈合。

2. 炎症期 这一时期为创面形成后的2~3天。局部血管收缩导致局部组织缺血,引起组胺和其他血管活性物质释放,使创面局部血管扩张;同时,因坏死组织及可能致病微生物的存在,引发机体的防御反应(炎症反应):中性粒细胞、淋巴细胞、巨噬细胞等炎症细胞向创面移动和集中。一方面,粒细胞防止或吞噬入侵的细菌;另一方面,巨噬细胞吞噬消化坏死的组织细胞碎片。同时,这些炎症细胞组织破坏后释放出来的自身蛋白溶解酶,即胶原酶,也可以消化溶解坏死的组织细胞碎片,使创面清洁,以便启动组织修复过程。这一过程又称清创阶段。同时,创面反应性地收缩,以减少创面面积。

3. 修复期 上皮再生和肉芽组织形成。这一时期为创面形成后的2~24天。创面修复首先是创面周缘健存的基底细胞增生,并向中心部位移行。与此同时,基底细胞的增殖刺激创面基底部毛细血管和结缔组织的反应性增生。随后,基底细胞增生刺激肉芽组织生长。肉芽组织形成有着重要的生物学意义,主要表现为填补组织缺损;保护创面,防止细菌感染,减少出血;机化血块和坏死组织及其他异物。随着肉芽组织不断形成,创面组织缺失被填充,上皮细胞便从创面周缘向中心移行,最终使创面完全被再生的上皮细胞覆盖。

4. 成熟期　当创面被再生的上皮细胞完全覆盖后,创面愈合过程并没有完全结束,即进入创面成熟期。因为新生的肉芽组织和上皮细胞还需要进一步分裂分化、转型,使其力量增强,才最后使创面得以完全愈合。新形成的上皮细胞不断分裂,使表皮层增厚。肉芽组织内部转型,形成的胶原纤维排列发生改变,使新生的结缔组织力量增加;同时,毛细血管数目减少,使创面局部颜色减退,接近于正常色。

二、创伤修复机制

创伤修复的基本病理生理包括如下过程。

1. 创伤后早期炎症反应　炎症细胞的聚集和大量局部渗出吞噬和清除异物与细胞碎片、稀释局部毒素和刺激物、渗出纤维蛋白原凝固后形成局部屏障。

2. 肉芽组织增生　创面以肉芽组织增生和表皮细胞增生移行,毛细血管胚芽形成和成纤维细胞增生,并产生大量的细胞外基质,肉芽组织形成的意义在于填充创面。

3. 瘢痕形成　软组织创伤修复最终结局之一。对创面缺损少,对合整齐,无感染创面,2~3周即可完成修复,而对缺损大,对合不整齐或伴感染的创面,需要4~5周形成瘢痕,瘢痕的形态学特征为大量的成纤维细胞与胶原纤维沉积,其形成与消退取决于胶原纤维合成与分解代谢之间的平衡。

三、影响创伤修复因素

1. 感染　是创伤修复中最常见的障碍因素。致病菌不仅直接损害局部组织细胞,而且可能引起休克、严重的蛋白质丢失等,影响创伤修复。

2. 异物存留或血肿　伤口内有异物或较大血肿时易并发感染,这些物质成为机械性障碍,增加死腔,干扰吞噬细胞和成纤维细胞等的活动,阻碍毛细血管新生,即使未并发感染,仍将延迟治愈时间。

3. 组织低灌流　局部主要血管损伤或受压,或休克等,可引起创伤组织血液灌流不足,细胞缺氧和发生代谢障碍,炎症反应和细胞增生均受抑制。待恢复组织灌流后,还需清除缺血、缺氧所产生的组织产物,因此,创伤修复时间延长。此外,较重的休克还可能使体内产生抑制白细胞功能的物质,伤口容易发生感染。

4. 药物　临床普遍使用的肾上腺皮质激素,对创伤修复起多方面不利作用,如炎症反应、吞噬细胞功能、蛋白质合成、细胞增生、伤口收缩等均受抑制,因此长期或大量使用肾上腺皮质激素的患者,受伤或术后应特别注意伤口愈合和并发感染。

5. 全身性疾病　受伤或手术之前原有某种疾病,可使创伤愈合延迟,且容易并发感染等,临床上较多见情况如低蛋白血症、糖尿病未经治疗者、变态反应性疾病、恶性肿瘤使用抗肿瘤药或放射疗法、年老体衰患者的应激反应能力降低,代谢变化迟缓、参与胶原等形成过程的维生素 C 等减少,使得创伤修复受影响。

四、分类

(一) 根据创面的清洁程度分类

1. 清洁创面　未受细菌污染的伤口,包括大部分手术切口,此类伤口如经正确处理,一般都能达到一期愈合。

2. 污染伤口　有细菌沾染,但尚未发生感染的伤口。一般伤口 8 小时内处理者属此类伤口,但单纯切割伤、头面部伤在 12 小时内者可按污染伤口处理。污染伤口及时清创,可转变为清洁或接近清洁伤口,争取一期愈合。

3. 感染伤口　伤口被细菌污染严重,伤口已发生细菌感染,有较多分泌物、脓液或坏死组织感染伤口只能通过换药,达到二期愈合。

(二) 根据创伤愈合程度分类

1. 一期愈合　最简单的伤口愈合类型,组织直接结合,发生于组织缺损少、创缘整齐、无感染,经过缝合或黏合的手术切口。

2. 二期愈合　又称间接愈合,指伤口边缘分离、创面未能严密对合的开放性伤口,创面缺损大,常伴感染,愈合常先由肉芽组织填充创面,继而再由新生表皮将创面覆盖,愈合时间长,需 4 周以上。

3. 痂下愈合　特殊条件下伤口愈合方式,指在伤口表面由渗出液、血液及坏死脱落的物质干燥后形成的一层黑褐色硬痂下进行的二期愈合过程,易诱发感染,延迟愈合,因此常行切痂术或削痂术,以暴露创面,利于修复。

五、术后换药

(一) 换药的目的

1. 观察伤口愈合情况,有无感染、出血、积液,以及伤口血供情况。

2. 清洁创面,去除坏死组织、异物、渗出液。

3. 伤口局部外用药物,促使炎症局限,促进组织生长。

4. 保持引流通畅,防止积液、感染。

5. 包扎固定患部,减少患者痛苦。

(二) 换药的无菌原则

1. 换药者要戴口罩、帽子,换药前后洗净双手,严格无菌操作。

2. 污染或用过的敷料扔在指定的区域,用于特殊性感染的敷料要集中焚烧。

3. 先换清洁伤口,其次是污染伤口,然后为感染伤口,最后换需消毒隔离的伤口。

4. 凡属高度传染性伤口,如破伤风梭菌、炭疽杆菌、产气荚膜梭菌、铜绿假单胞菌等感染伤口,应严格执行隔离制度,用过的器械要单独灭菌,换下的敷料要马上焚烧,换药者要刷洗双手并浸泡消毒。

5. 换药室每天消毒。

(三) 换药前准备

1. 首先向患者说明换药的目的和可能发生的不适反应,消除其不安情绪,取得其配合。

2. 让患者保持适当体位,要求既能很好暴露伤口,又能最大限度满足患者安全、保暖、舒适的需要;如分泌物多或需冲洗伤口时应垫放治疗巾,以保护床罩。

3. 尽力尊重患者隐私权,尤其是会阴部位的换药。

4. 物品准备,包括换药碗、无菌敷料、镊子、止血钳、剪刀、消毒棉球、纱布、胶布等。

(四) 换药操作步骤

1. 备齐需要用的换药物品。

2. 让患者保持合适体位。

3. 揭开敷料,应先用手除去外层,再用镊子除去内层,如敷料与伤口粘连时先用生理盐水浸湿敷料,揭开敷料的方向应与伤口纵轴方向一致,以减轻疼痛和组织损伤。

4. 检查伤口,用揭开内敷料的镊子,夹持碘附纱球,消毒伤口周围皮肤,从伤口边缘逐渐向外(如为感染伤口则由外向内消毒)。

5. 覆盖外敷料,胶布固定。

6. 肛门直肠术后开放性切口换药一定要注意保持切口引流通畅,将油纱条填塞至创面基底部,防止假性愈合;肛周会阴部坏死性筋膜炎术后换药无须覆盖纱布,避免密闭缺氧环境。

(五) 换药频率

1. 无菌伤口如无特殊反应,2 天后第一次换药,观察有无出血、血肿、感染等情况,再确定下次换药时间。

2. 出现敷料浸透、原因不明的发热、刀口跳痛等情况,则随时再次换药。

3. 感染伤口,分泌物较多,每天换药 1 次。

4. 新鲜肉芽创面,隔 1~2 天换药 1 次。

5. 严重感染、放置引流的伤口及粪瘘等,应根据引流量多少决定换药次数。

6. 肛门直肠术后开放性切口每天换药1~2次。

(六) 常用敷料选择

1. 干纱布　最常用,用于清洗、湿敷及遮盖保护创面。

2. 油纱布　具有引流、保护创面、避免创面干燥及延长换药时间等作用。

3. 纱布条　有干纱条、凡士林纱条、浸有药液的纱条等,一般做伤口引流用。

4. 棉垫　用于大面积创面包扎固定。

5. 碘仿纱条　具有抗菌、防腐、收敛、去臭和促进肉芽组织生长的作用,用于有腺体分泌的慢性窦道。

6. 新型敷料

(1)双相作用敷料:造成局部潮湿的微小环境来促进伤口愈合。

(2)生物活性敷料:密闭敷料,与创面周围紧密连接,防止干燥,为创面提供一个低氧、微酸的潮湿环境。

(七)常用药物选择

1. 乙醇　压疮防护(50%)、皮肤及器械消毒(75%)。表皮完整的皮肤伤口可以用乙醇消毒,表皮破损不能用乙醇,黏膜也不能用乙醇消毒。

2. 碘附　对黏膜刺激性小,无须用乙醇脱碘,无腐蚀作用,且毒性低,很少有过敏反应。缺点是对油腻创面或皮脂腺发达部位效果不好。

3. 碘酒　在有些医院已经被淘汰,因为过敏反应多,需要脱碘,有腐蚀作用。但可用于皮脂腺丰富的部位,因其更具穿透力,适用于头皮创口周围。

4. 生理盐水　主要用于创口的洗涤、湿敷和冲洗。有增进肉芽组织营养及吸附创面分泌物的作用,对肉芽组织无不良刺激。等渗盐水棉球及纱布用于清洁创面、创面湿敷、填充脓腔,等渗盐水用于冲洗脓腔。

5. 高渗盐水　3%~10%高渗盐水具有较强局部脱水作用,用于肉芽水肿明显的创面。高渗盐水加凡士林纱布可刺激肉芽生长,在临床上经常用于没有一期愈合的创口,或是感染创口清创彻底后应用。

6. 高渗葡萄糖　能均匀分布于创面,造成高渗环境,导致细菌脱水,有抗菌作用,并能使机体局部细胞脱水,减轻创面及肉芽组织水肿,同时改善局部血液循环,改善创面周围营养,促进创面愈合;此外,葡萄糖还具有生肌作用,可减少创面疼痛,有利于创口愈合。对感染性创口局部营养差、创口面积大、用其他药物换药后疗效差或无效者,下肢静脉曲张表面皮肤糜烂或溃疡、创面愈合难者,浅Ⅱ度~深Ⅱ度小面积烧伤水肿明显、创面愈合缓慢者,以及压疮疗效较为显著。

7. 过氧化氢溶液　与组织接触后分解释放氧,具有杀菌作用。用于冲洗外伤伤口、腐败或恶臭伤口,尤其适用于厌氧菌感染伤口。

8. 庆大霉素溶液　局部冲洗,用于铜绿假单胞菌、葡萄球菌感染创面。

9. 呋喃西林溶液　用于溃疡、脓性伤口等表面消毒。

10. 胰岛素　主要应用于糖尿病患者的不愈合创口。

11. 0.02%高锰酸钾溶液　分解释放氧缓慢,但作用持久,具有清洁、除臭、防腐和杀菌作用。用于洗涤腐烂恶臭、感染伤口,尤其适用于疑有厌氧菌感染、肛门和会阴伤口。

12. 鱼肝油　局部涂敷,用于促进创面上皮形成。

13. 0.05%氯己定溶液　用于冲洗创面、伤口。

14. 依沙吖啶溶液　直接湿敷有收缩创口效果。

15. 纯苯酚溶液　具有腐蚀、杀菌作用。用纯苯酚溶液棉签烧伤肛裂和慢性窦道,使不健康的肉芽组织坏死、脱落以促进愈合,用后需用乙醇棉签擦拭中和,再用等渗水棉签擦拭,以防苯酚烧伤病灶周围的健康组织。

16. 10%~20%硝酸银溶液　用于烧伤肛裂、慢性窦道和腐蚀过度生长的肉芽组织,用后需用等渗盐水棉签擦拭。

17. 粉剂、软膏类　碘仿纱条具有抗菌、防腐、收敛、去臭和促进肉芽组织生长的作用,用于有腺体分泌的慢性窦道,如肛瘘、结核病灶清除后的伤口,碘仿有毒性不宜长期使用;10%~20%鱼石脂软膏有抗炎退肿作用,用于早期脓肿;10%氧化锌软膏涂于皮肤表面,有保护皮肤免受分泌物侵蚀的作用,常用于肠瘘、胆瘘等四周的皮肤;链霉素软膏涂于纱布上外敷,用于结核性伤口;2%聚维酮碘软膏用于治疗烧伤、慢性溃疡,疗效满意。

18. 中药类　如红油膏、生肌散、生肌玉红膏等,具有镇痛、拔毒生肌、排脓、去腐等作用。

（八）特殊情况下的换药

1. 伤口出现化脓性感染或脂肪液化 及时间断拆线引流，用碘酊消毒伤口周围后，将伤口内液体尽量挤出，用过氧化氢溶液和生理盐水反复冲洗伤口，庆大霉素加浓盐水湿敷创面。每天换药1次，待新鲜肉芽组织长出后，改为每2天换药1次。可将伤口渗出液抽出行细菌培养+药敏试验。

2. 皮肤缺损的伤口 缺损区用盐水反复冲洗，周围可用活力碘常规消毒，然后用盐水纱布或凡士林纱布覆盖，盐水纱布有利于保持创面新鲜、干燥，凡士林纱布有利于创面肉芽生长。如果缺损处创面肉芽新鲜，还可应用表皮生长因子纱布。

3. 肉芽生长过度 肉芽高出创缘，上皮不易覆盖而延迟愈合。用剪刀剪平或硝酸银棒烧灼，压迫止血，盐水纱布湿敷。创面此时不宜用油类敷料。

4. 肉芽水肿 肉芽组织表面光滑亮晶，呈淡色或淡白色，分泌物较多，常高出创面，触之有浮动感，不痛且不容易出血。可用高渗盐水纱布湿敷，局部加压包扎。

5. 难以愈合的陈旧性肉芽创面 此种肉芽组织再生能力差（颜色暗红，不新鲜，高低不平，有时呈陈旧性出血貌），不易愈合，可用刮匙将表面肉芽组织刮除或剪除，使之出血，露出新鲜肉芽，外敷高渗盐水或表皮生长因子纱布。

6. 放置引流的缝合伤口 多是污染伤口、感染伤口、渗出较多的伤口或易出血的伤口，放置引流的目的是防止积血、积液继发感染及造成伤口不愈合。引流物一般在术后24~48小时取出，在取出后如发现渗出物过多，可另换一条引流条。如果仍有大量渗液，可放置乳胶管持续引流。

（九）负压封闭引流

负压封闭引流（vacuum sealing drainage，VSD）是20世纪70年代出现的一种创伤治疗新方法，能够改善局部血流、减轻组织水肿、减少细菌数量、促进肉芽生长，其适应证包括大面积撕脱伤、脱套伤、皮毛组织大面积缺损、压疮、糖尿病足等，还可用于清创、植皮、皮瓣转移等，在医学上广泛应用。

使用前，首先对患者的创面或创腔进行相应清创，然后按创面或创腔大小修剪医用海绵，接着将创面或创腔周围的正常皮肤与VSD敷料边缘固定，然后在医用海绵上密闭粘贴生物半透性薄膜，最后将引流管接入负压引流瓶，进行24小时持续或间歇性低负压治疗。一般情况下，一次封闭引流可以保持有效引流5~7天，无须每天更换或换药。5~7天后，医师可根据患者创面或创腔的情况决定是否需要拆除或更换VSD。

六、创面修复治疗

（一）预防和根治原发性疾病

尽管创面积极治疗十分重要，但根本措施是治疗原发疾病。

（二）减小或迅速封闭创面

创面迅速闭合不仅有利于创伤修复微环境的重建，更主要的是消除了瘢痕与溃疡形成的主要诱因，减少了感染机会，这是预防创伤修复并发症的根本措施。

（三）利用高新技术促进创面愈合

1. 基因工程技术、转基因技术和蛋白质工程技术 应用DNA重组技术促进创面愈合的一类药，即基因重组成纤维细胞生长因子和表皮生长因子，可以缩短创面愈合时间。

2. 干细胞技术 利用骨髓间充质干细胞经诱导分化形成成纤维细胞，可能是替换溃疡创面"变形"或"不良"成纤维细胞的首选方法。但具体机制尚不清楚，同时缺乏有效的实施措施。此外，社会、伦理以及宗教因素也限制该技术应用。

3. 组织工程技术 新型复合材料的人工敷料为提高外科换药效果提供了良好的条件。采用组织工程构件的组织器官如血管及骨等，有的正在完成临床试验，有的已经应用于临床，取得了令人满意的结果。

4. 克隆技术 体外培养和再生部分器官，利用技术在体外生产患者自体皮肤，置换受损组织。

5. 芯片和纳米技术 利用纳米计算机控制的

"纳米机"(细胞聚集机),可以刺激和填充机体的修复组织,清理和强化血管结构,以便修复创伤、修复各种组织的排列由"无序"变为"有序",从而为生理性的完全修复创造条件。

(四)中医疗法

1. 挂线疗法　在治疗高位肛瘘的临床实践中不断改进,使挂线疗法逐渐完善,挂线过程中紧线对肌肉组织造成创伤,产生异物刺激,不同皮筋脱落时间对伤口愈合产生不同影响。

2. 祛腐生肌　通过药物或手术的作用,将创口表面坏死组织,过度增生的病理性肉芽组织及其他影响创口顺利愈合的病理组织逐渐清除,形成相对新鲜的、引流通畅的创面,为新生肉芽组织生长创造有利条件,再配合适当生肌长肉的药物,最终促进肉芽组织合理生长,创口顺利愈合。

3. 坐浴熏洗　通过热与药共同作用,促进血液循环,消肿镇痛。此外,还能加快毛细血管再生,改善局部创面血供,使新生肉芽生长加速,创面愈合加快。

4. 分期换药　对创面和残腔换药的目的是去除坏死组织,通畅引流和促进肉芽组织生长,使创面尽快愈合,肛瘘术后愈合过程分为抗炎镇痛期、化腐生肌期及促进创面愈合期。分期换药对提高疗效,缩短疗程起到较好作用。

5. 辨证论治

(1)热毒蕴结型:创面色鲜红,分泌物多,甚至有脓水流出,创面疼痛剧烈,切口疼痛剧烈,切口难以愈合,属阳、热、实证。热毒未清,脓腐未去,新肉不生,治以清热解毒、提脓祛腐为主。

(2)湿热下注型:创面多色淡红,表面湿润,肉芽质地松软,可呈鱼肉样,创面边缘色淡,治以清热燥湿、消肿镇痛为主。

(3)气滞血瘀型:创面肉芽色暗红,质地较硬,创缘较硬,肉芽不新鲜,水肿不显,创面生长极缓慢,治以活血化瘀为主。

(4)气血亏虚型:创面局部肉芽色淡甚至呈白色,肉芽较松软,周围皮肤色淡,可见桥型愈合,治以益气养血为主。

(曲牟文)

参考文献

[1] 吴阶平,裘法祖.黄家驷外科学[M].4版.北京:人民卫生出版社,1979.
[2] KESHAVA A,RENWICK A,STEWART P,et al. A nonsurgical of fecal diversion:the Zassi bowel management system [J]. Dis Colon Rectum,2007,50(7):1017-1022.
[3] GOKCE F S,GOKCE A H. Can the risk of anal fistula development after perianal abscess drainage be reduced? [J]. Rev Assoc Med Bras(1992),2020,66(8):1082-1086.
[4] DING J,HE Y Y,CHEN L,et al. Virtual reality distraction decreases pain during daily dressing changes following haemorrhoid surgery [J]. J Int Med Res,2019,47(9):4380-4388.
[5] SMITH S R,NEWTON K,SMITH J A,et al. Internal dressings for healing perianal abscess cavities [J]. Cochrane Database Syst Rev,2016,2016(8):CD011193.
[6] 王永杰,华国花.痔疾洗液对肛门病术后疼痛、水肿及出血的疗效观察[J].中国中医药杂志,2015,40(22):4497-4500.
[7] LI S T,CAO B,DENG W L,et al. Clinical study of external application of Qiyu oil gauze for promoting post-operational healing in patients with anal fistula [J]. Chin J Integr Med,2009,15(4):279-83.
[8] ALTMAN D,MELLGREN A,BLOMGREN B,et al. Clinical and histological safety assessment of rectocele repair using collagen mesh [J]. Acta Obstet Gynecol Scand,2004,83(10):995-1000.
[9] VUONG T,FRANCO E,LEHNERT S,et al. Silver leaf-nylon dressing to prevent radiation dermatitis in patients undergoing chemotherapy and external beam radiotherapy to the perineum [J]. Int J Radiat Oncol Biol Phys,2004,59(3):809-814.
[10] 黄立功,秦素娥.中医疮疡理论在肛周脓肿术后换药的应用体会[J].中医药导报,2005,11(3):40-41.
[11] 张光哲,凌光烈,鹿晓理,等.藻酸钙敷料在肛瘘术后创面的应用[J].中华普外科手术学杂志(电子版),2012,6(1):101-103.
[12] 赵君健,方健,彭洪,等.肛周脓肿术后应用康复新液换药的疗效观察[J].中医药导报,2013,19(11):109-110.
[13] 梅笑玲,连文学,王春仙.臀沟深浅对肛肠病术后创面愈合的影响[J].中国中西医结合外科杂志,1999,5(1):56-57.
[14] 陶昕.生肌玉红油纱条痔术后换药观察[J].实用中医药杂志,2002,18(9):30.

[15] 封以生,张镇国.锡类散用于肛瘘术后换药的疗效分析[J].黑龙江中医药,2002(5):62.

[16] 刘国军.中医外治综合疗法对肛肠疾病术后换药疼痛及创面愈合的影响[J].河南中医,2015,35(7):1606-1608.

[17] 王海东.中医祛腐生肌法促进肛周脓肿及肛瘘术后创面愈合的临床研究[J].中西医结合心血管病电子杂志,2016,4(11):138-139.

[18] 傅丽元,张书信,高静,等.拔毒生肌散用于肛肠疾病术后换药的临床观察[J].世界中医药,2018,13(6):1372-1375.

[19] 祝颂.从辨证角度浅析肛周脓肿术后换药[J].中国中医急症,2008,17(7):947-948.

第十四章

肛肠疾病护理

肛肠疾病的护理有其自身的特点,做好护理工作将会为患者的治疗和恢复提供良好的帮助,关系到能否协调医师、护士、患者三者的关系,直接影响医疗质量。护理工作是整个医疗工作的重要组成部分,其在患者治疗和康复过程中有不可替代的作用,护理工作的质量直接关系到患者的医疗安全、治疗效果和身体康复。因此,根据肛肠疾病特点,对患者进行细致、周到、完善的专科护理,可以最大限度地减轻患者的痛苦、减少手术并发症,促进患者早日康复。

第一节 肛门疾病护理

肛肠疾病的护理,有其自身的专科特点,围手术期的护理至关重要。术前正确评估患者,发现护理问题,制订出精准的护理措施,可大大提高护理质量。术后根据病情和手术方式的需要,在术后给予必要的专科护理,尽可能减轻患者痛苦和不适,预防并发症发生,使患者能顺利康复,直至痊愈。有效地提高了手术护理工作质量、医护满意度和患者满意度。

一、肛门疾病术前护理

1. 合理饮食 肛门疾病大多数和排便异常有关,嘱患者多饮水,多进食新鲜蔬菜、水果,多吃粗粮,少吃辛辣刺激性食物,忌烟酒。养成良好生活习惯。适当增加运动量,促进肠蠕动,切忌久站、久坐、久蹲。

2. 热水坐浴 排便后及时清洗,保持局部清洁舒适。必要时用肤苓洗剂或复方荆芥熏洗剂熏洗坐浴,控制温度在43~46℃,每日2次,每次20~30分钟。经常性的热水坐浴不仅可以保持局部清洁,还可以促进血液循环,减缓炎症,缓解肛门括约肌痉挛导致的疼痛。

3. 痔块还纳 痔块脱出时应及时还纳,嵌顿性痔应尽早行手法复位,防止水肿、坏死;不能复位并有水肿及感染者用肤苓洗剂或硫酸镁溶液坐浴,局部涂痔疮膏,用手法再将其还纳,嘱其卧床休息。注意动作轻柔,避免损伤。

4. 应用抗生素 急性炎症期,遵医嘱给予抗生素。有条件时穿刺抽取脓液,并根据药敏试验结果合理选择抗生素,控制感染。

5. 纠正贫血 缓解患者的紧张情绪,指导患者进少渣食物,术前排空粪便,必要时灌肠,做好会阴部备皮及药敏试验,贫血患者应及时纠正。贫血体弱者,协助完成术前检查,防止排便或坐浴时晕倒受伤。

6. 局部清洁 嘱患者排便后洗净肛门皮肤上的粪便、分泌物、汗液等,保持肛门局部卫生清洁。经常热水坐浴不仅可以保持局部清洁,还可以促进血液循环,减缓炎症,缓解肛门括约肌痉挛导致的疼痛。

7. 肠道准备 术前一般无须限制饮食,或进少渣饮食。手术当日禁食,术晨 2 小时磷酸钠盐灌肠液 133ml 或甘油灌肠剂 110ml,肛内注入,以清除积粪,清洁肠道,并应在术前排空小便。

8. 皮肤准备 备皮范围是髂前上棘至大腿上 1/3,包括会阴和臀部。

二、肛门疾病术后护理

1. 饮食护理 术后当日应禁食或给无渣流食,次日半流食,以后逐渐恢复普通饮食。术后 6 小时内尽量卧床休息,减少活动。6 小时后可适当下床活动,排尿、散步等,逐渐延长活动时间,并指导患者进行轻体力活动。

2. 疼痛护理 肛周末梢神经丰富,痛觉十分敏感,或肛门括约肌痉挛、排便时粪便对创面刺激、敷料阻塞过多导致大多数肛肠术后患者创面剧烈疼痛。疼痛轻微者可不予处理,但疼痛剧烈者应给予处理。指导患者采取各种有效镇痛措施,如分散注意力、听音乐等,必要时遵医嘱予镇痛药物治疗。

3. 局部坐浴 术后每次排便或换药前均用硫酸镁溶液或肤芩洗剂熏洗坐浴,控制温度在 43~46℃,每日 2 次,每次 20~30 分钟,坐浴后用凡士林油纱覆盖,再用纱垫盖好并固定。注意:禁用 1:5 000 高锰酸钾溶液坐浴。

20% 硫酸镁溶液用于肛肠术后坐浴,50% 硫酸镁溶液用于肛周部位外敷,是有效的消肿抗炎治疗方法。硫酸镁溶液为高渗溶液,其中 Mg^{2+}、SO_4^{2-} 均为强极性物质,两者均可利用浓度差吸收组织中的水分,从而达到消肿目的。硫酸镁的高渗透作用能迅速消除局部组织炎性水肿,Mg^{2+} 具有保护局部血管内皮细胞及增加内皮细胞前列环素的合成及释放,增强抗凝活性,抑制血小板聚集,改善局部循环,保护血管完整性的作用。同时,Mg^{2+} 与 Ca^{2+} 化学性质相似,能抑制交感神经递质释放,使平滑肌收缩受阻改善微循环。Mg^{2+} 能使毛细血管扩张,加热也促使毛细血管扩张,从而纠正了组织缺血缺氧,促进水分吸收,由于微循环改善,增加了新陈代

谢和白细胞吞噬功能,进而达到抗感染、消肿的目的。硫酸镁无味、无刺激性,操作方便、安全。

配制方法:将 50g 硫酸镁溶入(43~46℃)100ml 热水中,即制成 50% 硫酸镁溶液(硫酸镁与水的比例为 1:2)。同理,20% 硫酸镁溶液,硫酸镁与水的比例为 1:5。

4. 保持排便通畅 术后早期患者有肛门下坠感或便意,告知其是敷料压迫刺激导致;术后 3 天内尽量避免排便,促进切口愈合,可于术后 48 小时内口服阿片酊以减少肠蠕动,控制排便。术后第 2 天应多吃新鲜蔬菜和水果,保持排便通畅。如有便秘,可口服液状石蜡或首荟通便胶囊等润肠通便药物,宜用缓泻药,忌用峻下剂或灌肠。避免久站、久坐、久蹲。

5. 切开挂线的护理 ①皮肤护理:保持肛门皮肤清洁,嘱患者局部皮肤瘙痒时不可搔抓,避免皮肤损伤感染;②挂线橡皮筋护理:嘱患者术后 7~15 天到门诊收紧橡皮筋,直到橡皮筋脱落。脱落后局部创面可外敷中药生肌散,促进创面愈合。

6. 避免剧烈活动 术后 7~15 天应避免剧烈活动,防止粪便干燥,以防痔核或吻合钉脱落导致继发性大出血。

7. 肛门收缩训练 具体做法:戴手套,示指涂液状石蜡,轻轻插入患者肛内,嘱患者收缩会阴、肛门肌肉,感觉肛门收缩强劲有力为正确有效收缩,嘱患者每次持续 30 秒以上。患者掌握正确方法后,嘱每天上午、中午、下午、睡前各锻炼 1 次,每次连续缩肛 100 下,每下持续 30 秒以上,术后早期锻炼次数依据患者耐受情况而定,要坚持,不可间断,至术后 3 个月。

8. 并发症的观察与护理

(1)尿潴留:手术、麻醉刺激、疼痛等原因导致术后尿潴留。若术后 8 小时仍未排尿且感下腹胀痛、隆起时,可行诱导、热敷或针刺帮助排尿。对膀胱平滑肌收缩无力者,肌内注射新斯的明 1mg,增强膀胱平滑肌收缩,可以排尿。必要时导尿。

(2)创面出血:术后 7~15 天为痔核脱落期,因结扎痔核脱落、吻合钉脱落、切口感染、用力排便等导致创面出血。如患者出现恶心、呕吐、头晕、视物

模糊、心悸、出冷汗、面色苍白等，并伴肛门坠胀感和急迫排便感进行性加重，敷料渗血较多，应及时通知医师行相应处理。

（3）切口感染：肛管直肠由于易受粪便、尿液等污染，术后易发生切口感染。应注意术前改善全身营养状况；术后2天内控制好排便；保持肛门周围皮肤清洁，排便后用硫酸镁溶液、肤芩洗剂坐浴；切口定时换药，充分引流。

（4）肛门狭窄：术后观察患者有无排便困难及粪便变细，以排除肛门狭窄。术后15天左右应行直肠指检，如有肛门狭窄，定期扩肛。

第二节　结直肠疾病护理

一、结直肠疾病的术前护理

1. 心理护理　在术前护理中具有重要意义。通过心理护理，可以解除患者的恐惧紧张等不良心理，使患者手术时处于最佳心理状态，为保证手术顺利创造条件。向患者、家属讲解手术方式和手术必要性，让患者、家属了解手术治疗可能带来的身体改变，并引导患者、家属正确面对术后可能出现的问题。同时争取家人和亲友的积极配合，从多方面给予患者关怀和心理支持。需要进行造口术的患者，可向患者和家属讲解造口术的必要性。

2. 饮食护理　术前3天开始进食少渣饮食，术前1天流质饮食，术前1天晚上给予清洁灌肠或口服泻药。也有部分医院结直肠外科采取术前3天开始行肠内营养（无渣型肠内营养制剂），术前1天口服肠道抗生素或中药制剂，必要时行肠外营养。成人择期术前8~12小时禁食，4小时禁饮；小儿术前4~8小时禁食（奶），2~3小时禁水，以防麻醉或术中呕吐导致窒息或吸入性肺炎。

3. 肠道准备及抗生素准备　详见第十一章第二节。

4. 皮肤准备　皮肤清洁是预防切口感染的重要环节，术前1天应剃除手术区切口周围15~20cm毛发，腹部手术区用70%乙醇擦洗。范围是从剑突至大腿上1/3前内侧及耻骨联合部，两侧至腋后线，如需切除肛门还应包括会阴部及肛门部。

督促能活动的患者自行坐浴，洗头发，修剪指/趾甲，更换清洁衣物。

5. 呼吸功能训练　有助于使肺最大限度地扩张，改善术前肺功能，并保证麻醉后达到理想的血氧饱和度，预防肺部术后并发症。术前呼吸训练方法包括深呼吸法、进行有效咳嗽练习及吹气球练习。

6. 阴道冲洗　若肿瘤侵袭子宫阴道，术前3天阴道冲洗，每天2次。

7. 术前备血　应行血型鉴定和交叉配血试验，根据不同手术需要，备好足够量的全血，同时做好补液准备。

8. 其他

（1）执行麻醉科医师医嘱，准备给予术前药物。术晨测量体温、脉搏、呼吸、血压，注意有无感冒或其他变化，询问女性患者是否月经来潮。

（2）根据病情需要安置胃管和导尿管，术前取下患者的眼镜、假牙和贵重钱物，面交护士长保管。

二、结直肠疾病术后护理

1. 一般护理　在患者由手术室返回病房前，护理人员即应根据患者病情、手术方式和麻醉要求，准备好所需设备、用物及急救药品等。与麻醉医师和手术室护士做好床旁交接，搬运术后患者应动作轻稳，尽量减少震动。注意保护好输液肢体，保护好固定引流管，勿使其牵拉或滑脱。注意保暖，同时加床栏以防患者坠床。

2. 密切监测　对大手术、全身麻醉及危重患者，当患者回到病房后，必须密切观察生命体征，每15~30分钟测量一次脉搏、呼吸、血压，以及观察瞳孔和意识，直至病情稳定，随后可改为每小时测量1次或遵医嘱定时测量，并做好记录如有异常应及时报告。检查引流管连接是否通畅，按医嘱连接持续吸引或引流。观察引流液的性质、颜色和数量。检查切口敷料有无渗血，局部有无肿胀。

3. 疼痛护理　麻醉作用消失后，患者开始感觉切口疼痛，在术后24小时内最剧烈，2~3天后逐渐减轻。剧烈疼痛可影响各器官的正常生理功能和休息，故需关心患者，并给予相应的处理和护理。遵医嘱给予镇静药、镇痛药；大手术后1~2天，可持续使用患者自控镇痛进行镇痛;尽可能满足患者对舒适的需要,如协助变换体位,减少压迫等;指导患者运用正确的非药物镇痛方法,减轻机体对疼痛的敏感性,如分散注意力等。术后患者惧怕伤口疼痛而不敢咳嗽,容易出现坠积性肺炎,应鼓励患者深呼吸和咳嗽,咳嗽时护士双手帮助患者向中心推压伤口,减少伤口疼痛。

4. 术后饮食 肠道手术和非肠道手术的饮食取决于手术级别、麻醉种类和患者对手术和麻醉反应。全身麻醉者,应待麻醉清醒,无恶心、呕吐后方可进食。一般先给予流质,以后逐步过渡至半流质或普通饮食。术后当天需禁食24~48小时,待肠蠕动恢复,肛门排气后开始进食少量流质,第5~6天进食半流质,第7~9天可过渡至软食,第10~12天开始普通饮食。施行人工肛门术者可较早进半流食和普通饮食。

5. 术后活动 术后早期下床活动可以促进肠蠕动早日恢复,减少腹胀,对防止并发症发生有重要作用,如肺不张、坠积性肺炎、肠粘连,患者清醒后即可活动四肢,术后12小时可被动活动躯体,术后1~2天即可自主活动。

6. 引流管护理 区分各引流管放置的部位和作用,并做好标记、妥善固定,防止引流管打折。保持引流通畅,若引流液黏稠,可通过负压吸引防止阻塞。观察并记录引流液的量、性状和颜色,如有异常及时通知医师。熟悉各类引流管的拔管指征,并进行宣教。

7. 导尿管护理 应注意观察尿量和其性状,定时开放导尿管排尿,训练患者定时排尿,导尿管应尽早拔出,肛管直肠癌导尿管应在1周之后拔出,留置导尿管期间应防止泌尿系统感染。

8. 切口护理 观察切口有无渗血、渗液,切口及周围皮肤有无发红及切口愈合情况,及时发现切口感染、切口裂开等异常。保持切口敷料清洁干燥,妥善固定敷料,防止松脱。术后会阴切口放置负压引流管应保持通畅,并注意引流物的颜色和性状、量,保持敷料清洁干燥,如有污染和渗血,应及时更换敷料。

9. 造口护理 正确的造口护理是减少造口并发症的有效方法,医务人员应教导、鼓励患者掌握造口的护理方法。造口钳夹或暂时缝闭者,在术后2~3天开放。注意保护造口周围皮肤,可涂抹氧化锌软膏。有稀便排出应及时清理,更换敷料并避免稀便对伤口污染,可将造口与切口用敷料分隔开。注意保护造口,及时清除造口粪便,并在瘘口上覆盖凡士林纱条。密切观察造口血供情况,有无肠回缩及肠造口狭窄,如有异常应及时处理。患者出院前应教会其将造口袋直接佩戴在人工肛门上收集粪便并随时清洗更换。指导患者每天早晨、晚上采用腹部加压的方式帮助排便,尽可能形成规律性排便,减少排便带来的麻烦。此外,还可采用结肠造口灌洗法来控制排便。

第三节 肛门保健操

肛门保健操是一种简便易行的医疗保健操,通过提肛运动、肛周按摩,有效地延缓肛肠疾病进程和预防术后复发。坚持做肛门保健操,能快速建立定时排便的"生物钟",从而有效地防治便秘。术后坚持肛门功能锻炼,可以改善局部血液循环,促进切口愈合;软化术后瘢痕组织,预防肛门狭窄;减少痔静脉丛淤血和扩张,提高肛门直肠抗病力,避免和减少痔复发。

一、肛门保健操的体位

1. 仰卧位 两下肢交叉,臀部及大腿用力加紧,同时肛门缓慢用力收缩上提,持续5秒,然后放松。

2. 坐位 两足交叉于床边或椅上,两手叉腰,同时收臀、夹腿,肛门收缩上提,持续5秒,然后放松。

3. 站立位 两手叉腰,两腿交叉,足尖起立收臀、夹腿,同时肛门收缩上提,持续5秒,然后放松。

二、肛门保健操的操作方法

肛门保健操是一种简便易行的医疗保健操,具体操作方法如下。

1. 早晚操 清晨起床和晚上睡觉之前,先仰卧,双腿伸直,双手交叉放置脐上,然后均匀用力收缩肛门30次,每次收缩1秒。

2. 便后操　每次便后用温水清洗肛门,以右手示指向上轻揉肛门 60 次,然后收腹做深吸气,同时用力收缩肛门 30 次。若患者有直肠脱垂、肛门松弛或由肛门瘢痕等原因导不完全失禁时,可在操作后,再以示指压长强穴(肛门至尾骨尖的中点),由弱到强顺时针按摩 60 次,然后以中指及示指沿肛门至会阴部顺时针按摩 60 次。

三、肛门保健操的注意事项

1. 做操时注意排除杂念,注意力集中于肛门,保持呼吸均匀有节律。

2. 坚持温水坐浴,每日 1 次,每次 15 分钟,排便后或晚上睡觉前均可进行。

3. 坚持肛门保健操,也可在坐浴时进行。方法是涂适量软膏(痔疮膏或抗生素软膏均可)的右手示指缓慢伸入肛管内,向前后左右四个方向扩张撑大肛管,3~5 分钟。每日 1 次。

4. 戒烟、戒酒,忌食辛辣刺激性食物,如辣椒、芥末、榨菜、葱、蒜等。每日吃 500g 左右的青菜和适量水果,保证足够的纤维素摄入。

5. 保持良好的排便习惯,每日最好在晨起或餐后 20 分钟排便,每日 1 次。每次排便时间不超过 7 分钟。排便时不能玩手机、看书报,要集中精力排便。

6. 在各种体位下,均可做提肛缩肛动作,每次 30~40 次,以锻炼肛门括约肌功能。

7. 不要久坐、久站,特别是不要久蹲。勤换体位,每坐 40 分钟,至少站起活动 5 分钟;每蹲 30 分钟,就应站起活动 5 分钟;每站 50 分钟,也应坐下或活动 5 分钟。

8. 妊娠期女性要努力做到良好的妊娠期保健,保持排便通畅,以及适量的户外活动。

9. 女性要特别防止肛门受潮,不要让阴道分泌液浸润污染肛门,保持局部卫生清洁、干爽。

10. 要注意清洗肛门的水不能再洗外阴。有条件者可采用淋浴水管流动喷洗。

除科学治疗外,可以配合肛门保健操,有效预防各种肛肠疾病的复发。同时在日常生活中也要养成良好的生活习惯,不要长时间保持一个姿势,不要久坐,不要吃辛辣刺激性食物,少吃油腻食物,注意清洁卫生。

(聂敏)

参考文献

[1] 李春雨,徐国成.肛肠病学[M].2 版.北京:高等教育出版社,2021:63-65.

[2] 聂敏,李春雨.肛肠外科护理[M].北京:人民卫生出版社,2018:70-79.

[3] 李春雨.肛肠外科学[M].北京:科学出版社,2016:4-5.

[4] 李乐之,路潜.外科护理学[M].6 版.北京:人民卫生出版社,2018:497-515.

[5] 张卫,姚琪远,楼征.肠造口手术治疗学[M].上海:上海科学技术出版社,2019:165-232.

[6] 李春雨,汪建平.肛肠外科手术学[M].北京:人民卫生出版社,2016:187-188.

[7] 甄莉,宋慧娟,叶新梅.普通外科护理健康教育[M].北京:科学出版社,2018:171-191.

[8] 张燕生,刘仍海.肛肠病手册[M].北京:人民卫生出版社,2004:295-296.

[9] 魏素臻,李贵新,王爱红,等.肿瘤预防诊治与康复护理[M].北京:人民军医出版社,2010:300-308.

[10] 杨艳杰.护理心理学[M].3 版.北京:人民卫生出版社,2016:222-227.

[11] 聂敏,李春雨.肛肠科护士手册[M].北京:中国科学技术出版社,2018:50-51.

[12] 张有生,李春雨.实用肛肠外科学[M].北京:人民军医出版社,2009:388-389.

[13] 聂敏.吻合器痔上黏膜环切术患者的术后护理[J].中医杂志,2003,44(21):230-231.

[14] 刘艳平,叶新梅.32 例结直肠癌术后吴茱萸热盐包腹部外敷的护理体会[J].护理实践与研究,2008,5(7):29-30.

[15] 聂敏,李春雨.护理干预对老年直肠癌 Milis 术后低氧血症的影响[J].结直肠肛门外科,2015,21(4):296-297.

[16] 聂敏,李春雨.康艾注射液联合化疗治疗晚期结直肠癌临床观察及护理干预[J].山西医药杂志,2016,45(22):2716-2718.

[17] 聂敏,路瑶,李春雨.个体化护理干预对Ⅲ期结肠癌术后化疗患者生存质量的影响[J].广西医学,2016,38(9):1347-1350.

[18] 徐洪莲,喻德洪,卢梅芳,等.肠造口术前定位护理[J].中华护理杂志,2001,36(10):741-742.

[19] 聂敏,路瑶,李春雨.协同护理模式联合个体化护理对糖尿病足患者生活质量的影响[J].重庆医学,2017,46(19):2730-2736.

[20] 聂敏,路瑶.基于通讯软件的快速康复护理对结直肠癌手术患者围手术期护理措施效果观察[J].结直肠肛门外科,2021(2):172-174.

[21] 谭启芬,王祥琨,潘力生.基于加速康复外科的萧氏双C护理模式在混合痔手术患者围手术期护理中的应用[J].中国实用护理杂志,2021,37(20):1534-1539.

[22] 夏丽敏,林虹,项晓,等.基于流程管理理论的加速康复外科术前饮食管理模式的应用效果[J].中华现代护理杂志,2021,27(11):1450-1454.

下 篇

各 论

第十五章

先天性肛门直肠畸形

先天性肛门直肠畸形（congenital anorectal malformation）是以消化道末端先天性发育异常为主的一类疾病，种类繁多、病理复杂，不仅肛门直肠本身发育缺陷，同时肛门周围肌肉及神经系统也有不同程度的改变。另外，该畸形伴发其他器官畸形的概率较高，有些病例为多发性畸形或严重危及患儿生命的畸形。

一、历史

早在16世纪，我国对肛门直肠畸形便有认识，中医认为先天性肛门直肠畸形分属于肛门皮包、肛门内会合和无谷道范围，如明代孙志宏《简明医彀》，清代顾世澄《疡医大全·小儿初生谷道不通》，清代赵濂《医门补要·肛门皮包》中均有相关记载。

20世纪50年代，我国各地陆续组建了小儿外科，对肛门直肠畸形的研究随之展开并不断深入。1980年《中华小儿外科杂志》创刊；1984年在肛门直肠畸形研究方面，获国家自然科学基金资助；1995年中国医科大学《先天性肛门直肠畸形与脊柱四肢畸形》获得卫生部临床重点学科资助。

二、流行病学

先天性肛门直肠畸形是小儿外科常见的先天畸形，种类繁多、病因不明，直肠盲端和瘘管的位置各异。据统计，直肠阴道瘘、肛门闭锁、直肠闭锁3种畸形，占肛门直肠畸形的61.9%。其发病率在新生儿为1/5 000~1/1 500，居消化道畸形病之首。男女发病率基本相同，有家族史者少见，仅1%，说明有遗传性，但遗传方式尚无定论。我国发病率约2.81/10 000。

三、病因与发病机制

先天性肛门直肠畸形是由胚胎期发育异常导致，男和女基本相同，仅为解剖上的区别，尿生殖窦与肛门直肠窦之间相通，构成高位或中间位畸形。发生各种肛门直肠发育不全、直肠与尿道或阴道间的瘘管，肛门后移过程障碍和会阴发育不全的结果，构成低位畸形，发生肛门皮肤瘘、肛门前庭瘘、肛门狭窄等。

四、分类

国内外有关肛门直肠畸形的分类方法很多，各有优缺点。1970年在澳大利亚召开的国际小儿外科会议，一致同意Santuli等提出的国际分类法，即分为高位、中间位和低位三类和27种亚型，该分类法比较合理，但分型太复杂，较难指导临床医师；1984年世界小儿外科医师会议制定了Wingspread新分类法（表15-0-1），在高位、中间位、低位分类中减少了分型，便于记忆。

表 15-0-1　肛门直肠畸形 Wingspread 分类法

女性	男性
（一）高位	（一）高位
1. 肛门直肠发育不全	1. 肛门直肠发育不全
（1）并发直肠阴道瘘	（1）合并直肠尿道前列腺瘘
（2）无瘘	（2）无瘘
2. 直肠闭锁	2. 直肠闭锁
（二）中间位	（二）中间位
1. 直肠前庭瘘	1. 直肠尿道球部瘘
2. 直肠阴道瘘	2. 无瘘的肛管直肠发育不全
3. 无瘘的肛管直肠发育不全	
（三）低位	（三）低位
1. 肛门前庭瘘	1. 肛门皮肤瘘
2. 肛门皮肤瘘	2. 肛门狭窄
3. 肛门狭窄	
（四）泄殖腔畸形	（四）少见畸形
（五）少见畸形	

1995 年 Peña 根据瘘口类型及临床实用性提出了新的分类，见表 15-0-2。

表 15-0-2　肛门直肠畸形 Peña 分类法

男性	女性
会阴（皮肤）瘘	会阴瘘
直肠尿道瘘	前庭瘘
球部瘘	泄殖腔畸形
前列腺部瘘	共同管 ≤3cm
直肠膀胱瘘	共同管 >3cm
无瘘	无瘘
直肠闭锁	直肠闭锁
复杂畸形	复杂畸形

2005 年国际肛门直肠治疗新进展大会对肛门直肠畸形进行了新的分型（Krickenbeck 分型）。该分型主要以解剖学为基础，不仅对外科手术具有一定的指导性，而且简化了诊断难度。据此国际肛门直肠畸形诊断标准将肛门直肠畸形分为主要临床类型和罕见类型，主要临床类型包括会阴（皮肤）瘘、直肠尿道瘘、直肠膀胱瘘、前庭瘘、泄殖腔畸形、无瘘、肛门狭窄。罕见类型包括袋状结肠、直肠闭锁或狭窄、直肠阴道瘘、H 形瘘及其他（表 15-0-3）。

表 15-0-3　国际肛门直肠畸形诊断标准
（Krickenbeck 分型）

主要临床类型	罕见类型
会阴（皮肤）瘘	袋状结肠
直肠尿道瘘	直肠闭锁或狭窄
前列腺部瘘	直肠阴道瘘
球部瘘	H 形瘘
直肠膀胱瘘	其他
前庭瘘	
泄殖腔畸形	
无瘘	
肛门狭窄	

五、临床表现

先天性肛门直肠畸形种类多，临床症状不一，出现症状的时间不同。有的患儿出生后就发现急性肠梗阻，有的患儿出生后很久才出现排便困难，少数患儿长期无症状或症状轻微。

1. 高位畸形（肛提肌上畸形）　约占 40%，男孩多见，常有瘘管存在，但因瘘管细小，几乎都有肠梗阻症状。骨盆肌肉的神经支配常有缺陷，并伴有骶椎和上尿路畸形。此型在正常肛门位置皮肤稍凹陷，色素较深，但无肛门。女孩常伴有阴道瘘，开口于阴道穹后部。外生殖器亦发育不良，粪便经常从瘘口流出，易引起感染。男孩常伴有泌尿系统瘘，从尿道口排出气体和胎便，可反复发生尿道炎、阴茎头炎和上尿路感染。

2. 中间位畸形　约占 15%。无瘘者直肠盲端位于球海绵体肌旁或阴道下段附近，耻骨直肠肌包绕直肠远端。有瘘者其瘘管开口于尿道球部、阴道下段或前庭部。其肛门部位的外观与高位畸形相似，也可以从尿道或阴道排便。女孩以直肠前庭瘘多见，因瘘口位于阴道前庭舟状窝部，又称舟状窝瘘。

3. 低位畸形　约占 40%。直肠末端位置较低，多合并有瘘管。有的在正常肛门位置为薄膜所覆盖，隐约可见胎便色泽，哭闹时隔膜明显向外膨出，有时肛膜已破但不完全而排便困难。在男孩伴有肛门皮肤瘘，管中充满胎便而呈深蓝色，瘘口位于会阴部，或更前至阴囊缝，或尿道尾侧的任何部位。在女孩伴有肛门前庭瘘或皮肤瘘,瘘口位于阴道前庭部或会阴部。

六、辅助检查

由于是体表畸形,易于诊断。除临床检查外,还必须依赖辅助检查,测定直肠盲端与肛提肌平面和肛门皮肤的距离,确定畸形的类型、瘘管的位置及合并畸形,以便选择正确的治疗方法。常用检查如下。

1. 倒立侧位 X 线片　称为 Wangenst-een-Rice 法,要求在生后 12 小时以上摄片,用于判断直肠盲端位置,通过测量盆腔气体阴影与会阴肛门凹处金属标记间的距离即代表直肠盲端的位置。优点是操作方便、经济实惠,但所测得的直肠盲端高度通常大于实际距离,主要原因是肛门直肠闭锁伴有瘘口,直肠气体可从瘘管排出,或直肠盲端常有胎粪占据,气体不能到达盲端,患儿倒立位时肠道内气体达不到盲端即从瘘管排出,摄片时患儿肠道气体充盈不足,出现直肠内无气体影或气体影最高位与肛穴处金属标志物的距离大于实际距离。

2. 瘘管造影　要求显示对比剂注入时的结肠影像及对比剂排出时直肠瘘管影像,结肠直肠与尿道双重造影可显示直肠瘘管与尿道的关系,阴道造影可显示阴道与直肠的关系。

3. 超声检查　通过直肠盲端内粪块或气体与软组织回声不同,测量直肠盲端至肛隐窝的距离。合并瘘管的患者可同时检查瘘管的长度及走向。不足之处在于对骨骼和肌肉结构的显示,小儿腹腔胀气明显时骨骼和肌肉的声像图难以辨认,而且检查时会压迫会阴部皮肤,因此所测得的直肠盲端距肛隐窝的距离小于实际距离,同时检查时由于探头对皮肤的刺激及患儿哭闹也会影响结果,这些方面都需要超声科医师有丰富的经验才能克服。但超声对胎儿肛管解剖结构具有很高的显示率,只要超声明确胎儿肛管声像图缺失,即可诊断胎儿肛门闭锁。

4. CT 或 MRI 检查　可以清晰地对直肠末端肠壁、周围肌肉及软组织、气体以及胎粪进行区分,从而准确地显示闭锁位置,分辨率高,其准确性明显优于腹部平片及会阴部超声,对体弱患儿是比较好的选择。MRI 对直肠盲端位置的判断,合并瘘管类型,合并泌尿系统畸形及脊柱畸形、脊髓畸形有很高的诊断价值。MRI 还能很好地显示肛周肌肉、神经、软组织的发育情况,可以对患儿术后排便功能恢复进行评估等。

七、诊断

新生儿出生后无胎便,或者胎便排出延迟,呕吐、腹胀等,有完全性或不全性肠梗阻表现。若为阴道瘘或泌尿系统瘘,则患儿能排出胎便,部位不详,此类患儿可无腹胀。根据病史、临床表现及必要的辅助检查可以作出诊断。

八、鉴别诊断

主要应与直肠闭锁鉴别。直肠闭锁是指直肠盲端与肛门之间有一定距离,由胎儿时期的原始肛发育不全导致,容易与肛门畸形混淆。

1. 高位畸形

（1）肛门直肠发育不全:①直肠前列腺尿道瘘,指瘘管开口于后尿道,无肛门内、外括约肌或不明显,盲端位于耻尾线上;②无瘘,盲端与尿道间可有纤维索带连接,无肛门内括约肌,仅有肛门外括约肌痕迹,盲端平或高于耻尾线。

（2）直肠闭锁:是直肠盲端止于不同高度,肛门、肛管正常,有肛门内括约肌、肛门外括约肌及肛提肌,与肛管保持正常关系。

2. 中间位畸形

（1）直肠尿道球部瘘:直肠盲端位于尿道球部海绵体肌之上,耻骨直肠肌包绕直肠盲端瘘口、肛门内括约肌缺如,直肠盲端位于耻尾线与坐骨线(坐骨的最低点与耻尾线的平行线)之间。

（2）肛门发育不全、无瘘:直肠盲端终于尿道球部海绵体肌之上,耻骨直肠肌环绕直肠盲端。肛门内括约肌缺如,肛门外括约肌仅见痕迹。

3. 低位畸形　直肠盲端如低于坐骨线则为低位。

（1）肛门皮肤瘘:瘘管开口于肛门至尿道背部正中线上的任何部位,以阴囊部居多。肛管呈瓣状,瘘管被菲薄的皮肤缝掩盖。耻骨直肠肌正常。

（2）肛门狭窄:肛门及肛门内、外括约肌正常。

九、治疗

重建具有正常控制排便功能的肛门,是外科治疗肛门直肠畸形的目的。手术方法与时机的选择,要根据不同类型和合并瘘管的情况而定。为更好地识别耻骨直肠肌和尿道,低位畸形和高位畸形可采用经骶尾路肛门成形术或经骶腹会阴肛门成形术。手术的最基本要求是尽可能地减少盆腔神经损伤以增进感觉,拖下的直肠必须血供良好,无张力地到达会阴,缝合时使皮肤卷入肛内以防止黏膜脱垂等。不适合会阴肛门成形术者,可先行暂时性结肠造口术,待患儿6~10月龄时再行肛门成形术,术后3个月关闭造口。

(一) 治疗原则与方法

治疗原则是为了改善术后排便控制功能,根据各种不同的类型和合并瘘管的情况选择手术方法和时机。

治疗目的有3个方面,即解除肠梗阻、重建肛门直肠功能、切除瘘管。首要任务是抢救生命、解除梗阻,使粪便排出。高位畸形,先行造口术,待1岁后足以支持大手术时,再行成形术;低位畸形,如瘘口在阴道下部或会阴部,可先扩张瘘管,解除梗阻,日后择期手术。

1. 根据发病类型及末端高度选择手术方法和手术时机

(1) 会阴前肛门无狭窄、无排便功能障碍者:一般无须治疗,肛门或直肠下端轻度狭窄,一般采用扩张术多能恢复正常功能。如肛门显著狭窄,则需行手术治疗。

(2) 低位肛门直肠畸形:包括有瘘和无瘘者,以及肛门闭锁伴前庭瘘者应行会阴肛门成形术。对无瘘或有瘘但不能维持排便者,一般需在生后1~2天完成手术。对伴有较大瘘孔,如前庭瘘、肛门狭窄等,出生后在一段时间内尚能维持正常排便,可于6个月左右行手术治疗。

(3) 中间位肛门直肠畸形:常伴直肠尿道球部瘘或低位直肠阴道瘘等。因瘘管位置特殊,从盆腔或会阴部均不易暴露,应行骶会阴肛门成形术。此手术宜在患儿6个月左右进行,对无瘘和伴直肠尿道瘘的中间位畸形患儿,应先行横结肠造口术,以解除梗阻症状。伴低位直肠阴道瘘者,其瘘孔较大,在一段时间内尚能维持正常排便,则无须行结肠造口术。

(4) 高位肛门直肠畸形:包括无瘘和有瘘以及直肠闭锁的患者。应先行横结肠造口术或乙状结肠造口术,以解除梗阻症状。待6个月后,再行骶腹会阴肛门成形术。

2. 手术方法

(1) 后矢状入路肛门直肠成形术(posterior sagittal anorectoplasty,PSARP):于会阴部正中心切开横纹肌复合体,肉眼直视下游离出直肠末端并处理瘘管,将直肠于横纹肌复合体的中心拖出并吻合。适宜于高位及中间位肛门直肠畸形,手术时尽量保留直肠及肛周组织,恢复直肠与其周围组织的正常解剖关系,以便术后获得较好的肛门控制功能。此手术方式术后具有良好的排便功能,大大减少了大便失禁的发生。

(2) 泄殖腔畸形修复术:泄殖腔畸形又称一穴肛畸形,为女性直肠、阴道及尿道共同开口于会阴部的一种少见的严重先天性畸形。泄殖腔畸形应在出生后立即行横结肠造口术,使粪流改道,保持泄殖腔出口清洁,防止发生尿路感染。一般6个月以后手术为宜。若共同管长度<3cm,行泄殖腔整体游离术(total urogenital mobilization,TUM);若共同管长度>3cm,需开腹联合PSARP,分离直肠、阴道和尿道,完成肛门、阴道、尿道成形术。

(3) 腹腔镜辅助肛门成形术(laparoscopic assisted anorectoplasty,LAARP):能清楚地显示直肠泌尿系统瘘管,并在直视下予以缝扎离断及能准确地将直肠末端置于肛提肌与肛门外括约肌中央,具有损伤小、恢复快等优点,目前LAARP已成为治疗中高位肛门直肠畸形的主流手术方式。继传统的腹腔镜技术后,经脐单切口腹腔镜手术逐渐成为小儿外科手术的一个新领域。

(二) 常见先天性肛门直肠畸形疾病手术治疗

1. 肛门闭锁　又称锁肛或无肛,是先天性直肠肛门畸形中的一种常见类型。因胚胎时期,肛膜未破裂或肛缘生长纤维带而使肛门闭锁,不能排便。有时闭锁不全，略有空隙，但仍不能胜任排便功能。

（1）肛膜行十字形切开术：适用于肛门膜状闭锁。操作方法：全身麻醉或局部麻醉下，取仰卧位，双腿抬高。将肛膜行十字形切开（切口端不超过肛门括约肌边缘，以免损伤肛门括约肌），扩张肛门，术后每周扩肛 2~3 次，连续扩肛 3 个月，以防狭窄。如膜为纤维带，则将其切除即可。对于肛膜很厚的闭锁，麻醉后，先切开皮肤，找到直肠盲端，将其向下牵拉到肛门缘后，切开盲端，将其黏膜与皮肤缘用丝线间断缝合。术后每周扩肛 2~4 次，至排便通畅为止。

（2）中位肛门闭锁、较低的高位或较高的低位肛门闭锁，应尽早行会阴肛门成形术或骶会阴肛门成形术。在小儿出生后，即应行横结肠或乙状结肠造口术，以减少肠梗阻对患儿生命的威胁。在小儿出生 6 个月后可行肛门成形术，术中肛门内放橡胶管，使粪便与肠内气体由该管排出，2~3 天后拔掉。5 岁以下采用全身麻醉，5 岁以上采用简化骶管麻醉，取俯卧位，耻骨垫高，背部略前倾。一般预后良好。

（3）肛门成形术的操作方法：①在尾部做一长约 5cm 的纵向切口，切口下端距肛门缘 1cm（图 15-0-1）。②沿中线切开肛尾筋膜，用直肠钳将耻骨直肠肌拉开。游离直肠后壁及两侧壁，最后小心分离直肠前壁，因直肠前壁多有瘘管存在，可将直肠推向一侧，查看有无瘘管并找出耻骨直肠肌，此肌在高位直肠闭锁时位于耻尾线上，因肌环内无直肠通过而向前移，紧绕尿道后方。低位闭锁时，位于耻尾线以下，绕直肠远端或瘘管后方，应将其从尿道或瘘管后方分离出来（图 15-0-2）。③在会阴皮肤凹陷处行 X 形切口，寻找肛门外括约肌，尽量避免损伤。从肛门外括约肌的中心插入止血钳并通过耻骨直肠肌做一隧道，然后用宫颈扩张器逐渐扩大至 1~2cm，以能通过直肠为度，把直肠拖出会阴部切口，在骶部将直肠壁与周围组织固定数针，放一引流条于尿道后部，引流条另一端由臀部戳口穿出。缝合肛尾筋膜，逐层缝合骶部伤口。拖下直肠远端做十字形切口，与皮肤的 X 形切口之皮瓣交叉，黏膜皮肤相互缝合形成新的肛门，缝

合时宜使黏膜松弛，不可太紧，以免黏膜回缩，造成肛门狭小。黏膜皮肤缝合线如锯齿状伸向肛管（图 15-0-3）。

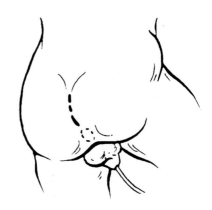

图 15-0-1　纵向切口

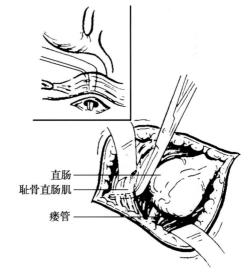

图 15-0-2　切开肛尾筋膜，游离直肠

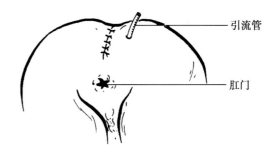

图 15-0-3　完成肛门成形

2. 异位肛门　是一种先天性肛肠发育异常的疾病。肛门位置虽偏离肛穴，但肛柱、肛窦俱全，肛门开口通常偏离肛门括约肌中心，位于骶部或阴囊

附近等。

肛门前异位为肛门开口于会阴前方,可伴有狭窄或失禁,又称会阴前肛门、会阴异位肛门、外阴部肛门、肛门移位,男女都可发生,属低位畸形。由会阴发育不全,肛门未能正常后移导致,但直肠已正常穿越耻骨直肠肌,只是其下段位置靠前,开口于正常肛门前方。女性最常见的是前庭异位和外阴肛门异位(肛门前庭瘘),直肠肛管与阴道平行,基本上已达到盆底,穿过正常的上部肛提肌和耻骨直肠肌"吊带"。原来肛门部位的肛门外括约肌通常有相当的厚度。

(1)肛门后移术:沿前移肛门口,环形切开皮肤,向上游离肛管约2cm,再以正常肛门外括约肌环形收缩的中心区为中点,做X形皮肤切口约1.5cm,分离皮下组织,仔细找到肛门外括约肌,用血管钳经肛门外括约肌中心向上钝性分离扩张,使之形成肌性管隧道,经肛门外括约肌上方将游离的肛管引入肌管隧道,在肛管四周与肛门外括约肌固定数针,肛管外口与新建肛门皮瓣交叉对合缝合固定,前侧切口分层缝合。

(2)肛门向前移位:患者取截石位,多在全身麻醉下进行。在肛门原位处两侧切口,露出肛门外括约肌皮下层及浅层,用止血钳分离。然后,在尾骶部肛门的后缘1.5cm处做横切口,并在肛管两侧各做一皮下隧道,用组织钳将两侧肛门外括约肌从隧道中拉向尾骶部肛门后缘切口内,行对端缝合。再将尾骶部肛门横切口做纵向缝合。同时,将肛门原处纵向切口至肛门前缘,以不切断肛门外括约肌为度,再做纵向缝合。肛门大小以能伸入一示指为度。

3. 直肠尿道瘘 常见于男性婴儿,即直肠通入尿道,粪便由尿道外口排出,但不与尿液混合,婴儿仍有正常尿液,为直肠和尿道间的内瘘类型。若有原始肛门,手术可于8岁后施行手术。若无肛门,则以早期手术为宜,手术可经会阴部或经直肠行尿道瘘修补术。

(1)麻醉及体位:一般采用插管全身麻醉或硬膜外麻醉,俯卧折刀位。

(2)术中留置导尿管:从尿道外口插入导尿管经尿道直肠瘘口近端入膀胱内,便于术中分离直肠

尿道共同壁时辨认尿道,以免损伤。

(3)操作方法:切口在会阴中间切开,将直肠与尿道之间的瘘管查清后予以切断,分别修补两处瘘口,剔除瘘管组织,原始肛门部切开皮肤及皮下组织,将直肠拉下,切开直肠盲端。直肠下端与切口皮肤(肛门皮肤)做间断缝合,形成肛门。

(4)术后处理:①术后给以流质饮食,3~5天后改为半流质饮食;②术后患儿尽量采取俯卧位或侧卧位,以免污染创口;③创面较大时,可放置稍细硅胶管引流,术后48小时视引流情况拔出;④术后6~7天拆线。此后,每天扩肛1次,逐渐延至每周1次,至肛门直径达2cm为止。

4. 直肠膀胱瘘 指直肠与膀胱之间有瘘管相通,粪便可经膀胱、尿道排出的高位先天性肛管直肠畸形。这是一种高位直肠肛门发育不全,是很原始的畸形之一,直肠有一瘘管通入膀胱内,瘘管入膀胱处的瘘孔内壁附有黏膜,直肠与膀胱可借此管互相贯通,肛门不能排便,粪便可顺瘘管进入膀胱,当患者排尿时,尿液中可见带有黄绿色的粪便。该病男性多于女性。

直肠膀胱瘘一旦确诊,以早期手术为宜。首先应明确瘘管的位置和大小,在配合抗感染治疗情况下,做下腹部切口入腹,亦可用腹腔镜入腹,找到直肠与膀胱之间的瘘管后予以切断,清除管道,分别修补膀胱、直肠部的瘘孔。结扎止血,逐层关闭腹腔。

因该病并发有肛门闭锁,故还应做会阴部切口,经切口拉出直肠、切开直肠盲端,将其与切口部(相当于肛门位置)皮肤做全层缝合(尿道置入的导尿管应保留10天)。待愈合后3个月,再行肛门成形术。

有时不宜在一次拉下直肠完成手术时,可行结肠造口术待患者情况许可时,再行括约肌成形术。

总之,先天性肛门直肠畸形种类繁多,症状各异,需根据类型及直肠盲端的高度选择合适的术式。手术虽能挽救大多数患儿的生命,但术后并发症较多,特别是排便失控。无论何种术式,术后2周内均应坚持扩肛,避免肛门直肠狭窄。术后预防感染至关重要,常因切口感染,尿液引流不畅而致。

(陈进才)

参考文献

［1］李春雨,汪建平.肛肠外科手术学［M］.北京:人民卫生出版社,2015:801-803.

［2］吴孟超,吴在德.黄家驷外科学［M］.7版.北京:人民卫生出版社,2008:1587-1588.

［3］陈思远.先天性肛门直肠畸形的诊断与治疗现状［J］.现代医药卫生,2015,31（18）:2773-2776.

［4］黄柳明,王伟.先天性肛门直肠畸形的诊治现状和展望［J］.发育医学电子杂志,2016,4（1）:1-7.

［5］夏兴容,刘远梅.中高位先天性肛门直肠畸形治疗进展［J］.山东医药,2020,60（10）:98-101.

［6］王维林.重视复杂肛门直肠畸形的综合治疗［J］.临床小儿外科杂志,2020,19（10）:861-865.

［7］刘向阳,陈磊,李洪涛,等.球囊持续扩张技术在小儿一穴肛中的应用［J］.临床小儿外科杂志,2017,16（1）:70-72.

［8］ELHADDAD A,AMERSTORFER E E,SINGER G,et al. Laparoscopic posterior rectopexy（Well's procedure）for full-thickness rectal prolapse following laparoscopic repair of an anorectal malformation:A case report［J］. Int J Surg Case Rep,2017,42:187-190.

［9］王安兵.经自然腔道内镜技术和腹腔镜技术在结直肠外科手术中的对比研究［J］.影像研究与医学应用,2017,1（2）:199-200.

［10］张金山,李龙,刁美,等.经脐单切口腹腔镜辅助肛门成形术治疗小儿中高位肛门闭锁［J］.中国微创外科杂志,2016,16（5）:424-427.

［11］接连利,许燕,高翔,等.产前超声观察肛管声像图对胎儿肛门闭锁的诊断价值［J］.生物医学工程与临床,2013,17（6）:588-591.

［12］李春雨,徐国成.肛肠病学［M］.2版.北京:高等教育出版社,2021:113-115.

［13］杨涌.现代肛肠病诊断与治疗［M］.武汉:湖北科学技术出版社,2018:323-329.

第十六章

直肠阴道瘘

直肠阴道瘘是由肛门直肠发育不全导致,直肠通入阴道,瘘口低的在舟状窝内,高的在穹隆。也有的是处女膜闭锁,粪便存在阴道口,使处女膜鼓胀,如将处女膜切开,即有粪便流出,但多在阴道舟状窝内。有的瘘口较大,排便无阻,可无症状,直到几岁才发现。属于中医"交肠病"范畴,临床上低位直肠阴道瘘较为多见(图 16-0-1)。

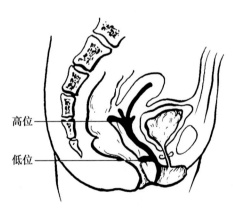

高位

低位

图 16-0-1　直肠阴道瘘

一、病因与病理

本病由胚胎发育早期,尿生殖膈形成或下降过程发生障碍导致。高位直肠阴道瘘,直肠末端位于耻骨直肠肌上方,向前开口于阴道穹后部,伴有肛门外括约肌、外生殖器发育不良。低位直肠阴道瘘,肛门未发育,直肠末端下降至耻骨直肠肌,开口

于阴道后壁下 1/3 段,较多见。

二、分类

按照瘘口大小及位置可将直肠阴道瘘分为高位瘘、中位瘘、低位瘘三类。

1. 低位瘘　瘘口位于直肠的下 1/3 及阴道的下 1/2,临床上以低位直肠阴道瘘多见。

2. 中位瘘　瘘口位置介于高位瘘和低位瘘之间。

3. 高位瘘　瘘口位于直肠的中 1/3 及阴道穹。

三、症状与体征

正常肛门为皮肤覆盖,平坦无肛门,婴儿哭闹时,会阴处不外突,指检也无冲击感,因无肛门括约肌控制,粪便从阴道流出。瘘口大者能维持正常排便,对发育影响不大,甚至成年后也能正常排便,或仅有部分失禁。瘘口小者多在出生后几个月内出现排便困难,尤其是粪便由稀软逐渐变干成形,排便越来越难,可逐渐继发巨结肠症,腹胀膨隆、左下腹常触到巨大粪块,患儿全身情况不佳,呈慢性中毒表现,影响生长发育。由于粪便污染可继发阴道炎、尿道炎及逆行感染。

四、辅助检查

1. 瘘管造影　要求显示对比剂注入时及对比

剂排出时直肠瘘管影像,直肠与阴道双重造影可显示直肠瘘管与阴道的关系。

2. 超声检查 可检查瘘管长度及走向,其不足之处在于小儿腹腔胀气明显时骨骼和肌肉的声像图难以辨认,同时检查时探头对皮肤的刺激及患儿哭闹也会影响结果,这些都需要超声科医师有丰富的经验才能避免。

3. MRI 检查 MRI 对瘘管类型、合并泌尿系统畸形及脊柱、脊髓畸形有很高的诊断价值。MRI 还能很好地显示肛周肌肉、神经、软组织的发育情况,可以对患儿术后排便功能恢复进行评估等。

五、诊断

本病诊断不难,但需要确定其位置高低,用阴道镜从阴道外口即可看到瘘口位置及大小。直肠阴道下段瘘有时从阴道外口直接能看到瘘口。经瘘口插管造影可了解直肠末端位置以及与耻骨直肠肌的关系。

六、鉴别诊断

本病需与直肠膀胱瘘、后天性直肠阴道瘘等鉴别。

1. 直肠膀胱瘘 其尿液全程中混有粪便,X线平片提示膀胱区存在液气平面。直肠阴道瘘无此两项特征。

2. 后天性直肠阴道瘘 患者有手术史、产科及跌打损伤、药物注射、炎症性肛肠疾病、肿瘤和放射损伤等病史,其中最常见的是产科原因。

七、治疗

低位直肠阴道瘘肛门闭锁患儿的治疗原则是手术治疗。若患儿阴道瘘口较大,粪便排出通畅,可不必早期手术,患儿 3~5 岁可行手术,9~10 岁手术最好。若瘘口较小,但尚能排便的低位直肠阴道瘘,可用瘘口扩张术扩大瘘口,维持到半岁后再手术,否则应力争在梗阻发生前行手术治疗。手术治疗可根据病情的不同,分别选用以下方法。

1. 瘘管切除肛门成形术 先在舟状窝沿瘘口周围环形切开,游离至瘘管,并切断。阴道侧瘘管口丝线缝扎,将瘘管与阴道后壁全部分离,但不要剪破阴道后壁。然后按会阴肛门成形术,在正常肛门位置做 X 形切口,找到直肠末端,并尽量游离,将已游离的瘘管拉至皮肤切口,切除瘘管。再将直肠浆膜层与皮下组织采用细丝线做间断缝合,直肠黏膜与肛周皮肤采用 3-0 可吸收线或丝线做间断缝合,成形肛门。最后,采用丝线间断缝合 3 针,关闭瘘管切口下直肠与阴道间的间隙,并间断缝合阴道舟状窝处切口(图 16-0-2)。

2. 阴道内瘘口环切肛门成形术 先由阴道内围绕瘘口环形切开黏膜,再沿瘘管将直肠与周围组织游离。然后在肛门原位做一 X 形切口,再将直肠由切口牵出,并将直肠黏膜与肛门皮肤缝合。如无肛门括约肌时,再行肛门成形术,也可配合挂线疗法。

若直肠、肛管和肛门发育大体正常,又有瘘管与舟状窝或阴道相通的低位直肠阴道瘘,可选用直

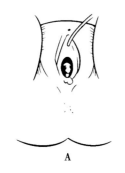 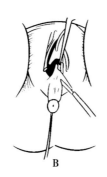 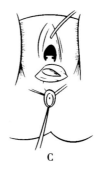 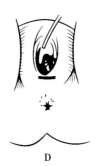

图 16-0-2 瘘管切除肛门成形术

A. 环形切口;B. 游离瘘管及直肠;C. 将直肠拖至肛门区切口;D. 肛门成形。

肠阴道瘘修补术治疗。临床常根据以下两种情况，选择手术方法。

（1）瘘口为 0.5cm 左右的小型直肠舟状窝或阴道瘘，在明确瘘口的部位之后，即以蚊式钳夹住瘘口的边缘，然后围绕瘘口切开阴道黏膜（或舟状窝处皮肤）；并将其向外游离 1~1.5cm，采用 2-0 或 3-0 号可吸收线对瘘口做荷包缝合。进针时，注意勿穿通直肠黏膜。结扎时注意将黏膜翻向直肠内，再于其外围做另一荷包缝合，采用 2-0 号可吸收线连续褥式缝合黏膜下组织，也要注意勿穿通直肠黏膜。最后，采用 2-0 号可吸收线间断缝合阴道黏膜。

（2）大型直肠舟状窝式阴道瘘的治疗原则，基本上与小型瘘相同。但因瘘口较大，其边缘游离更应广泛，以减少缝合时周围组织的张力，有利于愈合。在瘘口边缘做环形切开后，应较广泛地游离其周围的阴道黏膜，使原附着于瘘口附近的直肠壁得到松解。然后采用 2-0 号可吸收线褥式缝合直肠壁 1~2 层，注意勿穿通直肠黏膜。再采用 2-0 号可吸收肠线纵向间断缝合阴道黏膜（图 16-0-3）。

3. 直肠黏膜瓣推移修补术　是近年来低位直肠阴道瘘的首选术式。操作方法：在探查瘘管口后插入探条，直肠黏膜采用 U 形切口，为保证血供，黏膜瓣长宽比不能大于 2 : 1，黏膜下注入 1 : 20 000 肾上腺素，减少出血，分离内括约肌，并在中线缝合关闭瘘口周围，下拉移动直肠黏膜瓣以覆盖创面，采用 2-0 或 3-0 号可吸收线行间断缝合（图 16-0-4），恢复解剖关系。阴道伤口不缝合，只做引流。

4. 经腹直肠阴道瘘修补术　适用于高位直肠阴道瘘，瘘口多在阴道穹后部处者。在全身麻醉或连续硬膜外麻醉下，取仰卧位，做下腹部正中切口逐层进腹。游离乙状结肠和直肠，找到瘘管粘连处，在瘘口的对侧缘切开直肠壁，显露瘘口后进行修补，均做纵切纵缝。近年来随着内镜技术及器械的发展，有些学者尝试将其应用于直肠阴道瘘的治疗，具有切口小、术后恢复较快、住院时间较短等优点，效果良好，值得进一步探讨。

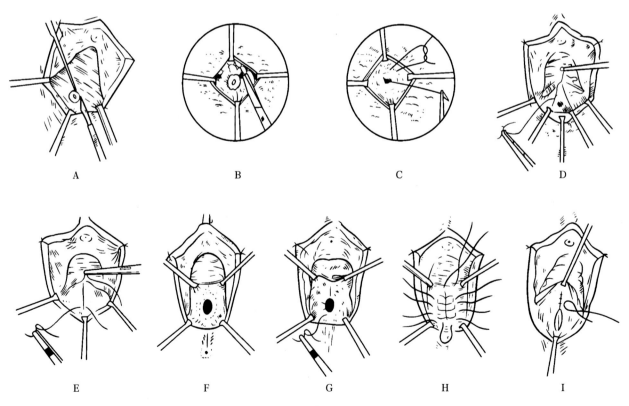

图 16-0-3　直肠阴道瘘修补术

A. 环形切开瘘口周围组织；B. 剥离瘘口周围黏膜下组织；C. 荷包缝合瘘口；D. 连续褥式缝合黏膜下组织；E. 间断缝合阴道黏膜；F. 环形切开瘘口，充分游离周围的阴道黏膜；G. 缝合直肠壁；H. 褥式缝合直肠壁；I. 纵向间断缝合阴道黏膜。

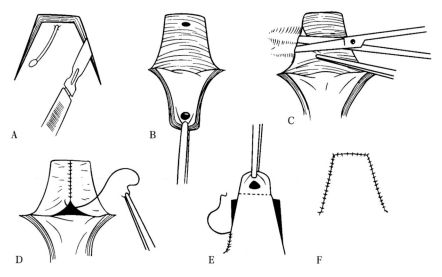

图16-0-4 直肠黏膜瓣推移修补术

A.在内口上方做一顶窄底宽的黏膜肌瓣;B.牵起黏膜肌瓣向头侧端分离;C.侧方直肠黏膜下作潜行分离;D.可吸收缝线闭合括约肌缺损;E.将直肠黏膜肌瓣拉下覆盖内口;F.间断缝合黏膜层。

（陈进才）

参考文献

［1］ 顾晋,王林.低位直肠癌术后直肠阴道瘘的诊断和治疗［J］.中华外科杂志,2006,44(23):1587-1591.

［2］ 邱大胜,孔祥泉,汤绍涛,等.MRI对先天性肛门直肠畸形的诊断价值［J］.中华放射学杂志,2006,40(12):1292-1294.

［3］ 张东铭,王玉成,李恒爽.盆底肛直肠外科理论与临床［M］.北京:人民军医出版社,2011.

［4］ 张金哲,潘少川,黄澄如.实用小儿外科学［M］.杭州:浙江科学技术出版社,2003.

［5］ 张有生,李春雨.实用肛肠外科学［M］.北京:人民军医出版社,2009.

第十七章

肛肠先天性疾病

第一节　先天性肠闭锁

先天性肠闭锁是肠道完全阻塞的一种先天性缺陷,是新生儿肠梗阻最常见的病因之一。肠闭锁可发生在肠道的任何部位,主要分为十二指肠闭锁、空肠或回肠闭锁、结肠闭锁(大肠闭锁)。

一、流行病学

先天性肠闭锁在活产儿中的发病率为(1.3~3.5)/10 000,其中约20%的患儿存在染色体异常。闭锁部位不同,发病率及伴发异常也不同,结肠闭锁少见,在活产儿中的发病率约为0.25/10 000,占肠闭锁患儿的7%~10%。

二、病因与发病机制

病因尚不清楚,可能与正常胚胎发育障碍有关。正常发育受阻就可能导致肠闭锁,受累肠段不同其发病机制也不同。结肠闭锁的发病机制尚不清楚,但大多数专家认为与小肠闭锁的发病机制相同。同时,结肠闭锁可能与先天性巨结肠合并发生。

三、临床表现

肠闭锁患儿可能是经产前超声检查发现可疑表现,或是在出生后不久出现临床症状。

1. 产前检查结果　常规产前超声检查对肠闭锁的敏感性较低,因为梗阻的超声表现可能到中期妊娠末才变得明显,除非合并其他更近端的闭锁或先天性异常,否则产前超声不太可能检出肠闭锁。

2. 产后表现和伴发异常　肠闭锁表现为肠梗阻的症状和体征,包括腹部膨隆、呕吐,并且经常无法排出胎粪。呕吐一般于出生后24~48小时开始发作,呕吐物通常含有胆汁。

四、辅助检查

1. 腹部X线检查　所有疑似肠梗阻的新生儿都应行腹部仰卧前后位X线摄影,以及立位、侧卧水平位或水平线束侧位X线摄影。主要目的是确诊肠梗阻,估计受累肠段(近端或远端肠道)。

2. X线造影检查

(1)上消化道造影检查:大多数患儿均应通过上消化道造影检查进一步评估,主要目的是排除肠旋转不良伴中肠扭转。

(2)灌肠造影:除非X线摄影和上消化道造影检查可确诊十二指肠闭锁或肠旋转不伴中肠扭转,否则应行灌肠造影,以明确闭锁的位置或发现梗阻的其他原因。

五、诊断

根据产前超声检查结果,或是新生儿在出生

后数小时或数天内出现肠梗阻症状时,包括腹部膨隆、呕吐(呕吐物通常含有胆汁),以及有时无法排出胎粪,可怀疑存在肠闭锁。需要结合 X 线平片及 X 线造影检查明确诊断。

六、鉴别诊断

除了肠闭锁,有肠梗阻症状和体征的新生儿的鉴别诊断包括肠旋转不良伴肠扭转、先天性巨结肠、胎粪性肠梗阻。X 线造影检查通常能鉴别这些疾病。确诊先天性巨结肠需行病理学检查。

七、治疗

肠闭锁的治疗包括初期术前处理及手术矫治。

1. 初期术前处理　肠梗阻患儿应禁食,安置鼻胃管或口胃管。给予静脉补液,纠正液体异常及电解质紊乱。通常给予广谱抗生素预防感染。

2. 手术方式　取决于闭锁的部位。每位患儿都应考虑存在一个或多个闭锁的可能性。存在一处近端梗阻时,远端闭锁可能在手术时被忽略,特别是这个闭锁未引起肠管或肠系膜缺损。

第二节　先天性肛门直肠狭窄

一、历史

先天性肛门直肠狭窄是指由先天缺陷导致肛门、肛管或直肠腔道直径变小、缩窄,粪便通过困难。中医称为"谷道狭小""大便艰难"等。

二、流行病学

先天性肛门直肠狭窄属于先天性肛门直肠畸形(anorectal malformation,ARM)的一种低位畸形,ARM 发生率为 1/5 000~1/1 500,其中先天性肛门直肠狭窄约占 1.5%,男孩发病率较女孩稍高。

三、病因与发病机制

先天性肛门直肠狭窄是由胚胎发育障碍导致,在胚胎发育的过程中,后肠或原肛发育不良或贯通不全,形成各种类型的肛门直肠狭窄,或因出生后肛门闭锁处理不当,导致肛门狭窄。引起胚胎发育

障碍的原因尚不清楚,多数与基因及妊娠早期受到外界因素的作用相关。

四、分类

(一) 按狭窄的部位分类

1. 肛门狭窄　又称低位狭窄,狭窄部位在肛门或肛管,范围较短。

2. 直肠狭窄　又称中位狭窄,狭窄部位在直肠内,多在齿状线以上 2.5cm 处或直肠壶腹部;狭窄区距齿状线以上 7cm 者称为高位狭窄,临床少见。

(二) 按狭窄的程度分类

1. 轻度狭窄　多为线状狭窄,症状较轻,以排便不畅为主。

2. 中度狭窄　多见环状或管状狭窄,示指通过困难。有明显的排便困难和不畅,伴有由狭窄导致的全身症状或不全性肠梗阻症状。

3. 重度狭窄　多为严重的环状狭窄或管状狭窄。狭窄部位孔径在 1cm 以下,小指不能通过,有的仅容指尖甚至棉签通过。患者症状严重,伴有较重的全身症状及不完全性、慢性结肠梗阻症状。

(三) 按狭窄的形态分类

1. 线状狭窄　狭窄位置表浅或仅累及肛管直肠的一部分,呈线状或半环状,不构成环状,又称镰状狭窄。

2. 环状狭窄　狭窄区位于肛门、肛管或直肠腔道的全周,腔道变小,形成环状,其上下长度不超过 2cm。

3. 管状狭窄　狭窄区沿肛管直肠纵轴发生,构成一圈呈管状,其狭窄环的上下长度累及范围超过 2cm。

五、临床表现

因狭窄的类型和严重程度不同,其临床症状、发病时间也不同。主要表现为排便困难、便条较细及明显的排便不尽感。便时、便后可有肛门疼痛

及坠胀感;严重者时有腹痛、腹胀、食欲减退、便血和/或黏液等,甚至出现体重减轻、营养不良、不完全性肠梗阻等症状。

六、辅助检查

1. X线检查　是诊断本病的重要方法,可准确测定肛门直肠狭窄的位置,有无泌尿系瘘,有无并发骶尾骨畸形、骶神经和肛门括约肌发育不良等。环状狭窄者,影像学表现呈哑铃状;管状狭窄者,呈漏斗状;瓣形狭窄者,呈缺损形态。

2. 超声检查　安全便捷,检查所得数据指标真实可靠,患儿无痛苦。可排除心血管系统、泌尿系统等其他系统畸形。

3. MRI检查　在先天性肛门直肠狭窄的术前诊断与术后治疗效果随访等方面有广泛应用,可以观察肛门周围肌群的发育情况及走向,同时可以判断骶尾椎有无畸形。

4. CT检查　同样可用于术后随访,可以显示肛提肌的发育情况。

七、诊断

根据病史、症状及体征,诊断并不困难。症状为排便困难、肛门疼痛等。直肠指检时发现肛门、肛管或直肠有狭窄,即可明确诊断。需要注意的是,对婴儿行直肠指检时要用小指,动作要轻柔,以防肛门损伤。肛门直肠狭窄较其他高位畸形相比,患儿伴发其他系统畸形的比例较低,但仍需确定有无其他系统畸形等。

八、鉴别诊断

1. 骶椎裂脊膜膨出　显型骶椎裂向骶前间隙突出者,可出现排便困难,指检时可发现囊性肿块,肠腔变窄。

2. 先天性畸胎瘤　隐型畸胎瘤位于直肠与尾骨之间,向腹腔生长,肿瘤逐渐长大向前压迫直肠导致直肠狭窄而出现排便困难,甚至完全梗阻。

还应与直肠狭窄导致的继发巨结肠和先天性巨结肠导致的婴儿排出胎粪缓慢,伴有腹胀、腹痛等鉴别。

九、治疗

(一) 非手术治疗

1. 药物及其他治疗　主要包括调整饮食结构、口服通便药等;腹胀、腹痛等不完全性肠梗阻症状明显者,可留置肛管辅助排气排便;狭窄部位有红、肿、糜烂者,可给予药物保留灌肠或塞肛、合理使用抗生素以缓解症状。

2. 扩肛疗法　包括手法扩肛和器械扩肛,轻度患者可使用该方法。扩肛疗法同时也是重度肛门直肠狭窄患者术后辅助治疗的重要方法。

操作方法:术者戴橡胶手套,示指、小指或小号肛门镜涂液状石蜡辅助缓慢深入肛门,根据患者疼痛难受程度判断手指进入肛门的深度,每次扩肛时间持续3~5分钟,初期治疗时每天1~2次,持续约3周后,改为每周2~3次,持续治疗约2个月,至两个示指或大号肛门镜可顺利通过。手法扩肛时可辅以肛门按摩。该方法需长期进行,需要患者家长在医师指导下操作。若经扩肛疗法仍不能解除狭窄者,需行手术治疗。

(二) 手术治疗

当狭窄范围大于2cm、狭窄程度较重者,或经扩肛治疗等非手术治疗效果欠佳者,需行手术治疗,手术方式需要依据患者狭窄部位、狭窄范围及狭窄形态来选择。肛门直肠狭窄总体术后效果较好,但需辅助扩肛治疗以防发生再次狭窄。

狭窄部位局限在肛门或肛管,且狭窄范围小、肛门括约肌功能正常者,可行Z形皮瓣转移肛门成形术及直肠黏膜瓣下移术;肛管狭窄呈环状或狭窄程度较重,可根据术者经验选用肛管狭窄切开扩张术、纵切横缝术、Y-V皮瓣肛管成形术。

狭窄部位在直肠者,可根据狭窄位置和形态选择以下手术方式:若直视下难以操作的高位直肠半环状狭窄可选择直肠内挂线术;直肠下段的管状狭窄可选择直肠内切开术;直肠腹膜反折以下的管状狭窄可选择直肠后纵切横缝术;直肠腹膜反折以上的管状狭窄可选择直肠后部切开术;狭窄范围累及直肠腹膜反折以上,狭窄范围较大、不能经肛门行手术者,应选择经腹或经腹会阴联合直肠狭窄切除术。

此外,还有结肠或盲肠造口术,该术式适用于发生急性完全性肠梗阻患者,待梗阻解除、全身状况好转后再考虑做相关手术。该术式极大地增加了患者的心理及身体负担,因此临床中应用较少。

第三节 结肠重复畸形

一、流行病学

结肠重复畸形是一种罕见的先天畸形,属于消化道重复畸形的一种。每 4 000~5 000 例新生儿中会出现 1 例消化道畸形,而结肠重复畸形则相对少见,占消化道重复畸形的 4%~18%。

二、病因与发病机制

病因与发病机制尚未明确。1994 年 Bremer 提出的学说:正常胚胎在生长发育的第 6 周,肠道因为上皮组织的迅速增生,有一个时期成为实质的条索状物,其后在此条索状细胞团中会出现许多基本上纵向排列的空泡,这些空泡随着生长发育,最后会相互融合而重新形成正常的肠腔。

三、分类

结肠重复畸形分为囊状畸形(90%)和管状畸形(10%)。

重复肠道的形态与大小极不一致。囊状畸形的重复肠道多数呈圆形或椭圆形,大小为 2~5cm,紧贴在肠壁上,两者之间大多不相通,但也有可能在囊腔之间有一小孔互通。管状畸形的重复肠道呈管状,其中又分为双管状和 Y 形,粗细与结肠相似,而长度为 2~50cm,Y 形管状畸形的一端与肠腔相通,而双管状则与肠腔不相通。

四、临床表现

结肠重复畸形的临床表现多不典型,10% 的患者可以无任何异常表现,大多数患者表现为腹部可活动肿块、腹痛、腹泻、便秘,也有部分患者出现结肠重复畸形的并发症表现,如肠出血、肠穿孔、肠套叠,甚至部分患者的表现与合并的其他畸形有关,

如合并膀胱重复的结肠重复畸形表现为排尿障碍。

五、辅助检查

对于管状畸形,CT、钡剂灌肠、电子肠镜诊断价值较高,而对于囊状畸形超声检查有其独特的价值。放射线检查虽有时对确定诊断有所帮助,但在多数情况下,X 线检查仅能通过肿块对空气及钡剂所造成的充盈缺损情况间接推断。

六、诊断

诊断主要依靠病史、电子肠镜、腹部 CT、数字化钡剂灌肠造影相结合。只有通过手术探查才能确定诊断。

七、鉴别诊断

结肠重复畸形,应与肠壁的憩室、肠系膜囊肿及梅克尔憩室(Meckel diverticulum)形成的囊肿等鉴别。

八、治疗

结肠重复畸形一旦发现,若患者情况允许应尽早行手术治疗,手术方式应根据畸形位置及其周围的解剖关系而定,最好将病变及其邻接的肠管一并切除,再行肠道一期吻合。有时因畸形的位置特殊,使其邻接肠管无法切除,可以考虑选择其他的方法处理。

1. 将正常肠管与重复畸形之间的囊壁予以部分切除,使两腔合而为一。

2. 将重复畸形的大部分囊壁予以切除,剔除畸形组织的黏膜,不勉强剥离与邻接肠管紧密粘连的部分囊壁,以免伤及正常的肠壁。

3. 将重复畸形的囊腔与肠壁缝合,然后切开囊腔使其向外引流,即所谓袋形缝术,使腔得以自行逐渐闭合。

第四节 骶尾部畸胎瘤

一、历史

关于骶尾部畸胎瘤的记载最早出现在一块

公元前 2000 年的巴比伦楔形文字碑上,碑中描述有一些"天选之子"在出生时骶尾部便异于常人,肿大且向后突出,是幸运的象征。直到 19 世纪 Blizard 首次手术切除骶尾部畸胎瘤成功,人类才开始对这一先天性疾病有了进一步认识,但一直没有系统性的研究,1951 年,Gross 等汇总了过往 30 年处理过的 40 例病例,并进行了深入的临床研究,发表了一系列完整的、系统的手术方案,被广泛采用至今。

二、流行病学

卵巢和睾丸是畸胎瘤最常见的部位,其次是胸腔及骶尾部。我国 2019 年新生儿数量约为 1 100 万,按照 1:40 000 的发病率计算,每年约有 280 例骶尾部畸胎瘤患儿出生,其中女性占 67%~83%,女性与男性之比为(2~3):1。

三、病因与发病机制

原始细胞起源学说最初由 Gross 和 Bremer 提出,他们认为胚胎的原结(即亨森结)在随胚胎发育移至原始尾末端后,大部分随原始尾的吸收而消失,仅有部分残留在尾骨端,在后续的发育过程中脱离正常发育过程,形成骶尾部畸胎瘤。

四、分类与分型

1. 分类　骶尾部畸胎瘤目前临床上依照瘤体的生长方向特点可分为显型、隐型和混合型。

(1)显型:该型主要特点为瘤体主要向臀侧发散,基底部宽大,主要侵袭臀部和会阴部软组织,会阴部可见肿大的瘤体,患者常因会阴部瘤体占位导致双腿无法并拢,由于体征明显,早期容易确诊。

(2)隐型:该型瘤体常位于直肠尾骨间隙,向腹腔生长,无明显体表特征,早期难以发现,患者多因瘤体增大压迫直肠和尿道导致排便困难、尿潴留等症状发生后才就诊。

(3)混合型:该型属于骶尾部畸胎瘤的罕见类型,既向腹腔内生长,压迫直肠、尿道,又绕过尾骨向臀部、会阴部侵袭,影像学检查可见"哑铃型"病灶。

2. 分型　临床主要采用 1973 年 Altman 创立的 Altman 分型。

(1)Ⅰ型:即显型,骶尾部畸胎瘤最常见的类型,约占 45.8%。肿瘤主要向臀部、会阴部生长,无向骶前或仅有极小一部分向骶前生长。

(2)Ⅱ型:约占 34%,肿瘤仍主要向臀部、会阴部生长,但骶前和盆腔也有明显瘤体生长。

(3)Ⅲ型:约占 10.6%,肿瘤仍有向骶尾部生长,但主要部分在盆腔和腹腔内腹膜后。

(4)Ⅳ型:约占 9.6%,即隐型,瘤体完全位于盆腔和腹腔内腹膜后,骶尾会阴部无体表特征。

五、临床表现

1. 显型　主要表现为骶尾部肿物隆起,表面不规则且不居中,部分患者表面皮肤可见色素沉着斑块,瘤体较大者表面皮肤会因高张力而呈透亮改变,其下可见迂曲怒张的浅表静脉。病史较长及患儿皮肤因长时间摩擦、压迫,局部充血、变红,甚至破溃而形成溃疡。少数患者可因盆腔内瘤体压迫导致肛门直肠移位,黏膜脱垂,诱发排便困难。

2. 隐型　体征不明显,且多发于小儿,因患儿缺乏足够的表达能力,通常在出现明显甚至严重并发症时才引起重视就诊。瘤体压迫直肠和尿道,导致长期便秘、排尿困难,甚至畸形和尿潴留,压迫盆底神经导致肛门括约肌松弛,直肠黏膜脱垂。

3. 病理学研究显示部分患者瘤体内含有分泌腺组织,可导致内分泌异常,出现如月经早至,第二性征提前发育,阴毛过早生长等性早熟表现。

4. 瘤体继发感染时出现红、肿、热、痛等感染性疾病的典型特征,容易误诊为肛周脓肿行切开引流,伤口迁延不愈,逐渐形成慢性窦道,少数患者可能发展为脓毒血症,危及生命。

5. 巨大瘤体可能压迫产道导致难产,若肿瘤侵袭椎管引发下肢神经症状也可诱发难产。

6. 显型患者容易早期发现,隐型患者中良性肿瘤生长缓慢,不易发觉,直到出现大小便困难,分娩不利或产时流血等明显症状时才被发现,肿瘤恶变后进展快速,快速浸润周围组织,发生肺、肝、骨骼及淋巴转移,诱发全身多器官衰竭并导致死亡。

六、辅助检查

1. 血清甲胎蛋白检测　是区分良恶性畸胎瘤

的重要指标,良性畸胎瘤患者甲胎蛋白检测均为阴性,超过 2/3 的恶性畸胎瘤患者中甲胎蛋白检测为阳性。该检查可用于评估手术疗效,也可以作为术后预防复发的筛查指标。

2. X 线检查　是骶尾部畸胎瘤的重要确诊手段,且通过影像学表现有利于选择合适的术式。约60% 的患者 X 线可显示钙化点块或骨质和牙齿,部分恶变患者可有骶尾骨骨质破坏或发育异常,直肠骶骨间隙增宽,内可见肿瘤占位性表现,若皮肤表面可见瘘口或可触及瘘管走行,则可行窦道造影,进一步明确肿瘤的大小和位置。

3. 钡剂灌肠与尿道、膀胱造影　可显示肿瘤与盆底各组织之间的关系,直肠的偏移、狭窄情况、尿道与膀胱受压情况等。静脉肾盂造影可以观察有无肾盂积水,输尿管有无因肿瘤压迫产生狭窄、迂曲的情况。

4. B 超检查　超声下不同密度的介质可产生不同的回声表现,借助超声观察瘤体内不同的回声与声影,可了解肿瘤大小,边界是否清晰,与周围组织有无浸润以及判断是否存在恶变的可能。

5. CT 检查　可以清晰地显示肿瘤边界的情况,有助于判断肿瘤大小,瘤体与盆底各脏器的关系,周围组织的浸润情况,对于是否能行手术切除以及采用何种术式、何种入路有指导性的意义。

七、诊断

显型患者有明显的症状与体征,不难诊断。隐型患者初期通常难以发现,当肿瘤逐渐进展,出现肛门括约肌松弛,直肠黏膜脱垂,便秘,排尿困难等症状后才来就诊,指检可触及直肠向前或侧方偏移,直肠黏膜表面光滑,后壁可触及肿块隆起,良性畸胎瘤一般有一定活动度,按压可触及瘤体直肠间存在一定间隙。恶性畸胎瘤质地偏硬,表面粗糙,活动度差,触摸感觉瘤体与周围组织关系固定。

八、鉴别诊断

1. 肛周感染性疾病　显型骶尾部畸胎瘤向骶尾部生长,导致局部肿大,继发感染时,局部皮肤温度升高,红、肿、疼痛,或有发热的全身表现,容易误诊为肛周脓肿,切开引流后创面迁延不愈,逐渐

发展为慢性窦道,误诊为肛瘘再次手术,反复仍不愈合。

2. 脊膜膨出　脊膜膨出部位与畸胎瘤相近,均为骶尾部肿胀,压迫脊髓神经可导致尿失禁。但脊膜膨出多从骶椎裂处膨出,位置一般居中,X 线可见骶椎裂,畸胎瘤需要绕过骶骨生长,位置多偏向一侧,X 线可见尾骨骨质破坏。畸胎瘤多为实性组织,脊膜膨出为囊性组织,其内多液体,结合 B 超检查不难鉴别。因膨出的脊膜内腔与脑脊髓腔相同,故压迫肿块可见前囟凸起,是该病的重要体征。

3. 脊索瘤　主要来源于胚胎发育过程中参与的脊索组织,骶尾部多发,常侵袭周围骨质导致骨质破坏,X 线可见溶骨现象,侵袭至骶尾部马尾神经时可出现多种神经性症状,结合 CT、脊髓造影检查可鉴别。

4. 藏毛窦　多见于臀沟深部,好发于毛发旺盛、体形肥胖、需要久坐的人群,多有局部反复感染症状,其内可见倒卷的毛发。

其他疾病如神经节细胞瘤、直肠平滑肌瘤、骶尾骨结核、骨髓炎、神经纤维瘤等,临床结合上述检查均可鉴别。

九、治疗

手术治疗是骶尾部畸胎瘤主要且有效的治疗手段,良性肿瘤临床确诊后若无明显转移证据,应尽快手术切除病灶,避免肿瘤恶化或进展后引发一系列并发症影响患者生活质量;恶性肿瘤确诊后应尽快完善术前检查,若患者基础情况良好,可以耐受手术,也应尽量争取手术切除肿瘤,术后积极配合放疗、化疗控制复发和转移。新生儿、婴幼儿对放疗的耐受性极差,故不建议使用放疗,化疗时也应适当采用药物毒性低的药物,适当调整药物剂量,及时检测患儿化疗过程中的全身变化,积极采取支持治疗,增强药物耐受度。

1. 手术方式　目前主流采取经会阴畸胎瘤切除术(Gross 法)和腹骶联合手术两种,对显型及肿瘤较小的混合型,Gross 法更加常用。

2. 麻醉　成年人各脏器功能发育更完全,配合度更高,可选择连续硬膜外麻醉;小儿通常较难配合,故选择全身麻醉。

3. 操作方法

（1）切口尖端朝上做倒 V 形切口,向两侧延伸到臀外侧,使 V 形皮瓣略大于瘤体大小。

（2）沿切缘逐层切开皮下组织达肿瘤所在平面,翻转皮瓣,沿肿瘤固有被膜分离瘤体,注意骶尾部畸胎瘤血供非常丰富,分离过程中注意避免直接切断血管,易造成血道转移,应沿血管走行方向游离血管,充分暴露后结扎切断,避免术中大出血,减少血道转移。游离过程中尽量避免损伤臀部肌肉,保证术后肌肉功能。若分离过程中发现瘤体与尾骨粘连严重,难以准确分离的情况,可适当切除部分粘连尾骨组织,必要时切除第 4~5 骶椎。

（3）拉起皮瓣,使瘤体与直肠间疏松组织存在一定张力,以手指为导向,找到直肠。打开直肠与瘤体间的间隙,耐心分离瘤体,仍应注意结扎血管避免大出血和血道转移,分离过程小心避免损伤直肠壁,若遇到间隙不明确的地方,可保留一定肿瘤组织,不应强行分离,易造成肠壁破损,污染创面,造成感染。若不慎分穿肠壁,应立即修补。

（4）完整分离肿瘤后小心取出瘤体,对于边界不明确的部分,为排除肿瘤组织残余的可能,可取部分组织行快速病理检测,清扫残余肿瘤组织,修补遗留死腔和损伤的盆底腹膜,检查创面,彻底止血,冲洗消毒肿瘤占位腔,再次指检检查肠壁有无破损,伤口底部放烟卷式引流,间断缝合骶前筋膜、皮下组织及皮肤。

第五节　先天性肠旋转不良

一、流行病学

先天性肠旋转不良可能终生无症状,其实际发病率尚不清楚。新生儿症状性肠旋转不良的发生率约为 1/6 000 例活产。

二、病因与发病机制

先天性肠旋转不良是由胚胎期肠管正常旋转停滞导致。发病机制:在肠道发育异常的情况下,最常见的旋转异常为无旋转和旋转不良(旋转不完全),如果原始肠袢的两个分支在还纳回腹腔时均没有进一步旋转,则为无旋转,此时小肠位于腹腔右侧,而结肠位于腹腔左侧。发生旋转不良时,十二指肠空肠支保持在无旋转的位置,而盲肠结肠支有部分旋转(通常约为 90° 旋转而不是 180° 旋转),最终导致盲肠位于中上腹,且异位盲肠被腹膜束带固定于右侧腹壁。

三、分类

根据发病对象的年龄,可以分为儿童肠旋转不良和成年人肠旋转不良。

四、临床表现

肠旋转不良婴幼儿患者的主要临床表现有以下方面。

1. 呕吐　呕吐物通常含有胆汁(呈绿色或荧光黄色),但也可以不含胆汁。

2. 腹部膨隆　不一定会出现,尤其是在小婴儿中。

3. 腹部压痛　难以引出,尤其是在婴幼儿中。

4. 腹膜炎　提示肠扭转合并肠穿孔。

5. 其他较少见的临床表现　生长迟滞、固体食物不耐受、吸收不良、蛋白丢失性肠病所致的慢性腹泻、胰腺炎、胆道梗阻、胃肠道动力障碍、乳糜性腹水等。

五、辅助检查

1. 腹部 X 线片　对肠旋转的诊断价值不高,但主要用于排除肠穿孔,为下一步检查做准备。

2. 钡剂灌肠　不作为首选的检查,有时还会对诊断产生误导,如果钡剂灌肠检查显示横结肠完全性梗阻,则对诊断肠扭转有帮助,典型表现是"鸟嘴"样改变。

3. 上消化道造影　是观察婴儿及儿童十二指肠的最佳检查方法。75% 的患者肠旋转不良的征象较为显著,25% 的患者依靠影像学检查诊断可能较为困难。当上消化道造影的结果不确定但高度怀疑肠旋转不良或有远端梗阻的征象时,以下措施可能有所帮助:联合全小肠造影,对有症状的患者复查上消化道造影,或通过钡剂灌肠评估结肠旋转情况。

4. 腹部 CT、MRI　可用于诊断肠旋转不良,但不作为推荐的检查方法。

5. 腹部超声　可以帮助诊断和筛查肠旋转不良。超声结果正常并不能完全排除肠旋转不良,最终还应当参考上消化道造影。

6. 腹腔镜探查　当诊断性影像学检查结果不明确或提示有肠旋转不良但无肠扭转的患者,可通过腹腔镜探查可确定是否存在肠扭转。

六、诊断

对于任何出现呕吐(呕吐物含胆汁)、急性十二指肠梗阻或腹部压痛伴血流动力学障碍的婴儿,都应怀疑存在肠旋转不良。若患者存在已知可能会合并肠旋转不良的先天性异常,且出现呕吐的症状,也应当考虑肠旋转不良的可能。

七、鉴别诊断

肠旋转不良的鉴别诊断取决于患者的年龄及主要症状和体征,包括肠梗阻、呕吐和急性腹痛的其他原因。

1. 坏死性小肠结肠炎　在较小的早产儿中,其临床表现可能难以与肠旋转不良鉴别。不过,大多数坏死性小肠结肠炎婴儿的腹部平片都有特征性改变。

2. 肠套叠　在较大的婴儿中,肠套叠也常导致呕吐(呕吐物含胆汁)、腹部膨隆、粪便带血和腹部平片非特异性表现。腹部超声会显示“牛眼征”或“弹簧征”,表明肠管内套叠有肠管。

在儿童、青少年和成年人中,鉴别诊断也包括多种可表现为腹痛或呕吐的疾病。包括内脏穿孔、阑尾炎,或导致腹膜炎的其他原因。

八、治疗

有症状的肠旋转不良采取 Ladd 手术治疗。Ladd 手术的目的不是将肠道恢复正常结构,这在解剖学上是不可能的。其目的是通过将肠系膜基底部增宽并使肠道置于无旋转状态,尽可能降低将来发生肠扭转的风险。另外,术后可能发生粘连,会对肠道起固定作用,从而降低将来发生肠扭转的风险。

1. 手术指征　肠扭转和中段肠管扭转是急诊手术指征,行 Ladd 手术切除腹膜束带、解除中段肠管扭转。

2. 手术方式　Ladd 手术可以通过腹腔镜或开放途径完成。

3. 操作方法
(1) 逆时针复位肠管。
(2) 松解离断腹膜束带。
(3) 肠系膜基底部松解十二指肠与盲肠之间的粘连以增宽肠系膜基底部。
(4) 在新生儿中,将胃管穿过十二指肠以排除可能合并的十二指肠梗阻。
(5) 阑尾切除。
(6) 将可存活的肠管置于无旋转状态(即将小肠置于右侧,结肠置于左侧)。如果不确定肠道能否存活,可以先关腹,在 24~36 小时后重新评估肠道。如果明确肠坏死,则应行肠切除及造口术。

无症状的肠旋转不良通常不易被诊断,对于无症状肠旋转不良的治疗仍缺少公认的方法。有的外科医师建议尽早手术治疗,以降低术后并发症发生率和死亡率。

(范小华　李春雨)

参考文献

[1] 张有生,李春雨. 实用肛肠外科学[M]. 北京:人民军医出版社,2009:264-270.
[2] 江载芳,申昆玲,沈颖. 诸福堂实用儿科学[M]. 北京:人民卫生出版社,2015:1354-1357.
[3] CORMAN M L. CORMAN 结直肠外科学[M]. 傅传刚,汪建平,王杉,译. 6 版. 上海:上海科学技术出版社,2016:31-63.
[4] YADAV D K,ACHARYA S K,BAGGA D,et al. Sacrococcygeal teratoma:clinical characteristics, management,and long-term outcomes in a prospective study from a Tertiary Care Center[J]. J Indian Assoc Pediatric Surgery,2020,25(1):15-21.
[5] 张启瑜,钱礼. 腹部外科学[M]. 2 版. 北京:人民卫生出版社,2009:292-294.
[6] 段正凡,李国平,王家平,等. 儿童结肠重复畸形的 X 线和 CT 诊断[J]. 临床放射学杂志,2013,32(1):106-108.
[7] 程琳,田学斌,何乾春. 结肠重复畸形一例[J]. 浙江

临床医学,2017,19(7):1366.

[8] 赵玉元,何晓东,严祥,等.实用消化外科学[M].兰州:兰州大学出版社,2012:233.

[9] BEST K E,TENNANT P W,ADDOR M C,et al. Epidemiology of small intestinal atresia in Europe:a register-based study [J]. Arch Dis Child Fetal Neonatal Ed,2012,97(5):F353-358.

[10] ADAMS S D,STANTON M P. Malrotation and intestinal atresias [J]. Early Hum Dev,2014,90(12):921-925.

[11] SEO T,ANDO H,WATANABE Y,et al. Colonic atresia and Hirschsprung's disease:importance of histologic examination of the distal bowel [J]. J Pediatr Surg, 2002,37(8):E19.

[12] BRRNEWOLT C E. Congenital abnormalities of the gastrointestinal tract [J]. Semin Roentgenol,2004,39 (2):263-281.

[13] 张东铭,王玉成,李恒爽.盆底肛直肠外科理论与临床[M].北京:人民军医出版社,2011:195-218.

[14] 于永铎.肛肠病诊治彩色图谱大全[M].沈阳:辽宁科学技术出版社,2015:85-90.

[15] 安阿玥.肛肠病学[M].北京:人民卫生出版社,

2005:68-70.

[16] 陈秀兰,陈思远,吴永隆,等.先天性低位肛门直肠畸形120例临床分析[J].现代医药卫生,2017,33(4):490-494.

[17] NEHRA D,GOLDSTEIN A M. Intestinal malrotation: varied clinical presentation from infancy through adulthood[J]. Surgery,2011,149:386-393.

[18] GRAZIANO K,ISLAM S,DASGUPTA R,et al. Asymptomatic malrotation:diagnosis and surgical management:an American Pediatric Surgical Association outcomes and evidence based practice committee systematic review [J]. J Pediatr Surg,2015,50:1783-1790.

[19] DIAZ M C,REICHARD K,TAYLOR A A. Intestinal nonrotation in an adolescent [J]. Pediatr Emerg Care, 2009,25:249-251.

[20] MILLAR A J,RODE H,CYWES S. Malrotation and volvulus in infancy and childhood [J]. Semin Pediatr Surg,2003,12:229-236.

[21] BERDON W E. The diagnosis of malrotation and volvulus in the older child and adult:a trap for radiologists [J]. Pediatr Radiol,1995,25:101-103.

第十八章

痔

痔（hemorrhoid）是最常见的肛肠疾病。痔的传统概念是直肠下端黏膜下和肛管皮肤下静脉丛淤血、曲张所形成的柔软静脉团。痔的现代概念认为痔是肛垫的病理性肥大、移位及肛周皮下血管丛血流淤滞形成的团块。随着年龄的增长，发病率增高，故民间有"十人九痔"之说。痔的中文含义为肛门、肛管及直肠下端的突起，其对应英文为 piles，目前常用英文为 hemorrhoid，是出血的意思。痔的分类方法很多，国内外又不完全一致。我国根据痔的发生部位，临床上分为内痔、外痔、混合痔三类（图 18-0-1）。主要表现为便血、肿物脱出及肛缘皮肤突起三大症状。

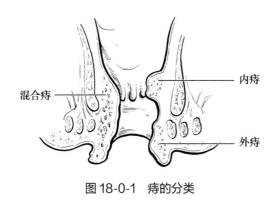

图 18-0-1 痔的分类

第一节 内痔

内痔（internal hemorrhoid）是肛垫的支持结构、

血管丛及动静脉吻合支发生病理性肥大或移位而形成的团块，中医称牝痔。

一、发病率

据我国 1975—1977 年全国 29 个省市自治区普查 76 692 人，其中可供分析者有 57 292 人，患有肛门直肠疾病者 33 873 人，肛门直肠疾病总发病率为 59.1%，患有痔者 26 503 人，占肛门直肠疾病的 87.25%，其中以内痔为最多，占所有肛肠疾病的 53.9%。1993 年 3 月—1998 年 3 月，顾强统计 3 002 例肛门直肠疾病，其中患有痔者 1 381 例，占 46%。在 1995—1997 年保定市体检 7 635 人，发现肛肠疾病患者 4 801 人，总患病率 62.88%，其中痔占发病总数的 80.08%。据我国 2000 年肛门直肠疾病调查 4 801 例，其中患有痔者 3 888 例，占 80.60%，是肛肠科门诊量的第一位，是肛肠科代表性的疾病。任何年龄皆可发病，但以 20~40 岁为最多。女性占 67%，男性占 53.9%。

在国外，1973 年 Wienert 统计 1 000 例痔病患者，其中症状性内痔为 952 例。1976 年 Denis 统计，痔的发病率为 70%。1980 年 Goitner 统计 1 219 人中患有痔者为 772 例，占 63%。1960 年英国报道痔的发病率为 13.3%。1990—1994 年 Johanson 的调查报告，美国痔发病率约为 5%，每年到医院就诊者超过 350 万，但是这个数字仅是主诉有痔症状者的 1/3。

二、病因与发病机制

内痔的病因及发病机制尚不清楚,认为与多种因素有关。

(一) 病因

内痔病因尚不明确,多数学者认为与下列因素有关。

1. 解剖因素 肛门直肠位于人体下部,直肠上静脉及其分支无静脉瓣,人类直立行走,血管网受地心引力作用,影响了肛门直肠血液回流,故易发生痔静脉曲张。

2. 职业因素 长期久坐、久站、久蹲的工作体位及负重远行者,使肛门气血凝滞、运行不畅、结聚肛门而形成痔。如服务员、理发师、交通民警、机关职员、电脑工作打字员、司机及翻砂工人等,内痔发病率较高。

3. 饮食因素 过度饮酒、过食辛辣刺激性食物,使直肠下部及肛垫充血、水肿、出血。

4. 感染因素 肛门周围炎症、肠道感染、痢疾等均可引起肛门直肠静脉充血,部分血管壁纤维化,脆性增高,使痔静脉曲张、淤血。

5. 遗传因素 日本岩垂纯一报道,约有 44%的内痔患者,有内痔家族史。Gnnt、Turell 等指出某些家族具有患痔倾向,可能与遗传有关。

6. 环境因素 久坐湿地、久居雾露潮湿之处,湿与热结下注肛门而发内痔。

7. 排便因素 现代医学也认为长期便秘与排便不良方式与内痔发生有关。

8. 妊娠分娩因素 妊娠分娩时腹压增加,使肛门直肠血液回流受阻,静脉曲张,也是女性痔发生和加重的作用因素。

9. 微量元素 现代科学认为体内微量元素与内痔有关。

(二) 发病机制

目前内痔的发病机制尚不清楚,主要有以下几种学说。

1. 肛垫下移学说 1975 年 Thomson 提出肛管血管衬垫病理性肥大和下移是内痔的原因,简称肛垫下移学说。亦是目前临床上最为接受的痔的病因学说。

肛管血管衬垫,简称肛垫。肛垫是直肠下端的唇状肉赘,在胚胎时形成,是人体正常的生理结构,位于齿状线上 1.5cm 左右的环状海绵样组织,肛管的右前、右后及左侧。由扩张静脉、平滑肌(Treitz 肌)及结缔组织构成。正常情况下起闭合肛管、节制排便的作用。

1975 年 Thomson 在前人研究的基础上,以硕士论文公开发表肛管血管衬垫病理性肥大和下移是内痔的原因,简称肛垫下移学说。他认为内痔即是肛垫,是人体正常组织而不是病。只有肛垫病理性肥大、下移、脱出和/或出血才是病。当排便时,腹压增大,使之被推向下移,排便后由于自身的弹性回缩,回到肛管内。如果长期便秘、腹压增大使其回缩功能减退时,肛垫则病理性肥大、下移形成痔。

2. 静脉曲张学说 早在 18 世纪 Huuter 在解剖时发现痔静脉中呈连续扩张,认为痔静脉曲张是内痔发生的原因,把痔看作是一种静脉的疾病,但现代解剖已证实痔静脉扩张属生理性扩张,内痔的好发部位与动脉的分支类型无直接联系。此学说目前已被淘汰。

3. 血管增生学说 此学说盛行于 19 世纪。认为痔的发生是由于黏膜下层类似勃起的组织化生而成。直肠海绵体具有勃起作用,有助于肛门的闭合,而且当直肠海绵体增生过度时即产生了痔。

Thomson 认为痔出血不是来自窦状静脉和动脉,而是来自固有层扩张的毛细血管,从组织学分析,血管增生学说证据不足。

4. 细菌感染学说 1923 年 Pernington 认为痔静脉擦伤和血栓形成有利于细菌侵入释放毒素,毒素刺激导致充血、炎症使静脉扩张而生内痔。1985 年夏祖宝、张东铭观察痔区组织发现绝大部分痔组织未见炎症改变。因此感染学说尚未被人们公认。

5. 肛管狭窄学说 国外有人认为肛管狭窄可影响正常排便,必须增加腹压协助排便,间接地使直肠内压增高,引起静脉充血,长时间则随粪便被挤出肛外形成内痔。

三、内痔的分期

内痔临床上最为多见。位于齿状线上方,表面被直肠黏膜覆盖。

(一)按病程内痔分为四期(四度)

1. I期　便时带血、滴血或喷射状出血,便后多自行停止,无肛内肿物脱出。肛门镜检查,可见齿状线上方黏膜隆起,表面色淡红(图18-1-1)。

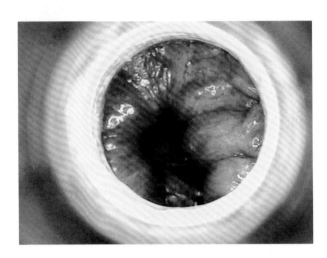

图18-1-1　I期内痔

2. II期　常有便血,色鲜红,排便时伴有肿物脱出肛外,便后可自行还纳。肛门镜检查,可见齿状线上黏膜隆起,充血明显,色暗红(图18-1-2)。

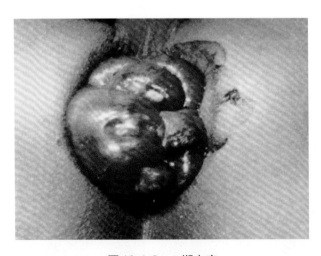

图18-1-2　II期内痔

3. III期　偶有便血,便后或久站、久行、咳嗽、劳累、负重时肛内肿物脱出,不能自行还纳,需用手

辅助还纳。肛门镜检查,可见齿状线上黏膜隆起、充血,色暗红,表面多有纤维化(图18-1-3)。

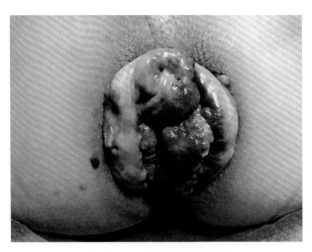

图18-1-3　III期内痔

4. IV期　肛内肿物脱出肛门外,不能还纳,或还纳后又脱出,发生绞窄、嵌顿,疼痛剧烈(图18-1-4)。

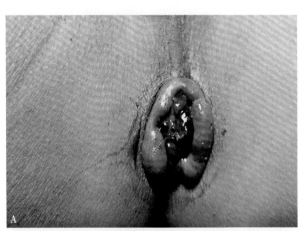

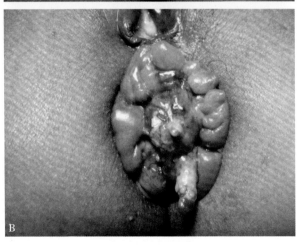

图18-1-4　IV期内痔

A.男性;B.女性。

（二）按病理内痔分为三型

1. 血管肿型　痔核表面呈粉红色,状似草莓,易出血,见于早期内痔。

2. 静脉瘤型　痔核表面可见迂曲的静脉团,呈暗红色或紫色,见于中期内痔。

3. 纤维化型　痔核表面呈灰白色,状如皮肤组织,见于晚期内痔,长期脱垂。

（三）特殊类型内痔

1. 嵌顿性内痔　痔体大,脱出不能自回,引起肛门括约肌痉挛发生嵌顿(图18-1-5)。静脉回流受阻,动脉血压力大,仍继续进入内痔,使之充血肿胀,肛缘水肿,最终血流停滞凝固导致血栓形成,疼

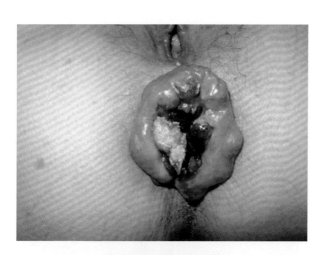

图18-1-5　嵌顿性内痔

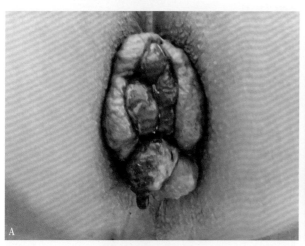

痛加剧,脱出痔体发硬,触痛敏感,肛缘水肿加重。还纳困难,可用高野简易复位法,全部还纳后,肛外无痔块残留。

2. 绞窄性内痔　嵌顿时间过久,血流停滞及血栓形成,缺血的痔体表面发黑坏死、渗出较多,最后痔体全部坏死,肛缘水肿但未坏死。

3. 内痔感染　又称痔发作。平时内痔症状较轻,常因便秘、过劳、刺激和摩擦而感染,肿痛、灼热、搏动感及异物填塞感或因干便压迫,表面糜烂出血,常有里急后重感,持续1周。若治疗得当,肿胀渐消,疼痛减轻,痔块变软缩小而缓解。

四、临床表现

内痔的主要临床表现是无痛性便血和肿物脱出。

1. 便血　无痛性、间歇性便鲜血,是内痔的早期常见症状。轻者多为粪便或手纸上带血,继而滴血,重者为喷射状出血(图18-1-6)。长期出血可导致缺铁性贫血。

2. 肿物脱出　多为内痔晚期症状。因晚期痔体增大,逐渐与肌层分离,在腹压增加时,可有肿物脱出,轻者可自行回纳,重者需手法复位,严重时,内痔伴有血栓形成,加上肛门括约肌痉挛,不能还纳,可发生嵌顿、绞窄。

3. 肛缘突起　肛门异物感或肛门不洁,肛缘呈单发或多发或不规则突起形成皮赘,质软或硬,

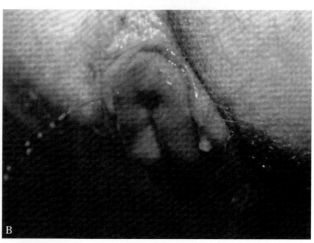

图18-1-6　便血

A. 滴血;B. 喷射状出血。

触痛不明显。

4. 肛门疼痛 单纯性内痔无疼痛,可有坠胀感。当内痔嵌顿、合并外痔血栓形成或感染时,可出现肛门剧烈疼痛,行动不便。

5. 肛门瘙痒 痔块外脱时常有黏液或分泌物流出,可刺激肛周皮肤引起肛门瘙痒。

五、局部检查

1. 肛门视诊 肛门外形有无异常,有无血迹。肛缘有无皮赘,呈单个或多个突起,柔软无疼痛,皮色如常;有便后脱出不能自行还纳时可行蹲位检查脱出形态、长度、颜色、数目,有无糜烂渗血。如平时不能自行脱出,可用吸肛器缓慢吸出肛外进行检查。

2. 直肠指检 注意括约肌间沟深浅,进入直肠腔时有无肛门括约肌痉挛,女性有无直肠前突。有无肿块,主要是除外其他疾病。指检内痔只能触及柔软肿物,可移动,不能分清个数部位及大小,故诊断不准。

3. 肛门镜检查 是内痔确诊的重要依据。通过肛门镜查清内痔的部位、数目、大小、表面颜色,有无糜烂渗血。必要时可行肠镜检查以除外息肉和肠癌。

六、诊断

诊断必须依靠病史、直肠指检、肛门镜检查、直肠镜检查,必要时辅助电子结肠镜检查,排除结直肠良恶性肿瘤及炎性肠病等。

1. 肛门视诊 观察有无血迹、痔块脱出等。

2. 直肠指检 内痔早期无阳性体征,晚期可触到柔软的痔块,可移动,数目不清,诊断不准。但更重要的意义是除外肛管直肠肿瘤等其他疾病。

3. 肛门镜检查 是内痔确诊的首选检查方法。不仅可见到痔的情况,还可观察到直肠黏膜有无充血、水肿、溃疡、肿块等,以及排除其他直肠疾病。

4. 直肠镜检查 方便直观,定位准确,图文并茂,防止医疗纠纷,可准确诊断痔、肿瘤等肛门直肠疾病(图18-1-7)。

5. 肠镜检查 对于年龄超过45岁便血者,应

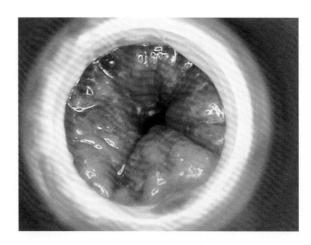

图18-1-7 直肠镜检查

建议行电子结肠镜检查,排除结直肠良恶性肿瘤及炎性肠病等。

七、鉴别诊断

内痔的诊断并不困难,但需与下列疾病鉴别。

1. 直肠癌 临床上常将直肠癌误诊为痔而延误治疗,应高度重视。便血多为暗红色,有腥臭味,伴有排便习惯改变。直肠指检可触到直肠肿块,表面高低不平,质坚硬,不活动,呈菜花状或表面有溃疡,需进一步行直肠镜、组织学检查,以明确诊断。

2. 肛裂 便鲜血,或手纸染血,便后肛门剧痛,呈周期性,多伴有便秘,肛前或肛后部位常有裂口。

3. 直肠息肉 多见于儿童,以便血为主要表现,或息肉脱出肛外,息肉多带蒂,粉红色,呈球形或乳头状,质软,可活动。

4. 直肠脱垂 多见于老年人及儿童,脱出的直肠黏膜或直肠松弛而重叠,呈圆柱状,有环形沟,表面光滑、柔软。

5. 直肠黏膜脱垂 常有由肛口向外的放射状沟或呈环层状,表面平滑无静脉曲张,内痔脱出呈分颗状。

6. 溃疡性结肠炎 以黏液便或脓血便为主,常伴有腹泻、左下腹疼痛。结肠镜检查见直肠黏膜充血、糜烂、溃疡。

7. 肛乳头状瘤 位于齿状线处,大小不等,呈锥形或乳头状,灰白色,无出血,有触痛,乳头状瘤蒂较长时可脱出,质硬,形状不整。

8. 恶性黑色素瘤　常在齿状线处生长,多单发,瘤体不大,褐黑色,有的带蒂脱出肛外,必要时行病理检查。

9. 肠出血　各类肠出血色深紫与粪便混合,内痔出血为鲜红色,多附在粪便表面,常继发贫血。

八、治疗

对于痔的治疗,首选非手术治疗,若非手术治疗无效者可选用手术治疗。痔的治疗原则是:①无症状的痔无须治疗,仅在合并出血、痔块脱出、血栓形成和嵌顿时才需要治疗;②有症状的痔重在减轻或消除其主要症状,无须根治;③以非手术治疗为主,非手术治疗无效时才考虑手术。李春雨教授提出"不同痔,不同治"。也就是说,能用药物治疗就不用手术治疗;能做微创手术,就不做传统手术。

(一) 非手术治疗

1. 一般治疗　是各种疗法的基础,适用于内痔初期及无症状静止期的内痔。

(1) 调整饮食:多饮水,多吃蔬菜、水果,如韭菜、菠菜、地瓜、香蕉、苹果等,忌食辣椒、芥末等辛辣刺激性食物。多进食膳食纤维性食物,改变不良的排便习惯。

(2) 熏洗坐浴:改善局部血液循环,有利于消炎及减轻瘙痒症状。

(3) 保持排便通畅:通过食物来调整排便,养成定时排便,每1~2天排出1次软便,防治便秘或腹泻。

(4) 调整生活方式:改变不良的排便习惯,保持排便通畅,禁烟酒。

2. 药物治疗　是内痔首选的治疗方法。能润滑肛管,促进炎症吸收,减轻疼痛,解除或减轻症状。

(1) 外用药:根据局部症状和体征选择合适的外用药。

1) 外敷药:适用于内痔脱出肿痛。将复方磺胺嘧啶锌凝胶、肤痔清软膏、湿润烧伤膏、京万红痔疮膏、复方多黏菌素B软膏等各种膏剂直接涂敷患处,从而起到消肿镇痛、收敛止血的作用。

2) 塞肛药:各种栓剂如美辛唑酮红古豆醇酯栓、普济痔疮栓等,肛内注入,有清热止血、镇痛收敛作用。

3) 熏洗药:肤芩洗剂、复方荆芥熏洗剂、硫酸镁溶液等熏洗坐浴,可改善局部血液循环,有消肿、镇痛作用。开水冲化,睡前、排便后熏洗。适用于嵌顿性内痔术后等。可消肿镇痛、收敛止血、抑菌杀虫,效果良好。

(2) 内服药:内痔急性发作期可根据出现的临床证据进行辨证施治,遣方用药。如口服致康胶囊、地奥司明片、芪黄通秘软胶囊、麻仁软胶囊、首荟通便胶囊、利那洛肽胶囊等,具有清热止血、消肿镇痛、化瘀生肌、润肠通便功能。

3. 枯痔疗法　始于宋代,有枯痔散、枯痔钉和现代枯痔液注射疗法。枯痔钉疗法又称插药疗法,较少应用。

4. 物理疗法　包括痔射频消融技术、痔微冰刀冷冻术、铜离子电化学疗法、微波治疗、冷冻治疗等。

(二) 手术治疗

1. 内痔注射术　注射疗法是临床上较常用的痔微创技术之一。1869年英国都柏林医师 Morgan 首先应用硫酸铁溶液行内痔注射,至今已有100多年的历史,但此药腐蚀作用太强。1988年 Swintord Edwards 首先应用 10%~20% 苯酚(石炭酸)甘油水溶液;1928年 Blanchard 又用苯酚杏仁油注射内痔。我国自1950年开始在枯痔法的基础上,将枯痔散、枯痔钉改成注射液,研制成许多中药注射液,包括坏死剂和硬化剂两大类,作用不完全相同。目前,国内常用的硬化剂有聚桂醇注射液、消痔灵注射液、芍倍注射液、矾藤痔注射液等。

(1) 聚桂醇注射液:是一种清洁型硬化剂,于2008年10月作为国家专利新药问世,是目前国际公认的临床应用最为广泛的硬化剂,是目前国内唯一获 CFDA 批准的可用于静脉注射的专业硬化剂,具有硬化和止血的双重作用,是一种对血管、组织刺激性较小的硬化剂,国内外罕有不良反应报道。

1) 作用机制:聚桂醇注射液注入内痔黏膜下基底部或痔核内,可对内痔黏膜下层及痔核内的静脉及小动脉产生刺激,迅速破坏血管内皮细胞,使作用部位的纤维蛋白、血小板、红细胞聚集沉积。同时,由于药品的化学作用使内痔静脉团块及周围黏膜组织产生无菌性炎症,引起内痔静脉团块及黏膜损伤、纤维细胞增生,使内痔静脉团块萎缩。由于组织纤维化,可将松弛的黏膜重新固定在直肠下方的肌壁上,防止黏膜再次脱垂。

2)适应证:①药物治疗无效的Ⅰ期和Ⅱ期内痔,或以出血为主要症状的Ⅲ期内痔;②混合痔的内痔部分;③混合痔外痔切除后的内痔部分;④合并高血压、糖尿病、重度贫血等不能耐受手术治疗的内痔患者。

3)禁忌证:①严重出血倾向;②合并有肛管直肠急慢性炎症;③合并炎性肠病;④合并肛周脓肿或肛瘘;⑤合并并发症的内痔(如痔核嵌顿、溃烂、感染等);⑥妊娠期、产褥期女性;⑦精神行为异常等情况不能配合治疗;⑧对本药品过敏;⑨纤维化明显的内痔与结缔组织性外痔。

4)术前准备:①血常规、凝血功能检查、心电图检查;②术前非麻醉情况下行直肠指检及肛门镜检查;③术前行清洁灌肠;④需要在独立的诊室进行,注意保护患者隐私,光源条件良好;⑤聚桂醇注射液(10ml/支,1~2支),2%利多卡因(10ml),利多卡因无须行皮肤过敏试验;⑥专用肛门镜1套、5号长针头1个、5ml注射器或10ml注射器1支、直钳和止血弯钳、消毒棉球、凡士林纱布、无菌纱布等;⑦急救设备和急救药物。

5)操作方法:①消毒及麻醉,根据患者情况及操作者习惯可选截石位、侧卧位或折刀位等体位。常规消毒铺巾后,行肛周局部麻醉、简易骶管麻醉或腰硬联合麻醉,麻醉成功后,再次消毒肛管及直肠中下段。②置入肛门镜,再次消毒后,观察痔核分布、数目与大小。③根据术者习惯选择5ml或10ml注射器,抽取聚桂醇注射液。④应在齿状线以上0.5cm处进针,以5号细长针头(针头斜面向上30°~45°),做痔黏膜下层注射(图18-1-8)。Ⅰ期内痔只需做痔核本体注射,Ⅱ期和Ⅲ期内痔应做黏膜下层高低位注射,即每个内痔分别做内痔本体稍上方和内痔本体隆起最高点两处注射。针头刺入后回抽注射器可允许有血或无血,只要判断已达到适宜深度即可注入2~4ml药液(图18-1-9)。注

射至痔核黏膜充分膨胀(图18-1-10),颜色呈灰白色,单次治疗使用聚桂醇注射液总量不超过20ml。⑤如痔核数目较多,一般需分次治疗,每隔7~10天经肛注射治疗1次,直至治愈。

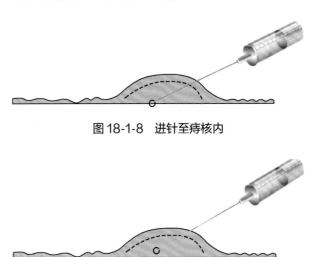

图18-1-8　进针至痔核内

图18-1-9　注入药物

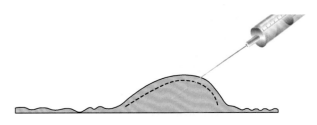

图18-1-10　使黏膜充分膨胀

6)注意事项:①对存在风险因素的患者(高龄、胃肠道肿瘤病史,有便血、黑便症状等),强烈推荐术前行肠镜、粪便DNA基因检测及相关检查;②注射时不可将药液注入肌层或黏膜表层,以免引起疼痛、肌肉硬化或坏死;不应注射于齿状线以下外痔区,以免引起水肿和疼痛;③注射药液的量视痔核大小而定,以内痔饱满为度;④注射前后均应严格消毒,每次进针注射时都必须消毒痔核表面黏膜;⑤注射药液时确保药液均匀地分布在各个痔核内。

7)并发症及其处理:与其他液体硬化剂相比,国产硬化剂聚桂醇注射液的毒性低、并发症少、安全性较高,但在其硬化注射治疗过程中仍可能存在一定的并发症,若出现并发症应给予积极有效的对症治疗。①术中出血和药液外溢,肛门镜下注射完毕抽出针头后用干棉球压迫针孔2~3分钟。内

镜下注射可在注射后缓慢将针回收,用透明帽压迫针孔10~20秒止血,避免出血和药液外溢。②黏膜下硬结,未出现不适症状时,一般无须处理;情况严重者,可给予活血化瘀、软坚散结中药内服等治疗。③术后尿潴留,可热湿敷下腹和腰骶部或温水坐浴,数天后多可自行缓解,严重时可留置导尿管。④术后肛门坠胀,注射时肛门有坠胀感或轻度不适为正常现象,无须处理。Ⅰ度和Ⅱ度内痔注射后一般无痛感,Ⅲ度内痔注射后可有轻度灼痛、坠胀感、异物感,可给予镇痛治疗。⑤术后肛门水肿,可行肛门熏洗坐浴(每天1~2次),并服用减轻组织水肿的药物,严重者应入院进一步观察及对症处理。⑥术后数天内可有少量便血和黏液,常随着痔核硬化、萎缩而消失。⑦术后肛门狭窄,保持排粪通畅,必要时行扩肛治疗。

8)述评:聚桂醇注射液内痔硬化注射疗法不但具有疗效确切、安全、并发症少的优点,还具有一定的局部麻醉镇痛作用,可以有效地减轻患者注射后的疼痛感。临床应用聚桂醇硬化注射疗法可采用肛门镜或内镜引导下注射两种方式,该方法与套扎术、吻合器痔上黏膜环切术(procedure for prolapse and hemorrhoids,PPH)、选择性痔上黏膜切除吻合术(tissue selection therapy,TST)等联合应用在降低痔术后出血率、复发率和减轻术后疼痛方面可起到互补、协同作用,具有良好的疗效。

(2)消痔灵注射液:这是中国中医科学院广安门医院史兆岐根据中医"酸可收敛、涩可固脱"的理论,于1977年5月研制成的,原名为775,后改名为消痔灵注射液,经实验研究证实能使内痔硬化萎缩,是最常用的内痔注射术。

1)适应证:①无并发症的各期内痔;②静脉曲张性混合痔的内痔部分;③有其他疾病不宜行创伤性手术的内痔;④老年内痔不宜行创伤性手术者;⑤痔结扎术、套扎术等其他肛肠手术后的辅助治疗;⑥直肠前突、直肠内套叠。

2)禁忌证:①混合痔之外痔部分属结缔组织性外痔、血栓外痔及炎性外痔者,内痔嵌顿且有炎症者;②直肠及肛管有严重感染或炎性病变者;③直肠及肛管有良性或恶性肿瘤者;④过敏性体质者;⑤有严重心、肝、肾疾病及凝血功能障碍者。

3)术前准备:①患者排空粪便,清洁灌肠,肛周备皮;②喇叭式肛门镜1套、5ml注射器1支、5号长针头1支、带有刻度40ml搪瓷杯3个;③消痔灵注射液,0.5%利多卡因,利多卡因无须行皮肤过敏试验;④查血常规、出血和凝血时间。排净大小便,不必禁食。

4)操作方法:无须麻醉或局部麻醉。①一步注射法,主要适用于内痔出血及Ⅰ期内痔。将1:1浓度消痔灵注射液一步注射于内痔黏膜下,使内痔硬化。每个痔核注射药液约5ml。②两步或三步注射法,主要适用于Ⅱ期内痔。第一步,1:1浓度消痔灵液注射于痔上动脉区直肠黏膜下,每个痔核注射约3ml;第二步,将1:1浓度消痔灵注射液直接注射入内痔黏膜下层,每个痔核注射约5ml。较大痔核可加行第三步注射,即在第三步注射完成退针时在黏膜固有层缓慢注入2ml药液。两步或三步注射法可使痔上方的直肠黏膜粘连固定,痔区硬化萎缩,从而提高疗效和减少复发。③四步注射法,适用于Ⅲ期、Ⅳ期内痔和静脉曲张性混合痔的内痔部分。用喇叭镜插入肛门检查内痔部位、大小、数目,再以示指触摸原发痔区有无动脉搏动。将1:1浓度消痔灵液按四步注射法依次注射(图18-1-11)。第一步,直肠上动脉右前、右后和左侧分支注射。于母痔上极0.2cm进针,相当于直肠上动脉右前分支进入痔块搏动点处,进针至黏膜下层深部,边退针,边注药(图18-1-12A)。3个母痔上极分别注射4ml,共12ml。第二步,母痔的黏膜下层注射。先在母痔中心进针,入黏膜、黏膜固有层、黏膜肌层、黏膜下层深部,针尖接触肌层有抵抗感,不要刺入肌层,稍退针尖开始注药,药量稍大于痔体,以痔块呈弥漫性肿胀为宜,每个内痔分别注射4~6ml,即完成第二步(图18-1-12B)。第三步,黏膜固有层注射。当第二步注射完毕,再缓慢退针通常有落空感即到黏膜固有层,注药,药量为第二步的1/3,以痔黏膜呈水疱状,血管网清晰为度,即完成第三步(图18-1-12C),退针出来,每个母痔注射2~3ml。第四步:右前、右后和左侧的窦状静脉下极注射。在母痔下极齿状线上0.1cm处进针,至黏膜下层深部的窦状静脉区(图18-1-12D),每个痔块注射4ml,三个共注药12ml。注射完毕,用指

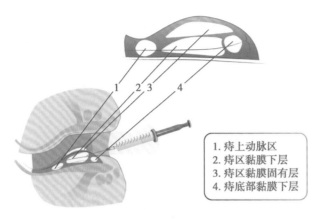

图 18-1-11　消痔灵四步注射法注射部位图

1. 痔上动脉区
2. 痔区黏膜下层
3. 痔区黏膜固有层
4. 痔底部黏膜下层

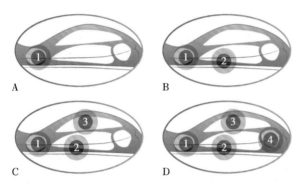

图 18-1-12　消痔灵四步注射法分解示意图

A. 第一步：直肠上动脉区注射；B. 第二步：痔黏膜下层注射；
C. 第三步：痔黏膜固有层注射；D. 第四步：窦状静脉下极注射。

腹反复揉压注药部位,使药液均匀散开。总药量为50~70ml,送回肛内,外敷纱布固定。

5）注意事项：①注射药量视痔核大小不同,注射药量也不同；②黏膜固有层注射药量不宜过大,以免发生黏膜坏死；③进针深浅度要适宜,注射过深则易伤及肛门括约肌,引起肌肉坏死,注射过浅在黏膜表层,易引起浅表坏死、出血；④注药前应抽吸无回血；⑤窦状静脉区注药勿多,以免药液渗入齿状线以下引起疼痛；⑥边注药边退针头,待退出黏膜表面前稍停顿片刻,可避免针眼出血；⑦切勿将药液注入肛管皮肤下及外痔部位,否则易发生水肿和疼痛。

6）术后处理：①患者当天休息,不排便；②少渣半流食 2 天；③便后坐浴熏洗,痔疮栓纳肛；④口服抗生素 3 天,预防感染；⑤术后肛门坠胀和轻微疼痛、个别患者有低热、排尿不畅,对症处理即可。

（3）芍倍注射液：原名为安氏化痔液,是安阿玥教授发明的国家二类新药,中药保密品种。根据中医"酸可收敛"的理论于 1990 年研制的软化萎缩剂。2003 年 6 月获得新药证书,批准名曰芍倍注射液。通过在痔核内注射芍倍注射液,能达到止出血、固脱出的作用,使痔核缩小,不损伤肛垫,是微创治疗痔疮的理想疗法。其作用机制是注射芍倍注射液后痔核组织发生非炎症性的蛋白凝固、裂解、吸收、毛细血管新生,使整个痔核软化萎缩,整个过程不发生明显的炎症,痔核表面黏膜组织不被破坏,也无肉芽组织及瘢痕形成,同时还有较强的抑菌消炎以及吸收固脱、活血化瘀作用,因此无局部硬化坏死、肛门直肠狭窄等并发症发生,是目前最常用的内痔注射液。

1）适应证：各期内痔及静脉曲张性混合痔。年老体弱、严重高血压、有心、肝、肾疾病等内痔患者均可适用。纤维化型内痔禁用。

2）操作方法：首先常规消毒,然后肛门局部麻醉或肛管麻醉,采用 0.5%~1% 利多卡因。内痔注射用本品（1∶1 浓度,即本品用 0.5% 利多卡因注射液稀释 1 倍）。对Ⅰ期、Ⅱ期内痔及静脉曲张型混合痔,在肛门镜下暴露每处痔核,按先小后大,先上后下顺序见痔进针,于痔核表面中心隆起部位斜刺进针,遇肌性抵抗感后退针给药,每处注射量以痔核均匀、饱满、充盈,表面黏膜颜色呈粉红色为度,每处用量 3~5ml（图 18-1-13）。对Ⅲ期内痔、静脉曲张性混合痔伴直肠黏膜松弛者,还应在痔核上、松弛的直肠黏膜下及齿状线附近用本品（1∶1 浓度）注射,每点用量为 1~3ml；退肛门镜,暴露痔,对Ⅲ期内痔的注射方法同Ⅰ期、Ⅱ期内痔。每位患者一次注射 10~20ml,平均 15ml,最大用量不超过

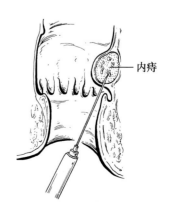

内痔

图 18-1-13　芍倍内痔一步注射法

40m1。每位患者一般只注射一次。注射后无须包扎和换药,正常进食和排便,对混合痔只注射内痔部分。

3）注意事项与术后处理:同消痔灵注射液。

（4）矾藤痔注射液:是彝医治疗痔病经典用药,配方独特,主要成分为赤石脂、白矾、黄藤素。具有"双重固脱,治脱不留瘀"的优点。

1）操作方法:①适用于内痔或者混合痔的内痔部分,矾藤痔注射液与1%利多卡因1:1配比;患者取侧卧位或截石位;碘附棉球消毒肛门及周围;置入肛门镜;显露齿状线上下,将内痔部分置于直视下;碘附棉球反复清洁消毒下段直肠及痔表面;痔核中部进针,到达痔核后轻轻晃动针头,确认未注射入肌层;回抽无回血,确认未刺入血管,注射药液使痔呈弥漫性泛黄为度;②直肠脱垂,药液配制同内痔注射液;操作步骤同直肠黏膜下点状或柱状注射和直肠周围间隙注射术。矾藤痔注射液可修复用药部位规则、密集的纤维化组织结构,加固直肠黏膜与黏膜下肌层、直肠壁与直肠周围组织的紧密连接,使直肠脱垂治愈;③直肠内痔核底局部封闭注射,每个痔核注入0.3~0.7ml(视痔核大小而定),根据痔核多少,一般一次可注射完毕;若有5个以上时,可分2次注射;2次间隔约1周。

2）注意事项与术后处理:同消痔灵注射液。

2. 内痔套扎术　1954年Barron制成世界上最早的小巧结扎器,用丝线或肠线套扎内痔。但因过早松脱,偶有出血,又改用胶圈套扎。1963年Barron将上述套扎器应用Graylee脐带结扎器的原理,改进使用扩胶圈圆锥将胶圈套在结扎器上,首先用来套扎内痔,我国1964年黄乃健,1974年陆琦,1977年喻德洪等先后制成牵拉式和吸引式套扎器套扎内痔。李润庭使用血管钳胶圈套扎内痔,更加简易,不需套扎器。

根据痔的发病机制和治疗原则,结合PPH和EPH原理,利用特制的一次性使用肛肠套扎器进行的一种手术方法,称为母痔上黏膜柱状弹力线套扎术(图18-1-14)。

（1）适应证

1）Ⅱ~Ⅳ期内痔、混合痔的内痔部分。

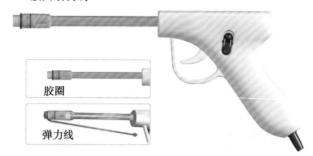

图18-1-14　一次性使用肛肠套扎器

2）直肠前膨出。

3）直肠黏膜内脱垂。

4）低位直肠息肉。

5）嵌顿水肿型外痔、肛管直肠炎症水肿期者禁用。

（2）操作方法

1）钳夹套扎法:①先将胶圈套在一把血管钳上转轴部,再用另一把血管钳夹住胶圈侧壁上;②在两叶肛门镜扩张直视下,牵出内痔,张开带有胶圈的血管钳,夹住内痔基底部,并在钳下近齿状线处剪一0.3cm小切口,便于胶圈嵌入不致滑脱,并有减压作用;③再将夹持胶圈侧壁的血管钳,拉长胶圈,绕过夹持内痔血管钳尖端,套在痔基底部嵌入小切口内,随即松开卸下夹持内痔基底部的血管钳,胶圈弹性收缩而起勒割作用(图18-1-15)。

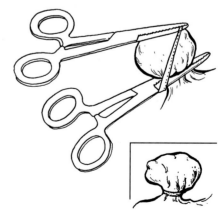

图18-1-15　钳夹套扎术

2）器械套扎法:套扎器有牵拉式和吸引式两种,操作方法略有不同。①牵拉式套扎术,a.先将胶圈套在扩胶圈圆锥尖上,逐渐推到套扎器筒管上,卸掉扩胶圈圆锥;b.内痔脱出,筒口对准内痔,再用钳牵引入筒中,扣动扳机,将胶圈推出套在内痔基底部,取下套扎器,如内痔不脱出,也可在肛门镜下操作(图18-1-16)。②吸引式套扎法,筒口对准内痔,不用钳牵拉。用负压吸引内痔至密闭的筒

内,扣动扳机,将胶圈推出套在内痔基底部,取下套扎器,肛内填以油纱条或塞入痔疮栓(图18-1-17)。

3)母痔上黏膜柱状弹力线套扎术:备好一次性使用肛肠套扎器,包括套扎枪、配套肛门镜、胶圈和弹力线。患者取左侧卧位或截石位。①肛门镜

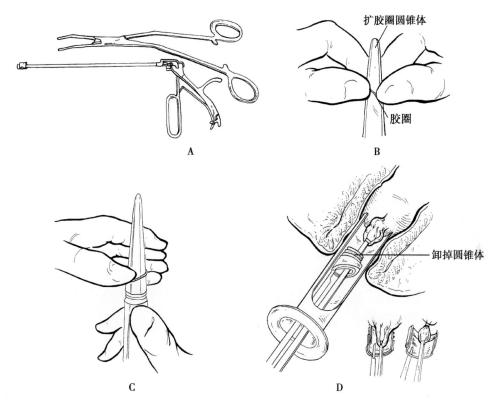

图 18-1-16　牵拉式套扎器及其套扎术

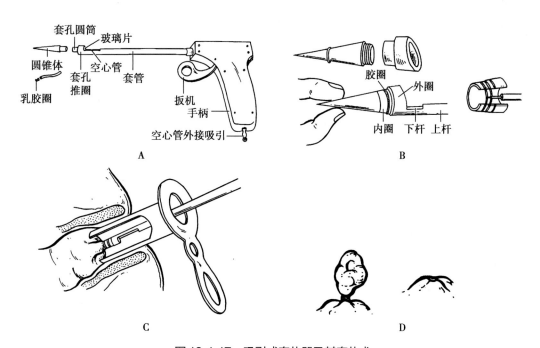

图 18-1-17　吸引式套扎器及其套扎术

检查确定母痔,左侧指检触清痔上动脉搏动点,即套扎点;②根据临床诊断,弹力线与胶圈可任选其一或同时使用;③利用专用套扎配套肛门镜,连接套扎器和负压机,对准套扎点套扎,注意吸入组织不宜过红标线;④根据痔核脱出程度和套扎上的距离确定套扎点数,一般不超过3枚,注意沿痔动脉呈柱状套扎为宜;⑤检查可见胶圈套扎的痔核呈暗紫色,套扎成功(图18-1-18)。肛内填以油纱条或塞入痔疮栓;⑥套扎完成后,每枚内注射0.5~1ml消痔灵注射液或高糖等硬化剂,既防止胶圈脱落又减少出血;⑦直肠前壁使用胶圈套扎,不宜使用弹力线。

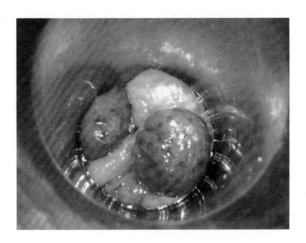

图18-1-18 套扎基底部

(3)注意事项

1)先套扎子痔,后套扎母痔,以免遗漏小痔。

2)痔体较大应用牵引式套扎,因吸引式套扎器套管筒较小,不能全部吸入,故套扎不彻底。

3)可在套扎的内痔中注射硬化剂,防止脱落和出血。

4)套扎时不能将齿状线以下组织套入胶圈内,以免引起剧痛。

5)一般每个痔核套两个胶圈,以增强胶圈的勒紧作用。

(4)术后处理:无须每次便后换药,熏洗坐浴后塞入痔疮栓即可。术后应口服甲硝唑预防感染。

3. 痔动脉闭合术(charles and regan hemorrhoids, CRH) 是利用特制的CRH治疗器,将L角的直肠黏膜吸住,然后用一个橡皮圈将其套住,使下移的肛垫不再下移,达到彻底治愈的目的。既保护了肛垫,又不损伤肛门括约肌,无须麻醉,门诊治疗。

CRH是以"痔是肛垫病理性肥大、移位及肛周皮下血管丛血流淤滞形成的团块"的基础理论为指导。肛垫组织位于肛管和直肠交界处。由于肛门内括约肌收缩,肛垫借Y形沟分割为右前、右后及左侧3块,即通常所谓"母痔"及其好发部位。婴儿和儿童时期肛垫组织与直肠的关系是斜角,成年后粪便长期堆积,肛垫组织和直肠的关系逐渐变为L角,各种病理因素可逐渐导致L角肛垫组织松弛,松弛的肛垫回缩障碍,肛垫充血性肥大、肛门阻力增加、静息压增高,组织内静脉回流减慢,充盈过度,逐渐成为痔核并向肛管脱坠,形成Ⅰ~Ⅳ期痔(图18-1-19)。利用CRH治疗器可终止痔静脉丛的血供,向上提升肛垫组织,使松弛组织收紧,同时减少痔的动脉血供,最终使肛垫组织的L角成为斜角。使下移的肛垫再不下移,达到彻底治愈的目的。

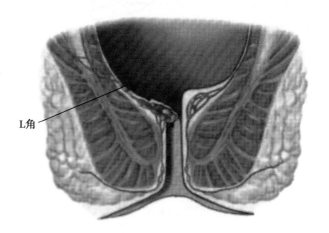

图18-1-19 L角示意图

(1)适应证:Ⅰ~Ⅲ期内痔、混合痔、肛裂。

(2)禁忌证:妊娠期女性、肝硬化、肛管直肠感染、应用抗凝剂者。

(3)术前准备:硝酸甘油液1支或0.125%硝酸甘油凡士林,无须特殊准备,无须灌肠,无须备皮;CRH治疗器1套(图18-1-20)。

(4)操作方法:以11点内痔为例。

1)无须麻醉。患者取左侧位。常规用碘附消毒肛周会阴部皮肤和直肠腔,铺巾。

2)嘱患者增加腹压,检查患者肛门外形是否完整,有无外痔。

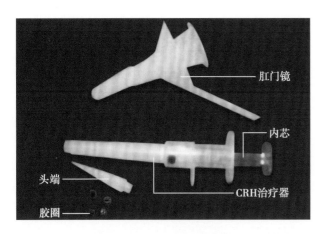

图 18-1-20 CRH 治疗器

3）左手示指外涂甘油少许做直肠指检,检查直肠内有无肿块、狭窄,指套退出有无染血等。反复润滑肛管,使肛门括约肌完全放松。右手示指深入肛内仔细检查并测量肛直角距肛缘的距离。

4）肛门镜下检查判断内痔的位置、大小、程度,于 3 点、7 点、11 点三个内痔中选择较重的 11 点内痔作为治疗对象,隔一周后再治疗 3 点或 7 点内痔。

5）打开 CRH 治疗器,检查调试治疗器,安装胶圈。

6）左手示指顶住前位肛门内括约肌,右手握住带有胶圈的 CRH 治疗器,在肛内左手示指的引导下,在与左手示指垂直方向向肛内缓慢滑入约 10cm（图 18-1-21）,抵达左手示指指尖处,逐渐使

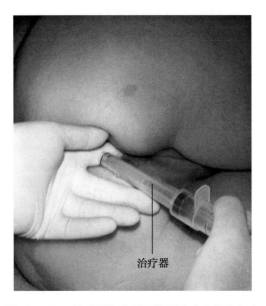

图 18-1-21 治疗器与左手示指垂直方向滑入肛内

治疗器与肛管纵轴方向一致。再向外退出治疗器 3cm 至指定刻度,找到 L 角（治疗器上有一个刻度标志,此标志与肛缘齐平即可）。

7）将治疗器的顶端稍向 11 点倾斜在 L 角上方,调整治疗器方向使其顶端对准 11 点处直肠黏膜,左手固定治疗器,右手反复慢慢抽吸治疗器内芯 4~5 次后锁住内芯（图 18-1-22）,观察 20 秒,左右旋转治疗器柄部 2 次即可,使其充分吸住。此时患者感觉肛内坠胀感明显,但无疼痛感。

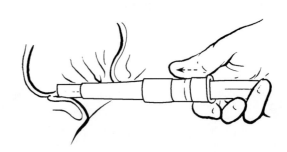

图 18-1-22 抽吸治疗器内芯

8）缓慢向外抽治疗器柄部,可听到"啪"的一声,向外拔除治疗器内芯少许,把胶圈套在被吸住的组织上,然后一并取出治疗器（图 18-1-23）。

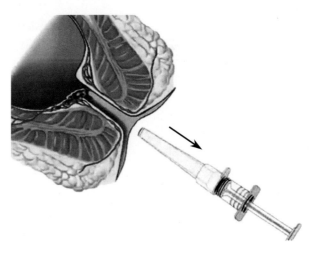

图 18-1-23 取出治疗器

9）进行直肠指检或肛门镜检查,了解套扎组织的情况（图 18-1-24）,注意套扎的组织必须基底部小,活动度灵活。若基底部较大,可在套圈周围用手挤压周围组织,使基底部变小。

10）间隔 1 周后再治疗 3 点或 7 点内痔。每人平均治疗 3~4 次为宜（图 18-1-25）。

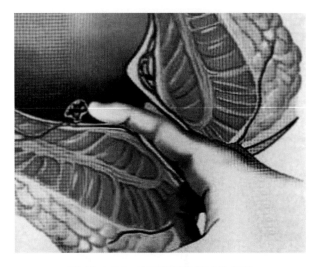

图 18-1-24 直肠指检了解套扎组织

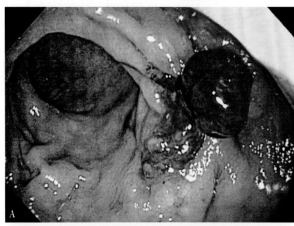

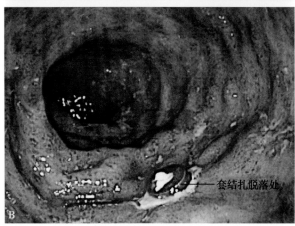

套结扎脱落处

图 18-1-25 治疗前后比较

A. 被套住的直肠黏膜;B. 已脱落的黏膜基底部。

（5）注意事项

1）甘油反复润滑肛管,使肛门括约肌完全放松。

2）准确寻找 L 角的位置。

3）放置 CRH 治疗器时一定要与左手示指呈垂直方向缓慢滑入肛内,逐渐使治疗器与肛管纵轴

方向一致。

4）治疗器上有一个刻度标志,此标志与肛缘齐平即可。

5）每次只能治疗一处,间隔 7~10 天,需 3~4 次治疗,防止术后感染、出血。

（6）术后处理

1）正常饮食。

2）注意保持排便通畅。

3）排便后用痔疾洗液清洗肛门,口服甲硝唑片预防感染。

4）治疗后每隔 7~10 天行第二次(右后)、第三次(左下)治疗,疗程 3~4 周。

4. 扩肛疗法　1885 年 Vemeuil 首先提出扩肛术能治疗内痔。适用于嵌顿性内痔或绞窄性内痔。反复脱出肛门的内痔,造成肛门失禁者,合并慢性结肠炎,年老体弱,注射过硬化剂者禁用。

（1）操作方法

1）手指扩肛术:术者以示指涂满润滑剂,先伸入左手示指进入肛内按摩,患者适应后再伸入右手示指,呈背向交叉后向左右两侧均匀用力扩张(因肛门前后纤维组织较多,血液供应差,容易撕裂,形成溃疡)。患者适应后再插入两中指继续扩张,要求扩至四指,持续 5 分钟(图 18-1-26)。每周扩肛 1 次,连续扩肛 2~3 周。

2）肛门镜扩肛术:用两叶肛门镜插入肛内向左右两侧扩张,持续 5 分钟,每周 1 次,共 3 周。

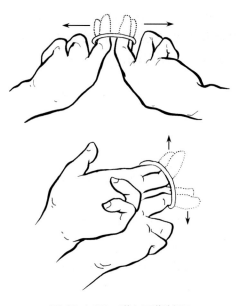

图 18-1-26 进入四指扩肛

3）器械扩肛术：用扩肛器（直径 3cm）插入肛内扩肛，每天 1 次，每次 5 分钟，逐渐增加 4~5cm，共 2 周。

（2）注意事项：①严禁暴力扩肛，要轻柔缓慢进行，防止损伤；②要防止撕裂肛管而出血，如有出血应立即停止扩肛。③扩肛后每次便后熏洗坐浴，换药或塞入痔疮栓。

（3）并发症：如无并发症则无须特殊处理。1972 年 Macintyre 报道扩肛后一过性失禁者为 21.8%，失禁者为 3%。国内喻德洪报道 156 例，未见并发症。Chant 扩肛术与切除术对比，排气失禁者为 22%，大便失禁者为 36%。

5. PPH 其中文含义即治疗脱垂和痔的方法，故称吻合器痔上黏膜环切术，又称吻合器痔固定术、痔上黏膜环切钉合术。

1998 年意大利学者 Longo，根据肛垫下移学说，首先提出采用吻合器经肛门环形切除直肠下端黏膜及黏膜下层组织再将其对端吻合，而不切除内痔、肛管皮肤及齿状线等组织，是治疗Ⅱ~Ⅲ期环形内痔脱垂的新式式。国内李春雨于 2001 年开展此手术，用于重度内痔的治疗。其手术原理是使用特制的手术器械和吻合器，环形切除齿状线上方宽约 2cm 的直肠黏膜及黏膜下层组织后，再将直肠黏膜吻合，使脱垂的肛垫向上悬吊回缩至原位，恢复肛管黏膜与肛门括约肌之间的局部解剖关系，消除痔核脱垂的症状，起到"悬吊"的作用（图 18-1-27A）；同时切断直肠上动静脉的终末支，减少痔核供血量，使痔核逐渐萎缩，解除痔核出血，起到"断流"的作用（图 18-1-27B）。此手术无肛周皮肤切口、保留肛垫，故术后疼痛较轻、住院时间短、控制排便能力不受影响，无肛门狭窄和大便失禁等并发症，在国内外得到推广。

（1）适应证

1）Ⅱ~Ⅳ期环形内痔、多发混合痔、嵌顿痔、以内痔为主的环形混合痔。

2）Ⅰ~Ⅲ度直肠前突、直肠黏膜脱垂、直肠内套叠。

（2）禁忌证：一般不用于孤立的脱垂性内痔。

（3）术前准备

1）检查血常规、出血和凝血时间、心电图。

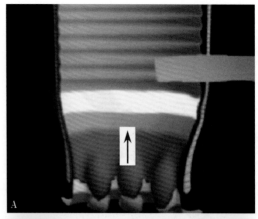
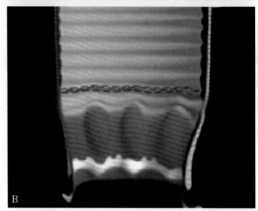

图 18-1-27　PPH 原理示意图

A. 悬吊作用；B. 断流作用。

2）手术当天禁食。

3）手术当天早晨清洁灌肠，甘油灌肠剂 110ml 灌肠或行大肠水疗；

（4）器械准备：一次性使用管型痔吻合器，包括 34mm 吻合器、肛管扩张器、肛门镜缝扎器和带线器（图 18-1-28），都是为 PPH 而特制的。2-0 可吸收肠线 1~2 根。

（5）操作方法

1）采用骶管麻醉或双阻滞麻醉，患者取截石位或折刀位。用碘附常规消毒会阴部皮肤和肠腔（女性患者同时行阴道消毒），铺巾。判断内痔的位置、大小、脱出程度。以肛管扩张器内栓充分扩肛（图 18-1-29）。

2）肛管内置入特制肛管扩张器，取出内栓并加以固定（图 18-1-30），使脱垂的内痔落入肛管扩张器后面。寻找齿状线的位置，用纱布将外痔尽量向肛内推送，减少术后残留皮赘。

3）通过肛管扩张器将肛门镜缝扎器置入，缝

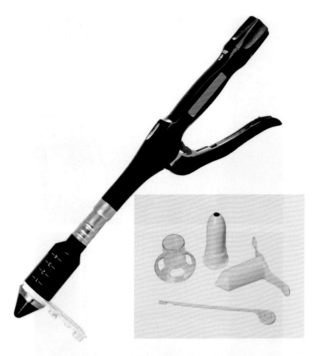

图 18-1-28　一次性使用管型痔吻合器（行 PPH）

针高度在齿状线上方 2~3cm 处用 2-0 可吸收肠线自 3 点处开始顺时针沿黏膜下层缝合一周，共 5~6 针（图 18-1-31），接着在第一荷包线下方 1cm 处，自 9 点处顺时针做第二个荷包缝合，女性患者应注意勿将阴道后壁黏膜缝入。荷包缝线保持在同一水平面，可根据脱垂实际程度行单荷包缝合或双荷包缝合。

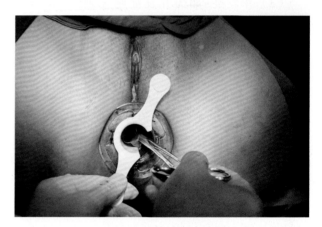

图 18-1-31　荷包缝合

4）将特制的 PPH 吻合器张开至最大限度，将其头端插入两个荷包缝线的上方，逐一收紧缝线并打结（图 18-1-32），用带线器经吻合器侧孔将缝线拉出肛外（图 18-1-33）。

5）缝线末端引出后用钳夹住，向手柄方向用力牵拉结扎线，使被缝合结扎的黏膜及黏膜下组织置入 PPH 吻合器头部的套管内，同时顺时针方向旋转收紧吻合器，刻度"红线"至安全窗处，打开保险装置后击发（图 18-1-34）。注意女性患者一定要做阴道指检，防止直肠阴道瘘（图 18-1-35）。保持

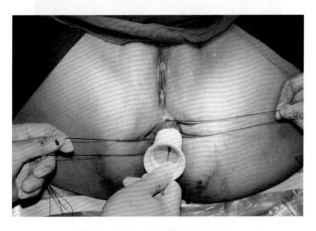

图 18-1-29　用肛管扩张器扩肛

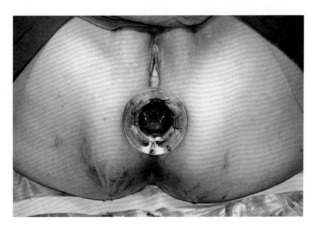

图 18-1-30　固定肛管扩张器

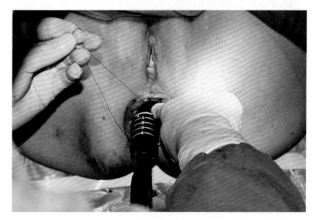

图 18-1-32　置入吻合器收紧缝线并打结

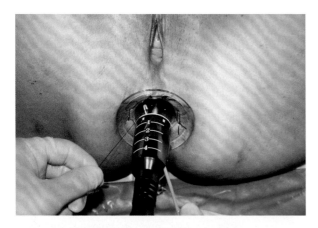

图 18-1-33　通过侧孔钩出缝线

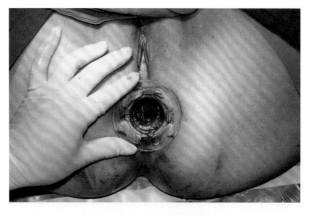

图 18-1-36　检查吻合口

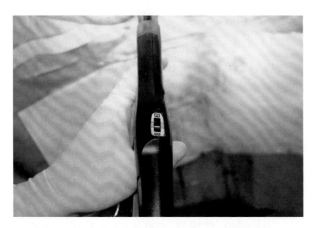

图 18-1-34　旋紧吻合器,刻度"红线"至安全窗处

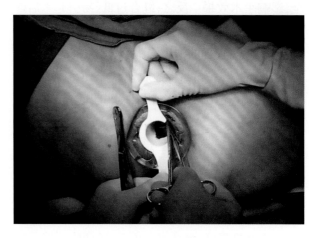

图 18-1-37　吻合口处缝扎止血

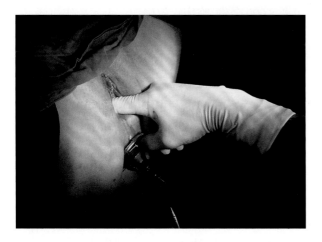

图 18-1-35　阴道指检

吻合器关闭状态 30 秒左右,可加强止血作用。

　　6)将吻合器反方向旋转 360°,轻轻拔出吻合器,认真检查吻合口部位是否有出血(图 18-1-36),对于活动性出血,局部用 2-0 肠线或 4 号丝线缝合止血(图 18-1-37)。切除标本送病理检查(图 18-1-38)。

　　7)外痔的处理:对合并血栓者,可先摘除血

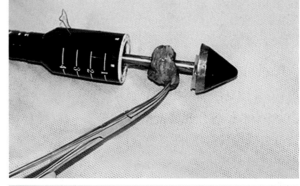

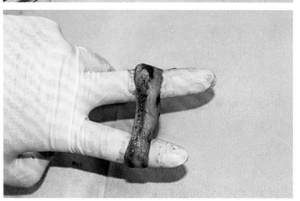

图 18-1-38　切除后的标本

栓,再行吻合;对有较大皮赘者,吻合后再单纯切除皮赘即可。肛内放置引流管,以利引流。

（6）注意事项

1）尽量不用指法扩肛,最好选用特制的环形肛管扩张器内栓进行扩肛,避免损伤肛门括约肌,同时有利于肛管扩张器置入,可减少术后反应性水肿和疼痛。

2）荷包缝合的高度应在齿状线上 2~3cm,以确保吻合口在齿状线上 1.5~2cm。若缝合过高,则对肛垫向上的牵拉和悬吊作用减弱,痔块回缩不全,影响手术效果。反之,缝合过低,易引起术后疼痛和出血,严重者会出现感觉性大便失禁。

3）荷包缝合的深度在黏膜下层,有时可达浅肌层。太浅易引起黏膜撕脱,吻合圈不完整,影响手术效果;过深则易损伤肛门括约肌,引起吻合口狭窄或大便失禁。

4）荷包缝合时缝线一定要选择光滑的可吸收肠线或丝线,否则容易导致黏膜下血肿,引起术后感染。

5）荷包缝线保持在同一水平面,可根据脱垂实际情况行单荷包缝合或双荷包缝合。

6）女性患者,缝合直肠前壁、关闭吻合器及吻合器击发前应做阴道指检,检查阴道后壁是否被牵拉至吻合器内,防止阴道后壁一并切除,引起直肠阴道瘘。

7）取出吻合器后,检查吻合口,看是否完整、有无出血点。若有活动性出血点,一定要缝扎止血;若有渗血,可局部压迫止血。

8）术后吻合处放置塑料引流管一根,可有效降低肛管直肠内压,防止吻合口瘘,减轻腹胀,同时便于观察术后出血。

（7）术后处理

1）术后当天禁食或给流食,术后第 2 天开始半流食 2 天,以后逐渐恢复普食。

2）术后适当应用抗菌、止血药物及静脉输液,预防感染、出血。

3）老年人或前列腺肥大者可留置导尿管48小时。

4）术后第 2 天口服润肠通便药物。

5）注意观察术后出血。手术创面若有出血,应及时处理。

6）术后 24 小时拔除引流管。

7）一般观察 3~7 天,定期随访。术后 15 天行指法扩肛。

（8）并发症及其处理

1）疼痛:一般术后疼痛轻微,但术中扩肛或钳夹皮肤,引起撕裂和损伤可于当晚轻痛,第 2 天缓解。

2）下腹痛:术后当天有 20% 患者出现下腹痛,个别患者伴有腹泻和呕吐,可能与吻合时肠道牵拉反射有关,无须处理。

3）尿潴留:有 40%~80% 患者发生尿潴留,男性多于女性。与骶管麻醉和疼痛刺激引起反射性尿道括约肌收缩有关。

4）出血:常见于吻合口渗血、量少,但也有搏动出血,约占 30%,多在 3 点或 11 点,因吻合口感染或距离齿状线太近有关,出血较多,甚至发生失血性休克。

5）感染:较少,但也有由术后盆腔感染导致死亡的报道。

6）直肠阴道瘘:罕见,由前壁荷包缝合过深,损伤直肠阴道壁,并发感染导致。

（9）讨论:我国自 2000 年 7—8 月相继开展此手术,李春雨于 2001 年 6 月开始应用 PPH,已治愈患者 8 000 余例,临床疗效确切。手术操作简便、住院时间短、痛苦小、并发症少、中远期效果良好,备受肛肠科医师和患者欢迎,故可替代传统手术操作。

6. TST　是利用开环式微创痔吻合器进行治疗的一种手术方式,是目前国内首选的痔微创技术。是基于中医肛肠外科分段齿状结扎术和 PPH 研发的一种痔外科治疗的微创手术。通过 TST 的永久平行关闭和开环式扩肛器设计,可准确定位目标组织,做到针对性切除,并保护非痔脱垂区黏膜组织,TST更加符合肛管形态和生理,有效预防术后肛门狭窄。

（1）适应证:适用于 Ⅱ~Ⅳ 期内痔、混合痔、环状痔、严重脱垂痔。直肠前突、直肠黏膜脱垂,以及各种肛管、直肠脱垂性疾病等。

（2）禁忌证:顽固性便秘、严重的黏膜水肿、盆腔肿瘤、门静脉高压症、巴德-基亚里综合征（Budd-Chiari syndrome）、妊娠期女性、儿童及不能接受手术者均不推荐使用。

（3）器械准备:特制的 TST 吻合器,肛门镜(单开式肛门镜、双开式肛门镜和三开式肛门镜和普通肛门镜（图 18-1-39），2-0 可吸收肠线 1~2 根。

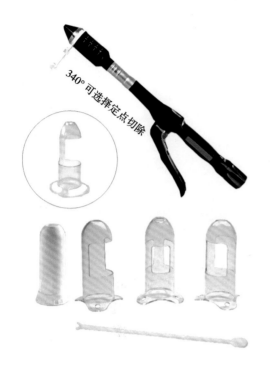

图 18-1-39　一次性使用管型痔吻合器及附件（行 TST）

（4）操作方法

1）常规用碘附消毒会阴部皮肤和肠腔（女性患者同时做阴道消毒）、铺巾。

2）充分扩肛，使肛门松弛，便于操作。根据痔核的数目和大小选择适合的肛门镜。单个痔核用单开口肛门镜，2 个痔核用两开口肛门镜，3 个痔核选用三开口肛门镜，环形痔选用普通肛门镜（图 18-1-40）。

3）肛管内置入特制肛门镜，旋转肛门镜，使拟切除的痔上黏膜位于开环式的窗口内，取出内栓并

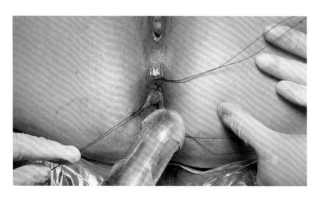

图 18-1-40　选择肛门镜并扩肛

加以固定。

4）单个痔核在痔上 3~4cm 行黏膜下缝合引线牵引，2 个痔核可分别进行两处黏膜缝合引线牵引或可用单线一次缝合两处，3 个则可行分段性荷包缝合，如痔核较大、脱出严重时可行双荷包引线牵引。缝合时注意仅在黏膜及黏膜下层进行，避免伤及肌层（图 18-1-41）；女性患者应注意勿将阴道后壁黏膜缝入。

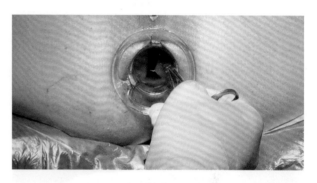

图 18-1-41　分段性荷包缝合或点线牵引

5）将特制的 TST 吻合器张开至最大限度，将其头端插入荷包缝线的上方，收紧缝线并打结，用带线器经吻合器侧孔将缝线拉出肛外持续牵引（图 18-1-42）。

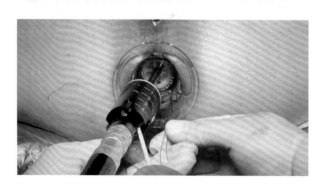

图 18-1-42　置入 TST 吻合器并通过侧孔勾出缝线

6）缝线末端引出后用钳夹住，向手柄方向用力牵拉结扎线，同时顺时针方向旋转收紧吻合器，脱垂的直肠黏膜通过肛门镜的窗口牵进吻合器的钉槽内。旋钮有阻力，吻合器指示窗的指针显示进入安全范围，打开保险装置后击发，完成切割和吻合（图 18-1-43）。关闭 30 秒左右，可加强止血作用。

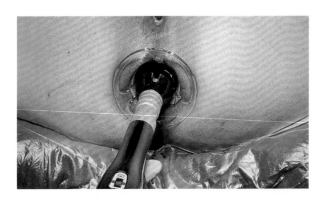

图 18-1-43　旋紧吻合器,完成吻合

7）女性患者注意缝合时或击发前,一定要做阴道指检,防止直肠阴道瘘(图 18-1-44）。

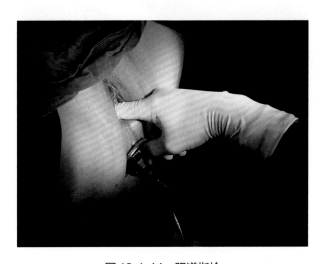

图 18-1-44　阴道指检

8）逆时针旋松尾翼至最大限度,将吻合器轻轻拔出。

9）检查吻合口部位是否有出血,对于活动性出血,局部用 2-0 肠线缝合止血。对于两个吻合口之间存在缝合线搭桥,则可以直接剪断(图 18-1-45）;两端凸起部分分别用止血钳夹住后,再用 7 号丝线

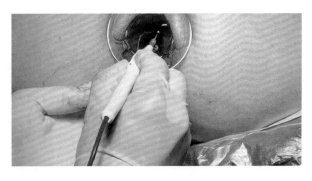

图 18-1-45　剪断黏膜桥

双重结扎。

10）检查手术切除标本并送检病理(图 18-1-46）。肛内放置引流管,以利引流。

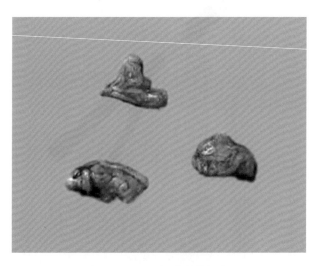

图 18-1-46　切除后的标本

(5）并发症:术后疼痛、出血、残留痔、血栓形成、肛门坠胀等。

(6）讨论:TST 是在 PPH 的基础上研发而成,治疗时精确切除脱垂部分的痔上黏膜,保留正常黏膜,减少了手术创伤,最大限度地维护了肛门的精细感觉和收缩功能。具有微创、无痛,针对性治疗,术后恢复时间短、恢复快等优点。

7. 内痔结扎术

(1）适应证:适用于各期内痔。

(2）操作方法

1）单纯结扎法:①肛周皮肤消毒,麻醉后扩肛,分叶镜下,暴露内痔查清内痔部位、大小、数目。②以血管钳夹住内痔牵出肛外,再以全牙血管钳夹住内痔基底部,在钳下齿状线下剪开 0.5cm 减压切口,以防术后水肿。再以 7 号丝线在钳下绕减压切口单纯结扎,打一紧张结。若不紧可行双重结扎(图 18-1-47）。③被结扎痔块较大,可用多把血管钳排列钳夹压缩成片状后剪除,以免过大术后堵塞肛门产生坠胀感。④处理 3 个以上痔块时,可在肛后部延长减压切口内挑出部分肛门内括约肌和肛门外括约肌皮下部并予以切断,如此形成一个 V 形顺直坡状创口,以利术后引流。松解括约肌可避免术后肛门疼痛和狭窄(图 18-1-48）。如有出血即结

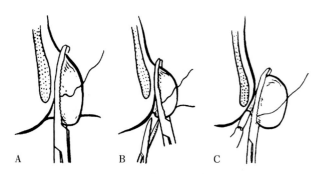

图 18-1-47 单纯结扎法

A. 钳夹内痔;B. 齿状线下剪口;C. 钳下结扎。

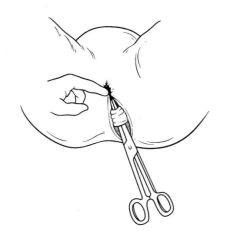

图 18-1-48 松解肛门括约肌

扎止血或嵌入止血纱布。⑤重新消毒肛门和直肠,并在每个痔结扎线下和创口下注射亚甲蓝长效镇痛剂,再以止血纱布嵌入切开 V 形创腔,以凡士林纱条填入直肠内,外用塔形纱布压迫,丁字带固定。

2)"8"字形贯穿结扎术:①以止血钳夹住内痔基底部牵出肛外,用圆针 7 号丝线在止血钳下方贯穿基底中部缝合 1 针,接着绕钳尖于钳下再贯穿缝合 1 针。注意不能穿入肌层。收紧缝线,松开止血钳,"8"字形结扎,以免结扎线滑脱而出血,剪去多余丝线。②同法贯穿结扎其余痔核,各结扎点间至少保留 1cm 的正常黏膜。③同内痔单纯结扎术的第四步、第五步。

(3)注意事项

1)所有内痔可一次全部结扎,钳夹痔核时一定要钳夹在基底部,不能遗留痔组织。

2)结扎务必牢固,否则可能导致脱线或坏死不全;

3)因注射麻药较多,在齿状线上出现苍白色

水疱突出者,并非内痔,无须结扎。

4)贯穿结扎时,缝针不宜过深,以免脱落后引起出血。

5)同时结扎 3 个以上内痔时,一定要松解肛门括约肌,防止术后疼痛和狭窄。同时,结扎残端压缩后剪除,以减轻患者术后堵塞感。

(4)术后处理

1)半流质饮食 2~3 天,术后口服抗生素防止感染。

2)保持排便通畅,适当口服润肠通便药,必要时使用开塞露帮助排便。

3)每次便后熏洗坐浴,换药或塞入痔疮栓。

4)术后排便困难便条变细,肛门变窄者应定期扩肛,每周 1~2 次至正常为止。

8. 内痔切除术(闭式手术) 切除范围在齿状线以上损伤小,但因血管丰富易遗漏出血点引起术后出血。国内现已很少应用,报道不多。也适于Ⅱ~Ⅲ期内痔。

(1)操作方法

1)消毒后,肛门镜下暴露内痔,查看数目、大小和范围。

2)用止血钳在齿状线上 0.2cm 处钳夹痔根部,钳下贯穿缝合 2~3 针,保留缝线。

3)在钳上切除内痔,松开痔钳,结扎缝线。依据同法切除内痔 3~5 个,检查创面,止血。

4)检查无出血,无肛门狭窄,肛内填以凡士林纱布引流,外敷纱布,包扎固定。

(2)注意事项

1)先结扎缝合,再切除内痔,可避免切除后黏膜缝合不全,导致术后出血和感染。

2)缝合黏膜时可包括一部分肛门内括约肌,起固定肛垫作用。

3)要保证切除后 2 个内痔间黏膜无张力。

(3)术后处理

1)术后 1~2 天进流食,以后改为普食。

2)术后控制排便 1~2 天,第 2 天起服用麻仁滋脾丸、通便灵等通便药物,避免用力排便引起疼痛、出血。

3)第 2 天起熏洗,坐浴,每天 2 次,换药或塞入痔疮栓。

4）酌情应用抗生素、镇痛剂。

9. 嵌顿性内痔手术

（1）适应证 适用于嵌顿或绞窄性内痔，用手法不能复位，剧痛难忍，水肿严重，血栓形成者。

（2）操作方法

1）在水肿或疑有血栓部位可触到硬结，做一放射状切口减压后，摘除全部血栓，水肿逐渐皱缩而至消失，内痔有时随之回缩复位。

2）根据复位后内痔部位、大小和数目施行内痔结扎术或8字形贯穿结扎术。

10. 痔上黏膜结扎悬吊术 笔者根据PPH原理，借鉴直肠黏膜排列结扎治疗直肠脱垂的经验，设计成痔上黏膜结扎悬吊术。适用于Ⅲ~Ⅳ期内痔、环形内痔。混合痔血栓形成、嵌顿痔者禁忌。

第二节 外痔

外痔（external hemorrhoid）是齿状线远侧皮下血管丛病理性扩张、血栓形成或组织增生，中医称牡痔。根据组织的特点，可分为结缔组织性外痔、血栓性外痔、静脉曲张性外痔、炎性外痔四类。

一、结缔组织性外痔

最常见，又称皮赘（垂）外痔或赘皮痔（图18-2-1）。由慢性炎症刺激，反复发作导致肛缘局部皮肤纤维化、结缔组织增生，形成皮赘。

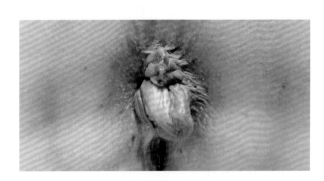

图18-2-1 结缔组织性外痔

（一）病因

常因粪便干硬通过肛门，分娩挤压，过度牵拉肛缘皮肤，撕破肛门皱襞引起感染，充血、水肿、炎症消退后皱襞变大，结缔组织增生，或因肛门不洁反复摩擦感染引起结缔组织增生，或直肠炎、肛门狭窄、肛窦炎、肛裂及肛瘘的分泌物刺激，使肛门皱襞肿胀、增生。痔切除术，肛窦切除术等肛门手术切皮、缝合、结扎等操作不当，影响肛门淋巴液和血液回流，引起感染、肿胀，然后增生形成外痔。

（二）临床表现

常单发在前、后位，经产妇多在前位，底宽尖长，突出易见，黄色或淡红色，无痛。偶有多发，大小、形状不等，有环状的、鸡冠状的或不规则形状的皮赘，表皮皱襞增多变深，常有少量分泌物和粪便存积。如无炎症改变，多无症状，便后手纸难以擦净而污染内裤，如有炎症则感疼痛，坐立不安，行走不便，皱襞肿大，皮肤发红，轻度渗出，有时发生湿疹而瘙痒。肛门括约肌略肥大常有肛门梳硬结，易受刺激而引起肛门括约肌痉挛。

（三）治疗

无明显症状时无须治疗，保持肛门卫生，便后温盐水洗浴，防止反复感染。防止便秘可多吃新鲜水果和蔬菜，保持排便通畅，每天1次，必要可口服芪黄通秘软胶囊、麻仁软胶囊等通便药。如有炎症可局部热敷，便后、睡前硝矾洗剂熏洗，外敷消炎软膏。非手术治疗无效时可行手术治疗。

1. 外痔切除术 适用于结缔组织性外痔，炎性外痔，未合并内痔的静脉曲张性外痔。合并感染的血栓性外痔禁忌。

（1）操作方法

1）如为结缔组织性外痔、单发炎性外痔，钳夹提起外痔皮肤做一V形切口（图18-2-2），用剪刀

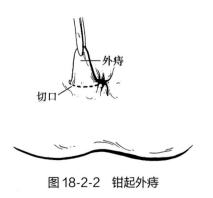

图18-2-2 钳起外痔

沿外痔基底部连同增生的结缔组织于钳下一并剪除（图18-2-3）。撤钳观察有无出血,创面开放。对小外痔可直接剪除。

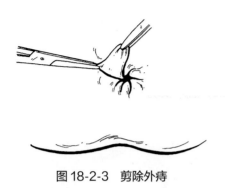

图18-2-3　剪除外痔

2）如为静脉曲张性外痔,则用血管钳夹住外痔外侧皮肤做一V形切口,提起痔块沿两侧切口向上剥离曲张静脉丛,至肛管时则缩小切口,尽量保留肛管移行皮肤（图18-2-4）。剥离至齿状线附近,钳夹后于钳下以丝线结扎,防止出血（图18-2-5）。修整皮缘,整个创口呈V形,以利引流。油纱条嵌入创腔,敷纱布包扎固定。

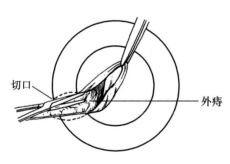

图18-2-4　剥离曲张静脉丛

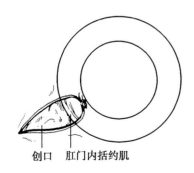

图18-2-5　结扎

（2）注意事项

1）多发性外痔,在切口之间要保留足够皮桥,宽约0.5cm,使切口不在同一平面上,以免形成环状瘢痕导致肛门狭窄。

2）用剪刀分离痔组织时,不要分离过深,以免损伤肛门括约肌。

（3）术后处理

1）每次便后熏洗坐浴换药至愈合。

2）预防便秘。

2. 外痔切除缝合术　适用于静脉曲张性外痔、结缔组织性外痔。

（1）操作方法

1）对静脉曲张性外痔,指法扩肛,使肛门松弛,仔细检查外痔的大小、范围和数量,设计切口部位,沿静脉曲张的外缘做弧形切口至皮下（图18-2-6）,用尖剪刀沿切口向肛管方向潜行剥离曲张的痔静脉丛,并全部剔除（图18-2-7）,电凝、钳夹或结扎止血。修剪切口皮肤,用4号丝线间断缝合切口,同样方法处理另一侧静脉曲张性外痔（图18-2-8）。局部用碘附消毒,无菌敷料加压包扎。

2）对结缔组织外痔,钳夹痔组织轻轻提起,用剪刀沿皮赘基底平行剪除（图18-2-9）。

3）修剪两侧创缘呈梭形,用丝线全层间断缝合（图18-2-10）。碘附消毒,加压包扎。

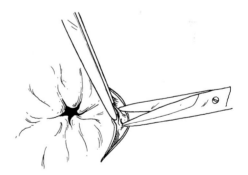

图18-2-6　沿痔外缘做弧形切口

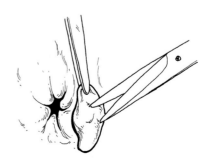

图18-2-7　潜行剥离痔静脉丛

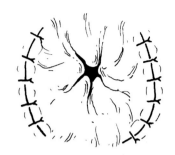

图 18-2-8　术后情况

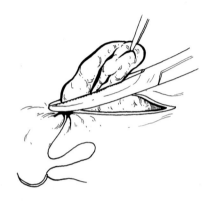

图 18-2-9　钳起外痔沿皮赘基底剪除外痔

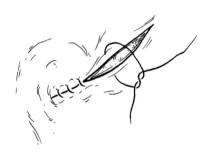

图 18-2-10　间断缝合

（2）注意事项

1）术中操作要仔细,要剥净痔静脉丛,防止术后复发。

2）止血要彻底,防止血肿形成。

3）注意缝合切口时应将皮肤和皮下组织一起缝合,不留死腔。

4）尽量保护正常皮肤,勿切除过多。

5）皮赘宜与基底平行剪除,勿剪除过深。

（3）术后处理

1）流食 1 天,少渣饮食 1 天,以后改普食。

2）控制排便 2 天,必要时服复方樟脑酊每次 10ml,每天 3 次,连服 2 天,以后要保持排便通畅,便后熏洗坐浴。

3）常规换药,保持创面干燥,5~7 天拆线。

4）口服抗生素 3 天。

二、血栓性外痔

常由肛门静脉炎症或用力过猛导致肛门静脉丛破裂血栓形成（图 18-2-11）。肛缘突发青紫色肿块、胀痛。

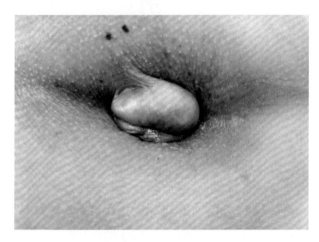

图 18-2-11　血栓性外痔

（一）病因

常因粪便干燥、排便用力过猛、用力举起重物、剧烈活动、剧烈咳嗽使肛缘静脉破裂,血液外渗至皮下结缔组织内凝固形成球形血栓,为血管外血栓,有学者称为血肿。因肛缘静脉受摩擦挤压充血,血流缓慢常凝结成栓子,形成血管内血栓。

（二）临床表现

在肛缘皮下突起一圆形或卵圆形肿块,较硬、色暗紫,常单发,多在肛门两侧,偶有多发,小者只有灼热、疼痛、触痛敏感。大者剧痛,肿块越大,疼痛越重,排便活动时加重,影响行走、坐卧不安。有时经 2~3 天血栓溶解吸收,肿块变软,疼痛减轻。如未感染肿块可在 4~5 天完全消散,不留痕迹,可以自愈;如感染可形成小脓肿,自溃排脓,破口二期愈合。如渗血广泛,皮肤紧张,可以溃烂,血栓自然排出,伤口自愈。既未感染又未溃烂,最终形成血栓机化。

（三）治疗

1. 非手术治疗　患者休息,禁食辛辣食物及饮酒,便秘时口服麻仁滋脾丸,使排便通畅,便后硝矾洗剂熏洗,可使肛门括约肌松弛,减轻疼痛。血栓小,直径不超过0.5cm者,常在48小时内张力减小,肿块缩小,然后血栓吸收消散。直径超过0.5cm者,可用麻杏石甘汤早晚水煎服,1周内血栓可溶解吸收而治愈。

2. 手术治疗 经非手术治疗1周血栓未溶解和吸收反而增大症状加重者,可及时行血栓摘除术,能立即减轻疼痛,血栓性外痔可采用手指挤压摘除术和分离摘除术两种方法。

（1）操作方法

1）手指挤压摘除术:适用于血栓单纯孤立与周围无粘连者,局部麻醉后,在血栓痔体正中做一梭形小切口(图18-2-12),用剪刀切开血栓顶部皮肤,即可见暗紫色的血栓,用手指由切口两侧挤压血栓使其排出(图18-2-13)。切口用凡士林纱条覆盖,无菌纱布压迫、包扎。

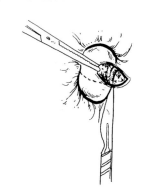

图18-2-12 梭形切口

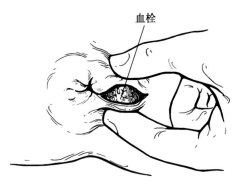

图18-2-13 指压血栓

2）分离摘除术:适用于血栓较大且与周围粘连者或多个血栓者。常规消毒,局部麻醉后,在痔体正中部做梭形切口,剪开血栓表面皮肤,用组织钳提起创缘皮肤(图18-2-14),剪刀或小弯钳沿皮

下和血栓外包膜四周分离血栓,完整游离出血栓(图18-2-15)。摘除血栓后,修剪创缘皮肤形成梭形创口,以免术后遗留皮赘,油纱条嵌入创口,外敷纱布包扎。也可缝合1~2针,一期愈合。

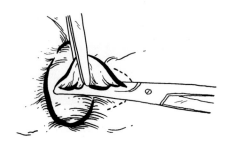

图18-2-14 剪开血栓表面皮肤

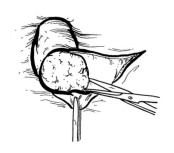

图18-2-15 剥离血栓

（2）注意事项

1）注意不要将血栓外包膜剥破。

2）分离血栓时勿夹持栓体,以免包膜破裂,剥出不全。

3）若血栓大,皮赘多,可切除部分皮肤,以免术后遗留皮赘。

4）术中必须仔细操作,特别对小血栓更不能遗漏,以防复发。

（3）术后处理

1）口服抗生素预防感染。

2）每次便后熏洗坐浴,换药。

3）如果缝合后无感染一期愈合,7天拆线。

三、静脉曲张性外痔

临床上最少见,久蹲或用力排便时,肛门皮肤肿胀,可见曲张的静脉团(图18-2-16)。

(一) 病因

多由肛缘皮下静脉损伤或炎症刺激引起曲张

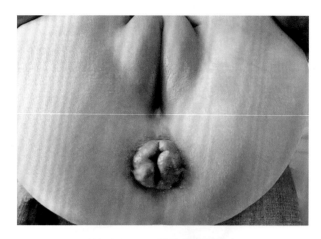

图 18-2-16   静脉曲张性外痔

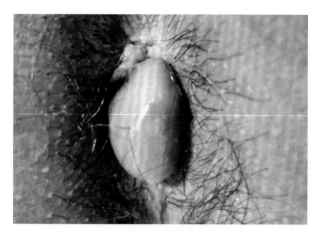

图 18-2-17   炎性外痔

淤血导致。在肛缘形成圆形或近似圆形的柔软肿块,表皮松弛,痔内有时可见扩张静脉团及结缔组织增生。因长时间淤血有时凝血形成血栓。

（二）临床表现

起病缓慢,初起只感觉肛缘隆起不适,久蹲、久坐或排便时腹压增加而突出明显,卧床休息后又萎缩变小,皮色正常无压痛。如有血栓形成则有疼痛及触痛。检查在肛缘两侧有肿块。但应注意内痔发展严重时,多由内外痔静脉丛之间的吻合支引起外痔静脉丛扩张淤血,于肛缘皮肤形成柔软肿块而成为混合痔,肛门镜检查在静脉曲张性外痔上方齿状线上无内痔,即可确诊。

（三）治疗

如无内痔或症状不明显、肿块小者可不治疗。注意保持肛门卫生,热水袋外敷以改善局部血液循环,保持现状不再发展增大即可,如继续增大影响劳动和生活,非手术治疗无效可在局部麻醉下行外痔静脉剥离术。

四、炎性外痔

肛缘皮肤损伤或感染,肛门皮肤皱襞突起、红肿、疼痛剧烈(图 18-2-17)。

（一）病因

常由骑马、骑车,久立、久行,或便秘干硬粪便擦伤肛缘皮肤皱褶及皮下组织,导致肛门皱襞感染、水肿,或由原有皮赘感染,肛裂、内痔脱出嵌顿等病变分泌物反复刺激,导致皮肤受损感染、充血和水肿。

（二）临床表现

肛门部红肿、瘙痒、灼热、疼痛,行走活动排便时加重,肛缘可见 1~2 个皱襞水肿、充血,渗出少量分泌物。

（三）治疗

发病后应休息,口服抗炎药,便后、睡前硝矾洗剂熏洗,外敷抗炎软膏金黄膏,用纱布蘸 25% 硼酸甘油溶液,涂于肛门,再用热水袋外敷,疗效显著,内外药物治疗可以治愈。

第三节   混合痔

混合痔(mixed hemorrhoid)是内痔通过丰富的静脉丛吻合支和相应部位的外痔相互融合(图 18-3-1),中医称牡牝痔。位于齿状线上下,表面被直肠黏膜和肛管皮肤覆盖。内痔发展到Ⅲ期以上时多形成混合痔。混合痔按发病数目分为单发性混合痔、多发性混合痔和环形混合痔。内痔和外痔分别生在不同部位而未融合在一起的,不能称为混合痔。

一、病因

病因与内痔和外痔相同,但因病程长为晚期

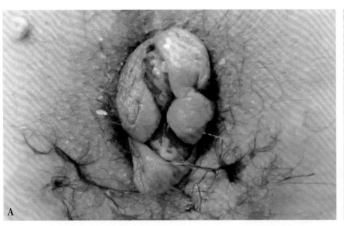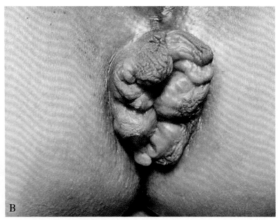

图 18-3-1 混合痔

A. 男性;B. 女性。

痔,由于反复脱出黏膜面受到摩擦失去黏膜的特性,纤维组织增生,表面变厚形成移行的鳞状上皮。

二、临床表现

具有内痔和外痔的特点,但因病史太久,内痔部分已纤维化,不易出血且触之较硬,易脱出,不用肛门镜,牵拉外痔部分即可翻出。肛缘形成不规则肥厚隆起,表面凹凸不平、瘙痒、疼痛。经常脱出不能复位引起疼痛,血栓形成时剧烈疼痛。手法复位后不久又脱出肛外,非常痛苦。混合痔是由内痔和外痔互相融合为一体导致。有的以内痔为主,有的以外痔为主,也有的内外痔均等。有的单发,有的多发,也有绕肛门一周呈环形混合痔。

三、治疗

晚期内外痔融合在一起,药物治疗难以奏效,故应择期手术。单发性混合痔或多发性混合痔可行外剥内扎术,环形混合痔是最难治的一种混合痔,多行环痔分段结扎术。目前,TST 或 PPH 为混合痔首选治疗方法。

(一) 外剥内扎术

外剥内扎术是临床上常用的术式之一,是在 Milligan-Morgan 外切内扎术和中医内痔结扎术基础上发展演变而成,简称外剥内扎术。既是混合痔的经典术式,又是典型的中西医结合手术。适用于单发性混合痔或多发性混合痔。单纯内痔和外痔

者禁忌。

1. 操作方法

(1)患者取截石位。常规消毒,铺巾,指法或分叶肛门镜扩肛后,将混合痔的内痔部分翻出肛外。

(2)外痔边缘做 V 形皮肤切口(图 18-3-2),在皮下静脉丛与括约肌之间剥离曲张的静脉团和增生的结缔组织至齿状线下 0.3cm(图 18-3-3);如外痔部分为结缔组织性,无须剥离,直接切开至齿状线处,称为外切内扎术。

(3)用弯止血钳夹住内痔基底部,在钳下用 7

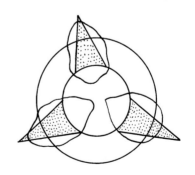

图 18-3-2 切口

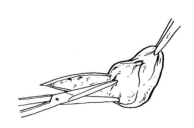

图 18-3-3 剥离外痔

号丝线双重结扎或做"8"字贯穿结扎(图18-3-4)。

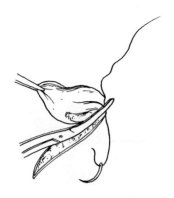

图18-3-4　钳起内痔缝合结扎

（4）将外痔连同已被结扎的内痔残端切除。依同法处理其他2~3个痔块(图18-3-5)。

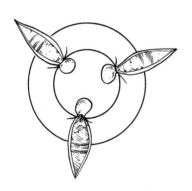

图18-3-5　术后情况

（5）如为多发性混合痔,将两外痔切口间皮桥下方用止血钳钝性分离,使之相通,并摘除曲张的痔静脉丛,防止术后水肿。

（6）在内痔结扎线下及切口边缘注射亚甲蓝长效镇痛剂。切口开放,外敷塔形纱布压迫,丁字带固定。

2. 注意事项

（1）在每个外剥内扎的切口中间要保留正常的黏膜和皮肤桥0.5~1.0cm,以防肛门狭窄。

（2）结扎后痔核残端不要在同一个平面上。

（3）勿结扎过多黏膜,勿切除正常皮肤。

（4）外痔剪切剥离时,勿超过齿状线,最好在齿状线下0.3cm处,否则残端容易出血。同时也勿结扎过多肛管皮肤,以免术后剧烈疼痛。

3. 术后处理

（1）进半流食2~3天。

（2）口服广谱抗生素或甲硝唑预防感染。

（3）每次便后熏洗坐浴,换药至愈合。

（4）保持排便通畅,口服润肠通便药物,如麻仁丸等。

4. 讨论　本术式是治疗混合痔常用的术式之一,现已在国内外普遍应用,临床效果较好。但多发性混合痔手术时,术后常出现肛缘水肿和肛门狭窄等并发症。

（二）外剥内扎松解术

外剥内扎松解术是在外剥内扎术的基础上,于左后位或右后位切断部分肛门括约肌。将外痔部分剥离,内痔部分结扎,同时切断部分肛门括约肌,预防肛管狭窄、肛缘水肿或术后由肛门括约肌痉挛导致的疼痛,从而达到治愈的目的。适用于多发性混合痔,且术后可能出现痉挛性疼痛及肛管狭窄等并发症者。

1. 操作方法

（1）1~4步骤同外剥内扎术。

（2）处理3个以上痔块时,可在肛后部的外痔切口内挑出部分肛门内括约肌和肛门外括约肌皮下部并予以切断(图18-3-6),如有出血即结扎止血或嵌入止血纱布。

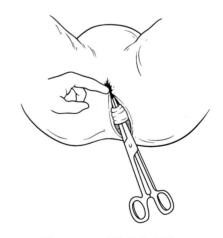

图18-3-6　切断肛门括约肌

2. 注意事项

（1）在每个外剥内扎的切口中间要保留正常的黏膜和皮肤桥0.5~1.0cm,以防肛门狭窄。

（2）外痔剪切剥离时,勿超过齿状线,最好在齿状线下 0.3cm 处,否则残端容易出血。同时也勿结扎过多肛管皮肤,以免术后剧烈疼痛。

（3）肛门内括约肌位置在齿状线以下,括约肌间沟以上,其颜色为珠白色,应明确解剖结构后再予以切断。

（4）松解肛门括约肌时,切口尽量选择在左后位或右后位,且保持切口引流通畅。

3. 术后处理

（1）进半流食 2~3 天。

（2）口服广谱抗生素或甲硝唑预防感染。

（3）每次便后熏洗坐浴,换药至愈合。

（4）保持排便通畅,口服润肠通便药物,如麻仁丸等。

4. 讨论　本术式是目前治疗混合痔最经典的术式,现已在国内广泛应用,手术效果确切。关于切断肛门括约肌的问题,一直是临床学者争论的话题。李春雨报道,凡有 3 个以上内痔或混合痔手术时,均应切断部分肛门内括约肌和肛门外括约肌皮下部,其作用是防止发生术后切口疼痛、肛缘水肿和肛门狭窄三大并发症。但对老年体弱,或重症内痔反复脱出患者,术前检查肛门已松弛者,不应切断肛门括约肌。

（三）混合痔保留齿状线术

1991 年温州金定国设计保留齿状线的术式治疗混合痔,避免了肛门狭窄及排便困难等并发症的发生。适用于混合痔,特别是静脉曲张性混合痔。

（四）外剥内扎悬吊术

2003 年辽宁李春雨根据 PPH 原理,利用外剥内扎和直肠黏膜结扎相结合而设计的外剥内扎悬吊术。手术机制是在外剥内扎术基础上,再结扎痔上直肠黏膜,可使松弛的黏膜缩紧,将结扎后的内痔上提,改善痔脱出症状,同时结扎直肠上动脉的各分支,阻断内痔曲张静脉的血液供给,使内痔逐渐萎缩。适用于以脱出为主要症状的混合痔、嵌顿痔、环形混合痔。

（五）外剥内扎注射术

外剥内扎注射术是切除剥离外痔以减轻皮肤神经疼痛,结扎内痔以阻断黏膜血供,注射硬化剂以促进结扎组织坏死脱落或防止痔上动脉出血和结扎组织脱线。适用于各种类型的混合痔。

（六）混合痔剥离套扎术

将外痔剥离,连同内痔以胶圈扎紧,持续性压迫痔根部,使其坏死脱落而根治。适用于各种类型的混合痔。持续性压迫痔根部,疗效确切,安全可靠。

（七）混合痔切除术

分为开放式和封闭式两个术式。开放式痔切除术也称为 Milligan-Morgan 痔切除术（MMH）,在欧盟最常用。痔切除术适用于合并内痔和外痔的混合痔式 Ⅲ、Ⅳ 期痔患者,尤其适用于当前治疗方法无效或病情加重的患者。虽然开放式和闭合式痔切除术成功率很高,但术后疼痛、肛门狭窄及术后大出血发生率较高。因此,1949 年 Bacon、1952年 Turell 相继提出封闭式切除术。这些手术在我国应用较少,故不详述。

第四节　环形痔

环形痔（annulus hemorrhoids）是混合痔逐步加重,直至绕肛门一周融合在一起,呈梅花状,简称环痔,中医称为翻花痔。脱出痔块若被痉挛的肛门括约肌嵌顿、水肿不能还纳,临床上称为嵌顿痔或绞窄痔（图 18-4-1）。环形痔治疗较为复杂,长期以来是一个难题。

一、分段齿形结扎术

1982 年南京丁泽民采用分段齿形结扎术治疗环形混合痔,疗效较好。适用于环形内痔、环形外痔、环形混合痔、嵌顿性混合痔。操作方法:①根据痔核的形态,设计好痔核分段以及保留黏膜桥和肛管皮桥的部位与数量,一般保留 3~4 条黏膜桥和皮桥,每个痔段间,应保留 0.2~0.5cm 宽的黏膜桥和皮桥。黏膜桥和皮桥尽可能保留在痔核自然凹陷处,并分布均匀。②将设计中的一个痔核,在内痔基底部的直肠上动脉区用圆针丝线贯穿结扎。再

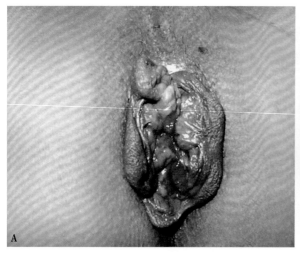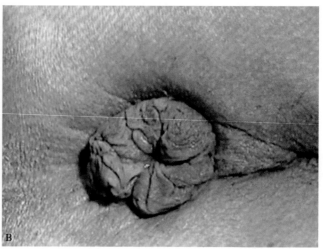

图 18-4-1 环形痔

A. 男性;B. 女性。

在相应的外痔部分做放射状梭形切口至肛缘,肛管内切口应平行于肛管。若外痔部分为静脉曲张,可潜行剥离外痔静脉丛至齿状线上0.5cm,尽量减少对肛管皮肤的损伤。用弯钳夹住内痔基底部,再用贯穿结扎直肠上动脉的丝线,在钳下结扎内痔。使痔块下端分离处与内痔上端结扎顶点的连线呈曲线状,以保证内痔脱落后创面呈齿形。结扎后剪去大部分痔块。依同法处理其他痔块。修整创缘,适当延长切口。③对肛管紧缩的患者,可于肛管后正中切开,并切断肛门内括约肌下缘。切口填以凡士林纱条,外敷纱布,丁字带固定。

二、分段结扎术

1970年辽宁张有生采用分段结扎术治疗环形混合痔,疗效较好。但对患者肛管皮肤损伤较大,故目前国内较少应用。适用于环形内痔、环形外痔、环形混合痔、嵌顿性混合痔。

三、改良分段结扎术

是杭州李省吾在环痔分段结扎术和齿形分段结扎术的基础上改进而成的术式,于1991年用于临床。适应证同分段结扎术。

四、外切除内缝扎术

缝扎内痔及其上方部分直肠黏膜,提高肛管原位,固定肛垫,然后再切除突出的外痔。适用于脱

垂明显的环形混合痔。

(李春雨)

参考文献

[1] 李春雨,徐国成.肛肠病学[M].2版.北京:高等教育出版社,2021:103-104.

[2] 张有生,李春雨.实用肛肠外科学[M].北京:人民军医出版社,2009:132-136.

[3] 李春雨,汪建平.肛肠外科手术学[M].北京:人民卫生出版社,2015:640-644.

[4] 李春雨.肛肠外科学[M].北京:科学出版社,2016:44-45.

[5] 汪建平.中华结直肠肛门外科学[M].北京:人民卫生出版社,2014:751-752.

[6] 李春雨,汪建平.肛肠外科手术技巧[M].北京:人民卫生出版社,2013:169-170.

[7] 丁义江.丁氏肛肠病学[M].北京:人民卫生出版社,2006:117-118.

[8] 喻德洪.现代肛肠外科学[M].北京:人民军医出版社,1997:195.

[9] 李春雨,张有生.实用肛门手术学[M].沈阳:辽宁科学技术出版社,2005:187-189.

[10] 张有生.肛肠科手册[M].沈阳:辽宁科学技术出版社,2000:136-138.

[11] 荣文舟.中华肛肠病学图谱[M].2版.北京:科学技术文献出版社,2004:107-112.

[12] 聂敏,李春雨.肛肠外科护理[M].北京:人民卫生出版社,2018:155-156.

[13] TJANDRA J J,CHAN M K. Systematic review on

the procedure for prolapse and hemorrhoids（stapled hemorrhoidopexy）［J］. Dis Colon Rectum,2007,50(6):878-892.

［14］ LONGO A. Treatment of hemorrhoids disease by reduction of mucosa and hemorrhoidal prolapse with a circular suturing device:a new procedure［C］. Rome:Proceedings of the Sixth World Congress of Endoscopic Surgery,1998:777-784.

［15］ THOMSON W H. The nature of hemorrhoids［J］. Br J Surg,1975,62(7):542-552.

［16］ LOMANTO D,KATARA A N.Stapled haemorrhoidopexy for prolapsed haemorrhoids:short-and long-term experience［J］. Asian J Surg,2007,30(1):29-33.

［17］ 李春雨,聂敏,王军,等.吻合器痔上黏膜环切术与外剥内扎术治疗Ⅲ~Ⅳ度痔的比较［J］.中国医科大学学报,2007,36(4):486.

［18］ 张有生.环形痔分段结扎术283例疗效总结［J］.中国肛肠病杂志,1996,16(3):42.

［19］ 李春雨,韦东,林树森.外剥内扎加括约肌切断术治疗环形混合痔术后肛门功能评定［J］.中国医师杂志,2009,11(11):1237-1238.

［20］ 李春雨,聂敏,王军,等.吻合器痔固定术与外剥内扎术治疗重度痔的临床研究［J］.中国医师进修杂志,2007,30(3):44-46.

［21］ 林宏城,苏丹,任东林,等.选择性痔上黏膜切除吻合器治疗Ⅱ~Ⅲ度痔22例疗效分析［J］.广东医学,2010,31(12):1577-1578.

［22］ 李春雨,于好,聂敏.吻合器痔固定术并发症的原因与处理［J］.中国医科大学学报,2009,38(5):387-388.

［23］ 李春雨,聂敏,林树森,等.吻合器痔上黏膜环切钉合术加中药芍倍注射治疗重度痔30例［J］.中华胃肠外科杂志,2009,12(1):98.

［24］ 姚礼庆,唐竞,孙益红,等.经吻合器治疗重度痔的临床应用价值(附36例报告)［J］.中国实用外科杂志,2001,21(5):288-289.

［25］ 李春雨,聂敏.外剥内扎加括约肌切断术治疗环形混合痔76例临床研究［J］.中国医师进修杂志,2006,29(5):39-41.

［26］ 李春雨,聂敏.吻合器痔上黏膜环切术治疗混合痔68例临床总结［J］.中国肛肠病杂志,2003,23(11):5-6.

［27］ 李春雨,聂敏,王军,等.吻合器痔固定术后重度直肠狭窄一例报告［J］.中国医师杂志,2007,8:1005.

［28］ 李春雨,顾宇,林树森,等.痔手术切断肛门括约肌对肛肠动力学影响的临床研究［J］.中国医师进修杂志,2009,32(26):23-25.

［29］ 中国中西医结合学会大肠肛门病专业委员会.中国痔病诊疗指南2020版［J］.结直肠肛门外科,2020,26(5):519-533.

第十九章

肛　裂

肛裂是指发生于肛管皮肤的全层纵向裂开,并形成感染性溃疡(图 19-0-1)。呈梭形或椭圆形,长 0.5~1.5cm。便血及排便后肛门疼痛是肛裂的典型症状。

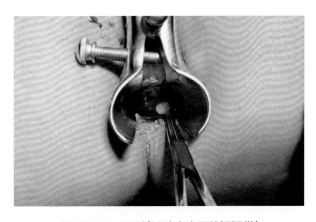

图 19-0-1　肛裂(照片李春雨教授提供)

一、历史

中医学文献中没有"肛裂"的病名,认为此病属于"痔"的范畴,故有"痔裂"之称。《外科大成》记有二十四痔,其中对"钩肠痔"的描述:"肛门内外有痔,折缝破裂更如羊粪、粪后出血,秽臭大痛者……"这是指肛裂的症状。《疮疡经验全书·卷七》记有"担肠痔",其痔横在肛门。《医宗金鉴·外科心法要诀》:"肛门围绕,折纹破裂,便者,火燥

也。"《诸病源候论·痔病诸侯》:"肛边生疮,痒而复痛出血者,脉痔也。"也是指肛裂。总之,中医文献中的"钩肠痔""担肠痔""脉痔""裂肛痔"等描述,均属肛裂。

二、流行病学

肛裂是一种常见病,发病率在肛门直肠疾病中占 20%,仅次于痔。本病青壮年多见,男女发病无差别。近年来,婴幼儿肛裂的发生率呈上升趋势。

三、病因与发病机制

中医学认为本病多由感受风热邪气,致使血热肠燥或阴虚津亏,导致大便秘结,排便努挣,引起肛门皮肤裂伤,湿毒之邪乘虚而入皮肤经络,局部气血瘀滞,运行不畅,破溃之处缺乏气血营养,经久不敛而发病。现代医学认为,粪便秘结,排便用力过度,引起肛管上皮破裂,并继发感染或由肛管狭窄等导致损伤,是肛裂发生的原因。主要与以下因素密切相关。

(一)肛管局部解剖特点

肛门外括约肌的皮下部为环行肌纤维束,浅部从尾骨起到肛门后方,分为两束肌纤维绕肛门至肛门前方又汇合,附着于耻骨联合部,故肛管前后两个部位的肌肉有空隙,较两侧薄弱。当肛管扩张

时,前后两处所受的牵拉张力较大,容易损伤。直肠下端走行向前下,肛管走行向后下,形成直肠会阴曲,排便时粪便向下的冲力多作用在肛管后部,因此容易损伤,而且肛管后部血液循环不足,弹性较差,一旦损伤则不易愈合。分娩时阴道扩张,肛管前部可因此损伤破裂。

(二)感染

感染是肛裂的主要原因之一,常由邻近组织感染导致,如肛窦炎、肛乳头炎、内痔感染等。感染在肛管皮下形成脓肿,破裂形成溃疡;溃疡创面变硬变脆,失去正常弹性,易损伤,损伤后得不到及时修补,不易愈合,进而形成肛裂。

(三)损伤

肛管因慢性炎症刺激,纤维结缔组织增生,肛门内括约肌部分肌纤维增厚变粗。肛门松弛功能障碍长期处于紧张状态,当干硬粪块通过、扩肛等机械外力作用时,容易损伤而出现裂口,引起继发感染形成溃疡。

(四)同性恋者中的肛裂

在男同性恋者中,常见肛裂。这可能是由肛交损伤导致。患者的肛门和肛周可发生多处溃疡,需要与梅毒下疳、衣原体感染、巨细胞病毒感染等疾病鉴别。

肛裂常见以下病理改变(图 19-0-2)。①肛管裂口:肛管上有梭形裂开溃疡面;②肛乳头肥大:裂口上端有肥大的肛乳头;③裂痔:裂口下缘皮肤受

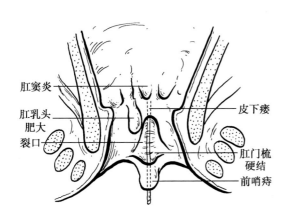

图 19-0-2　肛裂的病理改变

炎症刺激和淋巴回流障碍影响,发生皮赘外痔,又称前哨痔;④皮下瘘:位于肛裂下的潜在性瘘管;⑤肛窦炎:位于裂口上端的肛隐窝炎。临床上将肛裂、肛乳头肥大及前哨痔称为肛裂三联征(图 19-0-3)。

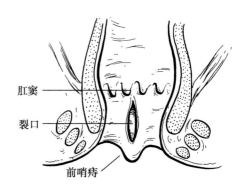

图 19-0-3　肛裂三联征

四、分类

对于肛裂的分类,目前国内外尚不统一。1975年全国第一次肛肠学术会议,对肛裂的诊断分类统一规定为初发性肛裂(新鲜肛裂)和陈旧性肛裂两种类型。

此外,还有三期分类法和五型分类法。

(一)三期肛裂分类法

1. Ⅰ期肛裂　单纯性肛裂,肛管皮肤浅表纵裂,溃疡边缘整齐,基底新鲜,色红,触痛明显,创面富于弹性。

2. Ⅱ期肛裂　有肛裂反复发作史,创缘不规则,增厚,弹性差,溃疡基底部呈紫红色或有脓性分泌物。

3. Ⅲ期肛裂　溃疡边缘发硬,基底色紫红,有脓性分泌物,上端邻近肛窦处肛乳头肥大,创缘下端有前哨痔,或有皮下瘘管形成。

(二)五型分类法

1. 狭窄型肛裂　多伴有肛窦炎,由于肛门内括约肌呈痉挛性收缩,使肛管狭窄,肛门缩小,以疼痛为主。

2. 脱出型肛裂　多为内痔、混合痔、肛乳头肥大等脱出感染引起的肛裂,疼痛较轻,肛管狭窄部明显。

3. 混合型肛裂　同时具有狭窄型和脱出型肛裂的特点。

4. 脆弱型肛裂　多有肛门周围皮肤湿疹、皮炎,因此肛管皮肤脆弱,表现为多发性表浅性肛裂。

5. 症状型肛裂　因溃疡性结肠炎、克罗恩病、肛管结核及肛门部手术后创伤延期愈合,造成肛管溃疡者。

五、临床表现

(一) 症状

1. 疼痛　肛门疼痛是肛裂的主要症状,其诱因多为便秘。用力排便导致肛管破裂,呈刀割样疼痛或灼痛,排便后数分钟内疼痛减轻或消失,称为疼痛间歇期。排便后约半小时出现反射性肛门括约肌痉挛收缩引起剧烈疼痛,常持续数小时,多能逐渐缓解,形成周期性疼痛(图 19-0-4)。剧烈的肛门疼痛使患者产生恐惧感而不愿排便,从而加重便秘,进一步加重肛裂。

2. 便血　排便时出血,色鲜红,滴血或粪便上有血丝,便纸带血。感染后可见脓血及黏液。

3. 便秘　便秘与肛裂互为因果,两者互相影响。肛裂患者多有便秘,粪便干硬,排便时撕裂肛管皮肤继发感染。肛裂的疼痛又可导致患者主观上对排便产生恐惧感,使粪便在直肠内停留过久,水分被吸收而干结,排便时疼痛更加剧烈,由此产生恶性循环。

4. 瘙痒　肛裂溃疡面或伴发的肛窦炎、肛乳头炎产生的分泌物可引起肛门瘙痒。

(二) 体征

1. 视诊　肛管局部可见纵向梭形裂口或椭圆形溃疡。初期溃疡颜色鲜红、底浅,边缘无明显增厚,无前哨痔形成。后期肛裂患者的溃疡创面颜色灰白、底深,边缘增厚明显,可形成前哨痔。

2. 直肠指检　由于肛门括约肌痉挛,指检时可引起剧烈疼痛,一般患者不宜行直肠指检或指检前使用麻醉剂。初期肛裂指检可在肛管内触及边缘稍凸起的纵向裂口;后期肛裂可触及裂口边缘隆起肥厚、坚硬,并常能触及肛乳头肥大;可触及皮下瘘管,在肛缘裂口下端轻压可有少量脓性分泌物溢出。

3. 肛门镜检查　一般患者不宜行肛门镜检查,或行肛门镜检查时使用一定剂量的麻醉剂。初期肛裂的溃疡边缘整齐,底色红,后期肛裂的溃疡边缘不整齐,底深,呈灰白色,溃疡上端的肛窦呈深红色,并可见到肥大的肛乳头。

六、辅助检查

肛裂一般通过询问相关病史及局部视诊,可明确诊断。但需手术治疗时,常可进行如下实验室检查。

1. 一般检查　血常规、尿常规、肝肾功能、出凝血时间、心电图、超声和 X 线检查。

2. 肛管压力测定　肛裂患者的肛管静息压明显高于正常人,并且肛裂患者有较正常人明显增强的肛管收缩波。

七、诊断

通过肛裂的主要症状及局部查体,肛裂比较容易诊断,应注意与特殊疾病并发的肛裂进行鉴别。

八、鉴别诊断

1. 肛门皲裂　可发生于肛管的任何部位,裂

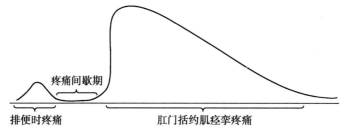

疼痛间歇期

排便时疼痛　　　　　　肛门括约肌痉挛疼痛

图 19-0-4　周期性疼痛典型曲线

口浅,仅局限于皮肤表层,疼痛轻,便血少,多以便纸带血,伴有肛门皮肤瘙痒,肛门外皮肤湿疹样改变,皮肤色泽降低,皲裂裂口常位于肛缘外,不伴有裂痔和肛乳头肥大。

2. 肛管结核性溃疡　溃疡创面不规则,边缘不整齐,底部呈暗红色伴干酪样坏死组织,疼痛轻,出血少,无裂痔形成及肛乳头肥大,多有结核病史,伴有低热及消瘦,溃疡面分泌物培养可见有结核分枝杆菌,病理检查可确诊。

3. 肛管皮肤癌　肛管皮肤癌比较少见,溃疡形状不规则,溃疡底部凹凸不平,上覆污秽,质地坚硬,与周围边界不清,周边组织浸润,肛门括约肌功能障碍,关闭不全,伴有肛门疼痛,晚期患者可有腹股沟淋巴结肿大。

4. 肛管放射性溃疡　多见于妇科肿瘤放疗后直肠肛门受累,有放射治疗史,肛管皮肤不规则溃疡糜烂,多有血性分泌物渗出,溃疡色暗红,伴有与溃疡不相符的剧烈疼痛。

5. 性病性肛管溃疡　包括梅毒性、HIV 感染性溃疡及软性下疳。

(1) 梅毒性肛管溃疡:常见于女性,初期为肛门瘙痒、刺痛,搔抓溃破后形成溃疡,溃疡色红、质地硬,不痛,底灰白,常有少量脓性分泌物,按常规肛管溃疡治疗效果不明显,溃疡常位于肛管两侧,或溃疡不位于肛管下端及肛缘处,伴有双侧腹股沟淋巴结肿大。有冶游史,血清检测梅毒抗体和快速反应试验阳性。

(2) HIV 感染性溃疡:肛门疼痛伴有出血,色暗红,出血量较大,检查创面溃疡尚整齐,色暗红或鱼肉样,溃疡多发,可于肛管两侧,血液检测 HIV 抗体阳性。

(3) 软下疳:肛管有多个圆形或卵圆形的溃疡,质软,有潜行边缘,底部有灰色坏死组织,常伴有少量脓性分泌物,肛门疼痛不明显,双侧腹股沟淋巴结肿大,在阴茎或阴唇常可发现同样的溃疡,溃疡分泌物涂片检查,可检测到杜克雷嗜血杆菌。

九、治疗

肛裂治疗的目的是消除症状、促进肛裂创面愈合。初发性肛裂经过内治法和外治法后常能愈合,

陈旧性肛裂由于裂痔、肛乳头肥大和皮下瘘形成,用药后肛裂溃疡难以愈合,常需要手术治疗。

(一) 内治法

1. 一般治疗　多通过饮食调治,养成良好的饮食、生活、排便习惯,以保持排便通畅。

(1) 调理饮食:调整饮食节律,保持良好的生活习惯,进食富含膳食纤维的食物,如粗粮、豆类、蔬菜、水果等;忌食辛辣发物,如海鲜、辣椒、牛羊肉等食物,禁饮酒、咖啡等饮品,或于睡前口服蜂蜜等润肠食物。

(2) 适当服用缓泻剂:如患者通过饮食调节后粪便仍干燥,可适当服用缓泻剂以软化大便,根据药效和排便情况逐渐调整药量,防止剂量过大,引起腹泻,使肛门疼痛加重。

2. 中医辨证论治　适用于各期肛裂,通过内治法使患者排便通畅,减少创面出血,缓解肛门疼痛。肛裂的辨证施治,根据患者不同证候分型,将辨病和辨证相结合,采取相应的方药。

(二) 外治法

1. 坐浴法　将肛门局部浸入温热药液中,以清洁创面、促进局部血液循环、松弛肛门括约肌从而缓解肛门疼痛。

2. 敷药法　早期肛裂创面新鲜,可予白玉膏等以生肌收口,或外敷肛裂膏(虎杖、龙骨、白及等量研粉,用凡士林调成 50% 油膏),如陈旧性肛裂先予九一丹或红油膏祛腐生新,待坏死组织脱落后再予白玉膏生肌收口。

3. 腐蚀法　陈旧性肛裂可用腐蚀法祛除坏死组织,如 20% 硝酸银烧灼溃疡创面,使创面坏死组织脱落。

4. 局部非类固醇药物和表面麻醉法　局部使用非类固醇药物能够控制疼痛,改善局部症状。局部麻醉药物和用中药制成具有麻醉作用的药膏敷创面,可减轻疼痛,但影响局部药物治疗疗效的因素包括肛裂的裂痔和肛乳头肥大。

5. 肛门内括约肌松弛剂和化学性括约肌切开术　钙通道阻滞剂如硝苯地平和地尔硫䓬可用于减低肛管压力,已被临床广泛应用。使用 0.2% 硝

酸甘油药膏敷于肛裂创面能松弛肛门内括约肌,减轻肛门内括约肌痉挛引起的疼痛,称为可逆性化学性括约肌切开术。

(三)有创治疗

有创治疗是指对肛门进行有创伤性的疗法,包括注射疗法、扩肛疗法。

1. 注射疗法　于肛裂底部注射长效镇痛剂,以镇痛和解除肛门括约肌痉挛,有利于创面引流和愈合。常用的注射剂是长效镇痛药物与利多卡因液或布比卡因液的混合液,如复方亚甲蓝注射液、复方薄荷脑注射液等。

2. 扩肛疗法　在 20 世纪 70 年代被广泛应用于肛裂的治疗,如果扩肛疗法未能掌握治疗的适应证和扩肛的程度,可能造成一定的大便失禁。麻醉下以手指扩张肛门,能缓解肛门内括约肌的痉挛,消除肛门痉挛性狭窄。适用于早期肛裂,用药效果差者。

(1)操作方法:患者取侧卧位,常规消毒麻醉后,肛管消毒,先以双手示指涂润滑剂后插入肛管,缓慢地向肛管两侧均匀用力使肛门扩张,并逐渐扩张至 3~4 指,并维持扩肛 3~5 分钟,同时切除裂痔和肥大的肛乳头,保持创面引流通畅。

(2)注意事项:扩肛过程中动作轻柔,用力均匀,不使用暴力扩肛,以防撕裂肛门括约肌及皮肤、黏膜;不向前后侧扩肛,不宜过度扩肛引起大便失禁;老年肛裂患者和肛管张力降低患者均不宜使用扩肛术。

(四)手术疗法

手术疗法通过切除肛裂、裂痔、肛门内括约肌侧切达到消除病灶、缓解肛门括约肌痉挛,创面修复愈合的目的。适用于慢性肛裂伴有明显裂痔、皮下瘘、肛管狭窄影响创面愈合者。

1. 肛裂切除术　切除肛裂创面炎性坏死组织、增生的纤维结缔组织、裂痔,并切断部分肛门括约肌,使创面新鲜,通过换药使之自然愈合。操作方法:消毒麻醉后沿肛裂基底部纵向切开皮肤,并向外延长切口至肛缘外 2.0cm,上切至对应齿状线上 0.5cm,切除裂口边缘、基底部的炎性组织、裂痔、肥大的肛乳头、感染的肛窦组织、裂口基底部的肛门内括约肌至肛管紧缩感消失,修整创面使引流通畅,充分止血,创面不缝合,予止血敷料填压创面,加压包扎。术后中药坐浴,每天换药使其创面自然愈合。

2. 肛裂切除缝合术　适用于陈旧性肛裂伴有肛门狭窄者。操作方法:多用骶管麻醉,在肛裂的正中齿状线上 0.3cm 至肛缘外 0.5cm 做一纵切口,齿状线上切开黏膜下层,肛管皮肤应切开至肛门内括约肌,肛缘皮肤切开至肛门外括约肌皮下部,同时切除裂痔和肥大的肛乳头。游离切开的黏膜,使游离黏膜无张力,并可以牵拉至肛缘,在肛缘侧皮下组织游离部分皮肤,将游离的皮肤顶端和黏膜顶部缝合结扎,将形成的半月状创口缝合,缝合处肛缘远端外侧做弧形减压切口。

3. 括约肌切开术　通过切开部分肛门内括约肌以消除肛裂引起的肛门内括约肌痉挛,有利于缓解肛门疼痛和松弛紧缩的肛管。目前括约肌切开术专指肛门内括约肌切开术,内括约肌切开术又分开放性切开术和闭合性切开术,主要有以下几种切开术。

(1)后位肛门内括约肌切断术:患者取侧卧位,消毒麻醉后在双叶肛门镜暴露下在后正中肛裂处切开肛门内括约肌下缘,切口上至齿状线,下至肛缘。

(2)侧位肛门内括约肌切开术:消毒麻醉后在肛门左侧或右侧方距肛缘 1~1.5cm 处做弧形切口,长约 2cm,暴露肛门内括约肌后在直视下将肛门内括约肌剪断,压迫止血后缝合创面。

(3)侧方皮下肛门内括约肌切断术:消毒麻醉后双叶肛门镜扩张肛门,取一钳向上轻轻挤压进肛门内括约肌间沟,增厚的肛门内括约肌下缘即能显露,用一窄片刀在肛门左右中位(3 或 9 点)通过肛门周围皮肤插入,刀片在肛门内括约肌与肛门皮肤之间平刺向头端,直达齿状线,然后刀片之锐缘转向肛门内括约肌,向外侧切开约 0.5cm,肛门内括约肌即被切开。当肛门内括约肌完全离断时解剖刀所遇张力立刻解除。于插入点退出解剖刀,从切口处排出血性分泌物,创口不缝合,以利创口内的分泌物渗出。同时切除裂痔和肥大的肛乳头。

4. 皮瓣移植术　适用于Ⅲ期肛裂伴有肛门狭窄者。操作方法:术前按肛门直肠无菌手术做准备。取截石位,消毒麻醉下扩肛,将肛裂溃疡、裂痔、肛乳头、肛窦、瘘管一次全部切除,同时切断栉膜带和部分肛门内括约肌,创缘修剪整齐,在切口附近的肛缘处游离一块与切除的肛裂大小、形状相同的有蒂全层皮瓣,移植在被切除的肛裂创面上,皮瓣与周围皮肤粘连缝合,然后加压固定。为了减张及防止水肿,可在皮瓣中央做 5mm 的切口,术后肛管粗细以能自然伸入一示指为度,术后控制排便 4~5 天。

(彭勇　贺平)

参考文献

［1］　黄乃健.中国肛肠病学[M].济南:山东科学技术出版社,1996:711-712.
［2］　李春雨,徐国成.肛肠病学[M].2版.北京:高等教育出版社,2021:105-106.
［3］　王爱华,谢涛.178例陈旧性肛裂临床分析[J].安徽中医临床杂志,2000,12(6):528-529.
［4］　韩宝.肛裂的病因、临床表现、分类和治疗[J].人民军医,1994(8):9-10.
［5］　何国交.肛管后方松解术治疗陈旧性肛裂610例[J].广西中医药,1999(4):19-20.
［6］　许大湖,朱梅,吕浩礼.肛裂病因新解与防治心得[J].陕西中医,2002,23(11):1055-1056.
［7］　陈琴.肛裂的非手术治疗研究进展[J].光明中医,2012,27(1):199-201.
［8］　刘贵生,瞿希望.肛裂国内外治疗进展[J].大肠肛门病外科杂志,1995,1(4):58-59.
［9］　鲁顺明,许爱莲,乔相莲.肛裂手术方法的选择及评价[J].内蒙古科技与经济,2001(4):138-138.
［10］　李文宏.后方内括约肌切断术治疗肛裂200例临床观察[J].中国药物与临床,2009,9(11):1121-1122.
［11］　杨正兵.慢性肛裂患者肛门内使用硝酸异山梨酯的病理生理变化及临床疗效[J].国外医学(消化系疾病分册),1997(2):117.
［12］　张桂霞.慢性肛裂诊治进展[J].现代医药卫生,2008,24(22):3411-3412.
［13］　彭军良.中医药保守治疗肛裂进展[J].世界中医药,2013,8(5):589-591.

第二十章

肛 周 脓 肿

肛周脓肿（perianal abscess）是指肛管直肠周围软组织内或其间隙发生的急性化脓性感染，并形成脓肿，是肛门直肠周围脓肿的简称。本病任何年龄均可发生，但以 20~40 岁居多，婴幼儿也时有发生，男性多于女性。一般认为肛周脓肿和肛瘘是一个疾病发展的两个阶段，脓肿是肛瘘的急性发作期，是早期阶段；肛瘘是肛周脓肿的后期，是炎症的慢性化阶段。中医统称为肛门痈疽，因发病部位不同，名称各异。如生于直肠末端称为脏毒；生于尾骨前长强穴称为涌泉疽。

根据感染传播途径不同，1978 年 Eisenhammer 将肛周脓肿分为两类：一类是原发性急性隐窝腺肌间瘘管性脓肿，其感染源为肛隐窝和肛腺，自溃或切开引流后导致肛瘘，简称肛瘘性脓肿。临床上多

见，占 95% 左右。另一类是急性非隐窝腺非瘘管性脓肿，其感染源与肛隐窝（即肛窦）和肛腺无关，不能形成肛瘘，简称非肛瘘性脓肿。

一、流行病学

1993 年 Keighley 综合分析 4 位作者报道初次肛周脓肿的 1 556 例患者的部位（表 20-0-1）：其中肛周脓肿 43%~84%；坐骨肛门窝脓肿 16%~30%；括约肌间脓肿 0~21%；黏膜下脓肿 0~6%；肛提肌上脓肿 0~7%。复发性脓肿 214 例的部位：肛周脓肿 18%~19%；坐骨肛门窝脓肿 28%~61%；括约肌间脓肿 18%~44%；黏膜下脓肿 0；肛提肌上脓肿 2%~10%。以上说明初次脓肿以肛周脓肿最多见，其次为坐骨肛门窝脓肿及括约肌间脓肿。复发性

表 20-0-1　肛管直肠感染部位复发率

作者	病例数	肛周皮下/%	坐骨肛门窝/%	括约肌间/%	黏膜下/%	肛提肌上/%
首次脓肿						
Grace 等（1982 年）	165	75	30	—	5	—
Whitehead 等（1982 年）	135	84	16	—	—	—
Ramanujam 等（1984 年）	1 023	43	22	21	6	7
Winslett 等（1988 年）	233	62	24	5	2	7
复发性脓肿						
Chrabot 等（1983 年）	97	18	28	44	0	10
Vasilevsky 等（1984 年）	117	19	61	18	0	2

脓肿则以坐骨肛门窝脓肿及括约肌间脓肿多见,而肛周脓肿少见,<19%。

二、病因与发病机制

(一)病因

感染是引起肛周脓肿的主要原因。常见的致病菌有大肠埃希菌、金黄色葡萄球菌、链球菌和铜绿假单胞菌,偶有厌氧菌和结核分枝杆菌,但大多为需氧菌和厌氧菌混合感染,其特点是肠源性、多菌性和厌氧菌高感染率。

1. 感染因素

(1)肛腺感染:是肛周脓肿最常见的原因。1733 年 Winslow 和 1754 年 Haller 曾先后指出,肛窦感染向周围间隙扩散,引起蜂窝织炎并形成脓肿,破溃后导致肛瘘。但是仔细检查内口所在的肛窦,发现肛窦内外壁被覆的上皮组织常完整无损,看不出曾经发生过感染的迹象。但是肛瘘性脓肿的内口位于肛窦的临床现象确实存在,并有时从肛窦溢脓,直肠指检呈中心凹陷的硬结,这从检查和手术中可以得到印证。另外,脓液培养的结果证明都是肠源性细菌,感染的来源是从肛窦、肛腺开始的。

(2)皮源性感染:肛门周围皮肤疾病,如肛周毛囊炎、化脓性汗腺炎、皮下蜂窝织炎、皮脂腺囊肿等感染形成脓肿。

2. 外伤因素　如肛门直肠外伤、直肠异物、干硬粪便等损伤肛门直肠并发感染易形成脓肿。

3. 并存疾病因素

(1)肛门直肠各种良性和恶性肿瘤等继发感染形成脓肿,常见如粉瘤感染化脓。

(2)性病淋巴肉芽肿、放线菌病、直肠憩室炎、溃疡性结肠炎、克罗恩病等继发感染所形成脓肿。

(3)某些全身性疾病,如恶性肿瘤、结核病、糖尿病、白血病和再生障碍性贫血等通过血道转移至肛门周围引起感染形成脓肿。

4. 医源性因素　肛门直肠手术未按规范操作,或无菌条件有限,如注射疗法和手术后并发感染形成脓肿。

(二)发病机制

肛窦开口向上,粪便特别是稀便易进入肛窦,干便易损伤肛窦导致感染,炎症沿肛腺管进入肛腺,使肛腺管充血、水肿,发生阻塞引起肛腺炎。再通过腺体的管状分支,或联合纵肌纤维向上、下、外三处蔓延至肛管直肠周围间隙,形成各种不同间隙的脓肿(图 20-0-1)。肛门直肠周围各个间隙内充满含有丰富的微血管和小淋巴管的疏松结缔组织和脂肪。各间隙之间也有结缔组织通道,如不及时手术引流可因脓液增多、压力增高,直接扩散至其他间隙或经淋巴管向周围间隙扩散形成各间隙脓肿。

综上所述,肛瘘性脓肿可分四个阶段:①肛窦炎阶段;②肛管直肠周围间隙脓肿阶段;③脓肿破

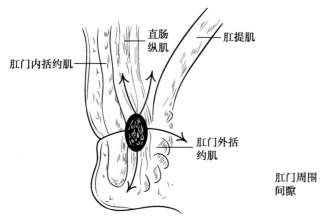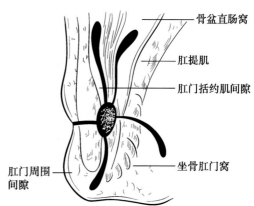

图 20-0-1　肛管直肠间隙感染途径

溃阶段;④肛瘘形成阶段(图 20-0-2)。

三、分类

根据脓肿部位以肛提肌为界分为低位脓肿和高位脓肿两类(图 20-0-3)。

（一）低位脓肿（肛提肌下脓肿）

1. 肛周皮下脓肿。
2. 坐骨直肠间隙脓肿。
3. 肛管后间隙脓肿。
4. 低位肌间脓肿。
5. 低位蹄铁形脓肿。

（二）高位脓肿（肛提肌上脓肿）

1. 骨盆直肠间隙脓肿。
2. 直肠黏膜下脓肿。
3. 直肠后间隙脓肿。
4. 高位肌间脓肿。

5. 高位蹄铁形脓肿。

四、临床表现

主要症状为肛门周围持续性疼痛,活动时加重。低位脓肿局部体征明显,无全身症状,而高位脓肿,局部症状相对较轻,全身症状严重,寒战、高热等。但因脓肿的部位不同,临床表现也不尽相同,分别有不同的特点。

1. 肛门周围皮下脓肿　最常见,约占全部直肠肛管周围脓肿的 80%,常位于肛门后方及侧方的皮下组织内,部位较局限(图 20-0-4)。局部疼痛明显,甚至有持续性跳痛,但全身症状不明显。病变部位明显红肿,有压痛,可触及明显波动感。

2. 坐骨直肠间隙脓肿　较常见。位于坐骨直肠间隙内,由于此处间隙较大,形成的脓肿范围亦较大,容量为 60~90ml。发病时患侧出现持续性胀痛,逐渐加重,继而持续性跳痛,坐立不安,排便或行走时疼痛加剧,有的可引起排尿困难和里急后

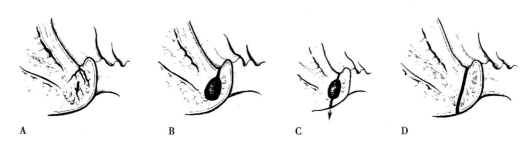

A   B   C   D

图 20-0-2　肛周脓肿形成过程
A.肛腺感染;B.脓肿形成;C.脓肿破溃;D.瘘管形成。

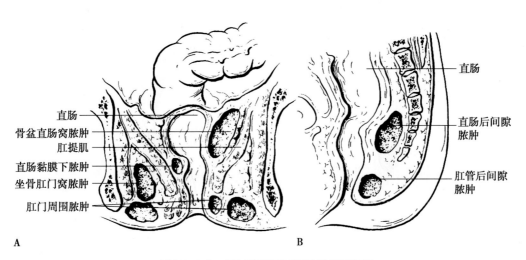

直肠

骨盆直肠窝脓肿

肛提肌

直肠黏膜下脓肿

坐骨肛门窝脓肿

肛门周围脓肿

直肠

直肠后间隙脓肿

肛管后间隙脓肿

A   B

图 20-0-3　肛门直肠周围脓肿的常见部位
A.冠状面;B.矢状面。

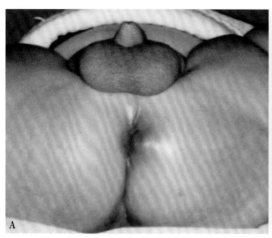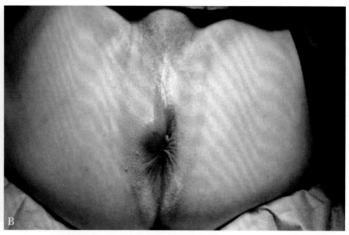

图 20-0-4 皮下脓肿

A. 小儿；B. 成年人。

重，伴有明显的全身症状，如全身不适、发热、寒战等。早期局部体征不明显，随着炎症的加重，可见患侧肛周红肿，双臀不对称，直肠指检时可触及明显肿块和压痛，甚至明显的波动感（图 20-0-5）。穿刺时抽出脓液，处理不及时可导致肛瘘。

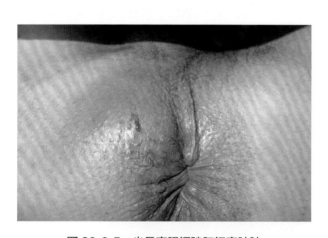

图 20-0-5 坐骨直肠间隙肛门窝脓肿

3. 骨盆直肠间隙脓肿　较少见。位于肛提肌以上，位置较深，临床上易被误诊。早期可有全身中毒症状，如高热、寒战、疲倦不适等，严重时出现脓毒血症表现。自觉直肠内有明显坠胀感，伴有排便不畅，排尿困难，但局部表现不明显。直肠指检时触及直肠内灼热，直肠壁饱满隆起，有触痛和波动感（图 20-0-6）。经肛周皮肤穿刺抽脓，或行肛管腔内超声检查即可确诊。

4. 直肠黏膜下脓肿　位于齿状线上的直肠黏膜下层与直肠纵肌之间。患者有全身不适、疲倦、

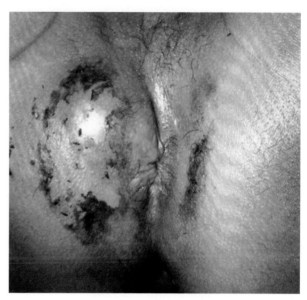

图 20-0-6 骨盆直肠窝脓肿

发热、里急后重、肛内下坠、便意感等，直肠指检可触及圆形或椭圆形的突向肠腔包块，表面光滑，有明显触痛及波动感。

5. 直肠后间隙脓肿　位于直肠后骶骨前，肛提肌以上的直肠后间隙内，与两侧骨盆直肠窝以直肠侧韧带相分隔。也可以全身症状为主，如寒战、发热、疲倦等中毒表现，但直肠内有明显重坠感，骶尾部有酸痛。直肠指检时直肠后壁饱满，有触痛和波动感。

肛管直肠周围任一间隙一旦形成脓肿，可以向其他间隙蔓延，形成复杂性脓肿、蹄铁形脓肿，也可以向肠腔及皮肤蔓延、穿透，形成肛瘘。

五、诊断

本病一般根据症状、直肠指检、血常规检查或诊断性穿刺抽得脓液即可诊断,少数深部脓肿需要依靠腔内超声明确诊断,必要时需做盆腔 CT 和 MRI 检查。

1. 肛门视诊 观察肛周局部有无红肿、硬结、肿块及范围,皮肤破溃后有无脓液排出的情况。

2. 直肠指检 肛周可触及一肿块,压痛(+),波动感(+),皮温升高。

3. 局部穿刺抽脓 诊断性穿刺抽得脓液即可诊断。可同时将抽出的脓液做细菌培养及药敏试验。

4. 血常规检查 白细胞增多及中性粒细胞比例增高。

5. 直肠腔内超声 为肛周脓肿提供可靠诊断依据(图 20-0-7)。

6. 其他 必要时需做盆腔 CT 和 MRI 检查可协助诊断(图 20-0-8、图 20-0-9)。

六、鉴别诊断

本病需与下列疾病鉴别。

1. 疖 好发于肛周皮下,范围局限,顶端有脓栓,与肛门直肠无关,肛内指检无内口(图 20-0-10)。

2. 炎性外痔 肛缘皮肤突起,肿胀、疼痛明显,直肠指检时可有触痛但无波动感。

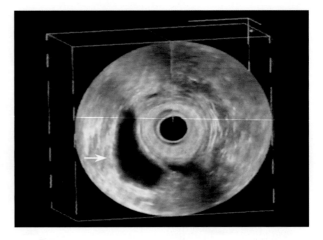

图 20-0-7 直肠腔内超声显示脓肿范围(白色箭头)

3. 肛周坏死性筋膜炎 发病急、肿痛重,病变范围广,肛周、会阴部、阴囊部周围组织大面积坏死,常蔓延至皮下组织及筋膜。直肠指检可触及捻发音(图 20-0-11)。

4. 化脓性汗腺炎 病变范围广,呈弥漫性结节状常隆起,有很多窦道破口,不与直肠相通且有脓液流出,病变区皮肤色素沉着。多发性外口无瘘管硬索通向肛内。

5. 骶前囊肿 因其症状与直肠后脓肿相似,常被误诊。直肠指检可在直肠后位触及囊性肿块,表面光滑、无明显压痛。X 线检查时发现直肠推向前方或一侧,骶骨与直肠之间组织增厚。

此外,本病尚需与肛周子宫内膜异位症、克罗恩病肛周脓肿、畸胎瘤感染以及骶骨结核等鉴别。

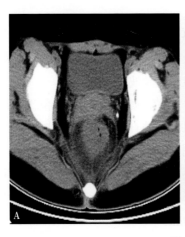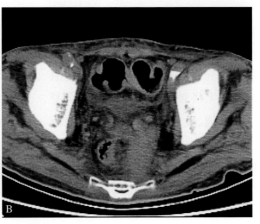

图 20-0-8 CT 检查

A. 直肠黏膜下脓肿;B. 骨盆直肠间隙脓肿。

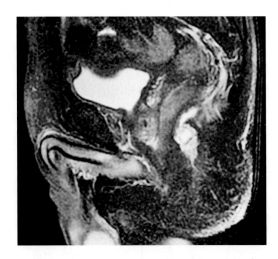

图 20-0-9 MRI 检查（肛瘘伴肛周脓肿，后位蹄铁形脓肿）

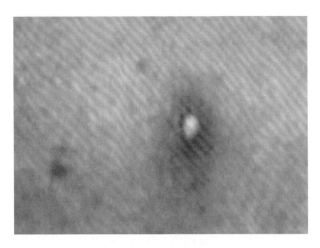

图 20-0-10 疖

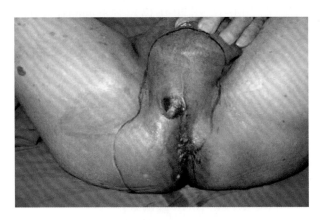

图 20-0-11 坏死性筋膜炎

七、治疗

治疗原则是早期炎症浸润尚未形成脓肿时，可口服或静脉滴注广谱抗生素，防止炎症扩散，但

有的抗生素不仅不能控制炎症反而会使脓肿向深部蔓延并易导致感染加重。脓肿若不及时治疗或治疗方法不恰当，易自行破溃或切开引流后形成肛瘘。临床上，脓肿一旦确诊，应尽早手术，但因脓肿的部位不同，手术方式亦不同。

（一）非手术治疗

早期炎症浸润尚未形成脓肿或无手术条件时，可采用抗生素等非手术治疗，暂时缓解疼痛，减轻患者的痛苦，但绝不会达到根治的目的。如自溃出脓则用硝矾洗剂熏洗，外敷油调膏，提脓去腐、消肿镇痛，待形成肛瘘，二次手术如外口封闭再次形成脓肿，可行根治术。

1. 调整饮食 对于急性疼痛，通过调整饮食、软化粪便，可以缓解症状。

2. 局部坐浴 用温水或中药坐浴，温度 43~46℃，每天 2~3 次，每次 20~30 分钟。温水坐浴可松弛肛门括约肌，改善局部血液循环，促进炎症吸收，减轻疼痛，并清洁局部。

3. 抗菌药物 口服或注射广谱抗生素，防止炎症扩散，但有的抗生素不仅不能控制炎症反而会使脓肿向深部蔓延并易导致感染加重。

4. 镇痛药物 局部用奥布卡因凝胶，可有效缓解肛管括约肌痉挛性疼痛，改善局部血液循环，疼痛剧烈者可以选用。或应用镇痛药，如地佐辛，可暂时缓解疼痛，减轻患者的痛苦。

5. 局部理疗 操作简便，无须特殊器械，疗效显著。

（二）手术治疗

1. 内口切开术 适用于低位肛瘘性脓肿。操作方法：①于脓肿波动明显处做放射状切开，同切开引流术；②采用球头探针自切口伸入，在示指引导下，找到内口位置；③找到感染肛窦内口后，将槽形探针沿球头探针插入（图 20-0-12），由内口穿出切开内外口之间的组织使伤口开放（图 20-0-13），或用镰形探针刀插入切口由内口穿出一次切开（图 20-0-14）；④修剪创缘呈梭形，以利引流。将油纱条嵌入 V 形创腔内包扎；⑤术后每次便后熏洗坐浴换药，纱条必须填入创腔，直至创面愈合，以免

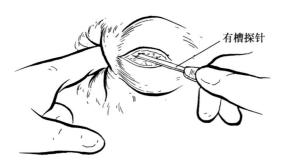

图20-0-12 沿球头探针插入有槽探针

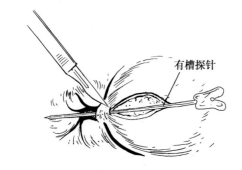

图20-0-13 沿有槽探针切开内外口之间的组织

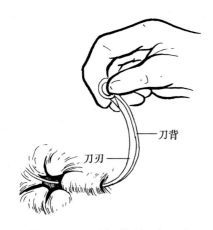

图20-0-14 镰形探针刀切开术

假性愈合。

2. 切开引流术

（1）适应证：坐骨肛门间隙脓肿、蹄铁形脓肿、高位脓肿、无切开挂线条件者，也是各种术式的基础。

（2）禁忌证：血液病晚期合并脓肿，只能穿刺抽脓然后注入敏感抗生素治疗。

（3）手术操作

1）肛门周围脓肿切开引流术：①常规消毒后，铺巾。示、拇指直肠双合诊探查脓肿的位置、范围及原发感染病灶；②在脓肿中心位置或波动明显

处，做放射状切口或弧形切口，切口与脓肿等大；③切开后常有脓液溢出或喷出，再插入血管钳撑开切口，大量脓血排净后，示指伸入脓腔探查脓腔大小，分离其间隔组织，以利引流；④大量脓血排净后，用3%过氧化氢、生理盐水依次冲洗脓腔；修剪切口呈梭形，使其引流通畅；脓腔内填入橡皮条或油纱条引流，外敷纱布包扎固定（图20-0-15）。

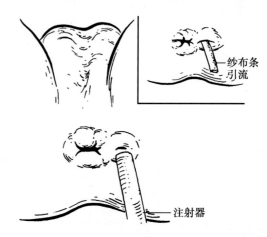

图20-0-15 排脓后插入示指，冲洗脓腔

2）坐骨肛门窝脓肿切开引流术：①确定脓肿的部位，选择脓肿波动最明显处，一般在距肛缘2.5cm处做前后方向的弧形切口或放射状切口，其长度与脓肿直径略相等。②切开脓肿排出脓液后，用止血钳或示指伸入脓腔，分离其间隔组织，以利引流（图20-0-16、图20-0-17）。脓腔间隔较大分离

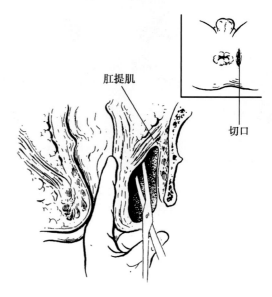

图20-0-16 钝性分离脓腔

时切勿强行撕裂,以免撕断血管导致出血。③大量脓血排净后冲洗脓腔,放置橡胶管引流。修剪切口呈棱形,使引流通畅(图20-0-18)。④坐骨肛门窝可容纳60~90ml的脓液,如排出脓液超过90ml应考虑与对侧间隙或其上方骨盆直肠窝相通,确定后应分别充分引流。创腔填油纱条,包扎固定。

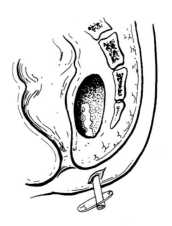

图 20-0-19 放置引流管

4)直肠黏膜下脓肿切开引流术:①用两叶肛门镜撑开肛门暴露脓肿部位,脓肿多突向肠腔。重新消毒黏膜后,用手术刀或电离子手术治疗机触笔式针刀纵向切开黏膜,放出脓液(图20-0-20)。②出脓后用血管钳插入脓腔扩张引流,如遇渗血以止血纱布填塞脓腔,压迫止血。如有搏动性出血可结扎止血,止血纱布于术后24小时后取出。

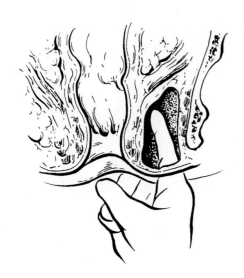

图 20-0-17 示指分离扩大脓腔

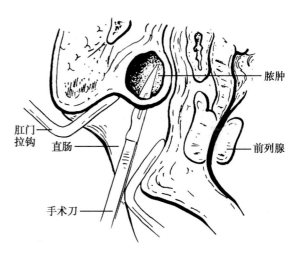

图 20-0-20 纵向切开黏膜

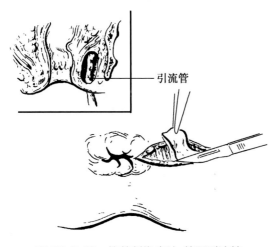

图 20-0-18 修剪创缘皮肤,放置引流管

3)直肠后间隙脓肿切开引流术:①在肛门后正中位距肛缘2.0cm处做放射状切口。②逐层切开至肛尾韧带,用血管钳经切口向直肠方向钝性分离,穿过肛尾韧带进入脓腔,横向张开止血钳,扩张肛尾韧带和脓腔,以排脓引流。示指伸入脓腔扩张切口,修剪创缘皮肤,以利引流。③填油纱条放置多孔橡胶管引流(图20-0-19)。

5)骨盆直肠窝脓肿切开引流术:①左手示指伸入直肠,右手持穿刺针直接抽吸见脓液,以确定脓肿的部位(图20-0-21)。切口一般在距肛缘2.5cm处偏后方做前后方向的弧形切口,其长度与脓肿直径略相等。②沿穿刺针向上开皮肤、皮下组织至坐骨肛门窝,另手示指伸入直肠内作引导,触及脓肿后用血管钳钝性分开肛提肌束,沿试穿针穿入骨盆直肠窝脓腔,撑开钳臂即可出脓。再将示指伸入脓腔,分开肛提肌,以扩大引流,排净脓液

（图 20-0-22）。冲洗脓腔，放置橡胶管引流，并固定于切口旁皮肤。填以油纱条，包扎固定。

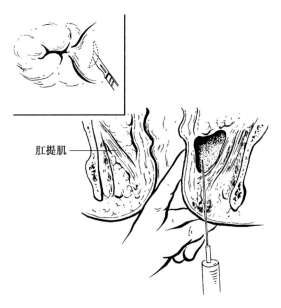

肛提肌

图 20-0-21　试验穿刺

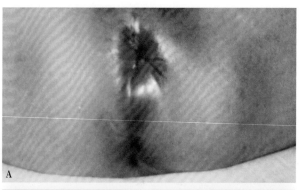

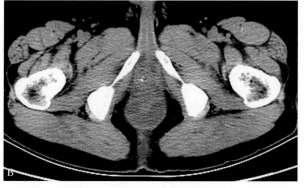

图 20-0-23　蹄铁形脓肿

A. 后蹄铁形脓肿；B. CT 直肠后间隙炎性渗出及脓肿，肛管后蹄铁形脓肿。

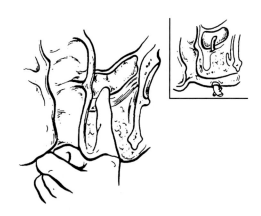

图 20-0-22　示指扩大脓腔引流

6）蹄铁形脓肿切开引流术：骨盆直肠窝脓肿位置较高，向下蔓延由皮肤破溃常需一定时间，因此可由一侧蔓延经直肠后间隙脓肿再蔓延至对侧形成高位蹄铁形脓肿。其一侧或两侧也可与坐骨肛门窝相通形成低位蹄铁形脓肿（图 20-0-23）。①在肛门两侧距肛缘 2cm 处或波动明显处分别做一弧形切口，再于肛门后正中做放射状切口（图 20-0-24）；②充分排脓后，双手示指或血管钳从两侧切口下端向直肠后间隙插入，扩大脓腔，破坏其间隔，将脓液排净，使两侧脓腔与后位脓腔充分相通以利引流（图 20-0-25）；③开窗、留桥，橡皮膜做对口引流，填以油纱条包扎（图 20-0-26）。

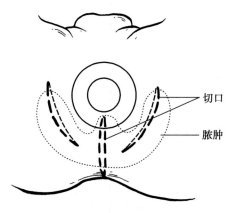

切口

脓肿

图 20-0-24　切口

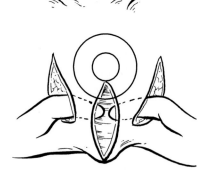

图 20-0-25　示指探查脓腔

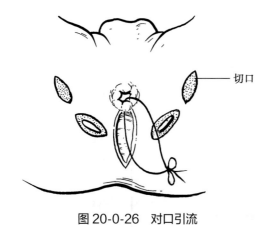

图 20-0-26 对口引流

（4）注意事项

1）局限性小脓肿做放射状切口，弥漫性大脓肿做弧形切口，切口与脓肿等大。高位脓肿勿盲目切开，应先抽吸，见脓后确定切口。经直肠内切开时，应纵切，切忌横切，以免形成直肠狭窄。

2）一定要将脓腔间隔彻底敞开，保持引流通畅。脓腔内不宜搔刮，不宜切除坏死组织。脓肿壁是可抑制炎症扩散的屏障，应予保护。

3）肛提肌下方脓肿引流时，应注意其是否与骨盆直肠窝交通，或与对侧坐骨肛门窝交通。若排脓量超过 90ml，则上述可能性很大。如与骨盆直肠窝相通者，应将其扩大并向深部放置橡胶管引流。如与对侧坐骨肛门窝相通，则应在对侧补加切开引流。

4）禁忌用刀切开肛提肌、肛尾韧带，以免损伤肌纤维、阴部内动脉。如有损伤结扎止血。

5）高位脓肿引流时，示指伸入直肠内引导，用止血钳钝性分离，以免损伤直肠。

（5）术后处理

1）一般无须控制饮食。

2）应用抗生素 5~7 天，控制感染。

3）术后 48~72 小时后拆除橡皮膜引流条，15 天左右拔除橡胶管引流，改用凡士林油纱条引流换药。注意切勿过早拔管，以防脓腔过早闭合，引流不畅。

4）便后用硝矾洗剂熏洗，每天换药一次。

3. 切开挂线术 1979 年张有生提出，在脓肿切开引流后当即寻找内口进行挂线手术，获得预期效果，其后在全国各地广泛应用。切开挂线术实际上是一种慢性"切开"和牢固的持久的对口引流术，不会感染，也不会使炎症扩散。具有切割、引流、标记及异物刺激四种作用。

（1）适应证

1）坐骨直肠间隙脓肿、肌间脓肿、肛管后间隙脓肿、前位脓肿。

2）高位肛瘘性脓肿、蹄铁形脓肿。

3）门诊及婴幼儿手术。

（2）操作方法

1）在简化骶管麻醉下，肛周皮肤及直肠内常规消毒，铺巾。示指进入肛内探查脓肿的位置、范围、用二叶肛门镜纳肛寻找原发感染病灶。

2）于脓肿波动明显处或穿刺针指示下，做放射状切口或弧形切口，切口与脓肿直径相等。

3）切开后常有脓液溢出或喷出，再插入血管钳撑开切口，大量脓血排净后，示指伸入脓腔探查脓腔大小，分离其间隔组织，以利引流。

4）用 3% 过氧化氢溶液、生理盐水彻底冲洗脓腔。

5）术者一手示指伸入肛内引导，另一手持球头探针从切口插入脓腔，沿脓腔最高处缓慢而轻柔地探查内口。于探针与示指间肛窦硬结最薄处即为封闭内口（图 20-0-27）。穿入直肠，如探针跨越的组织过高，探针横向也不能到达硬结处，可在硬结上方黏膜最薄处至高点穿通但这不是高位内口，所谓高位内口实际不存在，它是内口上的黏膜，挂线后胶线弹性收缩，同时将其下方内口勒

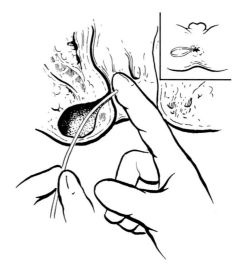

图 20-0-27 寻找内口

开,与内口穿出同样有效。将探针球头牵至肛外（图 20-0-28）,将橡皮筋挂在球头探针上勒紧,退出探针将橡皮筋一端引入内口,再从切口牵出肛

外（图 20-0-29）。切开自切口至内口之间的皮肤。内外两端合拢轻轻拉紧、钳夹,钳下以丝线结扎（图 20-0-30）。

6）在被勒的组织内注射亚甲蓝长效镇痛剂,肛内填入油纱条。如脓腔较大填入油纱条引流即可,48 小时拔除。无须再加橡胶管引流,以免刺激脓肿壁,影响肉芽组织的形成和生长。

7）如为蹄铁形脓肿、直肠后间隙脓腔不要切开,应在后正中部挂线引流。两侧开窗、留桥,对口引流,48 小时拔除。

（3）术中注意事项

1）一般两侧脓肿（如坐骨肛门窝、骨盆直肠窝）,多做弧形切口,在距肛缘 2.5cm 处,由前向后纵向切开,避开同侧坐骨结节,避免损伤括约肌,使切口引流通畅。后位脓肿（如直肠后间隙）,多做放射状切口,在距后位肛缘 2.0cm 处,略偏向一侧,避免损伤肛尾韧带,造成肛门向前移位。蹄铁形脓肿多做后位放射状切口,两侧弧形切口,且使三切口相通,保留皮桥不应小于 2.0cm。

2）在寻找内口时动作要稳准轻柔,挂线要与内口在同一方向或超过已破的原发内口的黏膜穿出,在脓肿与直肠壁最高点、探针与示指间最薄弱处穿透,即为内口。切忌盲目用探针穿通直肠黏膜导致假内口。

3）寻找及处理内口是手术成败的关键。确定内口的方法常用的有:①若患者肛内有脓液排出,则证明内口已破溃,可通过探针探查确定,即为原发内口;②若内口未破溃,不能探通,应以左手示指

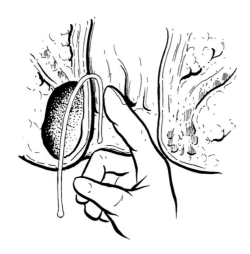

图 20-0-28　探针从内口穿出牵出肛外

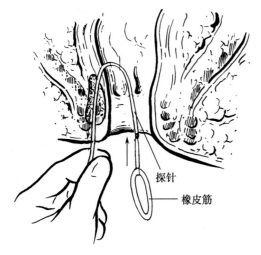

图 20-0-29　引入橡皮筋挂线

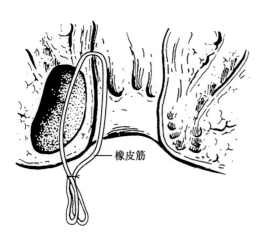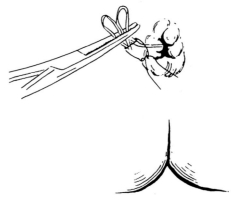

图 20-0-30　勒紧结扎

在肛内指引,寻找指针间的最高点的最薄弱处,此处多为原发内口;③若探查确定无明显内口,则左手示指探入脓腔最顶端,探针沿示指尖前方最薄处黏膜下穿出。

4)炎症浸润范围越大,脓腔越深,挂线宜松;脓腔位置较高,距肛门较远挂线宜松。挂线必须在脓腔最高点、最深处、最薄处,掌握好松紧度。

(4)术后处理

1)一般进半流食 2~3 天。

2)应用抗生素 5~7 天,控制感染。

3)适当选用润肠通便药物,保持排便通畅。

4)每次便后用硝矾洗剂熏坐浴,因有挂线引流无须再填入引流纱条,外敷纱布即可。

5)术后 10 天左右挂线松弛可紧线一次,15 天后脱线为宜,脱线后每次便后换纱条,直至愈合。

4. 肛周脓肿负压引流术 负压伤口治疗是近十年开展的一种伤口治疗新方法,包含了封闭负压引流和负压辅助闭合伤口两个关键技术。1993 年德国外科医师 Fleischmann 等最先提出封闭负压引流并用于四肢感染性创面的治疗,之后裘华德改良了该技术,并广泛应用于严重软组织损伤等治疗。1997 年美国外科学者 Argenta 等运用封闭负压吸引原理提出封闭负压引流技术。其作用机制是增加局部血流,消除局部水肿,减少创面渗液积聚,抑制细菌生长、促进细胞增殖和肉芽组织生长。适用于骨盆直肠窝脓肿、蹄铁形脓肿、高位肛周脓肿。

(1)操作方法

1)在肛缘外与脓肿相应部位上选择引流通畅的位置,做一放射状小切口,分开脓腔,放出脓液。

2)用一手示指伸入肛内引导,一手持探针从小切口探入,寻找内口,将探针从内口或可疑肛窦处探出。

3)以刮匙充分搔刮脓腔壁坏死组织后,用过氧化氢、生理盐水反复冲洗脓腔。切除内口炎性组织后,缝闭内口。

4)经切口缘皮肤戳孔置入带多方位侧孔的引流管,上至脓腔最顶端并固定。

5)全层间断缝合切口皮肤及皮下组织,透明粘贴膜覆盖整个切口表面,包括切口缘附近 2~3cm 正常皮肤,敷料包扎。

6)选用包含容量为 200ml 的负压球和引流管。引流管接负压引流球,并保持引流球处于负压状态。

(2)术后处理:术后酌情使用抗生素,进食流质饮食 2 天,控制大便 48 小时。保持引流通畅、持续负压状态。每天冲洗甲硝唑,并持续负压吸引,待引流液少于每天 5ml 时拔除引流管。

(3)优点:该法具备高效的引流系统,体现为全方位、高负压下被引流区的“零集聚”,具有引流彻底、痛苦小、恢复快等优点,值得进一步临床规范化研究。

5. 保留肛门括约肌一次根治术 是日本高野正博根据肛瘘保留括约肌术式。

(1)适应证:适用于肛瘘性脓肿。

(2)操作方法

1)对低位肌间脓肿在侧方或深部者,则在肛内切除内口,挖除从内口到肌间脓肿的病灶,形成由肛内向肛外的引流创面。再在括约肌外侧切开脓腔排脓,并形成大小适当的引流创面。

2)对高位肌间脓肿,则切除内口,由此切开脓腔排脓,形成向外的引流创面,此时有切开外括约肌和不切开内括约肌两种方法。如脓腔较大,可在内侧直肠壁切开排脓,或放置橡胶引流管做二期切开。

3)对坐骨肛门窝脓肿,则在肛门后正中切除内口,形成由肛内向肛外的引流创面,再在外括约肌外数处切开排脓,开放引流。

4)对骨盆直肠窝脓肿,切除内口形成肛内的引流创面的方法同前,但脓肿多以肛门后方为中心,在肛门外括约肌外侧做弧形切口,充分排脓后,创腔中放置引流条,缝闭或不缝闭。

6. 缝合内口、提脓化腐保存肛门括约肌术 适用于浅表性肛周脓肿和坐骨肛门窝脓肿。

(1)操作方法

1)先在肛门外括约肌外做放射状切口排脓,分离间隔,修整创缘,使引流通畅。如涉及 2 个以上间隙或脓腔较大,可同时做 2~5 个放射状的切口,各切口互相贯通。

2)然后在确认的内口处周围注射含有肾上腺素的 1% 利多卡因麻醉,逐步切除或剔除内口、肛门内括约肌的肛腺管,肛门内、外括约肌间的脓肿,再用过氧化氢和生理盐水冲洗脓腔。

3）缝合肛门内括约肌中的裂隙状创口,分离内口创缘黏膜或上皮消除张力,以 3-0 肠线缝合封闭。

4）肛外置紫草油纱条,在脓腔内放置九一丹或渴龙奔江丹纱条,纱布覆盖包扎固定。术后每次便后换药时也用九一丹纱条,直至脓腐蚀尽后,改换紫草油纱条至愈合。

（2）术式特点

1）清除原发病灶后缝合内口,避免肠内细菌进入脓腔继续感染而不形成瘘。

2）用药清除腐脓组织,避免手术误伤正常组织,提脓化腐药可通过毛细血管作用渗透至细小管腔或残余管腔中清除脓腐,比手术清除彻底,可防止复发,提高了根治率。

3）不切断或切开肛门外括约肌,很少损伤肛门内括约肌,保护了肛门括约肌功能。

（三）术式选择与疗效评价

肛门直肠周围脓肿的非手术治疗,用于早期可使炎症局限,为手术创造条件,但不能根治的,迟早化脓,应尽早手术治疗。脓肿一旦形成立即急症手术。但是选择一期手术还是分期手术尚有分歧。以英国圣马可（St·marks）医院的 Lochart-Mummtry 为代表的主张分期手术的学者认为,急性期炎症严重,脓肿扩展方向及其范围难以全面查清,此时手术损伤组织较大,难以保护肛门功能,内口定位较难,不易正确处理内口。但以日本高野为主的一些学者认为,急性期行一次根治术能缩短疗程,减少痛苦。因为一次根治术处理了内口,根治性较高。急性期寻找内口虽然困难,但内口多靠近脓肿,能触到凹陷性肛窦硬结,有时能观察到溢脓,所以仍能准确地找到内口,又因脓肿刚扩大,器质性变化较少,术后其形态及肛门功能可显著恢复。因此,高野认为采用保留括约肌根治术效果很好。高位脓肿切开挂线后不会造成大便失禁,实际上也是一种保留括约肌功能的术式。张有生通过 17 336 例一次根治术的回顾性分析认为,一次根治术是可行的,疗效是可靠的,高位挂线,低位切开,操作简便,

容易推广。但是仍有学者认为,急性脓肿时寻找内口有困难,盲目寻找会使炎症蔓延或形成假道,仍然主张分期手术。根据 17 336 例一次根治术的结果分析,只要耐心仔细地寻找,不要盲目乱穿均可以找到内口,且高效抗生素合理应用,尚未发现炎症蔓延或形成假道,引起肛门功能障碍。临床实践证明,一次根治术是安全可靠的,可以作为常规首选术式,即使少数病例失败,后遗肛瘘,再行二次手术,也与分期手术无异,对患者未造成额外的痛苦与损伤。因此,一次根治术利大于弊,绝大多数患者可避免二次手术的痛苦和经济负担,并未加重病情与痛苦,符合患者的要求和希望。但对少数病例也要研究失败的原因,汲取教训,改进术式和术后处理。

（李春雨）

参考文献

[1] 张有生,李春雨.实用肛肠外科学[M].北京:人民军医出版社,2009:187-189.

[2] 李春雨,汪建平.肛肠外科手术学[M].北京:人民卫生出版社,2015:662-664.

[3] 李春雨.肛肠病学[M].北京:高等教育出版社,2013:106-107.

[4] 喻德洪.现代肛肠外科学[M].北京:人民军医出版社,1997:205.

[5] 张庆荣.实用肛门直肠外科学[M].北京:人民卫生出版社,1953:32-36.

[6] 李春雨,汪建平.肛肠外科手术技巧[M].北京:人民卫生出版社,2013:210-214.

[7] 汪建平.中华结直肠肛门外科学[M].北京:人民卫生出版社,2014:771-772.

[8] 张有生.肛肠科手册[M].沈阳:辽宁科学技术出版社,1985:90-91.

[9] 黄乃健.中国肛肠病学[M].济南:山东科学技术出版社,1996:720-721.

[10] 史兆歧,宋光瑞,胡伯虎,等.中国大肠肛门病学[M].郑州:河南科学技术出版社,1958:648-650.

[11] 李润庭.肛门直肠病学[M].沈阳:辽宁科学技术出版社,1987:74-78.

[12] 李春雨,张有生.实用肛门手术学[M].沈阳:辽宁科学技术出版社,2005:145-152.

[13] 聂敏,李春雨.肛肠外科护理[M].北京:人民卫生出版社,2018:163.

[14] BERGERON Q M. The rapid identification of bacterial

genotypesandtheir drug resistanegenes［J］.J Clin Microbiol, 1998,36（8）:2169-2172.

［15］TANG C L,CHEW S P,SEOW-CHOEN F. Prospective randomized trial of drainage alone vs. drainage and fistulotomy for acute perianal abscesses with proven internal opening［J］.Dis Colon Rectum,1996,39（12）:1415-1417.

［16］张有生.切开挂线法治疗肛周脓肿预防后遗肛瘘的研究［J］.中国肛肠病杂志,1985,5（3）:3.

［17］李春雨,聂敏,梁健.切开挂线术治疗肛周脓肿的疗效观察［J］.中华全科医师杂志,2006,5（11）:675-677.

［18］张有生,李春雨.一次根治术治疗瘘管性肛周脓肿研究的进展［J］.中国肛肠杂志,2004,24（5）:38.

［19］李春雨,王军,梁健,等.切开挂线术与切开引流术治疗肛周脓肿的疗效评价［J］.中国现代医学杂志,2007,17（1）:203-208.

［20］张有生.一期切开挂线法治疗肛周脓肿的初步报告［J］.中级医刊,1979,1:26.

［21］李春雨,张有生.一次性切开挂线法治疗高位肛管直肠周围脓肿110例分析［J］.中国肛肠病杂志,2004,24（5）:22.

［22］姚健,刘纪峰,王顺和,等.腔内置管冲洗加负压引流治疗肛周脓肿的临床疗效观察［J］.结直肠肛门外科,2012,18（6）:383-385.

［23］聂敏,李春雨.护理干预对肛周脓肿合并糖尿病手术前后治疗效果的影响［J］.结直肠肛门外科,2015,21（1）:65-66.

［24］郑伟琴,颜景颖,姜雨昕,等.小切口负压球引流术治疗高位肛周脓肿的研究［J］.现代中西医结合杂志,2010,19（27）:3416-3417.

［25］李金清,陈绍宗.封闭负压引流技术对猪皮肤软组织爆炸伤感染创面肉芽组织生成的影响［J］.解放军医学杂志,2004,29（8）:690-694.

第二十一章

肛　瘘

肛瘘（anal fistula）是指肛管或直肠与肛周皮肤相通的肉芽肿性管道,是常见的肛管直肠疾病之一。一般由原发性内口、瘘管、继发性外口三部分组成,但也有仅具有内口或外口者。其特点为经久不愈或间歇性反复发作,任何年龄都可发病,多见于20~40岁青壮年,男性多于女性。

血污水,不时淋沥而下,如破顶之屋,雨水时漏,故中医称"痔漏"。西医称为"fistula"来源于拉丁文,意为芦管、水管和下箫管,故译为瘘管或瘘。肛门形成的瘘管则称肛瘘。绝大多数为肛周脓肿切开引流或自然破溃的后遗症,少数为特异性感染,如结核病、克罗恩病、溃疡性结肠炎、肛门直肠外伤和肿瘤继发感染的破溃也可形成肛瘘,但极少见。其内口多在肛窦内及其附近,外口位于肛门周围的皮肤上,内、外口既可以为单个,又可以为多个。

一、流行病学

据统计,我国肛瘘的发病率占肛肠疾病总发病率的1.67%~3.6%,发病高峰年龄以20~40岁青壮年为主。婴幼儿发病者亦不少见。男性多于女性,男女之比为（5~6）∶1。

在国外肛瘘发病率为8%~25%,肛瘘患者为（8.6~10）/10万人,以25~34岁的青年男性为主。在美国其发病率为20 000~25 000例/年。在英国,

每年约5 000人接受肛瘘手术（包括复发）,发病率为1∶10 000。发病率从西班牙的10.4/10万到意大利的23.2/10万不等。

二、病因与发病机制

绝大部分由直肠肛管周围脓肿导致,是脓肿切开或破溃后创面经久不愈形成的炎性管道。因为肛瘘是肛瘘性脓肿的后遗症,是一个病症的不同阶段,所以肛周脓肿的病因就是肛瘘的病因。肛周脓肿自溃或切开引流后形成肛瘘的原因有三:①原发感染肛窦内口继续感染、直肠内容物不断进入;②慢性炎症刺激和反复感染,脓腔形成纤维化管壁,管道弯曲狭窄,引流不畅;③肛周支持组织,特别是括约肌收缩使管道排脓不畅,沿括约肌间隙蔓延形成。

从病理上讲瘘与窦不同。内外两端都有口,中间有瘘管连接为瘘。内或外只有一个口、一个管为窦（"sinus"原意为隐窝）,不能混称。肛瘘有内口、瘘管或支管和外口。内口有原发性和继发性。前者约95%在齿状线肛窦处,其中80%在肛管后正中部偏两侧,后者多为医源性,如探针和手术不当造成,少数是由脓肿向直肠黏膜破溃导致,即所谓"高位内口"这实际上不是原发感染内口。内口一般只有一个,两个或多个内口极少见。瘘管有主管和支管,主管有直有弯,Nesselrod认为

这与会阴部淋巴回流有关。如肛门后方的感染肛窦形成的瘘管,因感染沿淋巴循肛缘弯向前方较长,瘘管多弯曲。若肛门前方所形成瘘管多在前方,较短且直。支管多由主管引流不畅或外口闭合又形成脓肿并向周围扩散导致,多次复发,可形成多个支管。若新脓肿得到控制,脓液吸收或经原发内口排出,未在其他部位穿透皮肤和黏膜则形成空腔或盲管。瘘管壁为纤维组织。瘘管、支管和空腔内为肉芽组织。外口即脓肿破溃处或切开引流口,都是继发性,有主管的外口和支管的外口。管壁为纤维组织,管内为坏死肉芽组织,故经久不愈。

三、分类

肛瘘的分类方法有多种,但是仅使用一种分类方法通常不能充分满足临床诊断和治疗上清晰描述的需求。

(一)国内分类法

2002 年由中华中医药学会肛肠分会根据瘘管位置高低制定的分类标准,以外括约肌深部画线为标志,瘘管走向经过此线以上为高位肛瘘,在此线以下为低位肛瘘。其分述如下(图 21-0-1)。

1. 低位肛瘘

1)低位单纯性肛瘘:内口在肛窦,仅有一个瘘管通过肛门外括约肌深部以下至一个外口(图 21-0-2)。

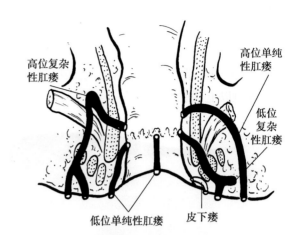

图 21-0-1 肛瘘分类法

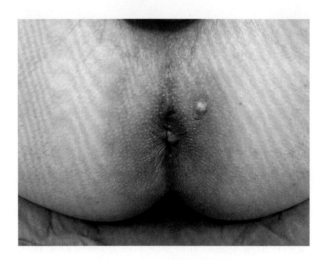

图 21-0-2 低位单纯性肛瘘

2)低位复杂性肛瘘:有 2 个以上外口和瘘管与内口相通,瘘管在肛门外括约肌深部以下者(图 21-0-3)。

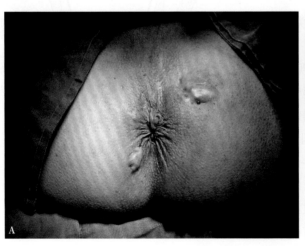

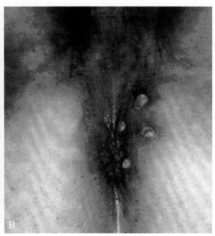

图 21-0-3 低位复杂性肛瘘

A.2 个外口;B.4 个外口。

2. 高位肛瘘

1）高位单纯性肛瘘：内口在肛窦，仅有一个瘘管，走行在肛门外括约肌深部以上，侵袭耻骨直肠肌或肛提肌以上（图21-0-4）。

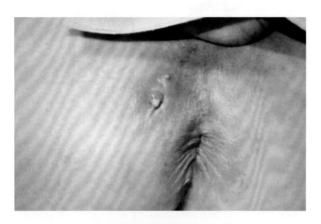

图 21-0-4　高位单纯性肛瘘

2）高位复杂性肛瘘：有 2 个以上外口和瘘管与内口相连并有支管或空腔，主管通过肛门外括约肌深部以上，侵袭耻骨直肠肌或肛提肌以上者（图21-0-5）。

其中以低位单纯性肛瘘最多见。有学者认为，复杂性肛瘘不应以外口多少来区分，而应以主管通过肛门直肠环或其上者，虽有一个外口和内口，但治疗比较复杂，也称复杂性肛瘘。有的外口虽多但治疗并不复杂。如病变范围扩大至对侧可形成蹄铁形肛瘘。也有高位和低位之分。

（二）国际 Parks 分类法

1976 年，Parks 根据瘘管与肛门括约肌的关系，将肛瘘分为 4 类。

1. 括约肌间肛瘘　多为低位肛瘘，最常见，约占 70%，为肛门直肠周围脓肿的后遗症。瘘管只穿过肛门内括约肌，外口只有一个，距肛缘较近，3~5cm。少数瘘管向上，在直肠环肌和纵肌之间形成盲端或穿入直肠造成高位括约肌间瘘（图 21-0-6）。

2. 经括约肌肛瘘　可以为低位或高位，约占 25%，为坐骨肛门窝脓肿的后遗症。瘘管穿过肛门内括约肌、外括约肌浅部和深部之间，外口常有数个，并有支管互相沟通。外口距肛腺约 5cm。瘘管向上穿过肛提肌至直肠旁结缔组织内，形成骨盆直

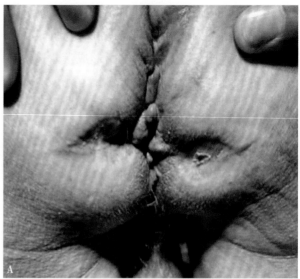

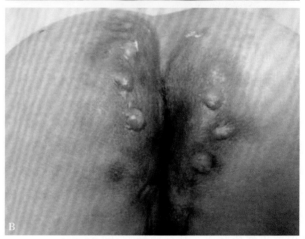

图 21-0-5　高位复杂性肛瘘

A. 3 个外口；B. 12 个外口。

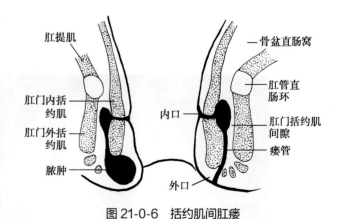

图 21-0-6　括约肌间肛瘘

肠瘘（图 21-0-7）。

3. 括约肌上肛瘘　为高位肛瘘，少见，占 5%。瘘管向上穿过肛提肌，然后向下至坐骨肛门窝穿透皮肤（图 21-0-8）。

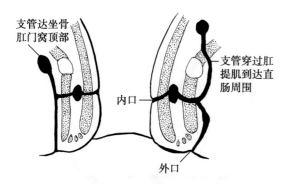

图 21-0-7　经括约肌肛瘘

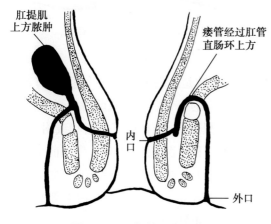

图 21-0-8　括约肌上肛瘘

4. 括约肌外肛瘘　最少见，占 1%，为骨盆直肠窝脓肿合并坐骨肛门窝脓肿的后遗症。瘘管穿过肛提肌直接与直肠相通（图 21-0-9）。

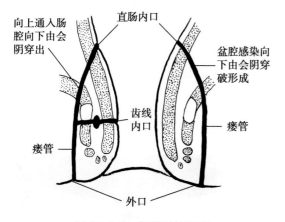

图 21-0-9　括约肌外肛瘘

临床上有时未找到内口，只有一个外口和瘘管盲端，与肛管直肠不通，故有学者称为外盲瘘。化脓性窦道位于肛提肌水平以下，局限于肛周皮下及肛周间隙的肛瘘；只有内口没有外口称为内盲瘘。化脓性窦道位置超过肛提肌水平或穿过肛门直肠环 1/2~2/3，并深入直肠壁外侧或括约肌间隙的肛瘘。

从临床手术治疗的实际应用出发，又可以简化为以下三种。①完全性肛瘘：有外口、瘘管、内口；②不完全性肛瘘：只有内口和窦道；③特殊性肛瘘：包括结核性肛瘘，溃疡性结肠炎肛瘘，克罗恩病肛瘘，化脓性汗腺炎、肛门直肠损伤及手术并发症形成的肛瘘。

四、临床表现

1. 流脓　自外口反复流出少量脓性分泌物或粪水，污染内裤，分泌物时多时少，有时有粪便及气体排出。

2. 疼痛　若瘘管引流通畅，一般无疼痛。当外口暂时封闭，污染物不断从内口流入，形成脓液，局部会出现红肿、疼痛、压痛等再次脓肿的表现。

3. 瘙痒　由于分泌物刺激皮肤，可以引起局部皮肤潮湿、瘙痒，严重者皮肤可发生湿疹样改变。

4. 全身症状　多由反复发作而外口被增生的皮肤覆盖形成假性愈合，引流不畅导致，如发热、寒战、乏力等。

一般全身无明显症状。局部症状有的很轻，只觉有时肛门瘙痒。有的流脓流水，肛门潮湿发痒，时好时犯。有的外口暂时闭合，引流不畅又形成新的小脓肿而肿痛明显，不能端坐，封闭外口再穿破，或在别处皮肤穿破又形成新的外口，则流脓血增多。若内口较大，用力排便时偶有气体从外口排出，甚至还排出稀便。因慢性炎症刺激，导致肛管直肠环纤维化，或瘘管围绕肛管，形成半环状纤维索条，影响肛门括约肌的舒缩，导致排便不畅。因瘘管外口多在肛缘或肛窦内口，常有脓液从肛门流出，污染短裤。

五、检查

除检查有无合并高血压、冠心病、糖尿病、血液病和结核病、炎性肠病等疾病外，重点是局部检查。如有条件可做腔内超声和 MRI 检查，内口定位准确率超过 95%。探针检查法是找到内口位置后沿瘘管穿出最为准确的方法，也是最重要的检查法。

其他如肛窦沟检查、染色检查、牵引瘘管检查法等都是为了内口定位,但只能作为术中参考。

1. 局部视诊 可见肛周皮肤有一个到数个突出的外口,有的分泌黏液或脓血样分泌物。脓液色绿可能是铜绿假单胞菌感染,应注意隔离。如为透明胶冻样咖啡色血性脓液并伴有恶臭可能有癌变。脓液稀薄呈米泔样可能为结核性,其外口凹陷,周围有褐色圆润创缘潜行。有的外口隐藏在肛周皱襞阴毛内,不易发现而漏诊。多次手术未愈的复杂性瘘管常有肛门变形。根据外口位置可以应用 Goodsall 规律来推断内口位置,但不完全准确,仅供参考。一般外口近肛门者瘘管较浅且直,距肛门远者较深且弯。瘘管皮肤区色暗褐,间有正常皮肤。如有明显或暗淡的褐色圆晕,其皮下常有单个或几个空腔,甚至呈蜂窝状。

2. 直肠指检 可触及从外口走向肛内的硬索,有直有弯,有蹄铁形、钩形或分支,但结核性肛瘘常无硬索。低位肛瘘较浅易触及,高位肛瘘走行常与肛管平行不易触到,应行拇指、示指直肠双合诊,可触到深部硬索,蹄铁形瘘管可触及环形硬索。直肠指检在齿状线上可触及凹陷性硬结,多为内口,黏膜下瘘管可触及包块和硬索。向上触诊要检查肛门直肠环有无纤维化,并注意瘘管和直肠周围组织与内口的关系。

3. 肛门镜检查 观察直肠黏膜是否充血、肥厚,退至齿状线处可见充血肿胀、肛窦红肿突起,挤压瘘管时有的可见肛窦溢脓(多为内口)。

4. Goodsall 规律 这是 1900 年 Goodsall 首先提出的,可帮助确定内口部位和瘘管走行方向,较常用(图 21-0-10)。①于肛门中央画一横线,如瘘管外口在横线前方,且距离不超过 5cm 时,则管道多较直,内口多居同位齿状线上,与外口对应;②如外口在横线后方,则管道多弯曲不直,内口多居肛门后正中位齿状线上,不与外口对应。

临床上,肛瘘外口与内口的分布规律:①通过肛门中心点画一横线,一个外口在横线前,距肛门缘不超过 5cm,其内口在横线前部齿状线处与外口呈放射状对应。超过 5cm 的多行走弯曲,内口在后正中线附近。②外口在横线后半部,瘘管多半弯曲,内口常在肛门后正中齿状线附近。③左右两侧

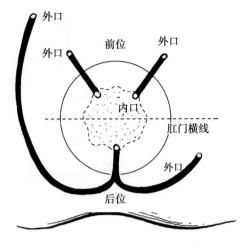

图 21-0-10 Goodsall 规律

都有外口,多数是左右两侧各一个相应内口,呈两条放射状对应的瘘管。④横线前后两侧都有外口,多数是内口只有一个,在后正中齿状线附近,呈后蹄铁形。但这种情况,也有内口在横线前瘘管呈前蹄铁形的。⑤几个外口都在横线前半部的内口,多只有一个在前半部。几个外口在后半部的内口只有一个在后正中处。

5. 染色检查法 瘘管注入 1% 亚甲蓝、甲紫或靛胭脂等色素剂,使管壁和内口着色,在肛内置入纱布定位内口(图 21-0-11)。注意防止染料向外渗漏,污染术野或喷出。注射完毕后抽出塑管,紧压外口轻柔管道口将纱布卷沿肛管拉出,注意观察纱布卷着色位置与肛缘的距离和方位;观察肛隐窝部位黏膜下层着色,从而确定内口位置。但应注意,该法可因瘘管弯曲成角,瘘管受括约肌收缩影响。此法可以帮助寻找内口,成功率不高。

6. 肛窦钩检查法 瘘管弯曲度太大,内口与主管道成角,探针难以从外口、瘘管探至内口,可用

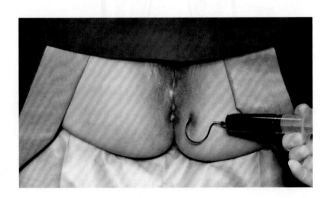

图 21-0-11 染色检查法

肛窦钩或将探针弯曲成钩状,从可疑内口的肛窦外向左右、上下探查,如能与外口探入的探针相遇,即此肛窦为内口。

7. 探针检查法　是最常用、最简便、最有效的方法(图21-0-12)。根据瘘管走向及管径粗细,选用粗细适宜的软质探针。自外口轻柔、缓慢、多方位、多角度依顺瘘管探进,左手示指在肛内引导,揉按探针球头以利探针从内口探出。若瘘管弯曲,探针不易从内口穿出,可将探针抽出,按瘘管的走向弯曲探针后向上向下试探,常需多次、反复、细致地探查,使探针逐渐探入时,可于该处皮肤造一放射状"外口",用另一探针由人造"外口"进入瘘管"接力"探入内口部。或将探针头部弯成钩状,从肛窦处向外与外口探针会合时即内口。80%患者可准确找到内口,故应熟练掌握。但此法也容易造成假内口、假道和损伤,故不宜用硬质探针粗暴操作强行穿透。

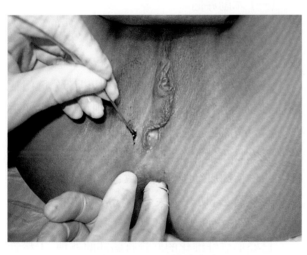

图21-0-12　探针检查法

8. 牵引瘘管检查法　在外口周围做一梭形切口,用剪刀紧靠管壁锐性剥离,将瘘管尽量游离达2/3长度,组织钳牵引瘘管,可见随牵引动作肛窦随之内陷,此即为内口。

9. 挤压法　挤压外口及肛管走行方向,肛窦部有少许脓性分泌物流出的部位多为内口。

10. 瘘管切开检查法　从外口沿探针或槽针逐步切(剪)开瘘管壁,用刮匙搔刮后管壁组织致密、光滑、完整。若在亚甲蓝液染色下,切(剪)开的外口、瘘管、内口管腔染色一致,连成一片,即为真

内口。如内口与管壁相邻处,管壁延续不完整,渗血较多、粗糙不光滑、染色不全,可能是寻找内口时粗暴,强行探查造成损伤,是假内口。

11. X线造影法　碘油造影或70%泛影葡胺造影,适用于高位复杂性肛瘘的检查。

12. 直肠腔内超声检查　能较准确地了解肛周组织与肛门括约肌的情况,能判断瘘管及感染腔隙的位置及大小,分辨出一般肛肠检查容易漏诊的病变。直肠腔内超声检查对于确定瘘管穿过肛门括约肌的层面及术中保护其完整性起重要的指导作用。

13. MRI检查　对肛管直肠周围实体性肿瘤及病灶意义大,对高位瘘管和感染病灶的诊断有参考价值(图21-0-13)。

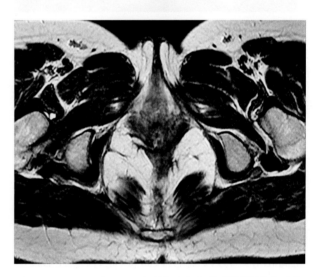

图21-0-13　肛瘘MRI表现(T$_2$加权像横断位图像示肛管右侧瘘管及内口)

六、诊断

一般有肛周脓肿自行破溃或切开引流史,破溃后有反复肿痛、流脓的症状,反复发作,经久不愈。局部检查可触及硬结、条索或用探针探及管道,并结合瘘管造影诊断并不困难。但对复杂性肛瘘要明确瘘管走行、分支情况及内口位置并非易事,需做直肠腔内超声和MRI检查,明确高位瘘和低位瘘。

七、鉴别诊断

肛瘘需与以下疾病鉴别。

1. 藏毛窦 在骶尾关节臀沟部或尾骨尖的凹陷处有瘘口，有黄色稀淡臭味液体流出，探针探查向颅侧走行，窦内有毛发，无内口，不与直肠相通（图21-0-14）。

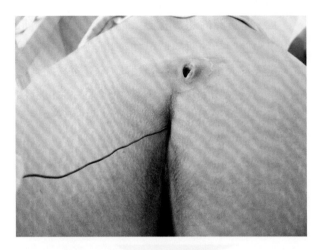

图21-0-14 藏毛窦

2. 化脓性汗腺炎 病变范围广，呈弥漫性结节状，常隆起，有很多窦道破口，有脓液流出，病变区皮肤色素沉着。多发性外口无瘘管硬索通向肛内。

3. 肛周窦道 肛门周围外伤后形成的窦口，日久不愈，其中可能有异物，可从外伤史上鉴别。

4. 骶尾部骨髓炎 形成脓肿破溃后的瘘口，深约数厘米不等，与直肠相通，有时两个瘘口对称、距离相等。另外，骶尾骨、髂骨、髋骨、耻骨结核形成寒性脓肿破溃后的瘘口，流脓清稀或呈米泔样，外口内陷，常有午后低热、夜间盗汗等结核病症状。两者皆可通过摄片，根据骨质病变鉴别。

5. 骶尾部囊肿 先天性表皮囊肿和皮样囊肿继发感染化脓，自溃或切开引流后形成窦道，无内口、外口凹陷，不易闭合，窦道向颅侧走行，探针检查时深者可达10cm左右，尚有毛发从外口排出。有时可见骨质和牙齿，病理检查可鉴别。

6. 臀部放线菌感染 其感染损害大、病程长、进展缓慢，镜检脓液中有均匀的黄色小颗粒，病变区硬变，无内口。

此外，尚需与会阴部尿道瘘、肛周疖肿、克罗恩病、溃疡性结肠炎、淋巴肉芽肿、直肠癌等鉴别，但临床少见。

八、治疗

肛瘘很难自愈，一旦确诊应立即手术，避免反复发作，病情加重后再手术，增加患者组织器官和功能损伤。其手术方法较多，手术方式应根据病情酌定。手术既要根治，又要保护肛门功能。手术方法分为切断括约肌术式和保留括约肌术式，可根据病情选用。国内李春雨提出手术成败的关键在于：①准确寻找和处理内口；②切除和清除全部瘘管；③合理处置肛门括约肌；④创口引流通畅。

无论选择何种手术，其原则是首先保护患者的肛门功能，采取无痛、微创、整形手术，尽可能减少肛门括约肌损伤，最大限度地保护肛门括约肌功能，以免大便失禁。对病情复杂，再次手术不能完全避免损伤括约肌功能，导致大便失禁者，应该允许患者在定期随访的前提下带瘘生存。

（一）术前评估

1. 内口定位 准确寻找内口位置是肛瘘手术成功的关键。

2. 内口处理 切开内口必然切断部分肛门括约肌，但不能切断肛管直肠环，否则可导致大便失禁，应特别小心。在前方切断肛门括约肌要慎重，特别是女性不能损伤阴道括约肌。因为肛门括约肌和阴道括约肌纤维走向一致，若瘘管切开不彻底就很难愈合，若切开过大会损伤肛门功能，再粗暴地搔刮，有二次形成直肠阴道瘘的危险。

已经形成纤维化的肛管直肠环的处理：①瘘管通过环的1/3~1/2时可一次切断，不会影响排便功能。②瘘管通过环的1/3~1/2而环的周围有坏死空腔者不能一次切开。切开后两断端无支持组织，故行挂线术为妥。③瘘管通过环的上方，从理论上可一次切开，但最好还是挂线延缓勒开，能更好地保持肛管的完整，还可避免肛门直肠环的中心纤维化。挂线不影响疗程又有利于引流。有的解剖学家做动物实验全部切断肛门括约肌和肛管直肠环也未发生大便失禁。但动物是四肢行走，肛门位置较高不会失禁。人是直立行走，肛门位置较低，在地心吸力作用下粪便易于自流而失禁。因此，不能相信这个动物实验结果，贸然切断导致大便失禁。

④瘘管通过环的下方而耻骨直肠肌纤维化明显呈半环状,肛直角<90°呈明显袋状,排便困难时也不要切开。待肛瘘治愈后再行瘢痕松解术或重建肛直角术。

3. 清除瘘管

(1)瘘管切开:切开外口、瘘管及内口和肛门括约肌,用刮匙清除瘘管内肉芽组织和瘘管后壁的纤维组织后,管壁呈现纵向纤维,色浅质硬,直通内口直接切开瘘管。

(2)瘘管切除:自外口环形切开皮肤和皮下组织,紧贴瘘管向内口方向将其剔出,用示指触摸柔软无索条说明已剔除再切开内口。也可从外口插入探针引导牵起瘘管剔除。

4. 肛管直肠环的处理 肛管直肠环是由肛门外括约肌的深部及部分浅部、耻骨直肠肌、部分耻骨尾骨肌、联合纵肌、肛门内括约肌环绕肛管直肠连接处所形成的肌环。其对维持肛门自行控制起关键作用,其他肌肉仅起协助排便作用。

在治疗高位肛瘘时,对肛管直肠环的处理是指维持其功能而言。能切开瘘管时,其表面的肛门括约肌必须一并切断。瘘管穿过肛管直肠环时,只要不切断耻骨直肠肌、肛门外括约肌深部及耻骨尾骨肌,虽一次切断肛门外括约肌浅部和相应的肛门内括约肌,也会导致大便失禁。应严格掌握一次手术和分二期完成的治疗原则。①一期手术:探查清楚所有的瘘管和内口后,切开肛管直肠环以下所有瘘管及内口,敞开创面,保留肛管直肠环1个月及以上的瘘管,用橡皮筋线挂线环绕肛管直肠环;②二期手术:利用橡皮筋线弹力,紧线后,缓慢切开并由瘢痕粘连固定肛管直肠环,避免大便失禁。

5. 创口处理

(1)开放引流:每次便后痔疾洗剂熏洗坐浴,用碘附棉球消毒创口,填入凡士林纱条即可,或用化腐生肌中药促进愈合,疗效较好,如京万红痔疮膏、美宝湿润烧伤膏、生肌散、白玉生肌膏、生肌玉红膏等。

要想引流通畅必须修整创口有利愈合,低位直瘘可修剪为外宽内窄球拍状或浅碟状,防止外部创口过早愈合影响肛管内创口的引流和愈合。后部弯瘘创口呈L形或弧形,宜将近肛门一侧的创缘

切去较多的皮肤,两侧皮缘才能对合平整。否则皱皮肌牵拉内侧皮缘向创口内卷曲无法与外侧皮缘对接而影响愈合。后弯瘘和蹄铁形肛瘘必须从内口向后切开,超过肛门后方括约肌间沟再转向弯曲侧,或从外口向后切开,超过肛门后缘水平之后再将切口转向后正中线,由此通向内口做垂直切开,再向尾骨延长切口以免形成瘢痕扭曲,从而防止下蹲时牵拉痛。可切开肛尾韧带显露其下方的瘘管便于处理内口。并不会造成所谓的肛门移位。另外,必须将切口修剪为V形,让肉芽从基底生长,防止桥形假愈合。

(2)创口缝合:即在瘘管剔出后采用一期缝合的方法,应做好围手术期的各项工作,在使用抗生素的条件下,可选择低位直瘘患者进行创口缝合。

(二)切开肛门括约肌肛瘘手术

肛瘘一旦形成,应立即手术治疗。在有效保护肛门括约肌的前提下,切开瘘管和清除瘘管内的坏死物,并于肛管内行肛瘘内口引流术或挂线术,根治肛瘘。

1. 肛瘘切除术 适用于已纤维化的低位单纯性肛瘘和低位复杂性肛瘘。对结核性肛瘘,如全身无活动病灶也可切除。操作方法:①用一手示指插入肛内指检,触及条状硬结多为肛瘘内口;另一手持探针由外口插入,轻柔转动在示指引导下经内口穿出。将探针前端弯曲成钩状沿示指引出肛外。②用组织钳夹住瘘管外口处皮肤,借助组织钳及球头探针的牵引,沿探针与括约肌垂直切开内外口之间的皮肤至瘘管外壁。③以探针为中心,用剪刀完整游离瘘管外壁(白色瘢痕)两侧。④提起探针,用剪刀从瘘管的底部完整游离瘘管外壁,并将瘘管及其内外口一并切除,瘘管周围的瘢痕组织也应切除,直至显露健康组织为止(图21-0-15)。⑤修剪创缘皮肤,防止创缘皮肤内翻。使创面敞开,以免分泌物积存,影响愈合。创面填塞凡士林纱布。如瘘管短浅又无分支,术中清除彻底,且术前做过肠道准备,创口可行一期缝合,但不得留有死腔。

2. 肛瘘切开术 此手术最常用,是肛瘘的最基本的术式。中医切开肛瘘,早有记载。如清代

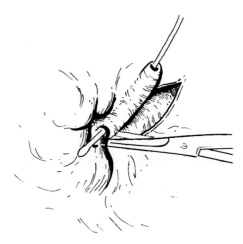

图 21-0-15 提起探针从瘘管底部切除瘘管

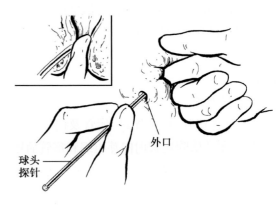

图 21-0-16 探查内口

《外科图说》称:"若久年漏症,初诊探以银丝方能知其横飘直柱,以及浅深曲直之由,通肛过桥之重症。然后每日用柳叶刀开其二三分,开后用絮止血约半日去絮,乃上药版。通肛则用弯刀,若素有血证不可开,痔病脉数不可开,肛门前后不可开,鬟龄以及耄年均不可开。此治横飘之法也。"中西医结合后,与Fsalmon设计的经典肛瘘切开术并用,至今仍为临床应用的可靠方法之一。对于瘘管通过肛管直肠环下1/3的浅表型、低位单纯性肛瘘,约占80%,其瘘管的皮下部分可以适当切开一般不会影响肛门功能。对于瘘管通过肛管直肠环1/2的复杂性肛瘘,因慢性病变已经形成局部广泛纤维化粘连,也可以直接切开。但临床仍以挂线切开较为稳妥。

(1)适应证:适用于低位单纯或复杂性肛瘘、直瘘和弯瘘。而高位肛瘘,女性左前、右前位单纯性肛瘘禁用。

(2)操作方法:

1)示指插入肛内,拇指在外双合诊,查清瘘管走行及判定内口位置。

2)将球头探针从外口插入,另手示指伸入肛内引导沿瘘管缓慢探入(图21-0-16),针指结合找到内口穿出并牵至肛外,如内口闭合,可在针指间最薄弱处仅一膜之隔穿出肛外。使用探针寻找内口时,不宜用力过大,以免造成假道。

3)在球头探针下面插入有槽探针,抽出球头探针,刀刃向下,沿有槽探针全部切开内外口之间的皮肤及瘘管组织。如有支管和空腔一一切开后,

用刮匙搔刮瘘管壁上的坏死组织,使之暴露新鲜组织。必要时可将瘘管周围瘢痕组织切除。

4)修剪创缘皮肤,使创腔呈底小口大的V形创面,利于引流。创口嵌入凡士林纱布或生肌散纱条。外敷纱布包扎,丁字带固定。

5)每次便后用硝矾洗剂熏洗,换药时注意观察创面。

3. 肛瘘挂线术 是中医治疗肛瘘传统而有效的术式。明代《古今医统》引用元代李仲南所著《永类钤方》记载:"用芫根煮线…上用草探一孔,引线系肠外,坠铅锤悬取速效。即用药线引入瘘管,故名挂线"。因挂铅锤活动不便,改为收紧打结,每天紧线勒开瘘管。又因每天紧线太烦琐,现已改用橡皮筋,以其弹力勒开瘘管,可防止急性切开高位肛瘘导致大便失禁,又称慢性切开引流法。但橡皮筋勒开组织时可产生剧痛,故应选用长效简化骶管麻醉或长效局部麻醉手术或双阻滞麻醉,术后应用长效镇痛剂(以亚甲蓝为常用),可维持1周内不剧痛,仅有微痛。

(1)适应证:适用于距肛缘3~5cm,有内外口的高位单纯性肛瘘、前方低位单纯性肛瘘、幼儿肛瘘。

(2)操作方法

1)右手示指伸入肛内引导,将球头探针自外口插入,沿瘘管缓慢向肛内探入,于齿状线附近找到内口。如内口闭合可在针指间最薄弱处仅一膜之隔穿出。切忌盲目粗暴造成假道(图21-0-17)。

2)将探针头折弯在示指引导下由内口拉出肛外,在探针球端系一橡皮筋(图21-0-18)。

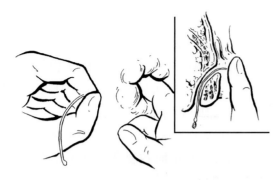

图 21-0-17　探针进入瘘管寻找内口

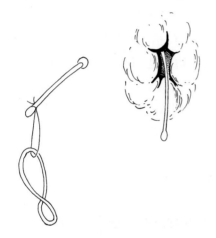

图 21-0-18　探针折弯拉出肛外

3）将探针自肛内完全拉出，使橡皮筋经内口进入又从外口拔出，贯通整个瘘管（图 21-0-19）。

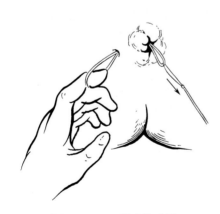

图 21-0-19　拉出橡皮筋

4）切开内外口之间皮肤，提起橡皮筋两端合并一起拉紧（图 21-0-20）。

5）松紧适宜后钳夹橡皮筋，紧贴肛周皮肤，于钳下用丝线结扎橡皮筋。

6）高位肛瘘应将球头探针弯曲沿瘘管插入最高位时可将探针横起寻找内口后穿出，先切开皮

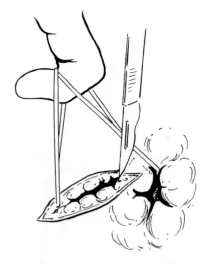

图 21-0-20　切开皮肤，扎紧橡皮筋

肤，再沿切口拉紧结扎。女性前方低位单纯性肛瘘和幼儿肛瘘则无须切开皮肤，而且不要拉得太紧。

7）修剪创缘，提起橡皮筋，在被橡皮筋勒割组织内注射长效镇痛剂。

8）每次便后用硝矾洗剂熏洗坐浴后，填以凡士林纱布。术后 10 天橡皮筋松弛时可紧线一次。

4. 肛瘘切开挂线术　是在继承肛瘘挂线术的基础上，吸收现代医学解剖知识发展起来的中西医结合的新术式。是目前最常用的手术方法。

（1）适应证：适用于高位复杂性肛瘘、高位蹄铁形肛瘘、骨盆直肠窝肛瘘、直肠后间隙肛瘘。

（2）操作方法

1）先将高位肛瘘的低位部分，即与肛门外括约肌皮下部、浅部和肛门内括约肌平齐的低位瘘管先切开，同时切开支管和空腔，搔刮，清除坏死组织（图 21-0-21）。

2）通过肛门外括约肌深部和耻骨直肠肌与内口相通的瘘管即高位瘘管部分采取挂线，即以球头探针从低位切开创面寻找瘘管至内口穿出，在探针一端系上丝线带橡皮筋，然后将探针从瘘管退出，使橡皮筋通过瘘管，两端合拢一起拉紧（根据病变高低决定拉紧程度）钳夹，钳下丝线结扎（图 21-0-22）。

3）如瘘管高位、内口低位，需将探针横起向下寻找内口，针指间距最薄弱处即为内口可穿出，也可在瘘管顶端最薄弱处至高点人造内口穿出，其下方如有内口也可一并勒开。

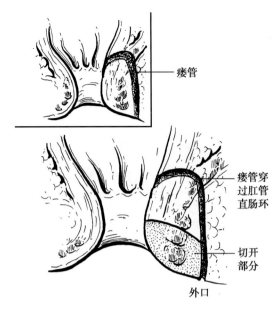

图 21-0-21　切开低位瘘管、支管和空腔

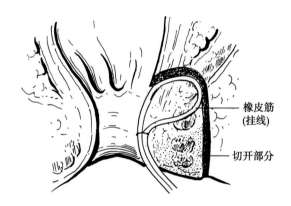

图 21-0-22　瘘管穿过肛管直肠环的部分挂橡皮筋

　　4）如系高低位蹄铁形肛瘘,先将两侧外口切除,于肛后正中部肛缘外皮肤做一放射状切口,以探针或血管钳向两侧外口处探通,搔刮坏死组织后,在后切口与外切口之间做 1~2 个弧形小切口,即在瘘管上开窗、留桥,以凡士林纱条在两侧做对口引流。自后切口以探针和肛内示指引导找到内口,进行挂线,不要勒得太紧。

　　5）肛内填入凡士林纱条,切口外敷纱布包扎。

　　（3）切开挂线疗法原理:为探讨切开挂线术治疗高位肛瘘不会导致大便失禁的原理。中国中医科学院广安门医院采用直肠肛门静止压测定和组织病理学方法进行了动物实验。分切开组和挂线组进行对照观察。结果是切开组与挂线组之间肛门括约肌断端,最终均以局部纤维与周围组织粘连固定。两组显著差别在于:切开组两断端的缺口距

离大,中间为大面积瘢痕所充填,肛管内压大幅度下降,排便功能严重障碍。挂线组两断端距离小,中间为小面积瘢痕修复,肛管内压轻度下降和功能轻度障碍。经 15~35 天后两组肌肉本身均无显著再生,说明肌肉的再生能力很低。

　　切开挂线术实际上是一种慢性“切开”和牢固、持久的对口引流术,控制感染,也不会使炎症扩散(图 21-0-23)。

　　1）切割作用:利用橡皮筋持续收缩的弹力作用,“以线带刀”,使挂线圈内的组织因缺血逐渐坏死液化,使肛门括约肌与周围组织被缓慢割开、勒断,边切割、边修复,不会导致大便失禁。

　　2）引流作用:挂线勒割扩大引流通道,有利于肉芽组织自创底部顺利生长,使炎症局限,具有良好的引流作用,可减轻感染。

　　3）标记作用:一期手术中的挂线作为二期手术中寻找、处理保留在深部的瘘管,施行缓慢切割、切开瘘管及肛管直肠环的标记。

　　4）异物刺激作用:线或橡皮筋作为一种异物,可刺激局部产生炎症反应,通过炎症反应引起的纤维化使肛门括约肌断端与周围组织粘连固定,断端不会因切断而回缩,边勒开边修复,故不会造成肛门括约肌完全离断导致大便失禁。

　　因此,切开挂线术也可以说是保留肛门括约肌功能的术式。操作简便、易于掌握、安全有效,对肛门功能无大影响。挂线剧痛,应用亚甲蓝长效镇痛剂已基本解决,现在国内已广泛应用。但支管过多,创面过大,愈合时间较长。

　　国外对我国挂线术不易引起大便失禁的评价:法国、印度也很早就有用线结扎分离肛瘘的方法。日本等国很早就学习和使用我国传统的挂线术,认为该法有不用开刀、术后无出血、局部麻醉下就可进行、术后尚可从事日常工作等优点。Gorigher 认为,挂线具有良好的标志作用,可作为二次手术的标记。但对挂线后不易引起大便失禁表示怀疑。日本高野于 1976 年引用我国挂线术治疗高位括约肌间瘘 5 例,坐骨肛门窝瘘 18 例,其中除 1 例因引流不畅行扩创术外,其余均取得了满意的效果。他说:“在中国被称为‘挂线法’的瘘管慢性切开术,有着广泛的应用,优点是分离创面小,缺点是分离

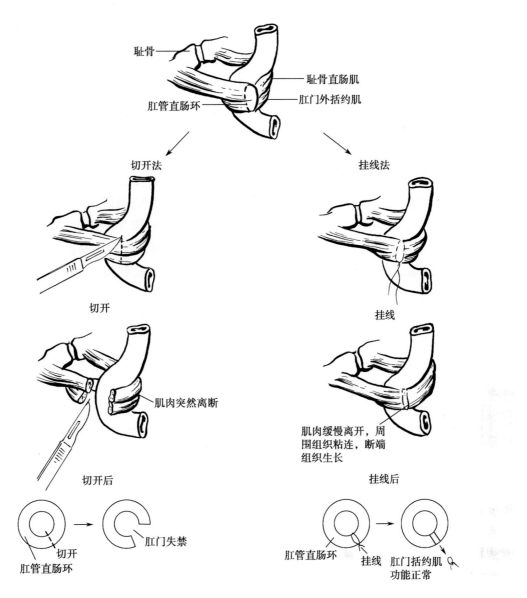

图 21-0-23　挂线疗法示意图

创面较窄且深。"国外使用"挂线法"和我国不同。欧洲是用挂线作为二次切开的标志。

5. 肛瘘分段挂线术　将瘘管分段挂线。远段挂浮线,对口引流,近段挂线,治疗肛瘘。方法简便,损伤小,引流通畅,愈合时间短。

（1）适应证:适用于管道弯曲,内外口之间距离较长的肛瘘。

（2）操作方法:

1）将探针自外口进入瘘管,向肛内探查直达瘘管弯处,在距离肛缘外 1.5cm 处皮肤做一人造外口。可避免损伤肛门括约肌。自该切口插入另一探针,寻找原发内口,并从肛内引出探针,头部系上丝线和橡皮筋拉出肛外。

2）将橡皮筋两端之间的皮肤切开,拉紧橡皮筋结扎。远段管道以刮匙搔刮,挂上浮线对口引流。术后每次排便后用硝矾洗剂熏洗换药直至愈合。浮线引流 7~10 天拔除。

6. 断管挂线术　该手术的目的是将瘘管分为两部分,一部分是接近肛管和肛门括约肌的瘘管及内口部分,另一部分是位于肛门外周的瘘管和外口部分。在肛缘外 1~2cm 处切断瘘管,并在垂直肛管的方向行内口挂线及外引流。对于挂线区域以外的瘘管和外口部分,可采用旷置引流或切除缝合的方法处理,将较大的肛瘘一分为二,目的是减少损伤、加速伤口愈合,其理论依据仍是肛管动力学理论。本术式方法简便,损伤小,引流通畅,愈合时间短,有利于保存肛门括约肌。

(1)适应证:适用于管道弯曲,内外口之间距离较长的肛瘘。

(2)操作方法

1)将探针自外口进入瘘管,向肛内探查直达肛外瘘管转弯处,在距离肛缘外 1.5cm 处皮肤做一人造外口。自该切口插入另一探针,寻找原发内口,并从肛内引出探针,头部系上丝线和橡皮筋拉出肛外。

2)将橡皮筋两端之间的皮肤切开,拉紧橡皮筋结扎。远段管道以刮匙搔刮,挂上浮线对口引流。

7. 肛瘘切除缝合术 1903 年,Tuttle 首次在他的著作中提出肛瘘手术采用一期缝合的方法。他强调必须完全剔除瘘管,切口两侧缘必须严密对合。因为理论上不太充足,手术结果不甚满意,遭到许多肛肠外科专家的非议和反对,所以未能推广。1949 年在使用磺胺类药物和抗生素的前提下,Starr 又重新提出使用此法,并提出一些有效措施,效果比较满意才得以推广。

(1)适应证:该术式适用于已纤维化的低位单纯性肛瘘或蹄铁形肛瘘的支管部分。

(2)操作方法

1)在肛门镜下,用浸有消毒液的纱布系上丝线塞入肠腔,以达到消毒肠腔并防止肠道分泌物下降的目的。

2)由外口插入探针通过瘘管,另示指伸入肛内引导,从内口穿出牵至肛外。沿探针切开内外口之间的组织,敞开瘘管。

3)牵起瘘管后壁,用刀逐渐剔出瘘管壁至内口切开处,将全部瘘管切除,不遗留任何肉芽组织及瘢痕组织,显露正常健康组织。

4)彻底止血,冲洗伤口后,用肠线缝合内口黏膜。用丝线从基底部开始做全层间断缝合。

5)若创面较深,可选用"8"字形缝合法或 U 形缝合法,不留死腔。

6)取出肠内纱布块,外敷无菌纱布包扎。

8. 低位切开高位虚挂引流术 在高位肛瘘手术中应于齿状线以下切开,齿状线以上超过肛直环的部分予以虚挂引流(与传统的切割挂线相比,挂线而不紧线,待瘘管腔内肉芽组织填满后抽取挂线或者橡皮筋,即所谓虚挂法),该方法具有治愈率高、并发症少,肛门功能得以保护等优点。

9. 高位挂线低位缝合术

(1)适应证:适用于高位单纯性肛瘘。

(2)操作方法

1)用球头探针自外口进入瘘管寻找内口,探针一端系上丝线及橡皮筋。

2)沿探针切除距肛缘 1.5cm 以外至外口的瘘管及瘢痕组织,肛门 1.5cm 以内至内口间切开皮肤,挂以橡皮筋。

3)彻底止血后,用丝线将挂线以外的切口全层缝合。

10. 肛瘘内口切开术 是在一般切开术的基础上,由山东黄乃健改进而成的内口与管道内端切开术,可缩短疗程、减轻痛苦。适用于内盲瘘、低位单纯性肛瘘、蹄铁形和长弯形瘘。

11. 瘘管旷置术 Hanley 于 1965 年提出"治疗肛瘘没有必要全部切开瘘管"的术式,又称瘘管不全切开术、内口引流术。他针对两侧括约肌下瘘设计出坐骨直肠间隙蹄铁形肛瘘的手术。此种肛瘘患者内口多在后正中附近的一侧,手术时将原发内口处瘘管切开引流,并需切开肛门内括约肌、肛门外括约肌皮下部及肛门后间隙,切口开放。

(1)适应证:适用于蹄铁形肛瘘。

(2)操作方法:在内口周围做一外宽内窄的切口。深至切断肛门内括约肌、肛门外括约肌皮下部,切开肛门后间隙,搔刮空腔及管道,修剪瘢痕组织,其残留部分亦做多个切口,使瘢痕软化,切除两侧外口多余的皮肤,搔刮管道内坏死组织及肉芽组织,不切开瘘管。通过原发内口的治疗,促进瘘管愈合。当对侧瘘管及空腔引流不畅时,需二次切开搔刮。

(三)保留肛门括约肌的肛瘘手术

理想的肛瘘手术既能根除原发灶和瘘管,又能保存肛门括约肌功能。1951 年 Eisenhammer 在肛管解剖和肛瘘病因中的重大发现,为人们长期努力追求的目标提供了理论基础。保存肛门括约肌的可能性和必要性成了研究的主题。其实在 1902 年 Noble 就提出黏膜瓣前移的构想。1912 年,Elting 也提出了关闭内口的概念,给各种保存肛门括约肌术式提供一条基本原则。1961 年,Parks 首创"内口剜出术"治疗肛瘘成功以来,各种改良手术不断出现。已成为治疗肛瘘的主流术式。我国学者结合中医的优势,在术式和疗效上都居于领先水平。

1. 经括约肌间瘘管结扎术 2007 年泰国医师 Rojanasakul 介绍了一种新的保留肛门括约肌手术,经括约肌间瘘管结扎术,即 LIFT（ligation of the intersphinctericfistula tract，LIFT）手术。该术式自肛门括约肌间沟入路,游离并结扎瘘管,封闭内口,对远端瘘管进行搔刮并旷置。目前,肛瘘结扎术的研究还在进行中的随访结果,总成功率为 57%~94.4%,大便失禁几乎为零。肛瘘结扎术治疗经括约肌肛瘘和复杂性肛瘘是安全有效的,同时保留了肛门括约肌和肛门功能,与其他保留肛门括约肌手术方法相比,简便易行,成功率高,大便失禁的发生率几乎为零,是最有前景的肛瘘保留肛门括约肌手术,还需行多中心的长期随机对照研究,对 LIFT 手术的有效性和安全性作出准确的评价。

（1）适应证:适用于经括约肌肛瘘,瘘管形成明显者。

（2）操作方法

1）患者取俯卧折刀位。找到瘘管外口,用探针自瘘管外口插入,如果外口封闭或狭小可以切除部分外口及其周围组织。探查瘘管走行并找到内口,当内口不易穿出时不要勉强穿出,以免造成假内口,触摸探针接近直肠黏膜即可。也可以从外口用 10ml 注射器注入 1：10 过氧化氢生理盐水混合液,可见液体从内口流出,以确定内口位置。

2）以探针作为引导,在瘘管上方沿内外括约肌间沟做 1.5~2cm 弧形切口（图 21-0-24）。

3）通过探针标记瘘管,进入肛门内、外括约肌间平面,沿肛门内、外括约肌间分离瘘管,尽量沿瘘管向肛门内括约肌侧和肛门外括约肌侧分离瘘管,用小直角钳挑起瘘管（图 21-0-25）。

4）退出探针,用血管钳分别钳夹括约肌间瘘管的内口侧和外口侧,在靠近肛门内括约肌处用

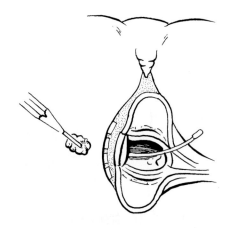

图 21-0-24 沿内外括约肌间沟做弧形切口

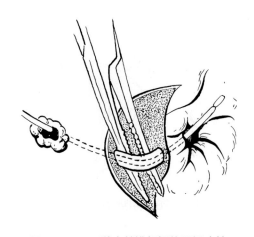

图 21-0-25 游离并挑起括约肌间瘘管

3-0 可吸收缝线结扎瘘管,也可以贯穿缝扎,在其远端再次缝扎瘘管（图 21-0-26）,并加强结扎一道（图 21-0-27）。

5）在两处缝扎线之间切断瘘管,切除缝扎线之间残留瘘管以及感染的腺体（图 21-0-28）。

6）从外口注入生理盐水确定切断的组织是瘘管组织;切除外口纤维化组织,扩大外口以利引流。

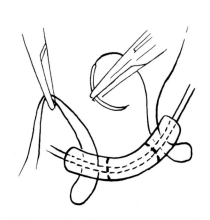

图 21-0-26 缝扎瘘管的近端和远端

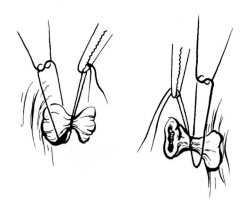

图 21-0-27　加强结扎瘘管

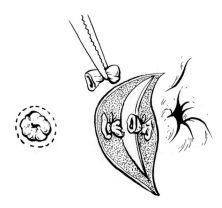

图 21-0-28　将括约肌间瘘管切除

7）3-0 可吸收线间断缝合肛门括约肌间切口，修剪外口处肉芽组织，开放引流（图 21-0-29）。

2. 脱细胞黏膜基质填塞术（瘘管填塞术）　是一种全新的治疗肛瘘的方法，同时也是一种新的肛瘘微创手术。通过探针或亚甲蓝染色，确定内口位置，对瘘管进行搔刮处理，再以无菌盐水或过氧化氢溶液冲洗瘘管。将一个用猪小肠制备

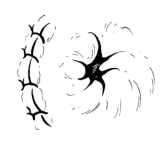

图 21-0-29　切除外口，并间断缝合切口

的脱细胞肛瘘修复基质材料填塞瘘管，缝合内口（图 21-0-30）。

（1）原理：本产品为Ⅲ类植入器械，用于肛瘘瘘管的填充。利用产品特有的胶原蛋白支架结构引导细胞和组织长入，经过 3~6 个月，材料被完全降解吸收，实现自体修复，达到闭合瘘管，修复肛瘘的目的。

（2）术前准备：脱细胞肛瘘修复基质 1~2 支。本品是取自猪小肠黏膜下层（small intestinal submucosa，SIS）组织，属于肛瘘栓（anal fistula plug，AFP）生物材料的一种，经过脱细胞等工艺处理获得的细胞外基质材料。主要成分为胶原蛋白。具有天然细胞外基质三维空间支架结构，与人体软组织的细胞外基质相似。已经 Co-60 辐射灭菌，一次性使用无菌产品，使用前需水合。

（3）适应证

1）肛瘘长度 3cm 以上者。

2）无明显急性脓肿形成者。

3）肛腺源性肛瘘。

4）除外肿瘤性肛瘘、克罗恩病肛瘘、结核性肛瘘者。

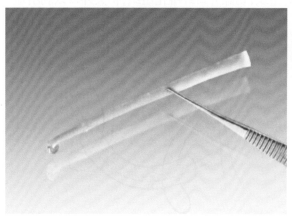

图 21-0-30　脱细胞肛瘘修复基质

（4）禁忌证

1）特异过敏体质尤其是对胶原敏感的患者禁用本品。

2）急性感染患者或病灶感染控制不佳者禁用本品。

3）各种慢性消耗性疾病造成恶病质,不能耐受手术者慎用。

4）因宗教、民族等问题不能接受猪源性器械者慎用。

（5）操作方法

1）寻找内口:探针等方法寻找、判断瘘管走行及内口位置（图 21-0-31）。

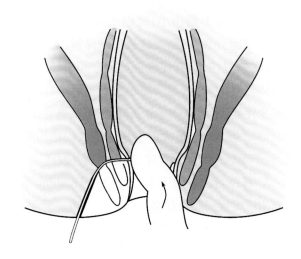

图 21-0-31 探针寻找内口

2）处理内口:将内口及瘘管主管 2~3cm 切除（图 21-0-32）（位置越高切除越远）。

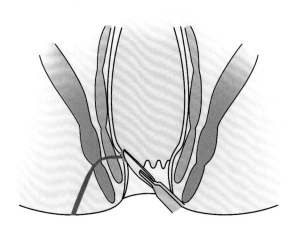

图 21-0-32 切除内口及瘘管

3）瘘道处理:用刮匙、肛瘘刷或打结的缝线深入管腔清理干净瘘管,清除坏死肉芽组织,止血彻底（图 21-0-33）。冲洗管道,吸引器吸干水分。

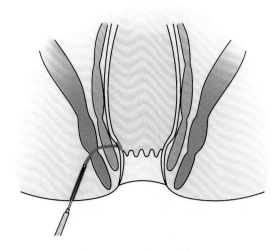

图 21-0-33 用刮匙、肛瘘刷清理瘘管

4）脱细胞肛瘘修复基质预处理:根据瘘道的长度和管腔直径选择合适型号的脱细胞肛瘘修复基质。水合处理,用无菌生理盐水浸泡 5~10 分钟（实际 2~3 分钟,不同产品批次有差异）,使产品变软后,用无菌纱布将产品表面的水分吸干即可使用（水合过程需多次查看,变软即可,避免时间过长造成产品过软易被拉断）。

5）引入脱细胞肛瘘修复基质:将脱细胞肛瘘修复基质由内口引入外口引出,最终粗端在内口,细端在外口（图 21-0-34）。

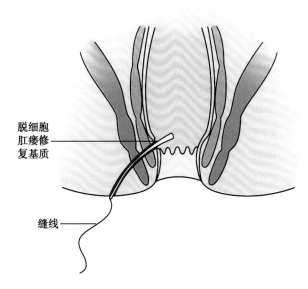

图 21-0-34 脱细胞肛瘘修复基质由内口引入外口引出

6）固定脱细胞肛瘘修复基质：修剪并丢弃内外口露出瘘管部分的材料（图21-0-35）（可以超出外口1cm）。近端用4-0可吸收缝线将脱细胞肛瘘修复基质材料缝合包埋固定，在已经剔除的新鲜组织下（不缝合切口两侧皮肤），使靠近肛缘的创面变浅，脱细胞肛瘘修复基质与组织融合。

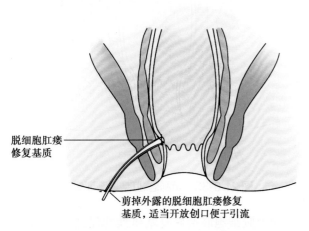

脱细胞肛瘘
修复基质

剪掉外露的脱细胞肛瘘修复
基质，适当开放创口便于引流

图21-0-35 修剪外露瘘管部分的脱细胞肛瘘修复基质

7）外口处理：外口开放，不缝合，便于引流。术后肛门内留置止血纱布，用无菌纱布覆盖外口。

（6）注意事项

1）本产品使用时应严格控制适应证：低位肛瘘患者可直接瘘管填塞，高位复杂性肛瘘患者可与挂线术式结合使用，采用近端挂线、远端填塞的原则，以减小创面，促进愈合。

2）检查产品是否在有效期内，并观察外包装是否损坏。

3）本产品为无菌制品，应严格执行无菌操作要求，请勿重复灭菌使用，产品使用前需水合。

4）本产品不得与蛋白酶及胶原酶类产品直接接触使用。

5）使用后若出现感染迹象应按照感染创口进行常规处理。

6）临床医师应经过培训后按照产品说明书使用本产品。

7）本产品应用于妊娠期及哺乳期女性、婴幼儿尚无可靠研究数据。

（7）术后护理

1）与常规肛瘘手术护理相近，尽可能做到及时换药（至少每天1次，排便后随时换），换药时干纱布挤压瘘道（正常渗出液为透明至白色、有轻微黏性的液体），使渗液能及时排出，内口局部开放创面消毒纱布填塞。

2）术后一定要杜绝坐浴外洗，1周内尽可能不要淋浴冲澡（可擦洗），避免液体接触影响产品稳定性。

（8）并发症：炎症、感染、脓肿、瘘管复发、过敏反应。不能完全排除本产品的排斥反应。

（9）讨论：本方法疗效显著，损伤小、恢复快。

1）疗效：①距肛缘2~3cm开放创面，二期愈合；②2~3cm以外无创面及瘢痕，肛门无畸形；③术后患者肛周功能得到最大程度的保护。

2）优点：①创伤小，微创术式，减少创伤，诱导机体细胞再生，产品最终被完全降解，实现永久修复；②恢复快，具有促进创口愈合和引导加速瘘管自体修复的功能，显著缩短患者术后愈合时间；③减少疼痛，术后疼痛感显著降低，造福患者；④保护肛周功能、外形，最大限度地保护肛门括约肌功能，利于术后组织塑形重建，减少术后并发症。

3. 纤维蛋白胶封闭术 1992年Hjortrup等首次应用纤维蛋白胶治疗会阴瘘获得成功。至今，已有很多关于纤维蛋白胶治疗肛瘘的报道。方法多先用探针确定内口及外口，以刮匙搔刮瘘管内肉芽组织，再以过氧化氢溶液及生理盐水反复冲洗脓腔后，注入生物蛋白胶，以肠线缝合关闭两端瘘口。纤维蛋白胶的应用虽然仅获得一定程度的成功，但它不损伤肛门括约肌，可以多次重复进行，患者早期即可恢复正常活动，并可使约50%的肛瘘患者避免了实施扩大手术的风险，仍不失为一种安全、简便的选择。

4. 肛门内括约肌部分切断术 对括约肌间脓肿和肛瘘采用从肛门内切开括约肌肌间脓肿，进行肛内引流，不切断肛门外括约肌，只部分切断肛门内括约肌和与感染有关的肛隐窝。

（1）适应证：适用于括约肌间瘘。

（2）操作方法

1）以肛门拉钩暴露肛直肠远端约10cm，看清肛瘘内口。从内口上缘将肛门内括约肌连同内口一并切开。切口止于肛管接近直肠壶腹对应于肛提肌和耻骨直肠肌水平处。

2）彻底止血,看清楚肛门内括约肌和周围组织后进行探查,用刮匙刮除坏死组织,将内口引流。

3）将切口向肛门方向延伸,直达肛缘。置油纱条引流,外盖敷料,包扎固定。

此手术保护了肛门的功能,但 Parks 认为此法仅切开肛门内括约肌而不充分切开延伸到括约肌肌间的脓肿及瘘管,有复发的可能。

5. 枯痔钉脱管术

（1）适应证:适用于低位单纯瘘（直瘘）,复杂性肛瘘的支管及瘘管。

（2）操作方法

1）用带有细塑料管的注射器,装入 3% 过氧化氢溶液和生理盐水彻底冲洗管道。

2）根据瘘管长短、大小,插入相应长度、粗细的枯痔钉,以整个瘘管充满药钉为度;剪除外口多余的药钉,外敷纱布、胶布固定,防止药钉脱出。

6. 肛瘘旷置引流术　是集中医挂线、切开、脱管之长处,吸取西医保存肛门括约肌术优点的中西医结合手术。北京胡伯虎首先应用此法。

（1）适应证:适用于复杂性肛瘘。

（2）操作方法

1）探明瘘管走行及位置,准确找到内口。

2）先切开内口及内口下的肛门内括约肌一侧,扩创至肛缘,使内口充分敞开呈三角形,引流通畅,彻底清除原发灶,将外口及部分肛外瘘管剔除。

3）用刮匙搔刮经括约肌的瘘管瘢痕及坏死组织,不切断肛门外括约肌,只在内外口之间留置一粗线或橡皮筋,不紧线留作引流和标志物;旷置创口,开放换药充填肉芽组织而愈合。

（四）特殊类型肛瘘的处理

1. 高位肛瘘　一般说肛瘘难治即指高位肛瘘而言。不但手术操作复杂,而且术后常有并发症和后遗症。一个理想的高位肛瘘手术应该既能根除肛瘘原发病灶和瘘管,又能保留肛门与肛管结构和功能的完整性,无严重的后遗症。

不论何种术式,都不能切断耻骨直肠肌及肛门外括约肌深部,以免引起大便失禁。硬变程度和范围与肛瘘的单纯性和复杂性、瘘管距肛门远近和病程有关。笔者认为高位肛瘘虽造成肛管直肠环硬变,但却给手术提供了有利条件。硬变较重,范围较广时一次切开肛管直肠环不会引起大便失禁;如硬变较轻,只可部分切开;如无硬变,不宜切开,只能挂线或分次手术。

2. 蹄铁形肛瘘　临床比较少见（图 21-0-36）。蹄铁形肛瘘从不超越肛提肌,也不在后正中线上形成外口。从此型肛瘘外口用探针向上探查瘘管可达 6~7cm,似乎已达到很高位置。但实际上因为坐骨肛门窝上界的肛提肌是由外上向内下斜行的漏斗状,所以充满脓液的脓腔上缘或后来形成瘘管可以高于肛管直肠环水平,探查斜行容易造成高位的假象。

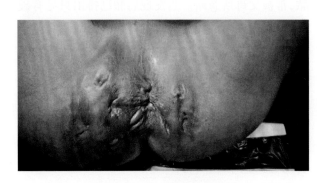

图 21-0-36　后蹄铁形肛瘘

蹄铁形肛瘘手术方法较多,以切开挂线术为效果最好。

（1）切开所有支管,摘除瘘管。在肛后正中切开肛门外括约肌皮下部和浅部,在肛门外括约肌深部和耻骨直肠肌部分挂橡皮圈。慢性分离肌层,对肛尾韧带也挂橡皮圈慢性分离。切开创面半缝合,后正中位开放。外口多的蹄铁形肛瘘,可切除内口及主管道,不切除支管,愈合快、瘢痕小。

（2）以有槽探针从两侧外口插入,逐步切开瘘管,直到两侧管道在接近后正中部相遇时,再仔细地探查内口。如瘘管在肛直肠环下方通过,可一次全部切开瘘管和肛门外括约肌皮下部和浅部。如内口过高,瘘管通过肛管直肠环上方时,可用挂线术:即切开肛门外括约肌皮下部、浅部及其下方的瘘管,然后在剩余的管道经内口穿出挂橡皮圈。系在肛管直肠环上,可避免一次切断导致大便失禁、剪除切口边缘的皮肤和皮下组织,敞开创面并刮除瘘管壁的肉芽组织创面填以凡士林纱条。

（3）切开挂线开窗留桥术：先圆形切除两侧突出的外口，以探针插入瘘管至肛后正中部相遇时，在此处做一放射状小切口，插入探针经主管至齿状线找到内口穿出。刮除主管及两侧支管坏死组织，于后正中挂橡皮圈，不要勒得太紧以便引流，分别在两侧外口和后正中切口之间再各做一小弧形切口，即开窗中间留有皮桥，不全部切开瘘管，在外口和小切口之间填橡皮片引流，或挂线引流不紧线，术后 48 小时拔除，后正中橡皮圈术后 10 天未脱落可紧线一次，脱落后换药至愈合，此法损伤小、愈合快、痛苦极轻、无并发症和后遗症。

3. 婴幼儿肛瘘　婴儿肛周脓肿很快就自溃溢脓，常被父母所忽略。当发现后脓已排出只见有破溃疮口，尚未形成瘘。有时可能自愈。故不宜急于手术，可用局部消毒、外敷药物和口服抗菌药物等非手术疗法。只有非手术疗法无效而且反复感染时才考虑手术治疗。笔者认为选择挂线术为宜，不要轻易切开或切除瘘管，因为已经自溃出脓无须再切开，瘘管尚未形成又不易形成，故无须切除"瘘管"。挂线术简便易行。

操作方法：无须麻醉（因手术时间非常短）或基础麻醉下从外口探入，在肛内手指引导从内口穿出，挂橡皮圈，不要勒得太紧，即可完成手术。术后哺乳、排便照常，排便后局部消毒即可，无须换纱条引流，橡皮圈就可持续引流。1 周后橡皮圈脱落，创面开放，换药至愈合。

4. 克罗恩病肛瘘　此类肛瘘治疗的全过程与克罗恩病的药物治疗效果有关，使用药物如对氨基水杨酸、抗菌药物（甲硝唑、环丙沙星），免疫抑制剂（6-巯基嘌呤和环孢素等）。近年来抗肿瘤坏死因子-α 单克隆抗体英夫利昔单抗（inflliximab）在治疗中有较好的效果。

对无症状的克罗恩病肛瘘无须治疗。对低位的克罗恩病肛瘘可行瘘管切开术，手术治愈率为 62%~100%，创口需要 3~6 个月才能愈合。对于较复杂的克罗恩病肛瘘可应用长期挂线引流作为姑息性治疗。引流可长期用于治疗，不必切开瘘管，以免引起大便失禁。该方法也适用于艾滋病患者的继发肛门直肠感染，可以减少脓肿的复发次数。

对直肠黏膜肉眼观察正常的复杂性的克罗恩病肛瘘，可以应用黏膜推移瓣闭合的治疗方法，但在发作期及活动期均不适宜进行手术治疗。

5. 肛瘘癌变　不多见，近年来有增多趋势。主要取决于原发病灶的发生位置（图 21-0-37）。一般认为与长期慢性炎症刺激有关。形成硬结，分泌黏液及疼痛常为癌变先兆，10 年以上者癌变率较高，应充分重视。有条件时，术中疑为癌变应做瘘管各段冷冻切片病理检查。术后切除标本应常规病理检查，避免延误诊断和治疗。

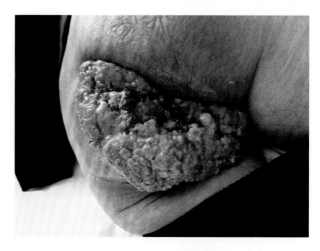

图 21-0-37　肛瘘癌变

6. 结核性肛瘘　长期以来，将不易愈合的肛瘘认为是结核性肛瘘是不正确的。结核性肛瘘是肺结核的并发症之一。结核分枝杆菌感染引起的是无痛无热的冷脓肿，自溃后流出干酪样稀脓，久不愈合，但外口内陷，触不到索条是结核性肛瘘的临床特征。手术方法与一般肛瘘大致相同。不同之处是应给予抗结核药物治疗。术后愈合时间也无大差异。

（李春雨）

参考文献

[1]　李春雨,汪建平.肛肠外科手术技巧[M].北京:人民卫生出版社,2013:217-220.

[2]　李春雨.肛肠外科学[M].北京:科学出版社,2016:55-56.

[3]　李春雨,汪建平.肛肠外科手术学[M].北京:人民卫生出版社,2015:677-679.

［4］ 汪建平.中华结直肠肛门外科学［M］.北京:人民卫生出版社,2014:776-794.

［5］ 李春雨,徐国成.肛肠病学［M］.2版.北京:高等教育出版社,2021:118-119.

［6］ 李春雨,张有生.实用肛门手术学［M］.沈阳:辽宁科学技术出版社,2005:156-166.

［7］ ROBIN K S P.结直肠外科学［M］.王杉,译.4版.北京:北京大学医学出版社,2013:191.

［8］ ORITIZ H,MARZO J. Endorectal flap advancement repair and fistulectomy for high traps-sphinctericandsupr-asphincteric fistulas［J］. Br J Surg,2000,87(12):1680-1683.

［9］ SOLTANI A,KAISER A M. Endorectal advancement flap for cryptoglandular or Crohn's fistula-in-ano［J］. Dis Colon Rectum,2010,53(4):486-495.

［10］ PEREZ F,ARROYO A,SERRANO P,et al. Randomized clinical and manometric study of advancement flap versus fistulotomy with sphincter reconstruction in the management of complex fistula-in-ano［J］. Am J Surg,2006,192(1):34-40.

［11］ HOSSACK T,SOLOMON M J,YOUNG J M. Ano-cutaneous flap repair for complex and recurrent supra-sphinctericanal fistula［J］. Colorectal Dis,2005,7(2):187-192.

［12］ SENTOVIVCH S M. Fibrin glue for all anal fistulas［J］. J Gastrointest Surg,2001,5(2):158-161.

［13］ NELSONe R L,CINTRON J,ABCARIAN H. Dermal island-flap anoplasty for transsphinctericfistula-in-ano, assessment of treatment failures［J］. Dis Colon Rectum, 2000,43(5):681-684.

［14］ BANNASCH H,STARK G B,KNAM F,et al. Decellula-rizeddermisin combination with cultivated Keratinocytesin a short- and long-term animal experimental investigation［J］. J Eur Acad Venereol,2008,22(1):41-49.

［15］ SUGRUE J,MANTILLA N,ABCARIAN A,et al. Sphincter-sparing anal fistula repair:are we getting better?［J］. Dis Colon Rectum,2017,60(10):1071-1077.

［16］ CHRISTOFORIDIS D,PIEH M C,MADOFF R D, et al. Treatment of transsphinctericanal fistulas by endorectal advancement flap orcollagen fistula plug: acomparativestudy［J］. Dis Colon Rectum,2009,52(1):18-22.

［17］ VAN KOPEREN P J,BEMELMAN W A,GERHARDS M F,et al. The anal fistula plug treatment compared with the mucosal advancement flap for cryptoglandular high transsphincteric perianal fistula:a double-blinded multicenter randomized trial［J］. Dis Colon Rectum, 2011,54(4):387-393.

［18］ NEAL ELLIS C. Outcomes with the use of bioprosthetic grafts to reinforce the ligation of the intersphincteric fistula tract(Bio LIFT procedure)for the management of complex anal fistulas［J］. Dis Colon Rectum,2010,53(10):1361-1364.

［19］ D'HOORE A,PENNINCKX F. The pathology of complex fistula in ano［J］. Acta Chir Belg,2000,100(3):111-114.

［20］ HAN J G,WANG Z J,ZHENG Y,et al. Ligation of intersphincteric fistula tract vs ligation of the intersphincteric fistula tract plus a bioprosthetic anal fistula plug procedure in patients with transsphincteric anal fistula:early results of a multicenter prospective randomized trial［J］. Annals of Surgery,2015,38(3):197-198.

［21］ 董平.肛门直肠动力学在肛瘘手术中的临床意义［J］.中国实用外科杂志,1998,18:552.

［22］ 李春雨,聂敏,张丹丹,等.切开挂线对口引流术治疗高位复杂性肛瘘［J］.江苏医药,2008,34(1):85-86.

［23］ 任东林.肛瘘治疗的手术方式选择与评价［J］.中华胃肠外科杂志,2007,10(6):510-511.

［24］ 王振军.肛瘘治疗新手术:LIFT-Plug术［J］.中国临床医生,2011,39(8):8-9.

［25］ 王振军,宋维亮,郑毅,等.脱细胞异体真皮基质治疗肛瘘临床研究［J］.中国实用外科杂志,2008,28(5):370-372.

［26］ 司徒光伟,吕警军,屈兵,等.应用LIFT-plug手术治疗肛瘘26例临床分析［J］.中华胃肠外科杂志,2012,15(12):1304-1305.

［27］ 李春雨,聂敏.切开挂线对口引流治疗高位复杂性肛瘘118例［J］.中国肛肠病杂志,2001,21(5):18.

［28］ 景建中,李国栋.肛瘘切开术中内口处理的方法［J］.中国肛肠病杂志,1998,18:43.

［29］ 郑毅,王振军,杨新庆,等.改良括约肌间瘘管结扎术治疗慢性肛瘘的随机对照多中心临床观察［J］.中华医学杂志,2015,95(42):3454-3457.

［30］ 韦雪柔,王建民,唐冉.肛瘘栓治疗单纯性肛瘘临床研究［J］.中医药临床杂志,2017,29(12):2104-2107.

第二十二章

直 肠 脱 垂

直肠脱垂（rectal prolapse）是指直肠壁部分或全层向下移位。直肠壁部分下移即直肠黏膜下移，称为黏膜脱垂或不完全脱垂；直肠壁全层下移称为完全脱垂。若下移的直肠壁在肛管直肠腔内称内脱垂，下移脱出到肛门外则称为直肠外脱垂。临床上直肠脱垂通常是指直肠外脱垂（图 22-0-1）。

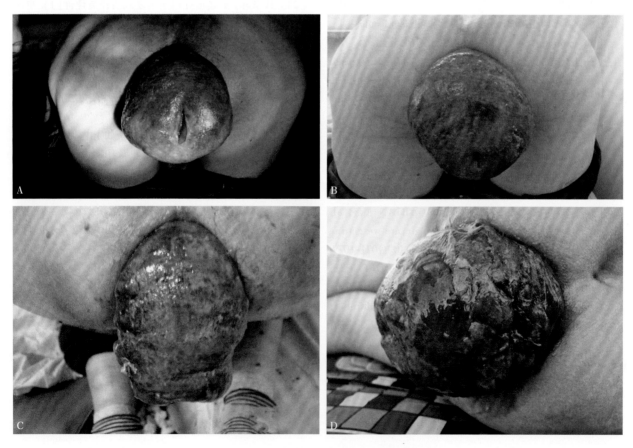

图 22-0-1　直肠完全脱垂（照片李春雨教授提供）

A. 直肠完全脱垂伴黏膜水肿；B. 直肠完全脱垂伴黏膜肥厚；C. 直肠完全脱垂伴黏膜糜烂；D. 直肠完全脱垂伴黏膜糜烂出血。

一、历史

1973 年长沙马王堆汉墓出土的我国最古老的帛书《五十二病方》中就有记载"人州出",州窍即肛门,州出即脱肛,且有"倒县(悬)其人,以寒水戋(溅)其心腹,入矣"的还纳方法。其后《神农本草经》首称脱肛,历代医家皆沿用脱肛一名至今。

西欧各国对此病也早有记载,1749 年法国产科医师 Levret 认为临床上不会发生完全性直肠脱垂,认为直肠脱垂和阴道黏膜外翻脱出一样,只是直肠黏膜的脱出。1841 年 Baron、Alekis、Boyer 认为完全性直肠脱垂只能发生在结肠而不在直肠。1912 年 Alexis Victor、Moschcowitz 从解剖学观察发现只有晚期直肠才发生脱垂,应该说结肠从直肠内脱出而不是直肠脱垂,认为直肠脱垂用词不当,因为肛门只是一个孔,不存在是否脱出的问题,不应称为脱肛。但因约定俗成,普遍应用,故将错就错继续使用至今。

二、流行病学

直肠脱垂是罕见的,估计约 0.5% 的普通人群发生直肠脱垂,其发生频率较高的是女性和老年人,年龄≥50 岁女性脱垂的可能性是男性的 6 倍。尽管人们普遍认为直肠脱垂是多产的结果,但是约 1/3 的直肠脱垂患者是未产妇。女性发病的高峰年龄是 50~70 岁。有此状况的男性较少,发病年龄一般为 20~40 岁,多为直肠全层脱垂和乙状结肠脱垂。

三、病因及发病机制

(一) 病因

中医学认为,直肠脱垂是由气血不足,中气下陷,小儿气血双亏,久病体弱,气虚不能收摄导致,也有因久服寒凉或久痢衰急,窘迫而脱,亦有因产妇用力过度,风寒袭虚而脱。

现代医学认为直肠脱垂的病因目前尚不完全明了,可能与多种因素有关。

1. 解剖因素　①幼儿发育不良、营养不良者、年老衰弱者,经产妇易出现肛提肌和盆底筋膜薄弱无力;②小儿骶骨弯曲度小、过直;③手术、外伤损伤肛门直肠周围肌肉或神经等因素均可减弱直肠周围组织对直肠的固定、支持作用,使直肠易于向下移位脱出。

2. 腹压增高　如各种因素使腹压增高并长时间维持在较高水平,推动直肠向下脱出。

3. 其他　内痔、直肠息肉经常脱出,向下牵拉直肠黏膜,诱发黏膜脱垂;修复后的肛门闭锁,由肛管括约肌发育不全或缺如导致肛门松弛,在长时间的腹腔相对高压下引起脱垂。

(二) 发病机制

直肠脱垂的发病机制有滑动疝学说、肠套叠学说、盆腔组织和肛管松弛无力学说等观点,其中滑动疝学说和肠套叠学说被大部分临床医师认可。

1. 滑动性疝学说　1912 年 Moschcovftz 提出直肠脱垂是直肠子宫陷凹腹膜的滑动性疝。在腹腔内脏的持续压力下,直肠子宫陷凹的腹膜皱襞逐渐下垂,将覆盖于腹膜部分的直肠前壁(由于直肠前壁较后壁承受的压力为重)压于直肠壶腹内,形成肠套叠,使直肠逐渐从肛门排出(图 22-0-2)。

2. 肠套叠学说　1968 年 Brodenllmen 提出直肠脱垂并不是滑动性疝,而是乙状结肠、直肠套叠,是

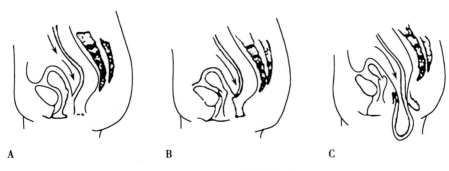

图 22-0-2　滑动性疝学说

A. 直肠子宫陷凹加深;B. 直肠前壁突入直肠壶腹;C. 直肠前壁脱出肛门外。

直肠本身在乙状结肠与直肠交界处的固定点组织松弛,使直肠侧韧带固定直肠的作用减弱。1970年Thouerkauf用特殊X线活动连续摄影技术证实套叠是发生于乙状结肠、直肠交界处的正常固定点,使肠套叠学说得到更为广泛的支持(图22-0-3)。

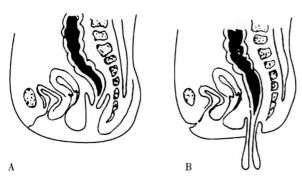

图22-0-3　肠套叠学说
A. 直肠套叠于直肠壶腹;B. 脱出肛外。

3. 其他学说　会阴下降综合征学说认为长期腹压增高导致直肠前壁黏膜陷入肛管不易复位,并刺激产生坠胀感,使腹压进一步增高,形成恶性循环,最终使会阴持续下降而形成会阴下降综合征,造成直肠脱垂。肛提肌功能障碍综合征学说认为,由于长期用力排便、神经病变或全身衰竭引起提肌板下垂,直肠尾骨缝、裂隙韧带和提肌悬带下脱并分离,提肌裂隙增宽并下降,引起所有裂隙内脏器都失去提肌及其韧带的支持而松弛,此时如腹内压持续增高,则可导致直肠发生套叠或脱垂等。

目前认为直肠脱垂主要与以下5个解剖学形态异常相关,包括腹膜反折处(直肠子宫陷凹)过深、直肠与骶骨岬分离呈垂直状态、乙状结肠冗长、肛提肌分离和肛门括约肌松弛。

直肠黏膜脱垂病理改变为直肠下段黏膜层与肌层之间结缔组织松弛,黏膜层下移;完全脱垂则是固定直肠的周围结缔组织松弛,导致直肠壁全层下移。脱出的直肠黏膜可发生炎症、糜烂、溃疡、出血,甚至嵌顿坏死。肛门括约肌因持续性地伸展、被动松弛,可发生大便失禁,失禁后更加重了脱垂。

四、分类

直肠脱垂的分类及分度在不同学者之间有所差异,但其目的只有一个,便于临床治疗。临床上可根据脱垂程度,分部分脱垂和完全脱垂两种。①部分脱垂(不完全脱垂):脱出部仅为直肠下端黏膜,故又称黏膜脱垂。脱出长度为2~3cm,一般不超过7cm,黏膜皱襞呈放射状,脱垂部为两层黏膜组成。脱垂的黏膜和肛门之间无沟状隙。②完全脱垂:为直肠的全层脱出,严重者直肠、肛管均可翻出至肛门外。脱出长度常超过10cm,甚至20cm,呈宝塔形,黏膜皱襞呈环状排列,脱垂部为两层折叠的肠壁组成,触之较厚,两层肠壁间有腹膜间隙。

为了更好地指导临床,1975年全国肛肠会议统一标准,将直肠脱垂分为三度。①Ⅰ度(轻度)脱垂:排便或增加腹压时,直肠黏膜脱出肛门外,长度在3cm以内,便后脱出部分可以自己回缩或用手稍推一下就可还纳,一般无明显不适。②Ⅱ度(中度)脱垂:排便或腹压增高时直肠全层脱出,长度为4~8cm,有一圈一圈的环状沟,由于反复脱出,直肠表面常有充血、水肿、糜烂,或带血的黏液,黏液刺激肛门皮肤,可引起潮湿不适或瘙痒。脱出直肠需用手托送,才能回缩到肛门内。长期脱出可引起肛门括约肌松弛,出现不完全性大便失禁,失去对稀便、气体的控制。③Ⅲ度(重度)脱垂:直肠、部分乙状结肠及肛管脱出肛门外,长度在8cm以上,用手复位都比较困难。直肠黏膜糜烂、肥厚,便血,肛门括约肌功能受损,伴有不全性或完全性大便失禁。

五、临床表现

主要症状为直肠黏膜自肛门脱出,初发时较小,排便时脱出,便后自行复位。以后肿物脱出逐渐频繁,体积增大,排便后需用手托回肛门内,伴有排便不尽和下坠感。最后在咳嗽、用力,甚至站立时亦可脱出。随着脱垂加重,可引起不同程度的大便失禁,常有黏液流出,导致肛周皮肤湿疹、瘙痒。因直肠排空困难,出现便秘症状,排便次数增多,呈羊粪样。黏膜糜烂、破溃后有血液流出。内脱垂可无明显症状,患者可有排便不尽感、肛门阻塞感等,或者排便困难,偶尔在行钡剂灌肠检查时发现。

体格检查时嘱患者下蹲后用力屏气做排便动作,使直肠脱出。①部分脱垂可见圆形、粉红色、表面光滑的肿物,黏膜皱襞呈现不规则的圆环形;脱出长度一般不超过3cm;黏膜内脱垂时,指检感觉直肠内充满黏膜,无正常空虚感。直肠指检时感到肛门括约肌收缩无力,嘱患者用力收缩时,仅略有收缩感觉;②若为完全性直肠脱垂,表面黏膜有同心环皱襞(图22-0-4);脱出较长,脱出部分为两层肠壁折叠,触诊较厚,尤其是在直肠的系膜侧。个别患者因腹腔内容物(如小肠)可脱入低位的腹膜反折区域,因此可表现为不对称的肿物;直肠指检时见肛门口扩大,肛门括约肌松弛无力;当肛管并未反折脱垂时,肛门与脱出肠管之间有环状深沟。

另外,要注意年轻男性和女性患者的一个显著特征是患有孤独症、发育迟缓相关综合征或需要多种药物治疗的精神病共病。青少年直肠脱垂,症状包括肛门收缩无力,肛门直肠疼痛,便血和黏液便。在儿童中,直肠脱垂通常是在被患者父母发现后就医的。描述一个深红色肿块,有或没有黏液和血液,在排便时从直肠突出,通常在患者站立时自动消失。脱垂通常

无痛或伴有轻微不适。脱垂时,直肠指检可能出现直肠张力降低或缺失,但数小时后,直肠张力通常正常。

六、辅助检查

1. 直肠指检　检查时感到肛门括约肌收缩无力。患者用力收缩时,仅略有收缩感觉。

2. 排粪造影检查　对诊断直肠内脱垂有重要价值,漏斗征、锯齿征、宝塔征是直肠内脱垂在排粪造影 X 线片上的特异性征象。依靠 MRI 进行排便造影,能更好观察盆底周围肌肉和盆腔内器官状况,发现一些传统 X 线排便造影不能显示的疾病。

3. 肛门镜检查　可直接观察直肠黏膜状况,可辅助鉴别直肠脱垂与环形痔和直肠息肉。

4. 钡剂灌肠检查　对诊断直肠内脱垂亦有重要价值,典型表现为内套叠的肠管呈"武士帽"征(图22-0-5)。

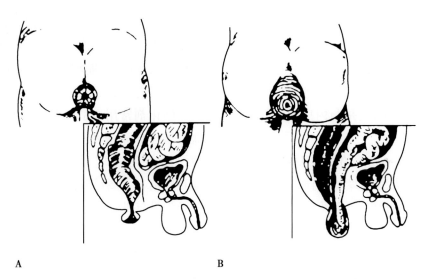

图 22-0-4　直肠脱垂

A. 直肠黏膜脱垂;B. 直肠完全脱垂。

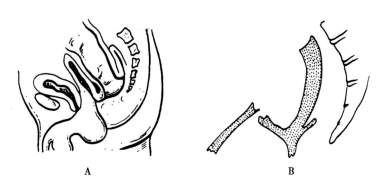

图 22-0-5　直肠内脱垂

A. 矢状面;B.排粪造影像呈"武士帽"征。

5. 结肠传输试验　了解结肠传输功能的一种动力学检查方法,对于结肠运输试验证实结肠慢传输的直肠脱垂患者,如肛门括约肌功能尚可,可考虑行结肠部分切除术,以减少术后便秘的发生率。

6. 尿动力学检查　对伴尿失禁的直肠脱垂患者,考虑前盆和/或中盆存在病变需同时行手术治疗,术前应行尿动力学检查。

七、诊断

根据病史,嘱患者下蹲位模拟排便,使直肠或直肠黏膜脱出肛门外后观察,一般可作出诊断。扪诊法和直肠指诊检查有助于鉴别黏膜脱垂和全层脱垂,排粪造影法可协助诊断内脱垂。直肠脱垂患者的初步评估应包括完整的病史和体格检查,重点是脱垂、肛门括约肌的结构和功能,以及伴随症状和潜在条件。

八、鉴别诊断

1. 环形痔　病史不同,该病容易出血,脱出物短,呈梅花瓣状,暗红色,痔块之间出现凹陷的正常黏膜。直肠指检:肛管括约肌不松弛,收缩正常;而直肠脱垂括约肌松弛,这是与内痔鉴别的一个要点。

2. 直肠息肉脱出　带蒂的直肠息肉可脱出肛门外,呈球形或分叶状,多有糜烂、出血。但触之呈实质感,质中等。直肠指检:可扪及息肉及其蒂,直肠腔正常,而直肠脱垂的肠腔在脱垂顶端的中心部位。

3. 回肠肠套叠、直肠重复囊肿　直肠脱垂无痛,肠套叠时表现为间歇性剧烈疼痛。直肠指检脱垂组织时可以区分脱垂的直肠重复囊肿,一般全直肠脱垂多可见环状黏膜皱襞。

九、治疗

直肠脱垂的治疗根据患者年龄、严重程度的不同而不同。直肠反复脱出可导致阴部神经损伤引起大便失禁,并有引起直肠溃疡、出血、狭窄和坏死的风险,有时需手术治疗。婴幼儿直肠脱垂以非手术治疗为主;成年人的黏膜脱垂可采用硬化剂注射治疗及黏膜切除术。成年人的完全性直肠脱垂原

则上以手术治疗为主,同时尽量消除直肠脱垂的诱发因素。

(一) 一般治疗

养成良好的排便习惯,注意缩短排便时间,排便后立即将脱出直肠复位,防止水肿、嵌顿。可每天进行提肛运动,锻炼肛门括约肌功能,防止脱垂。婴幼儿直肠脱垂有自愈的可能,婴幼儿早期直肠脱垂可用胶布贴合法,即做直肠指检,将脱垂肠管推到括约肌上方使直肠复位,再取俯卧位,用纱布卷堵住肛门,再将两臀部靠拢,用胶布固定。成年人应积极治疗便秘、咳嗽等引起腹压增高的疾病,以避免加重脱垂程度和手术治疗后复发,主要采用便后立即将脱出直肠复位,取俯卧或侧卧位,复位后用胶布固定双臀。

(二) 硬化剂注射治疗

硬化剂注射疗法主要适用于直肠黏膜脱垂、I度直肠脱垂,对儿童与老年人疗效好。注射治疗后近期疗效尚好,远期容易复发,特别是成年人复发率高。不适合Ⅲ度直肠脱垂的患者。

硬化剂常用5%苯酚植物油或95%乙醇、5%盐酸奎宁尿素液及一些中药制剂,如消痔灵注射液、芍倍注射液等。将硬化剂注入直肠黏膜下、骨盆直肠窝与直肠后间隙,产生无菌性炎症反应,使直肠黏膜与肌层、直肠与周围组织粘连固定。

1. 骨盆直肠窝注射法　于截石位3点处,用带20ml注射器的腰穿针,刺透皮肤后,左手示指伸入直肠,在其引导下,注射针头穿过外括约肌与肛提肌有落空感时,即进入骨盆直肠窝,左手示指尖感受到针尖在直肠壁外,而未刺入直肠壁内,再将全部腰穿针缓慢刺入该间隙内。回抽无血后,边退针边将5%苯酚植物油4ml注入该间隙内(图22-0-6),药液呈扇形均匀分布。用同样方法注射右侧骨盆直肠窝及直肠后间隙,但直肠后间隙的进针点在尾骨尖与肛缘的中间,进针6~7cm,防止刺破骶前静脉,并且用药量是一侧骨盆直肠窝的一半。使直肠与周围组织粘连固定,防止脱垂。

2. 黏膜注射法　膝胸位或侧卧位,无须麻醉。在直肠黏膜下层的前后左右四个象限各注射5%

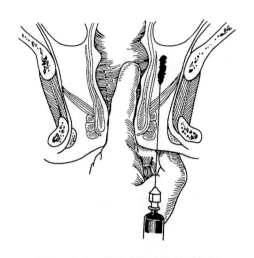

图 22-0-6　骨盆直肠窝注射硬化剂

苯酚植物油 3ml,方法同骨盆直肠窝注射,在示指指引下注射到黏膜下层,男性防止注入前列腺,女性防止刺破阴道壁。使黏膜与直肠肌层粘连固定,达到治疗目的。

(三) 手术治疗

手术治疗的理论基础主要包括环缩肛门、消除腹膜在盆底形成的直肠子宫陷凹、修复盆底、切除多余肠管和固定直肠。手术目的有三个:①通过切除或恢复正常解剖结构来消除脱垂;②纠正便秘或尿失禁的相关功能异常;③避免新发肠功能障碍。

手术途径有经腹部、经会阴、经腹会阴和经骶部四种。前两种途径应用较多。

1. 经腹部手术　一般作为治疗直肠脱垂的首选,因其对患者要求较会阴手术高,术前需充分评估患者能否耐受。虽然经腹手术创伤明显高于经会阴手术,但术后的复发率很低(约 5%)。但经腹手术对年轻男性患者有损伤盆腔自主神经导致术后性功能障碍的风险,故术前应充分告知。

经腹手术中直肠悬吊固定术治疗直肠脱垂疗效肯定。直肠悬吊固定术经典的术式为经腹直肠前悬吊补片固定术(Ripstein 手术);此外还衍生出其他术式,包括经腹直肠悬吊补片固定术(Wells 手术),又称直肠后方悬吊固定术,适用于直肠完全脱垂;耻骨上直肠悬吊术(Nigro 手术)适用于盆底缺损较大,肛直角完全消失的完全性直肠脱垂;直肠骶骨悬吊术(Orr 手术)和其他相关改良术式。

不管何种手术方式,术中游离直肠后,均通过多种方法或相应材料将直肠、乙状结肠固定在周围组织上,主要为骶前及两侧的组织上,注意勿损伤周围神经及骶前静脉丛;可同时缝合松弛的盆底筋膜、肛提肌,有便秘的患者切除冗长的乙状结肠、直肠。尽可能恢复正常生理解剖位置,并闭合、抬高直肠子宫陷凹,重建盆底。术后并发症主要包括便秘(最常见)、骶前出血、肠腔狭窄、性功能障碍等。

(1) 直肠后缝合固定术:最简单和最常用术式,可在腹腔镜或机器人下进行。适用于直肠脱垂伴有便秘与乙状结肠冗长者。术中将后外侧直肠向下游离至肛提肌水平,再将直肠固定于骶前筋膜上。对术前便秘症状严重且伴有乙状结肠冗长的直肠脱垂患者,可考虑行直肠固定联合乙状结肠切除术(Frykman-Goldberg 手术)(图 22-0-7、图 22-0-8)。

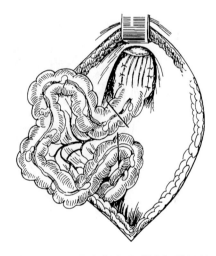

图 22-0-7　固定直肠后,拟定切除肠段

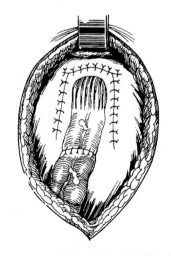

图 22-0-8　吻合肠管后,缝合盆底腹膜

（2）直肠前壁折叠术:适用于成年人完全性直肠脱垂。其主要方法是经左下腹直肌或正中切口进腹,剪开直肠侧腹膜,游离提高直肠,在直肠与乙状结肠移行部开始向下折叠直肠前壁4~5层,每折叠一层的宽度是2~3cm,每两层之间相距2cm,每层用不吸收线缝合肠壁浆肌层固定5~6针(图22-0-9)。肠壁折叠的凹陷必须向下,缝针不得穿透肠腔,有时可将直肠两侧壁与骶前筋膜缝合固定。

2. 经会阴手术　操作安全,但复发率较高。经典的手术有经会阴直肠乙状结肠切除术(Altemeier手术)和直肠黏膜剥除肌层折叠术(Delorme手术)两类,经会阴手术主要适合于年老体弱的患者,且其安全系数高,创伤较开腹手术小,但复发率较高,为15%~20%,也是术前需考虑的问题。另外,行会阴手术还需考虑以下情况:①合并其他疾病不宜行经腹手术;②经腹直肠脱垂修复术后复发;③既往盆腔手术或放疗史;④年轻男性患者为避免性功能障碍,也可以首选经会阴手术治疗。

（1）经会阴直肠乙状结肠切除术(Altemeier手术):适用于直肠全层脱垂大于5cm、年老体弱、不能耐受经腹手术的患者,以及脱垂肠管嵌顿或肠管已坏死者。其方法是尽量拉出全部脱垂肠管,距齿状线1.0~1.5cm环形切开套叠外层全层肠壁,结扎止血。再将近侧断端向外拉直,在直肠前方找到下降的腹膜,在其颈部行荷包缝合后推向上方。并找到两侧肛提肌,牵拢后间断缝合加强盆底。然后在牵出肠管的前后中线处向上剪开至已环形切开的外层直肠残端处,将两层肠壁在前后位分别行全层缝合。再向两侧剪去多余肠管,边剪边缝,完成吻合(图22-0-10)。将吻合口送入直肠内,再置

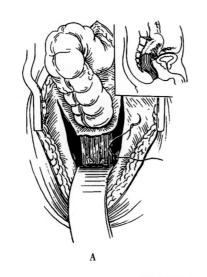 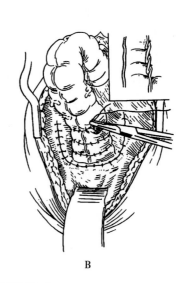

图 22-0-9　直肠前壁折叠术

A.提高直肠膀胱陷凹;B.直肠前壁折叠。

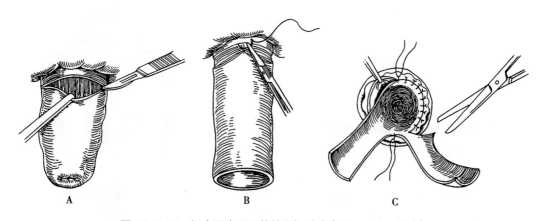

图 22-0-10　经会阴直肠乙状结肠切除术(Altemeier手术)

A.环形切开脱垂直肠外层肠壁全层;B.缝合两侧肛提肌;C.剪去脱垂肠管,边剪边缝。

入外包凡士林纱布的肛管。手术原则包括切除过长的直肠和乙状结肠、抬高重建下降的盆底腹膜和折叠修补肛提肌。因该手术可在不经腹条件下完成肠管切除吻合，故手术创伤较小，但也可能出现术后吻合口瘘、吻合口狭窄及盆腔感染等并发症，该手术短期效果尚可，长期随访提示复发率为5%~20%。

（2）直肠黏膜剥除肌层折叠术（Delorme 手术）：该术式是治疗黏膜脱垂较好的选择，现常用于治疗直肠外脱垂，亦有报道证实其治疗内脱垂也有良好效果。手术要点为先将直肠黏膜环形袖状切除，然后将肌层纵向折叠缝合。该术创伤小，术后恢复快，但术后复发率较高（约30%），手术并发症主要包括感染、出血、排便梗阻等。

（3）肛门紧缩术（Thiersch 手术）：该术式临床上主要用于治疗老年及风险较大的直肠脱垂患者。经典的手术步骤为用银丝穿过肛周，环绕并缩窄肛门。因银丝易导致局部组织切割损伤和感染，现已用尼龙、Mersilene 带、涤纶、聚乙烯补片、聚四氟乙烯、阔筋膜和硅橡胶等物品取代。Thiersch 手术创伤小，可在局部麻醉下进行，但复发率高是其最大缺点，并易发生感染及粪便嵌塞（图22-0-11）。对年老、体质虚弱者可简单地行肛门紧缩术、乙状结肠造口术等。

（4）Gant-Miwa 手术：是日本治疗直肠脱垂最常用的方法，对老年体弱患者可考虑使用，手术要点是用可吸收缝线将脱垂黏膜层和黏膜下层缝合在一起（缝合20~40次），在齿状线以上1cm脱垂的直肠顶点形成一团块，使脱垂变小，并辅以肛门紧缩术以加固。该手术的术后复发率较高，如不行肛门紧缩术最高可达30%，行联合手术后复发率可降至约14%。

（5）经肛门吻合器直肠切除术：适用于治疗直肠内脱垂，近年有学者尝试采用该手术治疗小于5cm直肠外脱垂，并取得良好的近期疗效，因该手术切除的组织为直肠黏膜，故适用于黏膜脱垂患者。该手术除创伤小优点外，还具有恢复快、并发症少、复发率低等优点。

（四）腹腔镜手术

腹腔镜手术治疗直肠脱垂尤其适用于腹侧直肠固定术，即通过游离直肠前方，放置补片治疗直肠脱垂，同时固定直肠前壁与阴道后壁；也适用于直肠前切除术，即腹腔镜下切除冗长脱垂的乙状结肠和直肠上段，拉直肠管，改善便秘等症状，骶前放置引流可促进纤维化和瘢痕形成，从而固定直肠。

该手术在保证患者术后低复发率的同时，操作精细，具有对性功能损伤小，患者痛苦少，术后恢复快，可改善大便失禁症状等优点。术后主要并发症包括吻合口瘘、吻合口狭窄、出血和盆腔感染等，该手术是治疗完全直肠脱垂的良好选择，远期随访效果好，复发率低。

近年来，国外学者通过继续研究探索，开发出一些新术式，取得较满意效果。Blas-Franco 等报道

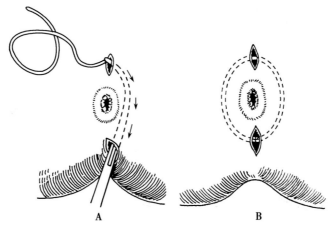

图 22-0-11　肛门紧缩术（Thiersch 手术）

A. 做皮下隧道后，引出聚四氟乙烯网带；B. 剪除多余聚四氟乙烯网带，将两头重叠缝合

经肛吻合器直肠后壁纵向切除术，术后中位随访时间2年，无复发及死亡病例，术后恢复快（平均住院时间为4天），出血量少（平均为12ml）。经会阴吻合器直肠脱垂切除术最初由Scherer等开创，是经会阴行肠管切除的新术式。该手术具有过程简单、安全性好、术后患者恢复快、并发症少、死亡率低、近期随访复发率低等优点，但远期随访结果提示复发率较高（约44%），与其他经会阴手术类似，适用于年老体弱对手术耐受差的患者，Bordeianou等用经肛内镜下微创手术原理，在内镜下将乙状结肠固定在骶骨岬上，治疗完全直肠脱垂，能达到与开腹手术类似的效果，且不容易损伤周围重要组织。但该术式仅在猪和人尸体上进行实验，尚需进一步临床研究证实。

总之，手术治疗需依据患者年龄、性别、是否合并内科疾病、脱垂严重程度、脱垂肠管是否嵌顿、是否合并大便失禁或便秘、是否存在乙状结肠冗长、患者对术后生活质量的不同期望值、手术风险、接诊外科医师的经验等综合考虑。因此，直肠脱垂术式选择需遵循个体化的方案，应认真权衡手术并发症和术后复发的风险。

（陈进才）

参考文献

[1] SEGAL J, MCKEOMN D G, TAVAREZ M M. Rectal Prolapse [M]. Treasure Island: StatPearls Publishing, 2020.

[2] BORDEIANOU L, PAQUETTE I, JOHNSON E, et al. Clinical practice guidelines for the treatment of rectal prolapse[J]. Dis Colon Rectum, 2017, 60(11): 1121-1131.

[3] 吴孟超, 吴在德. 外科学[M]. 9版. 北京: 人民卫生出版社, 2018.

[4] HRABE J, GURLAND B. Optimizing treatment for rectal prolapse [J]. Clin Colon Rectal Surg, 2016, 29(3): 271-276.

[5] 席晨辉, 叶桃, 蔡元坤. 直肠脱垂的外科治疗及进展[J]. 上海医药, 2016, 37(18): 3-7.

[6] 樊文彬, 孙锋, 杨向东. 直肠脱垂手术路径及手术方式的选择[J]. 中华消化外科杂志, 2019, 18(8): 806-810.

[7] CORMAN M L. CORMAN 结直肠外科学[M]. 傅传刚, 汪建平, 王杉, 译. 6版. 上海: 上海科学技术出版社, 2016.

[8] SHAFIK A. A new concept of the anatomy of the anal sphincter mechanism and the physiology of defecation. XII. Anorectal mobilization: a new surgical access to rectal lesions. Preliminary report[J]. Am J Surg, 1981, 142(5): 629-635.

[9] ALTEMEIER W A, CULBERTSON W R, SCHOWENGERDT C, et al. Nineteen years' experience with the one-stage perineal repair of rectal prolapse [J]. Ann Surg, 1971, 173(6): 993-1006.

[10] 张秋雷, 江从庆, 钱群. 直肠脱垂的手术方式及特点[J]. 临床外科杂志, 2015, 23(4): 262-263.

[11] YAMANA T, IWADARE J. Mucosal plication (Gant-Miwa procedure) with anal encircling for rectal prolapse-a review of the Japanese experience [J]. Dis Colon Rectum, 2003, 46(10): S94-S99.

[12] GERMAIN A, THIBAULT F, GALIFET M, et al. Long-term outcomes after totally robotic sacrocolpopexy for treatment of pelvic organ prolapse [J]. SurgEndosc, 2013, 27(2): 525-529.

[13] MAKELA-KAIKKONEN J, RAUTIO T, KLINTRUP K, et al. Robotic-assisted and laparoscopic ventral rectopexy in the treatment ofrectal prolapse: a matched-pairs study of operative details and complications [J]. Tech Coloproctol, 2014, 18(2): 151-155.

[14] WELLS C. New operation for rectal prolapse [J]. Proc R Soc Med, 1959, 52: 602-603.

[15] ORR T G. A suspension operation for prolapse of the rectum [J]. Ann Surg, 1947, 126(5): 833-837.

[16] NIGRO N D. A sling operation for rectal prolapse [J]. Proc R Soc Med, 1970, 63: 106-107.

第二十三章

大便失禁

大便失禁（fecal incontinence）又称肛门失禁（anal incontinence），是指各种原因引起的肛门直肠节制和排粪功能障碍，不能随意控制排便和排气。临床上由于神经发育尚未健全偶然出现稀便和排气失控，肛门仅有黏液溢出或肛门术后一过性不完全失禁，肛门溢出黏液和稀便而不洁，均不属于大便失禁。

一、流行病学

大便失禁在人群中的发病率约为2%，在精神科、老年科患者中更多见，其比例可高达50%。国外有项研究发现，大便失禁的总发生率为2.2%，其中30%为65岁以上的老年人，女性约占2/3。

二、病因与发病机制

（一）病因

正常的排便活动依赖肛门括约肌结构的完整，肛直角正常，肛门直肠感觉反射的存在和神经内分泌的调节以及盆腔自主神经的控制，其中任何一项异常，均可导致排便功能失常，具体因素如下：①先天性因素：先天性肛门直肠畸形、神经系统发育缺陷等；②后天性因素：外伤（工伤、车祸或战伤），肛门直肠疾病，医源性损伤，神经源性失禁。

（二）发病机制

大便失禁的发病机制，目前尚不完全清楚。排便控制是肛门括约肌系统的抵抗力与远端结肠的推动力之间的对立平衡，这有赖于相关的运动元件和适宜的直肠容受能力。其中任何一个环节出现问题均可能导致大便失禁。

三、分类

1. **按失禁的程度分**　①完全性失禁：即干便、稀便和气体均不能控制而不自主地流出肛外；②不完全失禁：能控制干便，不能控制稀便和气体，有学者称为液流失禁和气流失禁。

2. **按失禁性质分**　①运动性失禁：主要是肛门括约肌、肛提肌损伤；②感觉性失禁：肛门括约肌存在，因肛管和直肠下段黏膜缺损造成感觉障碍而失禁。

3. **按直肠感觉分**　①真性失禁：由中枢神经系统疾病导致，粪块通过直肠时，患者无感觉，或无足够的随意收缩；②部分失禁：气体和稀便通过肛门时患者无感觉或无足够的收缩；③溢出性失禁：由于直肠过度扩张，括约肌松弛或疲劳无力收缩。

四、临床表现

患者不能随意控制排粪和排气，会阴部经常潮湿,有黏液刺激皮肤。完全性大便失禁排粪次数增多,肠蠕动时即由肛门溢出粪便,用力屏气和咳嗽也可使粪便流出,睡眠时粪便无知觉地流出肛门,染污内裤。患者常需使用护垫,防止污染内裤。不完全失禁当粪便干时可无失禁,粪便稀时和腹泻时则不能控制。感觉性失禁不流出大量粪便,但粪便稀软时,排粪前常溢出少量粪便和黏液,污染内裤,并常刺激皮肤,引起肛门瘙痒。

五、辅助检查

1. 经直肠腔内超声检查 腔内超声图是评价肛门直肠生理功能和大便失禁的基础。在超声检查中,肛门内括约肌显示清楚,表现为低回声区,肛门外括约肌表现为高回声区,瘢痕多为混合中等回声(图23-0-1)。最重要的是确定肌肉组织是否完整及是否存在缺损。如有缺损,应该测量并记录,而且应该测量会阴中心腱的厚度。会阴中心腱小于10mm是不正常的。对曾行肛门括约肌重建术的患者,会阴中心腱大于12mm说明不存在肛门括约肌缺损。

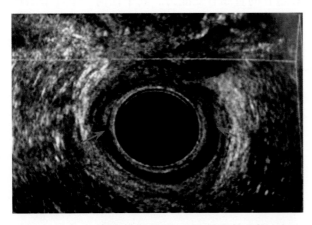

图 23-0-1 肛门括约肌撕裂的三维超声图像(长箭头处为肛门内括约肌,短箭头处为肛门外括约肌)

2. 肛门直肠压力测定 可以评估肛管和远端直肠的功能。

3. 阴部神经末梢运动潜伏期 阴部神经病变可引发大便失禁,是评价大便失禁患者的一种重要方法。正常范围是(2.0±0.2)ms。

4. 肌电图检查 可用来描绘外括约肌形态和神经肌肉的完整性。虽然检查比腔内超声痛苦,但可以提供特定部位肌肉生理状态的数据。对在超声上表现为过多瘢痕的患者是一种补充的检查方法。

5. 排粪造影检查 是用放射成像的方法描述排便行为,可以提供排便时连续的图像以及在此过程中的盆底动态变化情况。在大便失禁患者中,排粪造影主要证实粪便不完全排出,医师可由此判断是否存在充盈性大便失禁。

6. 结肠镜检查 对于大便失禁患者是有必要的,可以了解肠腔内有无病变,以及有无炎性肠病导致的粪便控制力和直肠顺应性改变。

六、诊断

大便失禁的诊断并不困难,病史和查体可提供充分的信息,根据这些信息可以为大部分患者做出适当的治疗方法,但这些信息缺乏客观性,因此诊断仍需结合辅助检查(如前文所述)。

(一) 病史采集

病史采集的首要目的是了解症状的特点、严重程度及其对患者生活的影响。需要了解失禁的发生频率和每次的不自主排便量。病史中需要重点询问失禁粪便的性质。必须注意对排气的控制能力,粪便的黏稠度常与失禁关系密切。明确是否有便紧迫感并量化其程度也是十分重要的。病史还应该记录患者是否需要使用护垫,可体现患者社交能力的丧失情况。

采集病史的另一个目的就是判断大便失禁的病因。必须包括既往分娩的具体情况、手术史,以及提示可能有神经系统疾病、肠道疾病或肛肠疾病的症状,还应询问是否有直肠脱垂。既往治疗史也必须明确,如直肠手术史、盆腔或前列腺癌放疗史。生育史必须包括具体的产次和生产方式,顺产还是剖宫产,分娩时长,有无胎吸或产钳助产,有无因失误或会阴切开造成的撕裂伤,以及新生儿的体重。

(二) 体格检查

1. 视诊 应注意肛周是否有粪便污染。肛门是否扩张,这提示有神经肌肉病变导致的内括约肌功能低下。视诊还可发现肛管直肠环是否完好或是破裂,这是明确括约肌修复术是否有效的最重要信息之一,仅看到瘢痕并不一定就能说明有括约肌破裂,可能是既往修补手术或会阴切开的部位,但括约肌环是完好的。然而,括约肌环破裂的瘢痕提示该患者需要或适宜进行手术修复。有必要刻意去检查是否有黏膜外翻(图23-0-2)或直肠脱垂(图23-0-3),因为这与其他病因造成的大便失禁治疗方法不同。

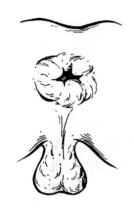

图 23-0-2 黏膜外翻

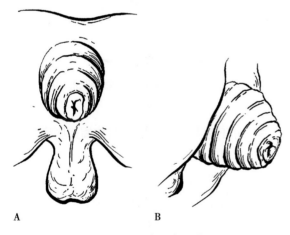

图 23-0-3 直肠全层脱垂
A. 正面观;B. 侧面观。

2. 直肠指检 通过触诊可感知静息状态肛门括约肌的张力。要求患者"收缩",可以评估括约肌的收缩程度或"收缩压"。检查者能判断出肛门括约肌的收缩是正常还是减弱。弥漫性减弱是阴部神经病变的征象,见于特发性大便失禁;局限性减弱则可能正是括约肌损伤的部位。查体完成后就应该能判断肛直肠环的完整性,肛周肌肉的肌力是否弥漫性减弱,是否肌肉是正常的但却因为其他

缺陷而功能受影响。如果存在缺损,还应单独评估外括约肌功能。

七、鉴别诊断

主要与急性菌痢及急性肠炎等腹泻患者偶尔出现的大便失禁鉴别,这些患者多数情况下能随意控制排便,并且患者多有腹痛及脓血便或水样便,经对症治疗后,随着腹泻症状的缓解,粪便成形,偶发的大便失禁消失。

八、治疗

(一) 诊疗策略

临床评估和辅助检查结果可明确下列问题。

1. 病史中大便失禁的严重程度。

2. 通过查体了解肛直肠环完整与否,并通过肛管超声明确。

3. 通过触诊和超声了解括约肌是弥漫性还是局限性薄弱。

4. 通过临床感觉检查、电刺激感觉测试明确是否存在感觉缺失。

了解上述问题后,外科医师可得出推荐的治疗方案,括约肌环是否完整是治疗决策的关键,这是通过体格检查和肛管超声明确的。

(二) 非手术治疗

1. 一般治疗

(1)对患者进行盆底解剖和功能及排便控制机制宣教。

(2)建议肥胖患者减肥,建议患者每天进行体育锻炼。

(3)抽烟会缩短肠道传送时间,有使便紧迫感加重的趋势,因此建议患者戒烟。

(4)养成规律,包括定时去洗手间,保持居住环境整洁。

(5)预防便秘,如果粪便嵌塞不断加重,随之而来的就是大便失禁。

(6)个体化饮食指导。

(7)药物治疗,包括止泻药及治疗便秘的药物。

2. 会阴部功能锻炼　通过会阴部力量锻炼不太可能会使肛门内括约肌的紧张性增强,但这一锻炼方案可增加肛门外括约肌耻骨直肠肌和肛提肌的肌肉体积和自主收缩力。

3. 生物反馈训练　将一个 50ml 的球囊插入患者的直肠中并以波形图描记括约肌收缩的反应,语言强化后,患者能感受到直肠的扩张并尝试收缩括约肌,这项技术已成为非手术治疗的主要方法之一。

4. 肛门塞　由水溶性外壳包被聚氨酯海绵制成,适用于大便失禁患者。患者对其平均耐受时间为 12 小时,提示肛门塞可能对特定的大便失禁患者是有效的。

5. 填充剂注射　由于内括约肌薄弱而被动漏粪的患者可通过在肛管上端黏膜下和内括约肌平面注射填充剂来治疗。肛周填充剂注射可在短期内使超过 50% 的被动型大便失禁患者症状改善,但效果短暂。

6. 骶神经调节(sacroneuro-modulation,SNM)采用 SNM 治疗的患者应先接受生物反馈训练作为预治疗,且在非手术治疗无效后才考虑实施。

(三)手术治疗

对完全失禁者,要根据病因和会阴部解剖,采用最合适的手术疗法。

目前治疗大便失禁的手术方法虽多,但尚无针对病因的手术方法,大多数是围绕括约肌的修复而设计的,国内外以重建外括约肌的术式报道最多,但效果并不理想,故有些学者提出,在重建外括约肌的同时也应一并行内括约肌成形术,不论采取何种术式,术后都要加强排便功能的训练或用电刺激来促进排便功能的恢复。

围手术期的处理是手术成功的关键。术前控制饮食(同直肠癌术前准备),术中保护手术区不受肠内容物或阴道分泌物的污染,术后输液 5~7 天,并给予抗生素,稀便者给予止泻药,放置导尿管 5~7 天,每天擦拭伤口,预防感染。

1. 单纯括约肌修补

(1)适应证:适用于两种形式的括约肌功能障碍。①盆底肌组织的弥漫性薄弱;②局部括约肌损

伤。盆底肌组织的弥漫性薄弱,肛门修补手术后长期有效率为 30%。合并有括约肌断裂的局部损伤应根据正确的解剖层次进行直接修补。在分娩过程中发现急性产伤,应由产科医师以对合技术进行修补。

(2)操作方法

1)常规消毒后,行指检判断肛管直肠环是否完整,确认肛门括约肌断端位置,并用甲基紫画一标记。

2)以肛门括约肌附近瘢痕组织为中心,在肛门括约肌断裂瘢痕外侧做一半圆切口(图 23-0-4)。为避免术后切口感染,切口应远离肛门。

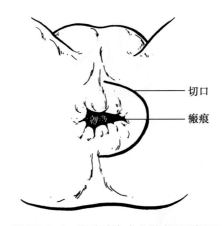

图 23-0-4　以瘢痕为中心做半圆形切口

3)切开皮肤和皮下组织,将皮瓣连同瘢痕组织向肛门侧翻开。显露肛门括约肌,寻找其断端,将肛门内、外括约肌的两断端与周围瘢痕组织分离,并切除括约肌两断端之间的瘢痕组织(图 23-0-5)。保留断端上的部分结缔组织,使在缝合肌纤维时不易撕裂。

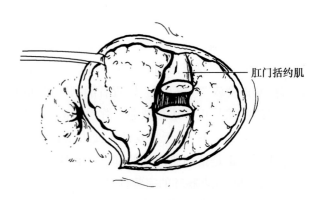

图 23-0-5　翻起皮瓣,显露瘢痕组织

4）用两把组织钳夹住肛门内、外括约肌的断端，交叉试拉肛门括约肌的活动度及松紧度，合适后将直径 1.5cm 的圆筒肛门镜塞入肛内。再试拉肛门括约肌（图 23-0-6）。

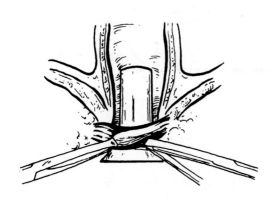

图 23-0-6　交叉试拉肛门括约肌的松紧度

5）用丝线或肠线端对端褥式缝合肛门内括约肌瘢痕组织断端，用重叠褥式缝线固定肛门外括约肌瘢痕组织断端，使肛门可伸入示指（图 23-0-7）。若损伤过大，可分期手术，此时应尽量拉近肛门内、外括约肌断端，固定于软组织上，3 个月后视失禁情况决定是否再次手术。

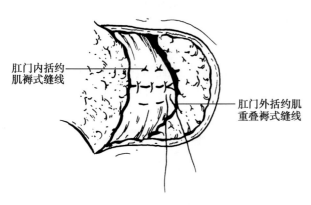

肛门内括约肌褥式缝线

肛门外括约肌重叠褥式缝线

图 23-0-7　褥式缝合修补肛门括约肌

6）用丝线间断缝合皮下及皮肤切口，切口内置引流管（图 23-0-8）。外用塔形纱布压迫，丁字带固定。

2. 肛管阴道隔修补术　将阴道后壁与直肠前壁分离，找到肛门括约肌断端后缝合，再缝合肛提肌、阴道黏膜和会阴部皮肤，使肛门括约肌恢复正常功能，又称会阴缝合术。

（1）适应证：适用于分娩或外伤所致的陈旧性

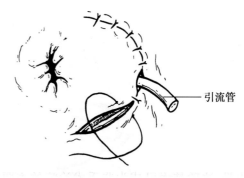

引流管

图 23-0-8　缝合皮肤切口

会阴Ⅲ度撕裂造成的不完全大便失禁。应在分娩 6 个月后做这种手术。

（2）操作方法

1）充分暴露手术视野，用碘附棉球分别塞入肠道及阴道，沿裂缘上方弧形切开阴道后壁黏膜（图 23-0-9）。在两括约肌断端收缩时，于皮肤显示凹陷处的外侧切开。

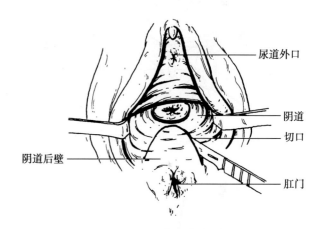

尿道外口

阴道

切口

阴道后壁

肛门

图 23-0-9　阴道后壁弧形切口

2）切开阴道黏膜，向下潜行将阴道后壁黏膜与直肠前壁分开，并向下翻转、暴露、寻找肛门外括约肌断端，最后显露两侧肛提肌断缘（图 23-0-10）。

3）用剪刀或止血钳继续游离肛门外括约肌及肛提肌的断端。再从裂缘切口分离直肠黏膜下层，使直肠阴道隔分离，用丝线重叠缝合 3~4 针（图 23-0-11）。但不宜过紧，以免肛门狭窄。

4）示指伸入肛管，检查肛门括约肌缝合是否足够紧，如不够紧再缝合较多肌纤维。然后在中线缝合耻骨直肠肌，加强肛门括约肌（图 23-0-12）。

5）复回黏膜片，使黏膜片由于缝合肛门括约肌成为突出皱褶，做成会阴中心腱，以免生成狭窄。

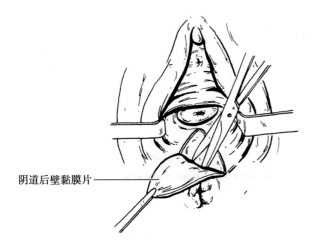

图 23-0-10 分离阴道黏膜,并向下翻转

阴道后壁黏膜片

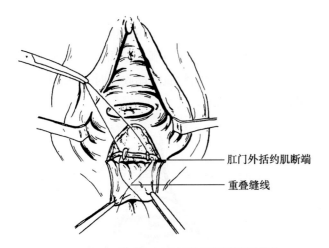

肛门外括约肌断端

重叠缝线

图 23-0-11 游离肛门外括约肌断端重叠缝合

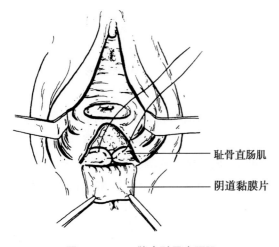

耻骨直肠肌

阴道黏膜片

图 23-0-12 缝合耻骨直肠肌

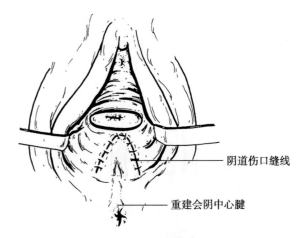

阴道伤口缝线

重建会阴中心腱

图 23-0-13 缝合阴道伤口

都不应该将造瘘口关闭。应保持开放直至会阴部伤口愈合,明确修复手术已成功。修复手术是否应该同时行结肠造口是根据患者自身的情况决定的。一般情况下认为,重建的范围越大,越需要考虑粪便转路。

3. 肛门后修补术(Parks 手术) 1971 年,Parks 强调了重建肛直角的重要性,并将其称为"肛门后修补术"。

(1)适应证:手术用于合并阴部神经病变的大便失禁或直肠脱垂及会阴下降综合征的患者,如今已几乎不再使用。

(2)操作方法

1)常规消毒后,在距肛门后缘约 6cm 处,向肛门两侧做倒 V 形皮肤切口(图 23-0-14)。

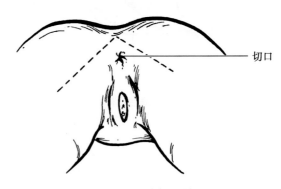

切口

图 23-0-14 倒 V 形切口

消毒阴道,修整切除多余阴道黏膜,丝线间断缝合阴道黏膜切口(图 23-0-13)。取出肠腔、阴道内棉球,外用敷料包扎,丁字带固定。

已行结肠造口患者,进行重建手术时无论如何

2)将皮肤和皮下脂肪组织由外括约肌的后部纤维分离并将皮片向前翻转,显露和确认内外括约肌间沟(图 23-0-15)。

3)在外括约肌和内括约肌之间分离肛门内

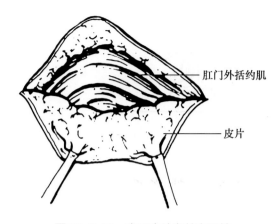

图 23-0-15 牵开皮片向前方翻转

括约肌和肛门外括约肌,并将外括约肌牵向后方
(图 23-0-16)。

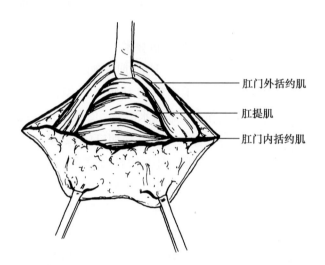

图 23-0-16 分离肛门内括约肌和肛门外括约肌

4)向前牵开肛管和内括约肌,向上分离到耻
骨直肠肌和肛提肌上缘,显露直肠后壁及两侧约
2/3 周的肠壁(图 23-0-17)。

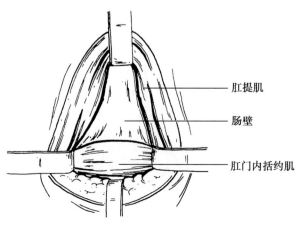

图 23-0-17 显露直肠后壁

5)两侧肛提肌穿入缝线,牵紧缝线将两侧肌肉
由后向前间断缝合两层,使盆底修补(图 23-0-18)。

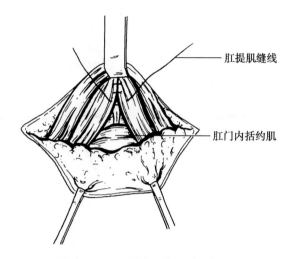

图 23-0-18 缝合肛提肌,修补盆底

6)折叠缝合耻骨直肠肌,使肌肉缩短,肛直角
前移,恢复正常角度(图 23-0-19),折叠缝合肛门外
括约肌(图 23-0-20)。

7)创面用抗生素溶液洗净后,皮下置引流管,
缝合皮下组织及皮肤。

4. 肛门括约肌折叠术 已有一百余年历史,
多在肛门前方做折叠手术,将肛门前括约肌折叠,
以加强括约肌张力,是缩紧肛门的一种手术方法。

(1)肛门前方括约肌折叠术

1)适应证:适用于肛门括约肌松弛及完全性
大便失禁者。

2)操作方法:①常规消毒后,铺无菌巾单。

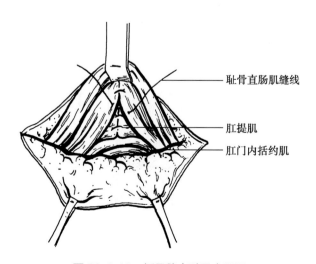

图 23-0-19 折叠缝合耻骨直肠肌

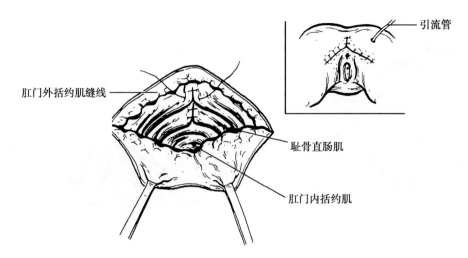

肛门外括约肌缝线

引流管

耻骨直肠肌

肛门内括约肌

图 23-0-20 折叠缝合肛门外括约肌

在肛门前方距肛门缘 1~2cm 处做一半圆形切口。②切开皮肤和皮下组织,游离皮片并将其向后翻转覆盖肛门。向深处分离,显露外括约肌,可见其由肛门两侧向前、向内行向会阴中心腱,在两侧外括约肌和内括约肌间可见一三角形间隙(图 23-0-21)。③用丝线间断折叠缝合内、外括约肌,闭合原三角形间隙,缩紧肛管(图 23-0-22)。④复回皮片,间断

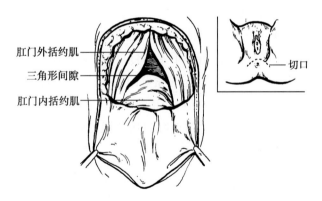

肛门外括约肌

三角形间隙

肛门内括约肌

切口

图 23-0-21 两侧肛门外括约肌与肛门内括约肌间三角形间隙

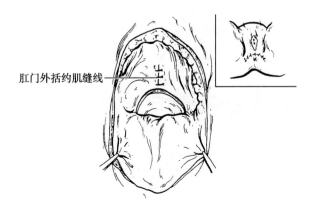

肛门外括约肌缝线

图 23-0-22 折叠缝合肛门外括约肌,闭合三角形间隙

缝合皮下组织和皮肤,外用无菌纱布压迫,丁字带固定。

(2)经阴道外括约肌折叠术

1)适应证:适用于肛门括约肌松弛的女性患者。

2)操作方法:①在阴道黏膜下组织内注入 1:20 万 U 肾上腺素生理盐水溶液。②经阴道后缘黏膜与皮肤交界处做长 4~5cm 横切口(图 23-0-23)。③提起阴道后壁黏膜,向上锐性分离阴道后壁,显露外括约肌前部。将外括约肌向前方牵起,判断其松弛程度(图 23-0-24)。④将肛门括约肌及直肠阴道隔提起,用丝线折叠缝合,使肛门括约肌紧缩。缝合时进针不宜过深,避免穿透直肠阴道隔(图 23-0-25)。⑤在伤口上方缝合肛提肌(图 23-0-26)。最后缝合阴道后壁(图 23-0-27)。

5. 肛门环绕术 该手术一个简单的方式就是将股薄肌或臀大肌转位以支持括约肌环,手术禁忌证是便秘。

(1)股薄肌成形术(股薄肌转位术):1952 年,

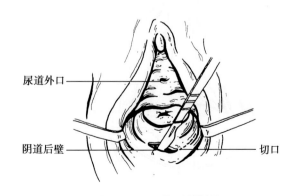

尿道外口

阴道后壁

切口

图 23-0-23 阴道后壁横切口

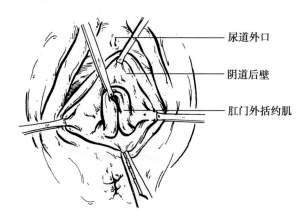

图 23-0-24 经阴道显露、折叠肛门外括约肌

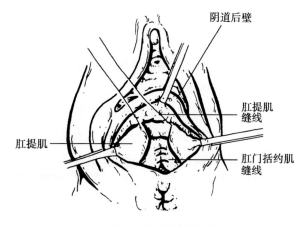

图 23-0-26 缝合肛提肌

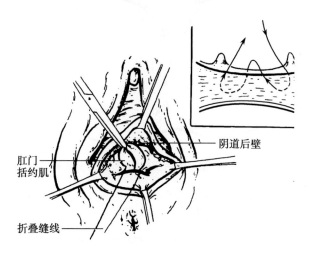

图 23-0-25 折叠缝合肛门括约肌

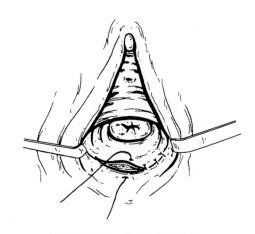

图 23-0-27 缝合阴道后壁伤口

Pickrell 等发展了使用股薄肌来取代肛门括约肌的手术方式。

1）适应证：主要适应证为非手术治疗不能控制的大便失禁或括约肌成形手术失败。股薄肌成形也可用于腹会阴切除术后的肛门重建和放射后坏死的治疗。

2）操作方法（以左侧大腿为例）：①连续硬膜外麻醉。先取仰卧、双下肢外展位，分别于左侧大腿内侧 1/4 隆起处（上切口）、膝关节内上方（中切口）、胫骨粗隆内下方（下切口），做三个纵向切口（切口长度 4~5cm）。经上切口，切开皮肤和皮下组织，在长收肌内侧显露股薄肌，切开股薄肌筋膜，以手指和血管钳将肌肉游离，以纱条牵引（图 23-0-28）。②经中切口在缝匠肌后方找到股薄

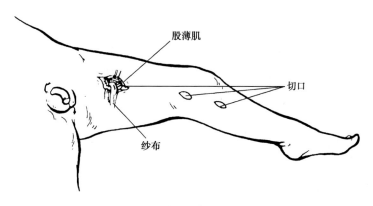

图 23-0-28 股部上、中、下三处皮肤切口

肌,以血管钳挑动肌腱,可见上切口的股薄肌移动。用示指钝性分离上、中切口之间的股薄肌。牵开胫骨结节下方的切口,显露扁平的股薄肌腱,并游离肌束,将肌腱由骨膜切断。将已完全游离的股薄肌全部由上切口拉出,用盐水纱布包裹,以备移植,关闭中、下两切口(图 23-0-29)。③改截石位,于右耻骨结节处,肛门前、后正中线分别距肛门 2cm 处,各做纵切口长约 3cm。并用血管钳和示指经切口在括约肌间沟以上绕肛管钝性分离一周,再从肛门前正中切口绕皮下分别与右耻骨切口和左大腿上 1/4 伤口钝性分离相交通,形成一与股薄肌粗细相当的隧道(图 23-0-30)。④绕肛门前正中切口,将股薄肌断端拉入隧道,沿隧道环绕肛管一周,于前方交叉后,到达右耻骨结节切口引出。改仰卧位,使两下肢伸直,使股薄肌完全松弛,牵紧肌腱,确定肛管紧度,一般伸入指尖即可。将其断端固定于耻骨结节骨膜上,一般固定 2~4 针(图 23-0-31)。⑤缝合所有皮肤切口,肛门后正中切口可放置橡皮引流条(图 23-0-32)无菌纱布压迫,丁字带固定。

(2)臀大肌移植括约肌成形术:适应证同股薄肌成形术。1920 年,Chotwood 首次报道用两条臀

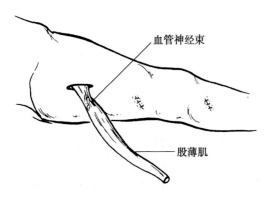

图 23-0-29 从上切口牵出游离的股薄肌,缝合中、下切口

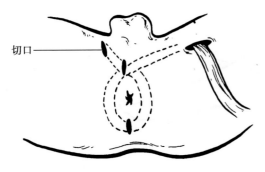

图 23-0-30 右耻骨结节,肛门前后正中切口及隧道

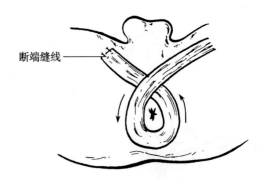

图 23-0-31 缝合固定断端

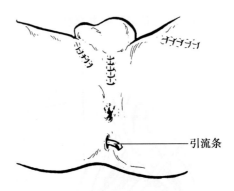

图 23-0-32 缝合皮肤切口,放置引流条

大肌片治疗大便失禁。臀大肌是一大的有张力的肌肉,其下缘靠近肛门,容易移植。因此,如括约肌的神经损伤,臀大肌可代替其功能。

操作方法:①在尾骨与坐骨结节之间臀部两侧各做一斜切口约 5cm(图 23-0-33);②切开皮肤及皮下组织,显露臀大肌,将两侧臀大肌内缘游离成一条宽约 3cm 肌束,勿损伤神经(图 23-0-34);③围绕肛管在肛门前方和后方做皮下隧道,并由臀部切口和肛门外弯切口之间做成隧道(图 23-0-35);④将左右两侧下部肌肉断端通过隧道牵向会阴,并将两断端重叠缝合,上部肌肉断端牵向后方,围绕肛管重叠缝合(图 23-0-36);⑤切除伤口瘢痕后间断缝合皮肤,置橡皮条引流,乙醇消毒纱布覆盖(图 23-0-37)。

6.粪便转路 对于高龄,有严重的神经系统

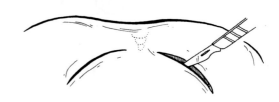

图 23-0-33 臀部两侧斜切口

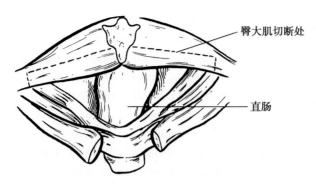

图 23-0-34 做带蒂的臀大肌肌瓣

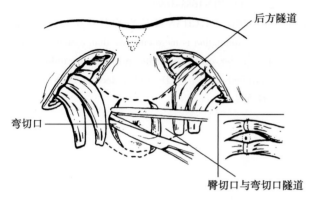

图 23-0-35 围绕肛管做皮下隧道

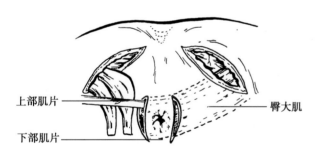

图 23-0-36 两侧肌肉通过隧道重叠缝合

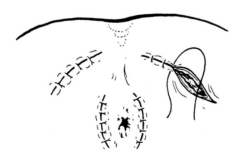

图 23-0-37 缝合各部切口

损害、智力迟钝或者严重肠功能疾病患者，可以行结肠造口术或回肠造口术。实际上对于在疗养或者康复院的患者，粪便转路是最理想的选择。除了治疗方法外，重要的是要和大便失禁的患者进行讨论交流来决定是否做这种手术。

（姜洋 李春雨）

参考文献

［1］ 李春雨.肛肠病学［M］.北京:高等教育出版社,2013:126-128.

［2］ 张庆荣.肛门直肠结肠外科［M］.北京:人民卫生出版社,1980:215-219.

［3］ CORMAN M L. CORMAN 结直肠外科学［M］.傅传刚,汪建平,王杉,译.6版.上海:上海科学技术出版社,2016:402-412.

［4］ DAVID E B,PATRICA L R,THEODORE J S,et al. 美国结直肠外科医师学会结直肠外科学［M］.马东旺,姜军,王西墨,译.2版.北京:北京大学医学出版社,2013:309-310.

［5］ 李春雨,汪建平.肛肠外科手术技巧［M］.北京:人民卫生出版社,2013:264-268.

［6］ 张有生,李春雨.实用肛肠外科学［M］.北京:人民军医出版社,2009:276-280.

［7］ 王果,潘少川,周蓉儿.小儿外科手术图谱［M］.郑州:河南科学技术出版社,1994:243-247.

［8］ 李春雨,张有生.实用肛门手术学［M］.沈阳:辽宁科学技术出版社,2005:736-756.

［9］ 喻德洪,刘彦.产伤性肛门失禁的诊断［J］.中国实用外科杂志,1993,13(8):57-59.

［10］ 刘连杰,喻德洪.肛门失禁的诊断和治疗［J］.中华普通外科杂志,2000,15(11):691-692.

［11］ VAIZEY C J,KAMM M A,NICHOLLS R J. Recent advances in the surgical treatment of faecal incontinence［J］. Br J Surg,1998,85(5):596-603.

［12］ SANGWAN Y F,COLLER J A,SCHOEOTZ D J JR, et al. Relationship between manometric anal waves and fecal incontinence［J］. Dis Colon Rectum,1995,38(4):370-374.

［13］ SENTOVICH S M,BLATCHFORD G J,RIVELA I J, et al. Diagnosing anal sphincter injury with transanal ultrasound and manometry［J］. Dis Colon Rectum,1997,40(12):1430-1434.

［14］ CHRISTIANSEN J. Modern surgical treatment of anal incontinence［J］. Ann Med,1998,30(3):273-277.

［15］ RENTSCH M,PAETZEL C,LENHART M,et al. Dynamic magnetic resonance imaging defecography: adiagnostic alternative in the assessment of pelvic floor disorders in proctology［J］. Dis Colon Rectum,2001,44(7):999-1007.

[16] SOLOMON M J,PAGER K C,REX J,et al. Randomized, controlled trial of biofeedback with anal manometry, transanal ultrasound,or pelvic floor retraining with digital guidance alone in the treatment of mild to moderate fecal incontinence [J]. Dis Colon Rectum,2003,46(6): 703-710.

[17] HEYMEN S,JONES K R,RINGEL Y,et al. Biofeedback treatment of fecal incontinence:a critical review [J]. Dis Colon Rectum,2001,44(5):728-736.

[18] HALVERSON A L,HULL T L. Long-term outcome of overlapping anal sphincter repair [J]. Dis Colon Rectum,2002,45(3):345-348.

[19] HA H T,FLESHMAN J W,SMITH M,et al. Manometric squeeze pressure dierence parallels functional outcome after overlapping sphincter reconstruction [J]. Dis Colon Rectum,2001,44(5):655-660.

[20] GIORDANO P,RENZI A,EFRON J,et al. Previous sphincter repair does not affect the outcome of repeat repair [J]. Dis Colon Rectum,2002,45(5):635-640.

[21] VAIZEY C J,NORTON C,THORNTON M J,et al. Long-term results of repeat anterior anal sphincter repair [J]. Dis Colon Rectum,2004,47(6):858-863.

[22] MATZE K E,STADELMAIER U,HOHENBERGER W. Innovations in fecal incontinence:sacral nerve stimulation [J]. Dis Colon Rectum,2004,47(10):1720-1728.

[23] GOVAERT B,MELENHORST J,NIEMAN F H M,et al. Factors associated with percutaneous nerve evaluation and permanent sacral nerve modulation outcome in patients with fecal incontinence [J]. Dis Colon Rectum, 2009,52(10):1688-1694.

[24] TJANDRA J J,CHAN M K Y,YEH C H,et al. Sacral nerve stimulation is more effective than optimal medical therapy for severe fecal incontinence:a randomized, controlled study [J]. Dis Colon Rectum,2008,51(5): 494-502.

第二十四章

肛门直肠狭窄

　　肛门直肠狭窄是由肛管直肠的生理功能丧失导致的。当肛门直肠的正常弹性组织被瘢痕的纤维组织代替时,就会形成狭窄。虽然一些先天性疾病会导致肛门狭窄,但大多数患者是继发性的。

一、病因与发病机制

　　1. 先天性畸形　胚胎时期,直肠和肛管之间的肛门直肠膜发育异常,出生后该膜穿通不全或未消失,形成了肛门闭锁和直肠狭窄。

　　2. 炎症　肛门直肠周围炎症均可造成肛管直肠结缔组织增生、变厚,产生瘢痕挛缩,造成狭窄。

　　3. 损伤　为最常见原因,包括手术操作不当及并发症造成的损伤;外用药物注射量过多或过于集中、治疗创面感染坏死;放射治疗导致的肛管直肠硬化引起狭窄。

　　4. 肿瘤　直肠肛管癌、直肠巨大息肉,以及邻近器官或肿物压迫引起肛门狭窄。

　　5. 肌肉挛缩　由耻骨直肠肌、肛门括约肌、盆底肌痉挛导致的功能性肛管直肠狭窄。

二、分类

　　1. 根据形态可分为部分狭窄、环形狭窄及管状狭窄。

　　(1)部分狭窄:狭窄未累及肛管、直肠一圈,呈瓣状或半环形。

　　(2)环形狭窄:狭窄呈环状累及肛管、直肠一圈,纵径长度<2cm。

　　(3)管状狭窄:狭窄呈管状累及肛管、直肠一圈,纵径长度>2cm。

　　2. 根据狭窄的程度可分为轻度、中度、重度三度。

　　(1)轻度:示指或中号 Hill-Ferguson 牵开器可以插入肛门。

　　(2)中度:示指或中号 Hill-ferguson 牵开器用力才能插入肛门。

　　(3)重度:小指或者小号 Hill-ferguson 牵开器用力才能插入,甚至不能插入肛门。

三、临床表现

　　1. 排便困难　肠腔狭窄,粪便通过受阻,引起排便困难。

　　2. 疼痛　粪便通过受阻,常需用力排便而损伤肛门,引起肛门疼痛。常有排便挛缩的感觉。

　　3. 排便习惯改变　肛门直肠狭窄排便不畅,长期以来会引起便秘。粪便堆积,刺激肠道感受器,会引起便频感。

　　4. 假性大便失禁　由于狭窄直肠内粪便堆积过多,肠腔压力过高,将粪便挤压出体外。

　　5. 肛门潮湿瘙痒　瘢痕形成造成肛门狭窄,

括约肌功能减退,影响舒缩功能,不断有粪水流出,刺激肛周皮肤,引起瘙痒、湿疹样皮损等。

6. 全身症状 病变长期进展还会引起腹胀、腹痛、恶心,食欲缺乏、消瘦等症状,严重者还可诱发肠梗阻。

四、辅助检查

1. X 线钡剂灌肠 可观察狭窄的形态,位置,范围。狭窄形态有助于鉴别良恶性原因,良性病变常造成环状狭窄,局部多光滑。恶性肿瘤引起的狭窄形态多不规则且质地粗糙。

2. 纤维结肠镜 可观察狭窄的肠腔及瘢痕,严重者不能通过。如考虑恶性肿瘤应取活检明确诊断。

五、诊断

症状典型的肛门直肠狭窄结合外伤、手术史诊断不难。直肠指检可触及肛门狭窄缩小,难以通过,局部可扪及瘢痕僵硬感及括约肌痉挛感。大多数患者因为过度狭窄无法行直肠指检或内镜检查,可能需要在麻醉下进行检查,并需结合患者的临床表现及过往外伤史、手术史、疾病史等作出诊断。

六、鉴别诊断

1. 直肠癌 多有便血病史,排便困难多呈进行性加重。位置低者,直肠指检可触及高低不平、凹凸不平的肿块。确诊需病理活检。

2. 溃疡性结肠炎 多有慢性反复发作的炎性肠病史,病损可侵袭全结肠,呈连续性病变,可伴有黏液血便,鉴别不难。

3. 克罗恩病 病变侵袭整个消化道,呈跳跃式、节段式损害。多有克罗恩病特征性溃疡表现,如鹅卵石征,纵向溃疡。多侵袭齿状线以上。

4. 肠结核 多有肠或肠外结核病史。抗结核治疗有效。

5. 性病淋巴肉芽肿 多见于女性,多有不洁性交史,以病毒感染为主。病变多位于齿状线上方,多呈管状狭窄。血清冷凝集试验、病毒抗原检测可呈阳性。

七、治疗

(一) 非手术治疗

适用于轻度肛门狭窄或仅涉及远端肛门狭窄的患者。

1. 改善饮食结构 以高纤维素易消化饮食结构为主。

2. 服用通便的药物 如乳果糖、液状石蜡、聚乙二醇 2000 散剂等。

3. 扩肛 在手套上涂抹润滑剂,伸入肛门,使肛门逐步扩大。或者使用扩肛器辅助扩肛。此方法需要反复操作,耗时较长,需要长期坚持。

4. 理疗 运用电疗、热疗等可软化瘢痕部位,使狭窄部位扩张。

5. 对症治疗 针对引起狭窄的原发病进行治疗。

(二) 手术治疗

中度、重度肛门狭窄或非手术治疗无效的患者,推荐手术治疗。目的是要增加肛管的直径和弹性,治疗方法包括简单地切开瘢痕或切除纤维化组织并用健康的组织瓣代替。手术方式的选择取决于狭窄的程度和外科医师的经验。

1. 狭窄切开术 轻度、中度肛门狭窄且狭窄环比较短的患者,切开狭窄环(伴或不伴切开肛门括约肌),使肛门扩大,但伤口愈合后又会再次形成瘢痕。如果单次狭窄切开不能缓解,可以在多个象限进行切开。

2. 纵切横缝术 在肛管后正中线处做一切口,上至狭窄环的上端,深度以切断纤维瘢痕组织而不穿透肠壁为宜。适用于肛管或直肠下段狭窄者。

3. 肛门成形术 皮瓣推移结合肛门成形术可用于修补远端肛门狭窄及肛管组织缺损的肛门狭窄。于肛管前后正中线处各做一口切开。在上下切口顶端再做两个切口,使切口呈 Y 形。将上下两皮瓣尖端向肛管牵拉,并缝合于肛管切口上下两端。使切口由 Y 形转变成 V 形,以创造新的肛管组织。V-Y 皮瓣适合较短的狭窄,方形皮瓣或菱形皮瓣通常用于较长的狭窄,旋转皮瓣用于较大或复杂的缺陷。

4. 经骶尾部直肠狭窄纵切横缝术　适用于中上段狭窄者,在距肛门 2.5~3cm 至尾骨做一纵向切口,切除尾骨和部分骶骨,暴露直肠后,游离两侧组织。将金属扩张器伸入其中,通过狭窄部位。切开狭窄处,取出扩张器,插入包裹凡士林纱布的橡胶管,最后将切口拉成横向。缝合关闭。

5. 经腹直肠狭窄切除术　经开腹手术切开狭窄段。适用于直肠上段或中上段狭窄经以上治疗无效者。

（郝立强）

参考文献

［1］ 喻德洪 . 现代肛肠外科学［M］. 北京:人民军医出版社,1997:248.

［2］ 王吉甫,詹文华,汪建平 . 胃肠外科学［M］. 北京:人民卫生出版社,2000:1078-1080.

［3］ 李春雨,汪建平 . 肛肠外科手术学［M］. 北京:人民卫生出版社,2015:721-722.

［4］ 李春雨,徐国成 . 肛肠病学［M］. 2 版 . 北京:高等教育出版社,2021:129-130.

［5］ 张有生,李春雨 . 实用肛肠外科学［M］. 北京:人民军医出版社,2009:267-268.

第二十五章

肛门感染性疾病

第一节　肛窦炎及肛乳头炎

肛窦炎及肛乳头炎临床上常并发，只有其中一处感染者非常罕见，故可视为一种疾病。肛窦炎又称肛隐窝炎，是以渗出为主的局灶性炎症。因为症状较轻，又在肛管内部，常被忽视。但它是重要的潜在性感染灶，据统计，约85%的肛门直肠疾病是由肛窦原发感染病灶而来的。

一、历史

1923年Gant发现肛窦内有多种细菌；1924年Montagces，1930年Bassler、Hermance都有相同的发现并认为肛窦内有致病菌也有非致病菌。Hermance还认为肛窦炎是肛门瘙痒的诱发因素。1934年Synnott提出肛窦炎常是肛瘘的内口。1935年Tucker、Hellwig证实肛腺开口于肛窦，肛门感染与肛腺有关。1943年Hill同意这个观点，并认为肛门感染是通过肛腺系统而发生的。

二、流行病学

1962年Sehutt及Tolantion调查了6 080例小儿和成年人，肛乳头的出现率为13%~47%，多数人缺如。肛乳头数目：1~3个者占60%，4个以上者占40%，个别的6个以上，同时发现肛乳头肥大的患者，多合并有肛隐窝炎。孙骏等在其统计资料中发现肛乳头肥大高发年龄为20~50岁，其中以40~50岁的患者最多，占43.48%。女性患者较男性患者为多，占总数的65.22%。

三、病因与发病机制

（一）感染与损伤

肛窦因窦底在下，开口朝上，呈袋状，引流差，容易贮积粪便引起感染，肛窦的边缘又有游离的半月形肛瓣，容易受到干粪块的擦伤或排便时被撕裂。排便次数增多或患肠炎、痢疾、腹泻、便秘等，频繁刺激肛窦和肛瓣。身体和局部抵抗力降低，或有慢性消耗性疾病，粪便和异物存积于肛窦，窦道阻塞，使肛腺分泌的肛液引流不畅，加上粪便分解，病菌繁殖，肛窦即感染肿胀。常见的致病菌有大肠埃希菌、葡萄球菌、变形杆菌、产气杆菌、链球菌、结核分枝杆菌等，其中大肠埃希菌占60%~70%。

（二）性激素的影响

肛腺的发育与功能主要受人体性激素的调节，性激素的高低直接影响着肛腺的增生与萎缩，因此性激素的水平与肛窦炎的发生有密切关系。而性激素中以雄激素的影响最大。新生儿体内由母体带来的雄激素较多，故肛周感染较多，经过发育成长期，随雄激素水平下降，肛周感染有的可自愈。

男性及青壮年雄激素水平较高,肛腺感染增多,肛周脓肿常发于青壮年。老年性激素水平明显下降,肛腺随之萎缩,因此老年很少发生肛窦炎及肛周感染。

(三)胚胎发育的影响

在胚胎发育的第 7 周,泄殖腔膜和肛膜破裂,与后肠融合,此时泄殖腔膜的背侧部分衍生为肛管、齿状线和肛柱的下部,若由于某种原因造成肛膜与后肠之间发生异常融合,不能形成正常齿状线和隐窝,而形成不规则齿状线和过深隐窝,出生后容易受细菌感染和损伤,形成肛窦炎、肛周脓肿和肛瘘。

(四)病理变化

肛乳头肥大是由肛乳头炎引起,临床上病理变化以炎症为主。在临床上肛乳头肥大一般是慢性炎症变化的结果,主要病理变化:①巨噬细胞、淋巴细胞和浆细胞的浸润,以淋巴细胞最为常见。②成纤维细胞增生,有时小血管也增生。血小板衍生的生长因子和纤维粘连蛋白分解产物对成纤维细胞有趋化作用。此外,巨噬细胞和淋巴细胞的衍生因子都能刺激成纤维细胞增生并产生大量的胶原。③被覆的复层扁平上皮可出现明显增生,上皮细胞增生肥厚。④偶可见非典型的间质细胞,核大,细胞呈星形。肛乳头肥大的病理生理变化和纤维上皮性息肉的病理生理学十分相似,故临床上病理报告常为纤维上皮性息肉。

四、分类

一般将肛窦炎和肛乳头炎分为急性期和慢性期。

五、临床表现

1. 症状　肛窦炎多数无明显症状,只是排便后有不适感、微痛、烧灼感或坠胀感。急性期则有排便疼痛,分泌物多,卫生纸偶带脓血,烧灼不适,肛门坠胀等。慢性期多无明显症状,排便后有肛门短暂时间的微痛或不适,病史多较久。肛乳头炎一般无明显症状,当乳头肥大持续增大脱出肛门后,可见如乳头状,大小不等的脱出物,表面覆盖皮肤,急性期或嵌顿时,可见水肿、充血、坏死、糜烂等。

2. 体征　直肠指检可触及肛口紧缩感,肛窦发炎处有明显压痛,硬结或凹陷,可触摸到肿大压痛的肛乳头。

六、辅助检查

1. 肛门镜检查　肛门镜检查可见肛窦、肛瓣充血水肿,黏膜易出血,轻按肛窦有脓血水流出或黏液较多。若伴有肛乳头炎、肛乳头肥大,则排便时有带蒂肛乳头脱出肛外,指检触之肛乳头增大变硬。肛门镜检查发现肛乳头肥大,急性期可见肛乳头充血、水肿。

2. 探针检查　用球头钩状探针探查肛窦时,肛窦变深,患者感觉疼痛。

七、诊断

根据病史、临床症状、体征,结合检查即可作出诊断。

八、鉴别诊断

1. 肛裂　疼痛时间较长;且可有典型周期性疼痛,肛门镜检查肛裂可见肛管纵向裂口溃疡,而肛窦炎没有。但两者可同时并存。

2. 直肠息肉　直肠息肉顶部呈球状,表面黏膜覆盖,质软,色鲜红或紫红,常易出血。而肛乳头发于齿状线,呈锥形,表面上皮覆盖,色淡黄或乳白,质硬,不易出血。

九、治疗

(一)中医治疗

1. 内治法　根据不同症候予以不同方剂治疗。

(1)湿热型:方用龙胆泻肝汤。

(2)热毒型:方用内疏黄连汤加减。

(3)气滞型:方用复元活血汤加减。

(4)虚火型:方用增液汤加减。

2. 外治法

(1)熏洗法:黄柏 15g,大黄 15g,艾叶 15g,地榆 15g,水煎至 1 500ml,先熏,然后坐浴 10~20 分钟,每日 2 次。

（2）涂药法:以黄连、黄柏、大黄软膏涂敷肛内。

（3）塞药法:可选用中成药栓剂治疗。

（4）灌肠法:黄连、地榆、大黄各 10g,水煎至50ml,每晚 1 次。

（二）药物治疗

1. 抗菌药物　甲硝唑是首选药,次为庆大霉素、阿莫西林等。经肛门给药,效果更好、更快。

2. 肛门栓剂　对急慢性发作期患者有明显抗炎、抗渗出、镇痛作用。

（三）手术治疗

手术是本病的根治疗法,应根据病变选用适合的术式。

1. 肛窦切开扩创术　先用钩形探针钩探加深的肛隐窝,然后沿探针切开肛隐窝到肛门内括约肌,切断部分内括约肌,切除病窦及结节,做梭形切口至皮肤,创面修整,使引流通畅。可于切口上方黏膜处缝合 1 针以止血,注意切除不可过深以防术后出血,本术式可根治肛窦炎。

2. 肛乳头结扎切除术　于肛乳头基底部行贯穿结扎,切除顶部,纳入吲哚美辛栓 1 枚,消毒纱布包扎。每次可结扎 1~3 枚肥大的肛乳头,不拆线,7天左右可自行脱落。肥大性乳头基底部粗大者,应剪开基底部皮肤至近齿状线处,结扎时边松止血钳边紧线,将线结扎在齿状线处,可减轻术后疼痛,缩短疗程。

3. 电灼术　小的三角形乳头可选用电刀或电灼器烧灼至基底部,术后纳入吲哚美辛栓,便后坐浴。

第二节　肛周化脓性汗腺炎

大汗腺又称顶泌腺,位于真皮深部,腺管开口于皮肤表面,一旦被阻塞,即发生感染,腺管因感染而破裂,在皮内和皮下组织内引起感染,反复发作,广泛蔓延,形成范围较广的慢性炎症,小脓肿、复杂性窦道和瘘管称为化脓性大汗腺炎。发病部位多在大汗腺分布区,如腋下、脐部、乳晕、肛门、臀部。

发生于肛门周围者称为肛周化脓性大汗腺炎。

一、历史

我国宋代窦汉卿早已提出串臀瘘、蜂窝瘘,症状描述与化脓性大汗腺炎十分相似。1885 年Geber 强调一种慢性化脓现象可蔓延较远较深,形成曲折的瘘管,还可以穿入直肠,形成肛瘘,可能就是化脓性大汗腺炎。1942 年 Jackman 指出化脓性大汗腺炎在临床上常与肛瘘混淆。1967 年Montogomery 指出肛周发生化脓性大汗腺炎可穿入直肠或形成肛瘘。同年 Mccoll 证实肛管远端才有毛囊和粗大的皮脂腺及汗腺。1970 年 Barron 提出化脓性大汗腺炎可向深部蔓延甚至到尾骨、骶骨和直肠之间。

二、流行病学

化脓性汗腺炎多发于 20~24 岁身体肥胖,好出汗的人,儿童除非早熟,一般不会发病,女性的发病率是男性的 3 倍。本病长期不愈有恶变可能,多在发病后 10~20 年。

三、病因与发病机制

1. 感染　多为金黄色葡萄球菌、链球菌、厌氧菌等。本病感染的细菌有一定的规律性,会阴部主要是厌氧链球菌感染;肛门和生殖器主要是 F 组链球菌感染。

2. 激素　大汗腺、皮脂腺和它们开口所在的毛囊,在发育上都受雄激素的控制。青春期开始分泌,活动的最高峰是在性活跃期。女性绝经后,大汗腺逐渐萎缩,分泌功能明显减弱。本病的发病完全与大汗腺的活动一致,青春期以前从不发病;绝经期后不再发作。

3. 痤疮四联征　本征与聚合性痤疮、脓肿性穿掘性毛囊周围炎或慢性脓皮病可同时存在,称痤疮四联征。但对皮脂腺侵犯不严重,因此可以认为是痤疮的一种特殊类型。

4. 病理　大汗腺导管开口受到肛周皮肤浸渍,发生角化性阻塞,导致汗液潴留形成囊肿,利于细菌繁殖,进而发展为脓疱、窦道、瘢痕及瘢痕疙瘩。

四、分类

临床一般分为急性、慢性两类。根据病情可分为轻度、中度、重度三度。

急性发作称为急性化脓性汗腺炎,急性发作之后经久不愈,则为慢性肛周化脓性汗腺炎。

轻度:病情较轻,病变范围较小,皮肤病变仅见局部小硬节红肿化脓或溃破有臭味脓性分泌物。

中度:其病变范围较大,皮下硬结化脓溃破并已有窦道形成硬结间相通,炎症明显,伴有一些全身症状,如发热、头痛、全身不适。

重度:病变范围广泛,不仅在肛周臀部甚至蔓延及会阴阴囊、腹股沟,症状显著,不仅全身发热、头痛,还伴有消瘦,贫血甚至低蛋白血症,皮肤变厚,皮色褐色,其下窦道可四通八达,病情严重。

五、临床表现

1. 症状与体征　初期常在会阴、阴囊区出现单发或多发的、皮下或皮内大小不等、与汗腺毛囊一致的炎性条索状硬结、脓疱或疖肿。之后化脓,切开或自溃破后,形成溃疡、窦道,红肿明显,自觉疼痛,溃后排出恶臭的糊状脓性分泌物。但病变仅位于皮下,不深入肛门内括约肌。随着第一个窦道形成,许多窦道相继形成,融合成片,皮下发生广泛坏死,皮肤溃烂,可扩展到肛门周围、阴囊、阴唇、骶尾部、臀部、腰部和股部,开口可达数个至数十个。愈合后常导致硬化和瘢痕形成。

2. 伴随症状　常伴有发热、全身不适、食欲减退、淋巴结疼痛肿大。晚期患者可出现消瘦、贫血,或并发内分泌和脂肪代谢紊乱等症状。

六、辅助检查

1. 窦道造影　通过外口灌注对比剂观察窦道的走行及各口之间是否存在联系,并在 X 线下拍摄正位片以及侧卧位片,确定窦道是否与肛门直肠相通。

2. 三维 MRI　盆底三维影像检查,不仅可以确定窦道走行及各窦道与括约肌之间的关系,也能观察窦道是否通向肛门直肠或肛提肌部位。

3. 瘘管肉芽组织检查　经久不愈的汗腺炎,

应该取窦道部分组织做病理检查,以判断是否癌变。

七、诊断

肛周化脓性汗腺炎的诊断应根据病史结合临床症状、体征、辅助检查等进行确诊,一般肛门周围皮下有反复感染化脓不愈,病程长、发病慢的病史。形成许多表浅性皮下小瘘管、窦道和小脓肿,与肛管直肠无明显联系。非大汗腺部位的耳后有黑头粉刺存在是本病早期诊断的标志,月经前多病情加重。同时还应确定有无结核病和糖尿病。

八、鉴别诊断

1. 多发性疖肿(毛囊炎)　毛囊性浸润明显,呈圆锥形,集簇一处,破溃后顶部有脓栓,病程短,任何部位皮肤皆可发生。

2. 复杂性肛瘘　瘘道深,内有肉芽组织,有肛周脓肿病史,常有肛窦原发感染内口。

3. 克罗恩病瘘　克罗恩病与化脓性汗腺炎可以并存,两者都有慢性窦道,但化脓性汗腺炎无胃肠症状,肛管直肠正常。

4. 尾骨前皮样囊肿　本病向深部蔓延常在尾骶骨与直肠之间向上蔓延,因肛管远端后壁有特征性瘢痕,多次手术瘢痕增多,易忽略同时并存的尾骨前皮样囊肿而漏诊。

5. 骶尾部畸胎瘤　本病为胚胎发育异常的先天性疾病,多为青壮年时期发病,肛门后尾骨前有外口。直肠指检常可触及骶前有肿物或饱满样感觉,钡剂灌肠侧面片可见直肠骶骨间隙增宽,直肠有半圆形充盈缺损或压迹,手术可见腔内有毛发、牙齿、骨质。亦可见到腔内有黏液。

九、治疗

(一) 中医治疗

肛周化脓性汗腺炎属于中医蜂窝漏、瓜瓢漏的范畴,因此其治疗必须内治、外治和手术治疗相结合进行综合治疗,有糖尿病或结核病等其他疾病者应行相应治疗。

1. 内治法　本病总属于虚实夹杂,本虚标实多见。起初表现为硬结、流脓以及炎症,多为阳证、实证。又可伴有全身症状,即标实为主;后期则重在全身与局部症状合参,病久者全身脏腑虚衰而以正虚为主。局部病变多为慢性迁延或处于静止状态,或急性暴发,多为虚实夹杂,故应紧密结合临床进行治疗。

2. 外治法

(1)熏洗疗法:用苦参汤加减煎水坐浴,每天便后1次。避免搔抓,以保持局部卫生。

(2)外敷药物疗法:可用醋调如意金黄散等中成药外敷,适用于初期、中期未破溃病变。

(3)物理疗法:腐去新生之时可用红外线、TDP灯做局部照射理疗,促进愈合。

(二)药物治疗

1. 抗感染治疗　急性期可酌情应用抗生素,一般根据细菌培养和药敏试验,决定选用抗生素的种类。但本病常反复发作,病灶周围纤维化,抗生素可能不易透入,因此药敏试验不一定与临床效果一致。

2. 抗雄激素治疗　抗雄激素药物环丙氯地孕酮(CPA)或睾酮阻断剂醋酸氯羟甲烯孕酮治疗2~3个月,有较好效果。

3. 肾上腺皮质激素　对反复发作患者可选用泼尼松龙、地塞米松等,配合抗生素以控制炎症,但不宜久用。

4. 异维A酸,每日0.5~1mg/kg,连服4~8周,对四联征有良好疗效,但对化脓性汗腺炎则疗效不明显。

(三)手术治疗

手术是根治本病的基本方法,目的是通过扩创,使引流通畅,便于清除坏死组织和皮下窦管或窦道,这种窦道多数不与肛门直肠相通,只是皮下相互贯通的管道,根据病变情况,手术可一期或分期进行。本病的手术主要是扩创,故术后的换药至关重要,可选用甲硝唑、庆大霉素等局部换药,玉红膏促进愈合。

1. 病灶小者,可行扩创术,刮除坏死组织后敞开病灶,从基底部换药促进愈合。

2. 病灶广泛,深达正常筋膜者可行扩创术,充分切开潜在皮下瘘管或窦道,广泛切除感染灶,伤口二期愈合或植皮。

3. 病灶特大者,可行广泛切除加转流性结肠造口术。造口是为了避免创口污染,并非常规,一般不轻易采用。

第三节　肛周蜂窝织炎

肛周蜂窝织炎致病菌常为大肠埃希菌、厌氧杆菌、溶血性链球菌、金黄色葡萄球菌,由于链激酶和透明质酸酶的作用,病变扩展迅速,脓液稀薄血性,可引起败血症。葡萄球菌感染容易局限形成脓肿、脓液稠厚;大肠埃希菌感染、脓液稠厚有奇臭,有时是混合感染。炎症可向四周扩散,其特点是初起无头、红肿蔓延成片,中央明显,四周较淡,边界不清,灼热疼痛,若经及时有效治疗,预后良好。有的3~5天后中央色褐腐溃,周围湿烂,全身症状明显,发生败血症者,预后不良。

一、历史

蜂窝织炎相当于中医的"发",是病变范围较"痈"大的急性化脓性疾病。元代《外科精义》:"夫五发者,谓痈疽生于脑、背、眉、髯、鬓是也。"实质是指有头疽病变范围扩大而伴发的"发"病。《外科启玄》中的"体疽发""对心发""莲子发"等虽有发的病名,实质均是有头疽。此外,有些痈之大者,属发的范围,应命名为发,但文献中称作痈者亦有之,如锁喉痈、臀痈等。

二、流行病学

多发生于全身有糖尿病、血液病或身体衰弱、抵抗力降低的老人,发病率约为每年200/10万。

三、病因与发病机制

肛门周围蜂窝织炎与身体其他部位的蜂窝织炎相同,是肛周皮下、筋膜下肌间隙或深部蜂窝组织的严重的暴发性化脓性感染,可迅速蔓延到会阴、股部、腹股沟、腹壁和腹膜后组织,因组织大块坏死损伤肛门和直肠,造成肛门狭窄和失禁,常危及生命。常见病因主要包括外伤、肛周手术感染、肛门直肠内外炎症或未及时处理的脓肿扩散。

病理改变:真皮及皮下组织可见广泛的急性化脓性炎症改变,浸润细胞主要是淋巴细胞和中性粒细胞。皮肤附属器被破坏,血管和淋巴管扩张或栓塞,后期可见肉芽肿形成。

四、分类

通常分表浅和深部两类。

表浅者初起时患处红肿热痛,继之炎症迅速沿皮下向四周扩散,肿胀明显,疼痛剧烈。此时局部皮肤发红,指压后可稍褪色,红肿边缘界限不清楚,可出现不同大小的水疱,病变部位的淋巴结常有肿痛。病变加重时,皮肤水疱破溃破出水样液,部分肤色变褐。

深度的蜂窝织炎皮肤症状不明显,常因病变深在而影响诊治,多有寒战、高热、头痛、乏力等全身症状,严重时体温过高或过低,甚至有意识改变等严重中毒表现。

五、临床表现

因致病菌种类、毒性不同,发病部位、深浅不同而有不同的临床表现。自觉发冷、发热,体温升高,有时有败血症症状,肛门直肠沉重感、疼痛和里急后重,以后局部弥漫性肿胀,发展较快、剧痛。直肠周围炎症常有带血臭味脓液由肛门流出,男性可能排尿困难。由大肠埃希菌、厌氧性链球菌、类杆菌和多种肠道杆菌引起的感染症状较轻,体温并不太高,会阴部、腹部红肿,皮下有气肿,按之有捻发音,蜂窝组织和筋膜坏死,脓液恶臭有气,又称捻发音性蜂窝织炎。随着病情的发展,炎症会迅速扩散,久拖不治或者采取的治疗措施无效,会发展为淋巴腺肿,病原菌侵入血液发展为败血症,引发严重后果。

六、辅助检查

1. 实验室检查　血常规示白细胞总数增多及中性粒细胞比例明显增高;降钙素原明显升高。

2. 超声检查　可以较好地显示液体量,皮下软组织中,显示蜂窝织炎及脓肿形成的异常组织结构,常见脓肿周围的蜂窝织炎中具有典型的鹅卵石样改变。

七、诊断

根据病史、体征、白细胞增多等表现,诊断多不困难,浆液性或脓性分泌物涂片可检出致病菌,血和脓液的细菌培养与药物敏感试验有助诊断与治疗。

八、鉴别诊断

1. 肛周坏死性筋膜炎　主要引起会阴部、阴囊、肛周软组织快速大范围的坏死,伴有炎症的全身中毒症状,以皮肤、皮下组织及浅深筋膜进行性坏死而肌肉正常。

2. 肛周脓肿　见局部红肿,搏动性疼痛,指检可触及压痛性肿块,或有波动感,超声检查可见液化脓腔。

3. 丹毒　为浅层炎症,浸润较轻,不形成深在性脓肿,皮损为境界清楚的炎症性红斑,水肿情况不如本病明显。

4. 接触性皮炎　有接触史,红斑与接触的致敏物一致,边缘清楚,瘙痒明显,一般无发热等全身症状。

5. 血管性水肿　血管性水肿仅有水肿,无红斑,无化脓,无全身症状,消退快。

九、治疗

治疗方式以抗生素和支持治疗为主,全身输液、输血,口服或静脉滴注广谱抗生素,如做细菌培养药敏试验,注射敏感的抗生素更好,有时可注射抗毒素,早期急性蜂窝织炎,可用50%硫酸镁湿敷或敷贴金黄散、鱼石脂膏等。

经上述处理不能控制炎症扩散,特别是捻发音性蜂窝织炎应及早做广泛的多处切开引流,切除坏死组织,伤口用3%过氧化氢溶液冲洗和湿敷,采用胶条环套状引流。在早期清创和有效抗生素治疗使患者生命体征平稳后,应尽早二次清创并使用可调节负压封闭引流技术是控制感染和促进创面愈合的有效治疗手段。

(赵刚　李春雨)

参考文献

[1]　黄乃健.中国肛肠病学[M].济南:山东科学技术出版社,1996:71.

[2]　张有生,李春雨.实用肛肠外科学[M].北京:人民军医出版社,2009:179-180.

[3]　孙骏.肛乳头肥大的病理学及其相关性研究[D].南京:南京中医药大学学报,2007,1:36.

[4]　赵琼.口腔颌面部蜂窝织炎临床特点及治疗探讨[J].中国社区医师,2014,30(11):80-81.

[5]　FUJIMURA T,KAMBAYASHI Y,FURUDATE S,et al. A possible mechanism in the recruitment of eosinophils and Th2 cells through CD163(+)M2 macrophages in the lesional skin of eosinophilic cellulitis [J]. Eur J Dermatol ,2014,24(2):180-185.

[6]　LABANARIS A P,POLYKANDRIOTIS E,HORCH R E. The effect of vacuum-assisted closure on lymph vessels in chronic wounds [J]. J Plast Reconstr Aesthet Surg, 2009,62(8):1068-1075.

[7]　赵月强.皮肤牵张联合可调式负压吸引装置治疗难愈性褥疮[J].临床外科杂志,2015,23(11):849-851.

[8]　HLADIK M,SCHOELLER T,ENSAT F,et al. Idiopathic granulomatous mastitis:Successful treatment by mastectomy and immediate breast reconstruction [J]. J Plast Reconstr Aesthet Surg,2011,64(12):1604-1607.

[9]　付慧明.负压封闭引流治疗厌氧菌感染创面的临床观察[J].现代生物医学进展,2015,15(19):3734-3735.

[10]　宋锡珍,侯正文,宋惠平,等.肛乳头肥大160(289颗)例临床病理分析[J].大肠肛门病外科杂志,1996,2(3):6-8.

第二十六章

肛周坏死性筋膜炎

一、历史

坏死性筋膜炎症状的最早描述出现在公元前5世纪Hippocrates的书籍中,在他的记载中出现了下列症状,如暴发性丹毒,大量的组织破坏、特征性的坏死,伴严重的侵袭性感染。18—19世纪,英国海军外科医师根据症状将其称为医院坏疽。1883年Fournier首先报道男性生殖器暴发性蔓延广泛的感染,以后则称为富尼埃坏疽(Fournier gangrene)。1924年Melenegy报道乙型溶血性链球菌引起的坏死性筋膜炎病例,此后很多作者均有类似报道,但命名非常混乱,包括坏死性丹毒、医院坏疽、富尼埃坏疽、急性皮肤坏疽等。1952年Wilson建议将皮肤、皮下脂肪、浅筋膜和深筋膜的进行性坏疽统称为急性坏死性筋膜炎,这一名称正确地反映了此病的病理范围,故目前已被广泛采用。

二、流行病学

肛周坏死性筋膜炎(perianal necrotizing fascilitis, PNF)男女均可发病,该病在人群中的发病率为(1.6~3.3)/100 000,男性较女性多发,男女发病率为2.6∶1。可发生于任何年龄,以婴儿、儿童、老年人、免疫功能低下者发病率和死亡率高,但年轻、免疫功能正常、无手术外伤者有增加趋势,病死率一

般为20%~73%。

三、病因与发病机制

肛周坏死性筋膜炎多由局部损伤,肛门、尿道周围或骶部感染导致。病原菌主要包括两种类型:①乙型溶血性链球菌或/和金黄色葡萄球菌引起;②厌氧菌和兼性菌引起。外部因素如软组织损伤、裂伤、血肿等损害了防御屏障,为细菌入侵提供了条件。

该病常继发于会阴和肛门部的各种感染、肿瘤、创伤、手术等,其中肛管直肠周围脓肿最常见。坏死性筋膜炎多发生在条件比较落后的地区和自身免疫力低下的患者,机体免疫力低下是导致此病的诱因,如糖尿病、恶病质、年老体弱、使用免疫抑制药治疗者;滥用抗生素导致的菌群失调性腹泻也是肛周感染扩散的原因之一。

病理学表现为表皮、真皮、皮下组织有大片的凝固性坏死,周围组织呈非特异性炎症细胞浸润,血管壁呈纤维蛋白样坏死,血管内可见血栓。

四、分类

(一)按感染来源不同分类

感染来源:①肛门直肠;②泌尿生殖器;③来源不明,由一种梭状芽孢杆菌,一种非梭状芽孢产

气厌氧菌,或需氧和厌氧菌混合协同感染。感染来源不同其侵袭部位也不同。

1. 肛门三角区肛门直肠来源 主要是筋膜坏死,皮肤和皮下组织是继发侵袭,蔓延至肛门周围、腹膜、臀部和腰部的较多。其扩展分为两型:①扩展至肛门直肠邻近组织,表现为肛周或会阴部皮肤红肿变硬,有大疱或明显坏死(图 26-0-1);②由骨盆直肠脓肿扩展至腹膜前间隙,表现为脐周红肿和下腹部软组织脓肿(图 26-0-2)。

2. 泌尿生殖三角区泌尿生殖器来源 主要侵袭皮下组织和浅筋膜,蔓延至阴囊、会阴部、腹股沟部的较多。常见的临床表现有阴囊水肿、红斑、皮肤坏死和捻发音(图 26-0-3)。

3. 未知来源 感染坏死范围较小,仅侵袭肛周皮肤、皮下组织及浅筋膜,局部形成脓肿,如处理不及时可向周围组织蔓延。

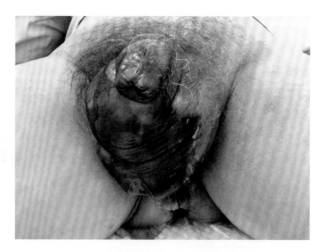

图 26-0-1 炎症侵袭肛周、会阴、阴囊及阴茎(照片李春雨教授提供)

(二) 按感染细菌的种类分类

Ⅰ型坏死性筋膜炎为溶血性链球菌、产气杆

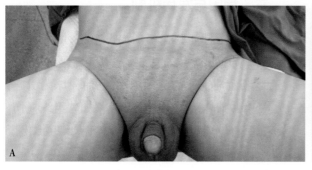
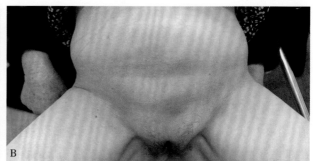

图 26-0-2 炎症侵袭下腹壁(照片李春雨教授提供)
A. 男性;B. 女性。

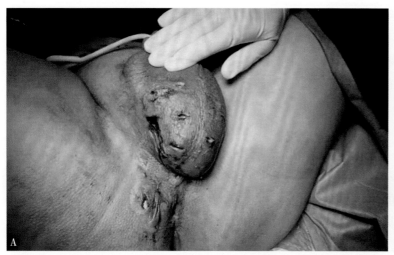
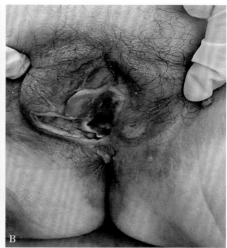

图 26-0-3 炎症侵袭会阴部(照片李春雨教授提供)
A. 侵袭阴囊;B. 侵袭大阴唇。

菌、厌氧菌、创伤弧菌等多种细菌合力侵袭感染导致。70%的Ⅰ型坏死性筋膜炎是由以上数种细菌夹杂在一起感染导致的，多发生于上肢末端、下肢末端、会阴等部位。

Ⅱ型坏死性筋膜炎由乙型溶血性链球菌导致，多见于年轻患者，躯干和四肢好发。此型较为凶险，常伴有感染性休克及多器官衰竭的表现，死亡率极高。最近的研究显示，大肠埃希菌也可引起Ⅱ型坏死性筋膜炎，并被称为"食肉细菌"。

（三）按发病因素分类

依据发病因素分为原发性坏死性筋膜炎和继发性坏死性筋膜炎。坏死性筋膜炎的高发人群为全身免疫功能低下及有小血管病变者，绝大多数患者均有危险因素即为继发性，原发性者仅占15%~18.2%。其中糖尿病是最常见的致病因素和危险因素。

五、临床表现

肛周坏死性筋膜炎通常发病隐匿，早期表现与肛周蜂窝织炎及肛周脓肿相似。临床表现进行性加重，大致可分为3期。

1. 早期　最开始可能仅表现为局部皮肤轻微红肿，而不伴其他特殊表现，紧接着可出现皮肤的红、肿、热、痛、硬，又称为痛性红色肿胀，与皮肤症状不相符的异常疼痛是坏死性筋膜炎的特征性表现，即皮肤表现为光滑发亮的弥漫性肿胀，肿胀范围大于红斑，边界不清，患者可伴有流感症状，如发热、寒战、心动过速、肌肉酸痛、腹泻及呕吐，血压和意识正常，这一时期可持续数小时至数天。

2. 中期　感染范围更加广泛，呈现鲜红色淡紫色肿胀，水疱增多变大，并逐渐由淡紫色、蓝灰色变成暗灰色，疼痛和肿胀加剧，患者全身症状进一步加重。需氧菌和厌氧菌混合感染的患者局部按压有捻发感，50%~60%的患者常可出现皮下捻发音。

3. 晚期或终末期　患者通常表现为持续高热、休克及多器官衰竭，30%的患者皮肤可出现大疱，疱液初始为浆液性，逐渐变为血性，并可伴

有异味，由于大量细菌沿筋膜扩散，血管出现炎症并有血栓形成，血管阻塞导致皮肤出现干性坏疽或表皮分离，全身症状包括低血压、心动过速、反应迟钝或意识丧失、急性肾衰竭、酸中毒等休克表现。

六、辅助检查

（一）实验室检查

1. 血常规、C反应蛋白　一般可见白细胞、中性粒细胞明显增多，C反应蛋白明显增高，白细胞一般可接近甚至超过20×10^9/L，核左移现象明显，可出现中毒颗粒，红细胞计数与血红蛋白、血小板显著减少。

2. 生化指标异常　总蛋白、白蛋白急剧减少，氨基转移酶、肌酶升高，血糖升高，低钠血症。

3. 血培养与脓培养　早期血培养、脓培养与药物敏感试验可有助于确定感染细菌，指导抗生素的应用，对控制局部、全身细菌感染有重要的临床意义，未发现梭状芽孢杆菌有助于本病的确诊。

（二）影像学检查

1. X线检查　最早用于坏死性筋膜炎的辅助诊断，可显示软组织肿胀增厚，腹膜后及其他软组织内气体影，胸腔积液等。X线检查显示软组织气体较体格检查敏感，但深筋膜的气体平片很少显示，且其改变属非特异性，对早期诊断价值有限。

2. CT检查　对疑有坏死性筋膜炎者，CT检查有助于早期确立诊断和发现初步手术清创后由进展性组织坏死导致的并发症。

坏死性筋膜炎CT征象如下。

（1）皮肤、皮下组织弥漫性水肿、增厚。

（2）皮下脂肪条索状网状强化。

（3）筋膜增厚和/或强化为其特征改变，一般表浅筋膜均受累，深筋膜的浅中深层不同程度受累。

（4）软组织积气影，坏死性筋膜炎固有部分广泛积气被认为是坏死性筋膜炎的标志（图26-0-4）。

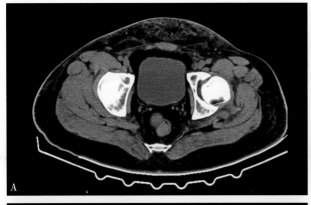
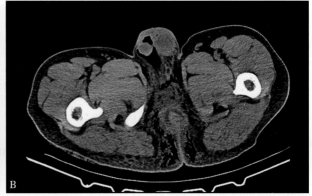
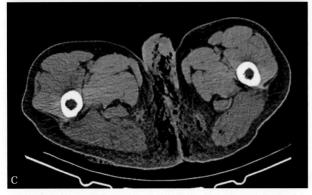

图 26-0-4　CT 下见各部位积气(照片李春雨教授提供)
A.下腹壁积气;B.阴囊积气;C.肛周积气。

（5）局部积液积脓,可同时累及多个不同解剖间隙,也可位于皮下脂肪,或肌肉之间,或沿肌肉分布。

（6）对比剂外渗,表现为注射对比剂后很快在间隙积液中出现高密度影,由动脉或静脉壁坏死破裂导致。

（7）颈内静脉或其他深静脉血栓或脓毒栓子。

（8）淋巴结反应性肿大。

（9）异物存留。

（10）皮肤黏膜瘘。

3. 超声检查　用于坏死性筋膜炎的早期诊断,可显示皮肤水肿、增厚,筋膜变形不规则、弥漫增厚,沿筋膜面异常积液、皮下气体,非金属异物及边界清分叶的脓肿。超声引导脓肿抽吸培养,可识别致病菌。

4. MRI 检查　非侵袭性检查,具有很好的软组织对比,对发现积液很敏感,可显示软组织(包括皮肤、皮下脂肪、深浅筋膜、肌肉)微小信号改变,可清楚显示疾病的解剖分布,对疑有坏死性筋膜炎患者有重要作用。

七、诊断

临床表现结合必要的实验室检查可确诊。

八、鉴别诊断

1. 蜂窝织炎　早期两者临床鉴别诊断相当困难,蜂窝织炎只累及皮下组织,筋膜正常。影像显示皮下组织增厚,脂肪组织密度增高,伴条索状不规则强化,伴或不伴皮下和浅筋膜积液,深部结构正常,大多数患者单用抗生素即可治愈,而坏死性筋膜炎常需手术治疗。

2. 肌炎、肌坏死　常由起源于肌肉的软组织感染导致,如气性坏疽、非坏疽性肌炎、全身坏死性蜂窝织炎等,特征是肌肉受累显著。临床特点为疼痛感觉过敏、全身中毒征象,其诊断基于血中存在肌酸激酶,血尿中存在肌球蛋白。影像学上肌炎表现为肌肉增厚,伴或不伴非均质强化肌坏死,表现为肌强化部分中见低密度区或肌断裂。而坏死性筋膜炎的肌肉受累是继发性的,是由原发筋膜感染蔓延至邻近肌肉导致,是其后期特征。

3. 筋膜炎-脂膜炎综合征　曾称嗜酸性筋膜

炎,临床特征为皮肤软组织筋膜肿胀、硬结形成,前臂和小腿最常受累,是慢性疾病,预后好,使用激素和免疫抑制药治疗,可获得好疗效。病理诊断皮下脂肪组织有纤维化增厚的隔,淋巴细胞浸润,近50%患者有嗜酸性粒细胞浸润。

4. 其他疾病　如风湿病静脉性水肿、淋巴性水肿、肿瘤、肝硬化、心力衰竭等可导致软组织水含量增加,水肿多呈对称分布,并见弥漫脂肪条状影,而坏死性筋膜炎筋膜增厚为不对称分布,但大多数疾病从它们的特异临床表现和病史可作出诊断。

九、治疗

本病治疗的关键在于早期诊断,及时治疗。主要的治疗原则包括早期彻底清创引流,使用广谱抗生素,予以营养支持治疗,监测生命体征,反复评估病情。

(一) 一般准备

1. 优化患者生理状况　在不延迟初次清创时间的前提下,术前应优化患者生理状况。积极治疗原发疾病及全身营养支持,纠正水电解质及酸碱平衡紊乱,纠正贫血及低蛋白血症,密切监测患者的生命体征、血常规、肝肾功能及血糖水平,反复评估病情,重视合并症的治疗,尤其是当合并糖尿病时,需严格控制血糖。给予全肠外营养,少量多次输入新鲜血液,给予高蛋白、高热量、高营养饮食。急性坏死性筋膜炎患者常处于高代谢状态,其基础代谢率增加50%~150%,同时由感染引起的胃肠功能紊乱可导致代谢营养障碍,故给予必要的静脉营养有重要的临床意义。细菌毒素直接损害皮肤和筋膜的血管内皮细胞,形成微小血栓,导致所供区域缺血,抗凝血药或其他改善微循环的药物可在一定程度上减小组织坏死范围,最大限度地保存组织活性。应用大量免疫球蛋白静脉冲击治疗可以封闭抗体,提高机体的非特异性免疫力,对急性期患者的治疗具有重要的作用。

2. 抗生素的使用　在未确定致病菌之前,早期应经验性、足量、规范地使用广谱抗生素。通常选用2~3联抗生素联合使用,如第三代或第四代头孢菌素、克林霉素、甲硝唑等,必要时可予碳青霉烯类抗生素,亚胺培南-西司他汀钠联合甲硝唑是临床上多种病原体所致的混合感染的首选药物。根据病情轻重,使用疗程为1~2周。细菌培养应反复多次、多处取标本以提高阳性率;根据血、创面分泌物培养及药物敏感试验结果及时调整抗生素。一旦感染控制,体温、血白细胞计数恢复正常,应注意停用抗生素,防止二重感染发生。

3. 术中准备　根据病变受累范围选择合适体位。在患者进入手术室前,应将手术室温度调至30℃,特别是病变范围大、需要大面积暴露体表或生命体征不平稳患者,低温会加重凝血障碍和出血。

(二) 手术治疗

早期诊断和及时的手术治疗是提高存活率的关键。手术治疗的关键是早期彻底清创,当出现皮肤大面积发黑坏死、休克、DIC 时,病程进展迅速难以逆转,丧失了治疗机会。对进展迅速、常规非手术治疗无效的软组织感染,应怀疑坏死性筋膜炎的可能,特别是伴有皮下瘀斑、水疱、皮肤坏疽、广泛水肿时,则有手术探查的指征。手术时充分切开潜行皮缘,切除坏死组织,包括已坏死的皮下脂肪和筋膜,敞开伤口,脓腔需充分扩创至健康组织。由于筋膜的坏死可能为进行性,一次性清创可能比较困难,有时需多次手术才能将坏死组织彻底清除,注意切口之间需放置橡皮条或多条粗线引流,术中及术后每天用过氧化氢溶液冲洗。

1. 疑诊患者的手术　当疑诊肛周坏死性筋膜炎时,基于组织外观应进行一定范围的清创手术,通过探查以明确诊断。虽然多数肛周坏死性筋膜炎患者早期临床表现不明显,有的可能有上呼吸道或轻微皮肤感染史,但有时数小时内病情就会急剧恶化,一些严重的肛周坏死性筋膜炎发生在无明显诱因的年轻患者,感染可能导致广泛的软组织坏死。如果未能认识到疾病的严重程度,会延误初始清创,进而延误确定性治疗。

建议患者在首诊做出疑似诊断的医院进行初始清创,以便更快地控制感染源,只要有适当经验的外科医师,就可立即手术治疗。对于疑诊肛周坏死性筋膜炎的患者,可做一小的皮肤切口,并将其分离至筋膜层;已经确诊肛周坏死性筋膜炎的患者,所涉及的筋膜不会黏附在相邻的组织,用手指沿着筋膜平面可以很容易地进行分离;也可局部探查深部的脂肪和肌肉是否受累。一旦初始清创完成,在病情允许的情况下,应转诊至三级综合性医院,因其具备多学科诊疗环境,对处理这种复杂性质和严重程度的伤口,以及随后进行的组织重建及康复训练更为有利。

2. 清创术 从明显坏死皮肤或病灶中心切开,环形清创,从最严重的区域逐渐向外扩展,直到健康的软组织出现为止。根据皮肤的外观,坏死区域通常远超出最初预期的范围。应彻底探查伤口的边缘和深度,以确保完全切除坏死组织。若皮肤没有感染坏死,可行减压引流切口,清除皮下坏死组织,切口之间予宽松挂线对口引流,感染累及深部腔隙应予置管引流(图26-0-5)。若清创不彻底,可增加患者感染性休克和肝肾衰竭的发生率。男性应保护睾丸,必要时可将其植入腹股沟区,待二期修复重建。术中应避免注射稀释的肾上腺素,虽可减少出血,但注射肾上腺素会促进沿筋膜平面的感染播散或损害组织活力,出血时可使用电灼法止血。在清创过程中,应从多个部位获得多个组织活检和培养物,进行微生物学和组织学评估以确定致病菌,指导敏感抗生素和抗菌敷料的

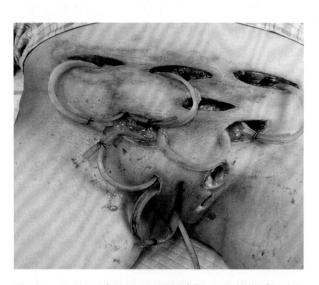

图 26-0-5 肛周会阴区及下腹壁多切口对口引流(照片李春雨教授提供)

选择应用。伤口边缘的标本也可行病理检查,以确认手术是否已彻底清除所有坏死组织和感染组织。使用过氧化氢溶液反复冲洗伤口,但对深部组织不推荐使用过氧化氢溶液冲洗,以防发生气体栓塞。抗菌敷料及纱布覆盖固定,送回重症监护室进行后续治疗。

3. 辅助结肠造口术 对肛周大范围感染,甚至累及直肠、盆腔和腹膜后的患者,若术中发现病情比术前评估更严重,应与患者或家属讨论,是否需行转移性结肠造口术,并告知该疾病的真实预后。

(三)围手术期管理

1. 二次手术和后续清创术 如果患者生命体征继续恶化,在保证患者安全情况下,可行 MRI 检查以明确是否有残留坏死感染灶,必要时进行二次手术再次清创。常规换药时,对于小范围的坏死组织,应及时清创,通常需要 3~4 次清创。除了标准的术后血液检查和定期临床评估外,建议每 6~8 小时检测 1 次降钙素原、C 反应蛋白和乳酸水平,因为这些实验室感染标志物有助于确定再次清创的时机。其中降钙素原与感染严重程度和器官功能障碍密切相关,也有助于指导抗菌药物的使用时间及疗效评估。

2. 伤口管理

(1)敷料:使用抗菌敷料可以为伤口愈合提供最佳的环境。抗菌敷料在外科清创术中发挥着重要作用,可减少生物负荷和表面污染。抗菌材料包括 0.025% 次氯酸钠、聚六亚甲基双胍/甜菜碱、碘附、醋酸、醋酸麦芬胺和各种银离子敷料。

(2)术后创面换药:创面早期坏死组织较多,换药时应予大量过氧化氢溶液及甲硝唑注射液反复冲洗脓腔,并密切观察患者伤口局部及全身情况,若创面坏死组织较多或红肿范围加大时,则应及时行切开引流或多次清创。

(3)负压封闭引流(vacuum sealing drainage, VSD):由含有引流管的多孔海绵状及密封贴膜组成,该技术创造了一个引流充分、血供良好的密闭空间,通过保持持续稳定的负压吸引,既可以充分引流创面渗出物,减少有毒物质吸收,减轻全身毒

素反应,又可以促进局部血液循环及毛细血管再生和创面肉芽组织生长,后期也可以为大面积皮肤缺损植皮创造创面环境。但 VSD 治疗肛周坏死性筋膜炎时要注意彻底清创,不留死腔,并维持良好封闭持续负压。

3. 高压氧治疗　若患者术后血流动力学稳定,高压氧治疗可作为一种重要的辅助治疗方法。高压氧可提高局部组织氧含量,增强白细胞的吞噬作用,同时改善组织的缺氧缺血症状,减轻血小板的激活和血栓形成,刺激成纤维细胞增生、胶原形成,促进创面愈合。

4. 疼痛管理　肛周坏死性筋膜炎患者在整个过程经历严重的疼痛和焦虑。疼痛会损害身体和社会心理康复,并增加异常性疼痛或痛觉过敏的风险,建议使用非甾体抗炎药。需要多次评价和评估患者的疼痛,根据治疗和护理的需要,调整镇痛策略。

5. 营养支持治疗　在频繁的外科手术或其他干预措施过程中,如果患者长时间禁食,可能会发生营养不良的情况,导致成纤维细胞增殖不足,损害新生血管形成并降低机体免疫力。合理的肠内、肠外营养,可达到粪便转流效果,减少结肠造口术的应用,使患者获益最大化。低蛋白血症的患者,应给予静脉补充白蛋白或新鲜血浆。

(四) 外科重建

一旦感染控制不再需要继续手术清创,下一个目标就是外科重建,包括覆盖和缝合创面。大多数肛周坏死性筋膜炎患者适合用游离皮肤自体移植以获得永久性覆盖。会阴重建包括残余的阴囊皮肤游离移植、带蒂或游离皮瓣移植,如带蒂股薄肌瓣、臀大肌皮瓣,大腿皮瓣和随机皮瓣常用于会阴重建,结果满意。

(五) 康复训练

根据患者的年龄、基础疾病、患病前的功能水平、手术干预的阶段以及肛周坏死性筋膜炎的严重程度和位置,来设计具体的康复方案。可以使用多种疗法,包括力量和灵活性训练、夹板、瘢痕治疗和功能康复训练(图 26-0-6)。

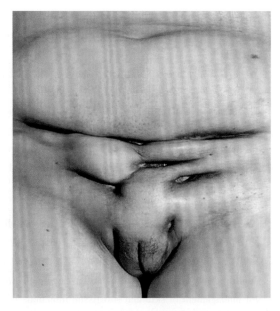

图 26-0-6　治愈后各部位切口瘢痕愈合情况(照片李春雨教授提供)

（赵刚　李春雨）

参考文献

[1] 李春雨. 肛肠病学[M]. 北京:高等教育出版社,2013.

[2] 张闯. 以阴囊脓肿为主要表现的急性坏死性筋膜炎 1例[J]. 临床急诊杂志,2016,17(6):494-495.

[3] 张有生,李春雨. 实用肛肠外科学[M]. 北京:人民军医出版社,2009.

[4] STEVENS D L,BISNO A L,CHAMBERS H F,et al. Practice guidelines for the diagnosis and management of skin and soft tissue infections:2014update by the infectious diseases society of America [J]. Clin Infect Dis,2014,59(2):147-159.

[5] HAKKARAINEN T W,KOPARI N M,PHAM T N,et al. Necrotizing soft tissue infections:review and current concepts in treatment systems of care,and outcomes [J]. Curr Probl Surg,2014,51(8):344-362.

[6] BECKER M,ZBAREN P,HERMANS R,et al. Necrotizing fasciitis of the head and neck:role of CT in diagnosis and management[J]. Radiology,1997,202(2):471-476.

[7] 张晓飞. 糖尿病合并肛周坏死性筋膜炎 8 例临床诊治体会[J]. 结直肠肛门外科,2015,21(2):145-146.

[8] 李梅岭,何洪芹,张秀艳. 肛周急性坏死性筋膜炎 18例临床分析[J]. 疑难病杂志,2018,17(3):300-302.

[9] 周阿成. 中西医结合治疗肛周坏死性筋膜炎 10 例体会[J]. 贵阳中医学院学报,2015,37(1):35-36.

[10] 张天华,牛惠民. 坏死性筋膜炎的诊治[J]. 中国普通外科杂志,2001,10(2):188.

［11］吴昕,马志强,于健春.坏死性筋膜炎的诊断和治疗［J］.中国普外基础与临床杂志,2014,21（10）:1289-1291.

［12］林秋,竺平,孙桂东.肛周坏死性筋膜炎的诊治进展［J］.世界华人消化杂志,2010,18（32）:3428-3431.

［13］HADEED G J,SMITH J,O'KEEFFE T,et al. Early surgical intervention and its impact on patients presenting with necrotizing soft tissue infections:a single academic center experience［J］. J Emerg Trauma Shock,2016,9（1）:22-27.

［14］KALAIVANI V,BHARATI V H,INDUMATHI V A. Necrotising soft tissue infection-risk factors for mortality［J］. J Clin Diagn Res,2013,7（8）:1662-1665.

［15］SARTELLI M,MALANGONI M A,MAY A K,et al. World Society of Emergency Surgery（WSES）guidelines for management of skin and soft tissue infections［J］. World J Emerg Surg,2014,9（1）:57.

［16］OSBUN N,HAMPSON L A,HOLT S K,et al. Low-volume vs high-volume centers and management of fournier's gangrene inWashington State［J］. J Am Coll Surg,2017,224（3）:270-275.

［17］DAVIS B R,KASTEN K R. Anorectal abscess and fistula. The ASCRS textbook of colon and rectal surgery［M］. 3rd ed. New York:Springer,2016:223-224.

［18］RHODES A,EVANS L E,ALHAZZANI W,et al. Surviving sepsis campaign:international guidelines for management of sepsis and septic shock:2016［J］. Intensive Care Med,2017,43（3）:304-377.

［19］Corman M L. Corman's Colon and Rectal Surgery［M］. 6th ed. Philadelphia,PA:LippincottWilliams & Wilkins,2013:209-212.

［20］STEVENS D L,BISNO A L,CHAMBERS H F,et al. Practice guidelines for the diagnosis and management of skin and soft tissue infections:2014 update by the infectious diseases society of America［J］. Clin Infect Dis,2014,59（2）:147-159.

［21］ERAY I C,ALABAZ O,AKCAM A T,et al. Comparison of diverting colostomy and bowel management catheter applications infournier gangrene cases requiring fecal diversion［J］. Indian J Surg,2015,77（Suppl 2）:S438-S441.

［22］BORSCHITZ T,SCHLICHT S,SIEGEL E,et al. Improvement of a clinical score for necrotizing fasciitis:'pain out of proportion' and high CRP levels aid the diagnosis［J］. PLoS One,2015,10（7）:288-295.

［23］GLASS G E,SHEIL F,RUSTON J C,et al. Necrotising soft tissue infection in a UK metropolitan population［J］. Ann R Coll SurgEngl,2015,97（1）:46-51.

［24］HARTMANN C A,RODE H,KRAMER B. Acticoat TM stimulates inflammation,but does not delay healing,in acute full-thickness excisional wounds［J］. Int Wound J,2016,13（6）:1344-1348.

［25］谢宇,梁德森,孟庆辉.负压封闭引流技术应用于坏死性筋膜炎术后创面修复的疗效研究［J/CD］.中华损伤与修复杂志（电子版）,2018,13（5）:331-335.

［26］SUDENIS T,HALL K,CARTOTTO R. Enteral nutrition:what the dietitian prescribes is not what the burn patient gets！［J］. J Burn Care Res,2015,36（2）:297-305.

［27］中国医师协会肛肠医师分会临床指南工作委员会.肛周坏死性筋膜炎临床诊治中国专家共识（2019年版）［J］.中华胃肠外科杂志,2019,22（7）:689-693.

第二十七章

骶尾部藏毛窦

藏毛窦（pilonidal sinus，PS）又称藏毛囊肿，是一种少见的发生于皮肤及皮下组织的窦道或囊肿，其特点为内含毛发。藏毛窦发生于骶尾部则称为骶尾部藏毛窦（sacrococcygeal pilonidal sinus，SPS），是位于骶尾部臀间裂的软组织慢性窦道或囊肿，内藏毛发是其特征，通常表现为骶尾部反复脓肿，多能自动破溃，少数需手术引流，待炎症消退后形成窦道。

一、历史

藏毛窦被正式发现已有 100 余年，Mayo 于 1830 年第一次完整介绍了这一疾病，Anderson 和 Warren 于 1847 及 1854 年相继报道相关病例，Hodges 于 1880 年以拉丁语 pilus（毛发的）nidus（巢的）结合正式命名此病为藏毛窦。国内学者对骶尾部藏毛窦的系统研究相对缺乏，这与国内藏毛窦发病率较低有关。

二、流行病学

本病多见于青壮年，发病年龄平均 21 岁。17 岁以下者少见。19 岁以后渐增，25 岁时达最高峰，以后发病率陡然下降。患者以男性为主，据统计男性患者约占 73.7%，女性患者发病较早，在 20 岁以前多已出现症状，而男性在 20 岁以前发病者只有 19%，这可能与女性的性征发育比男性早有关。藏毛窦是欧美国家常见的临床疾病之一，我国藏毛窦发病率低，但由于人口基数大，也有相当数量的藏毛窦患者。

三、病因与发病机制

（一）中医病因病机

由手术外伤、局部残留异物或感受邪毒，导致局部气血凝滞，经络阻塞，热盛肉腐成脓而成。

（二）西医病因病理

1. 先天性学说　19 世纪后半期由于胚胎学的发展，发现本病是在特定的发病部位发生的特定病变，考虑是由发育原因导致。归纳大量著述提出的假说主要有 3 种：骶尾部髓管囊性残留物学说、骶尾区中央缝畸形发育学说、类似鸟类尾羽腺结构的退化残迹学说。

2. 后天获得学说　Bearley 认为藏毛窦在开始是由周围毛发刺入皮肤形成短窦道，而毛发根部仍然与其毛囊相连。当这一毛发脱落后，继续被窦道产生的吸引力吸入，他建议在第一阶段称为"刺入性窦道"，第二阶段称为"吸入性窦道"。这一假说似乎可以解释已经知道的一些临床现象：发生部位是多毛区，并且是经常遭受揉搓、摩擦的部位等。

四、病理

骶尾部藏毛窦主要病理表现包括原发管道、窦腔、次发管道以及毛发。原发管道在皮肤开口，向下延伸 3~5cm，末端有小腔，管道内有毛发，有时伸出管道外。切除后敞开标本时发现毛发全然是游离的，两端尖细，毛根部一般都指向"颅侧"方向。根部未发现有毛囊、汗腺或皮脂腺。次发管道由深部发出，再向上方经皮肤开口。管道和与之相连的深部小腔含丰富的肉芽组织，镜检可见原发窦道浅部鳞状上皮为衬里，但深部和次发管道都被覆肉芽组织（图 27-0-1，图 27-0-2）。

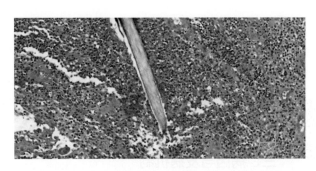

图 27-0-1　残存毛根，周围大量淋巴细胞、浆细胞浸润

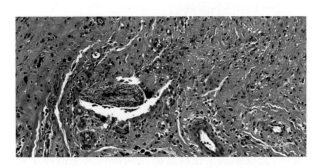

图 27-0-2　残存毛根，周围异物巨细胞反应

五、临床表现

（一）病史

多发生于青春期后 20~30 岁，男性多于女性。

（二）症状

1. 骶尾部藏毛窦如无继发感染常无症状，只是骶尾部突起，有的感觉骶尾部疼痛或肿胀。

2. 骶尾部发生急性脓肿，局部有红、肿、热、痛等急性炎症特点，自行溃破或引流后暂时消退，少数引流口可以完全闭合，多数经常流水形成窦道或瘘管，反复发作。

3. 感染严重时伴有发热、畏寒、全身不适。

（三）体征

1. 视诊　藏毛窦静止期在骶尾部中线皮肤处可见不规则小孔，直径为 1mm~1cm。周围皮肤红肿变硬，常有瘢痕，有的可见毛发，内藏毛发是其特点，但不是唯一标准。临床上有许多患者窦道内找不到毛发可能与以下因素有关：①毛发随脓液自行排出；②有切开引流手术史，毛发可能在以往手术中排出；③毛发过于细小，无法分辨。急性发作期有急性炎症表现，有触痛和红肿，排出较多脓性分泌物，可发生脓肿和蜂窝织炎。挤压时可排出稀臭液体。

本病在窦道发生感染之前很少出现症状。典型病例是在尾部中线有细小凹坑但无任何感觉。凹坑有细孔，有的用泪囊探子也难以探入原发窦道，距肛门 5~6cm。感染后局部形成表浅脓肿，自行破溃或手术切开后流出脓液，脓肿排放稀薄脓液数天后渐愈，遗留一硬结（图 27-0-3）。再次细菌感染可以出现另一脓肿。上述症状可反复出现，导致局部可出现多个窦道口（图 27-0-4）。这些窦道口可以非常接近，也可能相距 2~3cm 距离。窦道深浅不一，最深可达数厘米。继发窦道多在原发窦道

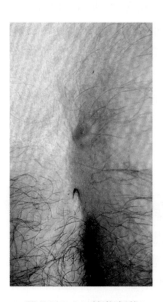

图 27-0-3　单发窦道

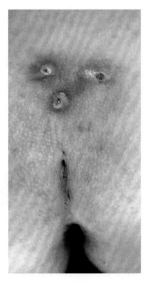

图 27-0-4　多发窦道

口的上方即"颅侧"。据观察常略偏向一侧,尤以偏向左侧者居多,在窦道区的"干燥期"可以在此处触及一长椭圆形硬结或囊性肿物。

2. 直肠指检　多无异常。少数患者肛内后正中或稍偏一侧骶前可触及肿物,有时有触痛。

3. 探针检查　多数窦道口可容细探针通过,探针可从窦口向颅侧探入 3~4mm,有的可探入 10cm,深浅不一。

六、辅助检查

1. 骶尾部 CT 检查　骶尾部见类圆形囊状包块影,或条索状瘘管,病灶大小不等,边界不清晰,形态不规则,未发现明显包膜,均未累及肌层,不与肛门相通,骶骨未见明显破坏征象,病变均呈等密度或者稍低密度影。

2. 骶尾部 MRI 检查　可显示藏毛窦窦道形态不规则或呈迂曲的管状结构,窦道壁增厚,呈 T_2 加权像高信号,T_1 加权像低信号;管腔 T_2 加权像高信号,T_1 加权像等或稍高信号,窦道周围软组织水肿。MRI 可以明确探查藏毛窦的病变范围、深度及盆腔的情况,有助于制订手术方案。

3. 体表超声检查　骶尾部可发现窦道样的不规则低回声或内部回声高低不等的混合性包块,边界不清。该检查操作简单,但对邻近椎管内层次关系显示较差。

七、诊断

根据患者病史、症状、体征,结合影像学检查即可确诊藏毛窦。

藏毛窦或藏毛囊肿的主要诊断标志是骶尾部急性脓肿或有分泌物的慢性窦道,局部表现为疼痛、压痛和炎症浸润,检查时在中线位可见到藏毛腔。

八、鉴别诊断

1. 疖、痈　生长在皮肤,由皮肤突出,顶部呈黄色。疖有单个外孔,痈有多个外孔,内有坏死组织。

2. 肛周脓肿及肛瘘　藏毛窦瘘口位置多在臀沟处,窦道走行多向头侧,很少向下朝向肛管,窦道内可含有毛发,在尾骨尖可触及椭圆形肿块,与肛管不相通,肛内无相对应内口。肛瘘的外口一般距离肛门很近,可扪及通向肛门的条索状瘘管,肛管直肠内有对应内口,并可在肛内触及一条索状瘘管,多有肛周脓肿病史。

3. 骶前畸胎瘤　为突向盆底及体表的囊实性肿物,若出现感染破溃,则窦道口较大,窦道深,窦道内可有毛发、脂肪等混成一团,其多为先天性生殖细胞源性肿瘤。X 线可见直肠前移,同时骶前占位性病变,有骨骼钙化点阴影。

4. 结核结节　结核结节与藏毛窦临床上均可见局部脓肿及压痛。但结核结节与骨相连,X 线可见骨质破坏。同时身体其他部位有结核性病变,通过抗核抗体、T-SPOT 检验及 X 线检查较易鉴别诊断。

5. 慢性化脓性汗腺炎　病变范围较广泛,呈弥漫性或结节状,皮肤常有许多窦道溃口,且有脓液。与藏毛窦区别主要是病变在皮肤及皮下组织,窦道不与肛管直肠相通。

6. 骶尾部脊索瘤　是一种少见的肿瘤,起源于胚胎脊索残余组织,颅底及骶尾等是好发部位。恶性程度较低,极易发生局部复发。主要表现为腰骶部疼痛、肿块及骶神经压迫症状。脊索瘤的 X 线表现主要为溶骨性破坏,其他尚有骨质膨胀性改变、肿瘤破坏区钙化病灶、软组织肿块、骨破坏区边缘部分硬化等。病理组织学分为典型性、软骨样及肉瘤样(低分化)三种。

九、治疗

(一) 非手术治疗

1. 抗感染治疗　作为手术治疗的辅助治疗,病原菌为厌氧菌与需氧菌混合感染,以厌氧菌为主,临床多用抗厌氧菌的广谱抗生素。

2. 硬化疗法　向窦道内注射浓度为 80% 的苯酚(石炭酸),此法疼痛剧烈,复发率较高,病灶清除不彻底,病变范围较大患者不适合用此法。

3. 激光脱毛疗法　毛发旺盛为藏毛窦的危险因素之一,应用激光疗法破坏臀沟处的毛囊,使毛发脱落,降低毛发刺入皮肤的概率。

4. 纤维蛋白胶黏堵术　在完全清除窦道内坏死组织后,于窦道外口向窦道内注入纤维蛋白胶,通过刺激成纤维细胞及胶原细胞增殖来加速创面愈合,但不能完全清除病灶,长期疗效不确切,有待进一步研究。

5. 垫棉法　通过外部加压使脓液不发生潴留,同时对于空腔过大的创面,可促进皮肤与新生肉芽组织黏合达到加快愈合的目的。这一传统方法在现代中医外科中仍广泛应用,应用无菌纱布垫在创面上,后将棉垫覆盖在纱布上,分层用宽绷带进行加压包扎,促进创面愈合。

（二）手术治疗

1. 切开引流、二期根治手术　并发严重感染及脓肿时,先行抗感染治疗,待炎症控制再行手术治疗;或局部麻醉下行切开引流,二期根治手术,这样窦道较小,可明显缩小切除范围。

2. 窦道切除创面开放术　在完全切除病灶组织后,使用刮匙充分搔刮坏死组织,术后将创面开放换药直到空腔被新生肉芽组织填充,最终形成瘢痕。该术式操作相对简单,创面引流通畅,疗效确切,复发率低。但术后创面较大,换药时疼痛剧烈、瘢痕大,愈合时间过长,患者难以接受,满意度较差。

3. 窦道切除直接缝合术　术中通过对窦道进行亚甲蓝染色,使坏死病灶组织与正常组织形成较清楚的界限,完整切除亚甲蓝标记的窦口、窦道及周围坏死组织,切除病灶后缝合皮下脂肪及皮肤。本术式愈合时间较创面开放术明显缩短,且局部瘢痕少,但病灶范围大的患者,完整切除后创面大,缝合张力也较大,站立和蹲坐时可产生持续张力,一旦创面裂开愈合时间将显著延长。

4. 窦道切除袋形缝合术　1954 年 Abramson 首先报道了藏毛窦切除袋形缝合术,该术式在窦道完整切除后将创缘皮肤与深部组织间断缝合,在病灶较大的情况下,皮肤需与骶前筋膜进行缝合,手术切口为 V 形。在彻底切除病灶的前提下,横向缩窄了创面面积,纵向降低了创面深度。袋形缝合后遗留的开放创面宽度是 1~2cm,由肉芽组织填充愈合,是介于创面开放术与直接缝合术之间的折中

术式。该术式减少了直接缝合引起的过大张力,可有效防止创面裂开。但需要彻底清除病灶,术中切除范围多深达骶前筋膜,袋形缝合时皮肤不能很好地依附于深部组织。

5. 皮瓣移植术

（1）Limberg 皮瓣移植术及改良 Limberg 术:1946 年 Aexander Limberg 首先提出了菱形转移皮瓣成形术,该手术通过旋转皮瓣填补组织的缺损,在有效抬高臀沟的同时将臀裂自中线处移开,1962 年 Dufourmenal 对其进行了改良,改良术通过减少转移角度从而使转移后张力减小。

（2）Karydakis 皮瓣术:于 1965 年由希腊医师 Karydakis 首创。该术式在臀裂一侧至少 1cm 做一梭形切口,切口长轴需与臀裂相平行。清除感染组织及窦道深达骶尾部筋膜,游离近臀裂处的皮瓣,去除皮瓣下组织,将皮瓣拉至对侧进行缝合。该手术通过在臀裂处移植皮肤以阻止毛发的刺入从而减少复发。

（3）Bascom 臀沟抬高术:Bascom 在对藏毛窦的病因病理深入研究后,在 Kayrdakis 皮瓣的基础上提出了一种革新技术（Bascom 臀沟抬高技术）,该手术仅切除病灶皮肤部分而保留正常皮下组织。其主要原理是其通过游离的皮瓣拉平臀沟,消除潮湿及细菌等导致臀沟上皮组织损伤的因素。手术步骤:①术前将两侧臀部推向中线,两侧臀部皮肤接触缘为手术区标记线;②标记出椭圆形切口,切除中线病灶;③游离对侧皮瓣覆盖缺损处皮肤;④将皮瓣无张力缝合于对侧以拉平臀沟。对于继发脓肿、外口及窦道仅做切开搔刮引流,以待二期愈合。

（4）Z 形成形术:1967 年 Z 形转移皮瓣首次应用于治疗骶尾部藏毛窦,在梭形切除病灶组织后在切口上下分别做一个与臀沟中线呈 45° 的直线切口,将上下两皮瓣游离翻转呈 Z 形并缝合。该术式缝合处张力小,术后愈合时间短,并改善了较深的臀裂,降低了术后复发率。

（5）V-Y 成形术:该术式将病灶用梭形切口完整切除后,于一侧或双侧做 "V" 形皮瓣,将皮瓣推移至缺损处,将 V 形皮瓣分层缝合,对于 Y 形的尾部开口进行缝合。皮瓣的选择应根据术区皮肤

缺损大小、皮瓣移动距离及血供来决定,可行单侧或双侧皮瓣移植,该术式通过推移皮瓣降低了缝合时的张力,适用于病灶切除后皮肤缺损较大的患者。

6. 广泛切除　藏毛窦发生癌变时,应予广泛切除,然后用植皮或皮瓣转移修复创面,腹股沟淋巴结肿大者应做活检以除外有无转移。

(三) 中医治疗

1. 火毒蕴结证

(1) 治则:清热解毒透脓。

(2) 主方:仙方活命饮加减。

2. 正虚邪恋证

(1) 治则:扶正解毒。

(2) 主方:托里消毒散加减。

3. 局部治疗

(1) 术前:有破溃者可予康复新液、四黄膏或如意金黄散外敷,祛毒汤煎汤外洗。

(2) 术后:可予镇痛,如肤芩洗剂熏洗坐浴,湿润烧伤膏等去腐生肌药物加强创面换药,并可予红光治疗仪等局部照射促进创面愈合。

(四) 预后

各种治疗方法均有一定的复发率。1993 年 Keighley 分析文献报道了 7 种治疗方法的复发率:仅开放治疗为 7%~24%;切除病灶及开放为 0~22%;切除病灶及袋形缝合为 7%~13%;切除病灶及一期缝合为 1%~46%;切除病灶及 Z 形成形为 0~10%;切除病灶及菱形皮瓣移植为 3%~5%;切除病灶及分层皮移植为 0~5%。藏毛窦发生癌变者若有转移则预后不佳,文献报道 5 年生存率为 51%,复发率为 50%。在初诊时发现腹股沟淋巴结有转移者占 14%。

(曲年文)

参考文献

[1] 李春雨,张有生.实用肛门手术学[M].沈阳:辽宁科学技术出版社,2005:258-262.

[2] MAYO O H. Observations on injuries and disease of the rectum[M]. London:Burgess and Hil,1833.

[3] 李春雨,朱兰,杨关根,卫中庆.《实用盆底外科》.北京:人民卫生出版社,2021:269-270.

[4] JOHNSON E K,VOGEL J D,COWAN M L,等.美国结直肠外科医师协会 2019 版藏毛窦诊治临床实践指南[J].结直肠肛门外科,2019,25(4):363-374.

[5] BROMN H W,WEXNER S D,SEGALL M M,et al. Accidental bowel leakage in the mature women's health study:prevalance and predictors[J]. Int J Clin Pract,2012,66(11):1101-1108.

[6] DE PARADES V,BOUCHARD D,JANIER M,et al. Pilonidal sinus disease[J]. J Visc Surg,2013,150(4):237-247.

[7] MARTINEZ-LAGE J F,VILLAREJO ORTEGA F J,GALARZA M,et al. Coccygeal dermal sinus:Clinical relevance and management[J]. An Pediatr(Barc),2010,73(6):352-356.

[8] DEREVIANKO I M,DAL'VADIANTS G N. Complications of epithelial coccygeal sinuses and cysts[J]. VestnKhir Im I I Grek,1970,105(8):67-69.

[9] 周智洋,刘得超.肛管和肛周疾病的 MRI 诊断[J].磁共振成像,2015,6(11):868-875.

[10] 郑毅.骶尾部藏毛窦诊疗进展[J].中国医刊,2012,47(1):20-23.

[11] 李刚,王青云,覃达贤,等.藏毛窦的 CT 及 MRI 诊断[J].中国临床医学影像杂志,2013,24(11):825-826.

[12] 王红,石建华,张岩,等.骶尾部藏毛窦的诊断与治疗[J].中国中西医结合外科杂志,2008,14(1):61-62.

[13] 朱勇.骶尾部藏毛窦诊断与治疗[J].结直肠肛门外科,2006,12(2):117.

[14] 段宏岩,刘连成,于锦利,等.改良 Limberg、Dufourmentel 菱形转移皮瓣成形术治疗骶尾部藏毛窦[J].中华整形外科杂志,2012,28(1):69-71.

[15] 周世灿,张权,李兴旺,等.藏毛窦治疗新进展[J].河南大学学报(医学版),2020,39(1):70-76.

[16] 林秋,王华,罗励.骶尾部藏毛窦微创治疗研究进展[J].中国普外基础与临床杂志,2021,28(2):276-280.

第二十八章

骶 前 肿 瘤

一、历史

骶前肿瘤（presacral tumor）是指发生在骶前间隙，即骶骨和直肠间隙内的肿瘤，又称骶尾部肿瘤或直肠后肿瘤（图 28-0-1）。按肿瘤主要所在部位可分为显型、隐型和混合型三种（图 28-0-2）骶前间隙位于直肠固有筋膜和骶前筋膜之间，外侧是输尿管和髂血管，前外侧是直肠侧韧带，下方是直肠骶骨筋膜，上方通向腹膜后间隙。骶前间隙内有疏松结缔组织，包含着各种胚胎残留组织。胚胎发育过程中不同胚层的细胞在此处汇合，导致这一间隙中可出现良性、恶性、实性、囊性等不同类型和性质的肿瘤，因此形成的肿瘤类型多种多样。

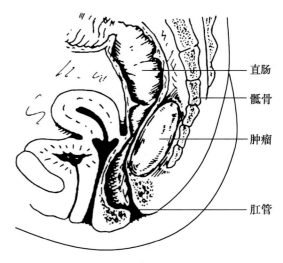

	直肠
	骶骨
	肿瘤
	肛管

图 28-0-1 骶前肿瘤

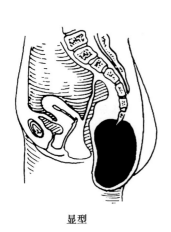 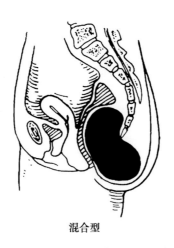 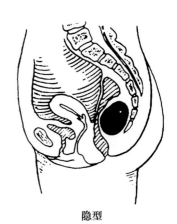

显型　　　　混合型　　　　隐型

图 28-0-2 不同类型骶前肿瘤

二、流行病学

骶前肿瘤发病率低,占全身肿瘤的0.07%~2%,其中60%~80%为恶性,且以实性为主。骶前肿瘤的发病率为1/63 000~1/40 000。囊性肿瘤多见于女性,脊索瘤多见于男性。儿童骶前肿瘤多为实性、恶性,成年骶前肿瘤多为囊性、良性,实性肿瘤中恶性者多于囊性肿瘤。

三、病因及发病机制

人体胚胎发育过程中,有一种具有多能发展潜力的多能细胞,在正常胚胎发育情况下,多能细胞发展和分化成各胚层的成熟细胞。若在胚胎不同时期,某些多能细胞从整体上分离或脱落下来,使细胞基因发生突变,分化异常,则可发生胚胎异常。若某些多能细胞分离或脱落发生在胚胎早期,则形成畸形;若发生在胚胎后期,则形成具有内胚层、中胚层和外胚层三个胚层的异常分化组织,即畸胎瘤。

四、分类

根据肿瘤的组织来源不同,大致可分为以下四类。

1. 先天性骶前肿瘤　如畸胎瘤、皮样囊肿、表皮样囊肿、尾肠囊肿、黏液性囊肿、中肾管囊肿、脊索瘤、脑脊膜膨出,其中畸胎瘤最常见。

2. 神经源性骶前肿瘤　如神经纤维瘤、神经纤维肉瘤、神经鞘瘤、成神经细胞瘤等。

3. 骨源性骶前肿瘤　如骨瘤、骨软骨瘤、成骨细胞肉瘤、单纯性骨囊肿、骨巨细胞瘤、尤因肉瘤、软骨黏液肉瘤、动脉瘤样骨囊肿、骨髓瘤等。

4. 间叶源性骶前肿瘤　包括脂肪瘤、脂肪肉瘤、纤维瘤、纤维肉瘤、平滑肌瘤、平滑肌肉瘤、血管瘤、淋巴肉瘤、血管内皮肉瘤、间质细胞瘤、腹膜外纤维性瘤等。

五、临床表现

骶前肿瘤早期通常没有明显症状,或缺乏特异性症状不易发现,直肠指检、CT或MRI影像学检查可以发现。随着骶前肿瘤的不断增大,临床症状越来越明显。由于肿瘤位置不同、大小不等,以及有无感染等情况,其临床表现也各不相同,其中肛门坠胀、疼痛为最多见症状。肿瘤较大者可因坐位或站立,改变体位时引起疼痛,疼痛可放射至腿部,牵涉骶神经,臀部可有麻木感,肛周和会阴部均可有坠胀感。也可压迫邻近组织和脏器出现相应症状,如压迫直肠可引起便秘、排便困难,压迫膀胱可有尿失禁、尿潴留,压迫输尿管可有肾盂积水,妊娠妇女甚至可引起难产。囊性肿瘤继发感染时可有发热,类似肛周脓肿或肛瘘等症状。

六、辅助检查

骶前肿瘤起病隐匿,不易发现,故有效的检查方法十分重要,常用检查方法如下。

1. 直肠指检　非常重要,在直肠后方可触及实性或囊性肿块,温度不高,压痛不明显,伴有感染时,局部温度可升高,压痛显著。通过直肠指检可判断肿瘤性质、大小及对直肠压迫的情况。

2. 肛门镜检查　肿块较大时直肠后方可见局部隆起,伴有感染且肿块破溃时可见有脓样分泌物溢出。

3. 实验室检查　血清甲胎蛋白(AFP)和人绒毛膜促性腺激素(hCG)测定,AFP值升高提示恶性畸胎瘤,hCG值升高为绒毛膜癌。AFP和hCG测定也是术后随访的主要项目之一。

4. 腔内超声检查　直肠腔内、阴道、腹部超声检查或联合超声检查,对深部肿瘤、小肿瘤有较高的诊断率,同时可做肝肾区超声检查观察有无转移、肾积水。在超声引导下,也可做针刺细胞学诊断。

5. X线检查　骨盆X线摄片于骶骨前可见肿瘤内有骨、牙齿、钙化影及肿瘤破坏浸润影,骶骨和尾骨骨质破坏表示恶性肿瘤侵袭,胸部X线片可观察有无肺转移,如有瘘口可行窦道造影,静脉尿路造影及钡剂灌肠造影检查可见脏器受压、移位等情况,动脉造影可显示肿瘤及骨盆部血管分布情况,脊髓造影则有助于脑脊膜膨出的诊断。

6. CT检查　可显示肿块和骶前关系,骶前肿瘤的大小、密度、形态等。典型的畸胎瘤由于含有各种胚层组织,CT平扫可见肿块内的脂肪、软组织、牙齿以及钙化成分,肿块内的脂肪与液体可形成脂-液分层征;非特征性表现为单纯囊性而无脂肪或钙化组织,有的表现为单纯软组织肿块或软组织肿块内仅嵌有少量脂肪密度,类似"地图样"改变。恶性畸胎瘤侵袭周围脏器或邻近组织,可表现为肿块密度不均匀,轮廓不规则,与周围组织脏器分界不清,或在其他部位发现转移灶。

7. MRI 检查 可清楚显示骶前间隙肿瘤的部位和范围,其中多数肿瘤可以定性。当肿瘤侵袭骨组织时,MRI 则更有优越性,可用来评价骶骨受侵袭的程度(图 28-0-3)。骶前囊性肿物的 MRI 图像在 T_1 加权像呈低信号,可与椎管内或皮下高信号的脂肪组织形成明显的对比;在 T_2 加权像呈高信号,而周围脂肪组织 T_2 加权像信号低于囊肿组织信号,由此加以区别。畸胎瘤的图像在 MRI 上表现为强度不均的混杂信号。若图像中同时出现脂肪成分的短 T_1 中长 T_2 信号和钙化的黑色低信号,这种特异性的图像对畸胎瘤的诊断意义较大,还可应用脂肪抑制序列抑制脂肪信号进一步鉴别。

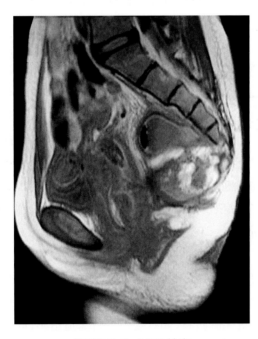

图 28-0-3 MRI 检查

8. 活体组织检查 可切除的骶前肿瘤术前不主张穿刺活检,尤其是骶前囊性肿瘤,穿刺和抽液可导致感染,脑脊膜膨出穿刺可导致脑膜炎,恶性肿瘤进行穿刺可能导致肿瘤扩散和针道种植转移。可切除的骶前肿瘤最好是整个肿瘤切除送检,如肿瘤无法完整切除或不能接受手术切除时,可做穿刺活检,为辅助治疗提供依据。活检时可经直肠后壁,或骶前、直肠外入路,在直肠内应预先放置手指引导,或在直肠腔内超声或 CT 引导下进行穿刺活检。

七、诊断

骶前肿瘤由于肿瘤体积较小,早期无明显症状。当肿瘤体积增大到一定程度时会产生局部压迫症状,如排便不畅、排便困难、骶尾部疼痛等,囊性肿瘤继发感染可有疼痛、发热等症状。缺乏特异性的症状,且大多数患者早期无症状,易延误诊断甚至误诊,因此早期诊断至关重要。

1. 详细询问病史 了解有无反复治疗不愈的肛瘘病史,以及肛周无痛性的囊性包块、进展性的肛内下坠、疼痛、排便困难等病史。

2. 一般查体 观察肛周有无粪便污染,肛门后方有无隆凸,肛门后方有无凹陷似假肛门(图 28-0-4),肛内或肛瘘外口有非脓性分泌物流出,在小儿可见脊膜膨出。直肠指检至关重要,几乎所有骶前肿瘤,均可在指检时触及。

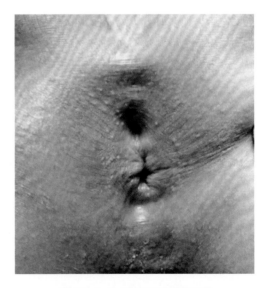

图 28-0-4 查体见"假肛门"

3. 特殊检查 一旦疑有肿块,根据情况选用腔内超声、骶骨 X 线片、钡剂灌肠造影、脊髓造影、CT 或 MRI 等。通过以上检查,基本可以明确诊断。

术后需病理检查,再进一步确诊。

八、鉴别诊断

1. 皮样囊肿或皮样瘤　又称囊性畸胎瘤,为胚胎期皮肤细胞原基偏离原位而发生的错构瘤,为先天性皮样新生物,来源于外、中二个胚层。囊壁为复层扁平上皮,单房或多房,肿瘤表面为皮肤,包括皮脂腺、汗腺、毛发、毛囊等,基质主要为脂肪、肌肉、软骨、骨、牙齿、神经及脑组织等,各种成分均排列紊乱,不形成完整的器官。

2. 表皮样囊肿　属于体表良性肿瘤,多为先天性,由胚胎期埋入深部的外胚层(一个胚层)组织未发生退变继续发育导致;后天性多由皮肤外伤、摩擦破裂或医疗操作导致,一些表皮组织碎屑随着外力或异物穿刺植入皮下组织继续增殖生长形成。囊壁为复层扁平上皮,无皮肤附件,单房,内为清亮液体,也可是其他物质,如角化物质及脂肪物质,不含毛发,无皮肤附属物。

3. 尾肠囊肿　又称直肠后囊性错构瘤,是一种少见的先天性囊肿,确切的病因尚不清楚。呈单囊或多囊,多种上皮覆盖(纤毛柱状上皮、鳞状上皮、移行上皮等)。其外壁结构与结肠相似,内有脂肪组织,但无浆膜层。

4. 黏液性囊肿　又称黏液腺囊肿,主要发生于三对大唾液腺及所有小唾液腺,罕见于骶前。先天性是由胚胎发育时期遗留于深部组织内的上皮成分发展而成;后天性由排泄管创伤、缩窄或肿瘤等,导致黏液外漏可形成潴留性囊肿,后天性黏液性囊肿多见,常发生于舌下腺及小唾液腺,其次为腮腺,颌下腺囊肿非常少见,发生在骶前者极为罕见。

5. 脊索瘤　一种先天性肿瘤,具有局部的侵袭性或恶性,累及斜坡与骶尾部,起源于胚胎残余。表现为光滑性结节,肿瘤组织为白色半透明胶冻状,含大量黏液,伴广泛出血时呈暗红色。瘤体边缘常呈分叶状或结节状,表面有一层纤维组织包膜,一般不穿破邻近脏器。

6. 中肾管囊肿　又称 Gartner 囊肿,女性较常见,由胚胎时期中肾管退化不全、中肾管阴道部残迹、上皮生长等多种原因引起管道阻塞、分泌物潴留、管腔扩张而形成囊肿。镜检囊壁被覆一层无纤毛立方形或低柱状上皮,囊腔内为透明或浅褐色液体。

九、治疗

大多数骶前肿瘤是良性的,但少数肿瘤是恶性或低恶性的。一旦确诊,手术切除是唯一有效的治疗方法,也是最佳的治疗方法。骶前肿瘤出现临床症状而就诊者多属晚期,肿瘤较大,手术视野显露相对困难,手术操作不慎易发生难以控制的大出血。因此,根据肿瘤的性质、大小,以及与骶椎的关系而选择不同的手术途径至关重要。如果肿瘤位于 S_4 平面以下,可经骶尾切除;如果肿瘤在 S_4 平面以上,需经腹切除或腹骶联合切除,手术时应注意保留一侧 S_{1-3} 神经,以保护膀胱、肛门括约肌功能,减少对骨盆稳定性的影响;对恶性程度高、侵袭范围广的肿瘤,手术切除后不一定能达到根治目的,可采用阻断肿瘤血供、经髂内动脉置管进行化学治疗和放射治疗等方法,延缓肿瘤生长。

1. 经骶肿瘤局部切除术

(1)适应证:适用于骶前肿瘤较小者或骶前良性肿瘤者。

(2)操作方法

1)取俯卧位或折刀位,做骶后纵向直切口或横向弧形切口,切口应足够长以便手术操作,切开皮肤、皮下组织。

2)切断附着于骶尾骨的部分臀大肌纤维,剥离尾骨骨膜,仔细结扎骶正中动脉和骶外侧动脉,根据需要切除尾骨,切断肛尾韧带,用手指于骶前及肿瘤两侧做钝性分离,使肿块与骶骨分离(图 28-0-5),并用纱块充填其间。

3)分离肿瘤与直肠间隙至肿瘤上端,注意保护肛门括约肌,将肿瘤完整切除,如肿瘤与周围组织粘连牢固,可将包膜分块切除(图 28-0-6)。创面止血后置橡皮引流管,逐层缝合切口(图 28-0-7)。

(3)注意事项:在骶前间隙分离肿瘤时,应以钝性分离为主,防止将骶前静脉丛损伤,避免引起大出血,并仔细结扎骶正中动脉和骶外侧动脉,尽量减少术中出血,同时还要注意保护肛门括约肌。

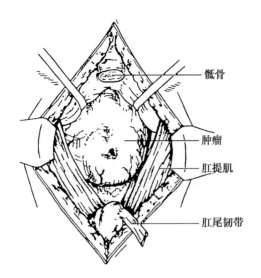

图 28-0-5　分离肿瘤与骶骨

骶骨
肿瘤
肛提肌
肛尾韧带

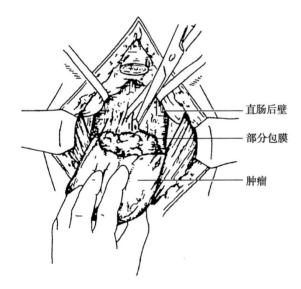

图 28-0-6　分块切除包膜

直肠后壁
部分包膜
肿瘤

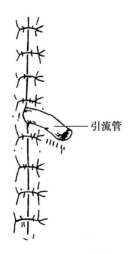

图 28-0-7　缝合切口

引流管

2. 经骶肿瘤加骶尾骨切除术

（1）适应证：适用于骶前肿瘤较大、直肠指检可触及肿瘤上界者或肿瘤位于 S_4 平面以下者。

（2）操作方法

1）取俯卧位或折刀位，在骶尾部中线或偏一侧由骶尾关节上方向下至肛门缘上方 2~3cm 处做弧形切口（图 28-0-8）或 Y 形切口（图 28-0-9）。如有瘘口和瘘管应行梭形切口（图 28-0-10）。

2）切开皮肤直至尾骨和骶骨，显露骶骨、尾骨和臀大肌（图 28-0-11）。切断肛尾韧带，切除骶骨棘和椎板，显露骶管和骶神经，沿骶骨两侧切断骶棘韧带、骶结节韧带和臀大肌，咬除 S_1、S_2 椎板，分离 $S_{2\sim3}$ 神经根（图 28-0-12），并与肿瘤分离，用粗丝线将 $S_{2\sim3}$ 神经牵开，将尾骨、骶骨和肿瘤由直肠及周围组织完全分离，直肠与肿瘤之间填塞纱布（图 28-0-13）。将肿瘤完整切除，如肿瘤与骶前粘

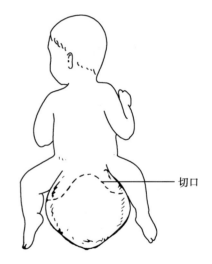

图 28-0-8　弧形切口

切口

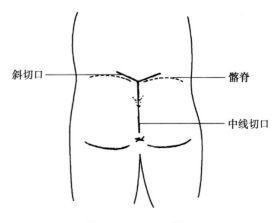

图 28-0-9　Y 形切口

斜切口
髂脊
中线切口

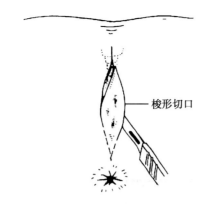

图 28-0-10　梭形切口

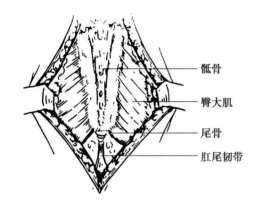

图 28-0-11　显露骶骨、尾骨和臀大肌

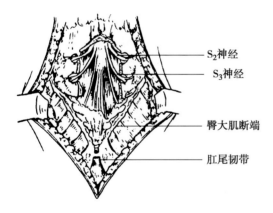

图 28-0-12　分离 S$_{2-3}$ 神经根

连或是脊索瘤,应在 S$_3$ 水平将骶骨远端连同肿瘤一并切除(图 28-0-14)。如肿瘤与周围组织粘连牢固,分离困难,可将肿块扩大切除,此时应避免损伤直肠。

3)止血后冲洗伤口,直肠后方放置引流,分层缝合伤口,外用压迫敷料。

(3)注意事项

1)在骶前间隙分离肿瘤时,应以钝性分离为主,防止将骶前静脉丛损伤,以免引起大出血,并仔

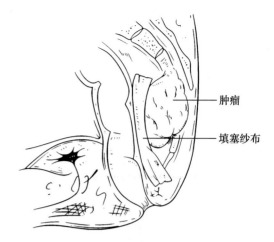

图 28-0-13　直肠与肿瘤间填塞纱布

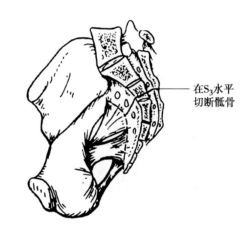

图 28-0-14　S$_3$ 水平将骶骨远端与肿瘤一并切除

细结扎骶正中动脉和骶外侧动脉,尽量减少术中出血,同时还要注意保护肛门括约肌。

2)在咬除 S$_1$、S$_2$ 椎板时应注意保护 S$_{2-3}$ 神经根。

3)注意保护直肠免受损伤。

3. 腹骶联合肿瘤切除术

(1)适应证:适用于突入腹腔的大型肿瘤或直肠指检不能触及肿瘤上界者,或肿瘤位于 S$_4$ 平面以上者。

(2)操作方法

1)取仰卧位,经下腹正中切口进入腹腔,沿着骶骨岬横向切开腹膜,并切开直肠两侧腹膜。

2)在骶前间隙将肿瘤由骶骨、直肠和两侧组织分离,尽量向下分离至肿瘤下部(图 28-0-15),结扎骶正中动脉及双侧髂内动脉,仔细止血后,用干纱布将肿瘤与后腹膜、盆腔脏器分隔(图 28-0-16),缝合后腹膜,关闭腹腔。

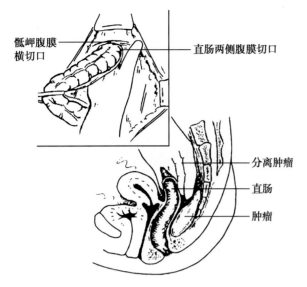

图 28-0-15 分离肿瘤

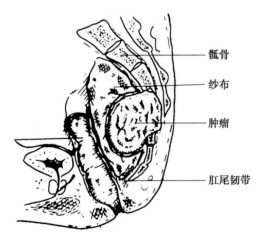

图 28-0-16 分隔肿瘤与后腹膜、盆腔脏器

3）再改为俯卧位或折刀位，做骶前肿瘤切除术（参见经骶肿瘤局部切除术、经骶肿瘤加骶尾骨切除术）。

（3）注意事项

1）经腹分离时，应尽量向下分离至肿瘤下部

并结扎骶正中动脉及双侧髂内动脉，防止输尿管损伤。

2）关闭腹腔前应仔细止血。

3）注意保护肛门括约肌及直肠后壁。

4. 放疗及化疗 辅助或姑息治疗时，可行放疗，对软组织肉瘤可能有效，化疗效果则不明显。

（刘佃温 杨会举）

参考文献

［1］ JAO S W，BEART R W，SPENCER R J，et al. Retrorectal tumors. Mayo Clinic experience，1960-1979 ［J］. Dis Colon Rectum，1985，28：644-652.

［2］ 郭卫，李大森，蔚然，等. 单中心原发骶骨肿瘤790例的流行病学分析［J］. 中国脊柱脊髓杂志 ，2014，24（11）：971-978.

［3］ 王果，李振东. 小儿肛肠外科学［M］. 郑州：中原农民出版社，1999：671-760.

［4］ FUJITAKA T，NAKAYAMA H. A tailgut cyst found accompaning rectal cancer report of a case ［J］. Surg Today，1995，25（1）：65-67.

［5］ AFLALO-HAZAN V，ROUSSET P，MOURRA N，et al. Tailgut cysts：MRI findings ［J］. Eur Radiol，2008，18（11）：2586-2593.

［6］ SUNG M S，LEE G K，KANG H S，et al. Sacrococcygeal chordoma：MR imaging in 30patients ［J］. Skeletal Radiol，2005，34（2）：87-94.

［7］ 李春雨，徐国成. 肛肠病学［M］. 2版. 北京：高等教育出版社，2021：168-170.

［8］ 李春雨. 肛肠外科学［M］. 北京：科学出版社，2016：223.

［9］ 李春雨，汪建平. 肛肠外科手术技巧［M］. 北京：人民卫生出版社，2013：579-581.

［10］ 李春雨，汪建平. 肛肠外科手术学［M］. 北京：人民卫生出版社，2015：774-775.

第二十九章

肛周皮肤病

第一节 肛门湿疹

肛门湿疹（eczema of anus，EA）是由多种内、外因素导致的肛门周围皮肤浅层真皮及表皮的过敏性炎症性皮肤病，是一种特殊部位的湿疹。临床上迁延难愈，常反复发作。肛周湿疹当属中医的"肛门湿疡"，古代文献中称"浸淫疮""血风疮""顽湿"等。

一、流行病学

本病任何性别、年龄均可发生，尤以喜食辛辣荤腥食物、嗜烟酗酒者多见。

二、病因与发病机制

（一）病因

病因尚未明确，一般认为是一种变态反应性皮肤病，发病多与以下因素有关。

1. 内在因素　包括体质与遗传因素、精神与神经功能障碍、消化系统功能障碍及内分泌紊乱等。

2. 外部因素　包括某些蛋白质食物、花粉、皮毛、染料等局部刺激，都可诱发变态反应，引发湿疹。

3. 诱发因素　肥胖、肛周潮湿、内裤摩擦、卫生巾刺激等都可能诱发湿疹。

（二）病理

1. 急性湿疹　以渗出为主，在红斑期，真皮浅层毛细血管扩张，显著水肿，表皮细胞内水肿，严重时可使细胞破裂，细胞间液增多，表皮内发生水疱，水疱不断增大，融合成大疱，常由搔抓形成渗出糜烂面，表皮细胞可见角化不全。皮肤附件和血管周围有炎症细胞浸润。

2. 慢性湿疹　以增生为主，常见棘状层肥厚，上皮脚延长，表皮细胞间轻度水肿，角质层角化明显不全，基底层黑色素增多，真皮浅层血管周围有中度炎症细胞浸润，弹力纤维和胶原纤维均有变性。

三、分类

（一）病情分类法

1. 急性湿疹　皮损多为密集性粟粒大小丘疹、丘疱疹或小水疱，基底潮红。瘙痒难耐，抓破后疹顶端可见小点状渗出和糜烂，有浆液不断渗出。病变中心部较重，向周围蔓延，外围可见散在丘疹、丘疱疹。合并感染可形成脓疱、毛囊炎等。

2. 亚急性湿疹　多由急性湿疹转变而来，未及时处理，迁延日久而成。皮损、潮红、肿胀明显减

333

轻,以丘疹、结痂、鳞屑为主,仅有少量水疱及轻度糜烂,但瘙痒较剧烈。

3. 慢性湿疹 由急性或亚急性湿疹转变而来,反复发作,经久不愈。特点是皮肤增厚,表面粗糙,肛周及肛管可有裂口、糠样鳞屑及抓破后形成的结痂,外围可见散在丘疹、丘疱疹。

(二) 皮损特点分类法

1. 红斑型 湿疹初起,患部发热、潮红、发痒、肿胀,分布对称,边界不清,可逐渐向健康皮肤蔓延。

2. 丘疹型 随病程发展,出现散在或密集成片的小米粒状丘疹。

3. 水疱型 炎症加重,则丘疹出现浆液,变为水疱型或丘疱疹。

4. 脓疱型 水疱感染成为脓疱,可引起腹股沟淋巴结发炎、肿痛,也可出现毛囊炎、疖肿或发热。

5. 糜烂型 由于搔抓,水疱或脓疱破裂,浆液或脓液流出,疮面湿润糜烂,渗液腥臭,触之疼痛。

6. 结痂型:渗液干燥后,形成粘连的痂皮。

7. 鳞屑型:各型湿疹的炎症减轻,患部覆以细微的白色糠皮状脱屑。

四、临床表现

(一) 症状

1. 瘙痒 是肛门湿疹最主要的症状。呈阵发性奇痒,搔抓破后则痒痛或灼痛交加,可影响睡眠和休息。

2. 肛门潮湿 渗出可引起肛门潮湿不适、内裤污染和皮肤磨损。

3. 肛门疼痛 肛周、肛管皮肤皲裂或感染后,常发生肛门疼痛和排便时疼痛。

4. 消化道症状 常有消化不良、腹胀、便秘或腹泻等。

5. 神经精神症状 头晕、失眠、烦躁等全身性症状。

(二) 体征

可见红斑、丘疹、水疱、渗出、糜烂、结痂、脱屑等多形性皮损,常对称性分布,易复发,急性者有渗出,慢性者有浸润肥厚。

五、诊断

根据病史、皮疹形态及病程,湿疹的诊断一般不困难。湿疹的皮损特点是多形性、弥漫性、对称性分布,急性者有渗出,慢性者有浸润肥厚。病程多不规律,反复发作,瘙痒剧烈。

六、鉴别诊断

1. 肛门神经性皮炎 常先瘙痒,后出现扁平丘疹,有典型苔藓样变,无多形性皮疹,无渗出表现,病变部位可延至尾骶部、会阴及阴囊。

2. 肛门瘙痒症 以肛门皱襞肥厚为主,可见苔藓样变和放射状皲裂,无渗出,仅见干性抓痕及血痂。

3. 肛门接触性皮炎 有明显的接触物刺激病史,容易查清,皮疹仅限于接触部位,形态单一,境界清楚,去除病因后,易痊愈,很少复发。

七、治疗

(一) 治疗原则

应根据不同致病原因和局部改变,进行合理的整体和局部治疗。尽可能寻找致病原因,改善可诱发湿疹的环境、生活习惯、饮食嗜好,增强体质,根治可引起湿疹的全身性疾病和肛门直肠疾病。

(二) 非手术治疗

1. 中医治疗

(1) 内治法:肛周湿疹可以分为风湿热证、血虚风燥证、脾虚湿盛证、肝郁化火证及热毒壅盛证,分别予消风散或疏风清热饮加减、四物消风散或当归饮子、除湿胃苓汤加减、泻肝安神丸或丹栀逍遥散加减,仙方活命饮加减等方剂治疗进行辨证论治。

(2) 外治法:急性期无糜烂渗液者,可外涂炉甘石洗剂,2%硼酸溶液湿敷。对糜烂、渗出明显者,可用复方硫酸钠溶液、2%~3%硼酸溶液、5%醋酸铝溶液湿敷,或者中药煎汤湿敷。脱屑期应用清凉膏或一般乳剂,以保护皮损,促进角质新生。亚急性期治疗以消炎止痒、干燥、收敛为主,可用氧化锌乳膏、乳剂或泥膏。慢性期治疗以止痒,抑制表皮血管增生,促进真皮炎症吸收为主,选用软膏、乳剂、泥膏为宜。

（3）针灸疗法:①针刺法,主穴为血海、三阴交、会阴。配穴为脾虚配足三里、关元;瘙痒甚配太溪、长强。采用平补平泻针法,每日1次。②艾灸法,将艾炷放在皮损的周围,每隔1.5cm放1壮,顺次点燃,可止痒。适用于慢性湿疹,隔日1次。

2. 西医治疗

（1）药物治疗:

1）抗组胺药和镇静药:可酌情选用1~2种服用,如氯苯那敏、阿司咪唑、苯海拉明、异丙嗪、地西泮等。

2）非特异性脱敏疗法:0.25%普鲁卡因注射液10~20ml加维生素C 500mg静脉注射,每日1次;或用普鲁卡因(4~6)mg/kg,用生理盐水配成0.1%溶液加维生素C 500~1 000mg,静脉注射,每日1次;亦可用10%葡萄糖酸钙10ml静脉注射,每日1次。

3）肾上腺皮质激素:炎症广泛而严重、其他疗法无效时,可适当应用类固醇类药物,待症状控制后逐渐减少剂量至停药。

4）抗生素:对伴有感染、发热、淋巴结肿大者,可酌情应用抗生素。

（2）心理治疗:①病因治疗,仔细询问病史,了解患者的一般情况,询问家中有无同患,有无哮喘、变应性鼻炎及其他疾病;②心理咨询与指导,首先告诉患者本病非"不治之症",解除思想顾虑,帮助患者树立信心,配合治疗;③避免再刺激。

（3）物理疗法:①暴露、冷水浴有利于急性湿疹恢复;②硫黄温泉浴有利于亚急性湿疹恢复。

（4）放射疗法:局部皮损,经多种药物治疗效果不佳者,可采用浅层X线照射,或用放射性核素磷-32、锶-90敷贴治疗。

（三）手术治疗

肛周湿疹皮内长效麻醉药封闭术适用于肛周急、慢性湿疹,见有局部潮湿、潮红、皲裂、皮肤粗糙、肥厚或干燥脱屑、色素脱失者。不能耐受手术者、腹泻者为禁忌证。

1. 操作方法　以长效麻醉药(1%亚甲蓝2ml+0.5%利多卡因20ml或1%亚甲蓝2ml+0.5%利多卡因10ml+0.5%罗哌卡因10ml)于湿疹皮损区行点状皮内注射,使皮肤呈皮丘状隆起并呈蓝色。各皮丘互相连接没有间隙,布满所有病灶区,不遗留皮损,用药总量可至20ml。

2. 术中注意　①长效麻药液注入皮内为佳,注入皮下效果差,切不可注入肌层;②积极治疗原发病是根治肛门湿疹的关键,如有内痔、肛裂,应一并手术治疗。

3. 术后处理　①术后普通饮食,忌食辛辣刺激食物及饮酒;②术后保持肛周清洁、干燥,便后坐浴;③局部外用药物涂搽。

第二节　肛门接触性皮炎

肛门接触性皮炎又可称为肛门环周毒物性皮炎,临床上很常见,肛门接触性皮炎是由于血液的传染导致的,其发病与自身的清洁和周围的环境有很大关系。在中医文献中没有统一的病名来概括接触性皮炎,而是根据接触物的不同,而分别命名,如"马桶癣""漆疮""膏药风""粉花疮"等。

一、流行病学

本病任何性别、年龄均可发生,以成年人及儿童多见,发病前有明显的过敏物质接触史。

二、病因及发病机制

（一）中医认识

中医学认为,由于禀性不耐,皮毛腠理不密,一旦接触某些物质,如漆、药物、染料、橡胶制品、化纤制品、花草等,就会引起邪毒外侵皮肤,郁而化热,邪热与气血相搏而发病;或素体湿热内蕴,复外感毒邪,两者相合,发于肌肤而成。

（二）西医认识

现代医学认为,根据发病机制不同,可将病因分为原发刺激性和变态反应性两种。

1. 原发刺激性　常见的刺激物质包括强酸、强碱、金属元素及其盐类、有机溶剂等。刺激物质直接作用于皮肤或黏膜导致发病，无一定潜伏期，皮损多局限于接触部位，边界清楚，停止接触后皮损可消退。

2. 变态反应性　常见的致敏物质可分为动物性、植物性、化学性三种，其中有的可引起刺激性接触性皮炎，有的可引起变态反应性接触性皮炎。

三、分类

本病可根据病程分为急性、亚急性和慢性。

1. 急性肛门接触性皮炎　起病急，皮损多局限于接触部位，皮损形态与接触物质有关。

2. 亚急性和慢性肛门接触性皮炎　表现为轻度红斑、丘疹，边界不清楚。长期反复接触可致皮损慢性化，表现为皮损轻度增生及苔藓样变。

四、临床表现

1. 发病前均有过敏物质或刺激物接触史，一般发病急，皮损发生在接触部位。

2. 皮损的轻重与致敏物或刺激物质强弱、作用时间长短、接触面积大小及机体敏感性有关。轻者局部仅有充血，境界清楚的淡红或鲜红色斑；重者可出现丘疹、水疱、大疱、糜烂、渗出等损害；刺激性强者可致皮肤坏死或溃疡；机体高度敏感时，可泛发全身。除瘙痒疼痛外，少数患者可有寒战、发热、恶心、呕吐等全身症状。

3. 本病有自限性，除去病因后，可很快自愈。若未能及时除去病因，使病程迁延，可转变为慢性，类似湿疹样皮炎。

4. 变应性接触性皮炎，接触物斑贴试验常呈阳性。

五、辅助检查

斑贴试验是诊断肛门接触性皮炎最简单可靠的方法，是寻找并明确接触性变应原的"金标准"。当病因不明或与多种接触物质接触，需要寻找病因时，可进行斑贴试验。

六、诊断

根据患者发病前有接触史，皮损发生在接触部位和典型的皮疹表现及斑贴试验阳性，即可作出诊断。去除病因后，适当处理皮损很快消退也提示本病。

七、鉴别诊断

本病需与肛门湿疹、肛门皮肤癣、肛门瘙痒症等相鉴别。

1. 肛门湿疹　病变多局限在肛门周围的皮肤，也可蔓延至臀部、会阴、阴囊、阴蒂等邻近部位，以红斑、丘疹、水疱、渗出、糜烂、结痂、鳞屑、苔藓样变等多形性皮肤损害，瘙痒为临床特点，临床上迁延难愈，常反复发作。

2. 肛周皮肤癣　发病初期，仅有患部间歇性瘙痒，夜间尤甚，常致失眠，经搔抓皮肤出现淡褐色圆形或多角形丘疹，表面光滑或覆有糠皮样鳞屑，密集成群，随病情发展，丘疹渐融合成片，形成典型的苔藓样变。根据临床好发部位和典型苔藓样变损害，无水疱，阵发性剧痒，慢性经过等特点，一般可作出诊断。

3. 肛门瘙痒症　临床主要表现为肛门顽固性瘙痒，经久不愈。由于搔抓可出现各种继发性皮肤变化，如抓痕、血痂、皮肤肥厚及苔藓样变等，并可蔓延至会阴、阴囊或阴唇等部位。

八、治疗

本病的治疗原则是首先寻找致敏物、祛除病因，迅速脱离接触物并积极对症处理，以后尽量避免接触已知的变应原。

（一）内治法

1. 中医治疗　本病以清热去湿止痒为主要方法，急性者以清热祛湿为主，慢性者以养血润燥为主。

2. 西医治疗

（1）抗组胺药：可口服苯海拉明 25~50mg、氯苯那敏 4~8mg，每日 3~4 次。或阿司咪唑 10mg，每日 1 次，可并用维生素 C 100~200mg 每日 3~4 次。

（2）钙剂：可口服钙片，肌内注射维生素 D$_2$ 果糖酸钙注射液、静脉注射 10% 葡萄糖酸钙。

（3）肾上腺皮质激素：皮损广泛而严重时，可配合口服泼尼松 10~20mg，每日 3~4 次，或将地塞米松 10~20mg 加入至 5% 葡萄糖液 500ml 中静脉滴注，每日 1 次。

（4）利尿药：对伴发全身皮疹，水肿严重者，可配合口服氢氯噻嗪 25mg，每日 2~3 次，连服 2~3 日，有利于消肿。

（二）外治法

1. 皮疹有糜烂渗液者，可选用 5% 硼酸溶液、1% 硫酸镁、0.1% 明矾溶液、醋酸铝溶液冷湿敷，合并感染者可用 1：（5 000~10 000）的高锰酸钾冷湿敷。

2. 潮红、丘疹为主者，可用三黄洗剂、炉甘石洗剂外搽，或用青黛散冷开水调敷，每日 4~5 次。肿胀糜烂渗液较多者，可用蒲公英 60g，桑叶、生甘草各 15g，水煎待冷后湿敷。并可用 10% 黄柏溶液，生理盐水，3% 硼酸水湿敷。糜烂结痂者可用青黛膏，或清凉膏外搽每日 3~4 次。瘙痒者可用苦参汤煎水坐浴。

3. 皮疹红肿明显无糜烂渗液者，可用炉甘石洗剂外搽。

4. 皮疹亚急性期有少量渗出时外用氧化锌软膏、糖皮质激素糊剂，无渗液时用糖皮质激素霜剂，有感染时可加用抗生素。

5. 皮疹呈慢性湿疹样皮炎者，选用乳膏或霜剂。可用维生素 E 乳膏，肾上腺皮质激素类乳膏，如醋酸氢化可的松乳膏、醋酸氟氢可的松乳膏、醋酸地塞米松乳膏等。

第三节　肛周皮肤癣

癣是真菌感染引起的传染性皮肤病，可分浅部真菌病和深部真菌病。肛周皮肤癣属于浅部真菌病，多由股癣蔓延至肛门、会阴、臀部导致。中医学记载的阴癣、圆癣等类似于本病。夏季多发，冬季少见。

一、病因与发病机制

中医学认为，本病是由外受风毒，凝聚皮肤，其则皮肤不能濡润；或风寒外袭，营卫失调；或风热侵入毛窍，郁久血燥；或冲任失调，营血亏耗，血虚生风化燥等导致皮肤失养；或被风湿所侵，留于腠理；或久居湿地，水浆浸渍，湿邪外侵，郁于皮肤；或因汗衣湿渍，淹浙肌肤，复受日晒，暑湿浸渍毛窍，而成本病。

现代医学认为，本病是由真菌感染导致，真菌种类繁多，绝大多数不会致病，其中一小部分为条件致病菌，可存在于人的皮肤、黏膜、肠道等部位。长期使用抗生素可造成体内菌群失调，当人体皮肤破损，抵抗力下降时，致病性真菌则大量繁殖，侵入皮肤、皮下组织导致癣的发生。本病多是直接接触传染，如通过衣物、用具或自身手足癣传染致病。环境条件亦有影响，如在温热季节和潮湿地区，肛门皮肤受轻微损伤，容易发病。

二、临床表现

肛周皮肤癣主要由股癣和花斑癣蔓延至肛周导致。

1. 股癣　生在股部内侧，常蔓延到肛周、臀部等。皮损为钱币形红斑，边缘清楚，略高出皮面，病灶中央常有自愈倾向，其边缘周围有丘疹、水疱、脓疱、结痂、鳞屑等。自觉瘙痒，多在夏季发作，入冬减轻或自愈。

2. 花斑癣　皮损为黄豆大圆形或更大的斑片，大小不一，边缘清楚，有时融合成片，呈灰褐、淡褐或深褐色，或轻度色素减退，附有微亮糠皮样细小鳞屑。多发于夏季，入冬自愈。显微镜检查，鳞屑中可查到真菌孢子和菌丝。

三、诊断与鉴别诊断

根据临床表现、皮损形态、皮损部位及显微镜检查，可明确诊断。但应与神经性皮炎、慢性湿疹等相鉴别。

1. 神经性皮炎　有明显苔藓化，无水疱，真菌显微镜检查阴性。

2. 慢性湿疹　无堤状隆起的边缘，境界不清楚，真菌显微镜检查阴性。

四、治疗

肛周皮肤癣原则上以药物局部治疗为主。

（一）中医治疗

治宜化湿清热杀虫佐以祛风，可选用《医部录》治癣方，苦参丸或三神丸。属风热者可加生地黄、菊花、苦参；属风湿者可加苍术、薏苡仁。

（二）局部治疗

1. 咪唑衍生物类软膏　如克霉唑、益康唑、酮康唑等是最佳广谱抗真菌药物。因这些药物的作用仅是抑制真菌，故需持续应用到临床病变消失以后 2 周或更长时间。

2. 其他用药　复方水杨酸酊、复方苯甲酸软膏、复方间苯二酚乳膏、20% 土槿皮酊、20% 羊蹄根醋浸液等。

3. 有严重炎症反应时，不能用酒精配制的癣药水。也不宜外搽强烈的抗菌药物。可用苦参、土槿皮、黄柏、百部、半枝莲各等量煎水坐浴，待炎症减轻后，方可使用上述抗真菌药物。

（三）全身治疗

若患部反复发作，面积较大，同时有足癣存在，或发现有疖肿样病变时，除外用药外，可给予全身用药。

1. 伊曲康唑　每日 100~200mg，1 次口服，连服 1 周。

2. 酮康唑　每日 200mg，至少用半个月。

第四节　肛门皮肤结核

肛门皮肤结核（tuberculosis of perianal skin）是由于肛管或肛门周围皮肤感染结核分枝杆菌导致。本病较少见，男女之比约为 4：1，多见于青年男性。中医学的"痰毒"属本病范围。

一、病因与发病机制

中医学认为，情志不畅，肝气郁结，郁而化火，灼津为痰，结聚成核，乃成斯疾，火灼肾阴、肝肾阴虚，此病作矣。

西医认为，本病为结核分枝杆菌感染引起。其感染途径有：①结核分枝杆菌直接感染，常因皮肤擦伤或破损后，直接接触结核分枝杆菌，或接触含有结核分枝杆菌的痰液、粪便或用具等导致；②内脏器官深部或邻近脏器如肺、子宫、阴道、尿道、前列腺、睾丸等部位有结核病灶，结核分枝杆菌可由血液循环或淋巴管传播至肛周皮肤。

结核分枝杆菌感染后不一定都发病，发病与否以及病变轻重取决于病菌的数目、毒力大小和机体抵抗力。当有一定毒力的结核分枝杆菌，达到一定数目，机体抵抗力下降时，则引起局部结核结节增生、皮肤溃疡等一系列病变。

二、分类

皮肤结核可发生于全身各部，可分为结核性初疮、寻常性狼疮、瘰疬性皮肤结核、疣状皮肤结核、溃疡性皮肤结核、硬结性红斑、苔藓样皮肤结核、颜面播散性粟粒型皮肤结核八种类型。发生于肛门者，多为疣状皮肤结核和溃疡性皮肤结核。

三、临床表现

1. 疣状肛门皮肤结核　起初为肛管或肛周红色或暗红色硬节性小结节，数目不定，发展缓慢。数月后结节逐渐增大，表面粗糙角化，附有灰白色鳞屑或痂皮，互相融合，呈乳头状、疣状或菜花状。疣状增生裂隙间可有脓液，皮损四周有炎症红晕，界限清楚。中央呈乳头状突起，挤压有脓样分泌物，有臭味，中心可萎缩结痂自愈。自觉肛门灼热发痒，一般无痛。

2. 溃疡性肛门皮肤结核　初发多在肛管，呈颗粒样结节，逐渐破溃，向外蔓延至肛周皮肤，形成不规则的浅表溃疡。溃疡基底苍白，肉芽粗糙，触之易出血，周围边界明显有潜行。多为单发，一般不痛，但受外界刺激可引起疼痛，分泌物增多。病程迁延，可数年不愈，常伴有腹股沟淋巴结结核。溃疡性皮肤结核典型的病理改变是真皮内结核结节，50% 患者皮损中央出现干酪样坏死。

四、诊断

根据病史、临床表现、病理切片见到结核样浸润或干酪样坏死、分泌物涂片查到结核分枝杆菌即可确诊。

五、鉴别诊断

需与三期梅毒、急性外阴溃疡、基底细胞癌等鉴别。

1. 三期梅毒　溃疡边缘有堤状隆起及暗红色浸润，形状整齐，多呈肾形，性质较坚硬，梅毒血清反应常为阳性。

2. 急性外阴溃疡　急性发病，炎症较明显，可自愈，但易复发。溃疡呈漏斗状，常并发结节性红斑及滤泡性口炎。

3. 基底细胞癌　溃疡基底部有多数珍珠样小结节，边缘卷起，触之较硬，活检可发现癌细胞。

六、治疗

(一) 治疗原则

本病原则上应使用抗结核药物治疗，配合中药扶正培本，增强抗病能力。同时有效的外用药物的作用亦不可忽视。

(二) 内治法

1. 辨证施治　阴虚痰热，方用消瘰丸合增液汤加减；痰瘀互结，方用海藻玉壶汤加减。

2. 应用抗结核药　如链霉素、异烟肼、利福平、利福定、对氨基水杨酸、乙胺丁醇等，酌情选用2~3 种，长期联合应用，效果良好。

3. 久病体弱者，可选用鱼肝油、维生素 C、钙剂、人参蛤蚧精、阿胶补血膏等，以加强营养，增强体质。

(三) 外治法

1. 一般病灶　局部清洁保护，上复方紫草油纱条换药即可。

2. 敷药疗法　可用猫爪草浓煎成膏，外敷，每日 1 次，溃疡与无溃疡均可。或用蓖麻仁、鲜猫爪草各 30g，捣烂成泥状，外贴患处，每日 1 次，溃疡与无溃疡均可。或狼毒 10g 煎水取汁，加炉甘石粉 10g，冰片 0.5g，甘油 10ml 混匀后，外搽，每日 1~2 次，用于未溃者。也可用红油膏掺七三丹敷贴，每日 1 次，用于溃疡者。

3. 熏洗疗法　可用猫爪草 30g，夏枯草 30g，大枫子 15g，五倍子 15g，石榴子 15g，千里光 30g 煎水熏洗，每日 1~2 次，每次 15~20 分钟。

4. 疣状肛门皮肤结核、全身无活动性结核者可用电灼法切除病灶。若肛门皮肤结核病变局限，全身条件良好，可做病灶切除，有蒂皮瓣填充法。

第五节　肛门白斑

肛门白斑又称为肛门白色病损，是指肛门与邻近皮肤黏膜发生的白色过度角化及浸润性斑片。主要由外阴局部神经与血管营养障碍导致，表现为肛门周围皮肤的局限性或弥漫性白色斑块，痛痒，皮肤干燥，肥厚变白，失去弹性，甚至萎缩、破溃，有疼痛及烧灼感。

一、病因与发病机制

1. 中医学认识　中医认为该病多由营血亏损、血虚生风、肌肤失养而成，初起多有外感风、寒、热、湿邪侵袭肌肤，以致营血失和，气血不畅，郁阻肌表而生，或湿热蕴积，不能宣泄，阻于肌表而发。

2. 西医学认识　肛周感染及炎症刺激是肛门白斑的主要原因。此外，内分泌失调，遗传因素以及其他疾病(如糖尿病、白癜风、肛门湿疹、肛门瘙痒症等)治疗不当，也可能导致或加重肛门白斑的形成与发展。

二、临床表现

肛门和生殖器部位可见白斑，有境界清楚的轻度浸润，颜色变白或有乳白色光泽，或间以色素沉着而呈网状，皮肤表面角化粗糙，触之有韧硬感。一般无自觉症状，亦可有轻度疼痛、出血、瘙痒等。瘙痒通常为间歇性发作，搔抓可使局部发生溃疡、皲裂、溃烂和继发性感染。

三、诊断

确诊主要依据病理组织学检查，长期不愈的白斑最后可发展为浸润性鳞癌。病理组织学检查显示表皮角化过度和不规则增生，上皮脚延长，表皮细胞异常角化及异型性，真皮中上部有淋巴细胞为主的炎细胞浸润。

四、鉴别诊断

本病应与以下疾病鉴别。

1. 扁平苔藓 伴有紫红色、表面光泽的多角形扁平丘疹。

2. 炎症后色素脱失斑 为无浸润的不规则色素脱失斑。

3. 白癜风 仅色素减退，黏膜与皮肤常同时发疹，表面无粗糙角化、触之无韧硬感，不伴有瘙痒，可见全身其他部位病变。必要时可做病理检查有助于鉴别。

4. 外阴白化病 为全身性遗传性疾病，但也可能仅在外阴局部发病。外阴局部白化病无自觉症状，活检除表皮色素脱失，无特殊变化。

5. 贝赫切特综合征（Behçet syndrome） 主要表现为肛门、阴部溃疡，常合并有眼部和口腔损害，又称眼-口-生殖器综合征。

五、治疗

1. 去除病因 减少局部刺激因素，避免各种可能的外界刺激，戒烟，保持肛门、外阴的干燥洁净。

2. 内治法 血虚风燥，方用四物汤合消风散加减；湿热蕴积，方用萆薢渗湿汤加减。

3. 外治法

（1）根据皮损和症状选用不同药物，如炎症明显时可用曲安奈德软膏、氟轻松软膏、新霉素氟轻松乳膏等；伴有感染时可用抗生素软膏，如硫酸新霉素软膏、红霉素软膏、四环素软膏；角化过度者使用维A酸乳膏、氟尿嘧啶乳膏。

（2）纯硝酸银或20%铬酸等腐蚀或局部麻醉下进行电烙术。

（3）有念珠菌感染时用制霉菌素制剂含漱或外涂。

（4）有瘙痒者可使用止痒剂，如达克罗宁氯己定硫软膏、复方苯佐卡因软膏、樟脑薄荷柳酯乳膏等。萎缩性病变可使用雌二醇软膏、己烯雌酚软膏。

4. 物理治疗 可采用微波、二氧化碳激光、氦氖激光、波姆光、高频电刀、局部电灼及液氮局部冷冻等治疗。

5. 手术治疗 可采用单纯肛周皮肤切除术。

（徐月）

参考文献

［1］ 何永恒,凌光烈.中医肛肠科学［M］.北京:清华大学出版社,2011:369.

［2］ 林靓,许日红,滕浦陵.龙胆泻肝汤、消风散、消风散去荆防方对豚鼠急性湿疹疗效比较［J］.辽宁中医药大学学报,2013,15（12）:50-54.

［3］ 杨立成,于强,闫玉印.中西结合治疗肛周湿疹88例［J］.临床医学,2002,3（3）:40.

［4］ 曹吉勋.中国痔瘘学［M］.成都:四川科学技术出版社,1985:351-355.

［5］ 张有生,李春雨.实用肛肠外科学［M］.北京:人民军医出版社,2009:132-136.

［6］ 李春雨.肛肠病学［M］.北京:高等教育出版社,2013:93-94.

［7］ 中国医师协会皮肤科医师分会过敏性疾病专业委员会.斑贴试验临床应用专家共识（2020修订版）［J］.中华皮肤科杂志,2020,53（4）:239-243.

［8］ 王晓林.现代肛肠科学［M］.成都:四川科技出版社,2009.

［9］ 安阿玥.肛肠病学［M］.2版.北京:人民卫生出版社,2005.

［10］ 黄乃健.中国肛肠病学［M］.济南:山东科学技术出版社,1996.

［11］ 徐廷翰.中国痔瘘诊疗学［M］.成都:四川科技出版社,2008.

第三十章

肛门瘙痒症

肛门瘙痒症（pruritus ani，PA）是指肛门周围皮肤无任何原发性损害仅有瘙痒症状的一种皮肤病。为一种较常见的局限性神经功能障碍性瘙痒症。临床主要表现为肛门顽固性瘙痒，经久不愈。搔抓后可出现各种继发性皮肤变化，如抓痕、血痂、皮肤肥厚及苔藓样变等，并可蔓延至会阴、阴囊或阴唇。中医学称为"胸痒""风痒""肛门痒"。

一、流行病学

原发性肛门瘙痒症人群发病率为 5%，男女均可发病，男性多于女性，多见于中年人。原发性肛门瘙痒症约占全部肛门瘙痒病症的 45%。

二、病因与发病机制

肛门瘙痒症是一种常见的局限性皮肤病。瘙痒的发病机制尚未明确，一般认为表皮内及真皮浅层的游离神经末梢是痒觉感受器，这些感受器受物理、化学刺激后，先导致局部组胺、激肽和蛋白分解酶等化学性介质释放，后作用于神经末梢，引起冲动。痛觉神经纤维中无髓鞘 C 纤维传导，由脊髓丘脑束至丘脑，最后达皮质感觉区，产生痒觉。中医学认为肛门瘙痒症的原因与风邪最为密切，但有外感风热、风湿与血虚生风之别。常见病因包括粪便刺激、辛辣食品或某些调味剂刺激、药物和某些化学物质、解剖和生理因素及精神因素等。

三、分类

肛门瘙痒症可分为原发性和继发性两类。

1. 原发性肛门瘙痒症　指无明显继发性疾病者。

2. 继发性肛门瘙痒症　①肛瘘、内外痔、肛裂、肛窦炎、肛乳头炎等，导致肛门潮湿和分泌物刺激；②肛门松弛使分泌物增加，黏液外溢；③女性阴道分泌物过多，肛周皮肤汗腺和皮脂腺分泌物刺激；④阴虱、蛔虫、疥疮等寄生虫病；⑤湿疹、癣、湿疣、毛囊炎、皮炎、神经性皮炎等皮肤病；⑥体胖臀裂深、老年皮肤萎缩退化，或因干燥、气候寒冷、温度变化，或肛门局部过度清洁，或肥皂及便纸太硬等刺激。

四、临床表现

1. 症状　初起时一般限于肛门周围皮肤，轻度发痒，多为阵发性。如反复不愈，瘙痒加重，可蔓延至会阴、阴囊或阴唇等部位。痒如虫爬蚁走或如蚊咬火烤，夜间为甚，难以入睡，坐卧不安。常无法忍受而搔抓皮肤，暂时止痒，皮肤抓破后继发疼痛、出血。

2. 体征　患处皮肤有干性抓痕或有出血、糜烂、刺痛、渗液、结痂等继发性损害。久病后皮肤变厚，皱襞肥大，发生苔藓样变，色素沉着或色素减退

（图 30-0-1）。

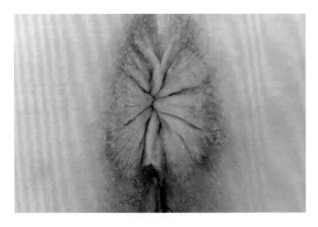

图 30-0-1　肛门瘙痒症（照片李春雨教授提供）

五、辅助检查

肛门瘙痒症的辅助检查主要用于排除相关的继发性疾病，如肛门镜检查、电子结肠镜检查、真菌实验、真菌镜检和培养等。

必要时可行病理活组织检查，镜下可见上皮细胞水肿、毛囊过度角化、皮脂腺萎缩、血管和淋巴管扩张，但神经末梢无明显变化。

六、诊断

1. 病史　有长期、顽固的肛周瘙痒病史。

2. 局部检查　初起肛周无原发性皮损，长期发作可见肛门多处皮肤变厚、抓痕、糜烂、出血、皲裂，肛门皱襞粗大，皮肤苔藓样变，皮肤光泽与弹性消失。

3. 排除其他病变　瘙痒是一种自觉症状，因个人感觉及精神因素的影响而不同，患者的反应通常有所夸大或缩小，诊断时需全面询问病史，并行相关检查。为排除其他病变，应做较详细的全身性检查，如粪便检查有无发酵、腐败和肠寄生虫，尿常规检查有无尿糖，皮肤变态反应试验检查皮肤对食物和真菌有无敏感反应等。

七、鉴别诊断

1. 神经性皮炎　有原发扁平圆形或多角形丘疹。

2. 肛门湿疹　有急性发作史，表现为丘疹、水

疱烂渗液等多形性损害，渗出较明显。

3. 老年性瘙痒症　常见于 60 岁以上老年人，瘙痒以躯干、四肢为主，也可累及阴部、肛门，长期搔抓后皮肤可发生湿疹样改变。可能与年老皮肤萎缩、干燥和变性有关。

4. 冬季瘙痒症　特点是秋、冬季发作，春、夏季好转。多发生于躯干、小腿屈面、关节周围、股内侧及肛门。常在脱衣就寝前发作，与皮肤温度骤变有关。

5. 肝、肾疾病瘙痒　黄疸伴瘙痒，常提示有梗阻性胆道疾病，其原因与胆盐在血中和皮肤内含量增高有关。尿毒症，常伴有皮肤瘙痒。

6. 内分泌性瘙痒　糖尿病引起的瘙痒可累及全身，也可局限于会阴、肛门等部位。其原因为皮肤含糖量增高，刺激神经末梢。甲状腺功能亢进的皮肤瘙痒可能系精神紧张、多汗、基础代谢增高等引起。

7. 精神性瘙痒　可泛发全身或局限于肛门及会阴。瘙痒部位无明显皮肤损害及抓痕，瘙痒常被夸大，伴有神经精神症状或皮肤寄生虫恐惧症。

八、治疗

应尽可能祛除病因，及时治疗引起肛门瘙痒的有关疾病，避免和减少局部刺激，区别不同病变，对症施治。

（一）非手术治疗

1. 一般治疗　清淡饮食，忌酒、辛辣饮食，纠正便秘。避免热水烫洗、搔抓、摩擦止痒及使用碱性肥皂。

2. 中医药辨证施治

（1）风热郁结证：治宜疏风清热、通便泻火，方用龙胆泻肝汤加桑叶、乌梢蛇、苦参、大黄等。

（2）风湿挟热证：治宜疏风清热、健脾除湿，方用消风散加土茯苓、白鲜皮、地肤子等。

（3）血虚生风证：治则宜养血熄风，滋阴润燥，方用当归饮子加减。

3. 西医药　钙剂、维生素 C、硫代硫酸钠、苯海拉明、异丙嗪、氯苯那敏等，可根据病情选用。第二代抗组胺药具有选择性对抗外周受体的作用，能抗

过敏、止痒，广泛应用于本症的治疗。常用药为西替利嗪，日剂量 10mg，每晨 1 次；氯雷他啶，日剂量 10mg，每晨 1 次；阿司咪唑，日剂量 10mg，每晨 1 次。

4. 熏洗法　常用苦参汤加减煎汤坐浴熏洗。

5. 外用药　常用的有醋酸氟轻松乳膏、醋酸泼尼松乳膏、氢化可的松乳膏、炉甘石洗剂，具有止痒作用。

6. 物理疗法　可行紫外线、红外线局部照射、皮下输氧、矿泉浴等。对顽固性肛门瘙痒，可采用放射性核素 ^{32}P、^{90}Sr 或浅层 X 线放射治疗。

(二) 手术治疗

肛门瘙痒症状顽固而非手术治疗无效时可选用手术治疗。

1. 封闭注射　将药物注入皮下或皮内，破坏感觉神经末梢传导，阻断瘙痒对中枢神经的恶性刺激，使局部失去知觉而止痒。常用药物为 0.2% 亚甲蓝液、95% 乙醇、皮质激素等，多加入利多卡因、布比卡因消除疼痛感。注射方法：常规备皮，取侧卧位或截石位，消毒铺巾。在病变区做点状皮内或皮下注射，完毕后盖无菌敷料。注射时如注入肌层有引起坏死和形成脓肿的风险，也不可穿破肛管皮肤，以免排便污染。局部有炎症者严禁注射，夏季炎热出汗多不宜注射，以免感染。

2. 皮下剥离术　取截石位，局部麻醉后在肛门两侧各做一半月形切口，用刀向肛缘潜行分离皮肤，将肛周及肛管移行皮肤与皮下组织充分剥离，剥离中即切断了皮肤的神经末梢，然后将皮肤复回原位，丝线缝合即可。

3. 皮下潜行剥离术　取截石位，消毒铺巾。选择尾骨尖至肛缘间的中点进针，将 0.5% 利多卡因 18ml、亚甲蓝 2ml、肾上腺素 2 滴摇匀后，进行肛周浸润麻醉。用小针刀从进针处刺入皮肤，深达皮下组织。先向一侧潜行缓慢切割肛周皮下组织，向外超过瘙痒区 2cm，向内达肛缘，向前达会阴部。然后将刀锋反向紧贴肛周皮肤的内面，边搔刮边退小针刀至原进针处。同法治疗另一侧，并于会阴部汇合。剥离过程切勿穿破肛周皮肤及肛管。最后用干纱布挤压肛周，使积血从原进针处排出，塔形纱布覆盖，丁字带包扎。

4. 瘙痒皮肤切除术　取截石位，常规消毒铺巾后局部浸润麻醉。将瘙痒皮肤、肛缘皱襞及肛管移行皮肤分成 4~5 个区域，做放射状切除，使切口呈半月形、纺锤状或椭圆形，术后换药引流。也可切除病变皮肤后缝合，或切除后移植肛缘正常皮肤覆盖创面，然后缝合。

（徐月）

参考文献

[1] 曹吉勋. 中国痔瘘学[M]. 成都：四川科学技术出版社，1985：351-355.

[2] 张有生，李春雨. 实用肛肠外科学[M]. 北京：人民军医出版社，2009：132-136.

[3] 李春雨. 肛肠病学[M]. 北京：高等教育出版社，2013：93-94.

[4] 王晓林. 现代肛肠科学[M]. 成都：四川科技出版社，2009.

[5] 安阿玥. 肛肠病学[M]. 2 版. 北京：人民卫生出版社，2005.

[6] 黄乃健. 中国肛肠病学[M]. 济南：山东科学技术出版社，1996.

[7] 徐廷翰. 中国痔瘘诊疗学[M]. 成都：四川科技出版社，2008.

第三十一章

肛门直肠性病

第一节　艾滋病

艾滋病,全称获得性免疫缺陷综合征(acquired immunodeficiency syndrome,AIDS),由人类免疫缺陷病毒(human immunodeficiency virus,HIV)感染导致的以 T 淋巴细胞免疫功能缺陷为主的一种免疫缺陷病。

一、历史

本病起源于非洲,后由移民带到欧美,我国 1985 年发现首例艾滋病患者,是一名来我国旅游的外籍游客。我国艾滋病流行经历三个阶段:第一阶段(1985—1988 年)为输入散发期;第二阶段(1989—1994 年)为局部流行期;第三阶段(1995 年至今)为广泛流行期。现阶段我国艾滋病流行呈现以下四个特点:①艾滋病疫情上升速度稳定;②性传播为主要传播途径,男同性恋的肛交行为导致传播上升速度明显;③部分地区和高危人群(尤其是青少年)疫情严重;④受艾滋病影响人群增多,流行模式多样化。

二、流行病学

据联合国艾滋病规划署(The Joint United Nations Programme on HIV/AIDS,UNAIDS)估计,截至 2017

年底,全球现存活 HIV/AIDS 患者 3 690 万,当年新发 HIV 感染者 180 万,有 2 170 万人正在接受高效抗反转录病毒治疗(highly active antiretroviral therapy,HAART),俗称鸡尾酒疗法。截至 2017 年底,我国报告的现存活 HIV/AIDS 患者 758 610 人,当年新发现 HIV/AIDS 患者 134 512 人(其中 95% 以上都是通过性传播途径感染),当年报告死亡 30 718 例。

三、病因与发病机制

HIV 属于病毒科、慢病毒属中的人类慢病毒组,由核心和包膜两部分组成的直径 100~120nm 球形颗粒。HIV 基因组全长约 9.7kb,含有 3 个结构基因、2 个调节基因和 4 个辅助基因。HIV 需借助易感细胞表面的受体进入细胞,主要侵袭人体的免疫系统,包括 CD4$^+$T 淋巴细胞、单核巨噬细胞和树突状细胞等,表现为 CD4$^+$T 细胞数量不断减少,人体细胞免疫功能缺陷,导致各种机会性感染和肿瘤。

四、临床表现

从初始感染 HIV 到终末期是一个较为漫长复杂的过程,在这一过程的不同阶段,与 HIV 相关的临床表现也是多种多样。根据感染后临床表现及症状、体征,HIV 感染的全过程可分为急性期、无症状期和艾滋病期。

1. 急性期　通常发生在初次感染 HIV 后 2~4 周。部分感染者出现 HIV 血症和免疫系统急性损伤所产生的临床表现。大多数患者临床症状轻微,持续 1~3 周后缓解。临床表现以发热最为常见,可伴有咽痛、盗汗、恶心、呕吐、腹泻、皮疹、关节疼痛、淋巴结肿大及神经系统症状。

2. 无症状期　可从急性期进入此期,或无明显的急性期症状而直接进入此期。此期持续时间一般为 6~8 年。其持续时间长短与感染病毒的数量和型别、感染途径、机体免疫状况的个体差异、营养条件及生活习惯等因素有关。可出现淋巴结肿大等症状或体征,但一般不易引起重视。

3. 艾滋病期　为感染 HIV 后的终末阶段。此期主要临床表现为 HIV 相关症状、体征及各种机会性感染和肿瘤。表现为持续 1 个月以上的发热、盗汗、腹泻;体重减轻 10% 以上。部分患者表现为神经精神症状,如记忆力减退、精神淡漠、性格改变、头痛、癫痫及痴呆等。另外,还可出现持续性全身性淋巴结肿大,其特点为:①除腹股沟以外有两个或两个以上部位的淋巴结肿大;②淋巴结直径≥1cm,无压痛,无粘连;③持续 3 个月以上。

五、辅助检查

HIV/AIDS 的实验室检测主要包括 HIV 抗体检测、HIV 核酸定性和定量检测、CD4$^+$T 淋巴细胞计数、HIV 耐药检测等。HIV-1/HIV-2 抗体检测是 HIV 感染诊断的"金标准",HIV 核酸检测(定性和定量)也用于 HIV 感染诊断,HIV 核酸定量(病毒载量)和 CD4$^+$T 淋巴细胞计数是判断疾病进展、临床用药、疗效和预后的两项重要指标,HIV 耐药检测可为 HAART 方案的选择和更换提供指导。

六、诊断

(一) 诊断原则

HIV/AIDS 的诊断需结合流行病学史(包括不安全性生活史、静脉注射毒品史、输入未经抗 HIV 抗体检测的血液或血液制品、HIV 抗体阳性者所生子女或职业暴露史等)、临床表现和实验室检查等

进行综合分析,慎重作出诊断。

(二) HIV 感染诊断标准

1. 成年人、青少年及 18 月龄以上儿童　符合下列一项者即可诊断 HIV 感染:①HIV 抗体筛查试验阳性和 HIV 补充试验阳性(抗体补充试验阳性或核酸定性检测阳性或核酸定量>5 000 拷贝/ml);②HIV 分离试验阳性。

2. 18 月龄及以下儿童　符合下列一项者即可诊断 HIV 感染:①为 HIV 感染母亲所生和 HIV 分离试验结果阳性;②为 HIV 感染母亲所生和 2 次 HIV 核酸检测均为阳性(第 2 次检测需在出生 6 周后进行);③有医源性暴露史,HIV 分离试验结果阳性或 2 次 HIV 核酸检测均为阳性。

(三) 急性期的诊断标准

患者近期内有流行病学史或急性 HIV 感染综合征,HIV 抗体筛查试验阳性和 HIV 补充试验阳性(补充试验的核酸检测需 2 次核酸检测阳性结果)。

(四) 无症状期的诊断标准

有流行病学史,结合 HIV 抗体阳性即可诊断。对无明确流行病学史但符合实验室诊断标准的即可诊断。

(五) 艾滋病期的诊断标准

成年人及 15 岁(含 15 岁)以上青少年,HIV 感染加下述各项中的任何一项,即可诊为艾滋病;或者 HIV 感染,而 CD4$^+$T 淋巴细胞数<200 个/μl,也可诊断为艾滋病。

1. 不明原因的持续不规则发热 38℃以上,>1 个月。

2. 腹泻(排便次数多于 3 次/d),>1 个月。

3. 6 个月内体重减轻 10% 以上。

4. 反复发作的口腔真菌感染。

5. 反复发作的单纯疱疹病毒感染或水痘-带状疱疹病毒感染。

6. 肺孢子菌肺炎(pneumocystis carinii pneumonia, PCP)。

7. 反复发生的细菌性肺炎。

8. 活动性结核或非结核分枝杆菌病。

9. 深部真菌感染。

10. 中枢神经系统占位性病变。

11. 中青年人出现痴呆。

12. 活动性巨细胞病毒感染。

13. 脑弓形体病。

14. 马尔尼菲青霉病。

15. 反复发生的败血症。

16. 皮肤黏膜或内脏的卡波西肉瘤、淋巴瘤。

15 岁以下儿童,符合下列一项者即可诊断:HIV 感染和 CD4$^+$T 淋巴细胞百分比<25%(<12 月龄),或<20%(12~36 月龄),或<15%(37~60 月龄),或 CD4$^+$T 淋巴细胞计数<200 个/μl(5~14 岁);HIV 感染和伴有至少一种儿童艾滋病指征性疾病。

七、治疗

HIV/AIDS 的治疗方案为 HAART。治疗目标为:①降低 HIV 感染的发病率和病死率、减少非艾滋病相关疾病的发病率和病死率,使患者获得正常的期望寿命,提高生活质量;②最大限度地抑制病毒复制,使病毒载量降低至检测下限并减少病毒变异;③重建或者改善免疫功能;④减少异常的免疫激活;⑤减少 HIV 的传播、预防母婴传播。

对于成年及青少年患者,一旦确诊 HIV 感染,无论 CD4$^+$T 淋巴细胞水平高低,均建议立即开始治疗,启动 HAART 后,需终身治疗。特殊人群抗病毒治疗方案可根据相关指南实施。

第二节　梅毒

梅毒(syphilis)是由梅毒螺旋体(苍白密螺旋体)感染引起的慢性、系统性的性传播疾病,严重影响患者的生活质量,其发病率和致死率近年呈上升趋势。

一、历史

1492 年,航海家哥伦布发现美洲大陆,水手们狂欢之后把梅毒从美洲带回了西班牙,后横扫欧洲,死亡人数超过 1 000 万,梅毒被称为"美洲大陆的复仇"。1498 年,梅毒由葡萄牙人传入中国广东岭南一带,此后开始向中国传播。

二、流行病学

据世界卫生组织(WHO)统计数据显示,2012 年全世界梅毒患者约 1 800 万例,每年估计有 560 万人感染梅毒,梅毒已成为世界密切关注的公共卫生问题。近几年我国梅毒发病率急剧增高,尤其是无症状梅毒和神经梅毒。

三、病因与发病机制

梅毒螺旋体因其透明不易被染色而称为苍白密螺旋体,是一种小而纤细的螺旋状微生物,肉眼不可见,长 4~14μm,宽 0.13~0.25μm,有 6~10 个整齐规则、固定不变、折光性强的螺旋结构,以旋转、蛇行、伸缩三种方式缓慢而有规律地运动。

四、分类

根据梅毒传染途径的不同,分为后天性梅毒(获得性梅毒)和先天性梅毒(胎传梅毒);根据梅毒感染时间的长短,分为早期梅毒和晚期梅毒;根据梅毒有无临床表现,分为显性梅毒和隐性梅毒(潜伏梅毒)。

五、临床表现

1. 后天性梅毒

(1)一期梅毒:潜伏期一般为 2~4 周。主要表现为硬下疳(图 31-2-1),全身症状不明显,传染性强。

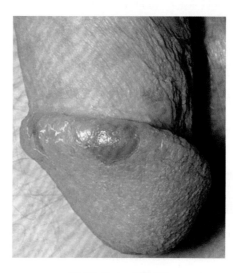

图 31-2-1　硬下疳

（2）二期梅毒：多在感染后9~12周，或硬下疳出现后6~8周，一期梅毒未经治疗或治疗不彻底，梅毒螺旋体由局部淋巴结进入血液，引起皮肤黏膜[二期梅毒疹、扁平湿疣（图31-2-2、图31-2-3）]、骨骼、心血管、神经及内脏损害，可伴有头痛、恶心、乏力、低热、关节痛和浅表淋巴结肿大等全身症状。二期梅毒同样有较强的传染性。

（3）三期梅毒：即晚期梅毒。可在反复发作二期梅毒后出现，也可在感染梅毒螺旋体后不经过一期、二期梅毒而单独发生。三期梅毒的特点：①损

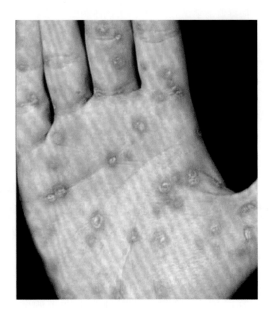

图31-2-2 梅毒疹

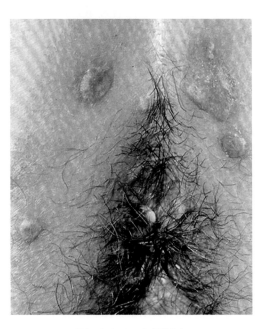

图31-2-3 扁平湿疣

害数目少，但破坏性大，分布多不对称，愈后留有萎缩性瘢痕；②自觉症状很轻；③损害内梅毒螺旋体少，传染性弱或无。

2. 先天性梅毒 又称胎传梅毒，是梅毒螺旋体通过胎盘感染胎儿导致。其发病经过与后天性梅毒相似，但不发生硬下疳。

（1）早期先天性梅毒：①患儿营养障碍：消瘦，皮肤松弛，老人貌，发育迟缓；②皮肤黏膜损害：表现为水疱、大疱、斑疹、丘疹及脓疱等类型，口周及肛周皮损常形成放射性皲裂，愈后呈放射状瘢痕，具有特征性；③多伴全身淋巴结肿大、肝脾肿大等。

（2）晚期先天性梅毒：①皮肤黏膜梅毒：以树胶肿多见；②眼梅毒，约40%为间质性角膜炎；③骨梅毒，多见骨膜炎；④神经梅毒，以脑神经损害为主。

晚期先天性梅毒的标志性损害包括：桑椹牙，哈钦森牙（上齿排列稀松、前后径大、上宽下窄、牙釉质薄），胸骨关节增厚，基质性角膜炎，神经性耳聋。

3. 隐性梅毒 除梅毒血清学阳性外，无任何阳性体征称为隐性梅毒，又称为潜伏梅毒。包括早期隐性梅毒、晚期隐性梅毒、先天性隐性梅毒。

六、辅助检查

1. 梅毒螺旋体检查 病损（如硬下疳、扁平湿疣等）分泌物做涂片，在暗视野显微镜下发现可活动的梅毒螺旋体。

2. 血清学检查 包括非螺旋体试验和螺旋体试验。

3. 脑脊液检查 用于诊断神经梅毒。脑脊液检查包括脑脊液细胞计数、蛋白测定和性病研究实验室试验（venereal disease research laboratory test，VDRL test）等。

4. 分子生物学技术试验 检测TP-DNA对诊断先天性梅毒和神经梅毒具有一定敏感性和特异性。

七、诊断

梅毒的诊断需要根据性接触史、潜伏期或病

表 31-2-1　不同分期梅毒诊断依据

	病史	典型临床表现	实验室检查
一期梅毒	高危性接触史或性伴感染史,潜伏期2~4周	硬下疳或伴无痛性淋巴结肿大	① 暗视野显微镜硬下疳渗液的梅毒螺旋体(+);② 梅毒血清学试验阳/阴性
二期梅毒	高危性接触史或性伴感染史,硬下疳史或输血史,病期<2年	无症状的多形性皮疹,掌跖梅毒疹,外生殖器或肛门扁平湿疣	① 暗视野显微镜下黏膜损害处梅毒螺旋体(+);② 梅毒血清学试验强阳性
三期梅毒	2年前有一期或二期梅毒感染史	结节性梅毒疹,皮肤黏膜及骨骼树胶肿,神经系统及心血管侵袭等	① 梅毒血清学试验:RPR(+)/(-);TPPA(+);② 脑脊液:白细胞和蛋白量增加,VDRL(+)
先天性梅毒	生母为梅毒患者	先天性梅毒的典型临床表现	① 暗视野显微镜下早期皮损处及鼻黏膜分泌物的梅毒螺旋体(+);② 梅毒血清学试验:RPR(+),抗体滴度≥母亲2个稀释度(4倍)有确诊意义;TPPA(+),IgM(+)有确诊意义

期、不同病期的临床特征,以及病原学、血清学等结果。其中,梅毒血清学检查是必须的,螺旋体试验如梅毒螺旋体明胶凝集试验(treponema pallidum particle assay,TPPA)是确诊的最重要依据,而非螺旋体试验如快速血浆反应素试验(rapid plasma regain test,RPR test)、甲苯胺红不加热血清试验(tolulized red unheated serum test,TRUST)则是用于判断治疗反应或复发的最重要依据。不同分期的梅毒诊断依据见表31-2-1。

八、鉴别诊断

梅毒被皮肤科医师称为"皮肤病的模仿大师",其皮损形态变化多端。一期梅毒需与软下疳、生殖器疱疹、固定性药疹、贝赫切特综合征等鉴别;二期梅毒需与玫瑰糠疹、银屑病、扁平苔藓、尖锐湿疣、脓疱疮、手足癣、斑秃等鉴别;三期梅毒的树胶肿需与硬下疳、结节性红斑、结核疹及阴茎癌等鉴别,还需要与神经系统、心血管系统、骨骼系统、眼等多系统疾病鉴别。

九、治疗

梅毒的治疗要遵循早期、正规、监测的原则。各期梅毒的首选治疗药物均为青霉素。根据分期和临床表现决定剂型、剂量和疗程。

1. 早期梅毒(包括一期、二期及早期隐性梅毒)

(1)青霉素:普鲁卡因青霉素,每日80万单位,肌内注射,每日1次,连用15日。或苄星青霉素,240万单位,分两侧臀部肌内注射,每周1次,共2~3次。

(2)对青霉素过敏者:可选用多西环素100mg,每日2次,连用15日。或盐酸四环素500mg,每日4次,连用15日(肝肾功能不全者禁用)。或红霉素500mg,每日4次,连用15日。

2. 晚期梅毒及二期复发梅毒(包括三期皮肤、黏膜、骨骼梅毒,晚期隐性梅毒或不确定病期的隐性梅毒)。

(1)青霉素:普鲁卡因青霉素,每日80万单位,肌内注射,每日1次,连用20日为一个疗程,可考虑2个疗程,疗程间停药2周。或苄星青霉素,240万单位,分两侧臀部肌内注射,每周1次,共3次。

(2)对青霉素过敏者:药物同早期梅毒,疗程延长至30日。

3. 心血管梅毒、神经梅毒、内脏梅毒和先天性梅毒等应住院治疗,专科处理和抗梅治疗相结合,并应避免吉海反应。

第三节　肛门直肠淋病

淋病(gonorrhea)是由淋病奈瑟球菌(淋球菌)导致的泌尿生殖系统的急性化脓性感染,偶尔也可引起眼、咽、直肠、盆腔等感染以及全身播散。

一、历史

1879 年 Albert Ludwig Sigismund Neisser 首次发现淋病的病原体。淋病奈瑟球菌感染的起源尚不清楚,但可追溯到 16 世纪的欧洲。在抗生素发现之前,19 世纪和 20 世纪的淋病治疗主要为硝酸银和蛋白质银(protargol)在内的银制剂。

二、流行病学

淋病在全球范围内广泛流行。据世界卫生组织估计,每年淋病的新发病例在 6 000 万以上,淋病也是我国最常见的性传播疾病(sexually transmitted disease,STD)之一。在我国,既往抗生素滥用,患者自行服用抗生素比例甚高,故门诊就诊人次或淋病奈瑟球菌阳性率均不高,但隐匿感染或耐药比率较高。

三、病因与发病机制

淋病奈瑟球菌是革兰氏阴性需氧双球菌。人是淋病奈瑟球菌的唯一自然宿主,淋病奈瑟球菌对人体柱状上皮和移行上皮有特殊亲和力。淋病奈瑟球菌通过性接触侵入尿道或子宫颈黏膜的柱状上皮和移行上皮,借助于菌毛与上皮粘连,进入上皮细胞内大量繁殖,导致细胞损伤裂解,引起急性炎症反应,出现充血、水肿、黏膜糜烂、脱落,可有典型的尿道或子宫颈的脓性分泌物和明显的膀胱刺激征。

四、临床表现

1. 男性无并发症淋病 潜伏期多为 3~5 天,表现为尿道流脓等急性淋菌性尿道炎表现(图 31-3-1),患者常有尿频、尿急、尿痛等症状,夜间阴茎常有疼痛性勃起。其他如腹股沟淋巴结肿大、包皮和阴茎头红肿、包皮水肿、嵌顿等。患者若未治疗,10~14 天后症状可逐渐减轻乃至不明显。肛交者可发生淋菌性肛门直肠炎,表现为肛门发痒灼热感,黏液脓性分泌物,可伴里急后重。

2. 男性有并发症淋病 患者未及时治疗或治疗不当时,病变可蔓延至后尿道,引起前列腺炎和附睾炎等,并可引起生殖道狭窄/梗阻导致不育。

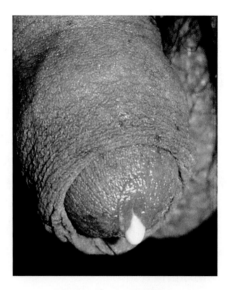

图 31-3-1 尿道流脓

淋菌性前列腺炎,急性期表现为发热、寒战、会阴疼痛、排尿困难、前列腺肿胀、压痛;慢性期多无症状,晨有"尿道糊口"现象。淋菌性附睾炎多单侧,表现为附睾触痛和肿胀。

3. 女性无并发症淋病 自觉症状较轻,不易区分是否伴有合并症,这是女性淋病的临床特征。大多数表现为淋菌性子宫颈炎,约 50% 无症状或轻微,阴道分泌物异常和增多,伴有中下腹疼痛和触痛。妇科检查可见子宫颈红肿、触痛和脓性分泌物。少数女性可出现急性尿道炎,表现为尿急、尿频、尿痛、尿道口溢脓。前庭大腺炎表现为腺管周围红肿、腺管堵塞可引起前庭大腺脓肿。肛周炎表现为肛周红肿,有脓性分泌物。

4. 女性有并发症淋病 表现各异。急性输卵管炎表现为下腹部和盆腔疼痛,阴道分泌物增多。妇科检查发现附件肿胀或肿块。还可出现子宫内膜、输卵管炎、盆腔腹膜炎等的淋菌性盆腔炎,并有相关临床表现。

5. 直肠炎 主要见于有肛交者,女性可由阴道分泌物污染引起。通常无明显症状。轻者有肛门瘙痒或烧灼感,肛门口有黏液性或黏液脓性分泌物,或少量直肠出血。重者有明显的直肠炎症状,包括疼痛、里急后重和脓血便等。肛门镜检查可见肛管和直肠黏膜充血、水肿、糜烂。

6. 其他临床表现 根据传染方式等不同,淋病还可表现为其他一些临床特征,包括新生儿/儿童淋病、新生儿淋菌性结膜炎、儿童淋菌性外阴阴道炎、淋菌性咽炎、播散性淋球菌感染等。

五、辅助检查

1. 涂片检查 快速诊断手段。取男性尿道分泌物涂片，镜检可见粒细胞内数量不等的革兰氏阴性双球菌。只适用于男性淋菌性尿道炎早期患者的诊断，不推荐用于直肠或子宫颈、咽部等感染的诊断。

2. 培养法 诊断淋病的"金标准"。可见典型菌落，氧化酶试验阳性。适用于男女淋病及各种临床标本的淋球菌检查。

3. 核酸检测 用于检测淋病奈瑟球菌 DNA 进行诊断。

六、诊断

根据高危性接触史、性伴感染史、与淋病患者有密切接触史、新生儿母亲有淋病史或儿童性虐待史，潜伏期 3~5 天，典型淋病的临床特征，以及实验室检查确认有淋病奈瑟球菌感染，即可做出诊断。

七、鉴别诊断

1. 非淋菌性直肠炎 应与淋菌性直肠炎、细菌性痢疾、阿米巴痢疾、直肠结核、慢性非特异性溃疡性结肠炎等鉴别。

2. 非淋菌性尿道炎（子宫颈炎） 也是主要通过性接触传染，病原体主要为沙眼衣原体和各种解脲支原体，潜伏期 1~3 周，症状较轻，分泌物较稀薄，尿道刺激症状不明显。

3. 其他 女性要排除外阴阴道假丝酵母菌病、阴道滴虫病、细菌性阴道病等。

八、治疗

淋病的治疗要遵循及时、足量、规范的用药原则，根据不同病情采用相应的治疗方案，性伴侣如有感染应同时接受治疗，治疗后应进行随访，还应注意有无沙眼衣原体或其他病原体的多重感染。

1. 无并发症淋病（包括淋菌性尿道炎、子宫颈

炎及直肠炎） 头孢曲松钠 250mg，肌内注射，单次给药；或大观霉素 2g（女性子宫颈炎 4g），肌内注射，单次给药。替代方案：头孢噻肟 1g，肌内注射，单次给药。

2. 有并发症淋病（包括淋菌性附睾炎、精索炎、前列腺炎及淋菌性盆腔炎） 药物选择同无并发症淋病，疗程延长至 10 日。此外，淋菌性盆腔炎需加甲硝唑 400mg，口服，每日 2 次，共 14 日。

第四节 性病性淋巴肉芽肿

性病性淋巴肉芽肿（lymphogranuloma venereum，LGV），又称第四性病，由沙眼衣原体感染导致的性传播疾病之一，主要表现为外生殖器溃疡、腹股沟淋巴结化脓、穿孔，以及晚期外生殖器象皮肿、直肠狭窄等症状。

一、流行病学

本病主要流行于热带地区，多见于非洲、印度、东南亚和加勒比地区。男性明显多于女性。主要通过女性无症状感染者经性接触传播。我国虽有个例临床报告，但尚未发现实验室确诊病例。

二、病因与发病机制

病原体为 L1、L2、L2a、L3 血清型沙眼衣原体，直径为 300~400nm，染色质内含有 DNA、RNA 和核糖体，并有胞膜。可在鸡胚绒毛尿囊膜及卵黄囊中增殖，也能在组织或细胞培养中生长。在被感染细胞质内可出现含糖原基质的包涵体。人体是该病原体的自然宿主。主要通过性交传染，偶有接触患者分泌物等被感染者。

三、临床表现

潜伏期一般 3~30 天。根据临床过程分 3 个不同阶段。

1. 早期 表现为生殖器初疮。好发于男女外生殖器部位，表现为单个或多个无痛性小丘疹、小丘疱疹或脓疱、浅溃疡或糜烂。多在 1 周内自然消退。

2. 中期 表现为腹股沟综合征，在初疮发生

后 2~6 周,约 2/3 男性单侧出现一个或多个腹股沟淋巴结肿大和疼痛,称为"横痃";约 1/3 皮肤呈现沟槽状,即"沟槽征";部分肿大坏死的淋巴结破溃,似"喷水壶"状,愈后遗留瘢痕。常伴发热、头痛、关节痛及皮疹等。

3. 晚期　表现为生殖器肛门直肠综合征,多见于女性,可能是前期病变未能识别或未予治疗,导致肛门直肠周围淋巴结炎及直肠炎,最终可发生肛周脓肿、溃疡、瘘管、外阴部象皮肿和直肠狭窄,并可出现外生殖器广泛破坏。

四、辅助检查

1. 病理组织学检查　早期为非特异性炎症,主要病理变化是淋巴结的卫星状脓肿;后期呈肉芽肿炎症反应,由上皮样细胞岛组成,在上皮样细胞间可见中等量的朗汉斯巨细胞,其中心坏死,充满粒细胞。

2. 血清学试验　包括补体结合试验和微量荧光免疫试验。

3. 衣原体检查　穿刺接种做细胞培养,可分离出 L1、L2 或 L3 血清型沙眼衣原体。或聚合酶链反应(polymerase chain reaction,PCR)检测 L1、L2 或 L3 血清型沙眼衣原体核酸阳性。

五、诊断

根据接触史,典型临床表现,结合实验室检查可诊断。

六、鉴别诊断

早期溃疡需与一期梅毒硬下疳、生殖器疱疹、软下疳、固定性药疹等鉴别。腹股沟淋巴结炎需与梅毒、生殖器疱疹、软下疳、结核病等引起的腹股沟淋巴结炎鉴别。晚期并发症需与直肠癌、皮肤肿瘤等鉴别。

七、治疗

不同病情采用不同的治疗方案,药物治疗要遵循及时、足量、规范用药的原则。对无并发症感染,推荐选用多西环素、米诺环素、红霉素或四环素(妊娠期女性禁用)等之一,常规剂量口服,疗程为 3~4

周。对慢性感染,交替使用上述抗生素。对横痃行穿刺引流术抽吸脓液,一般不主张切开引流。对出现的瘘管和狭窄,可行相应整形术。

经正规治疗后,活动性症状和体征消失为痊愈。早期治疗预后良好,晚期可发生直肠狭窄、象皮肿等后遗症。

第五节　软下疳

软下疳(chancroid)是由杜克雷嗜血杆菌引起的,表现为急性、疼痛性、多发性阴部溃疡,伴腹股沟淋巴结肿大、化脓和破溃为特征的一种性传播疾病。

一、流行病学

软下疳是一种性传播疾病。男性明显高于女性,约为 9:1。在性生活混乱的女性中常呈无症状存在,成为该病的主要传染源。该病多流行于热带、亚热带地区,在东南亚、北非和拉丁美洲各国发病率较高。我国较少见,需警惕输入性的软下疳病例。

二、病因与发病机制

杜克雷嗜血杆菌为革兰氏阴性链杆菌,其形态特点是短而细小,呈短棒状,两端较为钝圆,长 1~1.5μm,宽 0.5~0.6μm,大多寄生于细胞外。往往呈双平行排列或呈双链状,无鞭毛,不形成芽孢,是严格的寄生菌,革兰氏染色阴性。以 Unna—Pappenheim 染色法可见菌体两端浓染。

三、临床表现

潜伏期 3~7 天,最长可达 2 周。好发于男女外生殖器部位及肛周等,偶见于股内侧、乳房、口腔等部位。

本病的临床特征如下。

1. 疼痛性溃疡　初起为炎性小丘疹,经 1~2 天后迅速变成脓疱,3~5 天后形成溃疡。溃疡多呈圆形或卵圆形,边缘不整,潜行穿凿,基底柔软为肉芽组织,表面覆盖有恶臭的灰黄色蜡样脓苔。

2. 软下疳横痃　原发损害出现后 1~2 周,约

50% 出现疼痛性腹股沟淋巴结炎,单侧或双侧。约 25% 肿大淋巴结破溃流脓,形成溃疡和窦道。窦道开口呈"鱼口"状,是软下疳横痃的特征。

本病的并发症包括包皮炎、炎性包茎、包皮嵌顿、尿道瘘、尿道狭窄、阴茎干淋巴管炎和阴囊或阴唇象皮肿等。

四、辅助检查

1. 病理组织学检查 表现为皮肤溃疡,有特征性的三层带:①溃疡浅层可见大量白细胞、纤维素样坏死组织;②溃疡中层为新生的毛细血管,内皮细胞增生,血管栓塞和继发性坏死;③溃疡深层有大量的淋巴细胞、浆细胞和少量成纤维细胞浸润。

2. 病原学检查 包括直接涂片检查和细菌培养。

五、诊断

结合病史、临床表现、病理组织学和病原学检查可明确诊断。

六、鉴别诊断

1. 硬下疳 一期梅毒的特征性表现,硬下疳溃疡质地较硬,溃疡面较为"清爽",溃疡与腹股沟淋巴结肿大多无疼痛及压痛,溃疡表面渗出液暗视野显微镜检查梅毒螺旋体阳性,梅毒血清试验可能阳性。

2. 性病性淋巴肉芽肿 是由沙眼衣原体感染导致的性传播疾病。临床表现为外生殖器溃疡、腹股沟淋巴结化脓、穿孔,晚期外生殖器象皮肿及直肠狭窄症状。病损部位的细胞培养方法可鉴定出沙眼衣原体,微量免疫荧光试验检查沙眼衣原体抗体阳性。

3. 生殖器疱疹 为生殖器部位的水疱、浅表糜烂或溃疡,伴有疼痛,临床有时与软下疳相似,但生殖器疱疹常在同一部位反复发作,且有自愈倾向,病原学检测可鉴别。

七、治疗

以及时、足量、规范用药为治疗原则,性伴侣应同时接受检查和治疗,治疗后应进行随访。本病早期发现并及时治疗能完全恢复正常,治疗不及时会遗留瘢痕组织。

推荐治疗方案:阿奇霉素 1.0g,单次顿服;或头孢曲松钠 0.25g,单次肌内注射;或红霉素 0.5g,口服,每日 4 次,连用 7 日;或环丙沙星 0.5g,口服,每日 2 次,共 3 日(妊娠期和哺乳期女性、不满 18 岁者禁用)。在国际上,已有红霉素和环丙沙星中度耐药的杜克雷嗜血杆菌菌株耐药的报道。

治疗后随访:在治疗开始后 3~7 日应进行复诊。如治疗有效,3 日内溃疡症状好转,7 日内客观体征改善。完全愈合的时间基于溃疡大小来定。创面完全愈合,淋巴结肿大完全消退,生理功能恢复正常为痊愈。

(王平)

参考文献

[1] 中华医学会感染病学分会艾滋病丙型肝炎学组,中国疾病预防控制中心. 中国艾滋病诊疗指南(2018版)[J]. 国际流行病学传染病学杂志,2018,45(6):361-378.

[2] 王千秋,刘全忠,徐金华. 性传播疾病临床诊疗与防治指南[M]. 上海:上海科学技术出版社,2014.

[3] 李春雨,朱兰,杨关根,等. 实用盆底外科[M]. 北京:人民卫生出版社,2021.

[4] 龚向东,叶顺章,张君炎,等. 1991—2001 年我国性病流行病学分析[J]. 中华皮肤科杂志,2002(3):8-12.

[5] HO G Y,BIERMAN R,BEARDSLEY L,et al. Natural history of cervicovaginal papillomavirus infection in young women [J]. N Engl J Med,1998,338(7):423-428.

[6] MACHALEK D A,POYNTEN M,JIN F,et al. Anal human papillomavirus infection and associated neoplastic lesions in men who have sex with men:a systematic review and meta-analysis [J]. Lancet Oncol,2012,13(5):487-500.

[7] 程娟,段红岩,李安信. 梅毒流行病学和诊疗现状分析[J]. 传染病信息,2012,25(1):58-60.

[8] 樊尚荣,梁丽芬. 2015 年美国疾病控制中心性传播疾病诊断和治疗指南(续):梅毒的诊断和治疗指南[J]. 中国全科医学,2015,18(27):3260-3264.

[9] 柯吴坚,杨斌. 2017 年欧洲生殖器疱疹临床管理指南解读[J]. 中国皮肤性病学杂志,2019,33(1):107-114.

[10] 赵玉磊,张汝芝. 生殖器疱疹研究进展[J]. 中国艾滋

病性病,2017,23(12):1173-1175.

[11] COPELAND N K,DECKER C F. Other sexually transmitted diseases chancroid and donovanosis [J]. Dis Mon,2016,62(8):306-313.

[12] KEMP M,CHRISTENSEN J J,LAUTENSCHLAGER S, et al. European guideline for the management of chancroid, 2011 [J]. Int J STD AIDS,2011,22(5):241-244.

[13] 吴晓明,林汉生.1991—2006 年全国淋病与梅毒的

流行特征分析[J]. 现代预防医学,2008(16):3051-3052.

[14] 樊尚荣,周小芳.2015 年美国疾病控制中心性传播疾病的诊断和治疗指南(续):淋病的诊断和治疗指南[J]. 中国全科医学,2015,18(26):3129-3131.

[15] 王露楠,邓巍,李金明.梅毒螺旋体感染不同血清学诊断方法的临床评价[J]. 中华检验医学杂志,2002(6):31-32.

第三十二章

肛门尖锐湿疣

尖锐湿疣（condyloma acuminatum，CA），又称生殖器疣（genital wart），是由人乳头瘤病毒（human papilloma virus，HPV）感染导致，以外生殖器及肛门周围赘生物为特征的一种性传播疾病，也是最常见的肛门性传播疾病。

一、流行病学

尖锐湿疣多年来的发病率一直高居我国八种重点监测性病的前两位。生殖器部位的尖锐湿疣多见于性活跃人群，中青年多发，而老年男性（特别是丧偶者）也不在少数。

二、病因与发病机制

尖锐湿疣的病原体 HPV 是一种 DNA 病毒。目前发现有超过 100 多型 HPV，感染肛门生殖器区域的 HPV 超过 40 个型别，非致癌性或低危型 HPV（如 HPV6 型和 HPV11 型）感染是肛门生殖器疣的病因。人是 HPV 感染的唯一宿主，HPV 严格嗜上皮特性，侵入皮肤黏膜等上皮细胞。HPV 传播途径主要通过性接触直接传染，少数通过污染物间接传染，也可经产道传染。

三、临床表现

尖锐湿疣潜伏期为 1~8 个月，平均 3 个月。好发于性接触部位，如生殖器及肛门周围皮肤黏膜

（图 32-0-1），男性好发于冠状沟、包皮内层、阴茎头、尿道口、阴茎或阴囊等，女性好发于大小阴唇、阴道口、阴道、子宫颈、尿道、腹股沟（图 32-0-2）等，同性恋群体则多发于肛门、肛管（图 32-0-3）或直肠，其他好发部位还有口腔、腋窝、脐、乳房等部位。

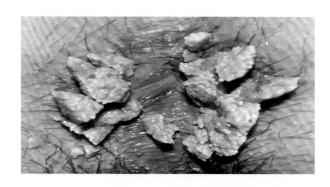

图 32-0-1　肛周尖锐湿疣（照片李春雨教授提供）

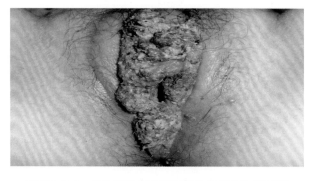

图 32-0-2　外阴部尖锐湿疣（照片李春雨教授提供）

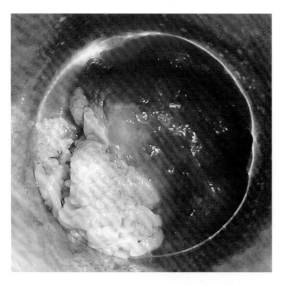

图 32-0-3　肛管内尖锐湿疣（照片李春雨教授提供）

尖锐湿疣的特征为外生性疣状皮损，但大小、形态差异较大。初期为单个或多个散在淡红色或肤色小丘疹，质软顶尖，逐渐增多、扩大、融合，后期可相互融合形成乳头状、菜花状、鸡冠状赘生物。少数男性患者因包皮过长或包茎、女性患者因妊娠，皮损可过度增生形成巨大尖锐湿疣（图 32-0-4）。肛周的皮损常为多发性散在分布（图 32-0-5），也可以聚集融合（图 32-0-6），也可在肛门周围融合形成疣状斑块（图 32-0-7）。对于肛管内皮损不大、散在分布的病变，肛门镜检查、醋酸白试验有助于区别出不连续的直肠黏膜皮损。

尖锐湿疣多无自觉症状，少数有瘙痒或疼痛感，女性阴道或宫颈尖锐湿疣可有性交后出血或白带增多，肛管内皮损可有异物感或压迫感并有排便异常。

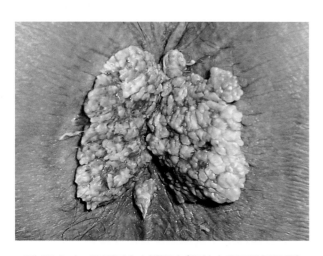

图 32-0-4　肛周巨大尖锐湿疣（照片李春雨教授提供）

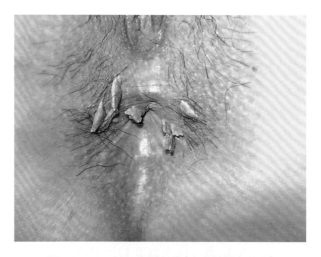

图 32-0-5　肛门尖锐湿疣（多发性散在分布）

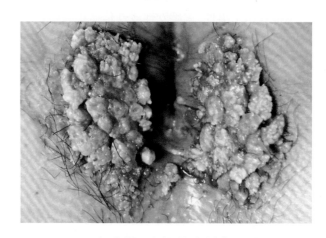

图 32-0-6　肛门尖锐湿疣（聚集融合）（照片李春雨教授提供）

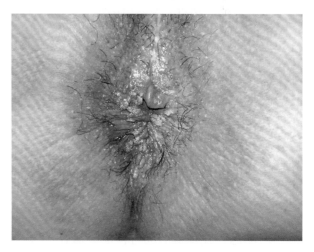

图 32-0-7　肛门尖锐湿疣（疣状斑块）

四、辅助检查

大多数情况下，尖锐湿疣根据典型临床特征即可确诊,不典型皮损可借助辅助检查。

1. 病理组织学检查 特征性改变为乳头瘤样增生和挖空细胞形成。乳头瘤样增生表现为显著棘层肥厚,表皮突增宽、延长,呈乳头瘤样改变。挖空细胞又称凹空细胞,指表皮颗粒层和棘层上部的角质形成细胞显著增大,胞质淡,中央有大而圆、深染的核,为尖锐湿疣的特征性病理改变。

2. 醋酸白实验 3%~5%醋酸溶液涂抹患处,3~5分钟后感染区域变白。可用于检查肛门生殖器黏膜HPV感染。

3. HPV检测 应用PCR检测HPV并分型已广泛应用于临床,可用于已婚女性的宫颈癌筛查,但不推荐用于男性、未婚女性或性传播疾病筛查的常规检查。

五、诊断

尖锐湿疣诊断的主要依据是皮损好发部位及皮损特点,结合不洁性交史,配偶感染史或间接感染史。皮损不典型时可借助醋酸白试验或病理组织学检查。

六、鉴别诊断

1. 假性湿疣 又称绒毛状小阴唇,多见于已婚女性大小阴唇内侧,为密集而不融合的"鱼子状"或"绒毛状"损害。醋酸白试验阴性。病理组织学检查表现为表皮轻度角化过度,棘层不规则肥厚,无挖空细胞形成。

2. 珍珠样阴茎丘疹 多见于成年男性,沿冠状沟珍珠状排列的针头大小丘疹,密集而不融合,非常有特征性。醋酸白试验阴性。病理组织学检查表现为结缔组织增生。

3. 扁平湿疣 为较少见的二期梅毒疹。表现为浸润、光滑的扁平片状隆起。暗视野显微镜检查可于皮损处找到梅毒螺旋体,梅毒血清学反应阳性。

4. 鲍恩样丘疹病 也与特定型别HPV感染有关。好发于肛周,临床特征为多发性棕褐色小丘疹,直径2~6mm(图32-0-8),病理组织学检查表现为表皮内原位癌。

5. 乳房外佩吉特病 为一种起源于顶泌汗腺的恶性肿瘤。好发于肛周,多数表现为肛周湿疹样

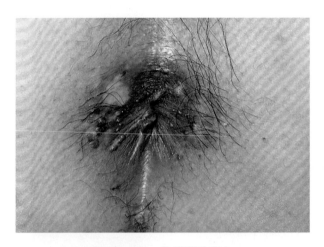

图32-0-8 鲍恩样丘疹病

皮损,后期可出现增生性皮损。病理组织学检查可见表皮内特征性佩吉特样细胞。

七、治疗

尖锐湿疣治疗的主要目标是去除疣体,防止复发。尖锐湿疣的治疗方法较多,治疗方法的选择和患者的依从性对治疗效果影响较大。大多数为局部治疗,包括药物治疗、物理治疗、手术治疗等,以增强免疫力为目的的系统治疗的疗效,大多数缺少循证医学的证据。

美国CDC(Centers for Disease Control and Prevention,CDC)与中国CDC推荐的治疗方案如下。

1. 患者家庭治疗方案 患者及家人可自行操作,适用于肛门与外生殖器暴露在外的较小疣体。

(1)0.5%鬼臼毒素溶液或凝胶:用单孔或多孔塑料小棒将药液涂于疣灶上,使药液渗透到疣基底,每日2次,3天为1疗程。涂药4小时后用清水洗去。休息4天后重复上述治疗,共4个疗程。每次治疗鬼臼毒素<0.5ml,或每次治疗面积<10cm²。

(2)3.75%或5.00%咪喹莫特乳膏:5.00%咪喹莫特乳膏睡前涂药,每周3次;3.75%咪喹莫特乳膏每天睡前涂药。两种药物均可连续使用16周。用药6~10小时后用肥皂水洗除药物。

(3)15%茶多酚软膏:每日3次,用手指涂抹软膏以确保在疣表面覆盖一薄层软膏,直至疣治愈。此药物连续使用时间不应超过16周。

2. 医院治疗方案 需有治疗经验的临床医护人员操作完成,适用于皮损较大或特殊部位的疣体。

（1）派特灵:用棉签将原液外涂于疣体及周围区域,每日早晚各1次,每次可反复涂抹3遍使其充分吸收。对疣体较大或面积较大的可用湿敷方法,每次15分钟内,连续使用3天,停用4天为1疗程。应用派特灵1周后对比(图32-0-9)。

（2）冷冻疗法:临床应用广泛,简便易行。使用液氮或冷冻器喷射或接触进行冻融治疗,每1~2周重复1次。

（3）80%~90%三氯醋酸或二氯醋酸:局部涂药,每周1次。

（4）外科手术、激光或微波治疗:用剪刀剪除、刮除或电外科等方法切除疣灶,或激光、微波清除疣体。

（5）0.5%足叶草毒素溶液或凝胶:用单孔或多孔塑料小棒将药液涂于疣灶上,使药液渗透到疣基底,2次/天,3天为1疗程。涂药4小时后用清水洗去。休息4天后重复上述治疗,共4个疗程。每次治疗足叶草毒素<0.5ml,或每次治疗面积<10cm^2。

（6）光动力治疗:外敷光敏剂(如盐酸氨酮戊酸或5-氨基酮戊酸)后,再以半导体或氦氖激光照射,特别适合于一些特殊部位如肛管内、尿道口等部位的疣体,或亚临床感染,每1~2周重复1次,一般2~3次即有较好疗效。

3. 特殊部位治疗方案

（1）子宫颈疣:派特灵、液氮冷冻疗法、光动力治疗或80%~90%三氯醋酸或二氯醋酸疗法、手术切除。治疗前需要行活检排除高级别鳞状上皮内病变(high-grade squamous intraepithelial lesion, HSIL)。

（2）阴道疣:液氮冷冻疗法、光动力治疗或80%~90%三氯醋酸或二氯醋酸疗法、手术切除。

（3）尿道疣:光动力治疗、液氮冷冻疗法或手术切除,0.5%足叶草毒素溶液涂药。

（4）肛门(管)疣:派特灵、液氮冷冻疗法、光动力治疗或80%~90%三氯醋酸或二氯醋酸疗法、手术切除,肛管内疣需借助肛门镜进行处理。

4. HPV感染的预防　美国已注册3种HPV

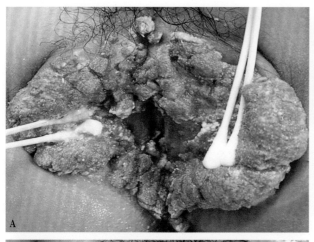

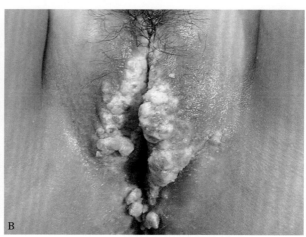

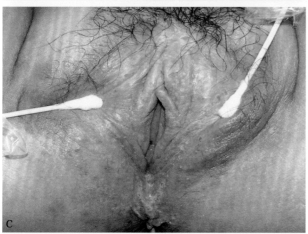

图32-0-9　肛周尖锐湿疣(外阴)(照片李春雨教授提供)
A. 用药前;B. 用药中;C. 用药1周后。

疫苗,分别为二价疫苗(包括 HPV16 和 18 型)、四价疫苗(包括 HPV6、11、16 和 18 型)和九价疫苗(包括 HPV6、11、16、18、31、33、45、52 和 58 型),三种 HPV 疫苗已获批在我国应用。疫苗对没有性行为人群的作用最大。美国儿童疫苗项目对有适应证的儿童和小于 19 岁青少年提供 HPV 疫苗接种,但不用于年龄大于 26 岁的男性和女性。

(王平　李春雨)

参考文献

[1] 王千秋,刘全忠,徐金华.性传播疾病临床诊疗与防治指南[M].上海:上海科学技术出版社,2014.

[2] 龚向东,叶顺章,张君炎,等.1991—2001 年我国性病流行病学分析[J].中华皮肤科杂志,2002(3):8-12.

[3] HO G Y,BIERMAN R,BEARDSLEY L,et al. Natural history of cervicovaginal papillomavirus infection in young women [J]. N Engl J Med,1998,338(7):423-428.

[4] COPELAND N K,DECKER C F. Other sexually transmitted diseases chancroid and donovanosis [J]. Dis Mon,2016,62(8):306-313.

[5] KEMP M,CHRISTENSEN J J,LAUTENSCHLAGER S,et al. European guideline for the management of chancroid, 2011 [J]. Int J STD AIDS,2011,22(5):241-244.

[6] 李春雨,徐国成.肛肠病学[M].2 版.北京:高等教育出版社,2021:181.

第三十三章

慢性便秘

便秘是指在多种致病因素作用下,结直肠、肛门的结构和功能发生改变,临床出现排便困难、排便量少、排便次数减少或排便不尽感及相关不适等主要表现的一类疾病。如果持续时间超过 6 个月,即可称之为慢性便秘。

一、历史

便秘一证,我国中医文献早有记载,如《黄帝内经》称为"大便难",主张以"五谷为养、五果为助、五畜为益,五菜为充"为治疗原则。《伤寒论》将便秘分为阳结、阴结或脾约,主张辨证施治,张仲景自拟脾约麻仁丸(又称麻仁滋脾丸),还首创了栓剂蜜煎导方。《诸病源候论》称为"大便不能"。唐代《千金药方》称"闷塞",宋代《金匮翼》称为"便闷",其后统称为便秘。晋代葛洪还发明了"木瓜根捣汁,简吹入肛内中,取通"灌肠术。自《神农本草经》载有许多治疗便秘的药物,以后又出现了不少方剂和丸剂治疗便秘。中医博大精深,在历史上,中医对便秘的治疗有独到的见解。

二、流行病学

随着饮食结构改变、生活节奏加快和社会心理因素影响,慢性便秘的患病率呈上升趋势。便秘是发达国家的常见疾病,其患病率在成年人中为11%~20%。女性便秘的可能性是男性的 2 倍。我国幅员辽阔、民族众多,各地文化和人口学特征有明显不同,慢性便秘的患病率也存在一定差异,成年人慢性便秘的患病率为 4%~10%,便秘的患病率随着年龄的增长而升高。

三、病因与发病机制

(一)病因

慢性便秘根据病因可进一步分为原发性便秘(又称特发性便秘或功能性便秘)和继发性便秘。功能性便秘主要由结肠、直肠、肛门的平滑肌功能失调导致。继发性便秘与多种因素有关,主要是器质性疾病和药物相关的原因。引起便秘的器质性疾病主要包括代谢性疾病、神经源性疾病、结肠原发疾病(如结肠癌)等。药物性便秘主要由抗胆碱药、阿片类镇痛药、钙通道阻滞药、抗抑郁药、抗组胺药、抗惊厥药等诱发。按病理生理学机制,临床上将功能性疾病所致的便秘分为慢传输型、排便障碍型、混合型和正常传输型。

(二)发病机制

人的排便过程主要依赖肠道动力、分泌、内脏感觉、盆底肌群和肠神经系统等协调完成。正常结肠运动以节段性和推进性蠕动收缩活动为特征。粪便向直肠肛门推进过程主要依赖结肠肌间神经丛、卡哈尔(Cajal)间质细胞和肠神经递质等共同作用下产生的结肠完整推进性蠕动收缩活动完成。粪便在直肠肛门排出过程主要依赖盆底肌群和肛门内、外括约肌协调完成。慢性功能性便秘是在多种病理生理机制共同作用下发生的,包括肠道动力障碍、肠道分泌紊乱、内脏敏感性改变、盆底肌群功能障碍和肠神经系统功能紊乱等。除了肠道动力及盆底肌失调等原因外,一些患者可能由胆汁酸进入结肠的流量减少导致转运缓慢。肠道微生物群的生物失调,尤其是产甲烷细菌的存在,也与结肠运输缓慢有关。

四、临床表现

慢性便秘的主要症状包括排便次数减少、粪便干硬、排便费力、排便时肛门直肠梗阻或堵塞感、需要手法辅助排便、排便不尽感,部分患者缺乏便意、想排便但排不出(空排)、排便量少、排便费时等。空排和缺乏便意是我国功能性便秘患者最常见的困扰患者的症状,亚洲的多中心调查显示功能性便秘患者最烦恼的症状是排便费力。

五、辅助检查

1. 一般检查 通过问诊了解排便次数,粪便是否干硬,有无排便不尽感、腹部胀满、直肠坠胀等症状,然后进行肛门视诊、直肠指检、肛门镜等一般常规检查。

2. 结肠传输试验 结肠传输试验在便秘诊断分型上非常重要,为结肠慢传输型便秘首选的检查方法,特别是结肠分段通过时间对通过缓慢、排空延迟的定位和疗法选择具有重要意义。凡出口异常但结肠传输正常者可以手术。目前主要采用不透X线标志物法,该方法简单易行、应用广泛、结果可靠。

3. 排粪造影检查 为诊断出口梗阻型便秘提供了有效的手段。Kuijpers认为功能性出口梗阻型便秘是一种功能紊乱,只有在功能活动时才能发现,故提出排粪造影,对直肠和肛门括约肌做静态和动态观察,才可发现功能异常。

4. 肛门直肠测压 了解是否合并存在排便障碍,包括不协调性收缩、直肠推进力不足和感觉功能的异常;静息压与收缩压增高常提示盆底肌和耻骨肌痉挛,静息压和收缩压降低提示会阴下降。

5. 盆底肌电图检查 将电极分别刺入耻骨直肠肌、肛门内括约肌,记录静息、轻度收缩、用力收缩及排便动作时的肌电活动,通过分析波形、波幅、频率的变化评价肛门内括约肌、肛门外括约肌和耻骨直肠肌的功能状态。

6. 电子结肠镜检查 主要目的是排除肠道器质性病变,有时可见直肠内脱垂和结肠黑变病,对有警报征象(伴有便血、粪便隐血试验阳性、贫血和体重减轻者等)的慢性便秘患者,要有针对性地选择辅助检查以排除器质性疾病。对年龄≥40岁的初诊患者,建议行结肠镜检查。

六、诊断

慢性便秘的诊断可借鉴功能性便秘罗马Ⅳ标准。临床上诊断便秘并不困难,但要确认便秘的性质和类型并非易事,常需要借助上述辅助特殊检查才能确诊。

七、鉴别诊断

1. 便秘型肠易激综合征 根据罗马Ⅳ标准提出"症状表现谱",即功能性胃肠病不是独立的疾病,而是连续而统一的,以IBS-C和功能性便秘为例,即可将IBS-C和功能性便秘看成是同一疾病谱中两种不同表现,两者同属于功能性肠病,均表现为便秘。但IBS-C患者以腹痛或腹部不适为主要表现,腹痛或腹部不适的发作伴随排便次数减少和粪便干结。

2. 先天性巨结肠 是一种常见的先天性消化道畸形,主要累及直肠和乙状结肠。成年患者常表现为严重便秘、腹胀和不全性肠梗阻,钡剂灌肠造影典型的表现有助于鉴别诊断。

3. 结直肠肿瘤 便秘合并便血,贫血(头晕、黑矇、心悸、乏力等),消瘦,腹痛,排便频率或粪便形状明显改变等,行直肠指检,电子结肠镜、组织学检查可进一步明确诊断。

八、治疗

治疗原则:无论任何类型的便秘均应首先采

用系统的非手术治疗,即使经过上述检查确认为出口梗阻型便秘,也应首先采用非手术治疗,只有经过系统的非手术治疗仍无效的患者,才能根据诊断选用不同的术式进行手术治疗,同时要兼顾心理治疗。

(一)非手术治疗

1. 一般治疗 生活方式调整,如增加膳食纤维和水的摄入、增加运动等,是慢性便秘的基础治疗措施。

2. 养成良好的排便习惯 如厕排便时需集中注意力,避免受到与排便无关的因素干扰,养成良好的排便习惯。建议便秘患者在晨起和餐后2小时内尝试排便。蹲位排便可缩短排便时间,改善排便费力,提高患者排便满意度,故推荐便秘患者采取蹲位排便姿势。

3. 药物治疗

(1)泻药:应用泻药治疗便秘需根据病因、病情以及泻药的性质、作用等选择。

1)容积性泻药:通过滞留粪便中的水分,增加粪便含水量和粪便体积起到通便作用,常用药物包括欧车前、聚卡波非钙和麦麸等。容积性泻药潜在的不良反应包括腹胀、食管梗阻、结肠梗阻,以及钙和铁吸收不良。因此,建议慢性便秘患者在服用容积性泻药的同时应摄入足够水分。

2)渗透性泻药:渗透性泻药可在肠内形成高渗状态,吸收水分,增加粪便体积,刺激肠道蠕动,主要包括盐类(如硫酸镁)、聚乙二醇和不被吸收的糖类(如乳果糖)。聚乙二醇严重不良反应罕见,已被国际多项指南和共识意见推荐用于慢性便秘患者的长期治疗。乳果糖在结肠中可被代谢为乳酸和乙酸,促进生理性细菌的生长,同时这些分子量较低的有机酸可增加肠腔内渗透压,从而改善慢性便秘患者的排便频率和粪便性状。

3)刺激性泻药:刺激性泻药(包括比沙可啶、酚酞、蒽醌类药物和蓖麻油等)作用于肠神经系统,可增强肠道动力和刺激肠道分泌。刺激性泻药可以短期、间断使用。长期使用刺激性泻药易出现药物依赖、吸收不良和电解质紊乱,还可损害患者的肠神经系统而导致结肠动力减弱,甚至引起结肠黑变病。

4)润滑性泻药:这类泻药(如液状石蜡、甘油、多库酯钠)通过软化和润滑粪便,使之易于通过肠道,具有温和的通便作用。适用于粪便特别干燥,或老年体弱者。

(2)肠道促动力药:普芦卡必利为苯并呋喃类甲酰胺类化合物的衍生物,是一种高选择性和高亲和力的5-HT$_4$受体激动剂,与肠肌间神经丛5-HT$_4$受体结合后,可增加胆碱能神经递质的释放,刺激结肠产生高幅推进性收缩波,使不伴有肛门直肠功能障碍的便秘患者胃排空、小肠传输和结肠传输加快。推荐剂量为成年人2mg/d。主要不良反应有恶心、腹泻、腹痛和头痛等。

(3)肠道促分泌药:鲁比前列酮是一种双环脂肪酸类前列腺素E$_1$衍生物,可选择性激活位于肠上皮细胞顶膜的2型氯离子通道,促进肠上皮细胞的氯离子分泌入肠腔,肠液分泌增加可疏松粪便,从而加快排便频率,改变粪便性状,减轻排便费力感,缓解排便的总体症状。用于慢性便秘和女性IBS-C患者的治疗。主要不良反应有恶心、腹泻、腹胀、腹痛和头痛。

(4)鸟苷酸环化酶-C(guanylyl cyclase-C,GC-C)激动剂:利那洛肽为14个氨基酸组成的多肽,可结合和激活肠上皮细胞GC-C受体,使细胞内和细胞外环磷酸鸟苷(cGMP)的浓度显著升高,增加氯化物和碳酸氢盐的分泌并加速肠道蠕动,部分cGMP被释放进入浆膜层,还可降低肠内痛觉末梢神经的敏感性,可以改善慢性便秘患者的腹痛、便秘等症状,显著提高患者生命质量。2014年美国胃肠病学院指南推荐将利那洛肽治疗慢性功能性便秘和IBS-C患者,我国也已批准将利那洛肽治疗IBS-C患者。

(5)微生态制剂:利用对宿主有益的菌群及其代谢产物和/或促进其生长繁殖的物质制成的制剂。微生态制剂虽不是治疗慢性便秘的一线药物,但可通过调节肠道菌群失衡,促进肠道蠕动和胃肠动力恢复,越来越多的研究者将其推荐作为慢性便秘的长期辅助用药。

4. 中医中药治疗 关于中药治疗慢性便秘患者的随机、双盲、安慰剂对照研究发现,中药(包括中成药制剂和汤剂)能有效缓解慢性便秘的症状。针灸可有效治疗慢性便秘,增加排便次数,改善伴随症状,缓解焦虑和抑郁状态,提高患者的生命质量。按摩推拿可促进胃肠蠕动,刺激迷走神经,促进局部血液循环等,有助于改善便秘症状。

5. 生物反馈治疗　属于行为调节疗法,在患者模拟排便时,腹壁电极和肛直肠压力感受器可感知并向患者显示其腹壁、直肠、肛管肌肉用力的状态,患者借此自我调节并纠正不协调排便的用力方式,训练患者协调腹部和盆底肌肉,从而恢复正常的排便模式,可将其作为混合型便秘的联合治疗方法之一。推荐生物反馈治疗的频率为每周 2 次至隔日 1 次,每次 30~60 分钟,每例患者至少完成 4~6 次。

6. 骶神经刺激治疗　骶神经刺激又称骶神经调控,是神经调控治疗方法之一。2015 年美国、欧洲神经胃肠病和动力学会共识意见和 2016 年罗马Ⅳ标准,均推荐将骶神经刺激用于非手术治疗无效的难治性便秘。骶神经刺激治疗慢性便秘的确切机制尚在探讨中,但多数研究认为骶神经刺激能够调节迷走神经和躯体神经的传入神经,改善肠道感觉和运动功能,影响盆底器官和低位肠段(主要影响左半横结肠、降结肠和直肠肛管),促进排便。

7. 心理治疗　便秘患者可伴有多种精神心理症状,有精神心理问题的便秘患者很难获得满意的疗效。一项回顾性研究表明,慢性便秘患者焦虑和抑郁的发病率分别为 35% 和 23%,显著高于健康人群。对合并精神心理症状的便秘患者需先进行社会心理评估,再给予相应的治疗。

(二) 手术治疗

慢传输型便秘是结肠功能障碍性疾病,而非器质性病变,故手术应十分慎重。只有严格非手术治疗无效,有强烈手术意愿者方可手术,但必须告知患者术后并发症及复发情况。若有明显精神心理异常的便秘患者应接受精神心理专科治疗。

21 世纪初期对慢性便秘有新的认识,当患者便秘时,不仅是排便减少,排便困难、块状粪便和不完全排空也是重要的症状。在肠易激综合征伴便秘和慢性特发性便秘患者的评估和管理方面,相似之处可能多于不同之处;疼痛是主要的区别因素。获取关于排便习惯、饮食和以前治疗的信息是评估便秘的关键。每个便秘患者都应该做直肠指检。泻药治疗仍然是便秘治疗的基础;较新的药物可用于泻药治疗效果不佳的患者。生物反馈治疗可能对协同障碍患者有所帮助。手术是治疗难治性便秘的最后手段。通过综合系统性治疗,能够给便秘患者带来更好的治疗效果。

(姜军　史益凡)

参考文献

[1] 张有生,李春雨. 实用肛肠外科学[M]. 北京:人民军医出版社,2009:302-305.

[2] 中华医学会消化病学分会胃肠动力学组. 中国慢性便秘专家共识意见(2019,广州)[J]. 中华消化杂志,2019,39(9):577-598.

[3] 德罗斯曼. 罗马Ⅳ:功能性胃肠病[M]. 方秀才,侯晓华,译. 4 版. 北京:科学出版社,2016:200-219.

[4] 魏东. 慢传输型便秘外科手术方法的治疗进展[J]. 中华胃肠外科杂志,2018,21(3):357-360.

[5] 中华医学会消化病学分会胃肠动力学组,中华医学会外科学分会结直肠肛门外科学组. 中国慢性便秘诊治指南(2013,武汉)[J]. 胃肠病学,2013,18(10):605-612.

[6] 汤东,黄玉琴,王杰,等. 改良结肠运输试验在慢性便秘鉴别诊断及治疗中的价值[J]. 中华结直肠疾病电子杂志,2016,5(6):529-533.

[7] 中国医师协会肛肠医师分会. 便秘外科诊治指南(2017)[J]. 中华胃肠外科杂志,2017,20(3):241-243.

[8] 王林,姜军,丁威威,等. 顽固性便秘病人结肠黏膜菌群的变化特征[J]. 肠外与肠内营养,2014,21(1):12-15.

[9] 刘宝华. 慢性便秘手术治疗的适应证和注意事项[J]. 中华内科杂志,2015,54(7):590-593.

[10] 满如,于永锋. 功能型便秘发病机制的最新研究进展[J]. 中外医学研究,2019,17(9):168-170.

[11] 潘登登,沈通一,秦环龙. 益生菌制剂治疗慢性便秘的临床方案及策略[J]. 上海预防医学,2019,31(10):794-798.

[12] 姜军,冯啸波,丁威威,等. 金陵术治疗混合型顽固性便秘的疗效与长期随访结果[J]. 中华胃肠外科杂志,2011,14(12):925-929.

[13] BHARUCHA A E,PEMBERTON J H,LOCKE G R Ⅲ. American gastroenterological association technical review on constipation [J]. Gastroenterology,2013,144(1):

218-238.

[14] PARE P,FERRAZZI S,THOMPSON W G,et al. An epidemiological survey of constipation in Canada:definitions, rates,demographics,and predictors of health care seeking [J]. Am J Gastroenterol,2001,96(11):3130-3137.

[15] SCHILLER L R.Chronic constipation:new insights,better outcomes? [J]. Lancet Gastroenterol Hepatol,2019,4 (11):873-882.

[16] CAMILLERI M,FORD A C,MAWE G M,et al. Chronic constipation [J]. Nat Rev Dis Primers,2017,3:17095.

[17] SHARMA A,RAO S. Constipation:pathophysiology and current therapeutic approaches [J]. Handb Exp Pharmacol,2017,239:59-74.

[18] SCHILLER L R. Diarrhea and constipation [M].// Berg C L,Teitelman M G,Marino D E. Digestive disease self-education program. 9th ed. Bethesda(Maryland):American Gastroenterological Association Institute,2019:275.

[19] BLACK C J,FORD A C. Chronic idiopathic constipation in adults:epidemiology,pathophysiology,diagnosis and clinical management [J]. Med J Aust,2018,209:86-91.

[20] KNOWLES C H,GROSSI U,CHAPMAN M,et al. Surgery for constipation:systematic review and practice recommendations. Results Ⅰ:colonic resection [J]. Colorectal Dis,2017,19(Suppl 3):17-36.

第三十四章

结肠慢传输型便秘

结肠慢传输型便秘是指结肠的运动功能障碍，肠内容物传输缓慢导致的便秘，属慢性、原发性、功能性便秘。主要症状为排便次数减少、粪便干硬，常伴有排便费力、腹胀。本病占功能性便秘的16%~40%，近年来随着生活质量日渐提高，其发病率有升高的趋势。慢传输型便秘已成为影响人们身心健康的重要因素之一。

一、流行病学

普通人群中便秘患病率可高达27%，患病率除了存在地区差异外，与流行病学研究样本选取、采用便秘的诊断标准以及调查的方法有关。统计发现，北美洲的患病率为3.2%~45%（中位数16%），欧洲为0.7%~79%（中位数19.2%），亚洲为1.4%~32.9%（中位数10.8%），大洋洲为4.4%~30.7%（中位数19.7%），南美洲为26.8%~28%，南非为29.2%。我国地域宽广，南北饮食及生活习惯等存在较大差异，整群随机流行病学调查资料表明，成年人符合罗马Ⅳ诊断标准的功能性便秘的患病率为3.6%~12.9%。此外，老年人患病率高达20.3%~40.1%，女性患病率高于男性，男女比例为1:(1.77~4.59)，农村患病率高于城市。

二、病因与发病机制

(一)病因

慢传输型便秘的病因主要包括：①不良饮食和排便习惯；②药物因素；③内分泌功能紊乱；④代谢性疾病；⑤神经系统疾病；⑥胃肠调节肽含量异常；⑦心理因素、精神疾病等。

(二)发病机制

1. 肠道动力学的改变

（1）结肠动力学的变化：结肠的集团运动形式是维持肠腔内压力所必需的。慢传输型便秘患者结肠集团运动减少，餐后集团运动亦显著减少。传输缓慢不仅局限于结肠，也可能是全胃肠运动功能失调。部分慢传输型便秘患者的结肠传输减慢可能是全胃肠动力障碍的主要部分。

（2）直肠肛管动力学的变化：慢传输型便秘患者可伴有直肠感觉阈值显著增高，直肠最大耐受量增加，直肠排便收缩反应减弱。

（3）神经病变：慢传输型便秘患者存在结肠胆碱能神经分布异常。用刺激汗腺反应试验，发现几乎所有的慢传输型便秘患者都存在节前交感胆碱能神经功能紊乱，提示可能是一种选择性末梢纤维神经病，便秘是该病的一种表现。

2. 肠道病理组织学的改变　大多数慢传输型便秘患者常规病理检查时肠道并无异常,病理学改变主要表现在消化道的肠神经系统,肠神经系统主要是指黏膜下神经丛、肌间神经丛。其组织学改变包括以下几个方面:①嗜银性神经元数目减少,细胞体积变小、皱缩,轻度肿胀,染色不均匀;②神经节内胞核变异增多;③神经丝(neurofilament,NF)明显减少,甚至缺损;④肠肌间神经丛、神经元和卡哈尔间质细胞变性;⑤肠神经节细胞空泡变性,重度神经节炎;⑥S100蛋白免疫反应性异常增高;⑦神经纤维密度下降。

3. 肠调节肽的改变　Kreek等认为阿片肽与慢传输型便秘有关,便秘患者直肠远端黏膜和黏膜下层内源性阿片肽浓度增加,认为内源性阿片肽的增加导致直肠局部张力性收缩增强,推进性蠕动减弱,肠内容物不易通过直肠导致便秘。

4. 肠道菌群改变　便秘患者肠道菌群变化得到了国内外学者的重视和证实,Zoppi等发现在儿童便秘患者肠道内梭菌属和双歧杆菌数量增加,Feng X等研究发现,成年便秘患者粪样中双歧杆菌属、乳杆菌属、拟杆菌属、梭菌属、链球菌属等优势菌群数量显著下降,而Tian H等通过粪菌移植恢复肠道微生态后,可显著改善慢传输型便秘患者的临床症状,可见肠道菌群紊乱与结肠慢传输的发生发展密切相关,但两者之间的因果关系尚无一致结论。

三、临床表现

主要表现为长期便次减少,可5天以上排便1次,有的患者甚至高达1个月排便1次,完全没有主观排便冲动(无便意),长期腹胀、食欲减退,依靠泻药排便,且泻药的用量越来越大,效果越来越差,甚至用泻药也完全不能排便。多有不同程度的排便困难,排便时间较长,一般在15~45分钟,排出的粪便干结,呈羊粪状、球状。部分患者伴有左下腹部隐痛、不适、恶心、无呕吐。部分患者有焦虑、失眠、抑郁等症状。慢传输型便秘患者大多伴有痔,多有不同程度的便血,粪便表面附着鲜红色血液。慢传输型便秘患者多无特殊体征,部分患者可在左下腹触及增粗的肠管或充满粪团的肠管。

四、辅助检查

1. 结肠传输试验　为慢传输型便秘首选的检查方法。目前主要采用不透X线标志物法,该方法简单易行、应用广泛、结果可靠。不透X线标志物法诊断标准:80%的标志物3天不能排出,仍在乙状结肠和以上部位。

2. 排粪造影检查　了解有无合并出口梗阻型便秘。

3. 肛门直肠测压　了解是否合并存在排便障碍,包括不协调性收缩、直肠推进力不足和感觉功能异常;对某些慢传输型便秘的鉴别诊断有重要意义。

4. 小肠传输时间测定　某些糖类如豆类中含有的木苏糖或合成的乳糖在小肠不能分解,而被大肠中存在的细菌分解并产生氢气,吸收入血并被呼出。受检者口服不吸收的糖类后,检测到呼出气体中氢气浓度明显升高所用时间即为小肠传输时间,即口-盲肠传输时间(oro-cecal transit time,OCTT)。主要用于测定胃和小肠的传输功能,诊断是否合并全消化道传输迟缓。

5. 球囊逼出试验　主要用于评价受试者排便动力或直肠的敏感性。正常人很容易排出50ml体积的球囊,而慢传输型便秘患者则只能排出较大体积的球囊,甚至当球囊充至200ml以上方能排出。

6. 肛肠肌电图测定　可发现肛门内、外括约肌和耻骨直肠肌有无在排便时产生反常的肌电活动。

7. 电子结肠镜检查　主要目的是排除肠道器质性病变,有时可见直肠内脱垂和结肠黑变病。

五、诊断

慢传输型便秘的诊断根据病史、查体、影像学和内镜等辅助检查,不难做出临床诊断。

六、鉴别诊断

1. 出口梗阻型便秘　患者排便费力、排便时肛门直肠堵塞感、需要手法辅助排便和排便不尽感等症状更为突出,部分患者粪便未成形或稀粪,排便费力严重。直肠指检时发现患者用力排便时肛门括约肌不能松弛,或呈收缩状态。肛门直肠功能检查可以发现患者在试图排便时盆底肌出现不协调性收缩或直肠推进力不足、感觉阈值升高。部分患者同时合并存在结肠慢传输,因此仅从临床症状上难以区分两者,鉴别诊断需要借助小肠、结肠传输时间测定和肛门直肠功能检查。

2. 便秘型肠易激综合征 两者同属于功能性肠病,均表现为便秘。但便秘型肠易激综合征患者以腹痛或腹部不适为主要表现,腹痛或腹部不适的发作伴随排便次数减少和粪便干结。罗马Ⅳ诊断标准强调功能性便秘的诊断应在不符合肠易激综合征诊断标准的前提下,也就是说当患者的症状符合肠易激综合征的诊断时,不再考虑功能性便秘的诊断。

3. 慢性假性结肠梗阻 慢性假性肠梗阻累及结肠时可表现为便秘、肠梗阻,患者腹胀明显,很少或不出现高调肠鸣音。腹部 X 线片可显示肠道气液平,肠管高度扩张,常规通便治疗效果一般。

4. 先天性巨结肠 是一种常见的先天性消化道畸形,主要累及直肠和乙状结肠。成年患者常表现为严重便秘、腹胀和不全性肠梗阻,钡剂灌肠造影典型的表现有助于鉴别诊断。

5. 结直肠肿瘤 表现为排便习惯改变、粪便变形、便血及便秘等,直肠指检非常重要,电子结肠镜、组织学检查可进一步明确诊断。

6. 炎性肠病 包括溃疡性结肠炎和克罗恩病,多数患者表现为腹泻、脓血便,伴有腹痛、发热等,少数患者有便秘表现,容易被误诊。多次粪便常规、炎症指标、内镜及 X 线检查等有助于鉴别诊断。

七、治疗

对于慢传输型便秘患者,首先是严格的非手术治疗,在非手术治疗无效时可考虑手术治疗;应同时给予出口梗阻型便秘的治疗;并兼顾心理治疗。

(一) 非手术治疗

1. 一般治疗 是各种疗法的基础,主要包括:①调整饮食结构,多饮水,多吃蔬菜、水果,增加膳食中纤维素和水分的摄入量;②保持作息规律,多运动,养成定时排便习惯;③治疗个体化。

2. 药物治疗 详见第三十三章。

3. 针灸治疗 本病虚实并存,当辨清虚实寒热,对症选穴施治,从中枢神经系统、交感与副交感神经系统和肠神经系统三层面对胃肠动力进行调节。一般以取大肠俞、募穴及下合穴为主,实则泻之,虚则补之,寒则灸之。主穴:天枢、大横、腹结(左)、大肠俞和中髎;配穴:气海、支沟、上巨虚、照海。

4. 大肠水疗 用专用的水疗仪经肛门向结肠内注入净化处理的温水,对整个结肠进行清洁灌肠促进排便,并可向结肠内灌注药物起到治疗便秘的作用。

5. 生物反馈治疗 是一种生物行为疗法,通过电子工程技术把一些不能或不易被人体感知的生理或病理活动转化为声音、图像等可被或易被感知的信息,利用生物反馈机制,让患者根据其观察到的自身生理活动信息来调整生理活动,以达到治疗疾病的目的。包括肛门直肠测压反馈技术和肛肠肌电图反馈技术等。具有相对非侵入性、易忍受、费用低、可在门诊治疗等优点。

6. 心理治疗 心理精神因素在慢传输型便秘治疗中不容忽视,要有高度的责任感、同情心,取得患者的信任,医师应从社会、心理、行为着手,采取劝导、启发、支持、同情、保证等方式,帮助患者正确对待治疗结果,提高疗效。

(二) 手术治疗

慢传输型便秘是结肠功能障碍性疾病,而非器质性病变,故手术应十分慎重。只有严格非手术治疗无效,有强烈手术意愿者方可手术,但必须告知患者术后并发症及复发情况。手术指征有:①符合功能性便秘罗马Ⅳ诊断标准;②多次结肠传输时间测定证实结肠传输时间明显延长;③病程在 5 年以上,系统的非手术治疗无效;④严重影响日常生活和工作,患者强烈要求手术治疗;⑤无严重的精神障碍;⑥排粪造影或盆腔四重造影,排除出口梗阻型便秘;⑦钡剂灌肠或电子结肠镜检查,排除结直肠器质性病变;⑧肛门直肠测压,无先天性巨结肠的证据。

根据最新便秘外科治疗指南,慢传输型便秘手术方式主要有以下几种:①全结肠切除回肠直肠吻合术;②结肠次全切除术;③结肠旷置术;④回肠末端造口术。应根据患者的不同情况选择不同的手术方式。

1. 全结肠切除回肠直肠吻合术 切除了导致慢传输型便秘的大部分病灶,相对缩短了肠腔内容物的运输时间,可明显改善患者的排粪困难症状,术后长期有效率高,手术彻底,术后复发率低,是最传统有效的外科治疗术式,一直被广泛采用。但该术式创伤大,切除了盲肠和回盲瓣,导致回盲瓣的限制和逆蠕动功能丧失,术后并发症较多,包括肠梗阻、顽固性腹泻及大便失禁等。

(1)适应证:全结肠动力障碍的患者。

(2)操作方法:全结肠切除回肠直肠吻合术有开腹和腹腔镜全结肠切除术,目前多采用后者。

1)气管插管全身麻醉成功后,患者取平卧位,腹会阴部术野消毒,铺无菌巾。

2)腹部正中绕脐切口10~15cm,上起脐与剑突连线中点,下止耻骨联合上缘。

3)使用超声刀先由胃结肠韧带中部向右侧游离结肠肝曲,切开肝结肠韧带,沿右侧结肠旁沟切开侧腹膜至回盲部,将结肠向内上方提起,沿Toldt间隙钝性分离肾前筋膜及十二指肠间隙疏松结缔组织。于中部无血管区切开横结肠系膜,向右侧分别结扎结肠中动脉的右侧支、右结肠血管,尽可能靠近末端回肠部位凝断回结肠血管(图34-0-1)。再沿胃结肠韧带向左侧切开至脾结肠韧带,分离结肠脾曲。沿左结肠旁沟切开侧腹膜至乙状结肠水平。沿Toldt间隙钝性分离降结肠与后腹膜疏松结缔组织,注意保护输尿管和性腺血管,向左侧分离横结肠系膜,分别结扎结肠中动脉左侧支、左半结肠的血管、乙状结肠的血管(图34-0-2)。

4)拖出游离结肠,修剪回结肠系膜。距离回盲部约10cm以60mm切割闭合器关闭末端回肠,残端行浆肌层缝合,直肠-乙状结肠交界处以60mm切割闭合器关闭,移除标本,直肠残端行浆肌层缝合加固(图34-0-3)。对齐直肠和末端回肠,距离直肠残端1cm部位和末端回肠残端8cm部位戳孔以60mm切割闭合器行直肠-回肠顺行侧侧吻合

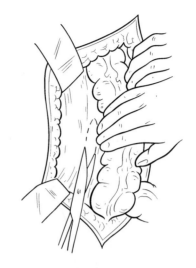
图34-0-1 沿右侧结肠旁沟切开侧腹膜

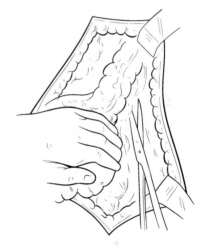
图34-0-2 沿左结肠旁沟切开侧腹膜至乙状结肠水平

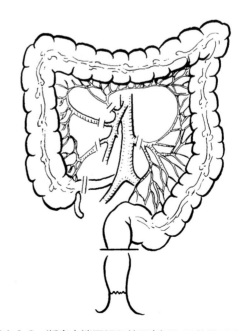
图34-0-3 断离末端回肠和结肠(直肠-乙状结肠交界处)

（图 34-0-4），吻合口残端行全层和浆肌层缝合，或徒手行回肠-直肠端端吻合（图 34-0-5）。

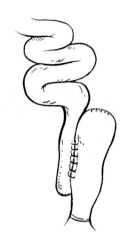

图 34-0-4　回肠顺行直肠侧侧吻合

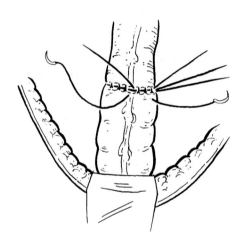

图 34-0-5　徒手行回肠-直肠端端吻合

5）关闭系膜，用大量生理盐水冲洗腹腔，彻底止血，根据患者整体状况选择盆底置入双套管或常规引流管。

（3）注意事项

1）用超声刀沿结肠壁分离结肠系膜，每次分离系膜不应过多，避免出血、延长手术时间。

2）因为结肠位于腹腔不同部位，术中要变换多个手术视野，操作较困难，术者要有耐心。

3）分离脾区结肠时，不应过度牵拉，避免损伤脾脏。

4）在分离肝区结肠时，避免损伤十二指肠。

5）行回肠直肠吻合时，认清回肠系膜方向，不要将旋转的回肠与直肠吻合。

6）彻底止血，以防术后出血。

7）腹腔用防止肠粘连的药物。

（4）术后处理

1）心电监护密切监测生命体征，保持水电解质平衡。

2）密切观察腹腔引流液的性状。

3）尽早恢复肠内营养或口服进食。

2. 结肠次全切除术　结肠次全切除、盲肠/升结肠直肠吻合术疗效不低于全结肠切除回肠直肠吻合术，由于保留了回盲瓣，术后腹泻发生率明显降低，无顽固性腹泻发生。应根据吻合部位和方式的不同来确定保留回盲部的长度。

（1）适应证：盲肠功能正常、无明显扩张的慢传输型便秘患者。

（2）操作方法：结肠次全切除术主要包括两大类。一类是保留回盲瓣、盲肠和部分升结肠的结肠次全切除术：常用的肠道重建方式有升结肠直肠吻合或盲肠直肠吻合术；另一类是保留远端乙状结肠的结肠次全切除术：行回肠乙状结肠吻合术。乙状结肠的长度因人而异，保留乙状结肠的长度没有客观标准，故对术后的疗效有较大影响。目前，结肠次全切除术后，多采用升结肠直肠吻合或盲肠直肠吻合术。保留远端乙状结肠的结肠次全切除术多不采用。

保留回盲瓣、盲肠和部分升结肠的结肠次全切除术：肠管吻合方式分为顺蠕动和逆蠕动两种。顺蠕动吻合即以升结肠与直肠端端吻合，而逆蠕动吻合则以盲肠底部与直肠行吻合。

1955 年 Lillehei 和 Wangensteen 提出了向左扭转结肠系膜的顺蠕动升结肠直肠吻合术。1964 年 Deloyers 设计了另一种向头侧扭转盲肠的顺蠕动升结肠直肠吻合术。1984 年 Ryan 和 Oakley 提出传统的盲肠直肠吻合术，即直肠盲肠端侧吻合术，因操作烦琐在国内外运用较少。国内外文献中报道的结肠次全切除、盲肠直肠吻合术其实大部分为升结肠直肠吻合术。因为解剖学上真正的盲肠位于回盲瓣水平以下。结肠次全切除、升结肠直肠吻合术一般保留回盲部以上 5~10cm 升结肠，直肠离断处在骶骨岬稍下方，可切除上 1/3 的直肠。手工或经肛门以吻合器行升结肠-直肠端端吻合。由于在吻合时，需将剩余升结肠、盲肠进行翻转，在一定程度上扭转回结肠血管操作较复杂,且可能增加肠梗阻的发生率。2001 年,意大利学者 Sarli 首先报道了结肠次全切除、逆蠕动盲肠直肠吻合术。该术式以盲肠底部与直肠中上段行吻合,不需要对结肠、盲肠进行位置上的大调整。目前,在中国、法国、俄罗斯等国家得到逐步推广。

结肠次全切除、逆蠕动盲肠直肠吻合术开放手术要点如下:①患者取截石位;②连同盲肠一起游离升结肠、横结肠、降结肠及乙状结肠;③保留回盲瓣以上 5~7cm 离断升结肠;④在骶岬下方离断直肠;⑤切除阑尾;⑥直肠残端置入吻合器抵钉座(头端),升结肠切除断端置入吻合器器身,旋紧吻合器将盲肠牵入盆腔,以吻合器吻合盲肠底部和直肠残端;⑦结肠断端缝闭。

保留升结肠主要是为了保留回盲瓣和便于器械吻合。升结肠保留 5~7cm 即可,以免导致术后便秘不缓解或复发。

目前,采用腹腔镜下结肠次全切除、逆蠕动盲肠直肠吻合术,取得满意疗效,损伤小,愈合快。

3. 结肠旷置术 主要理论基础是结肠具有蠕动功能,使得粪便可直接由术后新建的正常通道排出,因只游离回盲部,手术创伤小、恢复快,近期疗效尚好。保留的盲肠和部分升结肠能起到类似于储粪袋作用,可改善术后腹泻症状。但可出现旷置结肠粪便反流严重,腹胀、腹痛明显,需定期行结肠水疗排空的问题。同时,对肠道功能的长期影响仍需进一步研究。

(1)适应证:高龄合并全身其他系统器官疾病的慢传输型便秘患者。

(2)操作方法

1)升结肠切断的结肠旷置、逆蠕动盲直肠端侧吻合术:①开腹后,探查结肠的情况;②游离回盲部及部分升结肠,使回盲部能下移到盆腔,距回盲瓣 5~10cm 处切断升结肠及其系膜,远端肠管关闭,旷置远端结肠;③近端结肠置入吻合器钉座,荷包缝合收紧;④打开腹膜反折,在骶前筋膜前间隙分离直肠,注意保护男性的精囊及前列腺或女性的阴道壁;⑤扩肛并经肛门置入吻合器器身,尖端自腹膜反折处直肠右侧壁穿出,将近端升结肠及盲肠向内侧翻转,连接钉座与吻合器器身,旋紧吻合器将盲肠牵

入盆腔,行盲肠与直肠端侧吻合;⑥吻合完成后,将吻合口上方升结肠、盲肠与直肠、乙状结肠并行缝合 5cm;⑦冲洗腹腔,置入引流管,逐层关腹。

2)升结肠不切断的结肠旷置、逆蠕动盲直肠端侧吻合术:①进腹后探查结肠的情况;②游离回盲部及部分升结肠,使回盲部能下移至盆腔,距回盲瓣 7~10cm 处闭合升结肠不切断,同时切除阑尾;③于回盲部尖端置入吻合器钉座(头端);④扩肛并经肛门置入吻合器器身,尖端自距腹膜反折处 5~8m 直肠右前侧壁穿出,连接钉座与吻合器器身,行盲肠底部和直肠右前侧壁吻合;⑤冲洗腹腔,置入引流管,逐层关腹。

3)结肠旷置、回肠直肠侧侧吻合术:游离末段回肠和直肠上段,行回肠和直肠侧侧吻合术。在条件允许的情况下,可通过腹腔镜技术进行操作,具有创伤小、并发症发生率低等优点。

4)改良结肠旷置术:本术式对保留回盲瓣的结肠旷置术进行了改良,即在吻合完成后,将吻合口上方盲肠、升结肠与乙状结肠并行缝合 5cm,然后在乙状结肠缝合形成三处皱襞,每处皱襞的间隔为 3cm,针间距为 2cm,制作人工瓣膜,可有效防止术后旷置结肠的粪便反流,避免因粪便反流所引起的腹胀和腹痛等并发症。

(3)注意事项:术中操作要注意吻合口位置,以吻合口位于直肠上段、腹膜反折以下为适中。过高临床效果不好,过低易并发腹泻。

4. 回肠末端造口术

(1)适应证:主要适用于结肠旷置术后出现盲袢综合征的患者、年老体弱不能耐受较大手术的慢传输型便秘患者。

(2)操作方法:将距回盲瓣 20cm 处回肠离断,远端关闭,近端造口于右下腹部。

5. 金陵术(结肠次全切除、升结肠-直肠侧侧吻合术) 结合文献报道和临床观察,许多单纯性慢传输型便秘患者,随着病情迁延,长期用力排便、腹盆腔压力反复剧烈增高,引起盆底松弛、会阴过度下降,导致功能性排便障碍,这两种病理生理紊乱可互为因果,进入恶性循环,最终形成难治性混合型便秘。基于上述认识,黎介寿院士和李宁教授于 2000 年创新设计了金陵术式,即结肠次全切除、

升结肠-直肠(后壁)侧侧吻合术,目的是同时治疗结肠慢运输和排便障碍两种病理生理改变。

(1)适应证:以结肠慢传输为主或为先导的混合型顽固性便秘患者。

(2)操作方法

1)患者取截石位。

2)手术切除范围为升结肠至直肠,升结肠保留10~12cm(视回结肠血管升结肠支的血供及吻合口张力情况)、直肠保留8~9cm(腹膜反折以上4~5cm),同时行阑尾切除术。

3)直肠后壁经骶前间隙分离直肠至尾骨尖水平,侧韧带切开至腹膜反折,使直肠完全拉直,前壁不做游离,直肠残端以60mm闭合器关闭。

4)近端升结肠残端或前壁内置入25mm管状吻合器抵针座,经肛门应用25mm管状吻合器,在齿状线上1.5~2.0cm水平,行升结肠直肠后壁端-侧或侧侧吻合。

5)以100mm直线切割闭合器或60mm直线切割闭合器的两臂经肛门同时置入直肠残端和升结肠,行直肠后壁和升结肠前壁大口径侧侧吻合。

6)冲洗腹腔,置入引流管,逐层关腹。经肛门行侧侧吻合时,腹部手术者需要在直视下证实,直肠后壁全长与升结肠前壁贴合良好,直肠残端不存在盲端(图34-0-6)。

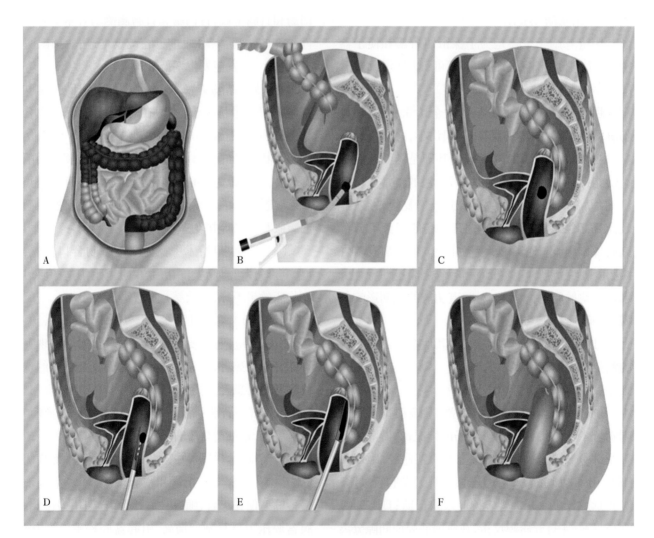

图34-0-6　金陵术手术示意图

A.灰色部分为手术切除范围(阑尾、远端升结肠、横结肠、降结肠、乙状结肠和直肠上段);B.沿骶前间隙游离直肠至尾骨尖,经肛门以弯形管状头在直肠后壁,齿状线上1.5cm处戳出;C.升结肠-直肠端侧或侧侧吻合完毕;D.经肛门置入100mm切割闭合器或60mm切割闭合器,一臂置入直肠残端,另一臂经吻合口置入升结肠;E.切割闭合器顶端至直肠残端的顶部;F.直肠-升结肠侧侧吻合完毕。

（3）注意事项

1）注意保护盆神经及其分支，侧韧带不宜过多分离，直肠前壁不做游离，目的是保护排便感觉功能区域的神经和感受器。

2）结肠前壁与直肠后壁侧侧吻合前注意检查置入直肠残端吻合器的臂必须达到顶端，不能留有盲端，伸入升结肠吻合器的臂必须避开回盲瓣处黏膜，吻合满意后注意检查吻合口有无活动性出血。

3）Toldt间隙分离至十二指肠前方时注意保护十二指肠，避免出现热灼伤。

4）尽量避免过度牵拉脾结肠韧带，避免损伤脾被膜。

5）严禁暴力扩肛，要轻柔缓慢进行，防止损伤。

6）要防止撕裂肛管致出血，如有出血应立即停止扩肛。

（4）术后处理：1）心电监护密切监测生命体征，保持水电解质平衡。2）密切观察腹腔引流管引出的引流液性状。3）观察肛门口吻合口出血情况，必要时放置肛门减压引流管。4）尽早恢复肠内营养或口服进食。

目前，国内外文献比较了不同手术方式的疗效，结果表明无论全结肠切除术或结肠次全切除术均取得非常好的手术疗效，有效率为76%~97%，但次全切除术仍然有一定的复发率。采用结肠次全切除术的目的是防止术后腹泻，而长期临床观察显示，大部分患者腹泻症状能够在术后3~6个月改善。尽管如此，临床中也不应一味采用全结肠切除回肠直肠吻合术，应严格掌握适应证，采用个体化治疗。

（姜军　史益凡）

参考文献

[1]　张有生,李春雨.实用肛肠外科学[M].北京:人民军医出版社,2009:302-305.
[2]　中国医师协会肛肠医师分会.便秘外科诊治指南(2017)[J].中华胃肠外科杂志,2017,20(3):241-243.
[3]　中华医学会消化病学分会胃肠动力学组,中华医学会外科学分会结直肠肛门外科学组.中国慢性便秘诊治指南(2013,武汉)[J].胃肠病学,2013,18(10):605-612.
[4]　魏东.慢传输型便秘外科手术方法的治疗进展[J].中华胃肠外科杂志,2018,21(3):357-360.
[5]　单宝珍,李胜保.慢性便秘的流行病学研究概况与现状[J].医学新知杂志,2016,26(3):160-162.
[6]　张东旭,朱安龙.慢传输型便秘的发病机制与诊治[J].中华胃肠外科杂志,2016,19(12):1447-1450.
[7]　方秀才,刘宝华.慢性便秘[M].北京:人民卫生出版社,2015:425-440.
[8]　王林,姜军,丁威威,等.顽固性便秘患者结肠黏膜菌群的变化特征[J].肠外与肠内营养,2014,21(1):12-15.
[9]　方秀才.慢传输型便秘的药物治疗新进展[J].第三军医大学学报,2013,35(21):2259-2261.
[10]　潘登登,沈通一,秦环龙.益生菌制剂治疗慢性便秘的临床方案及策略[J].上海预防医学,2019,31(10):794-798.
[11]　田宏亮,丁超,龚剑锋,等.粪菌移植治疗慢传输型便秘20例临床研究[J].中国实用外科杂志,2015,35(8):873-875.
[12]　李宁.重视顽固性便秘外科治疗的术式选择[J].中华胃肠外科杂志,2011,14(12):915-919.
[13]　魏东,赵艇,蔡建,等.腹腔镜结肠全切除回直肠吻合术治疗慢传输型便秘[J].中华胃肠外科杂志,2010,3(2):157-158.
[14]　高峰,徐明,吴伟强,等.结肠次全切除及盲肠直肠端侧吻合治疗慢传输型便秘[J].中华胃肠外科杂志,2014,17(7):680-682.
[15]　魏东,蔡建,赵艇,等.回盲部保留长度对腹腔镜结肠次全切除逆蠕动盲肠直肠吻合术疗效的影响[J].中华胃肠外科杂志,2015,18(5):454-458.
[16]　姜军,冯啸波,丁威威,等.金陵术治疗混合型顽固性便秘的疗效与长期随访结果[J].中华胃肠外科杂志,2011,14(12):925-929.
[17]　魏东,蔡建,赵艇,等.腹腔镜结肠旷置逆蠕动盲直肠吻合术治疗老年慢传输型便秘的临床效果[J].第三军医大学学报,2013,35(21):2270-2273.
[18]　姜军,陈启仪.金陵术治疗顽固性混合型便秘的手术要点和疗效评价[J].中华胃肠外科杂志,2016,19(12):1329-1334.
[19]　LIN J J,FENG X,DING W,et al. Long-term follow-up of the Jinling procedure for combined slow-transit constipation and obstructive defecation[J]. Dis Colon Rectum,2013,56(1):103-112.
[20]　HIGGINS P D,JOHANSON J F. Epidemiology of constipation in North America:a systematic review[J]. Am J Gastroenterol,2004,99(4):750-759.
[21]　MUGIE S M,BENNINGA M A,DI LORENZO C. Epidemiology of constipation in children and adults:a

systematic review [J]. Best Pract Res Clin Gastroenterol, 2011,25 (1):73-78.

[22] ZHANG Y C,CHEN B X,XIE X Y,et al. Role of Tenascin-X in regulating TGF-β/Smad signaling pathway in pathogenesis of slow transit constipation [J]. World J Gastroenterol,2020,26 (7):717-724.

[23] TILLOU J,POYLIN V. Functional disorders:slow-transit constipation [J]. Clin Colon Rectal Surg,2017,30 (1): 76-86.

[24] FENG X,SU Y,JIANG J,et al. Changes in fecal and colonic mucosal microbiota of patients with refractory constipation after a subtotal colectomy [J]. Am Surg, 2015,81 (2):198-206.

[25] YANG D,HE L,SU T R,et al. Outcomes of laparoscopic subtotal colectomy with cecorectal anastomosis for slow-transit constipation:a single center retrospective study[J]. Acta ChirBelg,2019,119 (2):83-87.

[26] FU T,ZHAO S,LI F,et al. Single-incision laparoscopic subtotal colectomy with cecorectal anastomosis for slow transit constipation [J]. Tech Coloproctol,2016,20 (2): 135-137.

[27] PATTON V,BALAKRISHNAN V,PIERI C,et al. Subtotal colectomy and ileorectal anastomosis for slow transit constipation:clinical follow-up at median of 15years [J]. Tech Coloproctol,2020,24 (2):173-179.

第三十五章

出口梗阻型便秘

第一节 直肠前突

直肠前突（rectocele）是指排便时直肠前壁和阴道后壁向阴道突入，常导致出口梗阻性排便困难的疾病，为出口阻塞综合征之一，又称阴道后壁膨出、直肠前膨出。该病患者大多为女性，尤其是经产妇及子宫切除术后女性。男性少见，在前列腺行切除术后的患者，可有轻中度的直肠前突表现。

一、流行病学

国内外多项调查研究表明，直肠前突普遍存在于女性中（20%~81%），甚至女童中，大多无明显症状表现，前突程度具有个体差异。这种情况与女性盆底的解剖生理学特点相关。

二、病因及发病机制

直肠前突的病因及发病机制至今尚不清楚，目前有多种发病学说，包括直肠阴道隔薄弱学说、组织损伤及退化改变学说及雌激素水平改变学说。常见发病因素如下。

1. 性别因素　女性的发病率远高于男性，这可能与男女的盆底解剖、生理功能具有明显差异有关。

2. 年龄因素　顺产多子的女性，老年女性患直肠前突比例较高。可能与盆底生理功能改变、女性激素改变、组织退化等有关。

3. 疾病因素　慢性便秘患者，子宫切除女性，慢性咳嗽等引起腹压增大的疾病，长时间可引起盆底的改变，从而发病。

4. 遗传发育因素　直肠阴道隔的形成与直肠子宫陷凹（道格拉斯腔）的深度相关。在胚胎发育过程中，陷凹的前后壁由上而下靠近融合而成的筋膜膈，参与了阴道后壁及直肠前壁的形成，将直肠与阴道完全分开。当分隔组织发育不全时，可能影响直肠前壁的稳固性，从而容易形成直肠前突。

三、分类

（一）根据排粪造影显示的直肠前突深度分为三度

1. 轻度直肠前突　前突深度为 6~15mm。
2. 中度直肠前突　前突深度为 15~30mm。
3. 重度直肠前突　前突深度在 30mm 以上。

（二）按解剖部位将直肠前突分为三种

1. 低位直肠前突　位于阴道下 1/3。
2. 中位直肠前突　位于阴道中 1/3。
3. 高位直肠前突　位于阴道上 1/3。

部分严重患者可高、中、低位同时存在。此外，还存在假性直肠前突，即仅有阴道黏膜的突出，而未累及直肠的情况。

四、临床表现

(一) 症状

可无明显症状表现，当排便时，粪便陷入薄弱向阴道膨出的直肠前壁时，可出现症状。其中排便困难为主要症状。症状轻微者可表现为排便在肛门口排出不畅，排出不尽感明显，排便次数多。症状严重者，需要用手在肛周或者插入阴道内挤压阴道后壁，才能排出大便。部分患者还可出现肛门会阴坠胀不适、黏液血便、性交痛等不适。

(二) 体征

肛周外观可无明显改变，常通过直肠指检发现。通过指检可触及肛管上方直肠前壁呈圆形或卵圆形囊袋状结构突入阴道内。重度前突患者，还可将直肠前壁向前下推至阴道口。

五、辅助检查

1. 排粪造影检查　通过钡剂可显影直肠前突形态，呈囊袋状、土丘状或鹅头状凸向前侧，并能测量前突的部位、深度和宽度情况，为临床诊断分类及手术治疗提供重要的依据。

2. 直肠腔内超声检查　特征性表现为直肠阴道隔厚度变薄，或表现为前正中部的回声不连续。在用力排便过程的图像上可显示直肠前壁向前移位或膨出，部分可出现直肠前壁特有的五层结构（黏膜、内外括约肌、耻骨直肠肌、膀胱、阴道或前列腺）回声不连续。

3. MRI 检查　具有快速、安全、无放射线暴露、适宜人群广等优点，尤其针对年轻患者。该检查可显示静息和排便时直肠肛管及盆底肌肉等的形态变化。

六、诊断

根据患者性别、年龄、分娩史、排便情况、肛门会阴症状及查体情况即可初步诊断。再结合排粪造影，直肠腔内超声等其他辅助检查可明确诊断。

七、鉴别诊断

1. 结肠慢传输型便秘　两者均表现为排便困难症状。前者主要表现为排便量少，排便次数少，甚至长时间无便意，时间长者可达数月。而直肠前突主要表现为肛门口的排便阻塞感，通常在外力作用肛周或者插入阴道辅助排便，可获得缓解。慢传输型便秘可通过结肠传输试验确诊，直肠前突则可以通过排粪造影进行确诊。

2. 肠易激综合征　也可引起排便困难，表现为粪便干燥，可伴全身性神经症，是由大肠功能紊乱导致的。排粪造影、钡剂灌肠及电子结肠镜检查通常无明显器质性改变。

3. 耻骨直肠肌痉挛　也可引起排便困难，肛门阻塞感明显，伴肛门会阴坠胀不适等。直肠指检常能触及耻骨直肠肌肥厚，排便动作时失迟缓。排粪造影可见排便动作时肛直角无扩大，耻骨直肠肌失迟缓而形成特征性的"搁架征"。当伴直肠前突时，还可出现特征性的"鹅颈征"。

4. 盆底腹膜疝　是由盆底腹膜过度松弛，阴道后壁上筋膜支持结构损伤，盆底腹膜扩展至正常无腹膜的直肠前壁，导致在直肠子宫陷凹形成盆底疝。通过腹部直肠双合诊，触及直肠前壁饱满，排粪造影、盆腔造影及腹部 CT 可显示腹膜盆底疝形态改变，直肠腔内超声可明确疝囊内容物情况。

八、治疗

(一) 一般治疗

1. 饮食调整　多饮水，尤其早晨起床先喝温水，建议每天饮水 1.5~2L。多食富含膳食纤维及粗纤维食物，易于排出粪便。

2. 生活习惯调整　避免熬夜，保证睡眠，保持良好心情，适当锻炼及运动，尤其胸腹部运动，加强胸腹部肌肉力量。

3. 排便习惯调整　养成每天按时排便的时间规律，避免频繁人为抑制排便，避免玩手机等引起排便时间过长,排便时不要过度用力。

(二) 中医治疗

1. 中医内治法　根据中医肛肠科常见病诊疗指南中对直肠前突的辨证分治,可分为气机阻滞证、脾虚气陷证、气阴两虚证、阳虚寒凝证 4 种类型,可分别采取如下方剂治疗:六磨汤(《世医得效方》)、黄芪汤(《太平惠民和剂局方》)、八珍汤加减(《瑞竹堂经验方》)、济川煎加减(《景岳全书》)。

2. 中医外治法　根据中医理论"酸可收敛,涩可固脱",常采用中药成分制剂行直肠前壁黏膜下注射,以达到对直肠阴道隔及直肠前壁黏膜的加固,从而达到治疗轻中度直肠前突的目的。

(三) 西医治疗

1. 非手术治疗

(1) 西药口服治疗:常选用缓泻药及胃肠动力药帮助排便,缓解症状,有时也配合使用肠道益生菌,增加疗效。

(2) 生物反馈治疗。

2. 手术治疗

(1) 经肛门直肠前突修补术

1) 闭式修补术:①Block 术,取截石位,在充分暴露肛门和直肠下端黏膜的情况下,探查直肠阴道隔薄弱处,予血管钳钳夹牵拉,用可吸收线自齿线上 1cm 开始,沿牵拉组织自下而上纵向连续缝合黏膜至耻骨联合部。缝合时注意呈下宽上窄,同时缝合深度要达两侧肛提肌边缘,才能形成有力的肌性柱结构。术后可在缝合两侧黏膜下注射适当硬化剂,加强黏膜与肌层粘连。②Sulivan 术,取截石位,采用可吸收线从直肠前突薄弱区的一侧进针,从另一侧出针,缝合深度可到黏膜肌层,间断缝合 4~6 针,从而加强直肠阴道隔。同时还可在缝合部位黏膜及两侧注射适当硬化剂,加强黏膜与肌层粘连。③闭式荷包缝合术,取截石位,采用可吸收线在薄弱的直肠阴道隔黏膜处行一荷包缝合,收紧打结,同时在荷包上下方黏膜再各行 8 字形缝合。同时还可在缝合部位黏膜注射适当硬化剂,加强黏膜与肌层粘连。④黏膜多点结扎术,取截石位,用组织钳夹 12 点位直肠黏膜,并向肛门外充分暴露,自

上而下分别予丝线纵向、多点位结扎黏膜组织,各结扎点之间保留 0.5~1cm 黏膜桥。1 点、11 点做相同操作。⑤橡胶圈套扎术,取截石位,充分暴露松弛薄弱的直肠前壁黏膜,用胶圈套扎器对该部位做横向和纵向套扎,共 3~5 处,套扎部位之间保留 0.5~1cm 黏膜桥。

2) 开放式修补术:①Sehapayak 术,取截石位,在直肠前壁薄弱处做纵向切开,长 5~6cm,切口深达黏膜下层。根据前突部位宽度分别向两侧游离黏膜瓣,术者用左手示指插入阴道内,将阴道后壁顶向后方直肠方向,便于协助压迫止血及避免损伤阴道。再予可吸收线间断缝合直肠前壁肌层和两侧肛提肌,然后修剪多余黏膜瓣,缝合黏膜。②Khubchandani 术,取截石位,充分暴露直肠前壁。在前壁距齿状线上 1~2cm 处做一横切口,切口长 1.5~2cm。沿切口两端向上分别做纵向切口,切口深达黏膜下层,超过直肠阴道隔薄弱区,呈 U 形。用可吸收线先做 3~4 针横向间断缝合,再做 2~3 针纵向间断缝合,加固直肠前突,同时减低黏膜瓣张力。剪除多余黏膜,再缝合黏膜。③经肛吻合器直肠前壁黏膜切除吻合术,代表术式为经肛吻合器直肠切除术。截石位,常采用口径为 33mm 吻合器。在直肠后壁插入挡板以便保护直肠后壁黏膜。在直肠前壁分别纵向做 3 个半荷包缝合,使直肠前突包含缝合范围以内,缝合深达黏膜下肌层,再将打开的吻合器放入肛门内,置于三个半荷包上方,收紧荷包,在吻合器侧方孔中牵拉出,将吻合器旋紧至可击发状态,常规做阴道指检,确认阴道后壁完整性,再均匀用力击发后轻柔退出。检查切除黏膜组织。再用挡板插入肛门,遮挡直肠前壁,暴露直肠后壁,分别纵向做 2~3 个半荷包缝合,同样操作方法用吻合器做直肠后壁黏膜切除。

(2) 经阴道直肠前突修补术

1) 阴道后壁切开缝合术:取截石位,暴露阴道后壁,在阴道后壁正中做一纵向切口,切口长度需超过直肠前突薄弱区的上下缘,再钝性分离黏膜瓣,直至阴道黏膜下肌肉组织。再分别将耻骨阴道肌、直肠纵肌以及两侧肛提肌做横向缝合,再缝合阴道后壁黏膜。

2) 阴道后壁荷包缝合术:取截石位,暴露阴道

后壁,在阴道后壁正中做一纵向切口,同样钝性分离黏膜,范围稍超过直肠前突薄弱的边缘,暴露阴道黏膜下的肌肉组织,以薄弱区中点分左上、左下、右上、右下四个象限,再分别在四个象限用可吸收线做荷包缝合,收紧结扎,深达肌层,相邻两个象限需有少量重叠。另一手指经肛指检,直肠前突部分明显加固即可。再修剪阴道后壁黏膜,可吸收线缝合。

(3)经括约肌直肠前突修补术:取截石位,在肛门外括约肌皮下部前缘,在阴道后壁后方的会阴部皮肤做一弧形切口,长 3~4cm,钝性分离会阴浅筋膜及肛提肌中线交叉纤维至直肠阴道隔,在分离时应注意避免进入直肠子宫陷凹。再将直肠阴道隔折叠缝合 6~8 针,再将会阴浅横肌和两侧肛提肌边缘间断缝合,从而加强直肠阴道隔的支撑。也可在钝性分离至直肠阴道隔后,选择补片植入,并与两侧肛提肌边缘缝合固定。该术式未经肛门和阴道,术后切口感染的发生率相对较低。

(4)经腹腔镜下直肠前突修补术:在腹腔镜操作下切开盆底筋膜,沿直肠探查,找到直肠前突薄弱区,予可吸收线缝合固定直肠阴道隔,同时还可缝合修补松弛的阴道后壁黏膜,充分加强直肠阴道隔。

(白凤全 贺平)

第二节 直肠内套叠

直肠内套叠(intussusception inside the rectum)又称直肠黏膜内脱垂、不完全直肠脱垂、隐性直肠脱垂,是指松弛或与肌层分离的直肠黏膜下垂壅堵在直肠下端或肛管内而未脱出肛门口。31%~40%的排便异常患者排粪造影检查时可发现直肠内套叠。各年龄段均可发病,多发于儿童、老年人及体弱营养不良的重体力劳动青壮年,女性多于男性。

一、病因与发病机制

(一)中医对病因病机的认识

本病病因既有局部致病因素,又有全身因素。其病因病机主要为小儿元气不实、老年人脏器衰

退、妇女生育过多等致气血不足、脏腑虚损,致使气虚下陷,固摄失职,而不能升提固涩,发生本病。其局部功能之异常主要为固涩不牢,升提无力,收缩弛张。

(二)西医学病因认识

1. 解剖因素 儿童骶尾弯曲度较正常浅,直肠呈垂直状,当腹内压增高时直肠失去骶骨的支持,易于脱垂。

2. 盆底组织软弱 老年人肌肉松弛、女性生育过多和分娩时会阴撕裂、幼儿发育不全均可致肛提肌及盆底筋膜发育不全、萎缩,不能支持直肠于正常位置。

3. 长期腹内压增高 各种原因导致长期腹内压增高,使直肠前壁承受更高的来自直肠子宫陷凹或直肠膀胱陷凹的腹内压,局部组织软弱松弛,失去支持固定作用,使前壁黏膜与肌层分离,前壁黏膜脱垂若进一步发展,将牵拉直肠上段侧壁和后壁黏膜,使之相继下垂,形成全周黏膜脱垂。

二、临床表现

(一)症状

排便梗阻感、肛门坠胀、排便次数增多、排便不尽感最为突出,其他常见症状有黏液血便、腹痛、腹泻及相应的排尿障碍症状等。少数患者可能出现腰骶部的疼痛和里急后重。严重时可能出现部分性大便失禁等。部分性大便失禁常与肛门括约肌松弛、阴部神经牵拉损伤有关。

(二)体征

直肠指检时可触及直肠壶腹部黏膜折叠堆积、柔软光滑、上下移动,内脱垂的部分与肠壁之间可有环形沟。肛门镜检查一般采用膝胸位,内脱垂的黏膜通常已经还纳至上方,因此肛门镜的主要价值在于了解直肠黏膜是否存在炎症、孤立性溃疡及痔等。

三、辅助检查

1. 排粪造影检查 是诊断直肠内脱垂的主要

方法,可以明确内脱垂的类型是直肠黏膜脱垂还是全层脱垂;明确内脱垂的部位是高位、中位还是低位;并可显示黏膜脱垂的深度。排粪造影的典型表现是直肠壁向远侧肠腔脱垂、肠腔变细,近侧直肠进入远端的直肠和肛管,而鞘部呈杯口状。

2. 盆腔多重造影检查　盆腔造影结合排粪造影的二重造影检查方法可以区分直肠黏膜脱垂或直肠全层内脱垂。盆腔四重造影技术可以动态显示排便时膀胱、子宫、盆底、直肠的形态学变化,为复杂性盆底功能障碍及伴随盆底疝的直肠全层内脱垂的诊断提供依据。

3. 肌电图检查　直肠内脱垂患者随意收缩时参加活动的肌纤维数量减少,波形稀疏,但电位电压大于 $1\,000\mu V$ 以上,多相电位增加,排便时呈反常电活动,肌电图表现为神经源性损伤,可能是排便时过度费力使支配神经分支变性,运动单位的肌纤维部分丧失,引起动作电位的电场在时间上和空间上极度分散所致。

4. 肛门直肠压力　直肠全层内脱垂的静息压和咳嗽压均显著降低。

四、诊断

根据临床表现结合辅助检查即可诊断本病。

五、鉴别诊断

直肠内套叠应与环形内痔相鉴别。除病史不同外,环形内痔脱垂时,可见到充血肥大的痔块,呈梅花状,易出血,且在痔块之间出现凹陷的正常黏膜。直肠指检环形内痔肛门括约肌收缩有力,而直肠内套叠则肛门括约肌松弛,这是一个重要的鉴别点。

六、治疗

一般要经过 6 个月以上的正规非手术治疗,无效者可行手术治疗。

(一) 非手术治疗

1. 建立良好的排便习惯,避免排便时间过长;调节饮食,多进食富含纤维素的蔬菜、水果,多饮水;提肛锻炼,增强盆底肌及肛门括约肌的力量。

2. 必要时口服通便药辅助排便。

3. 灌肠疗法　用 39℃ 生理盐水或肥皂水 500~1 000ml 灌肠导泻。

4. 大肠水疗　详见第三十四章。

5. 生物反馈疗法　详见第三十三章。

(二) 手术治疗

目前治疗直肠内套叠手术方法不尽相同。

1. 单吻合器法　吻合器痔上黏膜环切术 (procedure for prolapse and hemorrhoids ,PPH)。

2. 双吻合器法　在距齿状线 6~7cm 处,做黏膜下荷包缝合,置入第一把痔吻合器,完成第一次环切。距齿状线 3.0~3.5cm 处再做黏膜下荷包缝合,置入第二把痔吻合器,完成第二次环切,两次环切完成后,吻合口相距至少 1.0~1.5cm,且两吻合口平行不能交叉。

3. 多排柱状缝合法　齿状线上方约 1cm 处开始连续或间断纵向柱状缝合直肠黏膜,缝合宽度 1.5~2.5cm,长度 5~8cm,缝合形成的纵向黏膜柱应平行于直肠纵轴,可缝 2~3 条,男性应避免在直肠前壁操作,以防损伤前列腺。

4. 胶圈套扎法、黏膜点状结扎法　齿状线上方约 1cm 处开始纵向套扎或黏膜点状结扎 1~3 处,共 3 行,最多套扎或黏膜点状结扎 9 处。必要时可在套扎部位黏膜下层加注硬化剂。

5. 直肠黏膜切除　改良 Delorme 手术,电刀环行切除直肠内套叠部位多余的黏膜层,分离后的直肠黏膜下肌层做垂直折叠缝合,可吸收线间断缝合直肠黏膜。

6. 经腹直肠固定或悬吊术　对于严重内套叠患者,尤其是高位直肠黏膜松弛套叠者,经直肠手术难以达到满意疗效,可按 Ripstein 手术行经腹直肠固定术,对有骶骨与直肠分离者尤为适宜。

7. 联合手术　2 种或 3 种方法联合以增加疗效,如 PPH 加直肠黏膜多排柱状缝合加黏膜下消痔灵注射等。

(王友珍　贺平)

第三节　耻骨直肠肌综合征

耻骨直肠肌综合征(puborectalis muscle syndrome,

PRS）是出口梗阻型便秘的一种常见类型，首先是由美国学者 Wasserman 提出，表现为排便不规则、进行性排便困难、盆底坠胀不适及肛门骶尾部疼痛，给患者带来极大的痛苦和精神压力，如不尽早干预，可能导致严重的不良后果甚至自杀倾向。

一、流行病学

PRS 在人群中的发病率为 2.9%~10.8%，男女发病率之比为 1:（1.15~2），近年来临床上 PRS 发病率呈上升趋势。

二、病因与发病机制

(一) 病因

现代医学认为该综合征的病因目前并不十分明确，可能与先天发育异常、局部炎症、滥用泻药、不良排便习惯、医源性因素（如硬化剂注射、肛门直肠手术、盆底陷凹手术、分娩损伤等）及精神情绪有关。

(二) 发病机制

各种因素导致的耻骨直肠肌肥厚、增生、纤维化、痉挛，排便时舒张不完全甚至反常收缩，导致肛直角不能充分打开，使推动粪便排出的肛管压力差变小，引起排便障碍。

三、临床表现

(一) 症状

主要症状为排便困难或排便不尽感，缓慢、进行性加重，可伴有排便时间延长、粪便变细、排便次数增多、直肠周围疼痛、手法或灌肠辅助排便、精神紧张焦虑等。

(二) 体征

直肠指检时肛缘后侧可有深压触痛或不适感，肛门紧缩感明显，示指纳入稍困难。可触及肛管压力增大，且肛管肥厚性延长（可达 5~7cm）。可触及肥大的耻骨直肠肌呈半环状，甚至可于肛管直肠后方触及锐利边缘呈刀锋样。嘱患者模拟排便动作，即感耻骨直肠肌未松弛，持续收缩，直肠壶腹加深呈囊袋状，有时直肠内可触及残留粪便。

四、辅助检查

1. 排粪造影检查 是诊断 PRS 的主要手段，主要表现为肛直角变小、肛管变长、对比剂不排或少排及"搁架征"。

2. 球囊逼出试验 50ml 和 100ml 气囊逼出时间延长，大于 5 分钟或不能逼出。

3. 肛管直肠测压 静止压及最大收缩压均增高、肛管功能长度增加、排便反射曲线异常。

4. 盆底肌电图检查 用针电极或环状表面电极对耻骨直肠肌肌束或整个肌环的肌电检测发现峰-峰电压值增大，多相干扰波增多，伴自反常电活动，用力排便时肌电活动仍明显。耻骨直肠肌瘢痕挛缩者肌电活动不明显。

5. 结肠传输试验 显示标志物在直肠壶腹内滞留，排除其他出口梗阻情况下反映本病的严重程度，标志物滞留越多，症状越严重。

6. 病理切片检查 见横纹肌纤维显著肥大，伴肌间纤维组织增生和肌纤维化。

五、诊断

1. 临床症状 排便困难、肛门坠胀或大便不尽感，部分患者可表现为肛门直肠疼痛。

2. 直肠指检 进指困难，可触及肛管延长和锐利边缘。

3. 排粪造影检查 用力排便时肛直角较静坐相无变化或减小，并可见"搁架征"。

4. 肌电图基础 耻骨直肠肌排便状态时有反常电活动。

第 1 条为必备条件，伴有 2、3、4 任意 2 条可确诊。

六、鉴别诊断

1. 直肠肛管占位性病变 排便困难，或有坠胀和大便不尽感，直肠指检、肛门镜检查及肠镜检查可发现肛管直肠增生物，病理组织学检查可完全鉴别。

2. 心理因素便秘 由精神心理因素导致便

秘,排粪造影及直肠指检时可发现耻骨直肠肌异常收缩,但耻骨直肠肌无肥厚,肛管直肠测压提示静息压及收缩压均在正常范围内,肌电图检查耻骨直肠肌无异常肌电图活动。

七、治疗

目前国内外学者对于该病的治疗意见不一,治疗方法广泛而多样,包括非手术治疗和手术治疗,部分治疗方式长期疗效欠佳,与患者的病情轻重、疗程长短、依从性等有关,目前还没有最佳治疗方法。

(一) 非手术治疗

从发病机制来看,该综合征可划分为痉挛期(早期)和长期痉挛后由于病理性纤维化、瘢痕化所导致的不可逆性的增生肥厚期(后期)。早期通过非手术干预有可能"打断"持续痉挛的恶性循环,缓解病情。对发现早、临床症状较轻者,宜先非手术治疗。

1. 一般治疗

（1）调整不良的生活习惯,多食含纤维素食物,增加饮水量,多运动,养成定时排便习惯如早餐后排便,自行练习提肛运动等。

（2）日常生活中也可经常服用具有润肠通便功效的中药作为保健食(饮)品,常见的包括杏仁、肉苁蓉、何首乌、黑芝麻、当归、蓖麻等。

（3）调节情绪,保持乐观心情,转移注意力,家属同事关怀等。

2. 药物治疗

（1）中药治疗:根据辨证论治的原则选择,如肠道湿热选择麻仁丸加减,气滞血瘀选择桃红四物汤和六磨汤加减,阴虚肠燥选择润肠丸加减,肾虚精亏选择济川煎。

（2）西药治疗:主要针对粪便质干患者,可适当选用结肠动力药、膨胀性泻药,但均不能长期服用,可能导致该综合征加重。

3. 生物反馈治疗　详见第三十三章。

4. 肉毒杆菌毒素注射。

5. 中医其他治疗　针灸、推拿、穴位敷贴等。

6. 扩肛疗法　短期疗效肯定,长期疗效较差,对于老年患者不适用,可能导致大便失禁,临床应根据患者情况灵活选择应用,且要防止暴力扩肛及过度扩肛。

(二) 手术治疗

临床上一般先采取严格的非手术治疗,必须经过长期的非手术治疗无效,病程在 5 年以上,且主要的临床症状、体征、各项辅助检查(包括 Wexner 便秘量化评分及汉密尔顿焦虑量表评分等)结果都明确符合 PRS 的征象者,病情严重影响患者的生活,给患者的身心带来极大的痛苦,患者急切要求手术者,在严格掌握手术适应证之后,可以考虑实施手术治疗。

手术的目的不在于根治性切除病灶,而是祛除盆底梗阻的因素,以恢复其正常的生理解剖结构,排便时使耻骨直肠肌松弛,降低直肠腔内压力,恢复正常的排便功能。

1. 耻骨直肠肌松解术　在肛门后位做一正中矢状切口,长约 4cm,上缘达肛缘上 3cm,深达肛管直肠环下缘,左手示指伸入肛内引导,以弯血管钳从耻骨直肠肌后缘绕过穿至直肠黏膜下,将橡皮筋引入。根据耻骨直肠肌肥厚的程度不同,分别采用双股或单股皮筋收紧结扎,术后适时紧线至橡皮筋脱落。由于挂线强度及病情的不同,存在耻骨直肠肌切断不足或切断后再粘连的可能性,导致症状缓解不佳甚至无缓解。

2. 耻骨直肠肌部分切除缝合术　取尾骨下正中切口,长约 2cm,显露耻骨直肠肌后以左手示指探入肛门,触摸耻骨直肠肌部位,以电刀刺激肌肉使其收缩来确定耻骨直肠肌的肌束范围,分离、挑起耻骨直肠肌的肌束,游离约 3cm,钳夹、切断并切除 1.5~2cm 耻骨直肠肌的肌束,断端缝扎,逐层缝合,切口放置橡皮引流条,术后 24~48 小时拔除。

3. 耻骨直肠肌挂线疗法　取截石位,从尾骨尖至肛门中点皮肤横切一小口,钝性分离耻骨直肠肌,切开皮肤至齿状线黏膜处,内外口用橡皮筋高张力下挂线。

4. 经直肠内纵切横缝术　在截石位用肛门拉钩牵开肛门,在直肠后壁做纵向切口,下方至齿状线约 3cm 游离黏膜,示指在肛门外向直肠内顶起,暴露耻骨直肠肌,再用两止血钳夹住游离好的耻骨直肠肌,切断其间的耻骨直肠肌束,形成 V 形缺损,边切边持续扩开双叶肛门镜使切断的肌束分离,要切断全部变硬的肌束,断端缝扎止血,然后将黏膜与肛管皮肤横向缝合,缝合时一定要穿过耻骨直肠肌肌肉断端,才能起到止血和防止断端重新回缩粘连的作用,关闭切口,置引流条。

5. 经肛管耻骨直肠肌挑断术　从肛管后侧齿状线下肛管皮肤、皮下及肛门内括约肌做长约 1.5cm 纵向切口,在切口处将直肠壁肌层、肛门外括约肌与耻骨直肠肌之间做钝性分离,游离出耻骨直肠肌,部分或全部挑出耻骨直肠肌,用两把止血钳夹住肌束,从中间切断,仔细止血。

6. 经骶尾入路耻骨直肠肌切开结扎开放引流术　从肛管后侧齿状线下肛管皮肤至肛缘做一长 1.5~2cm 切口,左手示指置于直肠内引导,右手持小弯止血钳从该切口插入,将耻骨直肠肌单独游离,根据检查的具体情况部分或全部挑出耻骨直肠肌肌束,用两把止血钳并列钳住耻骨直肠肌肌束,从中间切断,断端用粗丝线结扎止血,为引流通畅,将切口修剪成 V 形缺损,置引流条,术后照常饮食、排便,24 小时拔除引流条,每天换药引流。

7. 小针刀钩切耻骨直肠肌治疗　用小针刀选择尾骨尖前距肛缘 1.5cm 中点的皮肤为刺入点,沿肛管直肠后侧闭合性纵深插入,然后左手示指伸入肛管直肠腔中引导,将耻骨直肠肌肌束向上托顶,加强固定在直肠后壁,右手持小针刀从直肠后壁处闭合性纵切开耻骨直肠肌 1.5~2cm,再进行手指扩肛,原路退出小针刀,肛门外用塔形纱布固定压迫针眼。

8. 其他手术方法　如闭孔内肌自体移植术,后方横切口切除部分耻骨直肠肌及掩埋断端术,断端返转包埋术,切开结扎开放引流术。

(贺平　李志)

第四节　盆底肌痉挛综合征

盆底肌痉挛综合征(spastic pelvic floor syndrome)是指在排粪时耻骨直肠肌和肛门外括约肌均不能松弛,甚至收缩,使肠道出口阻塞,引起排粪困难的临床综合征。

一、流行病学

盆底肌痉挛综合征患者常为中青年女性和中老年男性,南京市中医院对 1 021 例慢性特发性便秘患者分析,盆底功能异常患者约占出口梗阻型便秘的 55%,其中单纯盆底肌痉挛综合征占 34.3%,合并其他出口梗阻型便秘者占 20.7%。

二、病因与发病机制

(一) 病因

临床中对于本综合征的病因众说纷纭,尚无准确标准统一,可能的相关因素包括:①肌肉因素;②神经反射因素;③创伤和感染因素;④精神和心理因素;⑤排便异常因素(长期便秘腹泻、服用刺激性泻药、排便时间长及医源性损伤);⑥先天因素等。

(二) 发病机制

正常静息状态下,盆底肌群呈轻度收缩,以维持会阴正常位置和肛门自制。一般认为,排便时,肛提肌收缩,耻骨直肠肌及肛门外括约肌均迅速松弛,使肛直角变大,肛管松弛,便于粪便通过。若排便时,盆底肌群舒缩失调,耻骨直肠肌及肛门外括约肌不能松弛,甚至收缩,就会阻塞肠道出口导致排便困难。

三、临床表现

本综合征主要表现为排便疼痛、不适,排便不规律、排便不完全、排便次数减少、肛门下坠感及难以描述的排便困难等。患者的肛管及会阴部肌肉处于高度紧缩状态,可感觉肛门阻塞,排便时会阴部胀满不适伴疼痛,存在便意而自觉肛门口闭塞不开感。严重影响患者的生活质量,久而久之,给患者的精神心理造成严重的影响。

四、辅助检查

1. 盆底肌电图检查　主要记录肛门内、外括约肌及耻骨直肠肌在静息态和运动态的肌电图特征,而且可以精确地记录单块盆底肌肉的活动变化,对盆底肌痉挛的诊断有显著的辅助意义,但不可过分依赖,只可作为辅助检查。

2. 结肠传输试验　能更好地反映病情轻重,了解肠道蠕动及肛门排便功能的变化。盆底肌痉挛综合征的患者在本试验中表现为直肠处的排空障碍。

3. 肛门直肠测压　盆底肌痉挛综合征患者直肠感觉阈值、初始便意感容量及最大耐受容量较正常人群升高。若合并存在肛门直肠抑制反射减弱、消失或者异常改变,即可辅助明确诊断。

4. 排粪造影检查　盆底肌痉挛综合征的患者肛直角于排便时不增大反而缩小或不变,耻骨直肠肌压迹加深、延长。

五、诊断

盆底肌痉挛综合征是一种肌肉功能紊乱性疾病,除了对患者病史的采集外,需要结合上述辅助检查以明确诊断。

六、治疗

盆底肌痉挛综合征是一种正常肌肉的功能紊乱,与其他功能紊乱性疾病的原因一样,心理因素可能起重要作用。治疗应以恢复正常肌肉的功能为主,而不应盲目切除或切断正常组织。症状较轻、病史短,特别是耻骨直肠肌痉挛、肥厚伴有反常收缩者,应先采取非手术治疗,经非手术治疗无效者可采取手术治疗。

(一) 非手术治疗

1. 饮食疗法　适用于病情较轻、病程短的患者,部分长期服用刺激性泻药患者,可改服缓泻药或者进食高纤维食物,平素多食水果、蔬菜、酸奶等促进排便。增加每天的饮水量。

2. 心理治疗　多数患者存在心理障碍,且精神心理因素在发病及病程中具一定的作用,因此在行其他治疗时需进行心理疏导,服用抗焦虑药及抗抑郁药以协调治疗。

3. 生物反馈治疗　详见第三十三章。

4. 扩肛疗法　适用于病情较轻的盆底肌痉挛

综合征患者,适合在局部麻醉下进行,若在麻醉状态下加入小剂量的亚甲蓝效果更为显著。

5. 穴位疗法　主要包括对穴位的针灸及耳穴压豆。

(二) 中医药疗法

临床上要根据其发病原因和临床表现分辨虚实证治。本病证以虚为主,虚实夹杂。具体可分为肝郁气滞、中气不足、血虚肠燥和阳虚阴寒四型,可分别采取如下方剂治疗:六磨汤(《世医得效方》)、补中益气汤(《脾胃论》)、八珍汤加减(《瑞竹堂经验方》)、济川煎加减(《景岳全书》)。

(三) 手术治疗

手术治疗主要有经肛门或经骶尾入路行耻骨直肠肌部分肌束切断术、闭孔内肌自体移植术、耻骨直肠肌切断术以及耻骨直肠肌全束部分切断联合自体闭孔内肌移植术等。但是手术治疗患者的疼痛较剧烈,且由于耻骨直肠肌切断易造成大便失禁,故临床治疗中手术治疗不作为首选。

(庞晓健　贺平)

第五节　会阴下降综合征

会阴下降综合征(descending perineum syndrome, DPS)是一种盆底疾病。1966年 Parks 等在研究直肠脱垂时观察到盆底肌肉系统张力减退、盆底下降脱垂超过正常范围,直肠前壁过度脱垂,妨碍了直肠的排空,使患者有排便障碍症状,从而提出会阴下降综合征。

一、流行病学

临床上此综合征并不少见,其真实发病率不明。女性比男性多,经产妇多见,长期蹲位工作者多见。本病可发生于任何年龄,但30岁以下者罕见。

二、病因与发病机制

(一) 病因

1. 首要原因　排便时过度用力和便秘是首要

原因。凡是长期引起腹压增高的疾病及某些生理因素都可以导致会阴下降,如引起排便困难的多种功能性出口梗阻的疾病(直肠前突、直肠内套叠、直肠前壁黏膜脱垂等)。

2. 其他原因 慢性病(如慢性支气管炎、哮喘);已婚妇女,特别是经产妇多次分娩;老年体弱、子宫切除术后、先天发育不良、长期从事重体力劳动等也是不可忽视的原因。

(二) 发病机制

腹壁收缩用力时直肠前壁通常更紧密地覆盖在肛管上口,但不突入其中,有利于维持瞬间自制,即活瓣自制理论。若由于某种原因直肠排空不正常,需借助于进一步腹壁用力,长期可致盆底肌肉弹性下降甚至消失,使整个盆底下降。若仅用腹壁用力加压排便长达数年以上,则排便后的盆底收缩效果下降,直肠前壁黏膜陷入肛管不易复位,并刺激产生坠胀感,使患者更用力排便,形成恶性循环,最终使会阴持续下降而形成会阴下降综合征。

三、临床表现

DPS除有消化系统部分解剖、生理、病理改变所具有的症状外,还有因盆底肌及其筋膜、周围神经和盆腹腔及其脏器、生殖泌尿系统的变化引起的症状。

(一) 症状

排便困难为主要症状,常需靠服泻药、灌肠或用手协助排便。排便时肛管努挣,常可伴有明显的直肠黏膜和内痔脱出。患者常有肛门、直肠、盆腔坠胀疼痛感,腹部胀痛,有时出现黏液便或黏液血便、排便不尽感。女性患者可出现孕产感和尿频、尿不尽的症状。晚期患者有程度不同的大便失禁和持续性会阴部疼痛,可在坐位时出现或加剧。

(二) 体征

1. 肛门视诊 在休息时,肛管可位于正常位置或骨盆骨性出口之下1cm,但嘱患者蹲位肛门努挣时,可见肛管下降超过2cm,甚至超过坐骨结节水平。同时,常可见到有直肠黏膜或内痔的脱出。

2. 直肠指检 在静止期可见肛管扩张力减

退,嘱患者做随意收缩时,肛管收缩力明显减弱。

3. 肛门镜检查 可见直肠前壁黏膜堆积,阻塞镜端。

四、辅助检查

1. 排粪造影、全消化道造影、肠道传输试验是常用、可靠的诊断依据,其中排粪造影检查如提示肛上距大于3.5cm是诊断会阴下降的标准。

2. 内镜检查、肛门直肠测压、水囊排出试验、肛门肛管肌电图可作为参考的检查方法。

3. 盆腔造影、子宫造影对明确诊断、确定治疗方案有参考价值。

4. MRI检查可见到盆底、盆腔及其内部器官的情况,有条件及必要时可以选用,但一般不作为常规检查。

五、诊断

诊断必须依靠病史、直肠指检、肛门镜及排粪造影、肛门直肠测压等辅助检查,同时还必须排除肠道肿瘤、炎性肠病等。

六、鉴别诊断

结合上述症状、体征,辅助检查可以确诊,但仍需与单纯内痔脱出、溃疡性结肠炎、直肠脱垂、直肠癌等疾病鉴别。

七、治疗

(一) 治疗原则

盆腔及其脏器异常所致排便障碍的原因和病情复杂,临床症状、体征等轻重差异很大,因此治疗时要全身整体和局部病变相结合;注意发病原因,防治相结合。

(二) 治疗方法

该综合征的最佳治疗方案至今仍有争议,目前仍以非手术治疗为主。

1. 非手术治疗

(1)生活指导:改变不良的饮食习惯,增加纤维食物摄入量及饮水量。其次训练合理的排便习惯和规律,每 24 小时排便 1~2 次,以晚上和早晨为佳。努力减少无效排便次数,尽量缩短每次排便时间,以 3~5 分钟为好。

(2)盆底肌肉锻炼:患者应掌握正确的盆底肌肉收缩方法,并有意识地对以肛提肌为主的盆底肌群进行自主性收缩锻炼,以增强盆底支持张力。锻炼方法为在肛提肌运动的同时配合呼吸,吸气时收缩肛门,再收缩尿道,呼气时放松,呼吸保持深而缓,每次收缩不少于 3 秒,每次 15~30 分钟,每天 2~3 次。

(3)提肛运动:强力吸气上提并收缩肛门,频率为每分钟 5~10 次,每次锻炼持续 15~20 分钟,每天早晚各锻炼 1 次,坐卧位均可,以增强肛门及盆底肌群的功能。

(4)膝胸卧位锻炼:保持膝胸卧位 15~20 分钟,每天早晚各 1 次,通过体位变换减轻腹内脏器对盆底肌群的压力,改变某些脏器的位置(如子宫后位或下垂时适用),以帮助其功能恢复。

(5)中医药治疗:DPS 无明确的中医病名,但据其临床症状属于中医“便秘”“虚秘”范畴。目前中药治疗主要以补中益气汤化裁,重在健脾益气,升阳举陷。

(6)外用药物:如直肠内充血糜烂甚者,在内服药的同时可配合应用中药保留灌肠以增强疗效。

(7)心理治疗:对于长期慢性排便障碍的患者,在常规治疗的同时,应加强心理疏导及心理治疗,改善患者的心理状态,促进症状的改善。

2. 手术治疗

(1)术前准备:同开腹胃肠手术和结直肠癌的术前准备。麻醉可选用全身麻醉,硬膜外阻滞效果也很好。体位有两种,多采用仰平卧位,需行肛门紧缩术或直肠前突手术者用截石位。

(2)操作方法:以女性为例。①下腹正中切口或旁正中切口,从耻骨联合上缘至脐或稍左旁。②开腹后探查有无内脏下垂,直肠子宫陷凹深度,内疝的内容物,骶直分离及子宫后倾、下垂程度,靠盆底头向提拉直肠观察会阴下降程度(一般大于 4cm),为制订手术方案提供参考。③还纳疝内容物,如下垂的乙状结肠、小肠等。术前检查有结肠慢传输,可做好切除结肠行端端吻合术的准备(最后行此步手术)。④缩短直肠前壁固定黏膜:此步骤前可打开疝囊底,分离暴露两侧肛提肌,以 7 号线缝合缩小盆底肌下口。此步骤因损伤已经很薄弱的盆底肌筋膜,可不打开疝囊底,将其提起缝合加强。⑤上提固定直肠,缩小骶直间距,至直肠前外侧转向侧后骶前,直至 S_3 或 S_2 的高度。同法缝对侧。⑥处理子宫下垂后倾,提高直肠子宫陷凹:向前上方提拉子宫,将子宫圆韧带折叠加强拉紧,缝于同侧腹内斜肌和腹横肌最下缘的肌纤维及其筋膜上。女性子宫圆韧带随该肌纤维止于大阴唇。上提缝合子宫主韧带于同侧盆壁。将子宫体、子宫颈的结合部上缘与折叠的直肠前壁缝合,提高直肠子宫陷凹,并加强子宫骶韧带。在④~⑥的基础上,将两盆壁腹膜及其下方结缔组织缝于直肠、子宫适当位置,将盆底提高。⑦完成以上操作,检查盆底抬高至满意位置,将直肠近端固定在骶前,将乙状结肠缝于左侧髂窝或左侧腰大肌筋膜上。需行乙状结肠部分切除端端吻合术者可以在此时进行。根据手术情况决定是否放置引流。需行肛门括约肌修复紧缩术或阴道外疝疝囊切除、阴道后壁直肠前突手术者,可以放置引流。

(3)术后处理:①常规补液,应用抗生素,一般 24~72 小时拔除胃管,排气后进流食,术后 96 小时可进半流质饮食。7 天后进普食,进食后保持排便通畅,不用力排便;②可用中医辨证用药帮助恢复,注意排便规律习惯的训练。3 个月内不从事较重体力劳动。

除上述手术方法外,对有直肠前壁黏膜脱垂或内痔脱出患者,可采用硬化剂注射治疗,若无效可考虑采用胶圈套扎疗法或手术切除。DPS 不论有无盆底形态异常,规范的非手术治疗都极为重要,且中西医结合治疗 DPS 多获显著疗效。笔者强调应避免继续过度用力排便加重盆底肌的损害,并坚持缩提肛门锻炼,争取恢复其部分弹性。如果有效,这种锻炼及排便方式应是终身的。

(彭其凤　贺平)

第六节　肛门内括约肌失弛缓症

肛门内括约肌失弛缓症(achalasia sphinchen

ani internus,ASAI）是一种肛管直肠功能紊乱性疾病，具有特殊病理生理基础，以顽固性便秘和排便极为困难为主要症状。

一、流行病学

ASAI 女性较男性多见，男女比例为 1：10。可发生于任何年龄，以 30~50 岁多见。

二、病因及发病机制

目前病因尚未明确，可能与下列因素有关。

1. 肛门内括约肌的病理生理改变　包括肛门内括约肌松弛反射异常和肛门内括约肌的器质性病变。

2. 长期忽视便意　长期抑制便意，造成肛门外括约肌收缩、紧张，也刺激肛门内括约肌收缩，呈失弛缓状态，直肠呈宽息状态，患者可出现无便意感，粪便长时间潴留于直肠，水分被过度吸收，粪便干燥，出现排便困难等症状。

3. 精神因素　能使交感神经兴奋或肛门内括约肌组织内的神经递质去甲肾上腺素增加，可能导致肛门内括约肌呈失弛缓状态。

4. 性别因素　由于女性排尿为蹲位，女性排尿时腹压高于男性。女性排尿时为节制直肠内容物的排出，肛门内括约肌的张力也要高于男性。另外，女性尿道短容易发生感染，一旦发生泌尿系统感染，将会产生尿频、尿急等症状。上述因素可能是引起女性肛门内括约肌张力增加，导致肛门内括约肌失弛缓的原因。

三、分类

1. 功能性肛门内括约肌失弛缓症　最常见类型，是自主神经性的或精神性的。

2. 肌源性肛门内括约肌失弛缓症　通常由肛门内括约肌和/或肛门外括约肌纤维化或结缔组织病造成。

3. 神经源性肛门内括约肌失弛缓症　可以定义为肛门内括约肌神经性松弛障碍。通常发生在先天性巨结肠中，常与其他肠神经畸形同时发生，如肌间神经丛神经节细胞缺乏症、神经发育不良、神经节细胞不成熟等。

四、临床表现

1. 症状　主要表现为排便费力和排便困难，虽用尽全身的力气，排出的粪便形状仍细窄、量少，排便时间延长却不能排空。患者常有用手挤压下腹部或取蹲位的习惯，甚至用手协助排便。其主要临床表现有以下几个方面：①无痛性排便困难；②腹痛；③便意淡漠或无便意；④粪便干结；⑤直肠、骶尾部和会阴部坠胀或酸痛。

2. 体征　直肠指检有明显的紧缩感，这种紧缩感不同于耻骨直肠肌痉挛、肥厚，后者是越向肛管深部紧张度越高，而 ASAI 是肛管的下部紧张，尤以肛门口部明显，肛管的压力增高，甚至指尖进入肛管困难。直肠指检可感觉肛门内括约肌增厚，部分患者有触痛。探查肛门内、外括约肌间沟常发现该沟变深，严重的患者做排便动作时可显示肛门内括约肌突出于肛门之外。在肛管上方可触及有较多的干燥粪块。

五、辅助检查

1. 排粪造影检查　ASAI 患者排粪造影时，有以下 X 线征象。

（1）肛直角的变化：提肛与静息片相比，肛直角明显变小，肛门直肠结合部明显升高，提示耻骨直肠肌功能良好。用力排便与静息片相比，耻骨直肠肌压痕消失，肛直角变大，但肛门直肠结合部下降的幅度较正常人小，可能是痉挛肥厚的肛门内括约肌阻碍了肛门直肠结合部的下降。

（2）排便费力：排便开始迟疑且动作短促而不连续，虽可排钡剂但肛管细窄难开，钡流涓细、量少，排便时间明显延长，钡剂滞留量较多。

（3）Y 形征：部分患者有时可见肛门直肠结合部前后原本圆隆外突的边缘轻微内凹，两者与细窄的肛管一起构成两条斜边内凹的 Y 形。是增厚的肛门内括约肌压迫导致，是 ASAI 的典型 X 线征象。

（4）巨直肠：静息状态下直肠明显扩张，甚至可以出现巨直肠。

（5）"萝卜根"样改变：肛管不开放，肛管以上的直肠颈部呈对称性囊状扩张，在肛门直肠交界处可呈"萝卜根"样改变。

（6）直肠内液平：排钡剂后黏膜相可见直肠壶腹部有液平存在，钡剂不能完全排空。

2. 肛门内括约肌肌电图检查　由于肛门内括约肌的收缩与肛门外括约肌和耻骨直肠肌的收缩有不可分割的关系，肛门外括约肌和耻骨直肠肌的异常收缩可导致肛门内括约肌失弛缓，因此在对 ASAI 患者做盆底肌电图检查时，常观察到后两组横纹肌有异常放电。

3. 肛门直肠压力测定　肛管静息压明显高于正常人。肛门内括约肌松弛反射减弱或不能引出，即在气囊扩张直肠时，肛管的压力下降不明显甚至反而上升，证实了 ASAI 患者的直肠内括约肌松弛反射异常。ASAI 患者的直肠耐受量显著高于正常人。

4. 腔内超声检查　直肠腔内超声检查可以显示直肠下端固有肌层增厚而上端正常；肛管腔内超声可以显示肛门内括约肌的厚度和直径。

5. 肛门内括约肌活检　可以确定肛门内括约肌是否有器质性病变，明确肛门内括约肌的平滑肌纤维是否有变性、肌内膜是否有变化、肌间神经丛是否有变性。

六、诊断

结合患者临床症状、体征和辅助检查可明确诊断。

七、治疗

采用个体化治疗为原则的综合治疗。由于长期使用泻药可引起肠肌层神经元退行性变，同时还可造成钾吸收障碍导致低钾血症，加重 ASAI。因此，不应长期使用泻药，特别是刺激性泻药。对本病的治疗除了针对便秘的一般非手术治疗外，还可采取下列措施。

（一）心理治疗

使患者认识到本病的本质，正确对待便秘这一症状，打消顾虑，树立治疗的信心。

（二）药物治疗

1. 镇静剂　对精神紧张、抑郁或情绪不稳定

的患者可给予地西泮 2.5~5mg，口服，每日 2 次。

2. 麻醉药　保留灌肠普鲁卡因可使肛门内括约肌较长时间的弛缓，并对肛门外括约肌及耻骨直肠肌有一定的松弛作用。方法：每日晨起排便前 15~20 分钟将 2% 普鲁卡因 10~15ml 灌注于直肠内。该法对症状较轻的患者有一定的疗效。

（三）生物反馈治疗

详见第三十三章。

（四）手术治疗

1. 手术适应证　严格非手术治疗无效，或者疗效不显著的患者，可考虑行手术治疗。肛门内括约肌切断术，能降低肛门内括约肌紧张度和肛管压力，使便秘缓解或治愈。

2. 手术方式　肛门内括约肌切断术，包括后正中或左、右侧位肛门内括约肌全束部分切除术，最常用的手术方法是后位肛门内括约肌全束部分切除术。

3. 手术注意事项　手术时注意将肥厚的肛门内括约肌全部切断，切开肌环后强力扩肛 1 次，以防肛门内括约肌切断不全导致术后症状复发或治疗无效。

（卢雪娇　贺平）

第七节　孤立性直肠溃疡综合征

孤立性直肠溃疡综合征（solitary rectal ulcer syndrome，SRUS）是一种少见的局限于直肠的非特异性溃疡，是一种良性疾病。多见于青壮年，特征性病变是直肠远端孤立性溃疡、红斑、息肉样损害，临床表现多种多样，没有特异性表现，因此很容易误诊。

一、历史

19 世纪 Cruveihier 首次报道了 4 例不常见的直肠溃疡。1954 年 Lloyd-Davis 最先使用了孤立性直肠溃疡这一名称来概括这类疾病。1975 年 Rutter 发现该病与直肠脱垂有关，并伴一系列非特异性的临床症状，提议更名为孤立性直肠溃疡综

合征。1969 年 Madigan 和 Morson 通过回顾性分析 68 例病例,使该病获得广泛认可,之后关于该病的报道和讨论也越来越多,逐渐引起临床重视。

二、病因与发病机制

目前 SRUS 的病因及发病机制尚未明确,多数学者认为与黏膜创伤或局部缺血有关。肛门腔内彩超发现 SRUS 患者肛门内括约肌明显增厚。同时肛门外括约肌过度收缩,使患者需要更高的直肠内压才能将直肠内容物排空,直肠内压增高引起直肠黏膜充血、损害,导致直肠溃疡。排便时耻骨直肠肌不能松弛,呈现反常收缩,使直肠前壁压向耻骨直肠肌,造成黏膜损伤,形成溃疡。此外,还可能与外力损伤、肠道炎症、血管异常、细菌或病毒感染等有关。

三、临床表现

1. 症状 其临床表现多种多样,可以无任何症状,仅在肠镜检查时显示有直肠溃疡,也可以有任何肛肠疾病的症状,如直肠出血、黏液便、便秘、腹泻、里急后重、用力排便时肛管阻塞感、痉挛性肛门疼痛、直肠肛门会阴部或骶尾部疼痛等。典型的症状是用力排便时直肠出血,并有黏液便,伴有排便不尽感。

2. 体征 直肠指检时通常在肛管直肠交界处可触及增厚而活动的黏膜,可能触及单个溃疡,边缘隆起有压痛,有时硬变区呈结节状或者绒毛状,若伴息肉时可以触及息肉状物。

四、辅助检查

1. 纤维结肠镜检查 一般溃疡多发生在直肠前壁 7~10cm,高位少见,多为单发,多发病变常为散在性分布,位置较高。形态上可以分为溃疡型、隆起型及混合型,直肠腔内可见 4 个典型表现:黏液、血液、黏膜充血及水肿。

2. 排粪造影检查 可以发现直肠脱垂或者其他排便障碍性疾病。作为手术前后疗效的评价。

3. 活检 是确诊的唯一依据,同时也是鉴别 SRUS 与肿瘤、炎性肠病等疾病的依据。其特征性表现是早期局部黏膜呈轻度缺血性改变,部分腺体

被拉长,局部有反应性中性粒细胞浸润,随后黏膜固有层纤维化、充血和中性粒细胞浸润,隐窝破坏。黏膜表面糜烂,溃疡形成,其表面有假膜样结构覆盖,黏膜肌层增厚,腺体之间纤维组织增生,有淋巴细胞、浆细胞浸润,晚期直肠腺体细胞明显增生,有一定的异质性,可移入黏膜肌层和黏膜下层的间质内。

4. 肛门直肠测压 检测肛门直肠压力和直肠肛管之间的生理反射,评定肛管直肠的功能。

5. 肌电图检查 用力排便时耻骨直肠肌无反射,肛门括约肌不能松弛。

6. 直肠腔内彩超 肛门外、内括约肌厚度之比明显下降,以排便障碍为主要表现的患者,超声检查发现肛门括约肌肥厚有助于 SRUS 的诊断。

五、诊断

本综合征尚无明确诊断标准,诊断主要依靠症状、内镜表现和组织活检。一般认为具有下列情况时应考虑为 SRUS:①具有一个或者几个以下症状:血便、黏液便、排便障碍、肛门疼痛、腹泻、里急后重、用力排便时肛门阻塞感等;②内镜检查可见直肠前壁或者侧壁有溃疡形成;③病理学活检符合该病病理活检特点,并排除直肠癌、其他类型的炎性肠病。

另外,结合本综合征好发部位也可以判断:①完全性直肠脱垂的顶端;②会阴下降综合征直肠前壁黏膜脱垂处;③痔脱垂的顶端;④偶可见回肠造口或结肠造口的顶端。

六、鉴别诊断

本综合征缺乏特异性,容易误诊。常与直肠癌、溃疡性结肠炎、克罗恩病、艾滋病、性病性淋巴肉芽肿等疾病鉴别。

七、治疗

一般分为非手术治疗和手术治疗,其治疗方式的选择取决于症状的严重程度和是否合并直肠脱垂。

(一)非手术治疗

1. 一般治疗 予高纤维饮食、容积性泻药及

排便的指导性治疗,如防止摒便,养成良好的排便习惯,防止便秘、腹泻、努挣大便等,会缓解和改善其临床症状。

2. 生物反馈治疗　详见第三十三章。

3. 药物治疗　局部黏膜保护剂硫糖铝保留灌肠,可以缓解症状,但病理组织学无明显改善。可以根据中医辨证论治,予中药治疗。也可以选用消肿止痛汤、苦参汤、硝矾洗剂等中药熏洗坐浴。痔疮栓剂也有缓解局部症状的疗效。可以选择中药保留灌肠,如连芍灌肠方、三黄汤、败酱草合剂等,于夜间睡前行保留灌肠,保留时间长为宜。

(二) 手术治疗

对非手术治疗效果不佳或合并直肠黏膜全层增厚及显著脱垂的难治性患者,可以选择手术治疗。手术并不会单纯的切除溃疡,而是针对病因不同选择不同的术式,当患者合并直肠脱垂时应行直肠脱垂的手术(如直肠悬吊术、直肠固定术和肠切除术),对SRUS的患者治疗效果不错。手术虽然有一定的效果,但只有在生物反馈治疗失败后仍有顽固性症状和/或有明确的直肠内脱垂时,才考虑手术治疗。

(马一凤　贺平)

参考文献

[1] 中华医学会消化病学分会胃肠动力学组. 中国慢性便秘专家共识意见(2019,广州)[J]. 中华消化杂志,2019,39(9):577-598.

[2] 德罗斯曼. 罗马Ⅳ:功能性胃肠病[M]. 方秀才,侯晓华,译. 4版. 北京:科学出版社,2016:200-219.

[3] 满如,于永铎. 功能型便秘发病机制的最新研究进展[J]. 中外医学研究,2019,17(9):168-170.

[4] 潘登登,沈通一,秦环龙. 益生菌制剂治疗慢性便秘的临床方案及策略[J]. 上海预防医学,2019,31(10):794-798.

[5] SCHILLER L R. Diarrhea and constipation [M].// Berg C L,Teitelman M G,Marino D E. Digestive disease self-education program. 9th ed. Bethesda (Maryland): American Gastroenterological Association Institute,2019:275.

[6] BLACK C J,FORD A C. Chronic idiopathic constipation in adults:epidemiology,pathophysiology,diagnosis and clinical management [J]. Med J Aust ,2018,209:86-91.

[7] 魏东. 慢传输型便秘外科手术方法的治疗进展[J]. 中华胃肠外科杂志,2018,21(3):357-360.

[8] 王林,姜军,丁威威,等. 顽固性便秘病人结肠黏膜菌群的变化特征[J]. 肠外与肠内营养,2014,21(1):12-15.

[9] 潘登登,沈通一,秦环龙. 益生菌制剂治疗慢性便秘的临床方案及策略[J]. 上海预防医学,2019,31(10):794-798.

[10] YANG D,HE L,SU T R,et al. Outcomes of laparoscopic subtotal colectomy with cecorectal anastomosis for slow-transit constipation:a single center retrospective study[J]. Acta ChirBelg,2019,119(2):83-87.

[11] PATTON V,BALAKRISHNAN V,PIERI C,et al. Subtotal colectomy and ileorectal anastomosis for slow transit constipation:clinical follow-up at median of 15years[J]. Tech Coloproctol,2020,24(2):173-179.

[12] 张燕,李峰,马富明. 直肠前突的治疗新进展[J]. 世界最新医学信息文摘,2020,20(33):25-27.

[13] 李春雨. 肛肠病学[M]. 北京:高等教育出版社,2013:191-192.

[14] RANGAN V,ZAKARI M,HIRSCH W,et al. Clinical and manometric characteristics of women with paradoxical puborectalis syndrome [J]. United European Gastroenterology J,2018,6(10):1578-1585.

[15] 钱群,陈文豪. 耻骨直肠肌综合征:出口梗阻型便秘的难点[J]. 临床外科杂志,2018,26(4):550-552.

[16] 刘芳,李倩蕾,韩宝. 挂线疗法治疗耻骨直肠肌综合征的临床经验[J]. 中华中医药杂志,2019,34(8):3472-3574.

第三十六章

溃疡性结肠炎

炎性肠病（inflammatory bowel disease，IBD）是一类累及肠道的非特异性炎症性疾病。主要包括溃疡性结肠炎（ulcerative colitis，UC）和克罗恩病（Crohn disease，CD）。

一、历史

UC1859 年由 Samuel Wilks 首次正式描述并报道，以血性腹泻（黏液血便、脓血便），腹痛（痉挛性疼痛），体重减轻为主要临床特征。其与 CD 在病因、临床症状、病理学特征上虽有不同，但又有相互重叠的地方，因此两者常被误认为同一种疾病，直到 1952 年 Charles Wells 发文才正式将两者区分。

二、流行病学

从发病地域分布看北美洲、欧洲发病率高于亚洲、南美洲、非洲。从西方国家看，UC 的年发病率为（9~24.3）/10 万，患病率（150~155）/10 万，近年来呈持续稳定态势，部分资料显示开始出现下降趋势。而发展中国家，随着工业化进程加快，UC 的发病率和患病率呈显著上升趋势，分别为（0.1~6.3）/10 万和（4.9~168.3）/10 万。从发病年龄和性别看，UC 发病高峰年龄通常为 20~49 岁，在我国男女患病比例基本相同，为（1.0~1.3）：1；而西方国家男性略多于女性，男女比例为 1.5：1。

三、病因与发病机制

虽然 UC 确切的发病机制还不十分清楚，但已有的研究显示其与遗传、免疫、环境及微生物等相互之间作用有关，是由改变肠道稳态的遗传和环境因素共同导致的，从而触发了遗传易感人群免疫介导的肠道炎症反应。

四、分类

UC 临床分型、疾病严重程度及活动度均对治疗方案的选择有一定的影响。2005 年蒙特利尔共识才首次提出针对 UC 的临床分型，该分类主要包括发病年龄、病变范围、严重程度。其中病变范围是最重要的指标之一，不同部位、不同范围的病变决定着不同的治疗方案和药物类型选择。UC 病变范围的蒙特利尔分型如下（表 36-0-1）。

表 36-0-1 溃疡性结肠炎病变范围的蒙特利尔分型

分型	分布	结肠镜下所见炎症病变累及的最大范围
E1	直肠	局限于直肠，未达乙状结肠
E2	左半结肠	累及左半结肠（脾曲以远）
E3	广泛结肠	广泛病变累及脾曲以近乃至全结肠

根据病情的临床类型分类，2007 年欧洲共识和 2021 年我国 IBD 共识将 UC 分为初发型和慢性

复发型。初发型指无既往病史而首次发作,该类型在鉴别诊断中应予特别注意,亦涉及缓解后如何进行维持治疗的考虑;慢性复发型指临床缓解期再次出现症状,临床上最常见。

按疾病严重程度及活动度,UC病情分为活动期和缓解期,活动期疾病按严重程度分为轻、中、重度。目前建立的评分标准大部分基于临床症状、体征、生化指标、内镜表现组合而成,各有优缺点。最为常用的是改良Truelove和Witts评分标准(表36-0-2),该标准易于掌握,临床实用性强,但缺点是每个指标没有相应权重,很难精准确定,故对疗效的判定缺乏量化。而改良Mayo评分标准则对相应指标进行量化,故该标准常用于临床研究的疗效评估(表36-0-3)。

五、临床表现

(一)症状

UC主要临床表现为持续或反复发作的腹泻、黏液脓血便伴腹痛、里急后重和不同程度的全身症状,病程多在6周以上。其中黏液脓血便是UC最常见的症状。

(二)体征

与疾病的类型、部位和严重程度相关。UC轻型或在缓解期可无阳性体征,重型可有发热、脉率过快等全身感染中毒症状,左下腹或全腹压痛,若出现腹部膨隆、肌紧张伴发热、呕吐等,应考虑中毒性巨结肠。

(三)肠外表现

1. 关节损伤 外周关节炎、脊柱关节炎等。
2. 皮肤黏膜表现 口腔溃疡、结节性红斑和坏疽性脓皮病。
3. 眼部病变 虹膜炎、巩膜炎、葡萄膜炎等。
4. 肝胆疾病 脂肪肝、原发性硬化性胆管炎、胆石症等。
5. 血栓栓塞性疾病。

(四)并发症

中毒性巨结肠、肠穿孔、下消化道大出血、上皮内瘤变及癌变。

六、辅助检查

1. 肠镜检查 结肠镜检查并黏膜活组织检查(以下简称活检)是UC诊断的主要依据。结肠镜下UC病变多从直肠开始,呈连续性、弥漫性分布。镜下黏膜炎症分级多采用Mayo内镜评分(图36-0-1),分为轻度、中度、重度,具体详见分类部分。缓解期可见正常黏膜表现,部分患者可有假性息肉形成,或瘢痕样改变。病程较长的患者,黏膜萎缩可导致结肠袋形态消失、肠腔狭窄及炎性息肉。伴巨细胞

表36-0-2 改良Truelove和Witts评分标准

严重程度分型	排便/(次·d⁻¹)	便血	脉搏/(次·min⁻¹)	体温/℃	血红蛋白	红细胞沉降率/(mm·h⁻¹)
轻度	<4	轻或无	正常	正常	正常	<20
重度	≥6	重	>90	>37.8	<75% 正常值	>30

表36-0-3 改良Mayo评分标准

项目	0分	1分	2分	3分
排便次数	排便次数正常	比正常排便次数增加1~2次/d	比正常排便次数增加3~4次/d	比正常排便次数增加5次/d或以上
便血	未见出血	不到一半时间内出现便中混血	大部分时间内为便中混血	一直存在出血
内镜发现	正常或无活动性病变	轻度变红(红斑、血管纹理减少、轻度易脆)	中度病变(明显红斑、血管纹理缺乏、易脆、糜烂)	重度病变(自发性出血,溃疡形成)
医师总体评价	正常	轻度病情	中度病情	重度病情

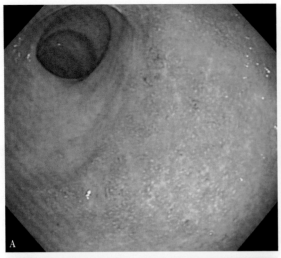
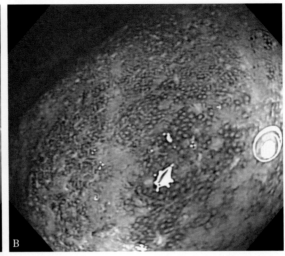
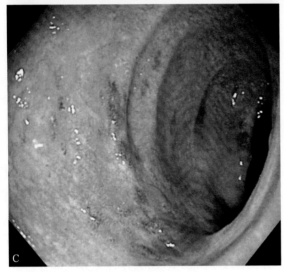

图 36-0-1　直肠病变

A. 距肛缘 6cm 以下可见连续性病变,黏膜粗糙呈颗粒状,充血红肿,血管纹理不清,无自发性及接触性出血;B. 窄带成像技术下可见颗粒状改变,距肛缘 6cm 近段结直肠黏膜光滑,未见明显异常;C. 乙状结肠及以下血管纹理不清或消失,黏膜明显充血红肿,部分呈片状,距肛缘 15cm 以下直肠可见连续性病变,黏膜粗糙呈颗粒状,充血红肿,血管纹理不清或消失,血管脆性增高,表面渗出较多

病毒感染的 UC 患者,内镜下可见不规则、深凿样或纵向溃疡,部分伴大片状黏膜缺失。内镜下黏膜染色技术及放大内镜技术可增加病变的识别能力,有助于 UC 的诊断,有条件也可以选择共聚焦内镜检查。

2. 黏膜活检　UC 无特征性的病理改变,尤其是黏膜活检标本,建议多段、多点取材。组织学上可见以下主要改变。

(1) 活动期:①固有膜内有弥漫性、急性、慢性炎症细胞浸润,尤其是上皮细胞间有中性粒细胞浸润(即隐窝炎),乃至形成隐窝脓肿;②隐窝结构改变,隐窝大小、形态不规则,分支、出芽,排列紊乱,杯状细胞减少等;③可见黏膜表面糜烂、浅溃疡形成和肉芽组织。

(2) 缓解期:①黏膜糜烂或溃疡愈合;②固有膜内中性粒细胞浸润减少或消失,慢性炎症细胞浸润减少;③隐窝结构改变,如隐窝分支、减少或萎缩,可见帕内特细胞(Paneth cell)化生(结肠脾曲以远)。

3. 影像学检查

(1) 钡剂灌肠检查:其主要改变为黏膜粗乱和/或颗粒样改变;肠管边缘呈锯齿状或毛刺样改变,肠壁有多发性小充盈缺损;肠管短缩,袋囊消失呈铅管样。重度 UC 患者行钡剂灌肠检查有诱发肠管扩张,引起肠穿孔可能,故不推荐行该项检查。

(2) 多层螺旋 CT 检查:对 UC 的肠外表现有较为独特的优势。尤其为肠外并发症及急性肠梗阻、肠穿孔的诊断提供了有力证据。随着重建技术软件的发展,小肠 CT 造影对于小肠病变及肠腔狭窄肠镜不能通过的病变,提供了更多的信息。

(3) MRI 检查:对 UC 诊断的敏感性和特异性不亚于 CT。尤其是对黏膜病变 MRI 比 CT 更具有优势。目前 MRI 对 UC 活动度的定量评估尚缺乏统一标准，而制定一个结合病理、内镜相关性的量化标准还需临床进一步论证。

七、诊断

UC 缺乏诊断的金标准，主要结合临床、实验室检查、影像学检查、内镜和组织理学表现进行综合分析，在排除感染性和其他非感染性结肠炎的基础上作出诊断，具体可按下列要点诊断：①具有上述典型临床表现者为临床疑诊，安排进一步检查；②同时具备上述结肠镜和/或放射影像学特征者，可临床拟诊；③如再具备上述黏膜活检和/或手术切除标本病理组织学特征者，可以确诊；④初发病例如临床表现、结肠镜检查和活检组织学改变不典型者，暂不确诊 UC，应予密切随访。若诊断存疑，应在一定时间（一般是 6 个月）后进行内镜及病理组织学复查。

八、鉴别诊断

1. 感染性肠炎　包括急性感染性肠炎、阿米巴肠病、肠道血吸虫病及肠结核。

2. 非感染性肠炎　包括 CD、缺血性结肠炎、放射性结肠炎、结肠贝赫切特综合征、药物性结肠炎。

3. 非炎性肠病　包括结肠癌、直肠癌。

九、治疗

UC 治疗目标是诱导并维持临床缓解以及黏膜愈合，防治并发症，改善患者生命质量。加强对患者的长期管理。手术治疗主要处理 UC 相关的并发症（大出血、梗阻、穿孔、癌变）、非手术治疗无效的重度 UC 及非手术治疗疗效差且严重影响生活质量者。

（一）药物治疗

1. 直肠炎（蒙特利尔分型 E1）　轻度或中度直肠炎，美沙拉秦栓剂是一线治疗方案，也可以选择美沙拉秦灌肠剂，但耐受性和疗效不如栓剂。若患者不能耐受或拒绝灌肠剂和栓剂，口服药物治疗也有效。治疗反应通常在 2~3 周出现，且治疗

4~6 周后效果更加明显。如果上述治疗无效，可以联合使用激素治疗。局部用药有美沙拉秦栓剂每次 0.5~1.0g，每日 1~2 次；或美沙拉秦灌肠剂每次 1~2g，每日 1~2 次。激素如氢化可的松琥珀酸钠（禁用酒石酸制剂）每晚 100~200mg。布地奈德泡沫剂每次 2mg，每日 1~2 次，适用于病变局限在直肠者，布地奈德的全身不良反应少。据报道不少中药灌肠剂如锡类散亦有效，可试用。

难治性直肠炎常规治疗疗效欠佳。需要全面评估患者诊断、患者用药依从性和药物充分性。必要时可考虑全身激素、免疫抑制药和/或生物制剂治疗。

2. 左半结肠炎（蒙特利尔分型 E2）　局部使用美沙拉秦或激素、口服美沙拉秦或联合使用上述药物。在诱导缓解时经直肠给予美沙拉秦优于经直肠给予激素，联合两者给药效果更佳。治疗时间与缓解率成正比，到达一定药物剂量时并不增加疾病缓解率。对于重度左半结肠炎，建议住院治疗。对于重度 UC 推荐将静脉激素治疗作为一线治疗方案，激素抵抗者可使用环孢素或英夫利西单抗作为二线治疗，其他生物制剂可作为英夫利西单抗失应答者的三线治疗。

3. 广泛的溃疡性结肠炎（蒙特利尔分型 E3）　对病变广泛者口服和局部联合用药可提高疗效。重度 UC 患者，病情重、发展快，处理不当会危及生命。应收治入院，予积极治疗。

（1）一般治疗：①补液、补充电解质，防治水电解质、酸碱平衡紊乱，特别是注意补钾。便血多、血红蛋白过低者适当输红细胞。病情严重者暂禁食，予胃肠外营养。②粪便和外周血检查是否合并艰难梭菌或巨细胞病毒感染，粪便培养排除肠道细菌感染。若有感染应做对应处理。③注意忌用止泻药、抗胆碱药、阿片类镇痛药、非甾体抗炎药等，以避免诱发结肠扩张；④对中毒症状明显者可考虑静脉使用广谱抗菌药物。

（2）静脉用糖皮质激素：为首选治疗。甲泼尼龙每日 40~60mg，或氢化可的松每日 300~400mg，剂量加大不会增加疗效，但剂量不足会降低疗效。

（3）需要转换治疗的判断与转换治疗方案的选择：在静脉使用足量激素治疗 3 天仍然无效时，

应转换治疗方案。所谓"无效"除观察排便频率和血便量外,宜参考全身状况、腹部体格检查、血清炎症指标进行判断。转换治疗方案有两大选择,一是转换药物的治疗,如转换药物治疗4~7天无效者,应及时转手术治疗;二是立即手术治疗。在转换治疗前应与外科医师和患者密切沟通,以权衡先予"转换"治疗或立即手术治疗的利弊,视具体情况决定。对中毒性巨结肠患者一般宜早期实施手术。

（4）血栓预防和治疗:中重度的UC患者只要有高凝的表现,在密切观察下,使用低量分子肝素可能是一种预防及治疗UC血栓形成的有效方法。

（5）合并机会性感染的治疗:重度UC患者特别是激素治疗无效时要警惕机会性感染,一旦合并艰难梭菌感染和巨细胞病毒性结肠炎,应给予积极的药物治疗,治疗艰难梭菌感染药物有甲硝唑和万古霉素等。治疗巨细胞病毒性结肠炎药物有更昔洛韦和膦甲酸钠等。

4. UC药物诱导缓解后的维持治疗　UC维持治疗的目标是维持临床和内镜的无激素缓解,激素不能作为维持治疗药物。维持治疗药物的选择视诱导缓解时用药情况而定。

（1）氨基水杨酸制剂:用原诱导缓解剂量的全量或半量,如用柳氮磺吡啶维持,剂量一般为每日2~3g,并应补充叶酸。远段结肠炎以美沙拉秦局部用药为主,联合口服效果更好。

（2）硫嘌呤类药物:用于激素依赖者、氨基水杨酸制剂无效或不耐受者、环孢素或他克莫司有效者。剂量与诱导缓解时相同。

（3）英夫利西单抗:以英夫利西单抗诱导缓解后继续英夫利西单抗维持,用法参考CD治疗。

（4）其他药物:肠道益生菌和中药治疗维持缓解的作用尚待进一步研究。

(二) 手术治疗

1. 手术适应证　手术治疗的关键是把握好手术指征和手术时间,急诊手术适应证包括大出血、中毒性巨结肠、结肠穿孔和药物治疗无效的重度UC。限期或择期手术适应证包括癌变或上皮内瘤变、非手术治疗效果不佳和/或药物不良反应已严重影响生命质量者、长病程UC合并结肠狭窄者等。

2. 围手术期处理与手术时机　择期手术前推荐进行预康复,手术遵循加速康复外科。UC手术前尽量撤减或停用激素,疏嘌呤、环孢素、他克莫司等药物不影响术后并发症,术前不需要停用。对需急诊手术患者推荐通过损伤控制手术降低并发症的发生率,不建议因为术前使用抗肿瘤坏死因子-α单克隆抗体或激素而推迟UC手术。

3. 手术方式与手术步骤

（1）手术方式:UC术式的选择很大程度上取决于是急诊手术还是择期手术。择期手术方式主要包括以下几种。

1）全结肠直肠切除、永久性回肠造口术（Brooke回肠造口）:近远期临床效果好。优点是彻底切除大肠,消除了癌变风险,避免激素治疗,再手术率低,是衡量其他术式的基础。缺点是会阴切口愈合慢、感染率高、肠梗阻、造口相关并发症多。由于该术式为永久性造口难免给患者造成生活上的不便和心理创伤,目前临床上已很少行该术式。

2）全结肠直肠切除、可控性回肠造口术:在彻底切除结直肠的基础上,可将回肠造口置于腹壁相对隐蔽的位置,且无须戴造口袋,该术式还适用于回肠储袋肛管吻合术术后不满意的患者,但该术式造口制作烦琐,为永久性造口,近年来未见相关报道。

3）经腹全结肠切除、回直肠吻合术（ileorectal anastomosis,IRA）:该术式保留直肠,对自主排便、性功能影响小,避免盆底相关并发症。但保留部分直肠,约1/4患者因直肠炎需要再次手术治疗,还有进展为直肠癌的风险。该术式适用于慢性溃疡进展为横结肠癌的老年患者,或有生育计划的育龄期女性。因此,选择该术式,需个体化考虑。

4）全结肠直肠切除、回肠储袋肛管吻合术（ileal pouch-anal anastomosis,IPAA）:该术式彻底切除结直肠,无会阴切口,维持正常排便途径。肛门控便能力多数可保留,回肠储袋也避免术后排便过多的风险。但该术式也存在部分患者控便能力差、储袋炎等并发症。随着技术的不断进步、术式的改进及患者对生活质量要求的提高,IPAA已成为目前UC的标准术式,且在当今微创技术已经普及的情况下,全腔镜的IPAA已经成为常规术式。

IPAA 可分一期、二期(包括改良二期)和三期进行。①一期 IPAA:一次性手术完成全结直肠切除+IPAA,无保护性造口,适用于经过严格筛选的一般状况良好、直肠炎症较轻、无手术并发症危险因素的患者。②二期 IPAA:是推荐的择期手术方式,第一次手术完成全结直肠切除+IPAA,并在储袋近端行转流性回肠造口,术后 8 周左右进行第二次手术,将造口还纳。改良二期 IPAA,第一次手术行结肠次全切除及回肠造口,第二次手术切除残余结直肠并行 IPAA,但不行转流性回肠造口。与经典二期手术相比,改良二期手术可能不增加甚至减少吻合口瘘和术后肠梗阻的风险,但关于改良二期 IPAA 对储袋远期功能影响的研究较少。③三期 IPAA:适用于急性重度 UC、术后并发症发生率较高或急性重症 UC 诊断不明确(IBD 未定型或缺血性结肠炎时先行结肠次全切除术,待术后病理诊断明确并与患者充分沟通后再决定是否实施 IPAA)者。三期 IPAA 的第一次手术行结肠次全切除+回肠造口,第二次手术切除残余结直肠并构建储袋+转流性回肠造口,第三次手术行回肠造口还纳。三期 IPAA 手术的优势主要在提高首次手术的安全性,不足之处是第一次手术后残留结直肠可能存在持续性炎症或残端开裂、术后肠系膜纤维化挛缩、第二次手术时中转开放手术比例增加等,整体并发症发生率并不低于甚至高于二期 IPAA,远期结局也无优势。

(2)手术步骤

1)全结肠直肠切除、永久性回肠造口术:取头低足高、改良截石位完成结直肠切除,如有条件则行微创手术如腹腔镜或机器人手术等。切除结直肠时找准间隙、进入正确的解剖层面最为关键。切除直肠时应经括约肌间隙,尽可能贴近肠壁,特别是直肠阴道隔区域,切除过程中注意精细操作,避免损伤盆底自主神经。腹壁预定位置环形切除直径约 2cm 的皮肤,经腹直肌外 1/3 建立腹腔通道,游离造口段小肠系膜 3~5cm,以满足造口至腹腔经腹壁孔拖出。拖出造口处肠管,将其固定于腹膜、前鞘,最后采用"三点缝合法"将造口外翻固定于皮肤。

2)全结肠直肠切除术,可控性回肠造口术:常规切除结直肠,利用 45cm 末端回肠建立一个 S 形或 Kock 式储袋。经典操作为两段 15cm 回肠肠管排列后,切开对系膜缘肠管,使用可吸收缝线连续缝合切开的肠管内切缘,也可使用一次性直线切割缝合器形成储袋后壁。电刀切除毗邻储袋远端 5cm 的小肠系膜,将远端 15cm 的末端回肠拖入储袋内套叠约 5cm,形成可控性活瓣,套叠段肠管使用多点细线缝合和直线非切割缝合器固定,肠管外切缘间断缝合封闭储袋,形成储袋前壁。储袋远端约 5cm 的末端回肠经预定位置造口,造口端与皮肤平齐,储袋固定于腹直肌后鞘。一根粗口径塑料管置于储袋内做引流,术后 10 天开始间断性闭管,并逐渐延长闭管时间,达到闭管 8 小时无不适时,可拔除该引流管。

3)经腹全结肠切除、IRA:常规切除结肠后,末端回肠与直肠行端端吻合或端侧吻合。该术式不适用于直肠病变严重且顺应性差者、有进展为直肠癌倾向者、合并肛周疾病和肛门括约肌功能差者。

4)全结肠直肠切除、IPAA:以腹腔镜 IPAA 二期手术为例,应遵循从难到易的手术原则合理安排手术次序,首先采取中央入路游离肠系膜下动脉,如未癌变则可不用清扫动脉根部淋巴结,可高位离断肠系膜下动脉,沿 Toldt 间隙拓展,按全直肠系膜切除原则完成直肠的游离,可以大大减少出血和损伤,远端游离至肛门直肠环层面,在该平面切断直肠,原则上齿状线上方保留的外科肛管黏膜不超过 2cm。继而进行乙状结肠和左半结肠的游离,再进行右半结肠的游离,最后完成横结肠的游离。在右半结肠游离时应同时将末端回肠系膜充分游离,直到十二指肠水平部,以充分降低回肠储袋肛管吻合的张力。将右下腹腹腔镜戳孔适当延长至 3cm 左右,置入切口保护套,将全结直肠和末段小肠提出体外,紧贴回盲部切断肠管,将结直肠标本移出。制作回肠储袋,目前 J 形储袋由于操作简单、储存功能良好成为主流选择,将末段 30~40cm 回肠对折成两段,将储袋最低点向肛侧牵拉,如可顺利降至耻骨联合下方 4~6cm 处可判定完成无张力吻合,如有张力存在,应适当切开小肠系膜无血管区以充分延展。可采用 75mm 或 100mm 开放直线切割缝合器,自储袋最低点切开处插入后击发 2 次完成储袋制作,也可采用腔镜下 60mm 切割吻合器击发 3 次完成储袋制作。注水试验证实储袋无渗漏后,于储袋切开处行荷包缝合并置入 25mm 管状吻合器抵钉座。重新建立气腹后,自肛门置入 25mm 管状吻合器,与储袋底部的抵钉座接合后击发完成储袋肛管吻合。将储袋近端 30~40cm 处回肠自右下腹扩大戳孔处提出,完成回肠袢式双腔造口。术后 3 个月左右,经腹部 CT、肠镜及储袋排粪造影检查,证实储袋功能良好且无吻合口痿、狭窄等并发症时,可行回肠造口还纳,恢复肠道连续性。

(王继见　周世骥)

参考文献

[1] 汪建平 . 中华结直肠肛门外科学[M]. 北京:人民卫生出版社,2014:392-398.

[2] 李春雨,汪建平 . 肛肠外科手术学[J]. 北京:人民卫生出版社,2015:232-233.

[3] 汪建平,詹文华 . 胃肠外科手术学[J]. 北京:人民卫生出版社,2005:765-780.

[4] 兰平 . 炎症性肠病外科治疗学[J]. 北京:人民卫生出版社,2016:195-219.

[5] 池畔,李国新,杜晓辉 . 腹腔镜结直肠肿瘤手术学[J]. 北京:人民卫生出版社,2013:68-75.

[6] LIN M V,BLONSKI W,LICHTENSTEIN G R,et al. What is the optimal therapy for Crohn's disease:step-up or top-down? [J]. Expert Rev Gastroenterol Hepatol, 2010,4(2):167-180.

[7] FEAGAN B G. 5-ASA therapy for active Crohn's disease: Old friends,old data,and a new conclusion [J]. Clin Gastroenterol Hepatol,2004,2(5):376-378.

[8] DOZOIS E J. Proctocolectomy and brooke ileostomy for chroni culcerative colitis [J]. Clin Colon Rectal Surg, 2004,17(1):65-70.

[9] KONO T,FISCHERA A,MAEDA K,et al. Kono-S

anastomosis for surgical prophylaxis of anastomotic recurrence in Crohn's disease:an international multicenter study [J]. J Gastrointest Surg,2016,20(4):783-790.

[10] MCGUIRE B B,BRANNIGAN A E,O'CONNELL P R. Ileal pouch-anal anastomosis [J]. Br J Surg,2007,94 (7):812-823.

[11] MICHAEL C. Previous exposure to multiple anti-TNF is associated with decreased efficiency in preventing postoperative Crohn's disease recurrence [J]. J Crohns Colitis,2017,11(3):281-288.

[12] MARIA H,PAKARINEN M P,MAIJA P,et al. Treatment of complex perianal fistulas with seton and infliximab in adolescents with Crohn's disease [J]. J Crohns Colitis, 2014,8(8):756-762.

[13] HWANG J M,VARMA M G. Surgery for inflammatory bowel disease [J]. World J Gastroenterol,2008,14(17): 2678-2690.

[14] FERRANTTE M,PAPAMICHAEL K,DURICOVA D, et al. Systematic versus endoscopy-driven treatment with azathioprine to prevent postoperative ileal Crohn's disease recurrence [J]. J Crohns Colitis,2015,9(8):617-624.

[15] ARNELL T D. Surgical management of acute colitis and toxic megacolon [J]. Clin Colon Rectal Surg,2004,17 (1):71-74.

[16] BEYER-BERJOT L,MANCINI J,BEGE T,et al. Laparoscopic approach is feasible in Crohn's complex enterovisceral fistulas:a case-match review [J]. Dis Colon Rectum,2013,56(2):191-197.

[17] KIRAT H T,REMZI F H. Technical aspects of ileoanal pouch surgery in patients with ulcerative colitis [J]. Clin Colon Rectal Surg,2010,23(4):239-247.

[18] MAGGIORI L,MICHELASSI F. Ileal J-pouch construction [J]. J Gastrointest Surg,2013,17(2):408-415.

[19] 兰平,何晓生 . 溃疡性结肠炎规范化诊治[J]. 中国实用外科杂志,2013,33(7):541-543.

[20] 兰平,何晓生 . 炎症性肠病切除术后消化道重建应注意的问题[J]. 中国实用外科杂志,2012,32(8): 672-674.

第三十七章

克罗恩病

一、历史

克罗恩病(Crohn disease,CD)早在 1913 年,Dalziel 对 CD 进行了精确描述,1932 年,Crohn、Ginsberg 和 Oppenheimer 描述了回肠炎,并从病理和临床上将其与肠结核区分。后以第一作者 Crohn 的名字命名该病。1959 年 Brooke、1960 年 Lockart Mummery 分别阐明 CD 和 UC 的区别。同时提出 CD 以节段性分布和肉芽肿改变为特征。

二、流行病学

CD 在西方国家较为常见,欧洲 CD 年发病率为 12.7/10 万,患病率为 322/10 万。我国发病率也呈逐年上升趋势。我国 IBD 协作组根据住院患者进行推算 CD 患病率约 1.4/10 万。大部分地区 UC 较 CD 常见,CD 发病率女性高于男性。CD 常发生于青年期,20~30 岁高发,根据我国统计资料,发病高峰年龄为 18~35 岁,男性略多于女性,男女比例约为 1.5:1。

三、病因与发病机制

CD 的具体发病机制仍不清楚,但目前认为与遗传、环境、微生物及免疫等因素相互作用有关。

1. 遗传因素 涉及 150 多个遗传位点/基因的 300 多个单核苷酸多态性与 IBD 相关。第一个发现的 CD 相关基因是 16 号染色体的 *NOD2/CARD15* 基因,其编码的蛋白参与 NF-κB 激活,导致抑制炎症作用降低,导致组织和细胞发生持续性损伤。

2. 环境因素 IBD 在工业化程度较高的国家、社会经济和人口较高的国家、城市地区和远离赤道的地理区域更为普遍。在特定的种族群体中如犹太人 IBD 发病率高。

3. 微生物因素 粪便转流能减少 CD 的复发,粪便移植能改善部分 CD 症状,进一步阐明肠道细菌失调在 IBD 中的作用。

4. 免疫因素 天然免疫和适应性免疫应答共同参与 IBD 的病理生理过程。

四、分类

CD 分类方法包括临床分型、疾病活动度、内镜下严重程度进行分类。

(一) CD 临床分型

"2010 年欧洲 CD 诊断与治疗的循证医学共识意见"及"2021 年中国炎症性肠病诊断与治疗的共识意见"推荐使用蒙特利尔标准为 CD 的临床分型方法(表 37-0-1)。

(二) CD 的活动度和严重程度分型

采用克罗恩病活动指数(Crohn disease activity index,CDAI)评估疾病活动性的严重程度并进行疗

表 37-0-1　克罗恩病的蒙特利尔分型

项目	标准	备注
确诊年龄（A）		
A1	≤16 岁	—
A2	17~40 岁	—
A3	>40 岁	—
病变部位（L）		
L1	回肠末段	L1+L4[①]
L2	结肠	L2+L4[①]
L3	回结肠	L3+L4[①]
L4	上消化道	—
疾病行为（B）		
B1[②]	非狭窄非穿透	B1p[③]
B2	狭窄	B2p[③]
B3	穿透	B3p[③]

注：① L4 可与 L1、L2、L3 同时存在。
② 随着时间推移，B1 可发展为 B2 或 B3。
③ p 为肛周病变，可与 B1、B2、B3 同时存在。

效评价。Harvey 和 Bradshow 的简化 CDAI 计算法较为简便（表 37-0-2）。Best 等的 CDAI 计算法被广泛应用于临床和科研（表 37-0-3）。

表 37-0-2　简化克罗恩病活动指数计算法

项目	0分	1分	2分	3分	4分
一般情况	良好	稍差	差	不良	极差
腹痛	无	轻	中	重	—
腹部包块	无	可疑	确定	伴触痛	—
腹泻	稀便每日 1 次记 1 分				
伴随疾病	每种症状记 1 分				

注：1. 伴随疾病包括关节痛、虹膜炎、结节性红斑、坏疽性脓皮病、阿弗他溃疡、裂沟、新瘘管和脓肿等。
2. ≤4 分为缓解期，5~7 分为轻度活动期，8~16 分为中度活动期，>16 分为重度活动期。

表 37-0-3　Best 克罗恩病活动指数计算法

变量	权重
稀便次数（1 周）	2
腹痛程度（1 周总评，0~3 分）	5
一般情况（1 周总评，0~4 分）	7
肠外表现与并发症（1 项 1 分）	20
阿片类镇痛药（0、1 分）	30
腹部包块（可疑 2 分，肯定 5 分）	10
血细胞比容降低值（正常：男 40，女 37）	6
100×（1−体重/标准体重）	1

注：1. 血细胞比容正常值按国人标准。
2. 总分为各项分值之和，克罗恩病活动指数<150 分为缓解期，≥150 分为活动期，其中 150~220 分为轻度，221~450 分为中度，>450 分为重度。

五、临床表现

（一）症状

1. 腹痛　50%~90% 的患者会出现腹痛。其中以脐周、右下腹多见，多为隐痛、反复发作、部分患者有阵发性加重过程。腹痛原因可能为 CD 导致肠管发生节段性改变使肠腔狭窄，引起腹部绞痛；肠壁炎症累及壁腹膜时局部可能出现持续性疼痛。

2. 腹泻　87%~90% 的患者会出现腹泻，多为慢性腹泻，每天 2~5 次，呈水样便，不含脓血或黏液。主要与小肠广泛炎症、细菌滋生、胆盐吸收障碍等因素有关。

3. 腹部包块　部分患者会出现腹部包块，由炎症穿透肠壁导致周围系膜、网膜水肿增厚、粘连形成，其间可形成脓肿包裹。

4. 便血　约 50% 的患者可出现便血，便血量少，除非深大溃疡蚀破血管可能引起大出血，很少出现黏液脓血便。

5. 全身症状　有活动性肠道炎症时，毒素吸收及继发感染均可引起发热，呈间歇性低热或中等度发热。伴有腹腔脓肿，可出现高热。CD 患者大多有营养不良，主要由肠道广泛炎症导致营养吸收障碍。另外，进食后腹痛、腹泻，部分患者出现肠瘘、脓肿等可进一步加重营养不良。

（二）体征

与疾病严重程度、发生部位、类型有关。CD 患者腹部常扪及腹部包块伴压痛，以右下腹、脐周多见。如出现急性穿孔、梗阻、出血则表现出相应体征。

（三）并发症

1. 肠瘘　瘘管形成是 CD 的临床特征性表现，发病率为 20%~40%。形成原因是病变肠管溃疡直接穿透至邻近脏器或脓肿形成后破溃至邻近脏器。常见的包括回肠乙状结肠瘘、回肠瘘、小肠膀胱瘘。高位肠内瘘如胃结肠瘘、十二指肠结肠瘘可引起严重的腹泻和营养不良；低位内瘘常无明显的症状。小肠膀胱瘘典型临床表现为尿频、尿急、尿痛、尿气、尿粪或尿脓。

2. 腹腔脓肿 发生率为15%~20%。多形成于肠袢间,或肠管与肠系膜或腹膜之间。临床以发热、腹痛为主要表现,可出现压痛性腹部包块,伴白细胞增多。

3. 肛周病变 20%~30%的患者可能出现各种肛周病变,包括肛周脓肿、肛瘘、肛周溃疡、肛裂及直肠肛门皮肤黏膜病变等。

4. 皮肤病变 少见,包括特异性与非特异性病变,特异性病变指转移性克罗恩病,非特异性病变包括多结节性红斑、坏疽性脓皮病。

5. 肠穿孔 少见,大部分有长期CD病史,以小肠穿孔较多见,少数患者以穿孔为首发症状。

6. 肠腔狭窄 肠腔炎症性纤维化和狭窄是CD的特征性临床表现之一,是肠道慢性透壁性炎症、反复损伤后修复的结果。国内CD患者并发肠道狭窄的概率为21.5%~29%。合并肠腔狭窄的CD患者常表现为肠梗阻。

7. 癌变 CD患者发生小肠肿瘤的风险较普通人高近19倍,发生大肠癌的风险较普通人高2~3倍。除合并肠道肿瘤外,还可以合并其他肿瘤,如淋巴瘤、肺癌、膀胱癌、皮肤癌等。

8. 其他并发症 少见,表现形式多样如口腔溃疡、游走性关节炎、炎症性眼病、硬化性胆管炎、血栓性脉管炎、肝病等。

六、辅助检查

(一) 内镜检查

CD内镜下黏膜的主要特征是节段性纵向溃疡、卵石样改变和肠腔狭窄(图37-0-1~图37-0-4)。内镜检查其意义在于:①帮助诊断和鉴别诊断;②评估疾病活动度、炎症程度和累及范围;③疗效评估并指导治疗方案;④随访和监测癌变情况。

(二) 病理组织学检查

CD的病理学诊断通常需要观察到3种以上特征性表现(无肉芽肿时)或观察到非干酪样肉芽肿和另一种特征性光学显微镜下表现,同时需要排除肠结核等。相比内镜下活检标本,手术切除标本可

见到更多的病变,诊断价值更大。

(三) 影像学检查

1. 小肠CT或小肠MRI 是迄今评估小肠炎

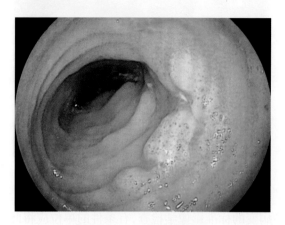

图37-0-1 小肠克罗恩病

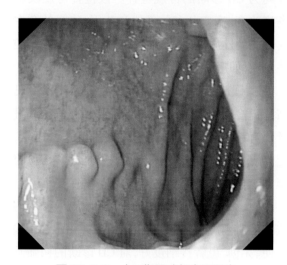

图37-0-2 十二指肠球部克罗恩病

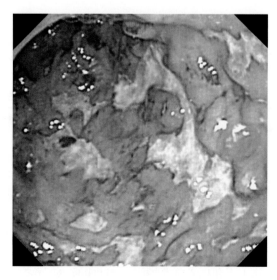

图37-0-3 降结肠克罗恩病

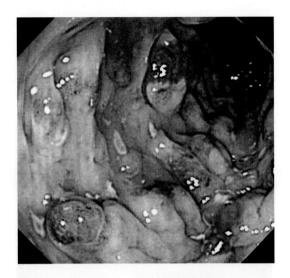

图 37-0-4　乙状结肠克罗恩病

性病变的标准影像学检查,有条件的单位应将此检查列为 CD 诊断的常规检查。该检查可反映肠壁炎症改变、病变分布的部位和范围、狭窄的存在及其可能的性质(炎症活动性或纤维性狭窄)、肠腔外并发症,如瘘管形成、腹腔脓肿或蜂窝织炎等。

2. 钡剂灌肠及小肠钡剂造影　钡剂灌肠已被结肠镜检查所代替,但遇到肠腔狭窄无法继续进镜者仍有诊断价值。可见为多发性、跳跃性病变,病变处见裂隙状溃疡、卵石样改变、假息肉、肠腔狭窄、僵硬,可见瘘管。

3. 经腹肠道超声检查　可显示肠壁病变的部位和范围、肠腔狭窄、肠瘘及脓肿等。由于超声检查方便、无创,患者接纳度好,对 CD 诊断的初筛及治疗后疾病活动度的随访有价值,值得进一步研究。

(四) 实验室检查

1. 血液检查　特异性试验,贫血是 CD 最为常见的一种并发症,发生率为 16%~77%,严重者白蛋白降低。血沉增快,C 反应蛋白升高,与疾病活动有关。

2. 粪便常规　可见红细胞、白细胞,粪便隐血试验阳性。肠道炎症时钙防卫蛋白明显增高,与疾病炎症程度相关。

3. 免疫学检查　抗酿酒酵母抗体(ASCA)对 CD 具有高度的特异性,阳性率为 40%~70%。ASCA 阳性、核周型抗中性粒细胞胞质抗体(pANCA)阴性者诊断 CD 灵敏度为 55%,特异度达 93%。

七、诊断

(一) 诊断标准

CD 缺乏诊断的金标准,诊断需要结合临床表现、实验室检查、内镜检查、影像学检查和病理组织学检查进行综合分析并密切随访。WHO 曾提出 6 个诊断要点的 CD 诊断标准(表 37-0-4),该标准最近再次被世界胃肠组织推荐,可供参考。

(二) 疾病评估

CD 诊断成立后,需要进行全面的疾病病情和预后的评估并制订治疗方案。首先进行临床类型诊断推荐按蒙特利尔 CD 表型分类法进行分型;再评估疾病活动性的严重程度,推荐采用简化 CDAI 计算法。

八、鉴别诊断

1. UC　两者在临床表现,病变发生部位,病变分布情况,内镜下表现,组织学特征均明显不同。

表 37-0-4　世界卫生组织推荐的克罗恩病诊断标准

项目	临床	放射影像学检查	内镜检查	活组织检查	手术标本
① 非连续性或节段性改变		+	+		+
② 卵石样外观或纵向溃疡		+	+		+
③ 全壁性炎性反应改变	+	+		+	+
④ 非干酪性肉芽肿				+	+
⑤ 裂沟、瘘管	+	+			+
⑥ 肛周病变	+				

注:1. 具有①、②、③者为疑诊;再加上④、⑤、⑥三者之一可确诊。
2. 具备第④项者,只要加上①、②、③三者之二亦可确诊,"+"代表有此项表现。

①症状方面:CD脓血便少见,肠外表现以瘘管、脓肿较常见,部分出现肠管狭窄;UC主要以脓血便为主,肠管狭窄少见;②病变部位及分布情况:CD可发生在胃肠道任何部位,以末端回肠、回盲部多见,病变呈局限性、节段性、跳跃性分布;UC仅局限于结直肠,其中以左侧结肠、直肠较多见,病变呈弥漫性、连续性分布;③内镜表现:CD呈纵向溃疡、阿弗他溃疡,黏膜呈卵石样改变,溃疡周围黏膜正常;UC呈弥漫性糜烂,颗粒样改变,溃疡周围炎症;④组织学表现:CD炎症波及全层,有典型的上皮样肉芽肿,隐窝结构多为正常;UC局限于黏膜层,隐窝结构受损,常见隐窝脓肿。

2. 肠结核 与CD极易混淆,治疗和预后迥异。既往有肺结核病史肠结核患者,病变多发生在回盲部,内镜多见浅表性不规则环形溃疡、边缘不整呈鼠咬状。当不能除外肠结核时可诊断性抗结核治疗。

3. 感染性肠炎 见UC鉴别诊断章节。

4. 原发性肠道淋巴瘤 一种来源于胃肠道黏膜下淋巴组织的结外淋巴瘤,以非霍奇金淋巴瘤为主,两者临床表现相似,均无特异性表现,鉴别困难。原发性肠道淋巴瘤病程进展较快,以单个部位病变多见,腹部包块、腹腔淋巴结肿大为主,内镜下阳性活检率低;而CD病程长,进展相对原发性肠道淋巴瘤慢,常有肛周病变、瘘管形成等临床表现。

九、治疗

CD治疗目标为诱导缓解和维持缓解,防治并发症,改善生存质量。本病以非手术治疗为主,主要包括营养支持、抗炎、免疫抑制药、生物制剂等治疗。手术治疗主要处理CD的急性并发症(腹腔感染、出血、穿孔、中毒性结肠炎等)、慢性并发症(不典型增生、合并肛周病变、肠腔狭窄致梗阻等)及非手术治疗无效者。

(一)非手术治疗

1. 一般治疗

(1)营养支持治疗:CD患者常伴有营养不良,进行营养状态评估后,制订个体化营养方案,一般建议采用高糖、高蛋白、低脂、少渣饮食为主。重症患者及合并中毒性结肠炎或巨结肠、肠瘘、短肠综合征等并发症者,建议采用全肠外营养,注意纠正水电解质紊乱。

(2)生活方式干预:必须要求患者戒烟,继续吸烟会明显降低药物疗效,增加手术率和术后复发率。

(3)心理干预:该病病程长,反复发作,为终身性疾病,患者常伴有抑郁和焦虑,需予以心理疏导,必要时药物干预。

2. 药物治疗 根据疾病活动严重程度以及对治疗的反应选择治疗方案。

活动期的治疗

1)轻度活动期CD的治疗:控制或减轻症状,尽量减少治疗药物对患者造成的损伤。氨基水杨酸制剂适用于结肠型、回肠型和回结肠型,应用美沙拉秦并需及时评估疗效。病变局限在回肠末端、回盲部或升结肠者,布地奈德疗效优于美沙拉秦。

2)中度活动期CD的治疗:激素是首选的治疗药物。病变局限于回盲部者,为减少全身作用激素的相关不良反应,可考虑布地奈德,但该药对中度活动期CD的疗效不如全身作用激素。激素无效或激素依赖时加用硫唑嘌呤或甲氨蝶呤。生物制剂抗肿瘤坏死因子-α单克隆抗体用于激素和上述免疫抑制药治疗无效或激素依赖者或不能耐受上述药物治疗者。沙利度胺对儿童及成年人难治性CD有效,可用于无条件使用抗肿瘤坏死因子-α单克隆抗体者。合并感染者建议使用环丙沙星和甲硝唑。

3)重度活动期CD的治疗:全身激素治疗,剂量相当于泼尼松$0.75\sim1mg/(kg\cdot d)$。抗肿瘤坏死因子-α单克隆抗体视情况,可在激素无效时应用,也可一开始就应用。激素或传统治疗无效者可考虑行手术治疗。

4)早期治疗:早期积极治疗有可能提高缓解率以及减少缓解期复发。目前较为认同的预测"病情难以控制"的高危因素。所谓"病情难以控制",一般指患者在短时间内出现复发而需要重复激素治疗或发生激素依赖,或在较短时间内需行肠切除术等预后不良表现。高危因素包括合并肛周病变、广泛性病变(病变累及肠段>100cm)、食管胃十二指肠病变、发病年龄小、首次发病即需要激素治疗等。

早期积极治疗主要包括两种选择:激素联合免疫抑制药(硫唑嘌呤或甲氨蝶呤),或直接予抗肿瘤坏死因子-α单克隆抗体(单独应用或与硫唑嘌呤联用)。

(二)外科治疗

1. 手术适应证

(1)CD 并发症:肠梗阻、腹腔脓肿、瘘管形成、急性穿孔、大出血(非手术治疗无效而危及生命者)、癌变。

(2)非手术治疗无效:激素治疗无效的重度CD、非手术治疗疗效不佳和/或药物不良反应已严重影响生命质量者,可考虑行手术治疗。

2. 围手术期处理与手术时机

(1)围手术期处理:择期手术前推荐由 IBD 专业的多学科团队对患者进行手术并发症风险评估。评估内容主要包括患者一般状况、营养状况、既往史与合并症、吸烟情况、血红蛋白水平、炎症程度及并发症等。CD 手术并发症的风险因素包括营养不良、合并感染、使用糖皮质激素、疾病活动以及腹腔解剖结构复杂等。需要手术治疗的 CD 患者营养不良发生率为 86.7%,对存在营养风险、合并营养不良及处于疾病活动期的患者推荐实施术前营养治疗。无法实施全肠内营养者建议给予全肠外营养。为减少术后感染风险,术前尽可能停用激素,若术前激素联合使用其他免疫抑制药的患者术后发生感染的风险更高。

(2)手术时机:需接受手术的 CD 患者常存在营养不良、合并感染,部分患者长期使用激素,因此存在巨大手术风险。内科医师对此应有足够认识,以避免盲目地无效治疗而贻误手术时机,增加手术风险。

3. 手术方式和手术技巧

(1)手术方式

1)狭窄成形术:狭窄型十二指肠 CD 多见,表现为幽门或十二指肠梗阻,10% 的患者表现为多处狭窄。内镜球囊扩张术(endoscopic balloon dilation,EBD)是治疗十二指肠狭窄的首选方式,短期效果满意,但大多数患者需要反复扩张。狭窄型十二指肠 CD 行内镜球囊扩张术效果不佳时,推荐行狭窄成形术,常用于治疗十二指肠球部、降部和水平部的单发狭窄。狭窄靠近胃窦时可行胃大部切除术,若十二指肠球部炎症明显,与残胃吻合或关闭十二指肠时会有难度。术后建议服用质子泵抑制药,不建议行迷走神经切断术。

2)肠段切除术:适用于肠管局限性病变者。尤其是切除小肠时应遵循"肠段保留"的原则,一般认为切除范围超过病变肠段 2cm 即可,避免大范围切除小肠后,出现短肠综合征。在切除病变肠管后,需根据患者的病情及术中情况,决定行吻合术、肠造口术或旁路吻合术。

3)内瘘的手术:对无明显症状的内瘘患者,一般无须手术治疗。当由高位内瘘导致严重腹泻、营养障碍时需及时手术治疗。

4)肛周克罗恩病的外科治疗:见第三十八章肛周克罗恩病。

(2)手术技巧

1)狭窄形成术:①Heineke-Mikulicz 术,一般用于小于 10cm 的狭窄肠管。常采取腹正中切口。在狭窄处肠管的上、下端采用肠钳阻断肠管,对系膜缘纵向切开肠壁,切开范围必须超过病变肠管 1~2cm。全层横向缝合纵向切开即纵切横缝。必要时可游离空肠浆膜片覆盖吻合口,可减少吻合口瘘的发生。②Finney 术,肠管狭窄长度为 10~20cm时,可以使用该方式行狭窄成形术。类似马蹄形切开式幽门成形术,于前侧方切开肠管,间断或连续缝合后壁边缘,同法关闭前壁,缝合线应选择可吸收缝线,也可用吻合器完成该术式。③顺蠕动侧侧吻合狭窄成形术,若肠管狭窄长度大于 20cm,最好采用该术式。病变肠管中部,切断肠管,顺蠕动方向并排,完成肠管对系膜侧的吻合。

2)肠段切除术:包括小肠切除术、节段性结肠切除术、结肠次全切除加回肠造口术、结肠切除回直肠吻合术、结直肠切除加回肠造口术等。采用腹腔镜技术行结直肠 CD 手术能够促进患者术后恢复,降低手术部位感染等近期和远期并发症发生率和病死率。对复杂内瘘、严重腹腔粘连、肠系膜炎性增厚及十二指肠 CD,由解剖结构复杂、探查容易遗漏病灶、腹腔容易污染、操作困难且耗时等不利因素,推荐行开放手术。对于危重症患者,由于腹腔镜手术耗时较长,有急性炎症的肠组织及其系膜处理较困难,建议行开放手术。推荐 CD 手术使用直线切割吻合器行侧侧肠吻合。器械吻合较手工缝合术后住院时间短,吻合口瘘和临床再发的概率低。吻合方式并不影响 CD 术后再发,但可能影响远期再手术率。由于肠管直径、血供等原因的影响,侧侧吻合术后吻合口瘘的发生率低于端端吻合术,是更合适的吻合方式。侧侧吻合口并非越大越好,过大的侧侧吻合口可形成盲袋,由于难以排空和细菌过度繁殖,容易引起腹胀。

3)内瘘的手术:手术原则上切除瘘口病变肠管,修补被穿透的脏器,必要时切除部分肠管。外瘘则切除病变肠管及瘘管。

（王继见　周世骥）

参考文献

[1] 汪建平. 中华结直肠肛门外科学[M]. 北京:人民卫生出版社,2014.

[2] 兰平. 炎症性肠病外科治疗学[M]. 北京:人民卫生出版社,2016.

[3] 李春雨,汪建平. 肛肠外科手术学[M]. 北京:人民卫生出版社,2015:240-242.

[4] COLLINS M,SARTER H,GOWER-ROUSSEAU C,et al. Previous exposure to multiple anti-TNF is associated with decreased efficiency in preventing postoperative Crohn's disease recurrence [J]. J Crohns Colitis,2017,11(3):281-288.

[5] AMBE R,CAMPBELL L,CAGIR B. A comprehensive review of strictureplasty techniques in Crohn's disease:types,indications,comparisons,and safety [J]. J Gastrointest Surg,2012,16(1):209-217.

[6] FERRANTE M,PAPAMICHAEL K,DURICOVA D,et al. Systematic versus endoscopy-driven treatment with azathioprine to prevent postoperative ileal Crohn's disease recurrence [J]. J Crohns Colitis,2015,9(8):617-624.

[7] SARTOR R B. Mechanisms of disease:pathogenesis of Crohn's disease and ulcerative colitis [J]. Nat Clin Pract Gastroenterol Hepatol,2006,3(7):390-407.

[8] SUTHEERLAND L R,ROTH D E,BECK P L. Alternatives to sulfasalazine:a meta-analysis of 5-ASA in the treatment of ulcerative colitis [J]. Inflamm Bowel Dis,1997,3(2):65-78.

[9] TICHANSKY D,CAGIR B,YOO E,et al. Strictureplasty for Crohn's disease:meta-analysis [J]. Dis Colon Rectum,2000,43(7):911-919.

[10] WILLIAMS N S,MARZOUK D E,HALLAN R I,et al. Function after ileal pouch and stapled pouch-anal anastomosis for ulcerative colitis [J]. Br J Surg,1989,76(11):1168-1171.

[11] LIN M V,BLONSKI W,LICHTENSTEIN G R,et al. What is the optimal therapy for Crohn's disease:step-up or top-down? [J]. Expert Rev Gastroenterol Hepatol,2010,4(2):167-180.

[12] ALEXANDER-WILLIAMS J. Perianal Crohn's disease [M]// Weter-man I T,Pena A S,Booth C C. The management of Crohn's disease,Proceedings of the Workshop on Crohn's disease. Amsterdam,the Netherlands:Excerpta Medica,1976:232-244.

[13] BUCHANAN G N,OWEN H A,TORKINGTON J,et al. Long-term outcome following loose-seton technique for external sphincter preservation in complex anal fistula[J]. Br J Surg,2004,91(4):476-480.

[14] MARIA H,PAKARINEN M P,MAIJA P,et al. Treatment of complex perianal fistulas with seton and infliximab in adolescents with Crohn's disease [J]. J Crohns Colitis,2014,8(8):756-762.

[15] KONO T,FICHERA A,MAEDA K,et al. Kono-S anastomosis for surgical prophylaxis of anastomotic recurrence in Crohn's disease:an international multicenter study [J]. J Gastrointest Surg,2016,20(4):783-790.

[16] BEYER-BERJOT L,MANCINI J,BEGE T,et al. Laparoscopic approach is feasible in Crohn's complex enterovisceral fistulas:a case-match review [J]. Dis Colon Rectum,2013,56(2):191-197.

[17] FUTAMI K,ARIMA S. Role of strictureplasty in surgical treatment of Crohn's disease [J]. J Gastroenterol,2005,40(Suppl 16):35-39.

[18] HALLET J,BOUCHARD A,LEBRUN A,et al. Anastomotic salvage after rectal cancer resection using the Turnbull-Cutait delayed anastomosis [J]. Can J Surg,2014,57(6):405-411.

[19] WISE P E,SCHWARTZ D A. Management of perianal Crohn's disease [J]. Clin Gastroenterol Hepatol,2006,4(4):426-430.

[20] SINGH B,GEORGE B D,MORTENSEN N J. Surgical therapy of perianal Crohn's disease [J]. Dig Liver Dis,2007,39(10):988-992.

[21] 克罗恩病肛瘘共识专家组. 克罗恩病肛瘘诊断与治疗的专家共识意见[J]. 中华炎性肠病杂志,2019,3(2):105-110.

[22] 兰平,练磊,何晓生,等. 克罗恩病并发肠梗阻外科治疗的术式选择[J]. 中华普外科手术学杂志(电子版),2010,4(4):368-371.

[23] 兰平,何小文. 克罗恩病的外科治疗策略[J]. 世界华人消化杂志,2010,18(29):3121-3124.

第三十八章

肛周克罗恩病

一、历史

1934 年 Bissell 首先报道了同时有小肠局限性肠炎和肛周肉芽肿的病变。1938 年 Penner 和 Crohn 描述了 1 例克罗恩病患者的肛瘘表现,约 1/3 的克罗恩病患者存在肛周病变。克罗恩病的肛周病变越来越受到临床医师的重视,临床中常见的肛周克罗恩病(perianal Crohn disease,PCD)可表现为肛周皮赘、痔、肛裂、溃疡、肛瘘、直肠阴道瘘、肛周脓肿、肛管直肠狭窄及恶性肿瘤,常伴有活动性肠道克罗恩病,亦可单独表现而无肠道病变。

二、流行病学

文献报道克罗恩病患者肛周病变的发生率为 3.8%~80.0%,这可能源于不同的诊断标准。Williams 等报道 64%~68% 患者的肛周病变与肠道病变同时诊断或在肠道病变诊断后,约 74% 的患者在肠道克罗恩病确诊后 10 年内发生肛周病变,20%~36% 的肛周病变发生在肠道病变之前。单独的 PCD 并不常见,占全部克罗恩病患者的 1%~5%。肠道克罗恩病的发病部位明显影响肛周病变的发生,回肠克罗恩病伴有肛周病变的发生率为 6%~27%,回结肠为 8%~53%,结肠为 46%~68%,直肠为 62.5%~100%。

三、病因及发病机制

目前针对克罗恩病的病因研究尚未完善,可能与感染、遗传、体液免疫和细胞免疫有一定关系。PCD 发病机制复杂,目前尚无统一定论,已知的发病机制主要与上皮-间质转化、基质重塑酶、炎症因子、微生物群、遗传易感性等相关。

四、分类

临床上流行的分类主要有两种,一种是 Cardiff 分类法,另一种是 PACD 分类法,两种分类方法各有不足。

(一) Cardiff 分类法

该分类方法最早由 Hughes 制定,具体制定原则是根据肛周克罗恩病的病理过程来分类,因此该分类方法又称根据解剖的病理分类。PCD 的病理过程主要有溃疡、瘘、狭窄等三个病理过程。该分类方法还结合疾病活动情况和近端病变表现进行系统分类。

1. 病理分类

(1) U 溃疡

1) 表浅溃疡:具体根据溃疡位置又分为后侧和/或前侧溃疡、侧方溃疡(左或右)。

2) 深层溃疡穿透性:具体根据穿透组织分为

肛管及直肠末端 1cm。

3）水肿性皮赘。

4）溃疡延伸至肛门周围皮肤（侵蚀性溃疡）。

（2）瘘和/或脓肿

1）低位：根据发生位置，分为肛门周围、肛门-外阴/肛门阴囊。

2）高位：肛提肌上盲瘘、高位复杂性（马蹄形）。

3）阴道：肛管-阴道、直肠-阴道。

4）剧烈的肛门疼痛：未证实有脓肿。

（3）狭窄

1）肛管：假性狭窄、器质性狭窄。

2）低位直肠：搁板样狭窄、直肠外狭窄。

2. 疾病的活动性　根据疾病的活跃程度分为活动期、非活动期、不确定性。

3. 近端肠道病变的位置　无近端肠道病变、病变在小肠、结肠-直肠病变与 PACD 不连接、PACD 与直肠病变相连接。

（二）PACD 分类法

针对上述分类方法的弊端，1992 年，Alexander-Williams 等提出了一种临床上适用性好，应用简单的方法，这就是 PACD 分类法。因其分类是根据患者临床表现进行分类，又称根据临床表现分类。

1. O 观察（对病理表现的观察）

U：肉芽组织形成或是溃烂，即为溃疡的形成。

F：瘘，可以看到单独的外口。

T：皮赘，比普通皮赘要大得多。

2. I 肛门周围皮肤硬化　检查者使用肛门指检即可获得。

I0：无硬化。

I1：稍僵硬或有水肿区。酌量侵蚀肛管范围 25%、50%、75%、100%。

I2：木样硬化。

3. S 狭窄　肛管狭窄，指检即可轻松获得。

S0：无狭窄。

S1：稍狭窄，指检引起疼痛。

S2：手指不能通过。

五、临床表现

肛周克罗恩病可以表现为浅表的裂口、肛周皮赘、肛裂、脓肿、肛瘘或肛管直肠狭窄。病变疼痛轻微或无痛，剧烈疼痛提示有潜在感染。

1. 肛瘘　若结肠和直肠被侵袭，肛瘘的发生率明显增高，并通常表现为复杂性肛瘘。低位肛瘘可视为腺源性肛瘘中的括约肌间瘘；具有高位内口或复杂瘘管的高位复杂性肛瘘与非克罗恩病患者的腺源性肛瘘不同，它们有复杂的相互连通的管道。尽管部分瘘管最初表现为单纯性肛瘘。

2. 直肠阴道瘘　临床中克罗恩病并发直肠阴道瘘的发生率相对较低，多数以低位瘘多见，85% 的瘘口位于肛管直肠的前侧。极少部分高位直肠阴道瘘患者的瘘管可通到阴道子宫部，这些患者通常伴有乙状结肠或小肠克罗恩病，这一类较为复杂，且术后容易复发。

3. 肛裂　临床中克罗恩病并发肛裂发生率为 21%~35%。通常溃疡基底深而宽、无痛、边缘在肛门内括约肌下方潜行，并可扩展到齿状线上方，并且有时为多发。Sweeney 通过回顾性研究认为，多数裂口位于后正中（41%），侧方占 9%~20%，多发肛裂为 32%~33%。最终因炎症和瘢痕导致肛管结构纤维化。与非炎性肠病导致的肛裂相比，尽管这些肛裂病变看似严重，但克罗恩病肛裂没有明显的肛管静息压和最大收缩压改变，一般不引起症状或症状轻微，如果出现明显的疼痛，说明有潜在的继发感染。

4. 大便失禁　临床中多数大便失禁是由判断不准确的手术治疗导致。另外，直肠克罗恩病导致直肠顺应性降低出现排便急迫感，即使是中等程度的肛门括约肌功能下降，也可能由结肠对水吸收障碍、直肠容积及顺应性下降引起的稀便和排便急迫感导致大便失禁。腹泻、反复清洗、肛周皮肤异常敏感常导致肛周皮肤过敏。

5. 结缔组织下外痔　克罗恩病合并皮赘外痔通常继发于局部淋巴管堵塞直肠肛管淋巴水肿。典型的皮赘呈蓝紫色，经常被误诊为血栓性外痔，其有轻微的触痛，覆盖肛管的是上皮而不是肛管黏膜。

六、辅助检查

PCD 的患者必须彻底检查病变侵袭的肠道，侵袭的肠道范围影响疾病的预后和对肛周病变的外科处理。主要的辅助检查如下。

1. 电子结肠镜或小肠镜检查 患者必须进行纤维结肠镜检查来确定疾病的活动性及侵袭的肠道范围。结肠镜或小肠镜可以多次随机取标本以送病理检查。

2. 肛管直肠腔内超声 目前在临床上已得到广泛应用。多数临床报道认为这是一种准确的、创伤小的方法，可以描述肛瘘瘘管的走向、瘘管与括约肌结构之间的关系，以及确认肛周和深部区域的感染范围与深浅。

3. 盆腔 MRI 具有无创、无辐射、快速、准确的优势，可精确评估瘘管或肛周脓肿的解剖结构和肛管直肠狭窄的范围与性质。根据盆腔 MRI 可对肛周疾病活动度进行准确评价，也可与骶前囊肿、直肠间质瘤、骶尾部藏毛窦、肛周软组织肿瘤等其他肛周疾病鉴别，是肛周 CD 诊断及分型的首选方法。麻醉下肛门探查联合盆腔 MRI 或腔内超声可使 PCD 诊断准确率达到 100%。

4. 全消化道造影 可以用来评价小肠的侵袭程度。

七、诊断

诊断必须依靠临床病史、直肠指检、肛门镜检查、直肠镜检查、电子结肠镜检查、放射学检查、病理组织学来进行明确诊断。

PCD 诊断需要满足两个条件，一是既往诊断为克罗恩病患者，二是肛管及肛门周围出现病变，而且这些病变具有顽固性且难以治愈的性质，并有典型的克罗恩病病理特征。满足以上条件者可以明确诊断为 PCD。

对于 PCD 肛周视诊可见肛管或肛周肉芽肿性溃疡、多发外口、大型皮赘较为典型。直肠指检可以发现 PCD 肛瘘内口、瘘管走向、肛裂、肛门皮赘、肛门直肠狭窄、肛门括约肌硬化、大便失禁等。肛门镜下可发现肛裂位置、深浅、肛门皮赘、肛瘘、直肠溃疡、直肠狭窄等。

肛周疾病活动指数（perianal disease activity index，PDAI）对肛周症状和肛周体格检查进行量化评估，是评价瘘管型 PCD 活动度和疗效最常用的

指标，准确率高达 87%。该评分包括肛周分泌物、疼痛与活动受限情况、性生活、肛周表现和硬结 5 个方面，单项评分按严重程度分为 0~4 分，总分最高为 20 分，PDAI>4 分提示存在活动性瘘管或局限性炎症。

八、鉴别诊断

临床上 PCD 鉴别诊断有时较为困难，因此需要辅助其他检查进行鉴别诊断，具体如下。

1. 肛瘘 多并发于肛周脓肿破溃或切开引流后，故有明显的肛周脓肿病史，以间断性肛旁肿痛、流脓为主要症状，一般不会出现直肠狭窄。克罗恩病则比较复杂多样，多数患者起病缓慢隐袭，早期常无症状，易被忽视，病程数月至数年以上，活动期和缓解期持续时间长短不一，常相互交替出现，反复发作中呈渐进性进展。少数患者起病急、伴有高热、毒血症状和急腹症等表现。结核性肛瘘是由结核病导致的肛瘘，通常是肺结核引起的，患者进行肺部 CT 检查和结核菌素试验一般就可以确诊。而克罗恩病性肛瘘是由克罗恩病导致的肛瘘，电子结肠镜检查结合病理报告可以确诊。

2. 肛裂 典型的特征有浅溃疡、位于正中线、从齿状线下延伸至肛管外缘。而 PCD 肛裂的特点是溃疡深而宽，并且有时呈多发，常位于侧位，远离正中线并且常伴随其他肛周疾病，一般不引起症状或症状轻微。

3. 硬下疳 由梅毒螺旋体引起的慢性、系统性性传播疾病。主要通过性途径传播，好发部位为阴茎、冠状沟、包皮、尿道口；大小阴唇、阴蒂、子宫颈；肛门、肛管等，也可见于唇、舌、乳房等部位。通常不合并克罗恩病。鉴别诊断主要通过组织学检查、细菌培养、血清梅毒实验进行明确诊断。

4. 慢性化脓性汗腺炎 是一种皮肤病，长期反复发作，有多发性硬结，自溃后逐渐蔓延，形成许多表浅性皮下瘘管、窦道和小脓肿，瘘管和肛管无联系，肛管直肠无内口，有索条互相融合。非大汗腺部位的耳后有黑头，粉刺是本病早期诊断的标志，女性月经前症状多加重。克罗恩病与化脓性汗腺炎可以并存，两者都有慢性瘘管，但化脓性汗腺炎无胃肠症状，肛管直肠正常。

九、治疗

PCD 的治疗,一直都是临床上具有挑战性的问题。目的是减轻肛周局部症状,保护肛门括约肌的功能。症状的有无是决定治疗的重要因素,仅有体征而没有症状不应强行治疗。治疗的程度取决于症状和体征的严重程度及潜在的病理性质。

伴肛周瘘管形成的 PCD 治疗相对复杂、需多学科协作方能优化治疗,但治疗现状仍令人不甚满意,主要归咎于疾病本身相对复杂,且患者通常未能得到合理的治疗。

PCD 的治疗主要分为非手术治疗与手术治疗。

(一) 非手术治疗

PCD 的治疗,非手术治疗是必经之路。肠道炎症处于相对静止期时为处理肛周病变提供了良好的条件。治疗肠道克罗恩病的药物会影响 PCD 的活动和治愈率。具体药物如下。

1. 抗菌药物　在 PCD 治疗中特别建议使用甲硝唑。在长期使用甲硝唑的患者中甲硝唑减量或停药会引起病变的活动,但重新加至原剂量后病情又很快被控制。有研究表明,环丙沙星通过抑制细菌 DNA 回旋酶合成对治疗 PCD 有明显效果。

2. 糖皮质激素和免疫抑制药　尽管类固醇在治疗肠道克罗恩病中得到广泛应用,并取得明确的效果,但没有明确的证据表明对肛周病变有益,而且会影响肛瘘愈合和导致脓肿形成。免疫抑制药如硫唑嘌呤、甲氨蝶呤、环孢素有一定的疗效。

3. 美沙拉秦　局部灌肠或使用栓剂对 PCD 有明显的改善。静脉或口服环孢素治疗 PCD 已取得很好的疗效,但在维持剂量时有部分患者出现复发。

(二) 手术治疗

不是所有的 PCD 患者均需要进行手术治疗,需要遵循一定的原则。具体原则如下:①无症状者不治疗;②伴有活动性的肠道克罗恩病者予以全身治疗和局部引流或做长期引流;③低位括约肌间瘘或经括约肌瘘者予以瘘管切开术;④复杂性肛瘘者予以引流并考虑在适当时期选择挂线治疗或黏膜瓣推移修补术;⑤当传统治疗失败时需进行粪便转流及造口术治疗。大部分患者造口很难愈合,呈永久性造口。

1. 手术适应证

(1) 有症状的复杂性瘘管型 PCD、直肠阴道瘘、肛周脓肿、肛管直肠狭窄。

(2) 无症状但不能行结肠镜检查的肛管直肠狭窄。

(3) 合并不可控制的脓毒症、难治性 PCD 或大便失禁患者,推荐行转流性肠造口或直肠切除术。

(4) 无症状的肛管直肠非炎性狭窄若不能行结肠镜检查,影响对肠道的监测。

(5) PCD 局部癌变者。

2. 手术方式及手术时机

(1) 肛管直肠炎性狭窄推荐药物治疗,纤维性狭窄首选机械扩张。伴有活动性结直肠炎和肛管狭窄的 PCD 患者,为避免损伤肛门括约肌,不建议手术治疗,可给予生物制剂、抗菌药物、免疫抑制药等治疗以促进炎症消退,缓解症状。手指、球囊和器械扩肛适用于以纤维化为主的、有症状的线状肛管直肠狭窄。对机械扩张治疗无效的线状肛管直肠纤维性狭窄(狭窄长度<4cm)可行内镜下狭窄切开术或经肛狭窄松解术。

(2) 有感染症状的肛周脓肿或瘘管型 PCD 推荐行急诊挂线或置管引流。引流的原则是在尽可能避免肛门括约肌损伤的同时获得足够而充分的引流。①肛管后间隙脓肿可以通过切开肛门内括约肌、肛门外括约肌皮下部及部分浅部得到充分引流;②括约肌间脓肿应直接通过括约肌间入路而不损伤肛门括约肌;③若脓腔较大且离肛门较远,可通过小切口进入脓腔,放置蘑菇头导管持续引流。导管可放置数周或数月,直至肛瘘形成。通常在4~6周后,通过肛门镜检查内口,若未发现内口且脓腔已近愈合,可直接去除导管;若确定了内口,可去除导管,在内、外口之间放置橡皮筋;若症状持续存在或引流不足够,则宜继续引流。

挂线或置管引流可以充分引流瘘管和脓肿,控制肛周感染,减少脓肿、瘘管再形成的机会,是有感染症状的肛周脓肿或瘘管型 PCD 患者早期处理的首选方式。表浅的脓肿或瘘管建议挂线引流,较大或复杂脓腔建议手术切开结合置管引流。挂线引流也可以用于瘘管的维持治疗和使用生物制剂及其他免疫抑制药期间感染的预防。在挂线引流基础上使用生物制剂治疗瘘管型PCD的疗效优于单独使用生物制剂。

（3）推荐在疾病缓解期、不合并感染时进行PCD的确定性手术。确定性手术治疗能缓解PCD临床症状，治愈瘘管和狭窄。手术成功率与肠道炎症、感染控制程度、营养状况和激素使用情况等密切相关。在控制活动性炎症和感染的前提下进行手术可减少确定性手术失败率和反复手术的风险。当满足以下条件时，可实施确定性手术：①CD活动指数评分正常；②内镜检查溃疡愈合；③肛瘘外口无明显分泌物，无新发脓肿或瘘管；④挂线和药物治疗前后MRI显示炎性病灶明显缩小，无新发或复发脓肿形成。

（4）在保护肛门功能的前提下选择肛瘘确定性手术方式。瘘管型PCD确定性手术方式有瘘管切开术、经括约肌间瘘管结扎术（LIFT手术）、直肠黏膜瓣推移修补术、切割性挂线术等，上述术式应在充分保护肛门功能的前提下选择使用。肛瘘切开术用于治疗低位单纯性肛瘘，但因存在大便失禁的风险，应避免用于女性前侧方肛瘘的治疗。经括约肌间瘘管结扎术可用于治疗复杂高位肛瘘。直肠黏膜瓣推移修补术也适用于复杂高位肛瘘和直肠阴道瘘，如果初次手术失败，可尝试再次修补，但多次手术会增加大便失禁的风险；在抗肿瘤坏死因子-α单克隆抗体治疗期间进行修补可提高瘘管型PCD的长期愈合率。切割性挂线作为确定性手术治疗方法多在直肠黏膜瓣推移修补术、经括约肌间瘘管结扎术等保留肛门括约肌手术失败时使用，因大便失禁风险大，建议谨慎选择。

临床中对于有症状的复杂性肛瘘最好采用长期引流的方法，无症状的肛瘘无须治疗。多数克罗恩病肛瘘为括约肌间肛瘘或低位经括约肌肛瘘，这些瘘管可以参照腺源性肛瘘采用瘘管切开术，但括约肌上方和括约肌外肛瘘通常来源于回肠或结肠克罗恩病穿孔，感染可以进入骶前间隙或穿破坐骨大切迹，在直肠周围、臀部、大腿，甚至腘窝形成脓肿。病变肠段的切除有助于瘘管的愈合。复杂性克罗恩病肛瘘宜采用长期挂线引流（非切割挂线）。

挂线引流可限制和减轻症状，保护肛门括约肌的功能，是手术治疗前最行之有效的方法。

随着肛瘘治疗的进展，生物材料填充逐渐应用于肛瘘的治疗。生物材料主要包括纤维胶、肛瘘栓或是脂肪干细胞联合纤维胶填充瘘管。但目前临床资料证实其在克罗恩肛瘘的治疗效果明显低于腺源性肛瘘。

（5）干细胞局部注射治疗瘘管型PCD。初步研究证实，间充质干细胞（mesenchymal stem cell，MSC）局部注射治疗瘘管型PCD安全有效。自体骨髓MSC可促进瘘管型PCD瘘口愈合，自体脂肪来源的干细胞治疗能使57%的瘘口愈合，采用其他脂肪来源成分促进瘘口愈合也有报道。

（6）直肠或结直肠切除、永久性肠造口是难治性肛管直肠病变的最终选择。存在广泛的进展性肛周病变破坏肛周组织，同时存在自发性、活动性的直肠炎症时进行直肠切除术。手术可能伴有严重的并发症，特别是感染持续存在及窦道形成可能导致会阴部伤口不愈合。手术应在括约肌间入路切除直肠黏膜、黏膜下层和肛门内括约肌，保留肛门外括约肌。支管予以切开、搔刮或经清创引流。对于直肠病变严重的复杂性瘘管型PCD、狭窄>4cm的肛管直肠重度狭窄、大便失禁和肛周感染导致的难以控制的脓毒血症等情况，如果药物治疗和局部外科干预失败，建议及时行肠造口术或直肠切除术。肠造口后仅有不到25%的患者能够还纳造口，造口还纳后，肛周炎症常会复发，大多数患者最终需要行直肠切除术。对于全结直肠病变者，全结直肠切除、永久性回肠造口是大多数患者的最终选择。

（三）术后管理与随访

1. 硝基咪唑类和喹诺酮类抗菌药有助于控制肛周感染。硝基咪唑类和喹诺酮类抗菌药诱导CD缓解疗效尚存争议，但可有效控制肛周感染。单独使用环丙沙星4~12周能够显著地减少瘘管引流量。在使用抗菌药物控制感染的基础上使用免疫抑制药（如硫唑嘌呤）有利于瘘管型PCD的维持缓解。抗肿瘤坏死因子-α单克隆抗体联合环丙沙星使用12周，治疗肛瘘有效率可达71%，维持缓解率为65%;而单独使用抗肿瘤坏死因子-α单克隆抗体组有效率仅为47%,维持缓解率为33%。因此,抗菌药物常与免疫抑制药或生物制剂联合或序贯使用治疗合并感染的瘘管型效果更好。

2. 推荐在瘘管炎症消失、有愈合趋势时拆除挂线。肛周瘘管型病变是否采用长期挂线治疗尚有争议,对拆除挂线的时机也无定论。过早拆除挂线,瘘管感染极易复发;拆除过晚,影响瘘管愈合。建议挂线至少应维持至英夫利西单抗诱导缓解结束,并满足以下条件时方可考虑拆线:①挂线引流和生物制剂诱导治疗后PDAI显著下降;②局部瘘管周围红肿明显消退;③瘘管管径明显缩小,冲洗有阻力;④按压瘘管无明显脓性分泌物;⑤对比手术前后影像学检查显示炎性病灶明显缩小。为防止挂线意外脱落,对长期挂线者建议每6个月更换1次挂线。

3. PCD术后推荐使用有效药物维持缓解,并进行长期随访监测。PCD术后容易复发,合并肛周病变也是CD复发的风险因素,推荐对PCD患者使用英夫利西单抗或硫嘌呤类药物预防复发,并在PCD术后定期行直肠指检、结肠镜、影像学和实验室等检查,监测局部复发和癌变,并为CD维持治疗提供依据。

（王志民）

参考文献

［1］谷云飞.肛周克罗恩病的外科处理［J］.中国实用外科杂志,2013,33(7):560-563.

［2］KALLURI R,NEILSON E G. Epithelial mesenchymal transitionand its implications for fibrosis［J］. J Clin Invest,2003,112(12):1776-1784.

［3］SCHARL M,FREI S,PESCH T,et al. Inter leukin-13 and trans-forming growth factor β synergise in the pathogenesis of human intestinal fistulae［J］. Gut,2013,62(1):63-72.

［4］LIU H,PATEL N R,WALTER L,et al. Constitutive expression of MMP9 in intestinal epithelium worsens murine acute colitisand is associated with increased levels of proinflammatorycytokine Kc［J］. Am J Physiol Gastrointest Liver Physiol,2013,304(9):G793-G803.

［5］FREI S M,LANG S,JEHLE E C,et al. Su 1261 expression of interleukins 22 and 33,matrix metalloproteinases 9 and 13,mast cell markers and hypoxia-inducible factor 1α in Crohn's disease associated fistulae［J］. Gastroenterology,2013,144(5/Suppl 1):S441-S442.

［6］SIEGMUND B,FEAKINS R M,BARMIAS G,et al. Results of the fifth scientific workshop of the ECCO(Ⅱ): pathophysiology of perianal fistulizing disease［J］. J Crohns Colitis,2016,10(4):377-386.

［7］RUFFOLO C,SCARPA M,FAGGIAN D,et al. Cytokine network inchronic perianal Crohn's disease and indeterminate colitisafter colectomy［J］. J Gastrointest Surg,2007,11(1):16-21.

［8］FREI S M,PESCH T,LANG S,et al. A role for tumor necrosis factor and bacterial antigens in the pathogenesis of Crohn's disease-associated fistulae［J］. Inflamm Bowel Dis,2013,19(13):2878-2887.

［9］NORMAN J M,HANDLEY S A,BALDRIDGE M T,et al. Disease-specific alterations in the enteric virome in inflammatory bowel disease［J］. Cell,2015,160(3):447-460.

［10］CLEYNEN I,GONZáLEZ J R,FIGUEROA C,et al. Genetic factors conferring an increased susceptibility to develop Crohn's disease also influence disease phenotype: results from the IBD chip European Project［J］. Gut,2013,62(11):1556-1565.

［11］SCHNITZLER F,FRIEDRICH M,WOLF C,et al. The NOD_2 single nucleotide poly-morphism rs72796353(IVS4+10A>C) is a predictor for perianal fistulas in patients with Crohn's disease in the absence of other NOD_2 mutations［J］. PLoS One,2015,10(7):e0116044.

［12］CLEYNEN I,BOUCHER G,JOSTINS L,et al. Inherited determi-nants of Crohn's disease and ulcerative colitis phenotypes:a genetic association study［J］. Lancet,2016,387(10014):156-167.

［13］SINGH B,MORTENSEN N J,JEWELL D P,et al. Perianal Crohn's disease［J］. Br J Surg,2004,9l(7):801-814.

［14］CORMAN M L. 结肠与直肠外科学［M］.吕厚山,译.北京:人民卫生出版社,2002:240.

［15］LICHTENSTEIN G R. Treatment of fistulizing Crohn's disease［J］. Gastroenterology,2000,119(4):1132-1147.

［16］PFITCHARD T J,SCHOETZ D J JR,ROBERTS P L,et al. Perirectal abscess in Crohn's disease:drainage and outcome［J］. Dis Colon Rectum,1990,33(11):933-937.

［17］WILLIAMS J G,MACLEOD C A,ROTHENBERGER D A,et al. Seton treatment of high anal fistula［J］. Br J Surg,1991,78(10):1159-1161.

［18］MAKOWIEC F,JEHLE E C,BECKER H D,et al. Clinical course of perianal fistula in Crohn's disease［J］. Br J Surg,1995,5:603-606.

第三十九章

肠易激综合征

肠易激综合征（irritable bowel syndrome，IBS）是一组持续或间歇发作，以腹痛、腹胀、排便习惯和/或粪便性状改变为临床表现，而缺乏胃肠道结构和生化异常的肠道功能紊乱性疾病。

一、流行病学

近年来，对 IBS 的流行病学调查资料越来越多，IBS 是一种世界范围内的多发病，全世界范围内的患病率差别比较大，总体患病率为 10%~15%。西方国家人群的患病率为 5%~24%，大洋洲国家为 11%~17%，非洲国家患病率为 10% 左右，亚洲国家为 5%~10%。我国流行病学调查各地区检出的 IBS 患病率差异较大，大体上，我国普通人群 IBS 总体患病率为 1.4%~11.5%，各年龄段均可发病，中青年（18~59 岁）多见，老年人（60 岁及以上）的患病率有所下降。

二、病因与发病机制

目前，IBS 的病因和发病机制并不十分清楚。多数学者曾认为 IBS 属多因素的生理心理疾病。胃肠动力的异常和内脏感知的异常是 IBS 的病理生理学基础，而造成这些变化的机制尚未完全清楚。早期曾普遍认为 IBS 是肠道动力异常、单纯肠动力紊乱，以后有学者陆续提出了内脏感觉异常、脑-肠轴功能失调、局部炎症免疫反应等发病机

制。此外，肠道感染、肠道微生态失衡、精神心理障碍及器质性病变也可能是疾病发生发展因素，总之上述任一发病机制均无法单独解释 IBS 的各种表现。

三、分类

根据罗马Ⅳ标准，将 IBS 进行分型，使用 Bristol 粪便性状量表进行 IBS 亚型诊断。IBS 亚型应基于患者排便异常时的 Bristol 粪便性状分类，当患者每月至少有 4 天排便异常时 IBS 亚型分类更准确。

1. IBS 便秘型（IBS with predominant constipation，IBS-C） >25% 的排便为 Bristol 粪便性状 1 型或 2 型（硬粪或干球粪），且<25% 的排便为 Bristol 粪便性状 6 型或 7 型（松散粪或水样粪）。

2. IBS 腹泻型（IBS with predominant diarrhea，IBS-D） >25% 的排便为 Bristol 粪便性状 6 型或 7 型（松散粪或水样粪），且<25% 的排便为 Bristol 粪便性状 1 型或 2 型（硬粪或干球粪）。

3. IBS 混合型（IBS with mixed bowel habits，IBS-M） >25% 的排便为 Bristol 粪便性状 1 型或 2 型（硬粪或干球粪），且>25% 的排便为 Bristol 粪便性状 6 型或 7 型（松散粪或水样粪）。

4. IBS 不定型（IBS Unclassified，IBS-U） 患者符合 IBS 的诊断标准，但其排便习惯无法准确归入

以上 3 型中的任何一型,故称为不定型。

四、临床表现

IBS 的典型症状根据其类型的不同主要包括腹痛、腹泻、便秘等。

1. 腹痛　以下腹部为多,疼痛部位也可以发生变化,较少夜间发作。发作和持续时间缺乏规律,常在排气或排便后缓解。部分患者在进食后出现。

2. 腹泻　持续性或间歇性腹泻,粪量少,糊状且含大量黏液,通常无便血。大多在晨起或餐后出现,每天腹泻次数一般不超过 10 次。

3. 便秘　常伴有便后不尽感,也可腹泻与便秘交替出现。多数患者一般情况良好,可有腹部压痛,直肠指检可发现肛门痉挛和痛感。

4. 腹胀　白天较重,尤其在午后,夜间睡眠后减轻。

5. 伴随症状　可以合并烧心、早饱、恶心、呕吐等,也可有其他系统症状如疲乏、背痛、心悸、呼吸不畅、尿频、尿急、性功能障碍等。部分患者伴有明显的焦虑和抑郁倾向。

6. 体征　通常无阳性发现,或仅有腹部轻压痛。部分患者有多汗、脉率增快、血压增高等自主神经失调表现,有时可于腹部触及乙状结肠曲或痛性肠袢。直肠指检可感到肛门痉挛、张力高,可有触痛。

五、辅助检查

(一)影像学检查

1. 结肠镜检查　符合"报警征象"者,家族中有大肠癌患者,年龄在 40 岁以上的患者,若近期出现排便频率、粪便性状持续性改变、症状发作的形式改变或症状逐渐加重,应当十分警惕,建议行结肠镜检查以排除器质性病变。

2. 腹部 CT 检查、腹部 B 超检查。

(二)实验室检查

1. 血、尿、粪常规检查　是门诊及住院患者要做的基本检查项目。

2. 血生化、血沉、肝功能检查　血生化主要检查血糖、肌酐情况。

(三)病原学检查

粪便细菌培养的粪便标本应该在疾病早期,抗菌药物开始治疗以前采集,应于排便后立即检查。从脓血和稀软部分取材,寒冷季节标本传送和送检均需保温。

六、诊断

1. IBS 西医诊断标准(罗马 IV 标准)　反复发作的腹痛,近 3 个月内平均发作至少每周 1 次,伴有以下 2 项或 2 项以上:①与排便相关;②伴有排便频率的改变;③伴有粪便性状(外观)改变。

2. 诊断前症状出现至少 6 个月,近 3 个月符合以上诊断标准。出现"报警症状和体征"的患者需立即进行必要的检查,排除器质性疾病。"报警征象"包括 40 岁以上近期出现症状;近期出现消瘦、体重减轻超过 3kg;贫血、呕血或黑粪,黄疸,发热,吞咽困难,腹部包块及症状进行性加重。

3. 对有精神心理障碍者也应及时检查。有针对性地排除其他器质疾病后,诊断 IBS。

七、鉴别诊断

1. 慢性细菌感染　多次粪便常规及粪细菌培养有阳性发现,以及充分有效的抗生素系统性治疗后症状明显改善,可明确诊断。

2. 吸收不良综合征　有腹泻,但粪便中常有脂肪和未消化食物。

3. 结直肠肿瘤　可出现腹泻、便秘等类似肠道功能疾病的症状,特别是对老年人应注意,可进行结肠镜检查以明确诊断。

4. 溃疡性结肠炎　有发热、脓血便等异常表现,经结肠镜检查可以鉴别。

5. 甲状腺疾病　甲状腺功能亢进可出现腹泻,甲状腺功能减退可出现便秘,甲状旁腺功能亢进可出现便秘,可进行甲状腺、甲状旁腺功能检查以进行鉴别。

八、治疗

（一）中医治疗

1. 研究表明中草药治疗腹泻型肠易激综合征有明显疗效,在总体症状痊愈率、总有效率、症状积分改善及复发方面均优于西药干预及安慰剂组,且未发现严重不良反应。

（1）脾虚湿阻证

1）治法:健脾益气,化湿消滞。

2）主方:参苓白术散(《太平惠民和剂局方》)加减。

3）药物:党参、白术、茯苓、桔梗、山药、砂仁、薏苡仁、莲肉。

（2）肝郁脾虚证

1）治法:抑肝扶脾。

2）主方:痛泻要方(《丹溪心法》)加味。痛泻要方的作用机制可能是通过降低模型大鼠血清5-羟色胺、血浆P物质水平,减弱脊髓后角神经元兴奋性,提高内脏痛阈、消除肠道过敏达到治疗目的。

3）药物:党参、白术、炒白芍、防风、陈皮、郁金、佛手、茯苓。

（3）脾肾阳虚证

1）治法:温补脾肾。

2）主方:附子理中汤(《太平惠民和剂局方》)和四神丸(《内科摘要》)加减。

3）药物:党参、白术、茯苓、山药、五味子、补骨脂、肉豆蔻、吴茱萸。

（4）脾胃湿热证

1）治法:清热利湿。

2）主方:葛根芩连汤(《伤寒论》)加减。

3）药物:葛根、黄芩、黄连、甘草、苦参、秦皮、炒莱菔子、生薏苡仁。

（5）肝郁气滞证

1）治法:疏肝理气,行气导滞。

2）主方:六磨汤(《证治准绳》)加减。

3）药物:木香、乌药、沉香、枳实、槟榔、大黄、龙胆草、郁金。

（6）肠道燥热证

1）治法:泻热通便,润肠通便。

2）主方:麻子仁丸(《伤寒论》)加减。

3）药物:火麻仁、杏仁、白芍、大黄、厚朴、枳实。

2. 中成药

（1）参苓白术丸(颗粒),每次6~9g,每日2次;补脾益肠丸,每次6g,每日3次;人参健脾丸,每次6g,每日2次。适用于脾虚湿阻导致的泄泻。

（2）固本益肠片,每次8片,每日3次;四神丸,9g,每日1~2次。适用于脾肾阳虚导致的泄泻。

（3）葛根芩连微丸,每次6g,每日2次;香连丸,每次6g,每日2次;适用于脾胃湿热导致的泄泻。

（4）麻仁丸,每次6~9g,每日2次;麻仁润肠丸,每次6g,每日3次;适用于肠道燥热导致的便秘。

（5）四磨汤口服液,每次10ml,每日3次,适用于肝郁气滞导致的便秘。

3. 针刺治疗　治疗IBS具有经济、副作用少的优点,有研究表明疏肝健脾法针刺治疗IBS-D疗效优于匹维溴铵,可明显改善患者生活质量,且复发率低。

4. 中医按摩治疗　按摩对缓解症状有一定的疗效。

5. 药浴治疗　取无花果叶60g,加水1 000ml,水煎取药600ml。待温洗脚,每日2次,每次30分钟。

6. 中药灌肠治疗　方药组成:白术20g,厚朴6g,乌梅12g,石榴皮15g,乌贼骨15g,炒白芍12g,水煎200ml,每日1次,灌肠。

7. 针灸治疗　眼针治疗主穴:下焦区,大肠区,脾区。肝气乘脾证加肝区,脾胃虚弱证加胃区。刺法:在相应眼穴区距眶内缘2mm眼眶处,平刺,由该区始点向该区终点方向刺入5mm,除肝区行泻法,余穴区行捻转补法,留针20分钟,留针10分钟时采用刮针法刮针柄10次,起针时按压针孔。

8. 艾灸治疗　艾灸对IBS的治疗着眼于中医整体观。其最大优点在于可以避免服食药物导致的不良反应,特别是大部分解痉镇痛药对消化道蠕动的抑制;避免因胃肠疾病对药物吸收造成的影响,减少消化道的负担。

9. 穴位埋线治疗　取穴天枢、大肠俞、足三里等,予埋线治疗。

(二) 西医治疗

1. 维持良好的医患关系　医师与患者的良好沟通,以及对症状的解释,对近期和远期症状改善均有很大的帮助。

（1）IBS是功能性疾病,没有证据显示IBS可以直接进展成严重的器质性疾病或恶性肿瘤。

（2）IBS的症状容易反复发作,对患者的影响主要体现为影响患者的生存质量。

（3）IBS应当强调生活方式的调整。通过生活方式调整,以及适当药物治疗,多数患者的症状可以比较理想地改善。

2. 生活方式、饮食习惯和心理的调整　生活方式和社会行为的调整能够减轻IBS症状。如减少烟酒摄入、注意休息、充足睡眠等行为改善。对精神症状较重,特别是反复就诊、重复不必要检查的患者,除药物治疗外,通常还需行心理行为治疗。

3. 药物治疗　对IBS的药物治疗主要根据症状选择合适的药物。常用药物有解痉药、止泻药(腹泻型)、促胃肠动力药、泻药、肠道微生态制剂等。对伴有明显焦虑或抑郁状态的患者,可选用抗焦虑、抗抑郁药物。

（1）解痉药

1）选择性胃肠平滑肌钙通道阻滞剂:适用于治疗痉挛性便秘的IBS患者,如匹维溴铵,每次50mg,每日3次,口服;奥替溴铵,每次40mg,每日2~3次,口服。

2）离子通道调节剂:此类药物可直接作用于细胞膜多离子通道,对平滑肌运动具有双向调节作用,故适用于各型,特别是IBS-M和IBS-U患者,如马来酸曲美布汀,每次100mg,每日3次,口服。

（2）止泻药:适用于腹泻的治疗。如洛哌丁胺,每次2mg,每日3~4次,口服;复方地芬诺酯,每次1~2片,每日2~3次,口服;蒙脱石散,每次3~6g,每日3次,口服。

（3）促胃肠动力药:适用于腹胀和IBS-C,如利那洛肽胶囊,成年人推荐每日1粒(含290μg利

那洛肽),至少首餐前30分钟服用,每日1次,口服;莫沙必利,每次5~10mg,每日3次,口服;伊托必利,每次50mg,每日3次,口服。

（4）泻药:对IBS-C可使用容积性泻药,如聚卡波非钙,每次1g,每日3次;甲基纤维素、欧车前制剂也可选用。渗透性泻药,如聚乙二醇、乳果糖等。刺激性泻药应慎用。

（5）抗抑郁药:临床上就诊的患者常伴有明显的以抑郁、焦虑为主的心理障碍。现多用选择性5-羟色胺再摄取抑制药。

（6）胃肠微生态制剂:适用于伴有肠道菌群失调的IBS患者。常用药物包括复方嗜酸乳杆菌片、双歧杆菌四联活菌片、双歧杆菌三联活菌胶囊、双歧杆菌乳杆菌三联活菌片、地衣芽孢杆菌活菌胶囊、布拉氏酵母菌散等。

（7）抗生素:利福昔明可改善非便秘型IBS总体症状及腹胀、腹泻症状。

（张苏闽　潘唯潇）

参考文献

[1] 寇会玲,宗立永,孙元熙.肠易激综合征流行病学与发病机制研究新进展[J].医学理论与实践,2015,28(18):2448-2449.

[2] 潘国宗,鲁素彩,柯美云,等.北京地区肠易激综合征的流行病学研究:一个整群、分层、随机的调查[J].中华流行病学杂志,2000(1):27-30.

[3] 熊理守,陈旻湖,陈惠新,等.广东省社区人群肠易激综合征的流行病学研究[J].中华医学杂志,2004(4):18-21.

[4] 冯新伟,徐珊.香港特区老年人肠易激综合征流行病学调查分析[J].承德医学院学报,2009,26(1):43-45.

[5] 刘春斌,梁谷,郑琴芳,等.广西南宁市社区居民肠易激综合征流行病学现状[J].世界华人消化杂志,2014,22(34):5365-5370.

[6] 李延青.什么导致了肠易激综合征[J].临床消化病杂志,2009,21(2):110-111.

[7] 胡品津.从脑-肠互动的高度认识肠易激综合征[J].中华消化杂志,2003(5):1-2.

[8] 银新,宁守斌.肠易激综合征发病机制的研究进展[J].世界华人消化杂志,2009,17(32):3318-3323.

[9] 王利华,方秀才,潘国宗.肠道感染与肠易激综合征[J].中华内科杂志,2002(2):21-24.

［10］梁海清,王世和,李延青,等.肠易激综合征患者外周血炎性细胞因子表达失衡的分析［J］.胃肠病学,2008（2）:111-113.

［11］王鹏,李延青.肠道微生态与肠易激综合征:基础与临床［J］.胃肠病学,2019,24（4）:193-197.

［12］王凌,罗和生,姜齐宏.精神心理因素在肠易激综合征发病中的作用及性别差异研究［J］.胃肠病学和肝病学杂志,2005（6）:603-604.

［13］周建宁,侯晓华,刘南植,等.武汉地区消化内科就诊患者肠易激综合征的发病情况［J］.胃肠病学,2006（6）:356-358.

［14］李军祥,陈誩,唐旭东,等.肠易激综合征中西医结合诊疗共识意见（2017年）［J］.中国中西医结合消化杂志,2018,26（3）:227-232.

［15］张声生,李乾构,魏玮,等.肠易激综合征中医诊疗共识意见［J］.中华中医药杂志,2010,25（7）:1062-1065.

［16］苏冬梅,张声生,刘建平,等.中医药治疗腹泻型肠易激综合征的系统评价研究［J］.中华中医药杂志,2009,24（4）:532-535.

［17］李佃贵,赵玉斌.痛泻要方对肠易激综合征作用机制的实验研究［J］.中草药,2006（11）:1681-1685.

［18］李浩,裴丽霞,周俊灵,等.针刺与西药治疗腹泻型肠易激综合征疗效对照观察［J］.中国针灸,2012,32（8）:679-682.

［19］裴丽霞,孙建华,夏晨,等.针灸治疗腹泻型肠易激综合征肝郁脾虚证临床研究［J］.南京中医药大学学报,2012,28（1）:27-29.

［20］王智君,李为民.电针对肠易激综合征大鼠肠道运动异常的调节作用［J］.中西医结合学报,2010,8（9）:883-887.

［21］张红昌,韩淑凯,汤俊玲.头针治疗腹泻型肠易激综合征50例［J］.中国针灸,2011,31（7）:605-606.

［22］乔敏,闫凤.中药灌肠治疗腹泻型肠易激综合征的临床研究［J］.中医学报,2013,28（1）:124-125.

［23］王鹏琴,陈苏宁,柳越冬,等.眼针治疗腹泻型肠易激综合征60例临床研究［J］.中医杂志,2011,52（14）:1203-1206.

［24］储浩然,黄学勇,李学军,等.艾灸治疗腹泻型肠易激综合征临床研究［J］.安徽中医学院学报,2011,30（6）:33-36.

［25］戚莉,李娜,刘慧荣,等.艾灸治疗IBS临床及其镇痛效应的研究［J］.中华中医药杂志,2010,25（12）:2224-2227.

［26］洪珍梅,王樟连,陈晓军.穴位埋线治疗腹泻型肠易激综合征疗效观察［J］.中国针灸,2011,31（4）:311-313.

［27］王伟岸,钱家鸣,潘国宗.小剂量抗抑郁药治疗难治性肠易激综合征［J］.中国医学科学院学报,2003（1）:74-78.

［28］曹佳懿,侯晓华.精神心理因素在肠易激综合征中的作用［J］.胃肠病学,2008（2）:121-124.

［29］袁耀宗,许斌,莫剑忠,等.马来酸曲美布汀治疗肠易激综合征的疗效和安全性研究［J］.胃肠病学,2005（3）:143-147.

第四十章

肠道菌群失调症

肠道菌群是一个巨大而复杂的生态系统,存在于肠道的正常菌群为拟杆菌、乳杆菌、大肠埃希菌和肠球菌等,尚有少数过路菌,如金黄色葡萄球菌、铜绿假单胞菌、大肠埃希菌、变形杆菌、产气荚膜梭菌等。正常情况下,肠道菌群和宿主、外界环境建立起一个动态的生态平衡,对人体的健康起重要作用,任何打破其内外环境的因素都可导致菌群失调。

一、病因与发病机制

多种因素如药物的代谢、肠道动力异常、菌群的变化、饮食和免疫等,尤其是应用广谱抗生素者可致菌群失调,同时产生一些能诱导肠道炎症的物质,如细菌脂多糖、肽聚糖、脂蛋白等,并导致具有遗传易感性个体的肠道产生异常免疫反应导致宿主发病。

二、分类

临床常见肠道菌群失调症如下。

1. 葡萄球菌性肠炎 多见于长期应用抗生素(四环素类、氨苄西林等),肾上腺皮质激素和进行肠道手术的老年患者或慢性病患者。

2. 白色假丝酵母菌性肠炎 肠道菌群失调症最常见的一种。多见于瘦弱的婴儿、消化不良、营养不良、糖尿病、恶性肿瘤、长期应用抗生素或激素的患者。

3. 产气荚膜梭菌性急性坏死性肠炎 产气荚膜梭菌所产生的 β 毒素可引起急性坏死、肿瘤、消耗性疾病,以及使用抗生素、肾上腺皮质激素等情况下最易发生感染。

4. 摩根菌属肠道感染 在一定条件下可为条件致病菌,如普通变形杆菌、奇异变形杆菌、摩根菌属均可引起食物中毒与腹泻。

5. 铜绿假单胞菌肠道感染 铜绿假单胞菌为条件致病菌,常为继发感染,在婴幼儿、老年人、某些恶性肿瘤、消耗性疾病,以及使用抗生素、肾上腺皮质激素等情况下最易发生感染。

6. 肺炎克雷伯菌肠道感染 当机体抵抗力降低或其他原因,正常寄生在肠道的肺炎克雷伯菌可引起感染,特别是小儿的严重腹泻。

三、临床表现

严重腹泻或慢性腹泻为主要临床表现,在应用抗生素治疗过程中,如突然发生腹泻,或原有腹泻加重,即有可能发生了本症。腹泻多为淡黄绿色水样便,有时如蛋花样。真菌感染可排泡沫样稀便,带黏液,有腥臭味;葡萄球菌感染可排黄绿色稀便,每天 3~20 次,伴有腹胀,腹痛一般不显著,吐泻严重者可伴有水和电解质紊乱、血尿素氮升高、血压下降;白念珠菌感染一般多从上消化道开始,蔓延到小肠甚至肛周,鹅口疮常是白念珠菌肠炎最早的信号,如小肠黏膜糜烂或溃疡,可引起多次的无臭黏液脓性粪便,有时可呈水泻,伴有消化不良,如治疗不及时,可扩散至呼吸道、泌尿系统甚至脑组织;铜绿假单胞菌感染能产生蓝绿色荧光素,使粪便带绿色,但并不经常引起腹泻,一般腹痛轻,少数伴恶心、呕吐,多有水和电解质紊乱,重症可发生休克。

四、辅助检查

目前,常用的肠道菌群检测方法有聚合酶链反应(PCR)、16S rDNA 分子测序和荧光原位杂交。

1. PCR 是一种用于放大扩增特定的 DNA 片段的分子生物学技术,能将微量的 DNA 大幅增加,国内外学者对多重耐药鲍曼不动杆菌、双歧杆菌生物群的组成进行实时评估,指导临床治疗。

2. 16S rDNA 分子测序 该技术的发展已经成为 20 世纪后期临床微生物学最重要的进展。16S rRNA 扩增和测序可用来描述新的细菌种类和培养的细菌,并提高了细菌鉴定效率。

3. 荧光原位杂交 基于来自微生物的特定核苷酸序列与荧光标记探针的杂交,具备特异性、快速性和敏感性的优点。

五、诊断

临床有以上腹泻特点,并有引起本病的诱因,结合临床辅助检查,即可确诊。

1. 3 岁以下幼儿或老年人,肠外或肠道存在着某种已确定的感染性疾病。

2. 大剂量应用广谱抗生素史,并在治疗过程中出现肠道新的感染症状。

3. 经粪便培养或直接涂片染色等细菌学方法鉴定,同一部位同时存在两种以上的感染。

4. 临床症状、体征及实验室检查等辅助检查方法可以确定不同部位感染出现的先后,其中包括肠道有继发感染者。

六、鉴别诊断

肠道菌群失调症主要与外源性病原体导致肠道感染性疾病及特异性肠道炎症性疾病鉴别,主要包括霍乱、细菌性痢疾、阿米巴痢疾、艰难梭菌性肠炎、伤寒与副伤寒、克罗恩病、溃疡性结肠炎等,详见第四十二章第四节。

七、治疗

1. 全身支持治疗 对施行大手术患者,术前注意补充营养,可肌内注射丙种球蛋白以提高机体免疫功能,也可使用注射转移因子、免疫核糖核酸、胸腺肽、白介素-2 等。

2. 病因治疗 如巨结肠、胆囊炎引起的肠球菌过度繁殖;维生素缺乏造成的肠球菌减少或消失;小肠蠕动过快而引起的酵母菌过多等,都必须先除去病因,然后再恢复正常菌群。

3. 调整菌群治疗

(1)饮食调整:发酵性腹泻应限制碳水化合物;腐败性腹泻应限制蛋白质的摄入。增强肠黏膜的局部防御屏障功能,防止细菌异位,应增加纤维食物。

(2)立即停止原抗生素,应根据菌群分析及抗菌药物敏感试验,选用合适的抗生素及抑制过度繁殖的细菌,间接扶植肠道繁殖不足的细菌。此外,还可采用广谱抗菌药物将肠道细菌大部分消灭,然后再灌入正常肠道菌群的菌液使其恢复。

(3)益生菌:目前常用的益生菌包括嗜酸乳杆菌、德氏乳杆菌保加利亚亚种(保加利亚乳杆菌)、芽孢杆菌、双歧杆菌等。还可以用正常人粪便悬液做成复方活菌制剂用来治疗艰难梭菌引起的假膜性小肠结肠炎,获得较好的效果。

(4)益生元:可达到扶植正常菌群的目的。如用乳糖扶植肠杆菌,用叶酸扶植肠球菌。

(5)耐药性肠球菌制剂:能阻止其他菌群异常繁殖,克服菌群失调,改善粪便性状异常,且比以往单用抗生素治疗疗效迅捷。

(6)中医中药:中医认为"泄泻之本,无不由于脾胃"。急性泄泻病多偏实,责在脾胃;慢性泄泻病多为虚,伤及脾肾。前者当清热化湿,后者应高补脾肾。

4. 应用微生态制剂 常用的微生态制剂有双歧杆菌、乳杆菌、肠球菌等活菌制剂。微生态制剂可通过竞争性抑制作用与致病菌争夺肠黏膜的黏附点,占据优势,参与构建生物屏障。增加有益菌的数量不仅可调控肠道菌群的平衡,而且能增强机体的免疫力。

（徐大超　丁雪莹　张苏闽）

参考文献

[1]　胡咏,周国华.肠道菌群失调常见病因的研究进展[J].医学综述,2011,17(2):239-241.

[2]　王晓华.肠道菌群失调症的研究进展[J].实用临床医学,2007,8(8):136-138.

[3]　刘铁龙,李彦龙.肠道菌群失调症的诊断与治疗[J].中国实用乡村医生杂志,2005,12(8):49-50.

[4]　张大永.肠道菌群失调相关疾病及检测方法研究进展[J].中药与临床,2018,9(4):67-71.

[5]　刘士敬.肠道菌群失调的治疗[J].中国社区医师,2011,27(9):6.

第四十一章

放射性肠炎

一、历史

随着妇科和结直肠肿瘤放射治疗（简称放疗）患者逐年增多及肿瘤患者生存期延长，放疗造成的并发症也日益显著。40% 的生殖系统、泌尿系统和结直肠肿瘤患者曾接受放疗，而消化道是腹腔放疗最易损伤的部位，其中 50% 的盆腔放疗患者存在明显的影响生活质量的消化道症状，即放射性肠炎，又称放射性肠病、放射性肠损伤。

二、流行病学

放疗患者发生放射性肠炎的发病率各文献报道差异巨大，占所有放疗患者的 5%~55%。约 80% 接受盆腔放疗的患者出现长时间的排便习惯改变，其中 20% 的患者因中重度的胃肠道不适影响生活质量，只有约 55% 的患者前往医院就诊。

三、病因与发病机制

放射性肠炎的发生主要源于放疗引起的肠道血管损伤，肠道血管变少、血供变差、黏膜变薄，一旦有细菌、病毒感染，引起的肠道炎性反应的愈合修复困难，会形成迁延不愈的症状。放射线作用于肠管后数小时内即可发生组织学改变，早期表现为上皮细胞凋亡、固有层炎症、隐窝脓肿，后期的改变包括血管炎、小血管缺血、黏膜下层纤维化、肠壁增

厚等。随着血管炎的进行性加重，可以发生肠壁的坏死、溃疡和穿孔。部分患者可以形成内瘘或外瘘，但不常见。后期也可出现放射线诱发的癌肿。

四、分类

依据病理学分期、特征和临床表现，放射性肠炎可分为急性放射性肠炎和慢性放射性肠炎，一般以 6 个月为界。急性放射性肠炎主要表现为肠黏膜炎性反应，而慢性放射性肠炎的病理学表现为进行性肠壁缺血和纤维化。

而根据部位不同，又可分为放射性小肠炎和放射性直肠炎。因此，最终可分为 4 个亚型：急性放射性小肠炎、急性放射性直肠炎、慢性放射性小肠炎、慢性放射性直肠炎。

五、临床表现

1. 急性放射性小肠炎　常在放疗开始后较短时间内出现，高达 75% 的盆腔肿瘤患者放疗后可出现不同程度的消化道症状。临床表现包括但不限于便血、便急、便频、腹泻、黏液粪便、里急后重和肛门疼痛等，症状多样且缺乏特异性。急性症状多数在 3 个月内恢复，呈现一过性和自愈性的特点。

2. 慢性放射性小肠炎　主要临床表现为腹痛、腹泻、里急后重、便血。大部分患者仅有不严重的腹泻，迟发患者的晚期表现以消化吸收不良为

主,伴有间歇性腹痛、脂肪泻、消瘦、乏力、贫血、溃疡、坏死等症状,严重的患者可出现顽固性恶心、呕吐、腹泻,导致脱水、血容量下降,甚至休克和死亡。

3. 急性放射性直肠炎 常在放疗开始后较短时间内出现,高达 75% 的盆腔肿瘤患者放疗后可出现不同程度的消化道症状。ARP 的临床表现包括但不限于便血、便急、便频、腹泻、黏液粪便、里急后重和肛门疼痛等,症状多样且缺乏特异性。

4. 慢性放射性直肠炎 常出现于放射治疗后 6~18 个月。发病率为 2.7%~20.1%,临床症状为腹泻、腹痛、便血、黏液便和里急后重、粪便变细、进行性便秘。严重的病损与邻近器官可能会形成瘘管,如直肠阴道瘘、直肠膀胱瘘、直肠小肠瘘等。肠穿孔可导致腹膜炎、腹腔或盆腔脓肿。肠道狭窄和肠祥缠绕可导致肠梗阻。

六、诊断

放射性肠炎的临床表现几乎涵盖所有可能出现的消化道症状和体征,根据放疗病史和消化道症状,放射性肠炎的诊断并不困难。

(一) 放射性小肠炎的诊断

根据放疗病史和消化道症状,放射性小肠炎的诊断并不困难,但需要鉴别原发肿瘤复发或转移,以及术后腹腔粘连造成的肠梗阻。

1. 内镜检查

(1)结肠镜检查:急性放射性小肠炎镜下表现为开始数周内可见黏膜充血、水肿和脆性增高,触及易出血,因直肠前壁受辐射剂量大,其病变常最严重;慢性放射性小肠炎表现为黏膜增厚、变硬,毛细血管扩张、溃疡、狭窄、坏死等,其中毛细血管扩张最典型。

(2)双气囊小肠镜:特点是可对整个小肠进行直视观察、可控性强,对多种小肠相关疾病具有较高的诊断率,还能在检查过程中进行活检、止血、息肉切除、球囊扩张等,实现了检查、治疗于同一过程中完成,在临床应用中具有独特的优势。

(3)胶囊内镜:放射性小肠炎在镜下最常见的病变包括黏膜水肿、红斑和新生血管形成,最典型

的是萎缩和不规则散在的白色绒毛黏膜。双气囊小肠镜操作时压倒了绒毛,而胶囊内镜可以观察生理条件下的小肠黏膜,因此更容易发现异常。

2. 影像学检查

(1)X 线检查:钡剂检查小肠可见病变常以回肠末端为主。充钡时,可见管腔不规则狭窄,并因粘连而牵拉成角,形成芒刺样阴影,肠壁增厚、肠曲间距增宽,也可见肠腔结节样充盈缺损,与炎性肠病相似;排空时小肠正常羽毛状黏膜纹消失。

(2)肠系膜动脉造影:小动脉损伤伴缺血性改变是造成放射性肠狭窄的病理基础,肠系膜动脉造影片上常可见肠系膜小动脉分支异常。

(3)CT 检查:有助于评估腹腔纤维化的严重程度和判断梗阻位置。放射性肠炎的典型影像学表现是损伤肠段和非损伤肠段有明显分界,且不发生于放射野内。包括肠壁增厚水肿,附近肠系膜脂肪炎性改变。特征性 CT 表现为不断增厚的狭窄肠管,肠壁的脂肪密度靶,称为“脂肪晕轮征”。此“晕轮”可为“双环”或“三环”,原因是脂肪沉积于有水肿或炎症的小肠黏膜下层。该种征象较易与克罗恩病混淆,不同的是克罗恩病的“晕轮”为非对称性的。另外,“脂肪晕轮征”还可出现于部分正常体胖者或移植物抗宿主病患者中,应注意鉴别。

(4)MRI 检测:磁共振小肠造影的主要优点为软组织分辨率高,多期影像(如动脉、门静脉或延迟静脉相),不受先前钡剂或 CT 检查的影响,缺点是采集时间较长及运动伪影。慢性放射性小肠炎表现为小肠增厚、肠腔缩窄及因小肠纤维化发生阻塞。

(二) 放射性直肠炎的诊断

放射性直肠炎缺乏诊断的“金标准”,主要结合临床、内镜、影像学和病理组织学表现进行综合分析,在排除感染性和其他非感染性直肠炎的基础上作出诊断。盆腔肿瘤病史和放疗过程非常重要,是诊断放射性直肠炎的必要因素,同时需要排除肿瘤活动或复发的影响。

1. 直肠指检 可初步评估病变部位、肛门括约肌功能和原发肿瘤状态。原发妇科肿瘤的患者,

双合诊有助于了解肿瘤状态及潜在直肠阴道瘘的可能。

2. 内镜检查　结肠镜检查是诊断放射性直肠炎的首要辅助检查,可见直肠黏膜小血管扩张、充血,肠壁水肿,部分患者可见黏膜糜烂及溃疡,因直肠前壁受辐射剂量大,其病变常最严重。依据典型的镜下改变可以评估病变程度,放射性直肠炎肠镜所见病变轻重程度,按 Sherman 分级标准将病变分为:①Ⅰ级,黏膜呈局限或弥漫性充血水肿、血管扩张、组织变脆接触易出血,可有糜烂或伴有渗血,但无溃疡;②Ⅱ级,已形成溃疡,为圆形、椭圆形或不规则形,表面附着灰白苔或坏死物,边缘平坦,无周堤形成,溃疡周围仍可见血管扩张,糜烂溃疡常伴有出血;③Ⅲ级,除黏膜炎症、糜烂、溃疡外,同时伴有肠腔狭窄;④Ⅳ级,除Ⅲ级特点外伴有瘘管形成(图 41-0-1)。

3. 影像学检查

(1)X 线检查:肠道 X 线钡剂检查有助于病损范围与性质的确定,但征象无特异性。钡剂灌肠可见结肠黏膜呈细小的锯齿样边缘,皱襞不规则,肠黏膜水肿,肠袢分开,肠壁僵硬或痉挛。有时可见肠腔狭窄、变直和结肠袋消失、溃疡和瘘管形成。少数溃疡边缘的黏膜可隆起,其 X 线表现酷似癌肿,其鉴别点是病变肠段与正常肠段间逐渐移行而无明显的分界,与癌肿不同,乙状结肠位置较低并折叠成角。从不同角度摄片对鉴别病变性质有重要意义。

(2)直肠腔内超声(endorectal ultrasound, ERUS):典型表现为直肠壁增厚,模糊的肠壁分层和血管分布评分增高。在对疾病活动的综合评价中,ERUS 可以提供客观的证据,并可作为对慢性放射性直肠炎患者的常规检查。

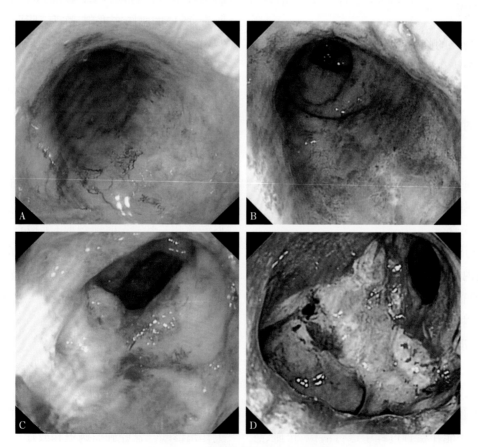

图 41-0-1　放射性直肠炎肠镜下表现

A. 直肠黏膜局限性充血水肿,肠腔未见明显溃疡形成及狭窄;B. 直肠黏膜弥漫融合、变红且水肿,肠腔未见明显溃疡形成及狭窄;C. 直肠黏膜弥漫融合、变红且水肿,有不规则深溃疡形成,肠腔轻度狭窄;D. 直肠黏膜弥漫性充血水肿,有不规则深溃疡形成伴表面附着灰白苔,肠腔明显狭窄,<1/3 原肠腔直径。

（3）CT检测：主要表现为受累肠壁增厚，多小于10mm，呈均匀增厚，肠壁光整。当肠壁黏膜下水肿明显时，可见靶征，增强扫描示分层状强化。皮下脂肪密度增高、显示模糊，其内常见条索、网状间隔、肠系膜血管增粗、边缘模糊，盆壁肌肉肿胀、肌间隙模糊。病变严重的可见梗阻，不完全性肠梗阻常见，也可显示盆腔脓肿和肠瘘，增强扫描示脓肿壁环形强化。

（4）MRI检测：慢性放射性直肠炎的MRI图像多表现为肠壁环形较均匀性增厚，内壁光滑，少部分患者可有局部不规整隆起，伴溃疡形成，甚至可出现穿孔及瘘管。其特征性表现为病变肠壁在T_2加权像和弥散加权成像上均表现为"同心圆"分层状高信号，T_1加权像呈等信号，增强后呈明显"同心圆"分层状环形强化。MRI多方位成像，特别是矢状位结合轴位扫描能提高病变的检出率。

七、鉴别诊断

诊断放射性肠炎时需要注意与各种感染性肠炎（急性感染性肠炎、真菌性结肠炎、抗菌药物相关性肠炎等）和非感染性肠炎性病变（溃疡性结肠炎、转流性直肠炎、小肠转移性恶性肿瘤）进行鉴别。此外，还需要与缺血性肠炎、嗜酸性肠炎、过敏性紫癜、胶原性结肠炎、贝赫切特综合征，以及人类免疫缺陷病毒感染合并的直肠病变鉴别。

八、治疗

在放射性肠炎的治疗中，应充分考虑疾病的自限性特点，综合临床症状与内镜表现，尽可能通过非手术治疗缓解主要症状，避免严重并发症的发生。手术切除病变肠管作为一把"双刃剑"，是处理放射性肠炎合并严重并发症的主要方法，但需严格把握适应证，完善围手术期准备，提高手术的质量和安全性。应根据患者的主要问题选择治疗方式，把改善患者的长期生活质量作为治疗的最终目标。

（一）急性放射性肠炎的治疗

急性放射性肠炎治疗以对症治疗和营养支持治疗为主。急性放射性肠炎的腹泻症状明显，首选治疗药物为洛哌丁胺或复方地芬诺酯。如果洛哌丁胺无效，可合并使用生长抑素或氨磷汀，也可以给予患者胃肠解痉药以减轻肠绞痛，给予镇痛药缓解疼痛，给予止吐药物缓解恶心。膳食调理的重点是保障足够的能量与蛋白质，推荐无乳糖、低脂及低渣饮食。其他治疗方法包括抗生素（治疗小肠细菌过度繁殖）和糖皮质激素治疗等，必要时使用肠外营养。

急性期患者，病变主要表现为急性炎性改变，未造成不可逆性纤维化，病变范围也未明确，此时手术可能造成病变肠管切除不足或切除过多，除非急诊情况，一般不宜手术，应该进行充分的营养支持治疗，待慢性期病变范围明确后再行手术治疗。

（二）慢性放射性肠炎的治疗

1. 非手术治疗

（1）抗炎类药物：临床上常用于治疗慢性放射性肠炎的抗炎类药物包括非甾体抗炎药（柳氮磺吡啶、巴柳氮、美沙拉秦、奥沙拉秦等）及糖皮质激素（泼尼松龙、倍他米松及氢化可的松等），非甾体抗炎药既可单独使用，又可搭配糖皮质激素一起使用。给药途径包括口服和保留灌肠。

（2）抗菌药：慢性放射性肠炎会伴有细菌过度繁殖的情况，抗生素治疗可短期有效控制细菌的过度繁殖，但由于CRE患者多伴有不全性肠梗阻及食物滞留，抗菌药抑制细菌繁殖后，过一段时间还会再出现细菌的过度繁殖。该过程不断循环，因此需要定期给予患者口服抗菌药。如果怀疑细菌过度繁殖，可尝试给予7~10天的抗生素治疗，通常可以缓解患者腹胀、腹泻等症状。相比于治疗，确诊肠道细菌过度繁殖显得更为重要，可通过葡萄糖氢呼气试验帮助诊断。因为抗菌药有时也会导致患者出现腹痛、腹泻。此外，在临床工作中，除非是已知的敏感细菌，抗菌药的选择通常是经验性用药，有时可能需要给予多种抗菌药联合且反复循环用药。目前，关于抗菌药治疗放射性肠炎的临床试验并不多，推荐使用甲硝唑、环丙沙星治疗放射性肠炎的出血、腹泻症状。

（3）益生菌：放疗可破坏肠腔内部正常的微生态结构，导致肠道菌群失调。益生菌可维持肠道菌群平衡,恢复肠腔正常 pH,缓解腹泻等症状。临床上常用的益生菌包括乳杆菌、双歧杆菌、肠球菌等。

（4）止泻药:腹泻是放射性肠炎的主要临床表现,止泻药在放射治疗引起的腹泻中发挥着重要作用。洛哌丁胺可以明显降低肠道蠕动的频率,减缓肠道运输速度,提高胆盐吸收率。但对合并肠狭窄和肠梗阻的患者应当避免使用止泻药。止泻药虽然可以改善患者的临床症状,但并不能解除病因,停止使用药物后,患者的腹泻症状可能复发。

2. 营养支持治疗 是慢性放射性肠炎的重要治疗方式之一。放射性肠炎患者由于胆汁酸吸收不良、肿瘤负荷、小肠细菌过度生长及抑郁造成食欲减退等原因,容易出现营养不良,发生梗阻、肠瘘、消化道出血等并发症的患者出现营养不良的风险更高。慢性放射性肠炎患者的日常饮食建议低纤维素、低脂、高热量及高蛋白饮食,限制乳糖摄入。低纤维素饮食可以改善放疗引起的腹泻症状,也可避免坚硬粪便反复摩擦直肠黏膜,导致疼痛和出血。低脂饮食会减轻肠道不适症状,高蛋白、高热量饮食可以逆转营养不良,为机体提供必要的能量。限制乳糖摄入,可以减轻腹泻等症状。

营养支持治疗是慢性放射性肠炎手术治疗的基础。营养支持治疗包括改善患者的营养状况和免疫功能,尤其是需要接受手术治疗的患者,可增强患者对手术的耐受力,减少术后并发症的发生率。慢性放射性肠炎患者肠道功能恢复缓慢,无论是术前还是术后,多数患者均需要较长时间的围手术期营养支持治疗。

营养治疗应首选肠内途径,对于可经口进食者优先选择口服途径。口服营养补充（oral nutritional supplements,ONS）是以增加口服营养摄入为目的,将能够提供多种宏量营养素和微量营养素的营养液体、半固体或粉剂的制剂加入饮品和食物中经口服用。ONS 的推荐剂量为饮食加 ONS 达到推荐机体日常能量及蛋白质需要量,或除日常饮食外 ONS 至少达到 1 673.6~2 510.4kJ/d（400~600kcal/d）。对于重度营养不良、腹部大手术或术后仍需处理原发肿瘤的放射性肠炎患者,推荐出院后 ONS 继续 2 周至数月。

慢性放射性肠炎患者较少合并严重肠道功能障碍,对于肠道功能衰竭的患者,可应用完全肠外营养使肠道休息。谷氨酰胺是非必需氨基酸的一种,是肠黏膜细胞特异性营养物质,对肠黏膜的再生及维护肠屏障功能均具有重要作用。此外,放疗期间及放疗后补充益生菌,有助于减轻腹泻症状。患者还可能存在维生素 B_{12} 吸收不良,导致贫血或神经系统症状,故需要适当补充。因此,慢性放射性肠炎建议首选肠内营养治疗,必要时可加用肠外营养补充,辅以谷氨酰胺、益生菌和维生素 B_{12}。

3. 保留灌肠治疗 多种外用药物在治疗放射性直肠炎中的作用被评估,这些药物主要通过局部保留灌肠使病变直肠充分接触起作用。临床上常用的药物有硫糖铝、甲硝唑、类固醇激素等。

硫糖铝作为常用的肠黏膜保护剂,可以与溃疡面上带阳性电荷的蛋白质或坏死组织结合,形成保护膜。同时可刺激局部前列腺素的合成和释放,改善溃疡局部血流,达到保护黏膜和促进溃疡愈合的作用。放射性直肠炎的发病机制与肠道内厌氧菌密切相关,国外有研究证实甲硝唑能进一步减轻出血和腹泻症状;同时,内镜下发现黏膜水肿和溃疡能更好地缓解。尽管应用类固醇激素治疗放射性直肠炎已有多年历史,有研究发现口服硫糖铝联合泼尼松龙灌肠,治疗 4 周后便血明显缓解,内镜下病变愈合。

4. 甲醛局部治疗 甲醛通过蛋白质凝固作用,在病变直肠黏膜层新生血管内形成血栓从而起到局部止血作用,其作用表浅,不超过黏膜层,同时其价格低廉、可操作性强、效果不满意可反复治疗。包括甲醛保留灌肠、纱块浸润、局部灌注等,对于合并直肠肛管狭窄、溃疡、大便失禁及肛管癌的患者,行甲醛局部治疗应特别谨慎,使用不当可能加重上述症状。

5. 内镜治疗 氩等离子体凝固术（argon plasma coagulation,APC）是治疗出血性放射性直肠炎的一种安全、有效的方法。临床研究显示,APC 治疗放射性直肠炎引起的出血有效率为 70%~100%。

6. 手术治疗 由于肠管慢性缺血和纤维化具有不可逆性,约有 1/3 的慢性放射性肠炎患者在病程迁延反复、进行性加重后,会出现如消化道大出血、肠梗阻、肠坏死、穿孔、肠瘘等晚期并发症,手术切除病变肠管是最理想的治疗方法,随着放射技术和外科营养支持的不断进步,手术治疗已经过渡至确定性的切除和消化道重建手术。

由于放疗对组织愈合能力和肠管血供的影响,放射性损伤导致的盆腔严重粘连和盆腔纤维化,加上患者常合并贫血、营养不良、静脉血栓栓塞症等问题,慢性放射性肠炎手术时机和手术方式的选择一直存在较大争议。在慢性放射性小肠炎手术中,确定性的病变肠切除手术和消化道重建已逐渐占据主导地位,姑息性手术如短路手术、单纯造口转流术仅用于部分特殊的患者(如肿瘤晚期、冷冻骨盆和复杂性多发瘘等)。而在慢性放射性直肠炎手术中,是否行确定性病变肠切除及消化道重建手术目前仍存在较大争议,因其围手术期并发症(如吻合口瘘、术中出血、周围误损伤等)发生率较高且缺乏远期直肠肛门功能的随访结果,目前倾向于更加保守安全的转流性造口术。

(1)围手术期管理:慢性放射性肠炎患者的围手术期管理应强调多系统、多脏器评估和多学科团队的综合管理。慢性放射性肠炎,尤其是慢性放射性小肠炎患者的营养风险和营养不良发生率明显高于一般肿瘤患者。患者术前应进行规范化的营养风险筛查,对营养不良者应积极进行营养支持治疗,术前应尽量将患者体重指数(body mass index,BMI)调整至18.5kg/m² 以上。对于长期便血的慢性放射性直肠炎患者,建议术前应将血红蛋白调整至80g/L 以上。此外,还应对患者泌尿系统梗阻的情况进行评估,必要时术中行输尿管逆行插管或支架置入。

(2)手术指征与治疗原则:慢性放射性肠炎的手术应严格把握手术适应证,应根据患者病变程度及手术耐受程度,选择合理的手术方式,以解决临床症状为首要目标,最大限度地降低手术并发症发生率及病死率,改善患者的长期生活质量。

根据美国肿瘤放射治疗协作组(Radiation Therapy Oncology Group,RTOG)的后期放射损伤分级标准,其中3、4级的放射性肠炎需要手术治疗(表41-0-1),具体包括:慢性放射性小肠炎合并顽固性小肠梗阻、穿孔或肠瘘;慢性放射性直肠炎合并肠梗阻、穿孔或肠瘘;经造口转流手术后仍难以控制的重度出血性慢性放射性直肠炎;慢性放射性直肠炎合并顽固性、难以忍受的直肠肛门疼痛;慢性放射性复杂瘘、多发瘘,如小肠-乙状结肠-直肠-膀胱-阴道瘘等。

表 41-0-1　放射治疗后反应评分标准

分级	症状描述
0 级	无变化
1 级	轻微腹泻、轻微痉挛、每天排粪 5 次/轻微直肠渗液或出血
2 级	中度腹泻、中度痉挛、每天排粪>5 次/过多直肠渗液或间歇出血
3 级	需外科处理的阻塞或出血
4 级	坏死、穿孔、窦道

此外,急诊手术、急性放射性肠炎手术,或对于重度营养不良、腹腔感染、肠管广泛放射损伤、腹腔粘连无法分离的患者,应进行损伤控制性手术。这部分患者或腹腔条件复杂导致手术困难、或面临严重术后并发症的风险、或处于严重应激及休克状态,不适合完成确定性切除手术,应先行造口或短路手术而不进行广泛肠切除,使患者能够恢复肠内营养,待进入慢性期感染和炎症消退后再考虑确定性手术。在外科技术方面,多数学者主张行侧侧吻合,其可能的优点在于血供相对更好,降低了发生吻合口瘘的风险。

(3)手术时机:从放射性肠损伤的病理机制上看,肠道损伤会从急性炎性期过渡至可逆性纤维化期,再进展为不可逆性纤维化期。在纤维化尚未静止时手术,可能造成病变肠管切除不足或切除过多。肠管切除不足,剩余肠袢还会继续纤维化,需要再次手术;切除过多,则易导致短肠综合征。目前国内外对于放疗结束后多久实施确定性手术,无统一标准。建议慢性放射性肠炎并发肠梗阻的患者可通过放置小肠减压管来避免急诊手术。除非出现不能控制的出血或穿孔导致严重腹腔感染,一般不宜急诊手术干预。

决策手术时机需要考虑的另外一个重要原因是营养不良。86% 的慢性放射性肠炎患者存在营养不良,常伴随有低 T₃ 综合征、肾上腺皮质功能减退及凝血功能障碍等系统并发症。对于这类患者,建议行 3 周甚至更长时间的营养支持治疗,方能达到降低手术风险的要求。

(4)手术切除范围:慢性放射性肠炎手术的指导原则为采用至少一端无放射性损伤的肠管进行吻合,可显著地减少吻合口瘘的发生率及病死率。

1)慢性放射性小肠炎的切除范围:在慢性放射性小肠炎手术中,回盲部切除是独立的保护因素,因升结肠位于照射野之外,小肠和升结肠的吻合即可保证一端吻合口无放射性损伤。病变小肠肠管及回盲部的切除提高了围手术期的安全性,降低了复发率,但也有增加远期短肠综合征的风险。小肠肠管血供相对丰富,有利于组织愈合,故术中建议切除主要病变的小肠肠管及回盲部即可,可保留部分轻度放射性损伤改变的小肠肠管,待梗阻解除后其功能有可能逐渐恢复,避免因广泛切除小肠肠管导致远期短肠综合征。国内有研究发现,在近红外荧光成像系统引导下,可更为精确地确定慢性放射性肠炎的肠切除部位,避免切除过多肠袢且没有增加吻合口漏发生率。

2)慢性放射性直肠炎切除范围:与慢性放射性小肠炎手术相比,肠切除手术难度更高。非手术治疗无效的中重度便血的慢性放射性直肠炎患者,或者出现严重并发症,如瘘、深溃疡或穿孔、狭窄、顽固性肛周疼痛等情况时,手术干预是主要治疗方法。手术治疗包括转流性造口和直肠病变切除,病变肠管切除比单纯造口并发症多,由于吻合口近远端肠管均可能存在放射性损伤,缺少血供并且营养较差,容易导致难以愈合和出现吻合口漏。直肠乙状结肠扩大切除吻合时,需特别注意边缘动脉弓的保护,观察吻合口肠管颜色、切缘渗血及毛细血管充盈情况。国外有研究发现若吻合口血供不能确定是否良好,可考虑应用吲哚菁绿荧光成像技术(ICG fluorescence imaging)协助判断,有利于更准确地评估吻合口血供。

转流性造口是治疗慢性放射性直肠炎便血的一种简单、有效、安全的方式,因减少了粪便对病变直肠的刺激,炎症消退后便血迅速缓解,贫血、营养状态及生活质量也得到极大改善。转流性造口对慢性放射性直肠炎便血治疗常立竿见影,造口半年后便血基本缓解,1 年后便血完全缓解率高达 90%~100%。

单纯粪便转流后,对于已有严重放射性损伤的直肠仍可能伴有多种不适,如直肠坏死感染导致的顽固的、难以忍受的直肠肛门疼痛症状;经造口转流及非手术治疗后仍难以控制的重度直肠出血;放射性直肠瘘、直肠阴道瘘、直肠尿道瘘、直肠膀胱瘘等。直肠切除术可能是唯一的选择。慢性放射性直肠炎肠切除手术切除了病变肠管,能够更好、更快速地缓解患者临床症状,但由于具有较高的吻合口相关并发症发生率,建议同期行预防性横结肠造口,术后半年以上再评估吻合口愈合情况及肛门直肠功能恢复情况,以决定是否行关闭造口手术。关瘘时间及指征目前尚无统一标准。造口 9 个月后开始评估,一般认为,当便血症状缓解、内镜下直肠黏膜充血红肿消退、肛门直肠功能良好、无慢性放射性直肠炎严重并发症(如巨大溃疡、狭窄等),以及排除肿瘤后,可予以关瘘。

(5)注意事项:鉴于放疗后盆底组织血供差、愈合率低,对于直肠重建术或切除术有以下几点注意事项。

1)手术难度较大,建议由有经验的医师实施。

2)建议在行直肠修补术或重建术前或同时行转流性造口术。

3)尽管手术在技术上可能非常成功,但可能发生长期并发症如复发、狭窄、大便失禁等,影响患者生活质量。因此,是否采用这种治疗方式需要个体化分析,并且充分与患者及家属沟通。

(王继见　周世骥)

参考文献

[1] 马腾辉,秦启元,王怀明,等.中国放射性直肠炎诊治专家共识(2018 版)[J].中华胃肠外科杂志,2018,21(12):1321-1336.

[2] 王剑,姚丹华,郑磊,等.慢性放射性肠损伤外科治疗专家共识(2019 版)[J].中国实用外科杂志,2019,39(4):307-311.

[3] 王磊,马腾辉,刘志航,等.慢性放射性肠损伤的规范化诊治[J].中华胃肠外科杂志,2019(11):1021-1026.

[4] 黄志铨,朱亮.2019 年美国消化内镜学会《慢性放射性直肠病出血内镜诊治指南》解读[J].中国循证医

学杂志,2020,20(7):749-752.

[5] 李幼生.放射性肠损伤的诊治现状与展望[J].中华胃肠外科杂志,2020,23(8):723-727.

[6] 陈代词,钟清华,陈锶.放射性肠损伤血管病变基础及其诊疗进展[J].中华胃肠外科杂志,2020,23(8):817-822.

[7] 王吕斌,钱军,陈杰,等.放射性肠炎内镜与影像诊断进展[J].肿瘤学杂志,2018,24(10):1008-1013.

[8] 马腾辉,王辉,汪建平.慢性放射性肠损伤的手术难点与对策[J].中华胃肠外科杂志,2020,23(8):728-733.

[9] 张少一,李幼生.慢性放射性肠炎的诊断进展[J].医学研究生学报,2012,25(6):654-657.

[10] 钟清华,黄小艳,李杨,等.腹腔镜Parks手术治疗慢性放射性直肠损伤的可行性和安全性[J].中华胃肠外科杂志,2020,23(8):745-751.

[11] 李幼生.从放射性盆腔病概念的产生看疾病整体治疗的重要性[J].医学研究生学报,2016,29(5):449-452.

[12] WONG M T,LIM J F,HO K S,et al. Radiation proctitis:a decade's experience[J]. Singapore Med J,2010,51(4):315-319.

[13] 李幼生,黎介寿.慢性放射性肠炎外科治疗的思考[J].中国实用外科杂志,2012,32(9):697-699.

[14] 李顾楠,程康文,赵振国,等.回肠造口联合营养支持治疗慢性放射性肠损伤[J].肠外与肠内营养,2018,25(3):147-150.

[15] HALE M F. Radiation enteritis:from diagnosis to management [J]. Curr Opin Gastroenterol,2020,36(3):208-214.

[16] HAUER-JENSEN M,DENHAM J W,ANDREYEV H J. Radiation enteropathy—pathogenesis,treatment and prevention [J]. Nat Rev Gastroenterol Hepatol,2014,11(8):470-479.

[17] WADA T,KAWADA K,TAKAHASHI R,et al. ICG fluorescence imaging for quantitative evaluation of colonic perfusion in laparoscopic colorectal surgery [J]. Surg Endosc,2017,31(10):4184-4193.

第四十二章

其他结肠炎

第一节　缺血性结肠炎

缺血性结肠炎（ischemic colitis，IC）是由肠道供血不足和回流受阻引起肠壁缺血性损伤导致的急性或慢性炎症性病变。轻者表现为可逆性肠绞痛或局灶性缺血性肠炎，重者则会发生肠坏疽、穿孔，甚至急性肠梗死。1963 年 Boley 首次提出该病具有肠缺血损伤的特性，1966 年 Marston 将其命名为缺血性结肠炎。

一、流行病学

本病多见于老年，是老年人急性下腹部疼痛和便血的重要原因。90% 患者年龄大于 60 岁，女性较男性多见。

二、病因与发病机制

引起肠道缺血的病因很多，大致可分为血管阻塞性缺血和非血管阻塞性缺血。前者主要包括：①肠系膜动脉栓塞，栓子可源于风湿性心脏病、冠心病、细菌性心内膜炎等疾病；②肠系膜动脉血栓形成，常见于动脉粥样硬化，也可发生于夹层动脉瘤、系统性血管炎、血管手术或创伤、红细胞增多症、长期口服避孕药或高凝状态者；③肠系膜静脉血栓形成。后者如结肠扩张引起结肠缺血。

三、分类

按照病变程度缺血性肠炎可分为：一过型、狭窄型和坏疽型（15%~20%）。由于一过型与狭窄型多数情况下预后较好，故可合并为非坏疽型（80%~85%）。

四、临床表现

1. 一过型　突然发病，中下腹或左下腹痛，继而腹泻、便血，体格检查有腹部压痛和肌紧张。数天内症状好转，不复发。便血可能是唯一主诉，左侧腹痛和触痛通常很轻微，甚至没有明显的腹痛症状。

2. 狭窄型　反复发作的腹痛、便秘、腹泻、便血等，常可自行缓解，肠管狭窄严重时可发生梗阻。由肠道缺血导致的肠功能紊乱，可出现恶心、呕吐、嗳气等症状。腹部体征不明显或在病变部位有压痛。

3. 坏疽型　此型病情较重，病变不可逆，亦多见于老年人。可表现为大量便血及严重腹痛，腹痛迅速扩散至全腹，早期即出现休克和毒血症症状，伴发热和白细胞增多，腹腔穿刺可抽出血性腹水。

五、辅助检查

1. 实验室检查　外周血白细胞及中性粒细胞

增多、血沉增快。粪便检查可有红细胞、白细胞及脓细胞,隐血试验阳性。

2. 腹部 X 线片　无特异性,多数患者早期可见局限性狭窄、肠腔积气、节段性扩张、病变肠段结肠袋消失。

3. 钡剂灌肠　尤其是结肠气钡双重对比造影对诊断 IC 有重要意义。早期或轻度患者可显示正常或局部痉挛,中度、重度患者可特征性表现为肠壁的指压痕或小点状钡龛影,肠管痉挛、脾曲锐角征早期也较多见。亚急性期出现结肠袋消失、溃疡导致不规则龛影,有时呈锯齿样充盈缺损。少数患者进入慢性期,局部肠管逐渐变形及狭窄,局部结肠袋消失,肠管短缩,狭窄部两端呈平滑的漏斗状改变。

4. 结肠镜检查　是目前临床上诊断 IC 的主要手段,不仅能确定病变的范围和阶段,还能获取组织病理学标本,有助于与其他炎性肠病、结肠癌等鉴别。①一过型 IC 为一过性短暂缺血,病变累及黏膜及黏膜下层,表现为黏膜充血、水肿、黏膜下出血,黏膜呈暗红色,血管网消失,可有部分黏膜坏死,继之黏膜脱落、溃疡形成,呈环形、纵向、蛇形或散在弥漫,溃疡在亚急性期边界清楚,可长达 3~4cm,宽 1~2cm,周边黏膜水肿、充血,发病 7 天左右溃疡一般不再进展,2 周内结肠基本恢复正常;②狭窄型 IC 可见持续缺血的黏膜,损害较重,病变涉及固有肌层,形成慢性溃疡和持续性节段性结肠炎,受损肌层被纤维组织替代,常导致结肠狭窄;③坏疽型 IC 的肠黏膜病变为全壁坏死,形成深大纵向溃疡、脓肿等。

5. 血管造影　被认为是诊断急性肠系膜缺血的"金标准"。能清晰地显示血管的形态,可提供病变部位、缺血程度、输出祥及侧支循环情况,并能同步进行血管介入治疗。

6. 腹部超声检查　可提示肠壁弥漫性或不规则增厚、肠管扩张、腹水及病变肠段的大致部位。

7. 腹部 CT 及 MRI 检查　CT 可见节段性肠壁增厚、呈靶征样黏膜下水肿,也可见到局部强化不明显的缺血肠管,但这些征象无特异性。计算机体层血管成像能提高诊断的敏感性,可显示腹主动脉扭曲、管壁粥样斑块生成及局部肠系膜动脉小分支狭窄变细,也可见到肠壁内气囊肿或门静脉积气,对于 IC 的诊断有重要意义。MRI 血管成像特异性和敏感性与 CT 相似,但无放射性是其优点。

8. 血清标志物检查　如乳酸脱氢酶、肌酸激酶、淀粉酶、碱性磷酸酶、肠型脂肪酸结合蛋白和 α-谷胱甘肽硫转移酶等,但这些标志物主要在急性肠系膜缺血时升高,尚未发现特异性针对 IC 的标志物。在轻度 IC 患者,上述血清标志物完全正常,只有在病情进展、严重缺血性损伤或病程后期才出现血清标志物升高。

六、诊断

从临床角度看,IC 多见于老年人或有动脉硬化、高血压、冠心病、糖尿病等病史的患者,或有长期口服避孕药史的患者,若这些患者出现突发性左下腹绞痛,24 小时内出现鲜血便或褐色血便的典型症状,且不能用常见的胃肠道疾病或胆胰疾病来解释时,应考虑本病的可能。

七、鉴别诊断

1. 溃疡性结肠炎　临床上溃疡性结肠炎的腹泻常呈血性,可累及直肠,病变为弥漫性、浅表性结肠炎症。组织学上,溃疡性结肠炎为弥漫性黏膜或黏膜下炎症,伴浅层糜烂、溃疡。

2. 克罗恩病　临床表现为慢性起病、反复发作的右下腹或脐周疼痛、腹泻,可伴腹部包块、梗阻、肠瘘、肛门病变、反复口腔溃疡,以及发热、贫血、体重减轻、发育迟缓等全身症状。需结合影像学、病理学等辅助检查进行确诊。

3. 肠结核　患者既往或现有肠外结核史,临床表现少有肠瘘、腹腔脓肿和肛门病变,内镜检查病变节段性不明显、溃疡多为横向,浅表且不规则。组织病理学检查对鉴别诊断最有价值,肠壁和肠系膜淋巴结内大而致密的、融合的干酪样肉芽肿和抗酸杆菌染色阳性是肠结核的特征。

4. 肠道恶性淋巴瘤　以腹部疼痛、腹胀和腹部包块为主要表现,少数表现为腹泻、便血、消瘦和发热等。肠道恶性淋巴瘤并发肠穿孔较肠腺癌多见。

5. 结肠癌　早期症状多不明显,常被漏诊。

中晚期可出现类似症状,需要行纤维结肠镜检查鉴别。

八、治疗

(一) 治疗原则

1. 积极祛除诱因及治疗并发症。

2. 禁食,中高浓度供给氧气。

3. 扩充血容量,促进微循环,改善肠黏膜血液供应不足的情况。

4. 改善全身的病态情况,抗休克,补液及治疗心脏功能不全。

5. 使用抗生素治疗。

6. 治疗并发症和机体本身的基础疾病。

7. 当其他治疗都不能有效缓解时,可行手术治疗。严重患者如有肠穿孔或腹膜炎体征,应及早行剖腹探查术。

(二) 治疗方法

1. 中药治疗

(1) 马齿苋:对志贺菌属和大肠埃希菌等其他细菌有较强的清除作用,可用于缺血性肠炎的辅助和非手术治疗。

(2) 大建中汤:可明显缩短缺血性结肠炎腹痛、便血、禁食、肠壁恢复正常厚度的时间,可提高缺血性肠炎患者的康复质量。

(3) 膈下逐瘀汤加减:当归 10g,赤芍 10g,桃仁 10g,红花 5g,五灵脂 10g 等,配合复方丹参注射液 20ml/d。

2. 灌肠治疗　中药灌肠疗法治疗缺血性肠炎,能使药物直接到达病变部位,同时还能起到局部冲洗清洁的作用,达到止泻、消炎、解痉、镇痛,改善局部血液循环和新陈代谢,增强肠道免疫功能,促进溃疡愈合的目的。

3. 西药治疗　丹参川芎嗪注射液能够促进症状的恢复和肠黏膜的修复,同时能显著改善血流动力学指标,增加血清超氧化物歧化酶活性。

4. 手术治疗

(1) 患者需要立即禁食、禁水,进行静脉输液,给予营养支持,使肠道充分放松,必要时予以胃肠

减压。重症患者给予抗休克治疗,密切关注患者的血压、脉搏、每小时尿量,必要时测中心静脉压或肺毛细血管楔压,同时保持水和电解质的平衡,治疗早期使用广谱抗生素减少细菌侵袭;应用肛管排气减少结肠的扩张。

(2) 禁止使用血管收缩药,可应用血管扩张药物,疗程为 2~8 天,病情顽固者需 2 周。若患者腹部疼痛严重,出现肌肉紧张、反跳痛、发热及肠麻痹的现象,则表明肠内出现坏死,应立即手术治疗。

(丁康　李想　张苏闽)

第二节　坏死性结肠炎

坏死性结肠炎(necrotizing colitis,NC)是一种结肠溃疡性炎症性病变,并且可使完全梗阻性或部分梗阻性结直肠癌复杂化。坏死性结肠炎在文献中有不同的名称如溃疡性炎症性结肠炎、溃疡性结肠炎或假性溃疡性结肠炎、坏疽性结肠炎、梗阻性结肠炎、特发性结肠炎。1960 年正式命名为坏死性结肠炎,其更能反映病变的程度和严重程度。

一、病因与发病机制

NC 是一种罕见的疾病,其病因尚不清楚,致病诱因是结肠壁血流减少引起的继发性肠道缺血。同时不同患者可能有其他既往疾病史,也会影响 NC 的发生发展,若患者有糖尿病和高血压等病史,这些因素可能造成动脉硬化,导致肠道慢性缺血状态。除了潜在的情况外,大量的细菌从结肠回流至回肠也可能导致肠道毛细血管收缩。

二、临床表现

NC 主要表现为腹痛、腹胀、肠鸣音减弱等。初期因胃排空延迟、胃潴留,可出现腹胀。病情较重的患者甚至可腹胀如鼓,随着腹胀的逐渐加重,可出现肠鸣音减弱和消失,部分患者还可能有呕吐,呕吐物是胆汁或咖啡样,部分患者也可能没有呕吐、腹泻、便血等症状。

三、辅助检查

NC 的常见病因有结直肠癌,可以运用结肠镜、

CT 和钡剂灌肠造影等显示原发肿瘤,但这些方法通常不能确定原发肿瘤的诊断和坏死程度,也有学者认为 CT 能区分缺血节段。

四、诊断

NC 的阳性诊断是在术中确定的,手术探查可显示 NC 诊断和肿瘤部位。

五、治疗

在感染性休克和血流动力学不稳定的情况下,紧急手术必须切除整个坏死肠管,然后检查近端边缘和近端残余肠黏膜的情况。如果在近端残余肠黏膜中观察到任何缺血性改变,则应进一步切除近端结肠组织,直到获得健康的黏膜边缘。

术中切除的范围取决于缺血的程度。文献中发现吻合口瘘的发生率很高,因为 NC 的未识别区域超出了切除限制。在有些患者中,近端结肠出现同步性息肉的风险很高,建议广泛切除。为了避免吻合口并发症,也可以进行一系列的手术(如第一次进行坏死肠管切除+造口,在第二次手术中进行回肠/结肠造口关闭术)。全结肠切除术后的回肠造口闭合术,可以考虑采用带"J"袋的回肠直肠吻合术。

(丁康 潘唯潇 张苏闽)

第三节 假膜性小肠结肠炎

假膜性小肠结肠炎(pseudomembranous enterocolitis,PMC)是主要发生于结肠并可波及小肠的急性纤维素渗出性炎症疾病。1893 年,医疗界首次报道了艰难梭菌相关性腹泻的患者,1978 年 Bartlett 等首次证实了艰难梭菌是 PMC 的致病菌。艰难梭菌是革兰氏阳性厌氧芽孢杆菌,其感染肠道后可出现轻度腹泻,甚至致命性假膜性小肠结肠炎等一系列肠道疾病。

一、流行病学

PMC 多发生于 50 岁以上免疫功能低下的人群,女性多于男性。随着临床抗生素的广泛使用及新型抗生素的不断研制、生产及使用,PMC 的发病率逐年升高。

二、病因与发病机制

PMC 由艰难梭菌和凝固酶阳性的溶血性耐药金黄色葡萄球菌两种菌群产生毒素致病。两种细菌具有耐药性,长期使用大量抗生素后,细菌大量繁殖并产生外毒素,造成其血管通透性增高,黏液及水、盐分泌物增多,出血及绒毛损害,甚至发生黏膜坏死,随之肠上皮细胞脱落,基膜受损,液体及纤维素渗出,与炎症细胞、黏液共同形成假膜。

三、分类

PMC 可分为轻型、重型和暴发型。

1. 轻型 单有腹泻,又称抗生素相关性腹泻,常在应用抗生素 4~6 天后发生,呈水样便者占 90%~95%。粪便隐血试验阳性或血性便者占 10%;稍重者呈黄色蛋花样或浅绿色水样便,水样便上漂浮着酷似肠黏膜的成片假膜,是本病独有的特征。腹痛、发热和白细胞增多,但全身症状不明显,其中 80% 患者有下腹绞痛,常在腹泻之前或同时发生,可伴有恶心、呕吐和腹胀等。

2. 重型 除上述症状外,腹泻量每天可达数千毫升,或因肠麻痹而有大量肠液积聚在肠腔内未能排出而量少,但每天可达数十次。全身中毒症状明显,有腹胀、肠麻痹。患者有严重脱水、低蛋白血症和电解质紊乱。

3. 暴发型 少数患者病情严重,常发展成外科急腹症,引起高热、中毒性休克、中毒性巨结肠和肠麻痹,甚至肠穿孔。

四、临床表现

本病一般发生于肿瘤、慢性消耗性疾病及大手术后应用抗生素的过程中,大多数起病急骤,病情发展迅速。发病时间最早的可在开始用药后几小时,但也可在停药后 3 周左右,约有 20% 的患者在停抗生素后 2~10 天起病。

1. 发热 10%~20% 的患者发热、白细胞增多,个别的可呈现类白血病反应。轻型患者多呈中等发热,重型患者可出现高热。

2. 腹泻 是本病突出的症状。腹泻的程度取决于细菌的数量、毒力的大小及患者的抵抗力。轻者每天数次稀便或水样便,停用原使用的抗生素,使用针对性的药物后可治愈;重者出现严重的腹泻,排出有腥臭味脓性黏液血便,每天可多达 20~30 次,每天排便量可达 4 000ml,甚至多达 10 000ml。粪便中时有血或斑块样假膜出现,感染金黄色葡萄球菌常为草绿色水样便,艰难梭菌可为黄色蛋花样稀水便。

3. 腹痛、腹胀 在炎症及肠液毒素的刺激下肠管呈痉挛性收缩导致不同程度的腹痛,重者可剧烈并伴有早期的肠鸣音亢进。肠管蠕动功能紊乱后,不能有效地排空积聚肠内的液体和气体导致腹胀。

4. 毒血症和休克 重症患者晚期的表现。大量毒素吸收后出现食欲明显减退、高热、心动过速、精神萎靡、谵妄、定向力差、意识障碍、呼吸深促、手足发凉、血压不稳等,最后引起肝肾功能不全导致不可逆性休克,甚至死亡。

五、辅助检查

1. 结肠镜检查 PMC 侵犯结肠,尤其是乙状结肠可借助结肠镜进行检查。典型表现为黏膜发红水肿,上面有斑块或融合的假膜,活检可见黏膜有急性炎症,假膜内含有坏死上皮、纤维蛋白、细菌等。

2. 超声检查 可见局部肠壁假膜、黏膜及黏膜下水肿导致的重度增厚、肠腔变窄或消失,仔细探查可于右下腹发现类似肠结核或肿瘤的假肾征。

3. CT 检查 表现不具有特异性,偶可发现低衰减的病变组织,采取活检时要有一定的深度。

4. 腹部 X 线片 常有肠黏膜增厚、小肠胀气,部分肠麻痹患者表现为肠梗阻。钡剂灌肠可见肠管边呈毛刷状、指压迹征和散在的圆形、不规则形充盈缺损。气钡双重造影可提供更多的诊断指标。

5. 血液生化检查 可有电解质紊乱,常有低钾血症、低钠血症及低蛋白血症。血清白蛋白低于 3%,白细胞可高达 20×10^9/L,且以中性粒细胞为主。

六、诊断

PMC 的诊断包括如下几个方面。

1. 腹泻前有某些抗生素使用史。

2. 有典型的临床表现,如腹泻、腹胀、发热、白细胞增多,严重时有便血、中毒性肠麻痹、肠穿孔、中毒性休克等。

3. 粪便细菌学分离,鉴定有艰难梭菌。

4. 粪便过滤液或分离菌株培养的过滤液有毒素,在组织培养中具有细胞病理效应,且能被艰难梭菌抗毒素或污泥状芽孢杆菌抗毒素中和。

七、鉴别诊断

1. 溃疡性结肠炎 病变以结肠、直肠为主,缺少 PMC 的致病原因,有反复发作的趋势,粪便检查没有假膜和相关病原体,黏膜所见为多发性溃疡及息肉,X 线检查和结肠镜检有助于鉴别诊断。

2. 克罗恩病 病程较长,症状时轻时重呈间歇样发作,腹泻不严重,粪便常为不成形稀便无假膜形成,与使用抗生素无关。最后确诊需要钡剂造影和钡剂灌肠、结肠镜检查和组织活检。

3. 出血性坏死性肠炎 与肠黏膜缺血损伤、细菌感染有关,多见于婴幼儿及儿童,男性高于女性,病变以小肠为主,肠黏膜阶段性充血、水肿、出血、坏死,可伴肠系膜及所属淋巴结炎症。可引起中毒性休克、中毒性巨结肠、肠麻痹、肠壁出血坏死,甚至肠穿孔。

4. 中性粒细胞减少性结肠炎 好发于白血病患者及接受过免疫抑制药、移植或恶性肿瘤化疗后的患者,CT 主要表现为右半结肠和/或回肠肠壁增厚,与节段性 PMC 难以鉴别,但前者更易出现气囊肿症。

5. 肠扭转或肠套叠 肠扭转或肠套叠复位术后出现的腹泻来自肠道积存的内容物,腹泻的次数和量少于 PMC 而且不会越来越多,内容物中所含的有形成分也多于 PMC,不可能有假膜,细菌涂片或培养不以球菌为主,也无艰难梭菌。

八、治疗

(一) 治疗目的

消除细菌、消除或减弱细菌毒素的作用、扶植肠道正常菌群、改善全身和腹部消化道的症状。

（二）治疗方法

1. 停用相关抗生素　除一般支持疗法外,应立即停用诱发本病的抗生素,轻症患者即可治愈。如果患者合并其他感染仍需使用抗生素,应根据药物敏感试验调整抗生素或选用抗菌谱较窄的抗生素。

2. 使用抗艰难梭菌药物

（1）万古霉素:对艰难梭菌所有菌株均有杀菌效果,口服很少吸收。剂量为每日 1.5g~2.0g,分 3~4 次口服。服药 4~96 小时后腹泻等症状缓解。粪便中细胞毒素的滴度在服药后 3~7 天逐渐下降。一般疗程为 5~7 天,个别患者需 14~21 天,有14%~20% 的患者停药 4~21 天(平均12天)复发。其原因可能是一部分艰难梭菌经用药后形成芽孢未被杀死,停药后再繁殖,也可能是再感染。复发后服用万古霉素仍有效,复发 3 次以上者可加用阴离子交换树脂类药物。

（2）甲硝唑:本品为抗厌氧菌感染的基本药物,甚至是首选药。其疗效迅速而显著。甲硝唑对梭状芽孢杆菌的最低抑菌浓度为 4μg/ml。通过口服、静脉滴注、肛栓或阴道栓甲硝唑均能被吸收,并迅速进入组织和体液中,还能通过血脑屏障。口服1.2~1.5g/d,共 7~15 天,效果近似万古霉素,停药后也可复发。可与万古霉素交替使用。

（3）杆菌肽:是一种细胞膜功能多肽类抗生素。抗阳性菌效力强,对艰难梭菌有效。口服吸收少,肠道浓度高,但可引起恶心。用量为每次25 000U,每日 4 次。用药后腹泻很快停止,粪便中毒素减少。停药后也可复发。

（4）硝基咪唑类药物:口服浓度高,可抑制四环素引起的酵母菌在粪便中繁殖,也可抑制艰难梭菌。

3. 对抗毒素　考来烯胺及考来替泊皆是阴离子交换树脂,体外可与艰难梭菌毒素结合,但临床效果不一致。主要用于轻度、中度患者;也可与万古霉素合用治疗停药后复发的患者。由于其易与万古霉素结合,两者应间隔数小时服用。考来替泊比考来烯胺作用大 4 倍,其剂量皆为每日 3 次,每次 4g。

4. 止泻药与激素　复方地芬诺酯可止泻,激素疗效不肯定并不常用。

5. 乳杆菌制剂　乳杆菌是肠道菌群的一部分,可使环境 pH 降低,具有氧化还原能力;由于能与其他细菌竞争能源而对机体有保护作用。某些乳杆菌在体外可抑制艰难梭菌。

6. 手术治疗　在积极的非手术治疗下,病程无改善,怀疑肠坏死、肠穿孔或发生中毒性巨结肠的患者可在纠正酸中毒、补足血容量的同时积极手术探查。

（1）小肠修补或肠切除术:适用于局部或一段肠管病变,肠壁充血水肿、坏死、穿孔者。可酌情行修补或一期切除吻合。

（2）回肠造口术和横结肠造口术:中毒性巨结肠或肠穿孔时由于病情危重,全身状况差,不容易经受较大手术,可行末段回肠造口术或横结肠双腔造口术,同时可经造口灌注万古霉素或甲硝唑。

7. 其他治疗　正常人粪便灌肠或给予细菌制剂重建肠,但治疗效果尚不肯定。

（谭妍妍　李想　张苏闽）

第四节　真菌性结肠炎

真菌性结肠炎主要是由白念珠菌引起的。白念珠菌是肠道正常菌群之一,长期使用广谱抗生素或肾上腺皮质激素,真菌可大量繁殖引起肠炎。

一、流行病学

由于抗生素的广泛应用和艾滋病的流行,真菌性结肠炎的发病率有逐年增加趋势。恶性肿瘤患者由于接受放疗或化疗,也容易并发肠道真菌感染,但通常由于症状不典型而得不到及时诊断。据 Prescott 等报道,对 890 例恶性肿瘤病例尸检,肠道真菌感染的发生率为 1.6%,病原包括白念珠菌和曲霉。组织胞浆菌肠炎则已成为艾滋病患者的主要致死原因之一,口腔念珠菌病通常是艾滋病的早期指征,常伴有食管和肠道白念珠菌感染。

二、病因与发病机制

1. 病因　主要由白念珠菌寄生于肠黏膜引起

炎症导致。在免疫功能低下、严重肝肾疾病、长期使用抗生素、肾上腺皮质激素、抗肿瘤药、免疫抑制药和放疗等情况易继发本病。

2. 发病机制　真菌感染的发病机制较复杂,尚未完全清楚。感染的发生是病原菌与人体相互作用的结果。白念珠菌细胞壁含甘露糖,能加强其黏附力,且白念珠菌在组织内常呈菌丝体,不易被巨噬细胞吞噬;荚膜组织胞浆菌被巨噬细胞吞噬后,不易被杀死,可在巨噬细胞内繁殖,导致感染播散;曲霉内毒素和溶蛋白酶(类胰蛋白酶)则可导致感染灶周围组织坏死。

三、分类

侵袭肠道的真菌包括病原性真菌,如组织胞浆菌、副球孢子菌,以及条件致病性真菌,如白念珠菌、曲菌、毛霉菌、地丝菌等。病原性真菌主要引起外源性感染,既可侵袭免疫功能低下者,也常侵袭免疫功能正常者。条件致病性真菌则多见于内源性感染,发病与人体免疫力降低和肠道菌群失调有关。

四、临床表现

1. 念珠菌肠炎　最常见,好发于儿童,尤其是营养不良的婴儿。主要表现为腹泻,每天 10~20 次,呈水样或豆腐渣样,泡沫比较多且呈黄绿色,可伴有腹胀、低热,甚至呕吐,但腹痛少见。粪便标本碘涂片可见大量出芽酵母和菌丝,培养多为白念珠菌。患儿常伴有鹅口疮。有基础疾病的患者发病前常有广谱抗生素使用史。

2. 曲菌肠炎　好发于有基础疾病的体力劳动者,多由烟曲霉导致。常继发于肺曲霉病。曲霉肠炎的临床表现以腹痛和血便为主,可引起消化道大出血,腹泻常不典型,也缺乏念珠菌肠炎的迁延性经过,侵袭血管后易发展为播散性曲霉病。

3. 毛霉菌肠炎　由摄入被真菌孢子污染的食物导致,好发于营养不良的儿童或有胃肠道慢性疾病的患者。其特点是血管栓塞后引起黏膜溃疡甚至穿孔的表现,多伴有胃的感染和胃溃疡。可出现腹痛、腹泻、呕血和黑便,或肠穿孔导致腹膜炎,或侵入胃肠血管导致血道播散,病情发展快,病死率高。

4. 组织胞浆菌肠炎　具有地方流行性,多见于艾滋病患者或儿童,由吸入或摄入来自污染土壤中的孢子导致。临床经过酷似局限性肠炎或溃疡性结肠炎。起病缓慢,表现为发热、消化不良、腹泻、黑便、腹痛等,有时可出现呕吐。常伴有肺部感染灶,但以肠炎为主要表现。

5. 副球孢子菌肠炎　继发于肺部感染灶或经血道播散感染。主要见于巴西中部高原,经常接触土壤的人群较易患此病。病变多在回盲部,引起有脓肿形成的溃疡性肉芽肿。病原菌可通过淋巴播散至局部淋巴结、肝、脾。主要症状是腹痛,右下腹可触及包块,伴腹泻、呕吐,常因出现腹水和腹腔淋巴结肿大而易误诊为结核或肿瘤。

6. 地丝菌肠炎　地丝菌和白念珠菌相似,是一种内源性条件致病菌。地丝菌肠炎多见于有免疫缺陷的慢性病患者和应用免疫抑制药、抗生素或糖皮质激素者。症状有腹痛、腹泻、脓血便或黏液便,与痢疾相似,但脓血便中可查到大量地丝菌和长方形关节孢子。患者多伴有口腔地丝菌病,类似鹅口疮。

五、辅助检查

1. 直接镜检查　标本以 10% 氢氧化钾或生理盐水制片,高倍镜下发现大量菌丝和孢子有诊断意义。对于双相型真菌,仅查到孢子可能是正常带菌。真菌性结肠炎的 6 种常见病原菌多数情况下直接镜检即可鉴定,但孢子、菌丝和其他背景物质有时相互混淆,不易辨认。

2. 特殊染色

(1)革兰氏染色:适用于念珠菌,孢子、菌丝染成蓝色,但着色不均。

(2)过碘酸希夫染色(periodic acid-Schiff staining,PAS):真菌孢子、菌丝均染成红色。

(3)吖啶橙染色:荧光显微镜下真菌孢子呈亮绿色。

(4)吉姆萨染色和瑞特染色:适用于荚膜组织胞浆菌,染色前用甲醇固定,油镜下菌体染成红色,较小一端有出芽,菌体周围有一圈荚膜样结构,为此菌的细胞壁。通常菌体位于巨噬细胞或单核细胞内,少数位于细胞外。

（5）乳酸酚棉蓝染色:适用于各种真菌培养涂片,菌体染成蓝色。

3. 真菌培养 粪便标本直接镜检通常不容易确定菌种,需参考粪便培养结果,观察菌落形态,再挑取菌落染色后镜检。常用沙保罗琼脂培养基和血琼脂培养基。对于双相型真菌还需在不同温度下(25℃或37℃)分别培养,以便观察其形态改变。

4. 免疫学检查 包括真菌菌素皮肤试验、血清抗原检测、血清抗体检测、凝集反应等。

六、诊断

真菌性结肠炎的诊断比较困难,临床患者多数被漏诊或误诊,一是临床症状一般不严重,缺乏特征性表现,少数甚至无明显腹泻,如曲霉肠炎;二是实验室检查中具确诊意义的项目不多,有些项目又难以推广。因此,真菌性结肠炎的诊断需要运用多种方法,如病原学、病理学、免疫学等方法综合分析。

七、鉴别诊断

1. 霍乱 大流行现已少见。患者有剧烈腹泻、呕吐,粪便呈米泔水样或黄水样,无腹痛,不发热,常迅速出现严重脱水和微循环衰竭。吐泻物直接镜检可见大量呈鱼群样运动的弧菌。

2. 细菌性痢疾 多见于夏秋季,主要病变是结肠的化脓性炎症。患者呕吐少,常有发热,腹泻伴腹痛、里急后重,左下腹压痛。粪便混有脓血,镜检可见红细胞、脓细胞和巨噬细胞,培养有志贺菌属生长。

3. 阿米巴痢疾 以散发为主。患者常隐匿起病,腹泻轻重不一,毒血症少,腹痛与里急后重不明显,与真菌性结肠炎类似。但粪便与脓血不混合,典型者呈果酱样、腥臭味,镜检以红细胞为主,可见吞噬红细胞的阿米巴滋养体和夏科-莱登结晶。

4. 伤寒与副伤寒 副伤寒丙可呈胃肠炎型发作,多在3~5天恢复。伤寒与副伤寒甲、乙以高热、全身毒血症症状为主,可伴有腹痛,但腹泻少。血或骨髓培养有伤寒沙门菌或副伤寒沙门菌生长即可确诊。

5. 克罗恩病 通常病史漫长,有明显发作与缓解交替出现的现象。钡剂X线检查显示病变以回肠末端为主,有边缘不全的线条状阴影,病变呈节段分布,间以扩张的肠曲,即"脱漏征"。

6. 溃疡性结肠炎 临床表现为反复发作的腹泻、脓血便,可伴有发热。病变以乙状结肠、直肠最为严重,或累及整个结肠。肠镜检查可见肠黏膜充血、水肿及溃疡形成,黏膜松脆易出血。粪培养无致病菌生长。晚期患者钡剂X线检查显示结肠袋消失,肠管呈铅管样变化。

7. 艰难梭菌性肠炎 两者均常出现于应用抗生素治疗之后,艰难梭菌多引起假膜性小肠结肠炎,其特征是结肠黏膜深处坏死性炎症,出现渗出性斑或形成大片假膜。

8. 其他腹泻 过敏性腹泻有进食鱼虾或接触变应原史;药物性腹泻有服用泻药史;酶缺乏性腹泻有遗传病家族史。

八、治疗

1. 一般治疗 卧床休息,消化道隔离。给予易消化、高热量、高维生素、低脂肪饮食。限制进食牛奶以防腹胀。避免刺激性、多渣食物。可用物理降温。停用原有抗生素。忌用止泻药。可应用微生态制剂。

2. 液体疗法 应静脉输液,以补充水分、热量,及时纠正酸碱平衡和电解质紊乱。口服补液适用于轻度失水者和静脉补液后病情已有改善者。

3. 抗真菌治疗 首选制霉菌素口服。重症或口服有困难者选用氟康唑或两性霉素B合用,氟胞嘧啶静脉滴注。

（1）制霉菌素:为多烯类抗真菌抗生素,因不溶于水,口服不吸收,故副作用较小。可与大蒜素合用。

（2）大蒜素:为大蒜经真空分馏得到的一种有效挥发油,化学名为三硫二丙烯,也可人工合成。

（3）氟康唑:为取代酮康唑的新一代三唑类化学制剂。此药应避免与降低胃pH的碱性药物同服;也应避免与降血糖药、环孢素、苯妥英钠、利福平、H_2受体阻断药等合用,以免相互干扰、加速代谢而降低疗效。

（4）伊曲康唑：作用与氟康唑类似，仅供口服。用法及注意点同氟康唑。用于治疗副球孢子菌肠炎，疗程为 6~12 个月。

4. 念珠菌肠炎的治疗 对于非中性粒细胞减少的念珠菌血症患者，一线的治疗方案是使用氟康唑、卡泊芬净、米卡芬净或阿尼芬净治疗 2 周以上。对不能耐受或上述药物不能获得的患者，也可以选用两性霉素 B。对高危患者建议要进行预防性的抗真菌治疗，如骨髓移植或实质性器官移植的患者、艾滋病患者中念珠菌病症状复发者。

5. 组织胞浆菌肠炎的治疗 大部分免疫系统正常的人如果患有组织胞浆菌病，通常无须治疗，因为大部分将在几周内消退，而且没有永久性后遗症。但是，较严重患者需要用两性霉素 B 进行治疗。伊曲康唑对局限性的和非脑膜炎性的组织胞浆菌病治疗有效。伊曲康唑也可以作为长期治疗的选择，可以预防复发，尤其是对于艾滋病患者和免疫抑制患者。对有组织胞浆菌肠炎的艾滋病患者，除了长期使用两性霉素 B 治疗以外，有时也需要行肠造口术或者手术切除狭窄的肠段。

（杨旭 丁雪莹 张苏闽）

参考文献

［1］姜春燕，谭漫红，李敏. 缺血性肠炎的临床特点［J］. 世界华人消化杂志，2010，18（35）：3767-3771.

［2］辛凯明，任顺平. 缺血性肠炎临床诊疗进展［J］. 山西中医学院学报，2015，16（1）：61-65.

［3］任英霞. 缺血性肠炎的临床治疗研究［J］. 解放军预防医学杂志，2016，34（3）：84-85.

［4］MACDONALD P H. Ischaemic colitis［J］. Best Pract Res Clin Gastroenterol，2002，16（1）：51-61.

［5］ZUCKERMAN G R，PRAKASH C，MERRIMAN R B, et al. The colon single-stripe sign and its relationship to ischemic colitis［J］. Am J Gastroenterol，2003，98：2018-2022.

［6］KUDO T，MATSUMOTO T，ESAKI M，et al. Mucosal vascular pattern in ulcerative colitis：observations using narrow band imaging colonoscopy with special reference to histologic inflammation［J］. Int J Colorectal Dis，2009，24（5）：495-501.

［7］MATSUMOTO T，KUDO T，JO Y，et al. Magnifying colonoscopy with narrow band imaging system for the diagnosis of dysplasia in ulcerative colitis：a pilot study［J］. Gastrointest Endosc，2007，66（5）：957-965.

［8］KIRKPATRICK I D，KROEKER M A，GREEGBERG H M. Biphasic CT with mesenteric CT angiography in the evaluation of acute mesenteric ischemia：initial experience［J］. Radiology，2003，229（1）：91-98.

［9］THOENI R F，CELLO J P. CT imaging of colitis［J］. Radiology，2006，240（3）：623-638.

［10］MOLDOVAN R，VLAD N，CURCA G，et al. Total necrotizing colitis proximal to obstructive left colon cancer：case report and literature review［J］. Chirurgia（Bucur），2013，108（3）：396-399.

［11］SHIMADA S，MIZUMOTO T，NISHIOKA R，et al. Acute fulminant necrotizing colitis caused by amebiasis：report of a case［J］. Surg Today，2002，32（8）：738-741.

［12］黄娇凤. 伪膜性肠炎的临床特点及诊疗分析［D］. 福州：福建医科大学，2014.

［13］苏雪梅，钟平玉，林栋，等. 伪膜性肠炎临床相关危险因素的研究［J］. 中国医药前沿，2013，8（5）：45-46.

［14］田晓云. 伪膜性肠炎的治疗与预防［J］. 中华医院感染学杂志，2010，20（6）：298-300.

［15］张桂香，陈汉忠，罗志鸿，等. 假膜性肠炎的 CT 诊断［J］. 放射学实践，2014，29（4）：416-418.

［16］黎介寿. 抗生素相关性肠炎——假膜性肠炎［J］. 腹部外科，2000，13（3）：188-189.

［17］MOSCHEIN M. C. difficile：new bacterial species significantly more pathogenic［J］. Kinderkrankenschwester，2010，29（12）：522.

［18］陈灏珠. 实用内科学［M］. 12 版. 北京：人民卫生出版社，2005：745.

［19］朱云，张南征，江兴松，等. 成人真菌性结肠炎的临床特点及疗效分析［J］. 徐州医学院学报，2006 26（5）：433-435.

［20］徐云. 癌症患者放疗、化疗后真菌性结肠炎治疗探讨［J］. 中医药临床杂志，2008，20（5）：452-453.

［21］贺荣莉，刘翠红，邓年英，等. 黄藤素联合双八面体蒙脱石治疗小儿真菌性结肠炎 60 例［J］. 医药导报，2007，26（11）：1324-1325.

［22］张莉，代小松，陈和平. 氟康唑联合枯草杆菌二联活菌肠溶胶囊治疗老年人真菌性结肠炎的疗效分析［J］. 实用医院临床杂志，2012，9（4）：101-103.

第四十三章

肠息肉和息肉病

由肠黏膜表面突向肠腔内的任何可见的新生物均称为息肉,息肉(polyps)是一个非特异性的临床术语,指发生于肠道黏膜的任何新生物,无论其组织学性质如何。早在1922年,Bland-Sutton就强调了息肉一词在定义上无关组织学。根据组织学特征将其分为肿瘤性息肉(图43-0-1)、错构瘤性息肉、增生性息肉和炎性息肉四类。

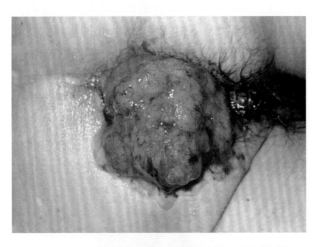

图43-0-1　直肠绒毛状腺瘤(照片李春雨教授提供)

第一节　肠息肉

一、肿瘤性息肉

本病是肠黏膜上皮细胞增生的真性肿瘤,其

单发者称为腺瘤。多发者常见的是家族性腺瘤性息肉病。锯齿状腺瘤是一种增生性和腺瘤性息肉混合的类型,并不常见,占内镜切除结直肠腺瘤的1%~2%。多发生于老年人的乙状结肠和直肠,大多数为散发性。

1. 发病率　手术资料:直肠占60%~70%,乙状结肠占20%~30%,其余结肠占10%。尸解资料:直肠占5%~10%,盲肠占5%,其余结肠基本一致,无明显规律性。纤维结肠镜检资料:直肠占5%以下,乙状结肠占40%~50%,其余结肠相差无几。

2. 病因　目前病因尚不明确,可能与生活习惯、长期腹泻、长期便秘、炎性肠病及遗传等因素有关。腺瘤性息肉是来源于大肠黏膜腺体的异常增生。在病理切片中除可见到管状腺体结构外,还可看到绒毛状成分。通常来说,腺瘤体积越大,绒毛状成分越多,癌变概率越高。

3. 分类　根据绒毛组织含量进行分类,既往各家标准不一。在我国20世纪80年代大肠癌病理协会统一了国内标准,即绒毛成分<20%属管状腺瘤;绒毛成分在20%~80%属于管状绒毛状腺瘤;绒毛成分>80%则为绒毛状腺瘤。三者中,以管状腺瘤最为多见。

(1)管状腺瘤:多数圆形,椭圆形或不规则分叶状,表面光滑,大多有蒂,少数广蒂或无蒂。镜下表现为腺体的增生,由紧密排列的管状上皮组织,被正常的固有层分隔。间质由少量结缔组织、血管及炎症细胞构成。

（2）绒毛状腺瘤：多数为广基型，呈绒毛状或菜花状，镜下表现为大量纤细的乳头状或指状分枝，中心由血管等结缔组织构成，表面被上皮细胞覆盖。

（3）管状绒毛状腺瘤：兼有管状和绒毛状两者的特征。

4. 临床表现 小的腺瘤通常无明显症状，多数仅在结肠镜检查时偶然发现。腺瘤主要症状如下。

（1）便血：最常见，一般腺瘤体积越大，出血量越大。出血量少时仅在粪便隐血试验检查时发现，长期大量出血，可引起患者贫血。

（2）黏液便：绒毛状腺瘤可以分泌大量黏液，可引起黏液样腹泻、电解质紊乱，情况严重者可危及生命。

（3）排便习惯改变：位置较低的腺瘤可有直肠下坠感，甚至脱出肛门外，需用手还纳。严重者还可发生肠套叠、腹痛等。

5. 诊断 由于大于50%的肠息肉患者无任何临床症状，常在体检时发现，或出现并发症时才被发现，息肉的临床症状与其大小、部位有关。

（1）直肠指检：最常见、最实用的方法，适用于距肛缘7~8cm以内者。

（2）肛门镜检查：可在肉眼清晰看到病变，简单易行，但仅适用于直肠和下端乙状结肠病变，与直肠指检互补。

（3）结肠镜检查：是检出的最准确的方法，不仅可以发现结肠远端的息肉，还可以发现近端的息肉，减少漏诊率，并且在检查过程中还可以取标本活检，标记，切除病变治疗。适应证广泛，是最主要的检查方法。

（4）钡剂灌肠：一般适用于有肠镜检查禁忌证、不愿接受肠镜检查者，漏误诊率相对较高，通常联合气钡双重造影检查。目前应用较少。

（5）粪便隐血试验：对提示病变有一定意义。但结果受到多重因素影响，检出率不高。

（6）直肠腔内超声：有助于判断息肉恶变时浸润肠壁的深度及局部淋巴结的情况。

6. 治疗 首选结肠镜下息肉切除术，结肠镜检查的出现改变了大肠息肉的治疗方法，大多数结直肠息肉可通过肠镜下切除，并发症少。有蒂息肉可采用圈套摘除，因为绝大多数有蒂息肉的蒂部直径小于1.5cm，可以很安全地整体圈套切除。小的无蒂息肉可采用冷钳或热活检钳钳除。对于小于2cm或平坦的息肉可采用内镜黏膜切除术（endoscopic mucosal resection，EMR），通过黏膜下层注射生理盐水抬举息肉，可完整或分次切除。对于巨大平坦型，尤其超过2cm者可采用内镜黏膜下剥离术（endoscopic submucosal dissection，ESD），利用烧灼刀结合注射抬举的方法将息肉一次性切除。对肠镜无法到达或无法行肠镜下切除的结肠息肉可采用经肛切除、经肛门内镜显微手术，经肛门微创手术、后方直肠切开术以及直肠前切除术等。

二、错构瘤性息肉

错构瘤是一种组织发育的畸形或先天异常，其特征是内源性组织的异常混合，可分为散发性或错构瘤性息肉病综合征，如波伊茨-耶格综合征（Peutz-Jeghers syndrome，PJS）、幼年性息肉病、磷酸酶及张力蛋白同源物错构瘤综合征。尽管由非肿瘤性上皮和间质成分混合组成的错构瘤性息肉为良性病变，但综合征相关性息肉仍与肿瘤风险增高有关。

1. 幼年性息肉 为常见的错构瘤性息肉（图43-1-1），为非遗传性先天性疾病，特征性表现是发生于8岁以下的儿童。男童多于女童，但也可见于任何年龄的成年人。如果发病息肉数目超过100枚则称为幼年性息肉病。幼年性息肉多呈圆

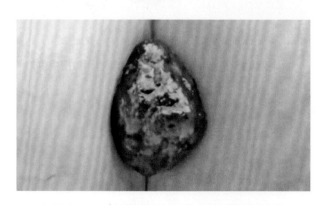

图43-1-1 幼年性息肉（照片李春雨教授提供）

形或椭圆形,表面光滑,带蒂,直径通常小于1cm,镜下主要由黏膜上皮和血管构成,伴有嗜酸性粒细胞、单核细胞等炎症细胞浸润。多发于结直肠,但也有报道发生于小肠及胃的病例。便血和肿物脱出是主要的症状,有时也会出现腹泻,肛门疼痛等症状,严重者也会引起肠套叠。治疗同息肉一般治疗方法,多采取内镜下治疗。

2. PJS 又称黑斑息肉综合征,是一种罕见的常染色体显性遗传病。该病的发生与丝氨酸苏氨酸激酶家族性STK11基因突变有关,且相关性很高,多数表现为点突变,少数为缺失突变。有报道显示也可能与LKB1基因缺失相关。PJS可发生于任何年龄,多见于儿童和青少年,男女比例基本相同。PJS的发病率为1/200 000~1/50 000。

(1)临床表现:以胃肠道错构瘤性息肉病和皮肤黏膜色素沉着为特征。息肉可分布于胃肠道任何部位,但以小肠最多见。皮肤黏膜改变主要表现为口腔黏膜、鼻孔、肛周、背部、四肢及手掌足底的斑点状皮肤色素沉着(图43-1-2)。色素沉着可在青春期后消失,但是颊黏膜的色素沉着会持续存在下去。消化道症状主要表现为肠套叠、肠梗阻、腹痛、便血、排便习惯改变等。

该综合征息肉肉眼观可见叶状向外延伸的分支(图43-1-3),多见于小肠(60%~90%)、结肠(50%~64%),也可见于消化道外如胆囊、支气管、膀胱镜和输尿管。镜下见叶状伸展的上皮,囊腺扩展延伸至黏膜下层和固有肌层。色素斑点在组织学上表现为基底细胞黑色素堆积,可能是炎症影响了黑色素细胞向角质细胞的迁移活动。

(2)临床诊断标准:临床个体出现符合下列之一即可确诊。

1)组织学上确诊的2个或以上PJS息肉。

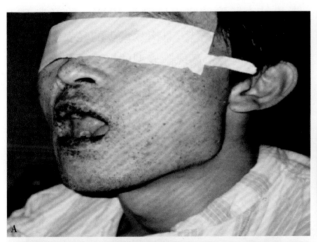
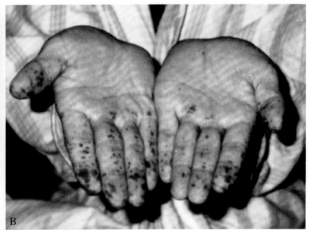
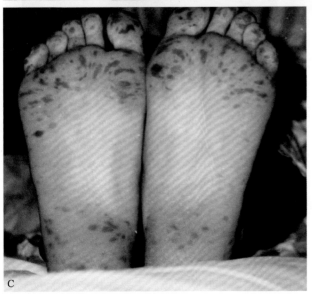

图43-1-2 波伊茨-耶格综合征(照片李春雨教授提供)
A.口唇周围、颊部黏膜色素沉着;B.双手皮肤色素沉着;C.双足皮肤色素沉着。

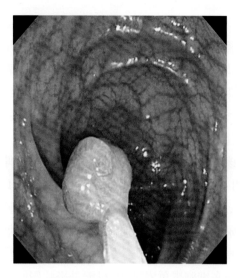

图43-1-3　波伊茨-耶格综合征息肉(照片李春雨教授提供)

2）有遗传性PJS家族史的个体发现任意数目的PJS息肉。

3）有遗传性PJS家族史的个体出现特征性的皮肤黏膜色素沉积。

4）有特征性色素沉积的个体发现任意数目的PJS息肉。

（3）癌变风险：尽管属于错构瘤性质，但PJS的错构息肉仍会发生恶变。尤其以胃和十二指肠的息肉恶变率高。

（4）治疗：大于1cm的息肉应在内镜下切除，小肠息肉可剖腹探查加术中小肠镜下切除，或行无须剖腹的双气囊小肠镜下息肉切除。对于已经引起梗阻或肠套叠的息肉需急诊手术治疗。

三、炎性息肉

属于非新生物性息肉，又称假性息肉。常与炎症病变如溃疡性结肠炎、克罗恩病、血吸虫病有关，多在炎症病变修复增生过程中形成。镜下表现为肉芽组织和间质炎症细胞浸润。没有癌变的风险。多数无明显不适症状，可表现为轻微腹泻。多在原发疾病缓解或治疗后自行消退，无须针对性治疗。症状明显者可在纤维内镜下切除治疗。

四、增生性息肉

增生性息肉又称化生性息肉，好发于乙状结肠和直肠。无蒂，呈小的半圆形突起于黏膜上。镜下

特征是上皮细胞呈锯齿状排列，形成乳头状轮廓，并可见腺管增生，杯状细胞减少，胞质红染。关于增生性息肉是否会恶变仍有争议，一般认为其不会恶变。增生性息肉一般无明显症状，可在内镜进行治疗。

第二节　家族性腺瘤性息肉病

息肉发病数量上超100枚即可称为息肉病。主要包括家族性腺瘤性息肉病(familial adenomatous polyposis,FAP)。FAP是一种由5号染色体长臂上APC基因胚系突变发生的常染色体显性遗传病。其发病率为(2~3)/100 000,新生儿发病率为1/23 790~1/6 329,多在青壮年时期发病,在35~40岁,常不可避免进展为癌症,是一种非先天性疾病。约占所有结直肠肿瘤的1%。经典型FAP表现为结直肠内有数百枚腺瘤性息肉(图43-2-1),FAP患者患结直肠癌的终生风险为100%。除经典FAP表型外,还有表型轻、息肉数量少的轻表型家族性腺瘤性息肉病及高风险表型的胃腺癌及近端胃息肉病两种。

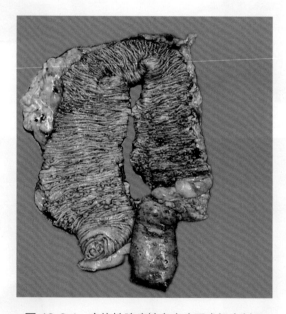

图43-2-1　家族性腺瘤性息肉病手术标本剖开

1. 临床表现　FAP的结直肠息肉数量从数十枚至上千枚不等。多见于左半结肠和直肠，还可见于十二指肠和肝胰壶腹。主要症状是便血，反复出

血可导致患者贫血,还有腹泻、黏液便、腹痛、排便习惯改变、肛门下坠等,严重者可引起肠梗阻。多达70%的患者还会出现胃肠外表现,如多发性骨瘤、牙齿异常、视网膜色素上皮细胞先天性增生及遍布全身的多种其他病变。

2. 诊断　经分子生物学检测确认存在APC基因胚系突变的个体,加上以下任意一项:①发现至少100枚结直肠腺瘤性息肉(年轻患者或做过结肠切除术的患者可能少于100枚息肉)。注意存在100枚或更多的结直肠息肉并不是FAP所特有的。②多发但少于100枚腺瘤性息肉且亲属中有一人确诊为FAP。

3. 治疗　主要采取手术治疗,以减少癌变的风险。一经确诊,应及早手术治疗。主要有结直肠切除+永久性末端回肠造口术、结肠全切+直肠回肠吻合术、结肠加近端直肠切除+回肠储袋肛管吻合术三种。手术方式需要个体化制订。

第三节　息肉病综合征

一、加德纳综合征

加德纳综合征(Gardner syndrome)是一种常染色体显性遗传病。1951年由Gardner在进行肠道息肉病调查时首次发现一个51人家族中的不良发育现象。1953由Gardener E J,Richards R C报道,这一命名是1958年由Ornstein K提出,此后一直沿用至今。它源于APC基因的突变,是家族性腺瘤性息肉病的一种变体,与家族性腺瘤性息肉病基因表型具有关联性,因此区分加德纳综合征和家族性腺瘤性息肉病及其其他表现形式至关重要。该综合征主要特征是除肠道息肉外,还存在多种并发肠外表现,主要有骨瘤和皮肤软组织瘤、纤维瘤,还可能发生先天性视网膜上皮过度增生。

1. 临床表现　主要表现为肠道息肉及结直肠息肉,其他还有骨瘤,常发生在下颌骨和颅骨,多为良性;皮肤囊性变,为非毛发性或皮脂腺性,常发生于肠道息肉症状出现前,通常无症状,偶尔可引起毁容;韧带样纤维瘤、脂肪瘤;还可发生先天性视网膜上皮过度增生。其还与多种恶性病变相关,如壶

腹周围十二指肠癌、肝母细胞瘤、乳头状或滤泡状甲状腺癌及肾上腺癌。

2. 诊断　主要应与家族性腺瘤性息肉病、特科特综合征(Turcot syndrome)、轻表型家族性腺瘤性息肉病等鉴别,它们均由抑癌基因APC发生胚系突变导致。加德纳综合征通常表现为结直肠息肉伴骨瘤、皮肤囊性变、纤维瘤等症状。特科特综合征多伴脑部髓母细胞瘤及咖啡牛奶斑(café-au-lait-spot)。

3. 治疗　以手术治疗为主,切除息肉及肠外瘤体。早期干预至关重要,因为65%的患者在出现症状时已经发生癌变。手术方式包括全结肠切除+回直肠吻合、结直肠切除+回肠储袋肛管吻合术、结直肠切除+回肠造口术。据文献报道,癌变患者回直肠吻合后,直肠肿瘤复发的风险为20年12%~32%,30年45%。有报道舒林酸和他莫昔芬对息肉有一定的控制作用。

二、特科特综合征

特科特综合征是一种常染色体隐性遗传病,1959年Turcot首先报道了2例病例(15岁和13岁的兄妹),他们均患有多发性结直肠息肉,且经过手术治疗后均在几年内去世,尸检发现两人均伴有脑部肿瘤。此后该名称一直沿用。

1. 临床表现　主要表现为多发结直肠息肉、中枢神经系统原发性神经上皮肿瘤(常为髓母细胞瘤及胶质母细胞瘤),还常伴有皮肤咖啡牛奶斑及色素沉着痣。

2. 诊断　主要与加德纳综合征、家族性腺瘤性息肉病等鉴别。该综合征息肉数目通常不超过100枚,体积大、恶变率高且伴有特征性的肠外病变及皮肤病损。该病可分为两种分型:①Ⅰ型,在遗传性非息肉病性结直肠癌发现错配修复基因突变,存在数量上较少经典表型息肉,体积更大。中枢神经系统肿瘤主要由胶质细胞瘤和星形胶质细胞瘤构成。②Ⅱ型,通常在家族性腺瘤性息肉病病程中发现,息肉数目非常多,神经系统肿瘤主要由髓母细胞瘤构成。

3. 治疗　该综合征罕见,至今仅报道数百例,仍需要进一步的研究加深对其认识。易癌变,一

经发现应及早手术治疗切除病变。全结肠切除
是主要的方式，还有采用化疗和放疗的方法进行
治疗。

三、息肉-色素沉着-脱发-甲营养不良综合征

息肉-色素沉着-脱发-甲营养不良综合征（polyp-pigmentation-hair loss-onychodystrophy），又称克朗凯特-卡纳达综合征（Cronkhite-Canada syndrome）。由 Leonard Wolsey Cronkhite 和 Wilma Jeanne Canada 在 1955 年描述，1966 年 Jarnum 和 Jensen 在他们发表的文献中首先使用了这一命名，沿用至今。该病罕见，发病率 1/1 000 000，多发于日本。据统计，该病死亡率超过 60%，不属于遗传病。该病病因不明，可伴有抗核抗体 ANA 和 IgG4 水平的升高。男女发病比例约为 3∶2。

1. 临床表现　表现多样，主要表现为腹泻、腹痛、体重减轻、指甲营养不良、脱发、表皮色素过度沉着、吞咽困难，据报道还有以味觉缺失为主者。

2. 诊断　目前无明确的诊断标准，主要依靠临床表现、内镜检查、病理表现综合诊断。

3. 治疗　据多个病例总结回顾，目前主要以对症治疗为主，包括营养支持、抗生素、类固醇和激素、雷尼替丁、抗肿瘤坏死因子单克隆抗体及抗幽门螺杆菌等治疗。如果出现严重并发症则需要手术治疗。

（郝立强）

参考文献

[1] CAI B, LIU Z, XU Y, et al. Adenoma detection rate in 41,010 patients from Southwest China [J]. Oncol Lett, 2015, 9(5):2073-2077.

[2] FIGUEIREDO J C, CROCKETT S D, SNOVER D C, et al. Smoking-associated risks of conventional adenomas and serrated polyps in the colorectum [J]. Cancer Causes Control, 2015, 26(3):377-386.

[3] IJSPEERT J E, BOSSUYT P M, KUIPERS E J, et al. Smoking status informs about the risk of advanced serrated polyps in a screening population [J]. Endoscopy International Open, 2016, 4(1):E73-E78.

[4] TROSCHEL A S, MIKS A, TROSCHEL F M, et al. Chronic liver disease promotes lesions of the colorectal adenoma-carcinoma sequence, independent of liver cirrhosis [J]. United European Gastroenterology Journal, 2019, 7(5):662-672.

[5] JARVINEN H J, SIPPONEN P. Gastroduodenal polyps in familial adenomatous and juvenile polyposis [J]. Endoscopy, 1986, 18(6):230-234.

[6] 张月彩, 李树彬, 冯福才, 等. 幼年性息肉癌变 2 例报告[J]. 中国实用内科杂志, 1993, 13(1):692.

[7] LONGACRE T A, FENOGLIO-PREISER C M. Mixed hyperplastic adenomatous polyps/serrated adenomas. A distinct form of colorectal neoplasia [J]. Am J Surg Pathol, 1990, 14(6):524-537.

[8] BRUWER A, BARGEN J A, KIELAND R R. Surface pigmentation and generalized intestinal polyposis (Peutz-Jeghers syndrome)[J]. Proc Mayo Clin, 1954, 29(6):168-171.

[9] GIARDIELLO F M, BRENSINGER J D, TERSMETTE A C, et al. Very high risk of cancer in familial Peutze-Jeghers syndrome [J]. Gastroenterology, 2000, 119(6):1447-1453.

[10] BULOW S, FAURSCHOU N T, BULOW C, et al. The incidence rate of familial adenomatous polyposis. Results from the Danish Polyposis Register [J]. Int J Color Dis, 1996, 11(2):88-91.

[11] GALIATSATOS P, FOULKES W D. Familial adenomatous polyposis [J]. Am J Gastroenterol, 2006, 101(2):385-398.

[12] HEGDE M, FERBER M, MAO R, et al. ACMG technical standards and guidelines for genetic testing for inherited colorectal cancer (Lynch syndrome, familial adenomatous polyposis, and MYH-associated polyposis) [J]. Genet Med, 2014, 16(1):101-116.

[13] DINARVAND P, DAVARO E P, DOAN J V, et al. Familial adenomatous polyposis syndrome an update and review of extraintestinal manifestations [J]. Arch Pathol Lab Med, 2019, 143(11):1382-1398.

[14] HUSS S, NEHLES J, BINOT E, et al. β-catenin (CTNNB1) mutations and clinicopathological features of mesenteric desmoid-type fibromatosis [J]. Histopathology, 2013, 62(2):294-304.

[15] GARDNER E J, RICHARDS R C. Multiple cutaneous and subcutaneous lesions occurring simultaneously with hereditary polyposis and osteomatosis [J]. Amer J Hum Genet, 1953, 5(2):139-147.

[16] JUHN E, KHACHEMOUNE A. Gardner syndrome, skin manifestations, differential diagnosis and management[J]. Am J Clin Dermatol, 2010, 11(2):117-122.

[17] TURCOT J, DESPRES J P, ST PIERRE F. Malignant

tumors of the central nervous system associates with familial polyposis of the colon:report of two cases [J]. Dis Colon Rectum,1959,2:465-468.

[18] SKOMOROWSKI M,TAXIER M,WISE W JR. Turcot syndrome type 2:medulloblastoma with multiple colorectal adenomas [J]. Clin Gastroenterol Hepatol,2012,10 (10):A24.

[19] GOTO A. Cronkhite-Canada syndrome:epidemiological study of 110cases reported in Japan [J]. Nihon Geka Hokan,1995,64(1):3-14.

[20] RIEGERT-JOHNSON D L,OSBORN N,SMYRK T,et al. Cronkhite-Canada syndrome hamartomatous polyps are infiltrated with IgG$_4$plasma cells [J]. Digestion,2007,75 (2/3):96-97.

第四十四章

结 肠 癌

一、历史

结肠癌(colon cancer)是发生在结肠的恶性肿瘤。基于结肠肿瘤的病理学特征可分为良性、潜在恶性或恶性。绝大多数结肠肿瘤是上皮来源,起自黏膜表面,并逐渐变成可描述的息肉。良性息肉包括非肿瘤性息肉(如增生性息肉、错构瘤性息肉或炎性息肉),由腺瘤组成的潜在恶性息肉,一旦息肉的不典型增生细胞突破黏膜界限(黏膜固有层),开始侵袭黏膜下层与黏膜肌层时,具有潜在转移性的真正的癌就形成了(腺癌)。非上皮性或间质源性肿瘤相对少见,包括脂肪瘤、淋巴瘤、类癌与肉瘤。结肠癌有两个特点:①结肠癌较为常见并有较高的死亡率与累积医疗费用支出;②结肠癌是由可预防性癌前病变阶段经过数年从正常黏膜发展为癌的序贯性事件。

二、流行病学

2020 年 GLOBOCAN 全球 185 个国家癌症报告的结果显示,仅 2020 年一年,结肠癌新发病例数超过 110 万例,占全部恶性肿瘤新发病的 6.0%,为第四大恶性肿瘤。结肠癌造成超过 56 万例死亡,占全部癌症死亡的 5.8%。发病率和死亡率男性均高于女性,发达国家中结肠癌的发病率大约是发展中国家的 3 倍。结肠癌的发病与经济发展水平及饮食习惯有很强的相关性。在欧洲及北美洲,结肠癌的发病率普遍较高。以色列人和生活在新加坡的华人与西欧国家的人面临相似的结肠癌患病风险。出生于欧洲的以色列人和出生于北非及亚洲的以色列人相比较,结肠癌的发病率存在着显著差别,前者为后者的 2.5 倍。除新加坡以外,亚洲其他国家的发病率相对较低,但东亚国家明显高于东南亚国家。

我国的结肠癌的发病率与死亡率低于胃癌、食管癌、肺癌等常见恶性肿瘤,居第四位,40~50 岁发病率最高。近年各地资料显示随着人民生活水平的提高,饮食结构的改变,其发病率呈逐年上升趋势。

三、病因与发病机制

(一) 病因

1. 饮食　自 20 世纪 80 年代中期以来,饮食已经成为最受关注的流行病学领域。高纤维饮食是非洲人结直肠癌低发病率的首要原因,这种理论本质是说无论致癌物质是被摄入的或是体内产生的,都应处于一种被稀释状态,若稀释倍数减少则致癌物质的浓度会很快增高,纤维素的保护作用是通过增加粪便的体积可能稀释肠腔中的致癌物,使粪便快速排泄,减少有害物质在肠腔内暴露;纤维素也可发酵生成短链脂肪酸,部分研究认为短链脂肪酸具有抑癌作用;还有一种理论认为植酸能够特异性抑制结直肠癌致癌物的作用,它是一种富含于植物种子中并经常出现于纤维丰富膳食里的物质。大量摄入膳食纤维(特别是谷物纤维和全麦)能够适度降低患结直肠癌的风险,然而增加膳食纤维有助于避免结直肠癌发生的根本原因依然有待于明确。

2. 细菌 目前认为细菌在导致结直肠癌发生的过程中起一定的作用。可能是细菌在脂肪消化和代谢过程中发挥的作用使它们成为结直肠癌发生的一个重要因素。现已发现胆盐的化学结构和致癌物甲基胆蒽有相似性,假设细菌作用于胆盐能够产生某种致癌物质的假说是有一定道理的,那么事实上,远侧结肠更易发生癌症的原因之一就是该段大肠内的细菌浓度较高。非病原菌在保护肠黏膜屏障的结构和功能上有重要作用。其他细菌产生的有毒代谢产物可导致细胞突变并影响细胞信号转导。因此,肠内微生物群落可能是降低结直肠癌风险的调节位点,如结直肠癌患者拟杆菌属和普雷沃菌属细菌计数增高。有益菌仍旧作为防癌因子被关注,但是目前仍缺少有力的证据。

3. 胆囊切除术 手术引起肠肝循环中继发性胆酸升高。有临床证据表明结肠癌患者的粪便中有继发性胆酸增高,而且有实验研究证实继发性胆酸增高可促进化学致癌物质的作用,因此提示胆囊切除术可能是结直肠癌的促发因素。

4. 空肠回肠短路手术 动物实验已证实空肠回肠短路手术可加速化学物质诱导结肠癌发生的过程,但对人类,如果排除排便时间、胆盐代谢和粪便菌群等因素,尚未发现任何能够证实该手术可增高结肠癌的患病风险的证据。

5. 溃疡手术 曾有文献报道了结直肠癌和消化道溃疡手术,尤其是迷走神经切断术之间的关系,在这些患者十二指肠的胆汁中,鹅脱氧胆酸和石胆酸所占比例增加,而胆汁酸所占比例减少。他们认为迷走神经切断术造成的胆酸代谢异常可以解释为什么该手术后结直肠癌的患病风险增加。

6. 阿司匹林 现有证据表明,规律服用阿司匹林及其他非甾体抗炎药可以降低结直肠癌的患病风险,有文献报道只有在服用阿司匹林10年或更久以后,结直肠癌的患病率才呈现减低趋势。膳食中蔬菜、谷物的含量和规律服用阿司匹林是特有的、具有统计学意义的、独立的结直肠癌保护因素。

7. 炎性肠病 罹患炎性肠病,无论是溃疡性结肠炎还是克罗恩病的患者发生恶性肿瘤的概率都较高;虽然不同的研究对患癌风险的估计不一,但似乎癌变风险在发生肠病症状8~10年后就开始增加。可以明确的是病程长短和病变范围似乎是关键的风险因素。

8. 放射线 关于盆腔照射后是否增加结直肠癌的患病风险,目前分歧很大。曾有学者报道妇女因罹患妇科肿瘤而接受盆腔放射治疗后,其结直肠癌的患病风险增加,对这种可能的联系进行准确评估尚需更多的研究结果,尤其是考虑新辅助治疗的应用有增加趋势。

9. 免疫抑制治疗 与包括结直肠癌在内的恶性肿瘤的患病风险增高存在一定联系,特别是在器官移植术后:肾移植术后患者患结肠癌的风险比正常人高出2倍,但患直肠癌的风险并不增加,因此推荐将结肠镜作为此类患者的复查和随访项目。

10. 阑尾切除术 McVay等报道阑尾切除术后的患者,其结直肠癌的患病率有轻度增加,他认为,这种联系可以用免疫因素来加以解释,尽管另一些研究没能证明这种关系的存在,但目前认为曾有阑尾切除手术史是盲肠癌生存率下降的独立危险因子,有阑尾切除手术史的盲肠癌患者与没有阑尾切除手术史的盲肠癌患者相比预后较差。

11. 遗传易感性 人们将遗传因素的影响作为结直肠癌发生的一个独立危险因子已有一段时间。在全部结直肠癌病例中,2%~5%的患者有已知的遗传疾病,如林奇综合征或家族性腺瘤性息肉病。在结肠黏膜组织从正常到恶变的过程中,某些获得性及遗传性异常(包括 RAS 基因的点突变,C-MYC 基因的扩增,5、17、18号染色体的特定位点缺失)都被视为中间步骤。对染色体的研究已经成功鉴定出部分结直肠癌患者 18q 的某一基因出现改变,等位基因缺失的发生率超过 70%,考虑这一区域存在抑癌基因。人类癌症中最常见的突变基因是 $p53$ 抑癌基因,其异常被视为人类肿瘤性疾病发生发展过程中的重要原因。

(二) 发病机制

结肠癌的发病机制尚未完全阐明,目前结肠癌癌变过程中的基因改变逐渐被认识,从而明确结肠癌的发生发展是一个多步骤、多阶段及多基因参与的细胞遗传性疾病。70%~90% 的结肠癌是由腺瘤性息肉演变而来,从形态学上可见到增生、腺瘤、癌变各阶段及相应的染色体改变,历时 10~15 年。

四、分类

(一) 根据大体分类

1. 溃疡型　肿瘤形成深达或贯穿肠壁肌层的溃疡,向肠壁深层生长并向周围浸润,转移较早。

2. 隆起型　肿瘤主体向肠腔突出,肿块增大时表面可有溃疡,向周围浸润少。

3. 浸润型　肿瘤向肠壁各层浸润,使局部肠壁增厚,肠腔狭窄,但表面常无隆起或溃疡。

(二) 根据组织学分类

1. 腺癌　为结肠癌中最常见的病理类型,又可以分为管状腺癌、乳头状腺癌、黏液腺癌和印戒细胞癌。

2. 腺鳞癌　相对少见,又称腺棘细胞癌,肿瘤由鳞癌细胞和腺癌细胞构成。

3. 未分化癌　癌细胞呈片状或团状非腺管样结构,细胞排列无规则,预后差。

(三) 根据解剖部位分类

1. 左半结肠癌　指腹部偏左半的结肠发生的癌,包括约左侧 1/3 横结肠癌、降结肠癌和乙状结肠癌。

2. 右半结肠癌　指腹部偏右半的结肠发生的癌,包括升结肠癌和约右侧 2/3 横结肠癌。

(四) 根据疾病分期

根据结肠癌浸润程度（T 分期）,局部淋巴结转移情况（N 分期）和远处转移的情况（M 分期）,将结肠癌分期。目前国际上通用的是美国癌症联合委员会（AJCC）/国际抗癌联盟（UICC）第 8 版结直肠癌 TNM 分期系统。根据 TNM 分期,结肠癌按严重程度可分为 0~Ⅳ期。

1. 早期结肠癌（0~Ⅰ期）　原发肿瘤仅局限于黏膜内或黏膜下层,无淋巴结转移及远处转移。

2. Ⅱ期结肠癌（Ⅱ期）　原发肿瘤浸润肠壁肌层,无淋巴结转移及远处转移。

3. Ⅲ期结肠癌（Ⅲ期）　无论原发肿瘤浸润深度,存在区域淋巴结的转移,但无远处转移。

4. Ⅳ期结肠癌（Ⅳ期）　肿瘤转移至其他器官,如肝、肺、骨和脑转移;腹腔种植转移;远处淋巴结转移,如锁骨上淋巴结转移。

五、临床表现

1. 排便习惯改变　为最早期症状,主要有排便次数增加,腹泻、便秘或两者交替出现,这种改变也许就像排便从隔天一次变为每天一次那样不引人注意。人们总是不重视这些发现,直到发生了明显的改变。一般来说,与近侧大肠肠管的病变相比较,较远侧肠管的病变更易引起明显的症状。出现这种情况的原因有:①与近侧肠腔内相对较稀的粪便相比,远侧肠腔内成形的粪便通过狭窄的肠腔更困难;②近侧肠腔本身较远侧肠腔大;③远侧肠段的肿瘤出现的其他症状(如便血、疼痛、腹泻等)更容易使患者注意到排便习惯的改变。

2. 便血　是结直肠癌仅次于排便习惯改变的常见症状。可为肉眼血便或便隐血。颜色可为鲜红色、紫色、红褐色、黑色或看不出颜色改变。病变部位越靠近远端,血液的变化越少,看起来越鲜红。虽然便血是结直肠癌相对早期的症状之一,但却经常被忽视。医师应询问所有成年患者关于肉眼血便的情况,对出现这种症状的患者进行全结肠造影,患者经常认为便血是痔造成的,尤其是曾有痔病史的患者。因此,治疗出血性痔就十分重要,以便出现这种症状的患者及时寻求医学帮助,但医师有时也会错误地将便血归咎为痔。医师往往给予患者栓剂、乳剂或通便药,而只有当症状十分严重的时候才采取进一步检查和评估措施。

3. 黏液便　黏液可以单独排出(提示远端大肠病变)或与粪便混合,此症状常伴随便血出现。

黏液血便是大肠癌有高度提示意义的联合症状。

4. 腹痛　也是早期症状之一,疼痛性质不一,可为隐痛、绞痛、钝痛等。常为定位不确切的持续性隐痛,或仅为腹部不适或腹胀感。出现肠梗阻时腹痛加重或呈阵发性绞痛。

5. 腹部包块　多由肿瘤本身或肿瘤与其周围的炎性浸润共同形成,有时可能由梗阻近侧肠腔内积粪导致。包块大多坚硬,呈结节状。若癌肿穿透并感染时,肿块固定,且有明显压痛。

6. 肠梗阻症状　一般属结肠癌的中晚期症状,若肿瘤较大阻塞肠腔,多表现为慢性低位不完全性肠梗阻,主要表现为腹胀和便秘,伴有腹部胀痛或阵发性绞痛。当发生完全性梗阻时,症状加剧。左侧结肠癌有时以急性完全性结肠梗阻为首发症状。有时结肠肿瘤也能引起肠套叠,进一步导致肠梗阻,2/3 的结肠套叠与原发结肠癌有关。

7. 阑尾炎症状　盲肠癌可能会梗阻阑尾腔,引起类似急性阑尾炎的症状和体征,较少见。更为少见的现象是由较远侧结肠肠管的癌性梗阻造成阑尾穿孔。阑尾切除术后粪瘘提示医师考虑可能存在潜在的恶性肿瘤,虽然上述情形非常少见,但对任何 50 岁以上、出现急性阑尾炎临床表现的患者,均应在术中仔细探查,以明确有无潜在的癌症。

8. 全身症状　由于肿瘤的进展、破溃感染、毒素吸收等,可出现乏力、消瘦、发热等全身表现,慢性失血可导致贫血。临床上常见到以长期贫血及低热为第一症状就诊的结肠癌患者。无症状而发生体重减轻提示预后不良。精神差、乏力和食欲减退提示出现转移灶,最常见的是肝转移。病情晚期可出现肝大、黄疸、水肿、腹水、直肠前凹肿块、锁骨上淋巴结肿大及恶病质等。

由于癌肿病理类型和部位的不同,临床表现也有区别。一般右侧结肠癌以全身症状如贫血、腹部包块为主要表现,左侧结肠癌以肠梗阻、便秘、腹泻、便血等为主要表现。

六、辅助检查

有症状提示结肠癌的患者应行一系列适时检查,目的在于:①评估结肠的原发病变、伴发病变与可能潜在的结肠疾病;②确定肿瘤是否已有转移;③评估患者的可手术性(总体状况与并发症)。

(一) 结肠的评估

无论使用何种方法,都要对结肠进行全面评估,主要目的是证明存在恶性病变,并排除结肠其他节段的伴发病变。内镜和放射学技术都可用于评估结肠,每种检查都有固有的优点和缺点。

1. 结肠镜检查　是首选方法,在检测肿瘤方面具有很高的敏感性,而且能够进行活检。可提供整个结肠黏膜(如息肉、结肠炎、黑变病和憩室)的准确信息。除了确定结肠病变的环周和纵向范围外,结肠镜检查还可以通过烧灼、激光消融或放置自我膨胀的金属壁支架处理功能方面的问题,如活动性出血或即将发生的梗阻,因此可以将紧急情况转变为选择性情况。

2. 灌肠造影检查　放射线对比剂灌肠也可用于结肠检查。对比剂灌肠是结肠镜检查的一项特别有价值的辅助检查。其优点是能更准确地显示结肠病变的解剖位置。理想情况下,肠道清洁后应使用气钡双重对比造影技术;但怀疑结肠穿孔时,禁止使用钡剂(有发生腹膜炎的风险),而应使用水溶性对比剂(如泛影葡胺)。结肠癌的典型特征是在环形的肠腔结构中出现不同程度的充盈缺损并伴有黏膜形态的破坏。虽然结肠癌的术前组织学检查更可取,但在钡剂灌肠或内镜检查中明确且有特征性表现是进行手术的充分证据。该检查的优点是,即使是严重阻塞的病变也能很好地通过,而且通常能到达盲肠。此外,它在显示结肠和其他盆腔器官之间的憩室或疑似憩室方面更有优势。它的主要缺点是不能进行活组织检查和发现微小病变。

3. CT 结肠成像检查　早期研究表明,CT 结肠造影术有相当高的假阴性率和假阳性率,对于 ≥6mm 的病变,CT 结肠成像的灵敏度为 85%。目前,对于结肠镜检查不理想或不成功的患者,CT 结肠成像检查可能会起到一定的作用。

(二) 局部肿瘤范围和转移播散的评估

传统上,结肠癌的术前分期并不要求进行进一步的影像检查,因为在大多数病例中,这些检查不会改变局部手术方式。然而,越来越多的术前断层影像学(CT 或 MRI)已经成为局部肿瘤转移播散评估的标准。对这种转变有两方面的理由。首先,有明显肝脏疾病的患者可能有较高的全身麻醉风险,应该在术前或替代手术前接受化疗。CT 是最常用的断层成像技术,在发现大于 1cm 的肝脏病变时具有 90% 和 95% 的灵敏度和特异度。其次,外科医师可以警惕晚期局部疾病的证据,这些证据可能改变手术计划,并需要其他学科(如肝胆外科、泌尿外科、妇科等)专家的参与。

为了排除肝外转移,特别是肺转移,胸部 CT 检查是必要的。正电子发射断层成像(PET)在转移性疾病的评估中发挥着越来越重要的作用。虽然目前不建议在结直肠癌患者的初步治疗中常规使用 PET,但这项技术似乎对转移性疾病有更高的敏感性。这种更高的敏感性有多大的性价比来进行分期还有待观察。目前它最大的效用是:①在怀疑全身疾病(如肿瘤标志物升高)但未经证实的患者中;②在特殊情况下,存在未知的肿瘤表现(如复发与瘢痕组织、孤立性与多发性肝转移以及肝外转移的存在)会对治疗方法(如手术治疗或非手术治疗)产生影响。

(三)术前检查与评估

术前检查目的是为肿瘤的病理生理影响提供证据,并排除手术风险。一般检查包括血常规、血生化和凝血功能等检查。紧急情况或特殊患者还需考虑血气分析、心肌酶等检查。

尽管肿瘤标志物(如癌胚抗原)测定是常规的,但对结肠癌的敏感性和特异性较低,而且测定值几乎不会改变处理方法,因此它们的作用是有限的。癌胚抗原也可在近端胃肠道癌、良性肠炎、肺癌和乳腺癌及吸烟人群中升高。然而,癌胚抗原水平测定在某些情况下可能被证明是有帮助的,若癌胚抗原水平在术后恢复至正常水平表明肿瘤完全切除;若术后水平升高可能表明残留或复发的疾病。

术前标准评估包括心肺评估和肺转移的检测。心电图和肺功能测试(用力肺活量、第 1 秒用力呼气量、残气量和弥散容量)适用于在 40 岁以上或有

个人病史的患者。心脏负荷试验、超声心动图、血流灌注显像或介入性心脏病学研究等专门检查取决于患者的病史和风险评估。

七、诊断

仔细询问病史和体检仍然是所有诊断出现胃肠道症状患者的基石。询问包括有关排便习惯改变、最后一次排便和排气时间、体重减轻及个人或家族癌症病史,特别是结直肠癌或其前驱病变的病史。了解潜在疾病和易患结直肠癌的遗传因素,不仅对个体患者的治疗至关重要,而且对可能受影响的家庭成员也是至关重要的。

随后仔细行体格检查,以确定任何可触及的肿瘤肿块和/或肿瘤并发症或扩散的迹象。除了生命体征和体温,患者的一般体征可能显示恶病质、脱水、黄疸或淋巴结肿大。如左侧锁骨上淋巴结增大可能是播散性胃肠道恶性肿瘤的第一个但也是最晚的征象。腹部检查有无明显的原发肿瘤、肝大(可能提示肝转移)、腹胀和/或叩诊鼓音(可能提示部分性或完全性肠梗阻)。腹膜炎体征如局部肌紧张、压痛、反跳痛,可能提示肿瘤穿孔。直肠指检和直肠镜检查是强制性的,可排除直肠受累,或确定远端可触及的肿瘤距肛缘的确切距离、轴向和周围范围,以及肿瘤相对于周围结构(如骶骨、前列腺/阴道、肛门括约肌)的移动性。此外,检查人员应评估直肠穹隆是否有血液或黑便。

有必要进行全面的体格检查,以评估患者的一般健康状况,了解其对全身麻醉下腹部大手术的耐受性。特别注意在紧急情况下出现急性症状的患者。在肠梗阻期间或穿孔后,长时间禁食、恶心或呕吐,以及尿液移位至第三间隙会迅速导致营养不良和脱水。发生脓毒症或急性和反复失血可能会加重这些症状,并可能导致严重的失血。

在详细询问病史及体格检查后,可明确进一步检查方案,选择结肠镜及镜下活检明确诊断,选择胸腹部 CT 明确有无远处转移,为制订诊疗方案提供依据。

八、鉴别诊断

结肠癌主要应与以下疾病鉴别。

1. 炎性肠病 本病可以出现腹泻、黏液便、脓血便、排便次数增多、腹胀、腹痛、消瘦、贫血等症状,伴有感染者尚可有发热等中毒症状,与结肠癌的症状相似,结肠镜检查及活检可以帮助鉴别。

2. 阑尾炎 回盲部癌可因局部疼痛和压痛被误诊为阑尾炎。特别是晚期回盲部癌,局部常发生坏死和感染,临床表现有体温升高,白细胞增多,局部压痛或触及肿块,常诊断为阑尾脓肿,需注意鉴别。

3. 肠结核 在我国较常见,好发部位在回肠末端、盲肠及升结肠。常见症状有腹痛、腹泻与便秘交替出现,部分患者可有低热、贫血、消瘦、乏力,腹部包块,与结肠癌症状相似。肠结核患者全身症状更加明显,如午后低热或不规则发热、盗汗、消瘦乏力,需注意鉴别。

4. 结肠息肉 主要症状可以是便血,有些患者还可有脓血便,与结肠癌相似,钡剂灌肠检查可表现为充盈缺损,结肠镜检查并取活组织送病理检查可以帮助鉴别。

5. 血吸虫性肉芽肿 少数患者可癌变。结合血吸虫感染病史,粪便中虫卵检查,以及钡剂灌肠、纤维结肠镜检查、活检等可以帮助鉴别。

6. 阿米巴肉芽肿 可有肠梗阻症状或查体扪及腹部包块,与结肠癌相似。粪便检查可找到阿米巴滋养体及包囊,钡剂灌肠检查常可见巨大的单边缺损或圆形切迹。

7. 淋巴瘤 好发于回肠末端和盲肠及升结肠,也可发生于降结肠及直肠。淋巴瘤与结肠癌的病史及临床表现方面相似,但由于黏膜相对比较完整,出血较少见。鉴别诊断主要依靠结肠镜下的活组织检查。

(姜 洋)

九、治疗

(一) 手术治疗

结肠肿瘤的外科治疗已有一百多年历史,是最早开展外科治疗的几种肿瘤之一。近10年来,随着手术技术的进步、手术器械的发展、对器官胚胎学发生的再认识,结肠癌的治疗技术得到了迅速发展,以外科、内科、放疗为基础的综合治疗已成为结肠癌的标准治疗,多学科协作模式(multi-disciplinary team,MDT)也越来越受到临床医师的重视。但目前手术治疗仍然是唯一可以治愈结肠癌的手段。外科医师除了要掌握结肠癌手术的方法,更要充分了解现有的外科治疗技术及其在疾病不同治疗阶段的价值,引领MDT为患者提供更多的治愈机会。

1. 手术指征 结肠癌手术治疗指征包括:①全身状态和各脏器功能可耐受手术;②肿瘤局限于肠壁、或浸润周围脏器但可以整块切除且区域淋巴结能完整清扫;③已有肝、肺、卵巢等远处转移,但转移灶可全部切除;④广泛浸润或远处转移已无法根治,但并发梗阻、大出血、穿孔等症状时应选择姑息手术治疗。

2. 术前肠道准备 术前肠道清洁准备可以减少肠道内容物潴留、减低腹内压力,有利于术中操作,并通过减少肠道内细菌数量,降低腹腔感染及吻合口瘘的发生率。良好的术前肠道准备应达到以下标准:①结肠腔内空虚,不增加肠黏膜的水肿;②肠道内细菌总量减少,不造成菌群的紊乱,清洁方式耐受性良好,不影响患者水电解质平衡;③对肿瘤刺激小,不造成瘤体破裂、播散或出血。完成良好的术前肠道准备需要从以下几个方面入手。

(1) 结肠癌术前的膳食原则:高蛋白,足够热量,并含有充足电解质的少渣饮食。由于术前的清肠处理,部分患者可能出现体液失衡,应视情况给予静脉输液支持。传统的方式为,术前3天进半流食,术前1天进全流食,可有效减少患者肠道内的粪便量及食物残渣。近年来,随着要素饮食的迅速发展,有学者提出术前口服肠内营养制剂代替传统的流质饮食,可改善患者的营养状况并调节免疫功能,在保证肠道良好清洁度的同时,最大限度地缩短术后肠道功能的恢复时间,降低术后并发症的发生率。对部分进食困难、营养状态差的患者,可给予术前肠外营养支持,以改善患者的营养状况。

(2) 术前肠道的灭菌准备:肠道是人体内最大的细菌库,粪便、肠黏膜、黏液中均存在大量细菌。通过良好的机械性清洗可去除粪便中的细菌,口服或肠外应用抗生素可抑制肠黏膜表面附着及黏液中的细菌,降低术后腹腔内及切口的感染发生率。对择期结肠手术的患者应系统性预防性应用抗生素。多数研究建议在术前即刻、术中、术后1次或2次使用广谱抗生素,以降低择期结直肠切除术后感染的发生率。行结直肠手术后最可能的致病菌有肠道革兰氏阴性杆菌、厌氧菌及肠球菌等。因此,对择期且无并发症的结直肠手术有效、作用显著的药物是头孢菌素类抗生素。对青霉素过敏的患者,喹诺酮类抗菌药物加克林霉素则是较好的选择。

(3)术前肠道的清洁准备

1)术前肠道的清洁方法:包括机械性消化道灌洗和口服导泻药物等方法。多项随机对照研究的结果显示,结肠择期手术前的机械性肠道准备并未降低吻合口瘘、肠腔感染、切口感染的发生率,反而会增加上述并发症的发生风险。近年来提出的快速康复外科理念也不主张术前行机械性肠道准备。目前口服导泻药物已经取代了传统的机械性肠道准备。

2)常用的口服导泻药物:主要包括以下几种。①聚乙二醇电解质,聚乙二醇是长链高分子聚合物,在消化道内不被吸收和代谢,其通过氢键结合固定结肠腔内的水分子,增加粪便含水量并迅速增加粪便体积、刺激肠壁、促进蠕动,达到加速排便和清洁肠道的作用。主要特点为不脱水,不破坏电解质平衡和肠道正常菌群,不损伤肠道黏膜,不产生可燃气体,清洁肠道迅速,大量应用对液体或电解质的平衡无明显改变。其良好的清洁肠道效果国内外均有报道,是目前效果最佳、导泻速度最快的肠道清洁剂。②磷酸钠盐口服液,主要成分为磷酸氢二钠与磷酸二氢钠,两者在肠道内解离出不被吸收的阴阳离子,在肠道中形成高渗环境,利用肠道半透膜的性质,使水分进入肠内,软化粪便,与磷酸钠盐本身的水分和患者服用的水分共同通过激活肠黏膜层的局部神经反射增加肠壁蠕动,提高肠道动力。对长期便秘的患者,应提前为患者进行肠道准备,除了进行饮食控制外,最好术前为患者进行连续3天的灌肠,术前2天开始服用蓖麻油,并且在手术当天清晨据情况灌肠,以确保肠道准备效果。对长期便秘患者,若口服复方聚乙二醇电解质

散进行肠道准备效果不佳时,饮水结束4小时后仍未排便,则视为肠道准备无效,需要进行清洁灌肠。

3. 手术治疗原则 结肠癌的手术治疗原则除了普通外科需要遵循的无菌原则外,尚有一些特殊性,主要包括以下三个方面。

(1)无瘤原则:肿瘤手术与非肿瘤手术最主要差别就是无瘤操作。肿瘤细胞一旦由外科医师的操作不当引起医源性扩散,可能会导致早期的复发转移。"无瘤"并不仅指术中不直接接触肿瘤,而是在"无瘤思想"的指导下贯穿整个手术中的每一步。"无瘤思想"主要有以下七个方面。

1)切口保护:一旦完成切口操作,迅速使用切口保护器或纱布垫保护切口。

2)探查原则:先探查远离肿瘤部位的腹腔脏器,最后探查肿瘤本身。某些情况下,可以不直接接触肿瘤完成探查。对肿瘤较大、明显外侵的肿瘤探查后,最好能够更换手套。

3)肿瘤保护:当完成暴露后,最好将肿瘤浸润的浆膜区保护起来;多使用纱布缝合覆盖或保护胶敷在肿瘤表面以减少肿瘤细胞的播散。

4)不接触、少接触及轻柔接触:最少的肿瘤接触次数和尽量轻柔的接触方式可以降低癌细胞黏附在手套上的概率及癌细胞进入血流的风险。

5)先结扎血管:在手术操作中,肿瘤极易受到挤压,脱落的肿瘤细胞容易沿血管、淋巴管播散至其他器官。因此,明确切除范围后,尽可能先结扎主要的动静脉,可有效降低肿瘤经血液循环播散的风险。

6)更换手套及手术器械:在明显接触肿瘤或污染物后、在肿瘤标本离体后,应及时更换手套。对接触过肿瘤的器械要及时清洗,以免造成肿瘤细胞播散。标本离体后,应使用未接触过肿瘤的器械进行随后的操作。

7)消化道重建前清洗创面:手术过程中脱落的,或经血管、淋巴管流出的肿瘤细胞在重建过程中可能进入组织或包裹在间隙里,因此在标本离体后进行创面清洗是最恰当的时机。临床上要求清洗液除了有清洗作用外,还要有破坏肿瘤细胞作用。目前的研究显示,双蒸馏水清洗优于0.9% NaCl溶液,43℃双蒸馏水10分钟浸泡优于常温双

蒸馏水。

（2）规范的淋巴结清扫：结肠癌的主要转移方式是淋巴转移，淋巴转移的最佳治疗方式是进行规范的淋巴结清扫术。熟悉和掌握结肠淋巴流向和转移规律对于结肠癌的手术治疗极其重要。

1）结肠淋巴结根据部位可分为：①结肠上淋巴结，位于肠壁，常沿肠脂垂分布；②结肠旁淋巴结，沿结肠管旁和边缘动脉弓及其分支分布；③中间淋巴结，位于结肠动脉弓与结肠血管起始部之间；④主淋巴结，位于结肠主干血管起始部周围。

2）结肠淋巴结的分站是横向和纵向的结合：①纵向由肠管向血管根部分为3站，第1站为结肠上和结肠旁淋巴结（D_1）；第2站为中间淋巴结（D_2）；第3站为主淋巴结（又称中央淋巴结 D_3），为各主干血管根部淋巴结，在右半结肠为回结肠动脉根部淋巴结、右结肠动脉根部淋巴结及中结肠动脉右支根部淋巴结。在左半结肠为中结肠动脉左支根部及肠系膜下动脉根部淋巴结，在乙状结肠为乙状结肠动脉根部及肠系膜下动脉根部淋巴结。结肠癌治愈性手术应常规彻底清除主淋巴结，即行 D_3 清扫术。②横向沿肠管分布，自肿瘤由近及远每5cm为1站，即自肿瘤缘向近侧和远侧5cm以内为第1站淋巴结，5~10cm为第2站淋巴结，以此类推。因此，结肠肿瘤的切除除了考虑肠管切除范围，更重要的是要考虑淋巴结清扫范围。

（3）全结肠系膜切除（complete mesocolic excision，CME）：胚胎期升结肠、降结肠系膜的后层脏腹膜与腹后壁原始壁腹膜融合形成融合筋膜，即脏层筋膜。脏层筋膜和壁层筋膜（肾前筋膜）间形成一无血管的疏松结缔组织间隙，即 Toldt 间隙。CME 的外科平面为两层筋膜在解剖层面上向腹腔及腹膜后延续，左侧脏层筋膜从左侧向上延伸至乙状结肠、降结肠、胰腺背侧，将脾脏包绕，右侧脏层筋膜经盲肠向上依次通过升结肠、胰头、十二指肠，并达右侧肠系膜根部终止，呈"信封样"覆盖结肠系膜。CME 就是沿着这一外科平面进行锐性分离，这样能够更好地保护内脏器官、血管、神经，如输尿管、性腺血管、自主神经，并减少出血，避免系膜撕裂，充分保护肠系膜的完整性，从而准确完整地切除肿瘤，并最大范围清扫区域淋巴结及淋巴管。CME

主要适用于Ⅰ~Ⅲ期的结肠癌患者，目前多数文献认为Ⅲ期结肠癌患者从 CME 手术中获益更多，因为 CME 手术通常可以清扫更多淋巴结。对比非 CME 手术，CME 不仅可以清扫更多淋巴结，而且很可能因此改变患者术后 TNM 分期，从而影响患者后续治疗方案。

4. 手术类型及选择　目前手术切除还是唯一有望治愈结肠癌的治疗方式。结肠癌的手术治疗可分根治性手术和姑息性手术，根治性切除多用于治疗早期和中期肿瘤，姑息性切除主要用于治疗晚期肿瘤。结肠癌的手术治疗要求外科医师正确判断手术治疗的目的、确定手术的范围或根治程度。其目的均是最大限度地切除肿瘤及其相关淋巴结，同时要注意相关肠管血供及吻合后肠管无张力。

（1）结肠癌的根治性手术：结肠癌的根治性手术要求整块切除肿瘤及其上、下两侧10cm以上的肠管，并包括相应区域的1、2、3站淋巴结。肿瘤切除后的满意度采用残留肿瘤分类（residual tumor classification）来表示，具体如下。①Rx，是否残存肿瘤无法估计；②R_0，术中无肉眼肿瘤残留，术后无病理切缘阳性；③R_1，肉眼未见肿瘤残留但标本显微镜下切缘肿瘤残存；④R_2，术中肉眼肿瘤残留。

结肠癌扩大根治性术是在标准根治性切除的基础上，扩大切除范围。扩大切除范围主要包括以下几点：①将淋巴结清除的范围从第3站扩大，也就是肠系膜上血管供血区清扫至肠系膜上血管根部淋巴结，肠系膜下血管供血区淋巴清扫至肠系膜下血管根部淋巴结；②切除肿瘤主干血管上、下各一根主干血管并清扫其所属淋巴结；③肠管切除的范围达到10cm以上即可；④肿瘤浸润周围组织的扩大切除。

（2）结肠癌的姑息性手术：是指肿瘤确诊时已经局部晚期或远处转移，无法达到根治性切除，为了缓解或预防肿瘤梗阻、出血或穿孔等急症的发生而采取的手术。姑息性手术可以是切除原发或转移肿瘤，也可以是造口或短路等方式，以缓解临床症状。随着结肠癌综合治疗模式下晚期结肠癌转化性治疗水平的不断提高，姑息性手术在临床的实际应用还包括以下两种情况。①肿瘤局部晚期或远处广泛转移无法达到治愈的目标，姑息性手术的目的只是减少肿瘤负荷或缓解肿瘤出血、梗阻等症状,达到提高生活质量,延长生命的作用;②虽然已有远处多发转移,但原发灶及所有转移灶仍有根治性切除的可能,这种情况下切除原发灶或转移灶时名义上仍属姑息性切除,实际上手术方式却应当是根治性的。

(3)晚期结肠癌转化性治疗后的根治性切除:初始不可切除的肿瘤通过化放疗等手段治疗后成为可根治性切除的病灶,被称为转化性治疗。随着近年来结肠癌放化疗技术的不断进步及一些新治疗药物的成功研发,手术治疗以外的治疗方法在结肠癌综合治疗中扮演的角色日益重要,也很大程度上改变了晚期结肠癌的治疗理念,以往认为不可治愈的晚期结肠癌患者中相当一部分患者有望获得根治性手术的机会。

尽管转化性治疗实际上属于姑息性治疗的一部分,但转化性治疗的目标是治愈,与传统意义上以延长生命为目标的姑息性治疗有着本质的区别,也是晚期结肠癌治疗领域的重大进步。尤其对于转移灶仅限于肝脏的患者,多数报道结果显示,对原发灶和转移灶均行根治性切除的患者,5年生存率可达30%~50%,已经接近Ⅲ期结肠癌治疗的疗效。

5. 结肠癌手术常用术式

(1)右半结肠癌根治术

1)适应证:适用于盲肠、升结肠、结肠肝曲癌、肿瘤靠近肝曲的横结肠癌及阑尾腺癌。

2)切除范围:切除10~15cm末段回肠、阑尾、盲肠、升结肠、右侧1/2或1/3横结肠,肠管切除线距离肿瘤边缘需大于10cm。同时切除升结肠系膜、右1/2或1/3横结肠系膜及大网膜。根部离断回结肠血管、右结肠血管及中结肠血管。清扫上述血管根部的淋巴结、切除区域系膜内的淋巴结。

3)操作方法:从中央切开胃结肠韧带,向左沿胃网膜血管切除全部大网膜或切除部分大网膜至横结肠预切断线。向右侧充分游离横结肠右侧系膜,显露结肠中动静脉右支,于根部离断。沿着肠系膜上静脉表面显露右结肠血管,根部离断。沿着肠系膜上静脉右缘向下分离显露回结肠动静脉,根部离断(图44-0-1)。于升结肠旁沟自上而下切开

侧腹膜,沿着Toldt筋膜从外侧向内侧剥离,与内侧会师,注意勿损伤十二指肠、输尿管、生殖血管等,将升结肠从腹后壁游离,将右半结肠及其所属区域3站淋巴结整块切除(图44-0-2)。

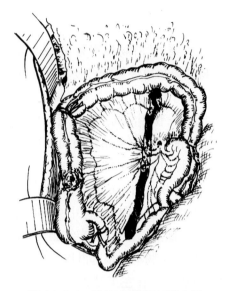

图44-0-1 结扎、切断肠系膜血管

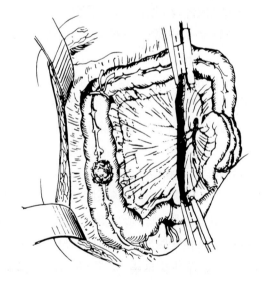

图44-0-2 切断右半结肠

(2)横结肠癌根治术

1)适应证:适用于横结肠中部的肿瘤。

2)切除范围:大网膜、横结肠及其系膜,部分升结肠、降结肠及癌肿引流区内的淋巴组织。

3)操作方法:将横结肠向下方展开,将胃上提,沿着胃大弯胃网膜左血管切断大网膜分支,切除全部大网膜,并离断肝结肠韧带及脾结肠韧带,充分游离横结肠系膜。显露结肠中动脉及其

静脉,根部离断,彻底清扫血管根部周围淋巴结(图 44-0-3)。根据拟切除肠管位置扇形游离横结肠系膜,清扫相应区域淋巴结(图 44-0-4)。

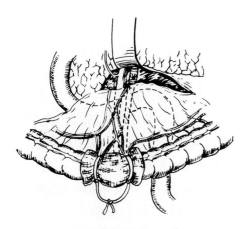

图 44-0-3 结扎切断横结肠中动脉及其静脉

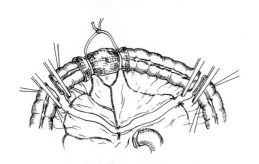

图 44-0-4 整块切除大网膜、横结肠及其系膜

(3)左半结肠癌根治术

1)适应证:适用于降结肠癌、结肠脾曲癌、靠近脾曲的横结肠癌。

2)切除范围:切除左侧 1/2 或 1/3 横结肠、降结肠和部分乙状结肠,肠管切缘距离肿瘤边缘需大于 10cm,切除降结肠系膜、左 1/2 或 1/3 横结肠系膜及大网膜,根部离断左结肠血管、中结肠血管和乙状结肠血管的第 1~2 支。清扫切除区域系膜的淋巴结、上述血管根部淋巴结和肠系膜下血管根部淋巴结。

3)操作方法:自胃大弯胃网膜血管弓下无血管区切开,切除大网膜左半部分,游离左侧横结肠系膜。将结肠脾曲向下方牵拉,彻底游离相应肠管及系膜。将降结肠向外上展开,辨认结肠中动脉及其分支,必要时根部离断结肠中血管左支,清扫周围淋巴结,自十二指肠悬韧带外侧至肠系膜下动脉

根部切开系膜,显露并清扫肠系膜下动脉淋巴结,沿肠系膜下动脉游离左结肠动脉及 1~2 支乙状结肠动脉,根部离断,清扫相应区域淋巴结,并在胰腺下缘水平离断肠系膜下静脉(图 44-0-5)。切开降结肠、乙状结肠外侧腹膜。沿着左侧 Toldt 筋膜切除左侧结肠及其所属区域淋巴组织,整块切除,注意保护左侧输尿管和左侧生殖血管,避免胰尾损伤(图 44-0-6)。若肿瘤浸润左侧肾脂肪囊,可一并切

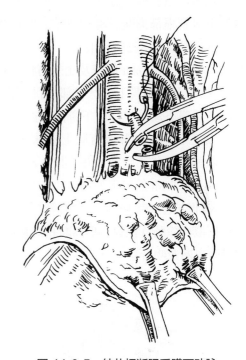

图 44-0-5 结扎切断肠系膜下动脉

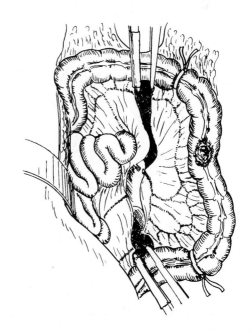

图 44-0-6 整块切除肿瘤所在部位的肠管和系膜

除,否则应予以保留。

（4）乙状结肠癌根治术

1）适应证:乙状结肠癌。

2）切除范围:切除癌肿在内的两端足够的乙状结肠肠段及相应肠管系膜,肠管切缘距肿瘤边缘应大于10cm,如病灶位于乙状结肠起始段,还需要游离部分降结肠,包括所属的系膜,如病灶位于乙状结肠下段,则还需要游离部分直肠上段。在肠系膜下血管发出左结肠血管分支后予以离断或直接于肠系膜下血管根部离断。清扫切除区域系膜的淋巴结及血管周围的淋巴脂肪组织。

3）操作方法:沿Toldt筋膜及骶前筋膜游离乙状结肠系膜,寻及肠系膜下动脉根部,清扫周围淋巴结。沿肠系膜下动脉根部向下游离显露左结肠动脉,2~3支乙状结肠动脉及直肠上动脉,根据肿瘤位置离断相应乙状结肠动脉并清扫区域淋巴结(图44-0-7)。沿Toldt筋膜由外侧游离乙状结肠系膜,注意辨认保护左侧输尿管、生殖血管,并与内侧会师。根据拟切除肠管位置扇形离断相应系膜,随后完成肠管离断及吻合。

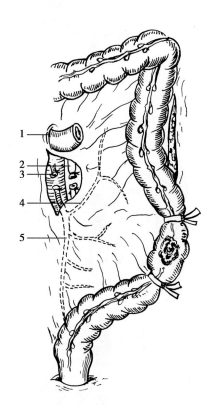

图44-0-7　结扎肠系膜下动、静脉

1.十二指肠悬韧带;2.肠系膜下静脉;3.肠系膜下动脉;4.左结肠动脉;5.直肠上动脉。

（5）腹腔镜结肠癌手术:1991年Jacobs首次报道在腹腔镜下行结肠癌根治性切除术,随着腹腔镜器械不断改进,医师操作技术逐步提高及相关研究逐步深入,腹腔镜结肠癌手术的优势逐渐显现。国际多个大型多中心前瞻性随机对照研究结果均认可腹腔镜结肠癌的近期和远期疗效。腹腔镜手术相对于常规开腹手术,创伤小、术后恢复快、术后并发症较少,但技术要求高。在我国《结直肠癌诊疗规范（2020年版）》中腹腔镜结肠癌手术已作为结肠癌治疗的标准方案之一。美国2022年版的NCCN结肠癌治疗指南也把腹腔镜手术作为结肠癌手术治疗的一种可选择方式。在世界范围内腹腔镜结肠癌手术已经得到广泛的认可,其应用日趋成熟。

1）适应证:在腹腔镜结肠癌手术适应证方面,腹腔镜与传统开腹手术基本相同,其适应证不断扩展。结肠癌的分期并不是绝对的选择标准,Ⅰ、Ⅱ期和大部分Ⅲ期的结肠癌都可以通过腹腔镜进行切除,主要取决于手术医师的熟练程度。腹腔镜结肠癌根治术的手术切除范围也与开腹手术基本相同,即肿瘤所在肠管、对应系膜及所属区域淋巴结。

2）禁忌证:①无法耐受长时间气腹;②术中容易出现难以控制性出血;③操作技术受限(病理性肥胖、腹内广泛粘连、合并肠梗阻和妊娠等);④肿瘤浸润邻近组织和器官（即T_{4b}）,晚期肿瘤已浸润邻近器官,如输尿管、膀胱、小肠、十二指肠等,此时手术已失去根治意义。

3）操作方法:以腹腔镜根治性乙状结肠切除术为例。与开放手术一致,腹腔镜乙状结肠切除术的切除范围包括肿瘤近侧及远侧10cm以上乙状结肠、其系膜和淋巴结(进展期恶性肿瘤应清扫肠系膜下血管根部的中央淋巴结)。①腹腔镜戳卡孔的设定。常采用五孔法,a.脐孔,10mm,置入30°腹腔镜作为观察孔;b.右下腹麦氏点,12mm,主操作孔;c.右侧脐上腹直肌外缘,5mm,辅助操作孔;d.左髂前上棘内侧偏下方,5mm,辅助操作孔;e.左侧脐上腹直肌外缘,5mm,辅助操作孔。根据肿瘤位置调整术者和助手辅助操作孔高低,根据肿瘤大小取左下腹4~6cm麦氏切口作为标本取出口。②建立气腹,进入腹腔后,探查有无腹水、肝脏网膜等有无结节。③助手提起直肠乙状结肠系膜,充分显露肠系膜下动脉的走行,在肠系膜下动脉的右侧、系膜与腹膜的黄白交界处,沿肠系膜下动脉走行切开直肠乙状结肠系膜,上至肠系膜下动脉分叉处并整块清扫血管根部淋巴脂肪组织,下至肿瘤位置以远至少5cm的系膜水平。于肠系膜下动脉根部,钳夹、离断,清扫其周围淋巴结(图44-0-8)。④沿Toldt间隙充分游离直肠乙状结肠系膜,内至十二指肠空肠曲,外达左结肠旁沟。在近胰膜下缘处显露肠系膜下静脉,于其根部钳夹、离断,清扫其周围淋巴结(图44-0-9)。注意保护输尿管及左侧生殖血管,扇形分离拟切除的乙状结肠系膜,注意血管弓的走行,保证吻合口有

充足的血供,视乙状结肠肿瘤的位置决定是否保留左结肠动脉或直肠上动脉。⑤标本取出:经12mm主操作孔置入腹腔镜切割缝合器切断直肠上段。对肿瘤小于3cm、系膜不肥厚的患者,在做好无菌及无瘤操作的原则下,可以考虑经远端直肠腔取出标本;对肿瘤大于3cm或腔内吻合不能保证无菌无瘤的,建议腹部开小切口取出标本后,再进行吻合。⑥消化道重建,近端肠腔内置入合适直径之管状吻合器抵钉座,结扎荷包缝合线,将其放入腹腔。关闭切口腹膜,重建气腹。腹腔镜引导下经肛门置入吻合器,与近端肠管抵钉座对合后完成吻合(图44-0-10)。

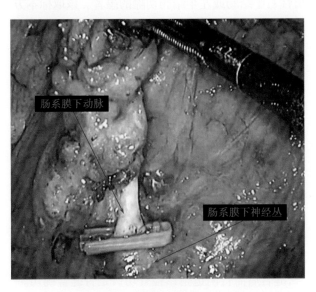

图44-0-8　根部钳夹肠系膜下动脉

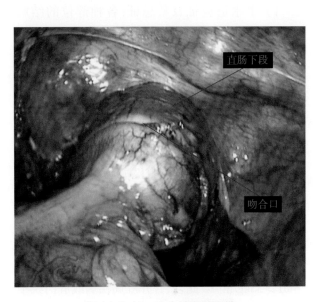

图44-0-10　吻合结肠两断端

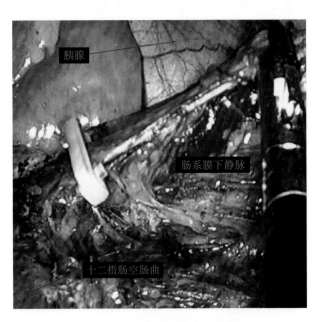

图44-0-9　根部钳夹肠系膜下静脉

4)注意事项:①避免损伤重要解剖结构。术者应注意辨认肠系膜下神经丛、输尿管和生殖腺血管。如果有左侧肾积水等考虑乙状结肠肿瘤浸润输尿管时,要特别小心,必要时术前经膀胱镜留置输尿管内插管帮助术中辨认。处理肠系膜下静脉时要注意保护胰腺、十二指肠,游离脾曲时避免撕伤脾脏。②遵循肿瘤根治原则。乙状结肠癌根治术应遵循结肠全系膜切除的原则,沿Toldt间隙分离。乙状结肠根治性切除应清扫肠系膜下血管周围中央淋巴结(第3站),达到D_3手术标准,可以自肠系膜下血管根部或左结肠血管远侧离断,沿肠系膜下动脉和静脉鞘内解剖,既有助于辨认解剖结构,妥善处理各分支血管,避免出血,也是行D_3淋巴结清扫的基本技术方法。③避免吻合口张力。

切除肠管范围应恰当,要避免吻合口有张力,必要时扩大游离范围。

（6）经自然腔道取标本手术（natural orifice specimen extraction surgery,NOSES）：是使用腹腔镜、机器人、肛门内镜微创手术或软质内镜等设备平台完成腹盆腔内各种常规手术操作（切除与重建）,经人体自然腔道（直肠、阴道或口腔）取标本的腹壁无辅助切口手术。术后患者腹壁没有取标本切口,仅存留几处微小戳卡瘢痕。目前,NOSES已应用于腹盆腔内各个组织器官,包括结直肠、胃、小肠、肝、胆、胰、脾、子宫及卵巢等。

1）手术适应证及禁忌证：各种部位的结肠癌均有相应的术式完成NOSES,取出标本的途径为肛门和阴道。除了满足常规腹腔镜手术的适应证外,进行NOSES还应考虑以下条件：肿瘤浸润深度以 $T_2\sim T_3$ 为宜,经肛门取标本要求标本最大环周直径小于5cm为宜,经阴道取标本要求标本最大环周直径5~7cm为宜。在临床工作中,可以根据肠系膜肥厚程度、自然腔道解剖结构等情况,灵活掌握手术适应证。良性肿瘤、Tis、T_1 期肿瘤病灶较大,无法经肛门切除或局部切除失败者,也是NOSES的合理适应证。NOSES相对禁忌证包括肿瘤病灶较大、肠管系膜肥厚、患者过度肥胖（BMI≥35kg/m²）。此外,合并肛周疾病或肛门狭窄者不建议开展经直肠NOSES,合并妇科急性感染、阴道畸形或未婚未育及已婚计划再育的女性,不建议开展经阴道NOSES。

2）术前准备：经自然腔道取标本及全腹腔镜下消化道重建需要更高标准的肠道与阴道准备。如术前准备不充分,很容易导致医源性腹腔感染。术前准确判断肿瘤位置、大小及浸润深度是选择结直肠NOSES手术方案的重要前提。结肠肿瘤患者术前需进行腹部增强CT检查,明确肿瘤位置、大小及浸润深度。

3）标本取出：NOSES在取标本环节要严格实施无菌术与无瘤术。除标准腹腔镜器械外,经自然腔道取标本需要一个工具协助标本取出,避免标本与自然腔道接触。并采取一些措施,降低腹腔污染和肿瘤种植的风险,如使用腹腔内碘附纱布条、经肛门注入碘附水灌洗肠腔、大量碘附蒸馏水冲洗术

区等。

取标本操作体现很强的个体差异,既与患者自然腔道解剖生理状况有关,也与医师对取标本的认知水平和操作经验有关。①经直肠取标本：a.经直肠断端取标本,适用于乙状结肠及部分左半结肠手术。术中取标本前必须进行充分扩肛,用大量碘附水冲洗直肠断端;取标本前需置入无菌保护工具避免标本与自然腔道接触;取标本过程中需轻柔缓慢操作,避免暴力拉拽破坏标本完整性;如取标本阻力较大,可让麻醉医师适当给予肌松药物,降低肛门括约肌张力。b.经肛门取标本操作,主要适用于男性右半结肠或左半结肠切除的患者。该取标本方式增加了一处直肠切口,增加了术后肠漏风险。直肠切口位置应选择在直肠上段前壁,切口方向平行于肠管走行,肠管切开时勿损伤对侧肠壁。肠管切口缝合建议采用自切口远端向近端的连续缝合,缝合后需进行充气注水试验检测直肠切口是否缝合完整。②经阴道取标本：阴道切口位置为阴道后穹隆,后穹隆便于腹腔镜下寻找和暴露,具有良好愈合能力,周围无重要血管神经,对患者性生活影响小。阴道切口长度一般为3~4cm,方向为横向切开,切开深度为阴道壁全层,完成标本取出后,需经腹腔冲洗阴道。阴道切口缝合包括经阴道缝合和腹腔镜下缝合,缝合后需行阴道指诊检查切口是否缝合确切。

4）消化道重建：NOSES需在全腹腔镜下进行消化道重建,结直肠消化道重建主要包括以下几种。①结肠-直肠吻合,适用于乙状结肠切除,主要有两种方式,即结肠-直肠端端吻合、结肠-直肠侧端吻合,一般推荐端端吻合;②结肠-结肠吻合,适用于横结肠、左半结肠切除,吻合方式可以分为端端吻合、侧侧吻合;③回肠-结肠吻合,适用于右半结肠切除,多采用直线切割闭合器进行侧侧吻合,侧侧吻合又包括功能性端端吻合与功能性侧侧吻合（顺蠕动）;④结肠-肛管吻合,主要适用于全直肠切除,吻合方式多为经肛门手工吻合。

6. 特殊情况的处理

（1）梗阻的处理

1）右半结肠梗阻：梗阻性右半结肠癌的手术方式相对固定,一期右半结肠切除+回结肠吻合是普遍采用的术式。回结肠吻合的方法有端端吻合、

端侧吻合、侧侧吻合三种。与回肠造口、回肠横结肠短路等减压方法相比，一期切除吻合可以避免由回盲瓣功能不良导致的盲肠穿孔等并发症。在结肠闭袢性梗阻、盲肠显著扩张时，可以在开腹时先减压，再行一期切除吻合。一期切除吻合是治疗梗阻性右半结肠癌的理想术式，但是在无法行根治术的情况下仍需要进行回肠或结肠造口。选择回肠造口时，为避免回盲瓣功能不良，需要将福莱（Foley）导尿管从远端回肠经回盲瓣插入盲肠内。

2）左半结肠梗阻：①单纯改道，目前虽然有对左半结肠梗阻主张积极的手术切除的趋势，但是单纯改道仍然有其特定的适应证，如一般情况差，不能耐受麻醉；肿瘤局部浸润广泛，无法切除；肿瘤远处转移等。单纯结肠改道包括盲肠造口术、结肠袢式造口术和内短路术。其原理是将肠内容由结肠近端引流至结肠远端，使其不再经过肿瘤引起梗阻的部位。考虑回盲瓣的功能，回肠造口术解除结肠梗阻并不可靠。②盲肠造口术，一般指盲肠置管造口，也可以将盲肠直接固定在右下腹皮肤，将带有蘑菇头的管子或者福莱导尿管经腹壁置管放入盲肠，可行局部麻醉或双阻滞麻醉。盲肠置管造口是在远端梗阻或假性梗阻时减压的有效方法。由于结肠梗阻的并发症和死亡率较高，置管造口只在暂时减压或不适合结肠袢式造口的情况下使用。③结肠袢式造口，是传统远端梗阻性结肠癌分期切除的一期手术内容，也是无法切除的结肠癌患者的一种姑息性治疗。这种方法只能缓解吻合口破裂导致的感染，对吻合口愈合影响甚微，并且有近1/3的患者由于各种原因无法还纳，选择时需要慎重。结肠袢式造口一般选择横结肠，造口的位置要远离正中切口和肿瘤，根据肠系膜的长短灵活选择，一般选在右上腹。④短路手术，可以避免肠造口给患者带来的负担。对不能手术切除、梗阻部位在盲肠至乙状结肠之间的结肠癌可以选择这种方法。标准的吻合方法是盲肠-乙状结肠侧侧吻合。⑤一期切除吻合，左半结肠癌梗阻行一期手术治疗时，要严格掌握好以下几点适应证，全身情况允许，梗阻时间短，肠壁血供良好，水肿较轻者；病灶局限，有切除可能者；腹腔污染不严重者；术中肠道灌洗满意，已除去固体粪便，细菌清除充分者；无严重并发

症，能耐受较长时间手术者；吻合口血供良好，无张力者。当患者身体虚弱多病，有严重的并发症或休克、肿瘤分期晚、术中全身情况差时，最好选择分期手术。⑥支架置入术，支架置入缓解梗阻，1周后行根治性手术切除，变急诊手术为择期手术。手术切除时对放置支架的部位应特别小心，否则金属锋利的尖端完全有可能刺穿肠壁，导致肠壁撕裂。

（2）局部晚期结肠癌的手术治疗：对于局部晚期结肠癌患者，即使经过术前详细的检查通常也很难判定是否可行根治性手术及手术切除范围，只有进行术中探查时才能确定具体的手术方式，术中根据情况可能进行联合脏器切除，手术风险大。

因此，需严格掌握其适应证：①患者年龄<70岁；②无远隔器官转移或者远隔器官转移可达到R_0切除；③无重要器官功能障碍；④患者及家属理解此类手术的风险并有较强的治疗意愿，反之则为本类手术的相对禁忌证。

此外，患者需要进行充分的术前准备：①术前纠正贫血、营养状态和电解质紊乱；②术前评估心、脑、肝、肺和肾等重要脏器的功能；③同时进行MDT讨论。目前的研究结果显示，局部晚期结肠癌如果能达到R_0切除，预后较好。

（3）复发性结肠癌的手术治疗：结肠癌术后复发是导致结肠癌患者死亡的主要原因，目前报道的结肠癌根治术后的局部复发率为1%~17%。其中5%~47%的复发及转移性结肠癌再手术切除后5年生存率可达5%~30%。结肠癌术后复发的再手术切除率高，而肿瘤复发部位及数量对再手术方式有显著影响，再手术方式与生存率密切相关，不同的手术方式的治疗效果有显著差异。在可能的条件下，结肠癌术后局部复发应积极再手术治疗。局部复发包括吻合口、腹盆腔腹膜、腹膜后、卵巢及切口复发等，其中腹膜后复发又包括腹膜后淋巴结、腹膜后脏器及肿瘤床的复发。及早发现并诊断肿瘤复发非常重要，因此对结肠癌术后的患者应密切随访，定期复查，尤其是原发肿瘤有梗阻的患者，复查时应常规检查癌胚抗原。结肠癌复发灶的部位不固定，腹膜及腹膜后的发生率较高，这些复发灶有周围肠道干扰，超声检查漏诊率高，故应定期行腹盆腔增强CT检查，尤其是超声检查对病变性质

不确定时,更应及时行 CT 检查。对结肠癌术后复发的患者,MDT 认为可以手术及能够耐受手术的,应积极行手术治疗,争取行根治性切除,这是提高治愈率、延长生存期的重要手段。腹腔、盆腔广泛种植转移无法行根治性切除者,可切除主要种植转移灶,降低瘤负荷,改善全身情况,以便行腹腔热灌注或静脉化疗等综合治疗。合并肠梗阻且复发肿瘤无法切除者,可行造瘘或肠吻合术解除梗阻,术后辅以静脉化疗等综合治疗改善生活质量。

7. 常见的手术并发症

(1)切口感染及裂开:切口裂开多发生于术后 5~9 天,多由营养不良、贫血、低蛋白血症、切口积液导致。感染切口常有红、肿、热、痛表现,随着感染加重及腹压增高,切口易裂开。有的切口裂开并无明显感染征象,仅在咳嗽、打喷嚏、排便等腹压增高的情况下发生。一旦切口裂开多有粉红色液体渗出或肠管膨出。此时,应消除患者的恐惧心理,以无菌纱垫覆盖伤口以防肠管进一步大量膨出,并立即将患者转送手术室,在适当麻醉下对腹壁皮肤及外露肠管进行消毒,将肠管还纳腹腔,减张缝合全层腹壁,并用腹带加压包扎,缝合或对合切口时应防止将肠管或网膜夹于切口内。腹壁切口皮下感染,应早期切开引流,清创换药,保持创口清洁,促进愈合。

(2)吻合口瘘:是结肠癌术后严重并发症之一,如不及时处理,病死率高达 6%~22%。国内外报道的吻合口瘘发生率为 3.6%~12%。发生原因可能包括以下几种。①结肠癌并梗阻,肠道准备不充分情况下仓促手术。②患者全身情况差。结肠癌患者中老年居多,因其肠道梗阻和功能紊乱导致全身营养状况差、消瘦、蛋白质及多种营养物质缺乏,直接影响组织修复功能和机体免疫功能,某些并发症如糖尿病、肝硬化也是影响吻合口愈合的重要因素。③局部血供因素。良好的血供是保证吻合口正常愈合的重要因素,术中过多游离肠管断端处肠系膜或过多切除结肠吻合口周围的脂肪组织,损伤系膜血管,会导致吻合口血供不良。同时,吻合张力过大,缝合不够严密等均可影响吻合口愈合。在充血、水肿、严重感染的肠管上行肠吻合,术后肠壁组织愈合不良,易发生吻合口瘘。结

肠吻合口瘘常发生于术后 4~9 天,以左侧结肠手术多见,右侧较少见。一旦发生吻合口瘘,如引流不通畅,非手术治疗后不见好转,症状加重,应及时行近端肠造口术,宜双腔造口,可使转流充分促进愈合。若患者情况差,病情不允许同时处理吻合口病变时,待瘘口部感染局限后再行二期处理。结肠癌手术中,若吻合不满意,患者情况较差且瘘的发生风险较高者,就应同时在吻合口上段行肠造口术。

(3)术后出血:右半结肠切除后极少发生术后出血。脾曲结肠癌切除后,可能从脾周围粘连处发生出血。结肠血管结扎处出血也较常见。术后应在相应区域放置引流管,术后仔细观察引流量及性状。腹腔引流管是观察有无腹腔出血的重要渠道,要妥善保护,防止脱落。若术后早期出现失血性休克,应行快速输液等抗休克治疗。若病情未见好转,应及时探查止血。腹腔镜手术后腹腔内出血者可先行腹腔镜下探查,寻找出血点并进行止血。经腹腔镜难以控制的出血应即刻转开腹。

(4)术后肠梗阻:通常由术后肠粘连导致,也可由肠切除、肠造口术时肠系膜关闭不全,小肠进入孔隙形成内疝导致。肠梗阻应先非手术治疗,若未见好转,应及时手术探查防止发生肠坏死。

当出现以下情况应选择手术治疗:①腹痛由阵发性转为持续性,范围扩大,出现腹膜刺激征者;②腹胀进行性加重、不对称,腹部有局部隆起或触及有压痛的肿块者;③呕吐物、胃肠减压抽出液体、直肠指检或肛门排出液体、腹部穿刺抽出液体为血性者;④非手术治疗 24~48 小时后症状无改善或加重,并出现体温升高、白细胞增多、心率加快、血压下降者;⑤72 小时非手术治疗无效,腹部 X 线检查见孤立、突出、胀大的肠袢,不因时间而改变位置者。

(5)腹腔脓肿:结肠切除术后发生的各种感染,主要是由吻合口瘘、血肿感染或术中污染导致。如果做好术前准备、手术操作细致、减少术野的污染,可显著降低腹腔残余脓肿的发生率。脓肿一旦形成,应采取有效的治疗方法。较小的脓肿,给予有效抗生素、局部理疗可治愈;较大的脓肿,除给予抗生素、加强营养支持治疗外,还必须采取必要的引流措施,如穿刺引流或切开引流。腹腔感染的

预防,除严格的无菌操作技术外,术前、术中应用抗生素可降低感染发生率;术中输注全血可显著损害巨噬细胞清除细菌的能力,因此术中减少红细胞输入,可能会降低腹腔感染发生率。

(6)输尿管损伤:左半结肠切除时易发生输尿管损伤,发生率为 0.7%~6.0%,多由误扎或误切导致。损伤部位常在左侧输尿管腰段和双侧输尿管骨盆段。导致输尿管损伤的常见原因如下。①剪开乙状结肠两侧腹膜时,可误伤输尿管;②结扎肠系膜下动、静脉时误将左侧输尿管一并结扎;③输尿管被肿瘤浸润,未能辨明而损伤;④术中发生大出血时误夹、误扎。因此,在游离结肠或直肠时必须显露输尿管,以免误伤,找不到裂口或断端时,可静脉注射靛胭脂或亚甲蓝,漏出液可染色。若输尿管被结扎,则见结扎段以上输尿管逐渐充盈增粗。

术中若发现输尿管损伤,应立即修复。单纯结扎输尿管,解除结扎线即可。输尿管被切开不足直径一半时,可以 5-0 可吸收线做横向间断缝合,无须放置内支撑管。若切开超出直径一半或横断时,端端吻合后放置内支撑管。如术后 24 小时以后发现输尿管损伤,宜行暂时性肾造瘘术,待 2~3 个月后行修复手术。腹腔镜手术时,可在腹腔镜下行输尿管修补、内置支架端端吻合,若腹腔镜下无法完成再转开腹手术,根据损伤部位选择输尿管膀胱移植或带蒂回肠间置代输尿管等。

(7)造口并发症的处理:参见第十二章肛肠外科术后并发症及处理。

(8)吻合口狭窄:发生原因包括吻合口部位缺血、瘘、出血,吻合口肿瘤复发等。近年来由于吻合器的广泛使用,吻合口狭窄的发生率呈上升趋势。对有明显狭窄的患者可采用气囊扩张、手术等方法进行治疗。国外有报道,在内镜引导下,采用失弛缓性扩张器进行扩张治疗,可获得良好效果。手术治疗可用于气囊扩张失败或吻合口狭窄复发的患者。

(二)化学治疗

目前已有肯定证据支持基于氟尿嘧啶类药物的化学治疗可改善术后Ⅲ期结肠癌患者的生存率,并且部分Ⅱ期结肠癌患者也可以从化疗中获益,如高危 T_4,低分化等。根据几项具有里程碑意义的研究,如 MOSAIC 研究,确立了在氟尿嘧啶类药物(氟尿嘧啶或卡培他滨)中添加奥沙利铂作为结肠癌化疗新标准。结直肠癌治疗中的主要进展是联合两种化疗药物,即伊立替康或奥沙利铂,联合氟尿嘧啶(FU)/亚叶酸(LV),或其口服替代药物(如卡培他滨)。研究已经证实了这些药物的效果,因此可同 FU/LV 联合用药。这也产生了新的化学治疗方案,IFL(FU/LV 和伊立替康)、FOLFOX(FU/LV 和奥沙利铂)、CAPOX、FOLFIRI(FU/LV 和伊利替康),它们都已经成为治疗转移性结直肠癌的标准治疗方案。即使在不可切除的转移性肿瘤,通过 FOLFOX、FOLFOX/西妥昔单抗或 FOLFIRI、FOLFIRI/西妥昔单抗行新辅助化疗,也产生了 36%~50% 的治疗反应率,约 10% 的患者可进一步获得手术机会,甚至 2.5%~5% 的患者可行 R_0 切除。

(三)生物制剂和免疫疗法

贝伐珠单抗是一种靶向血管生成的抗血管内皮生长因子单克隆抗体,是首个被批准用于转移性结肠癌的生物制剂,并被证明对所有Ⅳ期患者均有益,并且贝伐珠单抗联合其他化学治疗具有更好的疗效。右侧转移性结直肠癌并不能从抗表皮生长因子受体(西妥昔单抗)治疗中受益,这可能是由于左侧肿瘤的胚胎起源与右侧不同。据报道使用西妥昔单抗治疗的转移性结肠癌患者,右侧的中位无进展生存时间为 16.4 个月,而左侧为 37.5 个月。在考虑使用抗表皮生长因子受体治疗前,还应检测结直肠癌是否存在额外的 RAS 和 RAF(KRAS、NRAS 和 BRAF)基因突变。目前,对于在一线治疗中的左侧 RAS 和 RAF 野生型的转移性结肠癌,可以使用抗表皮生长因子受体 R 药物(西妥昔单抗或帕尼单抗)或抗血管内皮生长因子药物(贝伐珠单抗)。鉴定 BRAF-V600E 突变型结肠癌非常重要,因为其预后要差 2~3 倍。这部分肿瘤侵袭性更强,且对全身治疗反应不佳。目前的国际经验是先用包含贝伐珠单抗的三联化疗。这种组合策略(BRAF 抑制剂和抗表皮生长因子受体抗体与化疗法或 MEK 抑制剂配对)已在一些随机临床试验中显示能改善患者的结局,目前已被国外的一些指对 4%~5% 具有错配修复缺陷或高度微卫星不稳定的结肠癌，PD-1 拮抗剂纳武利尤单抗或帕博利珠单抗已被批准用于免疫治疗。联合免疫疗法(纳武利尤单抗和伊匹木单抗)也已获得美国食品药物管理局的批准。这些免疫检查点抑制剂主导的免疫疗法所带来的反应是之前化学治疗和生物制剂治疗所无法比拟的，并且肿瘤的应答通常是持久的，甚至一些患者可以获得治愈。然而，这些疗法不适用于错配-修复无突变的绝大多数结肠癌。临床试验正在寻找添加新的药物以增强免疫治疗的方法。然而，在一项将 MEK 抑制剂与 PD-L1 阻断剂同时使用的试验中并未给非高度微卫星不稳定患者带来生存益处。因此，目前检测错配修复基因和微卫星状态已被推荐作为结肠癌患者的标准检查之一。美国国立综合癌症网络（National Comprehensive Cancer Network，NCCN）指南建议全部 II 期结肠癌患者，均需检测肿瘤组织标本微卫星不稳定或错配修复，如为高度微卫星不稳定或错配修复缺陷，不推荐氟尿嘧啶类药物的单药辅助化疗。

（黄美近 骆衍新 李春雨）

参考文献

［1］ 张有生，李春雨. 实用肛肠外科学［M］. 北京：人民军医出版社，2009：372-375.

［2］ 李春雨，汪建平. 肛肠外科手术学［M］. 北京：人民卫生出版社，2015：353-356.

［3］ 吴孟超，吴在德. 黄家驷外科学［M］. 6 版. 北京：人民卫生出版社，2010：1558-1568.

［4］ 陈孝平，汪建平. 外科学［M］. 8 版. 北京：人民卫生出版社，2013：402-405.

［5］ 张启瑜. 钱礼腹部外科学［M］. 北京：人民卫生出版社，2006：481-491.

［6］ CORMAN M L. CORMAN 结直肠外科学［M］. 傅传刚，汪建平，王杉，译. 6 版. 上海：上海科学技术出版社，2016：645-656.

［7］ 国家卫生健康委员会医政医管局，中华医学会肿瘤学分会. 中国结直肠癌诊疗规范（2020 年版）［J］. 中国实用外科杂志，2020，40（6）：601-625.

［8］ MICHAEL J Z，STANLEY W A. Maingot's ABDOMINAL OPERATIONS［M］. 12th ed. America：The McGraw-Hill Companies，2013：749-759.

［9］ ZIMMERMAN M R. An experimental study of mummification pertinent to the antiquity of cancer［J］. Cancer，2020，40（3）：1358-1362.

［10］ GUINNEY J，DIENSTMANN R，WANG X，et al. The consensus molecular subtypes of colorectal cancer［J］. Nat Med，2015，21（11）：1350-1356.

［11］ WEST N P，HOHENBERGER W，WEBER K，et al. Complete mesocolic excision with central vascular ligation produces an oncologically superior specimen compared withstandard surgery for carcinoma of the colon［J］. J Clin Oncol，2010，28（2）：272-278.

［12］ SYNGAL S，BRAND R E，CHURCH J M，et al. ACG clinical guideline：genetic testing and management of hereditary gastrointestinal cancer syndromes［J］. Am J Gastroenterol，2015，110（2）：223-262.

［13］ JESS T，RUNGOE C，PEYRIN-BIROULET L. Risk of colorectal cancer in patients with ulcerative colitis：a meta-analysis of population-based cohort studies［J］. Clin Gastroenterol Hepatol，2012，10（6）：639-645.

［14］ GREEN B L，MARSHALL H C，COLLINSON F，et al. Long-term followup of the Medical Research Council CLASICC trial of conventional versus laparoscopically assisted resection in colorectal cancer［J］. British Journal of Surgery，2013，100（1）：75-82.

［15］ MEYERS B M，COSBY R，QUERESHY F，et al. Adjuvant chemotherapy for stage II and III colon cancer following complete resection：a cancer care ontario systematic review ［J］. Clin Oncol，2017，29（7）：459-465.

［16］ TAIEB J，TABERNERO J，MINI E，et al. Oxaliplatin，fluorouracil，and leucovorin with or without cetuximab in patients with resected stage III colon cancer（PETACC-8）：an open-label，randomized phase 3trial［J］. Lancet Oncol，2014，15（8）：862-873.

［17］ AGRAWAL S，BHUPINDERJIT A，BHUTANI M S，et al. Colorectal cancer in African Americans［J］. Am J Gastroenterol，2005，100（3）：515-523.

［18］ WOLF A M D，FONTHAM E T H，CHURCH T R，et al. Colorectal cancer screening for average-risk adults：2018guideline update from the American Cancer Society ［J］. CA Cancer J Clin，2018，68（4）：250-281.

［19］ SCHOEN R E，RAZZAK A，YU K J，et al. Incidence and mortality of colorectal cancer in individuals with a family history of colorectal cancer［J］. Gastroenterology，2015，149（6）：1438-1445.

［20］ BURT R W. Colon cancer screening［J］. Gastroenterology，2000，119（3）：837-853.

［21］ BLACKMORE A E，WONG M T，TANG C L. Evolution of laparoscopy in colorectal surgery：an evidence-based review [J]. World J Gastroenterol, 2014, 20 (17): 4926-4933.

[22] WINAWER S, FLETCHER R, REX D, et al. Colorectal cancer screening and surveillance: clinical guidelines and rationale—update based on new evidence [J]. Gastroenterology, 2003, 124 (2): 544-560.

[23] LICHTENSTEIN P, HOLM N V, VERKASALO P K, et al. Environmental and heritable factors in the causation of cancer—analyses of cohorts of twins from Sweden, Denmark, and Finland [J]. N Engl J Med, 2000, 343 (2): 78-85.

[24] WU J S, FAZIO V W. Colon cancer [J]. Dis Colon Rectum, 2000, 43 (11): 1473-1486.

[25] GROTHEY A, SOBRERO A F, SHIELDS A F, et al. Duration of adjuvant chemotherapy for stage Ⅲ colon cancer [J]. N Engl J Med, 2018, 378 (13): 1177-1188.

[26] VAN CUTSEM E, HUIJBERTS S, GROTHEY A, et al. Binimetinib, encorafenib, and cetuximab triplet therapy for patients with BRAF V600E-mutant metastatic colorectal cancer: safety lead-in results from the phase Ⅲ BEACON colorectal cancer study [J]. J Clin Oncol, 2019, 37 (17): 1460-1469.

[27] CHAO A, TUN M J, CONNELL C J, et al. Meat consumption and risk of colorectal cancer [J]. JAMA, 2005, 293 (2): 172-182.

[28] OVERMAN M J, MCDERMOTT R, LEACH J L, et al. Nivolumab in patients with metastatic DNA mismatch repair-deficient or microsatellite instability-high colorectal cancer (CheckMate 142): an open-label, multicentre, phase 2study [J]. Lancet Oncol, 2017, 18 (9): 1182-1191.

[29] OVERMAN M J, LONARDI S, WONG K Y M, et al. Durable clinical benefit with nivolumab plus ipilimumab in DNA mismatch repair-deficient/microsatellite instability-high metastatic colorectal cancer [J]. J Clin Oncol, 2018, 36 (8): 773-779.

[30] GANESH K, STADLER Z K, CERCEK A, et al. Immunotherapy in colorectal cancer: rationale, challenges and potential [J]. Nat Rev Gastroenterol Hepatol, 2019, 16 (6): 361-375.

[31] KIM Y I. AGA technical review: impact of dietary fiber on colon cancer occurrence [J]. Gastroenterology, 2000, 118 (6): 1235-1257.

[32] LABIANCA R, BERETTA G D, KILDANI B, et al. Colon cancer [J]. Crit Rev Oncol Hematol, 2010, 74 (2): 106-133.

[33] BRAY F, FERLAY J, SOERJOMATARAM I, et al. Global cancer statistics 2018: GLOBOCAN estimates of incidence and mortality worldwide for 36cancers in 185countries [J]. CA Cancer J Clin, 2018, 68 (6): 394-424.

[34] ARNOLD M, SIERRA M S, LAVERSANNE M, et al. Global patterns and trends in colorectal cancer incidence and mortality [J]. Gut, 2017, 66 (4): 683-691.

[35] VASEN H F, BLANCO I, AKTAN-COLLAN K, et al. Revised guidelines for the clinical management of Lynch syndrome (HNPCC): recommendations by a group of European experts [J]. Gut, 2013, 62 (6): 812-823.

[36] KWONG T N Y, WANG X, NAKATSU G, et al. Association between bacteremia from specific microbes and subsequent diagnosis of colorectal cancer [J]. Gastroenterology, 2018, 155 (2): 383-390.

[37] EAST J E, ATKIN W S, BATEMAN A C, et al. British Society of Gastroenterology position statement on serrated polyps in the colon and rectum [J]. Gut, 2017, 66 (7): 1181-1196.

[38] LEE M S, MENTER D G, KOPETZ S. Right versus left colon cancer biology: integrating the consensus molecular subtypes [J]. J Natl Compr Canc Netw, 2017, 15 (3): 411-419.

[39] CORLEY D A, JENSEN C D, MARKS A R, et al. Adenoma detection rate and risk of colorectal cancer and death [J]. N Engl J Med, 2014, 370 (26): 1298-1306.

[40] NERAD E, LAHAYE M J, MAAS M, et al. Diagnostic accuracy of CT for local staging of colon cancer: a systematic review and meta-analysis [J]. AJR Am J Roentgenol, 2016, 207 (5): 984-995.

[41] LABIANCA R, NORDLINGER B, BERETTA G D, et al. Early colon cancer: ESMO clinical practice guidelines for diagnosis, treatment and follow-up [J]. Ann Oncol, 2013, 24 (suppl 6): 64-72.

[42] TAIEB J, LE MALICOT K, SHI Q, et al. Prognostic value of BRAF and KRAS mutations in MSI and MSS stage Ⅲ colon cancer [J]. J Nat Cancer Inst, 2016, 109 (5): djw272.

[43] ABDEL-RAHMAN O, CHEUNG W Y. Integrating systemic therapies into the multimodality treatment of resectable colorectal liver metastases [J]. Gastroenterol Res Pract, 2018, 2018: 4326082.

[44] BARATTI D, KUSAMURA S, PIETRANTONIO F, et al. Progress in treatments for colorectal cancer peritoneal metastases during the years 2010-2015. A systematic review [J]. Crit Rev Oncol Hematol, 2016, 100: 209-222.

[45] HALLER D G, TABERNERO J, MAROUN J, et al. Capecitabine plus oxaliplatin compared with fluorouracil and folinic acid as adjuvant therapy for stage Ⅲ colon cancer [J]. J Clin Oncol, 2011, 29 (11): 1465-1471.

第四十五章

直 肠 癌

一、历史

直肠癌的诊疗历史开始于 19 世纪末,主要围绕着两个方面的内容,一是肿瘤学,二是生活质量,前者是癌症研究的核心内容,后者是由直肠特殊的解剖位置导致。由于直肠复杂的解剖和毗邻关系,在 20 世纪,手术的变革与发展主导了直肠癌的历史进程,其中有两个里程碑式的手术理念,一个是 20 世纪初 Miles 的腹会阴联合切除术(abdominoperineal resection,APR),另一个是 20 世纪末 Heald 的全直肠系膜切除术(total mesorectal excision,TME)。21 世纪,手术能给患者带来的利益暂时到了瓶颈,如何进一步提高直肠癌患者的生活质量成为关注的焦点,研究的核心逐渐偏向于个体化治疗。

由于直肠癌的特殊性,治疗已从单一的手术治疗转变为多样化的治疗,而且越来越注重保存脏器功能、微创手术和多学科综合治疗,治疗目标也从单纯追求根治转换为同时兼顾根治和生活质量。患者在进行根治性手术之后,最大的问题就是术后各种功能问题,包括肠道功能、排尿功能和性功能等。早期的研究致力于避免永久的结肠造口来提高生活质量,到 20 世纪末,越来越多的功能问题(如性功能问题等)也被关注,主要表现在直肠癌的辅助治疗上。直肠癌的辅助治疗(直肠癌术后的放化疗治疗)开始于 20 世纪中叶,并且获得了良好的肿瘤学效果,不过随即带来严重的生活质量问题。因此,从 20 世纪后半段开始,直肠癌的新辅助治疗(直肠癌术前的放化疗治疗)开始流行,经过数十年的变革改进目前已经成为直肠癌治疗的标准程序,不过具体实施的方案仍在不断探索之中。在目前阶段,多学科诊疗模式(multi-disciplinary team,MDT)逐渐成为直肠癌个体化治疗的规范化程序,有望最大幅度地延长患者的生存期、提高治愈率和改善患者生活质量,英国已经将 MDT 立法成为癌症患者的治疗模式。未来通过基因组学、蛋白组学、代谢组学、互联网和移动医疗等现代医疗技术平台,将不断推进并要求医学各专科、亚专科紧密互动协作,使 MDT 做到极致,进而使患者最大化获益。

二、流行病学

最新的流行病学数据来源于 2020 年世界卫生组织国际癌症研究机构,总体数据显示,2020 年全球新发癌症 1 930 万例,其中结直肠癌的发病率、死亡率明显升高,全球新发癌症中结直肠癌 193 万例,跃升至第三位。2020 年全球新发癌症男性的前三位分别是肺癌(14.3%)、前列腺癌(14.1%)和结直肠癌(10.6%),女性前三位是乳腺癌(24.5%)、结直肠癌(9.4)和肺癌(8.4%)。2020 年全球因癌症死亡的病例约 1 000 万例,其中结直肠癌升至第二位,达 93 万例,仅次于肺癌。我国 2020 年新发癌症约 457 万例,其中结直肠癌 55 万例,总体发病率(12.2%)则已经升至第二位,高于全球的概率。在 2020 年,中国因癌症死亡的病例约 300 万例,最常见的仍然是肺癌,结直肠癌是常见癌症死亡原因的第五位,低于全球的概率。

三、病因与发病机制

结直肠癌的发生有可能是环境作用的结果、遗传因素作用的结果、环境和遗传相互作用的结果甚至仅是随机作用的结果。很多因素被认为可能是高风险因素,但在深入研究后又常被质疑,目前尚没有突破性的进展。

1. 乙醇和烟草　乙醇是否为结直肠癌独立的危险因素目前尚有争议,研究显示长期饮啤酒可能会增高直肠癌的患病风险,但适度饮葡萄酒却能预防直肠癌的发生,这些矛盾的结果可能是由影响因素过于复杂导致,不同饮酒习惯的人饮食习惯也不一样,导致这种结直肠癌发病率差异是否由饮食习惯不同导致就不得而知了。至于吸烟,目前似乎对多数癌症都是高风险因素。在结直肠癌方面,吸烟能够明显地增高腺瘤的患病风险,且会促进腺瘤向癌症转变。

2. 饮食　20 世纪中叶,Burkitt 提出了著名的"膳食纤维假说",即膳食纤维可以通过稀释或吸收粪便致癌物、减少结肠运输时间、改变胆汁酸代谢、增加短链脂肪酸等方式,来助力肠道健康,进而预防大肠癌。不过后来的学者为了证实这个假说做了大量的工作,多项研究结果显示低脂肪高纤维饮食并不能降低结直肠癌的患病风险,甚至高摄入量还可能伤及肠道,也就是说这个"膳食纤维假说"目前仍存在争议。另一个与饮食相关的是胆固醇,即认为动物脂肪和蛋白的高摄入可能会增加结直肠癌的患病风险,研究也显示大量食用红色肉类结直肠癌的发病率增高,不过这同样未得到循证医学证明。

3. 炎性肠病　有研究表明,约 20% 的炎性肠病患者在发病 10 年内发生结直肠癌,炎性肠病患者发生结直肠癌的风险是正常人群的 2~4 倍,其中男性患者比例较高。根据大规模的流行病学调查,病程、发病年龄、肿瘤家族史是炎性肠病患者发生癌变的最主要因素。病程越长,发生癌变的风险越高,病程 10 年、20 年、30 年的溃疡性结肠炎患者发生癌变的概率分别为 2%、8%、18%。发病年龄是炎性肠病患者发生癌变的另一重要因素,年龄越小,发生结直肠癌的风险越高,其中小于 30 岁起病的炎性肠病患者发生结直肠癌的风险是正常人群的 4 倍。病变范围是炎性肠病患者发生癌变的另一个高危因素,广泛性或全结肠性的患者发生癌变的风险最高,是正常人群的 15 倍。

4. 结直肠息肉　一般对于结直肠癌来说,最易发生癌变的息肉是腺瘤性息肉。腺瘤来源于腺体,它表示癌症"正在发生",一般每 100~200 个腺瘤中就有 1 个将会恶变。至于腺瘤何时变成癌症,需要看其侵袭程度。只要发育异常的细胞局限于结直肠上皮,就不能通过血液和淋巴转移,其病变就不能成为癌症;一旦发育异常的细胞侵出上皮、侵入黏膜下层,就可能会发生转移,成为癌症。

5. 遗传易感性　遗传因素是结直肠癌发生的一个独立的危险因素,除了典型的家族性腺瘤性息肉病,还有 Lynch 综合征。

四、分类

直肠癌的分类除了类似于结肠癌的病理组织学分类外,还受到其特殊的解剖因素影响。

1. 按照肿瘤部位分类　外科学上曾经按照肿瘤下缘至肛缘的距离将直肠癌分为三种类型:高位直肠癌(12~16cm)、中位直肠癌(8~12cm)和低位直肠癌(≤8cm)。目前临床上仍习惯将直肠癌分为上、中、下三段,不过多数采用的方案为各占 1/3,影像学上就将上段直肠癌定义为距离肛缘 10~15cm,中段 5~10cm,下段 0~5cm。解剖学、外科学和影像学上对于直肠的长度并没有统一,而在 2019 年 NCCN 指南中更是将直肠癌明确定义为直肠镜下距肛缘(而非齿状线)12cm 以内的癌性病变,这主要因治疗方案的差异而定。

2. 按照病理组织学分类　直肠癌在病理组织学上按照大体形态和组织学各有不同的分类方法。

(1) 大体形态分型:包括以下三种。①肿块型

（菜花型、息肉型）；②浸润型（缩窄型）；③溃疡型，是直肠癌中最常见的类型。

（2）组织学分型：直肠癌在组织学上的分类一直比较混杂，虽然大同小异不过具体细节上不尽相同。2019 版的世界卫生组织（WHO）分类将结直肠癌分为腺癌、腺鳞癌、未分化癌。还有一种组织学分类方法是按照肿瘤的分化程度来进行，即肿瘤的分级（grading，G）。Ⅰ级（G_1），即高分化，肿瘤细胞接近相应的正常发源组织，恶性程度低；Ⅱ级（G_2），即中分化，组织异型性介于Ⅰ级和Ⅲ级之间者，恶性程度居中；Ⅲ级（G_3），低分化，肿瘤细胞与相应的正常发源组织区别大、分化差，为高度恶性。在临床研究中常将高中分化纳入一类与低分化进行比较，另外还有的学者把未分化归入Ⅳ级（G_4），与低分化纳入一类，这些归类方法主要针对的是肿瘤的恶性程度。肿瘤分型描述的是肿瘤的来源，肿瘤分级描述的是肿瘤的分化程度，肿瘤的分型和分级决定了不同类型肿瘤特有的生物学行为和侵袭转移能力。

五、临床表现

在早期筛查中发现的直肠癌通常是没有明显症状的，而出现症状的直肠癌常见为：便血（50%~60%）、腹痛（30%~60%）和排便习惯改变（20%~70%）。多数直肠癌是在骨盆腔内的，因此腹部查体通常很少触及明显的包块，即便是高位直肠癌，前方通常也有膀胱和小肠的阻挡。

1. 便血　直肠癌生长到一定程度时就会破溃出血，根据出血的程度分为肉眼可见和粪便隐血。一般来说肿瘤距离肛门越远，血液颜色改变越大，而肿瘤距离肛门越近，血液颜色改变越少，看起来就越鲜红，因此直肠癌通常是鲜红血便，这也是常被误诊为痔的原因之一。若患者有便秘或肠梗阻，血液在肠管内存留时间较长，血便就可能为紫色或红褐色。

2. 腹痛　直肠癌患者出现腹痛的原因主要有以下两个方面：一是肿瘤阻塞肠道，引起近端肠管水肿扩张造成肠梗阻导致腹痛；二是肿瘤继发炎症反应，炎症刺激使患者出现腹痛和排便次数增加。另外，肿瘤部分的肠蠕动加强（人体自我调节试图

将肿瘤这个"异物"排出），也可发生腹痛。

3. 排便习惯改变　由于肿瘤的刺激，出现持续的排便习惯改变，主要表现为排便频率增加，少数患者还会出现假性腹泻。由于肿瘤位于人体排便感受器的位置，瘤体或其伴随的炎症就会刺激人体排便感受器，出现排便不尽感和里急后重感。另外，当肿瘤增大到一定程度时就会出现肠腔狭窄的症状，直肠癌距离肛门较近，因此受压变形的粪便易于观察。

晚期的直肠癌会出现更多的临床症状和体征，根据肿瘤的侵袭范围不同而出现相应的体征，如肿瘤压迫髂血管引起下肢回流障碍导致水肿、侵袭膀胱出现尿频、侵袭骶尾骨出现臀部剧烈疼痛等。

六、辅助检查

直肠癌辅助检查中的血液学检查与结肠癌类似，主要为癌胚抗原（CEA）。CEA 检测的目的并不是用于筛查和诊断，主要对预后评估、治疗方案制订和治疗后监测有应用价值。其他的辅助检查主要包括直肠指检、结肠镜、CT 和 MRI 等。

1. 直肠指检　在直肠癌的诊治过程中至关重要，主要涉及三种情况：①门诊检查，直肠指检有助于直肠癌的早期诊断，避免漏诊误诊，在门诊实施的直肠指检都要配合肛门镜检查；②直肠癌术前的判断，通过直肠指检可以了解重要信息，包括肿瘤与肛缘、肛管直肠环及齿状线的距离，判断患者是否能够行保肛手术；③直肠癌术后的吻合口状态评估，包括短期内吻合口漏、吻合口狭窄以及吻合口复发等情况，直肠手术最担心的是吻合口漏的发生，术后 1 个月的直肠指检也是非常重要的，可以在早期避免吻合口狭窄，另外定期复诊中吻合口的直肠指检也非常关键，可以早期发现吻合口肿瘤复发，可以观察吻合口赘生性息肉。

2. 结肠镜检查　术前的结肠镜检查并不只是为了确诊，更多的意义在于发现近端结肠伴随的息肉或同发性肿瘤。

3. CT 检查　包括两种常用的 CT 检查：①胸腹联合的增强 CT，通常是用来术前肿瘤学排查和术后随诊；②禁食、禁水的全腹 CT 平扫，通常是针对围手术期的复查。

4. MRI 检查　MRI 检查结果可能会影响治疗方案的选择。直肠 MRI 主要包括薄层非抑脂轴位、矢状位和冠状位 T$_2$ 加权像以及弥散加权成像（diffusion weighted imaging，DWI）。直肠癌 MRI 规范化评估是肿瘤规范化治疗的前提，DISTANCE 评估是目前推荐的规范化评估方案，主要包括：DIS，肿瘤下极距肛管皮肤移行处的距离；T，肿瘤 T 分期，即肿瘤浸润深度；A，肿瘤侵袭肛管的分期；N，肿瘤淋巴结转移的分期；C，直肠癌环周切缘侵袭的评估；E，直肠癌壁外血管侵袭的评估。

其他的辅助检查还包括正电子发射计算机体层显像（PET/CT），费用较贵，多数地区未纳入医保范围，没有证据支持 PET/CT 可作为 I 级推荐基线和随访影像方法，重大决策或形态学未发现但临床证据高度怀疑转移性肿瘤时使用。另外，针对直肠癌，经直肠腔内超声检查曾经应用比较广泛，主要优势为判断 T 分期，对早期病变有一定的诊断价值，随着高分辨率 MRI 的普及，超声检查的应用逐渐减少，且超声诊断受医师的主观影响较大。

七、诊断

直肠癌诊断的"金标准"是病理诊断，直肠癌的病理诊断分为活检、局部切除标本和根治术标本三种。

1. 活检　包括内镜活检或肿物穿刺活检。活检是为了明确病变性质和类型，首先是确定良恶性，若为恶性病变再进一步行组织学类型、组织学分级、错配修复（mismatch repair，MMR）、蛋白表达的检测。

2. 局部切除标本　局部切除包括套圈切除、内镜下黏膜切除术、内镜黏膜下剥离术等。临床上经常会遇到活检未能确诊为直肠癌的早期病变，这时就有可能实施局部切除术，而当局部切除的病理提示伴有浸润性癌时，就需进一步检测病变的组织学分型、组织学分级、浸润深度、侧切缘和基底切缘、脉管侵袭、肿瘤出芽及 MMR 蛋白表达，进而判断是否要追加手术治疗或者辅助治疗。

3. 根治术标本　直肠癌根治性切除的标本分为大体检查和镜下检查。大体检查包括肠段长度、肿瘤大体分型、肿瘤大小、肿瘤距离两侧切缘距离、有无穿孔、TME 标本系膜完整性、淋巴结检出数目、大小和分组。镜下检查包括组织学分型、组织学分级、浸润深度、脉管侵袭、神经侵袭、两侧切缘、环周切缘、淋巴结转移数和总数、癌结节数目、肿瘤出芽、TNM 分期、肿瘤退缩分级、MMR 蛋白表达/微卫星不稳定。

（1）直肠癌 TME 标本系膜完整性的评价：直肠系膜切除完整性与直肠癌术后局部复发直接相关，不完整的直肠系膜切除容易遗漏直肠系膜中的癌灶，导致术后局部复发。因此，直肠癌 TME 标本系膜完整性是直肠癌手术质量的重要指标。目前通用的评价标准见表 45-0-1。

（2）环周切缘（circumferential resection margin，CRM）的评价：CRM 阳性，即肿瘤浸润最深处与直肠系膜切除边界间的最短距离 ≤1mm，>1mm 则视为 CRM 阴性。特别指出"肿瘤"既包括原发肿瘤也包括转移淋巴结内的肿瘤。仅是转移淋巴结导致的 CRM 阳性，病理报告需特殊注明，转移淋巴结导致 CRM 阳性患者的局部复发率低于原发肿瘤直接浸润导致的 CRM 阳性。CRM 阳性患者的局部复发率和远处转移率均增高，对直肠癌患者来说，CRM 阳性一般还需要追加术后放疗。

（3）淋巴结：直肠癌的手术不仅是器官的手术，还包含了区域淋巴系统，局部区域淋巴结切除不足常是局部复发的重要原因。美国癌症联合委员会（AJCC）的 TNM 分期系统建议至少送检 12 枚淋巴结以便能够充分、准确地判断直肠癌患者的淋巴结分期和预后信息。

表 45-0-1　直肠癌 TME 标本系膜完整性的评价标准

完整性评价	直肠系膜	缺失	锥形外观	环周切缘
系膜平面（完整）	完整系膜组织，光滑	深度不大于 5mm	无	光滑、规则
系膜内平面（较完整）	中等块系膜组织，不规则	深度大于 5mm，但未到达固有肌层	不明显	不规则
固有肌层平面（不完整）	小块系膜组织	深达固有肌层	是	不规则

（4）肿瘤退缩分级（tumor regression grade，TRG）：目的是将新辅助治疗后的肿瘤病理反应进行分级，通常主要针对肿瘤中的纤维化和残余肿瘤的比例来划分等级。TRG 与直肠癌患者新辅助治疗反应、生存预后有一定相关性，在患者生存预测、随访和临床诊疗策略等方面均有应用前景，但是目前 TRG 标准各异，尚未统一化、规范化。

（5）肿瘤出芽：是指 HE 染色、浸润性癌的浸润侧前沿、单个肿瘤细胞或 ≤4 个肿瘤细胞的细胞簇。目前肿瘤出芽的分级为三级分法，即在 20 倍物镜下选定一个热点区域进行计数，0~4 个为低级别；5~9 个为中级别；≥10 个为高级别。

（6）分子标志物：所有伴有转移性结直肠癌的患者应该进行 RAS（KRAS 和 NRAS）和 BRAF 突变基因型的检测。伴有任何已知 KRAS 突变（2、3、4 外显子）或 NRAS 突变（2、3、4 外显子）的患者不应该给予西妥昔单抗或帕尼单抗的治疗。BRAF V600E 突变患者预后不佳，且导致对于帕尼单抗或西妥昔单抗的反应非常不一样，可能无法从抗表皮生长因子受体治疗中获益。另外，对所有新诊断的结肠癌患者，都应该进行微卫星不稳定和错配修复的检测。微卫星不稳定的临床意义在于：直肠癌 Ⅱ 期且高度微卫星不稳定有着非常好的预后，但不能在氟尿嘧啶辅助化疗中获益。

（7）TNM 分期：由美国癌症联合委员会（AJCC）/国际抗癌联盟（UICC）制定，用来评估预后和决定是否需要辅助治疗，它综合了临床分期和病理学检查结果，被认为是最准确的预后评估标准。在临床工作中经常出现在 TNM 前面加不同的前缀，其中 cTNM 是临床分期，pTNM 是病理分期；前缀"y"用于接受新辅助治疗后的肿瘤分期（如 ypTNM），前缀"r"用于经治疗获得一段无瘤间期后复发的患者（rTNM），如病理学完全缓解的患者分期为 $ypT_0N_0cM_0$。具体分期见表 45-0-2，同时对应了既往采用的 Dukes 分期和 MAC 分期。

1）原发肿瘤（T）：T_X，原发肿瘤无法评价；T_0，无原发肿瘤证据。T_{is}，原位癌，局限于上皮内或浸润黏膜固有层；T_1，肿瘤浸润黏膜下层；T_2，肿瘤浸润固有肌层；T_3，肿瘤穿透固有肌层到达直肠旁组织；T_{4a}，肿瘤穿透脏腹膜；T_{4b}，肿瘤直接侵袭或粘连

表 45-0-2　TNM 分期、Dukes 分期和 MAC 分期

分期	T	N	M	Duke*	MAC*
0	T_{is}	N_0	M_0	—	—
I	T_1	N_0	M_0	A	B
	T_2	N_0	M_0	A	B_1
ⅡA	T_3	N_0	M_0	B	B_2
ⅡB	T_{4a}	N_0	M_0	B	B_2
ⅡC	T_{4b}	N_0	M_0	B	B_3
ⅢA	$T_1{\sim}T_2$	N_1/N_{1c}	M_0	C	C_1
	T_1	N_{2a}	M_0	C	C_1
ⅢB	$T_3{\sim}T_{4a}$	N_1/N_{1c}	M_0	C	C_2
	$T_2{\sim}T_3$	N_{2a}	M_0	C	C_1/C_2
	$T_1{\sim}T_2$	N_{2b}	M_0	C	C_1
ⅢC	T_{4a}	N_{2a}	M_0	C	C_2
	$T_3{\sim}T_{4a}$	N_{2b}	M_0	C	C_2
	T_{4b}	$N_1{\sim}N_2$	M_0	C	C_3
ⅣA	任何 T	任何 N	M_{1a}	—	—
ⅣB	任何 T	任何 N	M_{1b}	—	—
ⅣC	任何 T	任何 N	M_{1c}	—	—

于其他器官或结构。

2）区域淋巴结（N）：N_x，区域淋巴结无法评价；N_0，无区域淋巴结转移；N_{1a}，有 1 枚区域淋巴结转移；N_{1b}，有 2~3 枚区域淋巴结转移；N_{1c}，浆膜下、肠系膜、无腹膜覆盖直肠周围组织内有肿瘤种植，无区域淋巴结转移；N_{2a}，有 4~6 枚区域淋巴结转移；N_{2b}，7 枚及更多区域淋巴结。

3）远处转移（M）：M_0，无远处转移；M_1，有远处转移；M_{1a}，远处转移局限于单个器官或部位（如肝、肺、卵巢、非区域淋巴结）；M_{1b}，远处分布于一个以上的器官/部位不伴有腹膜转移；M_{1c}，腹膜转移伴或不伴其他器官或部位的转移。

八、鉴别诊断

直肠癌需要与下列疾病相鉴别诊断。

1. 痔　若无感染和血栓形成，痔触诊为软的，而直肠癌则为有明显硬度的肿物，只有在极个别情况下，水肿嵌顿的痔可有触诊质硬的感觉。在肛门镜下，痔是位于齿状线及以下的隆起，外形会随着肛门镜的压迫发生变化；而直肠癌多数位于齿状线上方，即便是累及齿状线通常也不会随着肛门镜的

压迫而发生外形的明显改变,而且累及齿状线的肿瘤通常会有明显的疼痛(与齿状线上下的支配神经差异有关),肛门镜检查时尤为明显。

2. 直肠炎性病变　普通直肠炎是直肠黏膜由细菌感染导致黏膜充血渗出,进一步发展可导致黏膜产生溃疡出血、分泌增加引起腹泻。在结肠镜下通常表现为肠黏膜多发性糜烂或浅表性溃疡,伴弥漫性充血、水肿,或黏膜粗糙呈细颗粒状、黏膜血管模糊质脆易出血,少数可见脓性分泌物。在临床上与直肠癌不容易区分的是溃疡性直肠炎,后者会出现直肠出血、便不尽感和里急后重感。溃疡性结肠炎常累及齿状线,表现为从齿状线向近端延伸的、散在的、连续的、均衡的炎症病变,经过治疗的溃疡性结肠炎可仅有斑片状改变,这些可与直肠癌鉴别。但进展期的炎性肠病在肠镜下和早期的直肠癌却通常无法鉴别,此时需在多个部位活检取材。

3. 直肠息肉　直肠的炎性息肉和增生性息肉与直肠癌相对容易区分,前者通常在镜下表现为小的、苍白的、透明的黏膜结节,多数为3~5mm。鉴别起来比较困难的是腺瘤性息肉,它是由大肠异常腺瘤组成的上皮性新生物,较大的绒毛状腺瘤与直肠癌不易鉴别,常需要病理活检鉴别。

4. 直肠少见肿瘤以及瘤样病变

(1)直肠类癌:约50%的直肠类癌是在检查时无意中发现的,当肿瘤发展到出现明显症状时,最常见的表现为肛门直肠不适,其次为直肠出血。直肠类癌在结肠镜下典型表现为黏膜下结节状隆起,直径多小于1cm,质硬,推之常可移动,表面黏膜光滑,颜色较苍白发黄,该特征可与直肠癌鉴别。直肠腔内超声检查表现为黏膜内低回声图形,椭圆形肿块边缘清晰,外形光滑,可进一步与直肠癌鉴别。

(2)直肠淋巴瘤:一般会出现排便习惯改变、腹泻、腹痛、出血等临床症状,主要取决于病变是否累及黏膜。若肿瘤累及肛管,可出现剧烈疼痛。直肠淋巴瘤在结肠镜下通常没有典型表现,可以表现为息肉状肿物、弥漫性直肠炎或黏膜下结节,甚至可以描述成直肠癌,需要病理活检鉴别。

(3)直肠间质瘤:好发于直肠中下段,通常起源于黏膜下层或肌层,常向腔外膨胀性生长,并出现局部压迫症状,如排便或排尿困难,若位于肛管部位可引起排便不适、疼痛。多数直肠间质瘤在直肠指检时可以触及肿物,特点是黏膜光滑,在黏膜下方呈类圆形隆起,质韧,相对固定。超声内镜或经直肠超声、MRI是常用的有效辅助检查,病理学诊断仍是"金标准"。

(4)子宫内膜异位症:是指有活性的内膜细胞种植在子宫内膜以外的位置所导致的病变,典型的病史是获得性或继发性痛经,疼痛与每次月经周期有关。直肠是肠道子宫内膜异位症常见的受累部位,由于异位病灶在直肠生长、浸润,会出现周期性的排便疼痛、直肠出血,典型的直肠出血还与月经周期有关。

(丛进春)

九、治疗

(一) 手术治疗

直肠癌的治疗经历数百年历史,从18世纪经会阴部切除处理,到19世纪经肛门和经骶尾部入路直肠癌局部切除术(Kraske手术),再到20世纪的腹会阴联合切除术(Miles手术)、直肠低位前切术(Dixon手术)等经典术式的确立,以及直肠癌放化疗等治疗方式的发展,目前已形成多学科规范化综合治疗模式,但根治性手术始终是直肠癌治疗的主要方式。随着TME、CRM保留神经等现代手术观点的提出,以及吻合器手术器械、微创外科的发展,直肠癌的手术治疗理念已从单纯肿瘤切除、救治生命转变为既要保证最佳的肿瘤根治效果,又要尽可能保护肛门及泌尿生殖器官的功能,提高患者术后生活质量。包括开腹手术和微创手术两种方式。

1. 腹会阴联合切除术(APR):即Miles手术。切除范围包括乙状结肠及其完整系膜、直肠及全部系膜、肛提肌、坐骨直肠间隙内脂肪组织、肛管和肛门周围3cm以上皮肤,并于肠系膜下动静脉根部进行结扎切断,清扫肠系膜下动脉根部和周围淋巴结,于左下腹壁做永久性结肠造口。

(1)适应证:肿瘤距肛缘上5cm以下者、肛门外括约肌受侵袭者、已有肛门功能障碍的低位直肠癌患者、保肛术后局部肿瘤复发能切除者或肛管及肛门周围癌患者。

（2）麻醉与体位：多采用硬膜外阻滞加全身麻醉的方法。本手术需经腹部及会阴部两处进行，取膀胱截石位，并在麻醉后将手术台摇成头低足高位，使手术台与水平面成10°~15°，这样有利于腹腔内的小肠移向上腹部，更好地显露下腹腔及盆腔。截石位时躯干与大腿之间、大小腿之间的角度均应摆在舒适的功能位置上（约120°），防止损伤髋关节及膝关节周围的韧带及腓总神经。

（3）操作方法

1）下腹部正中切口绕脐，自耻骨联合上止于脐上3~5cm，入腹后，放置切口保护膜或纱布垫严密保护好切口。

2）腹腔探查，按照从远到近，从正常到肿瘤的顺序原则，重点探查腹主动脉前和肠系膜下血管根部及乙状结肠系膜根部有无肿大淋巴结；了解局部癌灶情况，对位于腹膜反折下者或肿瘤固定于骶前及侧盆壁者，更应仔细探查，判断手术可行性。

3）切开乙状结肠外侧先天性融合，提起乙状结肠，自肿瘤上方10cm处扇形切开肠系膜至肠系膜下血管根部。注意保护两侧输尿管、精索（卵巢）血管、髂血管（图45-0-1）。

4）切开直肠及乙状结肠右侧系膜，向下至右侧盆底达直肠膀胱陷凹或直肠子宫陷凹处与左侧

切口汇合。向前向上牵引乙状结肠，直视下沿系膜后面向上分离至肠系膜根部（图45-0-2）。

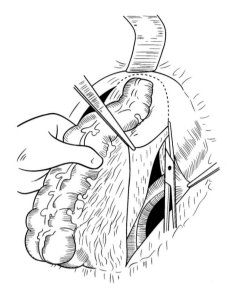

图45-0-2　切开乙状结肠右侧后腹膜与左侧汇合

5）清除肠系膜下血管根部淋巴结（图45-0-3），于左结肠血管分叉以下，切断结扎血管。沿乙状结肠至直肠两侧腹膜系交界部切开后腹膜，用电刀在直视下自骶前间隙、腹下神经浅层向下锐性分离至肛提肌水平，保持直肠系膜完整。分离过程中要避免损伤骶前血管，以免造成骶前出血（图45-0-4）。

6）由直肠后方从中央向两侧进行分离，至直肠侧韧带后方。沿腹下神经内侧游离直肠侧壁至直肠侧韧带，因侧方间隙较狭小，应靠近直肠固

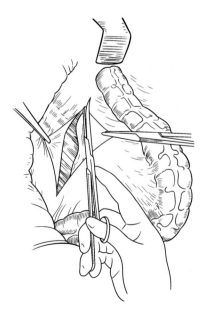

图45-0-1　剪开乙状结肠左侧后腹膜

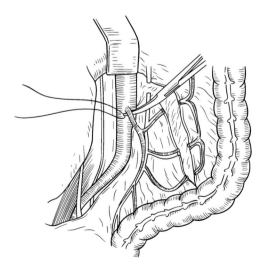

图45-0-3　清扫肠系膜血管根部淋巴结、于根部结扎切断肠系膜下动脉

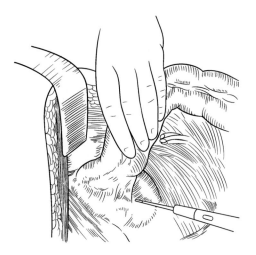

图 45-0-4　自骶前向下游离直肠后壁

有筋膜分离,以免损伤侧方神经和盆壁静脉分支(图 45-0-5)。

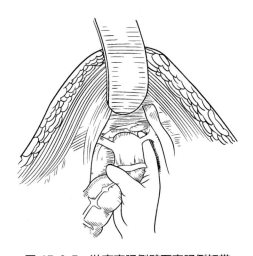

图 45-0-5　游离直肠侧壁至直肠侧韧带

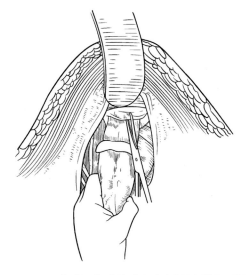

图 45-0-6　在直肠与膀胱或子宫之间弧形切开腹膜

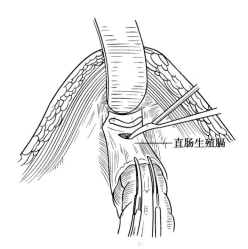

图 45-0-7　沿筋膜表面纵向或横向切开,显露精囊或阴道后壁

7)分离直肠前壁,向前牵开膀胱或子宫,向后上牵拉直肠,在直肠与膀胱或子宫之间的腹膜反折上 0.5cm 处弧形切开腹膜,于腹膜会阴筋膜前后叶之间的间隙将直肠前壁与精囊或阴道后壁分离,沿筋膜表面从中央向两侧纵向或横向用电刀切割,使两侧精囊或阴道后壁显露,向尾侧游离至男性前列腺尖端或女性会阴中心腱。注意避免损伤男性精囊、前列腺,或女性阴道后壁及支配泌尿生殖系统的神经分支(图 45-0-6、图 45-0-7)。

8)切断近端结肠,距肿瘤上缘 10~15cm 乙状结肠及其系膜,近侧肠管用肠钳阻断,远侧肠管断端用粗丝线双重结扎并套入无菌橡皮手套结扎固定。在左下腹壁行结肠永久性造口。选择造口部位在脐与髂前上棘连线经腹直肌处,选择此处造口可以减少造口旁疝的发生率,患者术后生活上容易护理。将近端结肠拉出时应检查肠系膜是否扭转,肠管是否受压,血供如何,肠管拉出长度以略高于皮肤为宜。

9)会阴部手术操作:重新消毒会阴部。①用丝线荷包缝闭肛门,距肛门 3cm 环绕肛门做梭形切口,切口前至会阴中点,后至尾骨尖,两侧到坐骨结节内侧缘(图 45-0-8)。②清除坐骨肛门窝大部分脂肪组织,用电刀沿臀大肌前缘、坐骨结节内缘、会阴浅横肌后缘,清除坐骨肛门窝内脂肪,至肛提肌下方。于坐骨肛门窝顶部可见直肠下动脉自外向内,予以切断结扎。③于尾骨尖前方切断肛尾韧带后,用左手示指从切口下方肛提肌,直至直肠后间隙,并靠近盆壁切开后方肛提肌,即髂尾肌、耻尾肌,直到前外侧处的耻骨直肠肌外缘,进入盆腔。然后分离肛提肌切断结扎(图45-0-9、图45-0-10)。④伸入卵圆钳将已切断的乙状结肠、直肠经会阴切口后方拉出,沿会阴浅横肌后缘切断会阴中心腱,显露会阴深横肌及直肠外侧的耻骨直肠肌。术者示指伸至直肠前壁与前列腺之间,明确尿道部位,并引导用电刀切断或钳夹切断耻骨直肠肌、直肠尿道肌,完全分离直肠前壁,切除手术标本(图45-0-11)。⑤手术创面及切口处理,缝合相应系膜切口,关闭造口肠管与侧腹壁间隙,争取无张力缝合盆底腹膜。逐层缝合腹部切口。于骶前间隙放置引流管,经会阴部另行小切口引出固定。

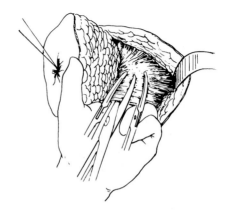

图 45-0-10　切断肛提肌

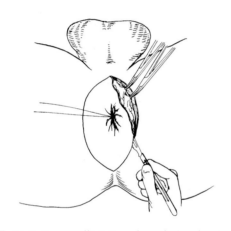

图 45-0-8　距肛缘 3.0cm 切开皮肤和皮下组织

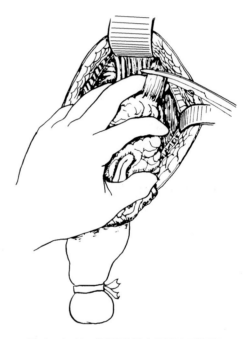

图 45-0-11　切断耻骨直肠肌和耻尾肌

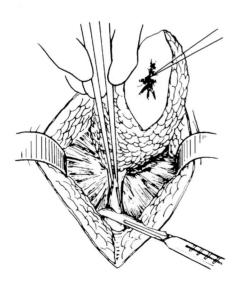

图 45-0-9　切断肛尾韧带

(4)术中注意事项

1)膀胱损伤:切开腹膜下部时,要先推开膀胱防止损伤。

2)输尿管损伤:术中游离乙状结肠系膜时需注意 Toldt 筋膜表面,左侧生殖血管和输尿管均在此筋膜平面的深面。输尿管在髂内外血管交叉处位置相对表浅,容易损伤。

3)术中大出血:骶前静脉损伤大出血是直肠癌手术时最严重的损伤,一旦发生可危及生命。骶前静脉丛被骶前筋膜覆盖,位于骶骨骨膜面,经骶骨骨孔与椎静脉系统相沟通,其静脉压为下腔静脉的 3 倍。一旦破裂出血止血十分困难。分离直肠后方时应在直视下看清间隙并进行锐性分离,避免盲目钝性分离,防止损伤。一旦发生骶前静脉丛出血,不要勉强钳夹、缝扎或电凝止血,可用止血海绵或止血纱布直接压迫,常能达到较好止血效果,若出血不能控制可用纱布卷填塞。

（5）术后处理

1）注意观察结肠造口血液循环,有无回缩、狭窄等情况。

2）术后应留置尿管 5~7 天,拔管前夹闭 1~2天,每 3~4 小时开放 1 次,以促进膀胱排尿功能恢复。

3）观察骶前引流液的量和性状,引流液每天少于 30~50ml 时,即可拔除引流管。

2. 直肠低位前切除术:即 Dixon 手术。1948年 Dixon 提出的一种术式,该手术是将直肠癌肿根治性切除后做乙状结肠与直肠端端吻合,其优点是比较符合生理功能要求、手术操作较简单。前切除术根据其吻合口的位置可分为三类,吻合口在腹膜反折以上称为高位前切除术;吻合口在腹膜反折以下称为低位前切除术;吻合口在肛提肌上缘与齿状线之间则称为超低位前切除术。该手术术后大部分患者均能保持正常的排便控制功能,被认为是比较理想的术式,目前临床上较为常用。

（1）适应证

1）乙状结肠癌、中上段直肠癌。

2）距肛缘 6cm 以上,切除癌肿远端正常肠段3cm 后,肛管直肠环 1cm 以上的直肠长度可供进行低位吻合者。

（2）麻醉与体位:气管内插管或喉罩置入、静脉复合全身麻醉及连续硬膜外麻醉,取头低足高膀胱截石位。

（3）操作方法

1）下腹部左旁正中切口,自耻骨上至脐上4cm。

2）全面探查腹腔同前,尤其是肝脏和腹膜,以发现远处转移迹象。若发现不可切除的远处转移病灶,外科医师应该慎重考虑是否有必要行低位盆腔吻合。若发生吻合口瘘,可能要延迟全身化疗。另外,关闭回肠造口必须临时暂停化疗;若第二次手术后出现并发症,可能需要再次延迟全身化疗。对伴有不可切除远处转移的中、低位直肠腺

癌患者,肿瘤未侵袭盆底肌或肛门括约肌,单纯行Hartmann 切除术可能更合适。

3）仔细整理小肠并将其牵引至腹腔右侧,从外侧向内侧沿 Toldt 线解剖游离乙状结肠和左半结肠,向内侧牵引乙状结肠。注意保护左侧输尿管和左侧性腺血管（图 45-0-12）。

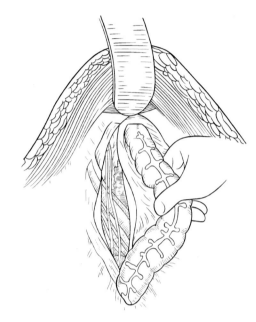

图 45-0-12　向内侧牵引乙状结肠

4）继续在直肠后间隙层面分离并将左半结肠与肾筋膜分开。在乙状结肠系膜根部,进入直肠后无血管层面,将乙状结肠向右侧牵引。然后在骨盆入口边缘处从右侧进入乙状结肠系膜,游离出肠系膜下动脉并分别结扎动脉和静脉。

5）分离并结扎直肠上动脉(就在左结肠动脉的远端)或肠系膜下动脉。从腹主动脉发出后 1~2cm 处结扎,保护交感神经丛。当血管根部有肿大融合的淋巴结或必须行结肠肛管吻合并需要最大长度的左半结肠时,则需要高位结扎肠系膜下动脉。结扎肠系膜下动脉时,必须注意保护边缘动脉,否则会影响结肠中血管至左半结肠和吻合口的血供（图 45-0-13）。

6）分离乙状结肠系膜至肠壁,闭合切断肠管。将左侧结肠置于腹腔上方,有利于盆腔视野。将闭合切断的乙状结肠向前方牵引,暴露直肠系膜周围层面。直视下沿直肠系膜环周行锐性分离。在整个解剖分离过程中必须谨记后方有上腹下丛。先

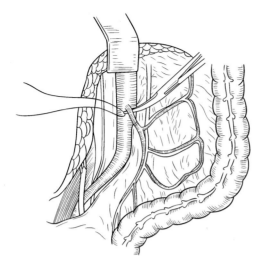

图 45-0-13　分离并结扎直肠上动脉

从后方开始分离,然后是侧面,按顺时针方向解剖分离,这样有利于确认正确的直肠系膜层面。在这个部位解剖分离时,下腹下丛绕过直肠系膜表面,容易损伤。在向前方牵拉分离的直肠和乙状结肠时,需要仔细辨别腹下神经和下腹下神经丛并将它们从两侧的直肠系膜表面分开(图 45-0-14)。

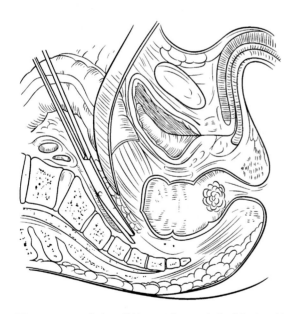

图 45-0-14　分离乙状结肠系膜至肠壁,闭合切断肠管

7)侧方的解剖分离向盆腔深部进展时,可能会遇到一支或两支直肠中动脉。直肠中动脉存在于不到 20% 的患者中,如果术中遇到该血管,可以很容易地电灼切断。前方沿腹会阴筋膜向下分离至盆底肌。拉钩向前方牵拉有助于前方空间的拓

展。直肠前壁的肿瘤需要切除腹会阴筋膜,有损伤骶部副交感神经的风险。对于直肠后壁的肿瘤,可以在腹会阴筋膜下方分离解剖。需要行直肠指检和/或内镜检查肿瘤下缘远侧离断是否足够以确保合适的下切缘(图 45-0-15)。

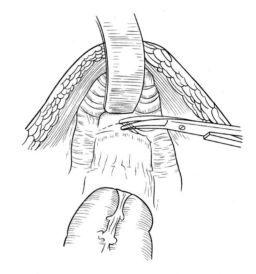

图 45-0-15　前方沿腹会阴筋膜向下分离至盆底肌

8)在盆底肌上方抬起直肠并阻断直肠。生理盐水或水冲洗直肠肛门残端。然后横断直肠,移除标本。使用吻合器行结肠和直肠残端吻合。视觉评估肠管浆膜和黏膜的血供是否充足。术中在盆腔内注入生理盐水并通过乙状结肠镜吹入空气进行充气试验以检查结直肠吻合口(图 45-0-16)。

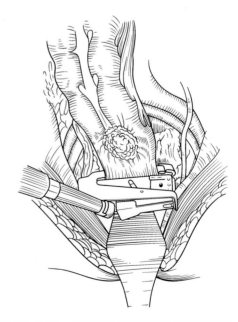

图 45-0-16　使用吻合器行结肠和直肠残端吻合

（4）术中注意事项

1）由外向内游离乙状结肠系膜时需注意在Toldt筋膜表面，左侧生殖血管和输尿管均在此筋膜平面的深面。输尿管在髂内外血管交叉处位置相对表浅，容易损伤。

2）切断肠系膜下动脉根部时注意离开根部1cm左右，太靠近根部结扎切断可损伤上腹下丛。

3）直肠后方游离平面在直肠固有筋膜和骶前筋膜之间，注意游离至S_4水平时两层筋膜增厚为直肠骶骨筋膜，游离时电刀需随骶骨凹陷平面转向腹侧，将此筋膜切断，如继续按原来方向可能损伤骶前静脉丛；侧方游离时注意贴近直肠，勿损伤下腹下丛；前方游离时注意游离平面在腹会阴筋膜后方，保持精囊前列腺包膜（女性为直肠阴道隔）完整，勿损伤下腹下丛在前方器官的分支。

4）肠吻合完成后，肠管及系膜处于松弛状态无张力。如吻合口有张力时必须游离结肠脾曲。

5）应常规盆腔内留置负压引流做持续吸引引流，避免盆腔积血、积液导致感染，影响吻合口愈合。

（5）术后处理

1）术后第2天可进少量水，然后清流质饮食，术后3~4天半流质饮食，逐渐增加量并过渡至普通饮食。鼓励患者尽早活动。

2）术后支持治疗：术后可使用1天抗生素。根据引流情况补充生理需要量及损失量，补液种类采用葡萄糖或葡萄糖氯化钠溶液即可，不必按全胃肠外营养补充。

3. 直肠癌局部切除术　早期直肠癌局部切除的手术方式有多种，多数医师仍旧在沿用经肛门途径的局部切除术。经肛门内镜显微手术（transanalendoscopic microsurgery，TEM）是一种经肛门切除肿瘤的微创保肛手术方法，采用一种特殊设计的直肠镜将高质量的视觉系统和压力调节充吸气装置结合起来，通过固定装置固定于手术台，经操作孔进行手术操作，另有一通道供立体视镜使用并可连接图像监控系统，低压（12~15mmHg）CO_2持续充气扩张直肠，使直肠及病灶充分暴露。

（1）适应证

1）直肠腺瘤，尤其适用于广基或无蒂直肠腺瘤。

2）良好病理组织学特征的早期直肠癌（病变占肠周<30%、直径<3cm、肿瘤活动、高~中分化、cT_1N_0、无脉管或神经浸润、无淋巴结转移证据）。

3）经结肠镜切除局部恶变息肉（底部/CRM阳性或无法评估）的扩大切除。

4）适合局部切除的其他直肠肿瘤（神经内分泌肿瘤G_1~G_2、胃肠道间质瘤、脂肪瘤、平滑肌瘤等）或直肠周围的其他良性肿瘤。

5）直肠的良性狭窄或吻合口狭窄。

6）直肠低位前切除术后吻合口瘘的修补术。

7）直肠出血的诊断。

8）直肠及周围病变的活组织检查。

9）直肠阴道瘘或肛瘘内口的直肠黏膜瓣推移修补术。

10）直肠异物的处理。

（2）麻醉和体位：TEM的麻醉方式一般选择全身麻醉，全身麻醉风险高的患者，尤其是术中取膀胱截石位者，也可选择蛛网膜下腔阻滞以及硬膜外阻滞。应据病变在直肠内的方位选择合适的手术体位，原则是使直肠镜插入后病变尽量位于视野下方，如病变位于直肠前壁、后壁、右侧壁和左侧壁，将分别采用俯卧位、膀胱截石位、右侧卧位和左侧卧位。因术者多为右利手，如无法保证病变位于正下方，将病变置于右下方也有利于操作。

（3）操作方法

1）术野常规消毒铺巾后，扩肛后插入直肠镜，将直肠镜放置到合适位置并妥善固定，保持CO_2充气状态，CO_2充气能调节的最大速率为6L/min，直肠腔内的CO_2压力可自动调节维持在12~15mmHg，以防结肠过度扩张。然后将针形电刀或5mm弯头超声刀、特制的抓钳、吸引器等专用手术器械经控制面板上用特制橡胶袖套密封的通道插入直肠（图45-0-17）。

2）针形电刀在病灶四周电灼标出切缘（图45-0-18），若为良性病变切缘距病灶边缘0.5cm以上，若为恶性病变或高度怀疑恶性则需距病灶边缘1cm以上。用针形电刀将电灼点连成切线，从病灶的右下开始加深切口至肠壁全层，再用组织钳牵住病灶沿标记线由右向左、由浅入深、由远及近地将病灶完整切除（图45-0-19）。切除可选用针形电刀或5mm弯头超声刀，后者发生的气雾消散较快、止血效果更好。对腹膜反折以上直肠前壁的病

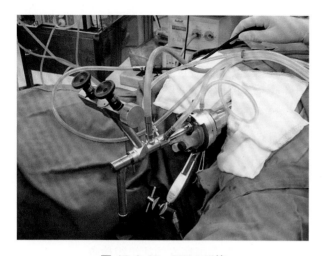

图 45-0-17 TEM 系统

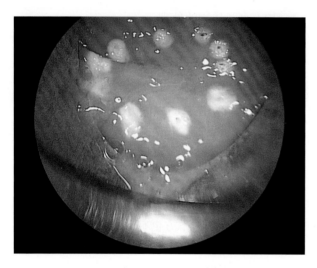

图 45-0-18 确定切除范围

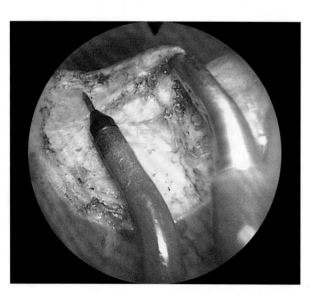

图 45-0-19 电刀切除病灶

灶行全层切除应小心谨慎,尽量避免切入腹腔。若不慎切入腹腔应即刻行腔内缝合修补。

3)病灶切除以后手术创面经仔细止血、冲洗后在腔内予以连续缝合关闭(图 45-0-20)。若创面较大或缝合困难,可用多根缝线分次缝合。若单层缝合不太可靠,可以再次连续缝合或经肛门间断缝合数针加固。有研究认为,直肠壁缺损敞开也是安全的,但缝合关闭缺损的术后并发症相对更少。

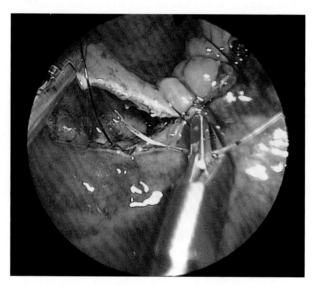

图 45-0-20 手术创面连续缝合

4)切下的肿瘤标本自特殊直肠镜取出后将周边铺平,用多枚大头针固定在一小块聚乙烯泡沫板上,经甲醛溶液处理后立即送检做精确的病理分期(图 45-0-21)。

(4)术中注意事项

1)选择合适的手术体位是 TEM 成功的关键。

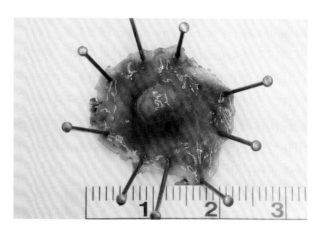

图 45-0-21 切除标本固定

2）为方便手术,切除直肠病变时宜遵循从右向左(左利手者反之)、由浅入深、由远及近的原则。

3）准确辨别解剖层次,避免损伤直肠周围的组织器官,如阴道后壁、前列腺和后尿道等。

4）用针形电刀切割组织在遇较大血管时可能会发生出血,此时选用超声刀作为切割器械可有效预防术中出血。

5）在缝合直肠缺损时,若直肠创面和缝合张力较大,缝合中先前的缝线易自动松开,使创面的缝合不能保持严密。此时可在创面的中间先缝合1针,将1个大的创面变成2个小的创面。

6）对位于腹膜反折以上的、直肠前壁和侧壁的病灶,在做肠壁全层切除时易切破直肠进入盆腔,故此类患者在术前应有周全的应对措施:①完善良好的肠道清洁准备;②手术开始前用无菌纱布填堵于术野上方肠腔,一旦切破直肠可以阻挡可能流下的肠内容物;③一旦发现切破直肠,立即调低肠腔内 CO_2 气压,并迅速缝合切破的直肠。

7）将切下的标本周边展平并用大头针固定在聚乙烯泡沫板上以便病理科医师评估肿瘤切缘等。

（5）术后处理

1）术后应用抗生素 1~3 天,嘱患者流质饮食3天,少渣半流质饮食4天。

2）经肛门出血是该技术应用初期比较常见的并发症,常见原因为缝合技术不够完善,可首先对症处理,观察,若不好转,建议肠镜下止血。

4. 腹腔镜低位直肠前切除术　腹腔镜结直肠癌手术自从 1990 年引入后稳步发展,而腹腔镜 TME 是直肠癌理想的微创外科手术方式。与开腹手术相比,腔镜手术具有类似的手术安全性、切除完整性及预后。

（1）适应证:术前直肠 MRI 和直肠腔内超声、内镜检查考虑临床分期为 $cT_1~cT_3$ 期和 $cT_1~cT_3 N_0$ 的直肠癌。术前直肠 MRI 和/或直肠腔内超声、内镜检查考虑 CRM 可疑阳性和/或区域淋巴结阳性且距肛缘≤12cm 的中低位直肠癌,建议新辅助放化疗后再行手术治疗。

（2）麻醉及体位:气管插管全身麻醉,可加用连续硬膜外麻醉。取截石位,右髋关节伸直、外展约 45°,膝关节屈 30°,臀部垫高,双下肢高度低于臀部。

右上肢内收,左上肢根据需要内收或外展。术后调整至头低足高 30°,向右侧倾斜 15°（图 45-0-22）。

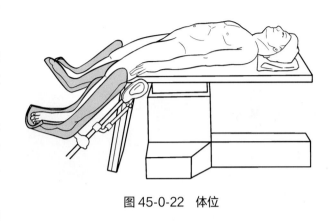

图 45-0-22　体位

术者及助手位置、戳卡位置:脐上缘放置直径10mm 戳卡,充气后置入腹腔镜作为观察孔,腹腔镜直视下右下腹(右侧锁骨中线与两侧髂前上棘连线交点)置 12mm 戳卡作为主操作孔,左侧锁骨中线平脐处置 5mm 戳卡作为辅助操作孔,左侧锁骨中线与两侧髂前上棘连线交点作为 5mm 戳卡辅助操作孔（图 45-0-23、图 45-0-24）。

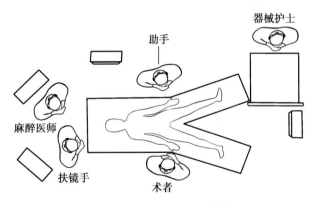

图 45-0-23　术者及助手位置

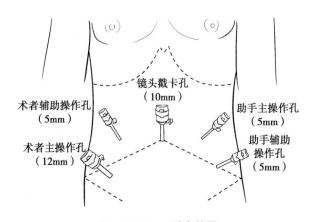

图 45-0-24　戳卡位置

（3）操作方法

1）将乙状结肠及直肠向左、向上牵拉，显露直肠右侧系膜，使肠系膜下血管蒂和后腹膜之间形成沟槽样间隙，沿此间隙切开后腹膜，上至小肠系膜附着处下缘，下至骶骨岬（图45-0-25）。

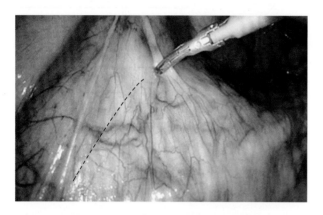

图45-0-25 沿虚线所示间隙切开腹膜

2）切开腹主动脉前方腹膜，提起该处腹膜，分离脂肪组织，直至见到白色肠系膜下动脉血管鞘。确认肠系膜下动脉走行，并沿该血管鞘向远侧剥离脂肪淋巴组织（图45-0-26、图45-0-27）。

3）向远侧分离至肠系膜下动脉发出左结肠动脉处，该分支向左上近心端走行。沿左结肠动脉走行向近心端分离，清除左结肠动脉、肠系膜下动脉、腹主动脉夹角间第253组淋巴结（图45-0-28~图45-0-31）。

4）沿左结肠动脉及肠系膜下动脉平面向远心端分离，一般可见肠系膜下静脉（IMV）位于左结肠动脉下方或外侧经过，沿该层面拓展，剥离直肠

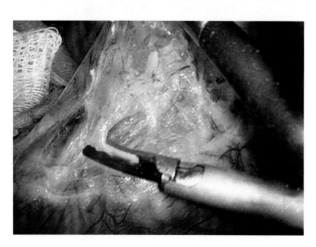

图45-0-26 分离肠系膜下动脉根部前方腹膜

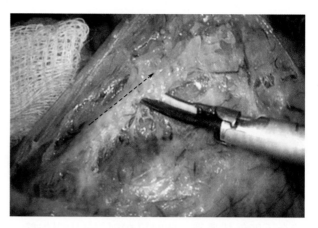

图45-0-27 沿肠系膜下动脉剥离淋巴脂肪组织

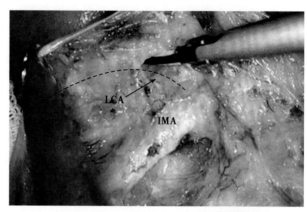

图45-0-28 弧形标记为左结肠动脉走行
IMA. 肠系膜下动脉；LCA. 左结肠动脉。

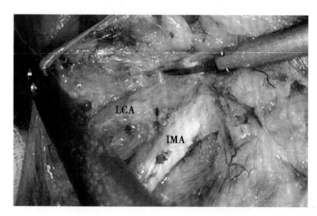

图45-0-29 沿左结肠动脉剥离血管
IMA. 肠系膜下动脉；LCA. 左结肠动脉。

上动脉（图45-0-32）。分离肠系膜下动脉后方间隙，分离间隙时注意贴近血管，保护上腹下丛、左侧输尿管、左侧生殖血管（图45-0-33）。

5）依次离断肠系膜下静脉及肠系膜下动脉。直肠后Toldt间隙清晰可见，并可见左侧输尿管及

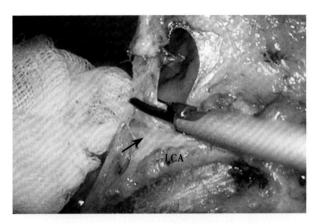

图 45-0-30 沿左结肠血管分离至下行支

LCA. 左结肠动脉；箭头所示为左结肠血管下行支。

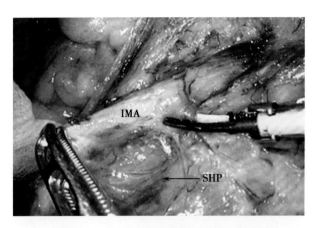

图 45-0-33 分离肠系膜下动脉后方间隙

IMA. 肠系膜下动脉；SHP. 上腹下丛。

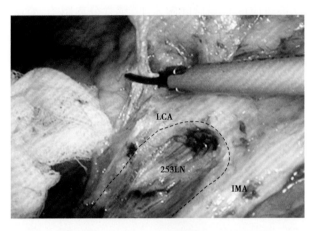

图 45-0-31 该区域为清扫的肠系膜下动脉和左结肠血管间第 253 组淋巴结

IMA. 肠系膜下动脉；LCA. 左结肠动脉；253LN. 第 253 组淋巴结。

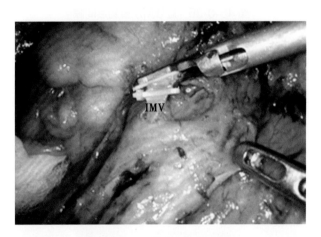

图 45-0-34 离断肠系膜下静脉

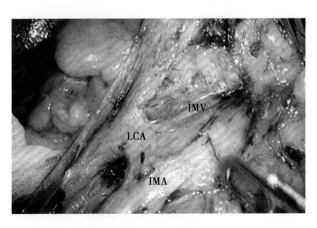

图 45-0-32 各血管对应关系

IMA. 肠系膜下动脉；IMV. 肠系膜下静脉；LCA. 左结肠动脉。

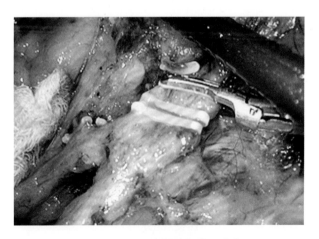

图 45-0-35 离断肠系膜下动脉

6）解剖直肠后间隙。将离断的血管根部上提，同时持续向前及头侧牵拉直肠，在直肠系膜的脏层与壁层筋膜之间锐性解剖分离（图 45-0-36）。交替进行直肠后间隙与直肠侧壁的分离，逐渐向下进行分离。可先沿直肠后行隧道式分离，再延展至

生殖血管，沿该层面向外侧拓展至左侧结肠旁沟，注意保护上腹下丛（图 45-0-34、图 45-0-35）。

外侧,沿标记线切开(图 45-0-37)。

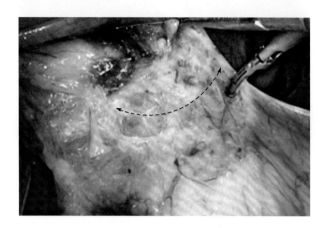

图 45-0-36　虚线所示直肠后间隙

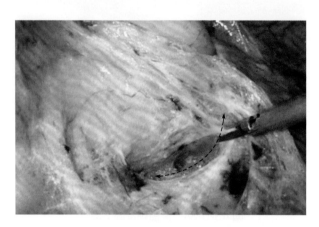

图 45-0-37　交替进行直肠后间隙与直肠侧壁的分离

7)分离直肠侧方间隙。沿黄白交界处打开侧腹膜,并延伸侧腹膜切口,助手把直肠向头侧及反向侧牵拉,助手与主刀之间形成良好的牵拉,保持足够张力,注意保护侧方的盆内脏神经(图 45-0-38、图 45-0-39)。

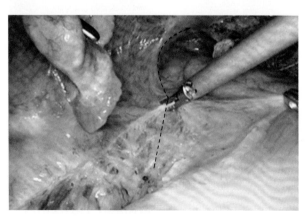

图 45-0-38　左侧沿黄白交界处打开侧腹膜

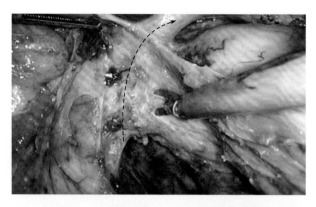

图 45-0-39　沿左侧腹膜反折处切开,离断左侧直肠侧韧带

8)分离肛提肌上间隙。向下分离相当于腹膜反折对应的直肠后间隙水平,感觉分离阻力,意味抵达骶骨直肠筋膜的地方,此时需要把致密的骶骨直肠筋膜切开,切开后就重新进入一疏松间隙(肛提肌上间隙),继续往肛侧分离到肛提肌垂直平面,进入直肠后间隙,分离该区域,此处可见到蔓状骶前静脉丛,避免损伤。直肠后方及两侧方分离到肛提肌裂孔边缘,其标志为可见环形包绕直肠的耻骨直肠肌,充分游离(图 45-0-40、图 45-0-41)。

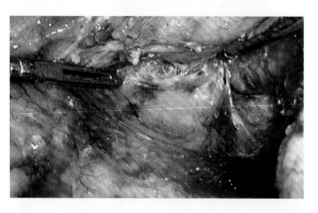

图 45-0-40　沿直肠后间隙分离

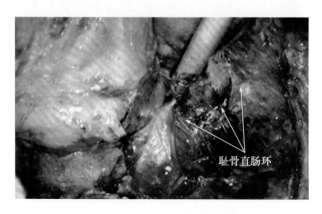

图 45-0-41　分离至耻骨直肠肌

9）分离直肠前间隙。通常在腹膜反折上 1.0cm 弧形切开腹膜，在腹会阴筋膜前方分离，男性在精囊底部切开腹会阴筋膜，女性没有明显解剖标志，一般在接近末段直肠系膜时全层切开腹会阴筋膜（图 45-0-42、图 45-0-43）。

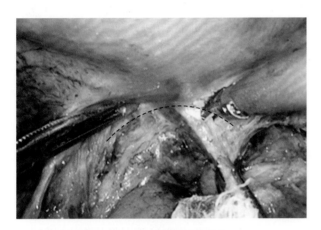

图 45-0-42　两侧腹膜反折切开处会师

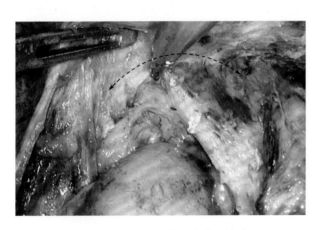

图 45-0-43　全层切开腹会阴筋膜

10）直肠切断。直肠指检确定肿瘤下缘，远端切缘距离肿瘤下缘 2~3cm，接近齿状线可距离肿瘤下缘 1cm，仔细分离直肠侧壁及后壁附属直肠系膜，避免损伤及穿透肠壁。扩肛冲洗后，由主操作孔置入可旋转切割闭合器，夹持肠壁后调整闭合器角度，远端助手辅以无损伤钳协助将肠管完全置入闭合器切割范围内。激发闭合肠管，通常需两次闭合（图 45-0-44）。

11）游离及裁剪拟切除直肠系膜。提起直肠断端，沿左侧 Toldt 白线向近心端游离，充分游离乙状结肠及部分降结肠，分别提起远、近端直肠及已离断的直肠血管蒂，形成三角平面，沿预切线游离

拟切除直肠系膜（图 45-0-45）。

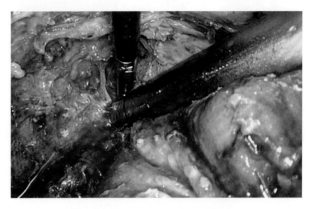

图 45-0-44　闭合器闭合直肠末端

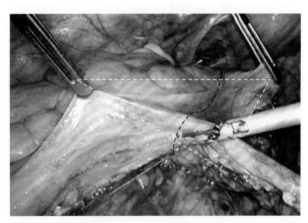

图 45-0-45　裁剪直肠系膜

12）标本取出。通常在脐下取 4~5cm 切口，如需要预防性造口患者，可以充分利用造瘘切口，即右侧主操作孔，扩大并适当延长切口，借此孔取出游离标本，距离肿瘤近端约 10cm 处离断肠管，移除标本（图 45-0-46、图 45-0-47）。

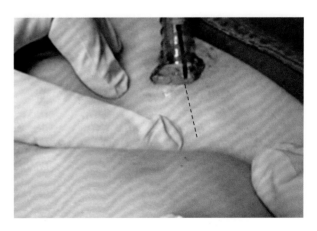

图 45-0-46　扩大右侧主操作孔

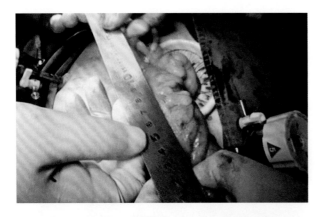

图 45-0-47 距离肿瘤上缘 10cm 离断肠管

13）直肠吻合。扩肛，置入 29~33mm 吻合器，穿刺部位尽量选择两次闭合交叉处，以减少术后吻合口瘘可能。激发前注意检查吻合肠管是否扭转，激发后可行直肠充气试验，明确是否存在吻合口瘘，稀释碘附冲洗腹盆腔，置双套管一根于直肠后低位（图 45-0-48、图 45-0-49）。

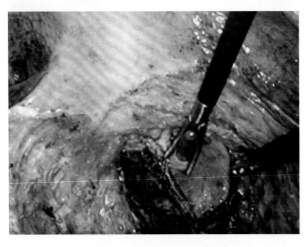

图 45-0-48 穿刺锥穿出位置

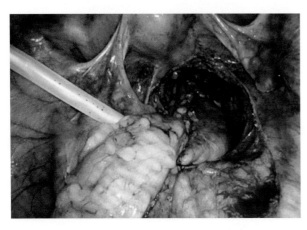

图 45-0-49 双套管一根置于直肠后低位

（4）术中注意事项

1）保护腹下神经：直肠后壁存在直肠后间隙，即骶前间隙，正确分离平面是在直肠后间隙分离，在骶骨岬水平进入直肠后间隙时，容易损伤腹下神经错误进入骶前间隙。在骶骨岬水平，腹下神经与直肠固有筋膜紧贴在一起，由于直肠被助手向前牵拉，腹下神经同时也被悬吊起来；若未紧贴直肠固有筋膜进行分离，分离时就可能切断腹下神经进入骶前间隙而不是直肠后间隙。直肠前壁在腹会阴筋膜前方分离，有利于层面维持，保证直肠系膜的完整性。

2）男性直肠前壁分离至精囊底部要逐层切开腹会阴筋膜，否则容易导致出血及神经、血管损伤，女性没有明显解剖标志，一般在接近末段直肠系膜时全层切开腹会阴筋膜。

3）直肠侧间隙分离过程要保持张力，否则无法清楚显示骶前间隙（Holy plane），容易进错层面，损伤盆内脏神经。精囊尾部显露后，要弧形向内下分离，否则容易损伤盆内脏神经；分离到精囊底部时，将腹会阴筋膜逐层切开，辨认清楚神经、血管，避免损伤。

（5）术后处理

1）术后应首先观察患者的呼吸情况，因为术中持续的 CO_2 气腹可能会导致短暂的代谢性酸中毒。

2）适量的营养支持（如高能、脂肪和氨基酸合剂，白蛋白溶液等）和对症治疗（如预防性抗生素、祛痰药等）有利于患者恢复。

3）观察腹腔内出血、吻合口出血及吻合口瘘、尿量和尿色、切口恢复情况等。吻合口出血常发生在术后 24 小时内，根据出血速度和出血量，给予相应处理。若出血量较少，可予以密切观察和非手术治疗；若出血量较大，则应考虑内镜下止血。

4）吻合口瘘患者观察有无腹膜炎症状，若无明确症状可给予抗生素对症治疗，或者双套管内间断或持续冲洗，保持局部引流通畅，逐渐退管后拔管。若有明确腹膜炎症状，考虑行探查加造口。

（6）优势：腹腔镜下 TME 同样需要遵循开腹 TME 的基本原则，而且对直肠周围相关解剖学认识提出了更高要求。该术式的优势有以下方面。

1）完全遵循肿瘤根治原则,最大限度地降低肿瘤术中血道转移。

2）相比较先层面后血管,因血管后间隙未游离,血管相对固定,沿血管层面解剖可轻易寻找肠系膜下动脉主干、左结肠动脉及肠系膜下静脉,操作简单。

3）血管的全程显露有利于血管间淋巴特别是第253组淋巴结的清扫。

4）有利于左结肠血管的保留。以血管为中心中间入路腹腔镜全直肠系膜切除术提供了简化、安全的操作程序,更符合肿瘤根治手术原则,值得在临床上推广应用。

5. 直肠癌经自然腔道取标本手术(natural orifice specimen extraction surgery,NOSES) 具有手术创伤小、术后恢复快、住院时间短、花费少、美容效果好等明显优势,腹腔镜直肠癌外科手术治疗根据肿瘤位置不同,有多种手术方式来覆盖,适用人群非常广泛。

（1）腹腔镜下低位直肠癌根治术(NOSES Ⅰ)

1）适应证:肿瘤下缘距齿状线2~5cm的低位直肠癌;浸润溃疡型肿瘤,且侵袭肠管≤1/2周;隆起型肿瘤,肿瘤环周径≤3cm。

2）禁忌证:肿瘤侵袭肠管>1/2周;肿瘤环周径>3cm;过于肥胖者(BMI>35kg/m^2)。

3）体位:患者取功能截石位,右腿低平。

4）戳卡位置术者站位:戳卡位置见图45-0-50。术者站位于患者右侧,助手站位于主刀对侧即患者左侧,扶镜手站位于术者同侧(图45-0-51)。

5）操作方法:腹腔镜TME操作同前。其他操

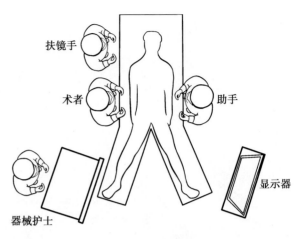

图45-0-51 术者站位

作如下。①标本切除。严格遵循无菌无瘤原则,经肛门置入无菌保护套,至肿瘤上方5cm。用卵圆钳夹持抵钉座,经肛门保护套内肿瘤的对侧滑入直肠近端,至预切线上方(图45-0-52)。观察肠管血供,用直线切割闭合器在裸化的肠管预切线处切割闭合乙状结肠(图45-0-53),并将抵钉座留在乙状结肠肠腔内。用碘附纱布条消毒断端。经肛置入卵圆钳伸至直肠断端,夹持肠系膜断端及肠壁,将直肠外翻拉出肛门外(图45-0-54)。用碘附盐水冲洗,确认无误后用闭合器在肿瘤下缘1~2cm切断直肠(图45-0-55)。移除标本,直肠断端可自行还纳回腹腔。②消化道重建。充分进行扩肛,经肛注入碘附盐水,在腹腔镜下观察直肠断端有无渗漏;在乙状结肠断端将抵钉座连接杆取出(图45-0-56)。经肛置入环形吻合器,完成乙状结肠直肠端端吻合(图45-0-57)。

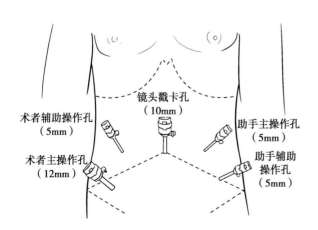

图45-0-50 手术戳卡位置

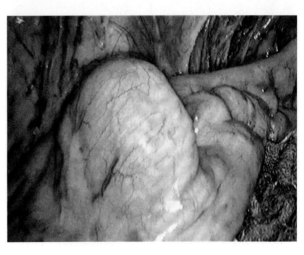

图45-0-52 将抵钉座送入乙状结肠

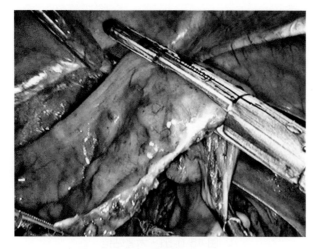

图 45-0-53　切割闭合乙状结肠

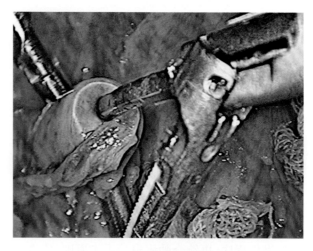

图 45-0-56　取出抵钉座连接杆

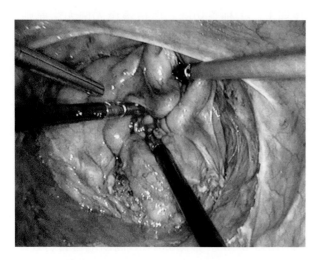

图 45-0-54　经肛门将标本翻出体外

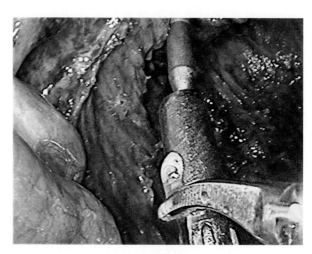

图 45-0-57　乙状结肠直肠端端吻合

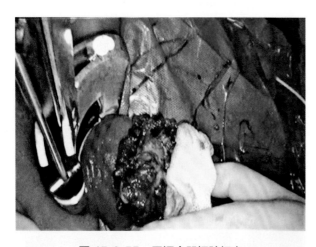

图 45-0-55　用闭合器切除标本

（2）腹腔镜下中位直肠癌根治术（NOSES Ⅱ）：主要适用于肿瘤较小的中位直肠癌患者。手术切除及淋巴结清扫范围与常规腹腔镜直肠癌根治术

无异，特点同样在于消化道重建和标本取出这两个方面。

1）适应证：中位直肠癌；肿瘤环周直径≤3cm；肿瘤未浸润浆膜。

2）禁忌证：肿瘤体积过大，无法经肛门拉出；乙状结肠及系膜长度无法满足经肛门拉出；直肠系膜过于肥厚无法经肛门拉出；过于肥胖者（BMI>35kg/m²）。

3）体位：患者取功能截石位，右腿低平。

4）戳卡位置及术者站位：戳卡位置见图45-0-58。术者站位于患者右侧，助手站位于主刀对侧即患者左侧，扶镜手站位于术者同侧（图45-0-59）。

5）操作方法：腹腔镜TME操作同前。其他操作如下。①标本切除。充分扩肛冲洗后，经肛置入一个碘附纱团于肿瘤下方。助手右手持吸引器，

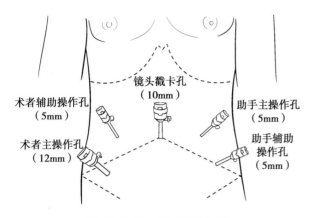

图 45-0-58 手术戳卡位置

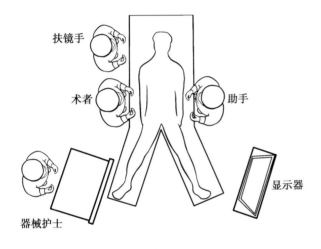

图 45-0-59 术者站位

术者用超声刀于肿瘤下方约 2cm,肠腔内纱布团指引下横向切开肠管(图 45-0-60)。助手经肛门置入卵圆钳,取出碘附纱团,随后置入无菌保护套进入腹腔(图 45-0-61),将直肠断端及游离的直肠置

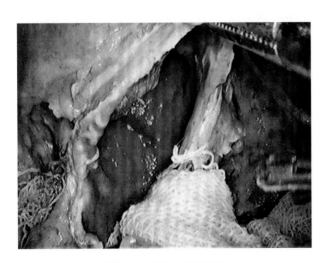

图 45-0-60 切开直肠

入套内(图 45-0-62),助手经肛用卵圆钳夹住直肠断端,缓慢经肛拉出。分离的标本拉出肛门,在肛门外乙状结肠预切线处上荷包钳,切断直肠移去标本(图 45-0-63)。②消化道重建。将抵钉座置入

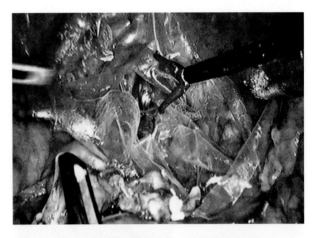

图 45-0-61 经肛置入无菌塑料保护套

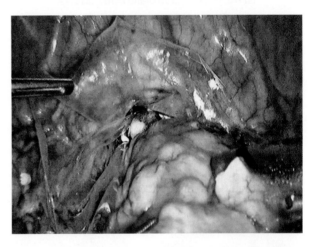

图 45-0-62 经肛门将直肠标本拉出体外

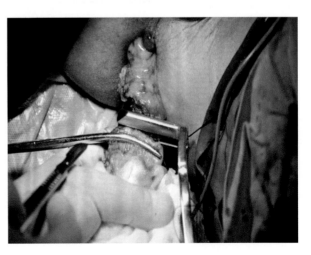

图 45-0-63 肿瘤近端预切线处切断肠管

乙状结肠断端,收紧荷包,冲洗消毒后,用卵圆钳将其送回腹腔(图45-0-64),冲洗腹腔。用直线切割闭合器闭合直肠残端(图45-0-65)。经肛门置入环形吻合器,将抵钉座与机身对接,完成端端吻合(图45-0-66)。

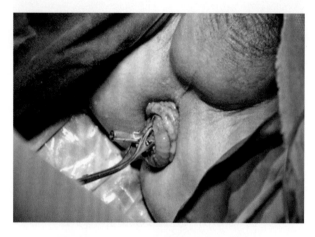

图45-0-64　乙状结肠近端置入抵钉座

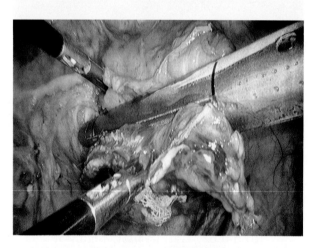

图45-0-65　闭合直肠断端

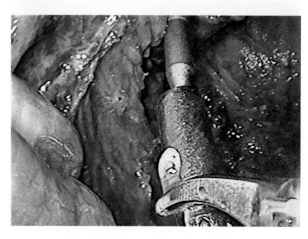

图45-0-66　乙状结肠直肠端端吻合

6)术中注意事项:①在剪开末端直肠之前,盆底应该提前放置消毒纱布,以防止开放直肠管腔壁时,有肠内容物污染盆腔;②经直肠脱出的肿瘤标本,原则上直径不应大于3cm;③伸入直肠腔内的无菌塑料管套,应该在其外部涂抹液状石蜡,以方便在将包扎肿瘤标本的管套从直肠内部脱出时起到润滑的作用;④为了尽量满足肿瘤无菌、无瘤的要求,在将直肠标本从直肠脱出之前,应该将位于无菌塑料管套末端的白边带收紧;⑤建议裸化直肠时,尽量使裸化区的宽度达到4cm,同时,在应用腔镜切割闭合器切断直肠时,应该在裸化区的头侧切断直肠肠管,为后续的手术步骤提供便利。

7)术后处理:①适量的营养支持和对症治疗;②观察腹腔内出血、吻合口出血及吻合口瘘、尿量和尿色、切口恢复情况等;③吻合口瘘患者观察有无腹膜炎症状,若无明确症状可给予抗生素对症治疗,或双套管内间断或持续冲洗,保持局部引流通畅,逐渐退管后拔管;若有明确腹膜炎症状,考虑行探查加造口。

NOSES Ⅰ式手术在直视条件下不仅能够准确判断肿瘤下切缘距离,避免肿瘤下切缘阳性,而且能够大幅度提高低位和超低位直肠癌保肛的可能性。在肿瘤根治性切除的前提下,展现出手术创伤小、恢复快、美容效果好等明显优势,目前已经被广泛应用。NOSES Ⅱ式的特点表现在经肛门将直肠拖出体外,体外切除直肠肿瘤标本,置入吻合器钉砧,再进行腹腔镜下乙状结肠与直肠的端端吻合。NOSES Ⅱ式既能保证肿瘤根治效果,又能降低器官组织损伤,是符合功能外科要求的理想术式。

6. 机器人直肠癌手术　自2000年达·芬奇手术机器人系统通过美国食品药物管理局(FDA)市场认证后,凭借其3D高清影像、灵活的高自由度机械臂,动作校正及抖动过滤等腹腔镜所不具备的优势。Weber及Hashizume等于2001年首次实施机器人结直肠手术以来,国内外机器人结直肠癌手术量逐渐增多,发展迅猛。

达芬奇手术机器人系统由视频系统、机械臂系统和医师控制台3部分组成(图45-0-67)。视频系统内装有外科手术机器人的核心处理器及图像处理设备,在手术过程中位于无菌区外,可由巡回

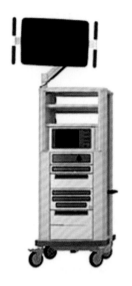
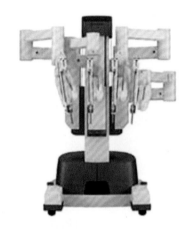
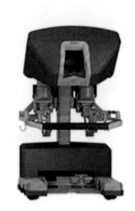

图 45-0-67　达·芬奇机器人手术系统

护士操作,并可放置各类辅助手术设备。外科手术机器人的内镜为高分辨率三维(3D)镜头,对手术视野具有 10 倍以上的放大倍数,能为主刀医师带来患者体腔内三维立体高清影像,使主刀医师较普通腹腔镜手术更能把握操作距离,更能辨认解剖结构,提升了手术精确度(图 45-0-68)。机械臂系统位于床旁,安装有 1 条镜头臂和 3 条器械臂。器械臂 EndoWrist 仿真器械具有独特的可转腕结构,可以 540°旋转(图 45-0-69),突破了双手的动作限制,使操作更灵活,尤为适合狭小空间内的手术。主刀医师坐于控制台前,实时同步控制床旁机械臂的全部动作,无须长时间站立,显著降低了生理疲劳。机器人计算机系统自动滤除术者动作中的不自主颤动,使操作更稳定(图 45-0-70)。

（1）适应证:手术适应证与传统腹腔镜手术类似。

（2）体位:患者右倾头低脚高位,应当降低患者左腿高度,防止与机械臂碰撞(图 45-0-71)。

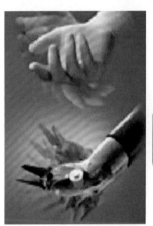
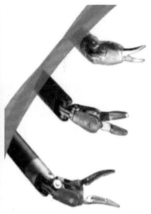

图 45-0-69　灵活的机械臂

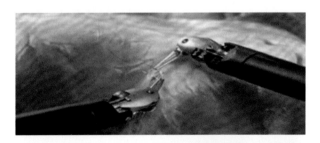
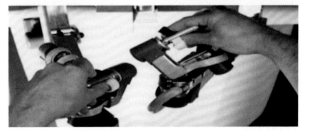

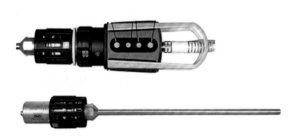

图 45-0-68　高清镜头

图 45-0-70　高清 3D 视野

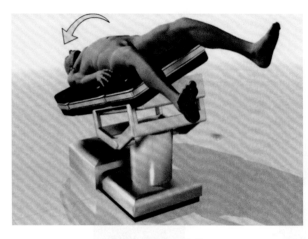

图 45-0-71　体位

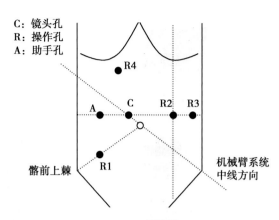

C：镜头孔
R：操作孔
A：助手孔

髂前上棘

机械臂系统
中线方向

图 45-0-72　机器人直肠癌戳卡布置图

（3）戳卡数量和位置：手术常用 4~5 枚戳卡，镜头孔 C，机械臂操作孔 R_1、R_2、R_3，辅助孔 A。若需游离结肠脾曲，则需将机械臂操作孔 R_2 更改为机械臂操作孔 R_4。

1）镜头孔 C：12mm 口径，置于脐右上方 3~4cm 处。

2）机械臂操作孔 R_1：8mm 口径，置于右侧麦氏点，即脐与右髂前上棘连线外 1/3 处。

3）机械臂操作孔 R_2：8mm 口径，置于左锁骨中线，平镜头孔处。

4）机械臂操作孔 R_3：8mm 口径，置于左腋前线，平镜头孔处，多用于辅助低位直肠的分离。

5）机械臂操作孔 R_4（游离结肠脾曲用）：8mm 口径，置于剑突下方 3~4cm，前正中线和右锁骨中线中间处。

6）辅助孔 A：5mm/12mm 口径，置于过机械臂操作孔 R_1 的垂线，平镜头孔处。

镜头孔的位置相对固定，其余戳卡位置依据肿瘤部位、患者体形及术者习惯进行调整，注意保持操作中心在肿瘤部位。相邻戳卡间距 8~10cm，避免机械臂交叉磕碰。所有尺寸均应以气腹后有张力的情况下为准。游离直肠和乙状结肠时使用操作孔 R_1、R_2 和/或 R_3；游离脾曲时使用操作孔 R_1、R_4 和/或 R_3（图 45-0-72）。

（4）操作方法

1）显露术区：采用中间入路手术。助手在辅助孔用无损伤肠钳将小肠、大网膜移动至右季肋区。向上外侧牵拉直肠和乙状结肠与后腹膜交界的肠系膜，辨认腹主动脉分叉处。

2）分离血管：以右侧输尿管为标志，在其内侧 2cm 处髂骨前方切开后腹膜，沿乙状结肠系膜根部分别向上向下游离。在腹主动脉下方距左右髂总动脉分叉 3~4cm 处，分离出肠系膜下动脉根部。用血管闭合夹结扎此动脉后切断。在肠系膜下动脉外上方约 2cm 处游离结扎切断肠系膜下静脉。将肠管及系膜上提显露 Toldt 间隙，向左上及左下侧腹壁游离显露并保护左侧输尿管。注意脏腹膜与壁腹膜间隙的分离及肠系膜下神经丛的保护。

3）游离侧腹膜：将乙状结肠向右侧牵开，在此游离脏腹膜与壁腹膜间隙向外侧分离，注意避免损伤输尿管。沿肾前筋膜与输尿管上方水平游离降结肠及乙状结肠。根据肿瘤部位可以同时裁剪肠系膜，确定近端切缘（图 45-0-73）。

4）游离直肠：切开骶骨直肠韧带进入骶前间隙。沿疏松间隙继续向下游离直肠后间隙。建议从后壁中央开始，逐步向两侧进行分离，最后分离直肠前壁。机械臂 R_3 可辅助进行直肠的牵拉暴露。注意机械臂牵拉张力的控制。根据肿瘤所在位置决定是否打开腹膜反折及游离直肠的长度，必要时可分离直至肛提肌水平。低位直肠癌可在腹膜反折上 0.5cm 或腹膜反折处打开腹膜，沿疏松直肠前间隙向下分离直至两侧精囊完全显露，女性患者注意勿损伤阴道后壁。直肠侧方的分离应沿 Holy 平面进行，偏内易进入直肠系膜，偏外损伤盆神经（图 45-0-74）。

5）游离直肠远切端：环周裸化距肿瘤下缘 2~5cm 直肠壁，用腹腔镜下直线切割闭合器于肿瘤

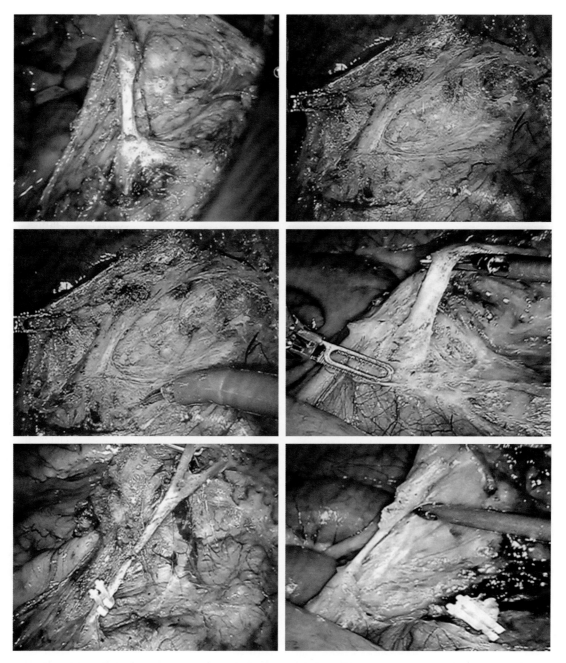

图 45-0-73　肠系膜下血管根部的游离及淋巴结清扫

远端切断直肠。

6）吻合：解除气腹，移开床旁机械臂系统，于左下腹取 4~5cm 切口，逐层切开，进腹，放置切口保护膜，将离断的直肠及其系膜提出腹腔外。距离肿瘤上缘 8~10cm 切断直肠、乙状结肠交界肠管，从而切除包括直肠肿瘤、远近端肠管及其相应系膜。在近端肠管断端放置吻合器钉砧头，缝合腹壁切口，重建气腹，完全腔内吻合。充气试验或亚甲蓝注入试验检查吻合是否满意，必要时可机器人手

术系统直视下加缝加固。

（5）术中注意事项

1）在进行盆腔解剖分离时需要让患者头部稍微更低并且倾斜最小。这样布置可确保所有器械在到达盆底时不相互干扰。

2）术中使用牵引带捆住直肠将有助于直肠的暴露。

3）在行盆腔解剖分离时，床旁助手可使用外侧的辅助戳卡孔和右上象限机器人戳卡孔。

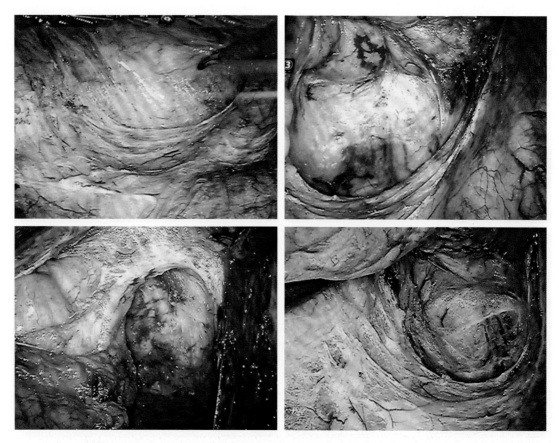

图 45-0-74　直肠后方及侧方的游离

（6）术后处理：同腹腔镜前切除术。

机器人已经在盆腔解剖中成为一项实用的技术，与标准腹腔镜相比，它可以让外科医师拥有更好的手上的灵活性。笔直的腹腔镜器械使得在狭窄的骨盆中进行解剖分离很困难，而且也使外科医师遭受人体工程学的压力。机器人平台可以稳定牵拉；增强的三维（3D）和高分辨率显示以及器械的关节联动。有证据表明，与标准的腹腔镜手术相比，在直肠切除术中使用机器人可以降低中转开腹的比例。

（二）化学治疗

化学治疗（简称化疗）在直肠癌中的作用，特别是在行术前新辅助放化疗的直肠癌患者中的作用是有争议的。早期疾病的患者（Ⅰ期）可以通过外科手术有效切除，患者的 5 年生存率约为 90%。局部晚期直肠癌中（Ⅱ和Ⅲ期）治疗策略和预后与早期明显不同，相对于早期直肠癌，局部晚期直肠癌局部复发率（13% vs. 5%）和 5 年生存率显著降

低（35% vs. 90%）。因此需要更积极的方法，合理应用 TME、放疗和化疗来治疗局部晚期直肠癌。新辅助放化疗现已成为局部晚期直肠癌的标准做法，由于术前治疗肿瘤分级降低，并且大大减少了局部复发的风险、增加了行保肛手术的概率。即便如此，术后发生远处转移的概率仍然较高，约 1/3 的局部晚期直肠癌患者最终将出现远处转移。为了防止远处转移，术后辅助化疗已广泛应用于局部晚期直肠癌。

1. 直肠癌的新辅助化疗　直肠癌的术前化疗多为直肠癌新辅助放疗的放疗期增敏或放疗前的诱导化疗或放疗结束后的等待期化疗。但目前外科手术技术能达到很好的局部控制率，并且大多数直肠癌复发或致死的原因都是远处转移，因此应将重点由增加局部控制率转向改善局部病变缓解和全身疾病控制的兼顾原则。目前局部进展期直肠癌的标准治疗模式包括 5 周的新辅助放疗或放化疗，治疗结束后等待 6~11 周再行手术治疗，术后恢复 3~4 周再考虑辅助治疗。目前标准治疗模式至

少将开始全剂量全身治疗的时间延迟了 4~5 个月。尽早开始全身化疗能够较早治疗微转移病灶,降低远处转移的发生率。此外,大多数已发表的研究显示放疗并没有改善总体生存率,并且放疗会增加大便失禁、性功能障碍的发生率,以及术中临时造口的可能性,但相关并发症的发生率在化疗中相对较低。

单纯的新辅助化疗在直肠癌中应用的研究相对较少。一项 21 世纪初期的单中心 Ⅱ 期和 Ⅲ 期直肠癌行 IFL 方案(伊立替康、氟尿嘧啶和亚叶酸)的临床研究表明,在 2 个月的新辅助化疗后,26 例患者中的 15 例(58%)肿瘤分级降低,其中 1 例(1/25,4%)出现病理学完全缓解。5 年无病生存期为 75%,有 3 例出现盆腔复发。需要指出的是伊立替康目前在直肠癌一线辅助治疗中的获益尚不确定。日本发表的一项多中心研究评估了 4 个周期的 CAPOX 方案(卡培他滨+奥沙利铂)联合贝伐珠单抗的新辅助治疗用于局部进展期直肠癌患者(T4 期 59.4%,距肛门边缘小于 5cm 的占 50%)。在入组的 32 例患者中,91% 的患者完成了术前新辅助治疗,R0 切除率为 90%。值得注意的是 13% 的患者达到了病理学完全缓解,37% 的患者肿瘤退缩良好。另一项来自日本的研究报道了 CAPOX 方案联合贝伐珠单抗在高危直肠癌(T4 期或淋巴结阳性)中的应用,有 25 例患者进行了治疗评估,7 例患者在 2~3 个疗程后终止了术前化疗。1 例(4%)达到了病理学完全缓解,总体都达到了肿瘤降期。92% 的患者进行了 R0 切除,中位随访 31 个月,在后续随访这 25 例患者中,5 例(5/25,20%)出现远处复发,这 5 例中的 1 例(1/25,4%)还伴有局部复发。FOWARC 研究比较了 FOLFOX6 方案联合或不联合术前新辅助放疗,以及氟尿嘧啶增敏的新辅助放疗三组在局部进展期直肠癌中的应用,每组都包括一定数量的 cT4 直肠癌患者,结果发现 mFOLFOX6 方案和氟尿嘧啶增敏的新辅助放疗组预后没有显著差异。尽管这些研究入组患者人数较少,但都提示新辅助化疗可能在高危直肠癌中是可行的,在部分高危局部晚期的直肠癌中可以谨慎地使用单纯性新辅助化疗。

在低危直肠癌中也进行了术前新辅助化疗的积极探索。一项前瞻性研究入组了 32 例距肛门

5~12cm 的 T3 期伴或不伴有淋巴结转移的直肠癌患者,术前予以 6 周期 FOLFOX 方案,其中第 1~4 周期联合贝伐珠单抗。30 例患者按照计划完成了术前辅助化疗,均行了 R0 手术切除(100%)。其中 8 例(25%)达到了病理学完全缓解,4 年局部复发率为 0,4 年无病生存期为 84%。基于前瞻性临床研究的 Meta 分析显示,在 cT3N0 期直肠癌中手术联合化疗组 5 年总生存期为 85%,手术联合新辅助放疗及化疗组 5 年总生存期为 74%~80%,提示联合新辅助放疗在 cT3N0 直肠癌中可能是过度治疗。目前相关的前瞻性研究正在开展中,如 RuCorT-02 研究(NCT04134897)在探讨中位临床分期为 cT3c~3dN0~1M0,cT1~3dN2M0 中新辅助化疗的可能性,SCRM-01 研究(NCT03504449)探讨在 CRM 阴性的直肠癌中不行新辅助放化疗的可能性。所有这些研究和前期的结果都提示可以去积极探索新辅助化疗在直肠癌中的应用,至少可以将放疗应用于对新辅助化疗没有反应的直肠癌患者,可以有效地避免放疗可能存在的不良反应及其对外科手术的影响。

2. 直肠癌的辅助化疗　局部进展期直肠癌患者对肿瘤放化疗出现了不同的治疗反应,而肿瘤治疗后反应是局部进展期直肠癌患者重要的预后指标之一。对放化疗后病理学完全缓解或接近病理学完全缓解的患者是否有必要再进行辅助化疗存在诸多争议,新辅助放化疗后是用单药还是联合用药进行辅助化疗也没有定论。最近的一项对于 3 133 例局部进展期直肠癌患者的多中心回顾分析显示不同亚组对于辅助治疗的获益是不同的。如分期为 ypT1~2 或者 ypT3~4 的患者较 ypT0N0 患者更能从辅助治疗中获益。现在一些治疗中心基于肿瘤对放化疗的反应来选择性采用术后化疗。2014 年发表的 ADORE Ⅱ 期临床研究探讨了术后选择性辅助化疗的应用。接受以氟尿嘧啶为基础增敏的新辅助放化疗后分期为 ypT3~4N0 或 ypTanyN1~2 的局部进展期直肠癌患者随机分组为接受 4 个疗程的氟尿嘧啶和亚叶酸钙的辅助化疗组或 8 个疗程的 FOLFOX 方案辅助化疗组。结果术后病理分期为 Ⅲ 期的患者可以从 FOLFOX 方案辅助化疗中获益,延长了无进展生存期,但在 Ⅱ 期患者中并没

有这样的效果。而且，不管是Ⅱ期还是Ⅲ期患者，FOLFOX方案都可以延长总生存期。德国的多中心临床研究得出了类似的结果，术后联合化疗可提高 cT_{3-4} 和 cN_{1-2} 直肠癌患者的无病生存期。同样，Maas等通过系统分析直肠癌新辅助放疗的13个数据库发现，术后辅助化疗不能使临床完全缓解的患者获益。对很有可能从辅助治疗中获益的患者可以通过更好的分子病理检测，以及与治疗抵抗相关的分子标志物的筛选来确定更合适的人群。目前复旦大学附属肿瘤医院正在进行的ACRNaCT研究就综合考虑了这些因素，研究设计为针对接受新辅助放化疗的 $cT_{3b-4}N_{1-2}$ 的直肠癌患者，依据术后病理分期，对病理学完全缓解或 $ypT_{1-2}N_0$ 的患者比较观察组和氟尿嘧啶类单药化疗组的非劣势研究，对 $ypT_{3-4}N_0$ 或 $ypT_{any}N_{1-2}$ 期的患者比较奥沙利铂联合化疗对氟尿嘧啶的优势研究，同时结合液态活检、免疫微环境等筛选新辅助放化疗的最佳适应证人群。需要指出的是在辅助治疗中方案的选择仅包括氟尿嘧啶类的单药化疗或者加入奥沙利铂的联合化疗。根治性手术后辅助化疗不应该选择伊立替康或靶向药物。

几十年来临床研究的不断进展促使直肠癌多学科治疗模式变得多样化和规范化，这也带来了直肠癌患者局部肿瘤控制率的空前提高和生存期的改善。尽管这个是肿瘤治疗的非常有价值的研究成果，但是这种治疗效果的提高是以较高的治疗不良反应发生率以及长期的生活质量下降为代价的。基于既往的临床研究和肿瘤的基本特征，可以在高危或低危患者中使用新辅助化疗，将放疗放在化疗无反应人群中使用，在不影响远期肿瘤学治疗效果的情况下降低不良反应的发生率。

(三) 放射治疗

推荐采用"直肠癌方案"的盆腔MRI，以确定临床T和N分期。如果无法采用盆腔MRI检查，可以考虑进行直肠内超声检查。为确保分期MRI报告的完整性，采用摘要格式是制订高质量的、基于MRI的直肠癌分期方案的重要组成部分。

1. 早期直肠癌放射治疗　早期直肠癌包括 $cT_{1-2}N_0M_0$ 的患者，早期直肠癌应根据保留肛门括约肌有无困难而选择不同的治疗策略。

（1）对于 $cT_1N_0M_0$ 的患者，如果保留肛门括约肌有困难，首先建议局部切除或者直肠癌根治术，而如果患者有强烈的保留肛门的意愿，则考虑行同步放化疗，放化疗后如果出现临床完全缓解，则可以考虑观察等待治疗策略，如果仍为 cT_1N_0，考虑行经肛门局部切除。如果保留肛门括约肌无困难，首先考虑直肠癌根治术，如不能采用直肠癌根治术，则考虑内镜下切除或者经肛门局部切除。

（2）对于 $cT_2N_0M_0$ 的患者，不论保留肛门括约肌有无困难，均首先考虑直肠癌根治术，而如果保留肛门括约肌有困难且患者有强烈的保留肛门的意愿，则可以考虑行同步放化疗，放化疗后如果出现临床完全缓解，则可以考虑观察等待治疗策略，如果降为 cT_1N_0，考虑行经肛门局部切除。如果仍为 cT_2N_0，则推荐行直肠癌根治术。局部切除术后病理检查具有以下情况之一时，包括肿瘤组织学分化差、脉管浸润、切缘阳性、肿瘤浸润超过黏膜下肌层外1/3（SM3级）、黏膜下层浸润>1mm或 T_2 期肿瘤，需要行挽救性直肠癌根治术。如果不接受挽救性手术，应行放化疗。

2. 局部进展期直肠癌新辅助治疗与辅助治疗　术前放化疗的治疗策略是中低位局部晚期直肠癌（Ⅱ期、Ⅲ期）的标准治疗策略。多项前瞻性试验表明，即使在TME时代，新辅助放疗也可降低局部复发的风险。这些结果已通过多项Meta分析得到证实，这些研究一致地发现加入放疗与单纯手术相比，降低了约50%的局部复发。

尽管有强有力的证据支持对Ⅱ期、Ⅲ期直肠癌患者使用新辅助放疗，但根据肿瘤的位置和MRI确定的"安全"CRM，部分患者可能发生局部复发的风险较低。基于这些证据，对于某些选择性的临床ⅡA期（ $cT_{3a-3b}N_0$ ）患者满足以下条件的情况下可以进行前期手术而不是行新辅助放疗，①肿瘤位于距肛缘>10cm；②通过直肠MRI预测的CRM≥2mm；③无壁外血管浸润。该建议的重要组成部分是多学科管理团队的共同决策过程、高质量的手术切除（即边缘阴性的TME）和最终的病理分期，以确定是否应建议辅助治疗。未来需要进一步完善Ⅱ期、Ⅲ期直肠癌的风险分层，以达到针对不同的病人制定个体化新辅助放疗的目的。

肛门括约肌保留是任何患者的主要生存质量目标。两项Ⅲ期试验和一项包括这些试验的Meta分析表明,术前放化疗可导致最初被认为需要进行经腹会阴切除术的患者转变为低位前切除术。基于这一证据的进一步补充,在低位临床Ⅰ期(cT$_{1-2}$N$_0$)直肠癌患者考虑保留肛门括约肌时,有条件地建议应用新辅助放疗(同时进行化疗)。然而,就局部控制而言,尚未显示早期肿瘤患者可从放疗中受益,术前放疗也可能不会改变肛门括约肌保留情况。

三项前瞻性试验将患者在术前和术后放化疗之间随机分组,表明术前放疗可改善无病生存期和/或局部无复发生存期。因此,当将放疗用于直肠癌时,首先建议术前放疗而不是术后放疗,术前存在综合治疗禁忌或其他原因未行术前放疗者,术后病理提示pT$_{3-4}$或N$_{1-2}$,经过再次评估无放化疗禁忌者,考虑辅助放化疗和辅助化疗,总的围手术期治疗时间为6个月。

3. 新辅助放化疗常用方案 德国直肠试验证实5 040cGy/28分次的新辅助治疗方案降低了复发风险并增加了保留肛门括约肌的概率。基于多个随机对照试验(randomized controlled trial,RCT)中的良好结果,5 000cGy/25分次的方案已成为一种标准。根据这些数据,对于接受传统新辅助放疗的患者,建议(5 000~5 040)cGy/(25~28)分次,并同时给予化疗。

瑞典直肠试验和荷兰直肠研究,以及将新辅助短程放疗与长程放化疗进行比较的试验,在不进行同步化疗的情况下,将2 500cGy/5分次的方案确定为新辅助短程放疗的标准治疗。在需要新辅助治疗的患者中,同样建议使用常规分割放化疗或短程放疗,因为有高质量的证据表明这两种方法都能改善局部控制,而随机研究表明两种治疗方法具有相似的治疗效果和患者生存质量结果。

与标准放疗联合氟尿嘧啶或卡培他滨相比,几项RCT研究未发现在放化疗中添加奥沙利铂后在总生存期、无病生存期、局部控制、病理完全缓解率、肿瘤降期或肛门括约肌保留率方面存在进一步的获益。但是,在加入奥沙利铂的这些RCT中腹

泻发生率明显增高。因此,目前尚无足够证据表明在氟尿嘧啶或卡培他滨中添加奥沙利铂可在新辅助治疗中提供临床益处。

几项研究评估了全程新辅助治疗(total neoadjuvant therapy,TNT)方法的潜在益处,该方法在经典放化疗前后或短程放疗后加入多药,如FOLFOX(亚叶酸,氟尿嘧啶和奥沙利铂)或CAPOX(卡培他滨和奥沙利铂)化疗。与辅助治疗相比,在新辅助治疗中添加多药化疗可改善降期和对化疗的耐受性,而观察数据表明TNT可能具有无病生存的益处。目前可以有条件地选择使用TNT的治疗方法,但基于疾病复发风险因素的证据质量不同。未来的研究将有助于进一步建立风险分层,阐明新辅助治疗中直肠癌的理想治疗方案,并阐明TNT治疗中化学和放疗的最佳顺序。

最近发表的研究报告提供了有关TNT的其他信息。在2019年发表的德国CAO/ARO/AIO-12试验中,先接受化疗然后再进行放化疗的患者对化学疗法的依从性更好,而先接受放化疗再接受化疗的患者放化疗依从性更高,且病理学完全缓解率更高。RAPIDO试验比较了术前放化疗与术前短程放疗联合CAPOX方案或FOLFOX方案化疗(NCT01558921)的差异,结果显示,短程放疗联合间隔期巩固化疗显著降低了疾病相关治疗失败率(23.9% vs. 30.4%),也显著降低了远处转移率(26.8% vs. 20.0%),病理学完全缓解率提高了1倍(14% vs. 28%),3年总生存期未见差异,均为89%,也未见不可预期毒性,手术方式、手术并发症和生活质量亦未见差异。PRODIGE23试验比较了术前放化疗与FOLFIRINOX方案化疗后再进行术前放化疗(NCT0804790)的差异,结果显示mFOLFIRINOX方案诱导化疗序贯辅助性放化疗(chemoradiotherapy,CRT)作为Ⅱ/Ⅲ期局部进展期直肠癌新辅助治疗策略是安全可行的,能显著提高病理学完全缓解率、提高根治性手术切除率、改善无病生存期和无转移生存期,两组生存质量虽无显著差异,但TNT组随时间改善更明显。研究者认为mFOLFIRINOX方案诱导化疗序贯CRT的TNT模式应该成为T$_3$~T$_4$ LARC患者新的治疗选择。由于PRODIGE23研究的最终结果并未公布,这种先

行诱导化疗再行放化疗的治疗方案应谨慎应用。

新辅助放化疗与手术之间的最佳时间间隔仍不确定。因此，对于没有计划进行新辅助化疗的患者，一般建议在放化疗和手术间隔为 6~11 周，有充分的证据支持最佳放疗手术时间间隔等待大于等于 6 周，有中等证据支持最佳放疗手术时间间隔为 6~11 周。以获得肿瘤的充分退缩和急性反应的最大消退。

经典的直肠癌新辅助短程放疗结束后立即（7天内）进行手术。但是，短疗程放疗后延迟手术可能会导致切除前的临床降期。斯德哥尔摩Ⅲ试验的结果建议在考虑到不同的临床情况，包括临床降期的相对需求，建议短程放疗完成与手术切除间隔为 3 天内或 4~8 周。

4. 非手术治疗和局部切除治疗　越来越多的数据表明了新辅助治疗后达到临床完全缓解后非手术根治性治疗（non-operative management，NOM）的安全性和可行性。但是，鉴于所要求的后续措施的严格性，最好在拥有经验丰富的多学科团队的中心采用 NOM。鉴于与标准治疗相比，NOM 具有潜在的生存质量益处，并且患者对这些生存质量利益感兴趣，因此 NOM 提供了一个潜在的有吸引力的选项，可以在共同决策过程中与患者进行讨论，特别是对于保留肛门括约肌有困难而保肛意愿非常强烈的患者。尽管关于 NOM 的数据令人鼓舞，但缺乏将 NOM 与标准手术相比较的 RCT，导致对 NOM 的有条件推荐。

某些 cT_2N_0 直肠癌的患者可以接受术前放化疗，然后再分期和经肛门局部切除代替 TME，从而保留功能器官。理想的候选人是肿瘤位于远端（距肛门边缘 <8~10cm），浸润性肿瘤，组织学良好、大小 <4cm 的患者。在这种情况下，至关重要的是，经肛门局部切除最好是在拥有经验丰富的多学科团队的中心进行。此外，ypT_{2-3} 的患者经肛门局部切除后 TME 转换可能导致严重的并发症和较差的功能预后。

对于 NOM 和经肛门局部切除，建议照射剂量在 5 000~5 400cGy。NOM 通常将长程放疗与化疗同期进行，既可以单独进行放化疗，也可以进行诱导或巩固化疗。尽管使用 TNT 方法治疗 cT_3 或淋巴结阳性患者的病理学完全缓解率有所提高，但鉴于尚未确定 NOM 的任何放化疗方案对于肿瘤控制或生存质量结果的优越性，目前 NOM 治疗策略和治疗方案均需谨慎选择。直肠腺癌的器官保存（OPRA，NCT02008656）试验在 NOM 中比较了放化疗后加化疗与放化疗前加化疗的差异。结果显示，TNT 后达临床完全缓解者采取"观察等待"策略的治疗计划使得约 50% 的局部进展期直肠癌患者保全了肛门的功能，TNT 模式后采用 TME 或"观察、等待"策略（Watch and Wait），其无病生存期与传统治疗模式的历史数据相比无差异（77% vs. 75%），CRT 和全身化疗的应用顺序未对长期生存和远处转移率带来影响，基于研究结果，巩固化疗 TNT 模式相较于诱导化疗 TNT 模式更容易获得器官保留的机会。需要长期、前瞻性和理想的随机数据来确认使用 NOM 的初步肿瘤学和生存质量结果，并帮助确定最佳的新辅助治疗方案。

NOM 策略的成功很大程度上取决于新辅助治疗后对患者的正确评估及严格的随访监测。通常在新辅助治疗完成后 2~3 个月评估临床反应。临床完全缓解的定义是基于直肠指检，内镜特征和影像学检查，尤其是直肠 MRI。三种诊断方式，即直肠指检，柔性乙状结肠镜检查和 MRI 的组合能够高度准确地识别反应者，因此应将其包括在 NOM 患者的选择中。

器官保存策略与 NOM 治疗患者肿瘤复发的风险增高或接受经肛门局部切除治疗的患者局部复发有关。如果及时发现，其中许多患者可通过根治性手术获得挽救。目前 NOM 和经肛门局部切除建议在最初的 2 年中每 3 个月进行一次直肠指检和柔性结肠镜检查，在接下来的 3 年中每 6~12 个月检查一次。建议在前 2 年每 3~6 个月进行直肠 MRI 检查，并至少在随后 3 年每 6~12 个月检查一次。接受器官保留治疗的患者有远处转移的风险，因此在前 2 年，应每 6~12 个月对胸部、腹部和盆腔进行影像学检查，然后每年 1 次。

5. 治疗体积、剂量限制和放疗技术　对于 cT_{3-4} 和/或 cN^+ 直肠癌的患者，建议临床靶区中包括直肠、直肠系膜淋巴结、骶前淋巴结、髂内淋巴结和闭孔淋巴结。如果原发肿瘤侵入前部结构或器官，则淋巴结可通过受累器官的淋巴管延伸。因此,对于直肠肿瘤侵袭前列腺、精囊、子宫颈、阴道和膀胱的患者,除清扫直肠及直肠系膜淋巴结、骶前淋巴结、髂内淋巴结和闭孔淋巴结外,建议同时清扫髂外淋巴结。尽管侵袭肛管的病变可扩散至腹股沟淋巴结和髂外淋巴结,但有限的数据支持将这些淋巴结区域包括在侵袭肛管的直肠癌患者的临床靶区中。因此,直肠肿瘤侵袭肛管的患者,除清除直肠及直肠系膜淋巴结、骶前淋巴结、髂内淋巴结和闭孔淋巴结外,还应同时清扫腹股沟淋巴结和髂外淋巴结。照射范围可参考:直肠癌术前/术后适形/调强放射治疗靶区勾画共识与图谱和RTOG盆腔轮廓图谱。小肠受量应限制在45Gy以内,具体限制可参考放射治疗器官限量推荐的剂量限制参数。

调强放射治疗(intensity-modulated radiotherapy,IMRT)和容积调制弧形治疗(volumetric modulated arc therapy,VMAT)等调制放疗技术可能通过降低相关器官的照射剂量来减少与膀胱、大肠和小肠相关的治疗不良反应。在RTOG0822术前放化疗Ⅱ期试验中,将IMRT与卡培他滨和奥沙利铂联合使用与RTOG0247中传统放射治疗相比,并没有降低胃肠道毒性的发生率。但是,其他研究和Meta分析报告,IMRT和VMAT与三维适形放疗技术(3D-CRT)相比,毒性降低。

3D-CRT和IMRT/VMAT等现代技术所产生的计划,其适形性更高,但对摆位的重复性要求更高,特别是IMRT/VMAT,因为创建了精确地遵循目标轮廓和备用关键结构轮廓的凹面剂量分布。建议接受IMRT/VMAT的直肠癌患者,给予图像指导技术监测。在直肠癌的治疗中,患者体位的选择是重要的考虑因素。腹板可以更好地定位腹部器官,从而将更多的小肠移出治疗区域。腹板俯卧治疗的优越性已在剂量学参数和靶区与剂量限制器官之间的重叠差异方面得到确立,而在患者结局方面却没有得到证实。尽管这些研究存在局限性,但证据足以提出对腹板的有条件的模拟建议。但是,在接受IMRT/VMAT或存在结肠造口的患者中,仰卧位也可能是合适的,特别是对于临床靶区包括腹股沟淋巴结的患者。不管患者处于仰卧位或俯卧位,膀胱充盈的情况下进行治疗都可以进一步降低小肠的照射剂量。未来的治疗计划研究将进一步确定最佳的放射治疗计划技术,以最大限度降低治疗毒性。

(李心翔 梁磊 杨雨菲 李清国 李桂超)

参考文献

[1] MILES W E. A method of performing abdominoperineal excision for carcinoma of the rectum and of the terminal portion of the pelvic colon [J]. Lancet,1908,2:1812-1813.

[2] DIXON C F. Anterior resection for malignant lesions of the upper part of the rectum and lower part of the sigmoid [J]. Ann Surg,1948,128(3):425-442.

[3] HEALD R J. A new approach to rectal cancer [J]. Br J Hosp Med,1979,22:277-281.

[4] MONSON J R,WEISER M R,BUIE W D,et al. Practice parameters for the management of rectal cancer(revised) [J]. Dis Colon Rectum,2013,56(5):535-550.

[5] 2017 European Society of Coloproctology(ESCP) Collaborating Group. an international multicentre prospective audit of elective rectal cancer surgery;operative approach versus outcome,including transanal total mesorectal excision(TaTME)[J]. Colorectal Dis,2018,20(Suppl 6):33-46.

[6] TORRE L A,SIEGEL R L,WARD E M,et al. Global cancer incidence and mortality rates and trends:an update [J]. Cancer Epidemiol Biomarkers Prev,2016,25(1):16-27.

[7] KLEIMAN A,AL-KHAMIS A,FARSI A,et al. Normalization of CEA levels post-neoadjuvant therapy is a strong predictor of pathologic complete response in rectal cancer [J]. J Gastrointest Surg,2015,19(6):1106-1112.

[8] MEMON S,LYNCH A C,BRESSEL M,et al. Systematic review and meta-analysis of the accuracy of MRI and endorectal ultrasound in the restaging and response assessment of rectal cancer following neoadjuvant therapy [J]. Colorectal Dis,2015,17(9):748-761.

[9] DUKES C. The surgical pathology of rectal cancer [J]. Proc R Soc Med,1943,37:131.

[10] BOLAND P M,FAKIH M. The emerging role of neoadjuvant chemotherapy for rectal cancer [J]. J Gastrointest Oncol,2014,5(5):362-373.

[11] POULSEN L O,C QVORTRUP,P PFEIFFER,et al. Review on adjuvant chemotherapy for rectal cancer-why do treatment guidelines differ so much? [J]. Acta Oncol,2015,54(4):437-446.

[12] BOSSET J F, CALAIS G, MINEUR L, et al. Fluorouracil-based adjuvant chemotherapy after preoperative chemoradiotherapy in rectal cancer: long-term results of the EORTC 22921 randomised study [J]. Lancet Oncol, 2014, 15 (2): 184-190.

[13] UEHARA K, HIRAMATSU K, MAEDA A, et al. Neoadjuvant oxaliplatin and capecitabine and bevacizumab without radiotherapy for poor-risk rectal cancer: N-SOG 03 Phase II trial [J]. Jpn J Clin Oncol, 2013, 43 (10): 964-971.

[14] HASEGAWA J, NISHIMURA J, MIZUSHIMA T, et al. Neoadjuvant capecitabine and oxaliplatin (XELOX) combined with bevacizumab for high-risk localized rectal cancer [J]. Cancer Chemother Pharmacol, 2014, 73 (5): 1079-1087.

[15] DENG Y, CHI P, LAN P, et al. Neoadjuvant modified FOLFOX6 with or without radiation versus fluorouracil plus radiation for locally advanced rectal cancer: final results of the Chinese FOWARC Trial [J]. J Clin Oncol, 2019, 37 (34): 3223-3233.

[16] GLYNNE-JONES R, HARRISON M, HUGHES R. Challenges in the neoadjuvant treatment of rectal cancer: balancing the risk of recurrence and quality of life [J]. Cancer Radiother, 2013, 17 (7): 675-685.

[17] NELSON V M, BENSON A B 3RD. Pathological complete response after neoadjuvant therapy for rectal cancer and the role of adjuvant therapy [J]. Current Oncology Reports, 2013, 15 (2): 152-161.

[18] MAAS M, NELEMANS P J, VALENTINI V, et al. Adjuvant chemotherapy in rectal cancer: defining subgroups who may benefit after neoadjuvant chemoradiation and resection: a pooled analysis of 3,313 patients [J]. International Journal of Cancer, 2015, 137 (1): 212-220.

[19] RÖDEL C, GRAEVEN U, FIETKAU R, et al. Oxaliplatin added to fluorouracil-based preoperative chemoradiotherapy and postoperative chemotherapy of locally advanced rectal cancer (the German CAO/ARO/AIO-04 study): final results of the multicentre, open-label, randomised, phase 3 trial [J]. Lancet Oncol, 2015, 16 (8): 979-989.

[20] LI Q, LUO D, ZHU J, et al. ACRNaCT trial protocol: efficacy of adjuvant chemotherapy in patients with clinical T_{3b}/T_4, N+ rectal cancer undergoing neoadjuvant chemoradiotherapy: a pathology-oriented, prospective, multicenter, randomized, open-label, parallel group clinical trial [J]. BMC Cancer, 2019, 19 (1): 1117.

[21] SIMKENS L H, VAN TINTEREN H, MAY A, et al. Maintenance treatment with capecitabine and bevacizumab in metastatic colorectal cancer (CAIRO3): a phase 3 randomised controlled trial of the Dutch Colorectal Cancer Group [J]. Lancet, 2015, 385 (9980): 1843-1852.

[22] AZRIA D, DOYEN J, JARLIER M, et al. Late toxicities and clinical outcome at 5 years of the ACCORD 12/0405-PRODIGE O_2 trial comparing two neoadjuvant chemoradiotherapy regimens for intermediate-risk rectal cancer [J]. Ann Oncol, 2017, 28 (10): 2436-2442.

[23] O'CONNELL M J, COLANGELO L H, BEART R W, et al. Capecitabine and oxaliplatin in the preoperative multimodality treatment of rectal cancer: surgical end points from National Surgical Adjuvant Breast and Bowel Project trial R-04 [J]. J Clin Oncol, 2014, 32 (18): 1927-1934.

[24] DENG Y, CHI P, LAN P, et al. Modified FOLFOX6 with or without radiation versus fluorouracil and leucovorin with radiation in neoadjuvant treatment of locally advanced rectal cancer: initial results of the Chinese FOWARC multicenter, open-label, randomized three-arm phase III trial [J]. J Clin Oncol, 2016, 34 (27): 3300-3307.

[25] ZHENG J, FENG X, HU W, et al. Systematic review and meta-analysis of preoperative chemoradiotherapy with or without oxaliplatin in locally advanced rectal cancer [J]. Medicine (Baltimore), 2017, 96 (13): e6487.

[26] FOKAS E, ALLGÄUER M, POLAT B, et al. Randomized phase II trial of chemoradiotherapy plus induction or consolidation chemotherapy as total neoadjuvant therapy for locally advanced rectal cancer: CAO/ARO/AIO-12 [J]. J Clin Oncol, 2019, 37 (34): 3212-3222.

[27] BAHADOER R R, DIJKSTRA E A, VAN ETTEN B, et al. Short-course radiotherapy followed by chemotherapy before total mesorectal excision (TME) versus preoperative chemoradiotherapy, TME, and optional adjuvant chemotherapy in locally advanced rectal cancer (RAPIDO): a randomised, open-label, phase 3 trial [J]. Lancet Oncol, 2021, 22 (1): 29-42.

[28] 中国直肠癌新辅助治疗后等待观察数据库研究协作组, 中国医师协会外科医师分会, 中国医师协会肛肠医师分会, 等. 直肠癌新辅助治疗后等待观察策略专家共识 (2020 版) [J]. 中华胃肠外科杂志, 2020, 23 (1): 1-9.

[29] 王心宇, 李尚林, 崔国平. 低位局部进展期直肠癌治疗中新辅助同步放化疗联合 TME 术的价值探究 [J]. 医学信息, 2015 (31): 35-36.

第四十六章

肛管及肛门周围恶性肿瘤

肛管是消化道末端长 1~2.5cm 的管状结构，发生在齿状线至肛门缘的癌称为肛管癌；发生在肛缘外，以肛门为中心直径 5cm 圆形区域的癌称为肛周癌。肛管及肛门周围恶性肿瘤包括肛管癌、肛周癌、基底细胞癌、肛周佩吉特病和黑色素瘤等。

肛管及肛周恶性肿瘤目前多采用美国癌症联合会（AJCC）和国际抗癌联盟（UICC）的 TNM 分期系统（表 46-0-1，表 46-0-2）。肛门周围恶性肿瘤中鳞状细胞癌最常见，占 50%~70%。其他肛周癌包括肛周佩吉特病、基底细胞癌、肛周黑色素瘤等。

表 46-0-1　肛管及肛周恶性肿瘤的 TNM 分期

原发肿瘤（T）	区域淋巴结（N）	远处转移（M）
T_x：原发肿瘤无法评估	N_x：区域淋巴结无法评估	M_x：远处转移无法评估
T_0：无原发肿瘤	N_0：无区域淋巴结转移	M_0：无远处转移
T_{is}：原位癌	N_1：直肠肛管周围淋巴结转移	M_1：有远处转移
T_1：肿瘤最大直径≤2cm	N_2：单侧髂内血管周围或一侧腹股沟淋巴结转移	
T_2：肿瘤最大直径>2cm，但<5cm	N_3：直肠周围和一侧腹股沟淋巴结转移，或双侧髂内血管周围或两侧腹股沟淋巴结转移	
T_3：肿瘤直径>5cm		
T_4：肿瘤侵袭邻近器官（阴道、尿道、膀胱），无论肿瘤大小；肿瘤侵袭括约肌除外		

表 46-0-2　国际 TNM 分期的标准

分期	TNM	分期	TNM
0 期	$T_{is}N_0M_0$	ⅢA 期	$T_4N_0M_0$，任意 TN_1M_0
Ⅰ 期	$T_1N_0M_0$	ⅢB 期	$T_4N_1M_0$，任意 $TN_{2-3}M_0$
Ⅱ 期	$T_2N_0M_0$，$T_3N_0M_0$	Ⅳ期	任意 T 任意 M_1

第一节　肛管直肠恶性黑色素瘤

肛管直肠恶性黑色素瘤（anorectal malignant melanoma，ARMM）较少见，预后差，1857 年由 Moore 首次报道。肛管直肠是黑色素瘤的第三好发部位，仅次于皮肤和眼。肛管黑色素瘤最常见部位是肛管，少数发生于肛周皮肤。而直肠黑色素瘤多数学者认为是肛管黑色素瘤沿黏膜下浸润直肠黏膜导致。

一、病因与发病机制

目前 ARMM 病因未明。已知的危险因素包括皮肤类型、既往恶性黑色素瘤个人史、不典型黑痣及部分遗传性基因突变。皮肤黑色素瘤一般与日光暴露或人工紫外线照射有关。ARMM 一般无阳光照射的病史。另外，也认为 ARMM 发病与获得性免疫缺陷病毒（HIV）感染有关。

ARMM 多位于直肠肛管交界齿状线附近，大体呈棕黑色或灰褐色，多单发，少数周围有卫星灶表现。显微镜下可见肿瘤细胞显著间变，由于细胞形态不一，瘤细胞可呈巢状、条索状或腺样排列，常在嗜酸性核仁及细胞内见到黑色素颗粒，有的可类似腺癌、鳞状细胞癌或基底细胞癌。免疫组化染色 HMB45、S100 阳性。

二、病理分期

ARMM 分期有两种方法。

1. 根据美国癌症联合委员会（AJCC）标准分期　主要依据肿瘤浸润深度及淋巴结转移情况进行定义。ⅠA 期指肿瘤浸润深度小于 0.75mm，无淋巴结转移；ⅠB 期指肿瘤浸润深度为 0.76~1.5mm，无淋巴结转移；ⅡA 期指肿瘤浸润深度为 1.51~4.0mm，无淋巴结转移；ⅡB 期肿瘤浸润深度大于 4.0mm，无淋巴结转移；Ⅲ期指有区域淋巴结转移，不论浸润深度；Ⅳ期指肿瘤已发生远处转移。

2. 根据 SEER 数据库分期　一般分为三期，局限性疾病（Ⅰ~Ⅱ期）、区域性疾病（Ⅲ期）和全身性疾病（发生远处转移Ⅳ期）。局限性是指病灶未突破肠腔、局限于肠壁内；区域性是指肿瘤穿破肠壁侵袭邻近组织和区域淋巴结转移；全身性是指肿瘤发生远处转移。

三、临床表现

1. 便血　常见症状，因肿瘤位于直肠肛管内，位置较低，便血多为鲜血。

2. 肛门疼痛　主要由肿瘤刺激导致，也有部分患者出现肛门坠胀不适、排便习惯改变、便秘与腹泻交替等。

3. 肛门肿块　可以通过直肠指检或内镜检查发现，肿瘤位于齿状线、肛管或直肠远端。若有溃疡，可有黑色溢液，伴恶臭。

4. 其他　如肿瘤发生转移，也可出现转移部位伴随的症状，少数患者以腹股沟淋巴结肿大就诊发现。

四、转移方式

ARMM 的转移方式有以下三种。

1. 血道转移　直肠黏膜血供丰富，且多发生便血，因此血道转移发生较早，且多转移至肝、肺、脑等。

2. 淋巴转移　转移途径类似肛管癌、直肠癌，可发生腹股沟淋巴结、闭孔淋巴结、腹主动脉旁淋巴结、髂总动脉旁淋巴结转移。

3. 直接侵袭　侵袭盆腔组织，但较少累及膀胱、子宫等。

五、诊断

本病因临床少见，且无特异性症状，常被忽略，容易发生漏诊。诊断主要依靠临床表现、肛门直肠检查、影像学检查及病理结果。

直肠指检是一种简单且便宜的检查方法，也是直肠肿瘤首选检查方法。由于肿瘤多位于肛管直肠交界处的齿状线附近，因此直肠指检可触及。对临床上怀疑的患者，应常规行直肠指检，避免漏诊，必要时进一步做结肠镜检查和病理学活检。

六、治疗

本病目前最有效的治疗方法仍是手术治疗，同时辅以化疗、放疗及免疫治疗等。

1. 手术治疗　手术方法主要包括广泛局部切

除和腹会阴联合切除术。手术的基本原则仍然是肿瘤完整切除和获得阴性切缘。广泛局部切除的优势为手术并发症少,避免了永久性造口带来的不便,但局部复发率增高。腹会阴联合切除术清扫更彻底,能降低局部复发率。但有研究显示对患者总生存期没有改善。尽管现在研究认为本病腹股沟淋巴结转移概率较高,但不推荐常规行预防性双侧腹股沟淋巴结清扫。只有对临床查体或影像学检查发现双侧腹股沟淋巴结阳性者才行同步淋巴结清扫。

2. 化学治疗　化疗药物包括达卡巴嗪、替莫唑胺、福莫司汀、白蛋白紫杉醇、顺铂和卡铂等。其中达卡巴嗪是黑色素瘤的一线用药。但在晚期黑色素瘤患者中,不管是单药还是联合用药,都未能带来生存获益。

3. 免疫治疗　是黑色素瘤一个重要治疗手段。可以应用特异性肿瘤疫苗主动免疫治疗,也可以使用细胞因子、干扰素及单克隆抗体等。程序性死亡蛋白1(programmed death-1,PD-1),主要表达于 T 淋巴细胞、B 淋巴细胞和 NK 细胞表面,是对抗自身免疫反应的免疫检查点之一。肿瘤细胞可高表达 PD-1 特异性配体 PD-L1,两者结合可以提高淋巴细胞活性,加强自身免疫,达到肿瘤免疫治疗效果。PD-1/PD-L1 抑制剂是恶性黑色素瘤免疫治疗的一线药物。

4. 放射治疗　可以降低局部复发率,可用于局部扩大切除术后的辅助放疗。

ARMM 是一种发病率低、容易误诊及漏诊、预后极差的恶性肿瘤。提高生存率的关键在于早发现、早诊断,因此对于临床上有肛周不适或有高危因素的患者一定要重视查体,必要时行组织病理学检查。一旦发现,手术是首选治疗,可辅以化疗、放疗或免疫治疗。

第二节　肛周佩吉特病

佩吉特病是一种少见的上皮内腺癌,又称湿疹样癌。1874 年 Paget 首次报道了乳房佩吉特病。肛周佩吉特病是由 Darier 和 Couillaud 在 1893 年首次报道。肛周佩吉特病最初是上皮内腺癌,最终会发展为侵袭性肿瘤,并成为腺癌。

一、临床表现

主要表现为顽固性肛门瘙痒,偶伴出血及肛门潮湿。同时伴肛周红斑、湿疹样皮损,且皮损面积会逐渐增大,大多边界清楚,伴结痂、渗出等。皮损通常位于肛管外,但可延伸至齿状线水平。

二、诊断

若有肛周湿疹样皮损,伴顽固性瘙痒,应用糖皮质激素不能缓解者,应考虑此病。通过活检和组织学检查发现具有特征性的佩吉特细胞可确认诊断。由于佩吉特细胞可能扩散超过病变肉眼边缘,推荐四个象限或多点取活组织检查。

三、治疗

手术切除是主要的治疗方法。如果为浸润性癌,应行腹会阴联合切除术。如果为非浸润性癌,需行广泛切除术。小的病变(累及肛周区域或肛门<25%)切除后可将伤口敞开,缺损较大时可行皮瓣转移。要保证足够的镜下切缘,因为肛周佩吉特病可能会延伸至病灶的大体切缘之外,因此以包括齿状线、肛缘和会阴距离病变边缘至少 1cm 的多次活检来标记病灶受累范围非常重要。

目前认为放疗可作为肛周佩吉特病患者的替代治疗方法,也可用于不能耐受全身麻醉进行手术的患者。对于局部切除术后复发的患者,也可以通过放疗治疗。

第三节　肛门鳞状细胞癌

鳞状细胞癌是肛门癌中最常见的组织类型。约 12% 肛门癌为腺癌,肛门腺癌的治疗与直肠腺癌的治疗相同,在此不做讨论。肛门鳞状细胞癌(以下简称肛门癌)多见于女性。

一、病因

大多数的肛门癌与人乳头瘤病毒(HPV)的持续感染有关,尤其是 HPV-16 型、HPV-18 型。有肛交史或性传播疾病,有子宫颈、外阴或阴道癌病史,实体器官移植或人类免疫缺陷病毒（HIV）感染后的免疫抑制,血液系统恶性肿瘤,某些自身免疫性疾病及吸烟等因素均可能增加肛门癌的患病风险。

二、临床表现

肛门癌患者最常见的症状是直肠出血,其他症状还包括瘙痒、分泌物、肛周疼痛或感觉到直肠肿物,也有很大一部分患者无明显症状。分泌物、大小便失禁、排便习惯改变、盆腔疼痛和直肠阴道瘘提示病变分级较晚。体格检查应包括仔细的直肠指检、腹股沟淋巴结触诊,对可触及的肿物,应详细记录肿物的位置、大小、活动度、硬度和是否有直肠旁淋巴结肿大等情况。

三、辅助检查

肛门镜检查在肛门癌的诊断中占有重要位置,检查时应详细记录肿物相对于齿状线的准确位置、大小和肉眼特征,并对可疑病变进行活检。若怀疑肛门癌,应优先活检明确诊断,并避免直接切除性手术。为了排除其他可能存在的近端大肠病变,应进行结肠镜检查。直肠内超声检查对评估肿瘤浸润深度和是否存在淋巴结转移有重要价值。

推荐使用胸腹部和盆腔 CT 对肛门癌进行疾病分期。盆腔 MRI 对软组织的分辨能力优于 CT,可更准确地对肿瘤浸润深度、淋巴结是否转移进行评估。治疗前可以考虑使用 PET/CT 进一步核实分期,但不建议使用 PET/CT 取代诊断性 CT 检查。

对可触及的腹股沟淋巴结应行穿刺活检或切除活检。

四、治疗

1. 非转移性肛门癌 以前对于浸润性肛门癌患者会常规行腹会阴联合切除术,但是术后局部复发率很高,5 年生存率仅为 40%~70%,而且永久性结肠造口的并发症也不少见。1974 年美国 Nigro 等首先报道了放化疗结合治疗肛管癌的研究,该研究小组在术前对 3 例肛管癌患者进行辅助治疗,包括持续输注氟尿嘧啶和丝裂霉素,同时联合中等放射剂量（30Gy）外照射治疗,在随后的研究中发现同步放化疗（Concurrent Chemoradiotherapy,CRT）

治疗后,多数肛管癌患者术后病理组织中并没有找到肿瘤细胞,提示肛门癌有可能无须手术和永久性结肠造口就可以治愈。随后,使用相似方案和不同化放疗剂量的非随机研究进一步为这一结论提供了支持。这一观念的更新提高了患者的生存质量,放疗联合化疗取代传统的手术方法成为肛管癌首选的治疗方法。

对分化良好的 T_1N_0 的肛缘癌,在保证 1cm 充分切缘的情况下可首选手术切除。如果切缘不足,再次切除是首选治疗策略。此外,当手术切缘不足时,也可以考虑进行放疗（联合或不联合氟尿嘧啶、丝裂霉素）。

患者在完成放化疗后 8~12 周,应再次行直肠指检、肛门镜检查并进行评估,评估结果可分为疾病完全退缩、疾病持续存在或疾病进展。对疾病持续存在但没有发生进展的患者可以考虑密切随访,患者最长可在治疗后 6 个月达到完全退缩,因此可在放化疗后 6 个月进行活检,如果活检证实疾病持续存在,应重新进行影像学评估和腹会阴联合切除术。尽管放化疗作为肛门癌的一线治疗方案疗效较好,但仍有 10%~30% 的患者可能面临治疗失败。对放化疗治疗失败局部复发、治疗期间发生大便失禁等肛门直肠并发症,或者因其他原因不能耐受放化疗的患者,可考虑行腹会阴联合切除和结肠造口术。

2. 转移性肛门癌 肝、肺、骨和盆腔外淋巴结是肛门癌最常见的转移部位,一旦发生转移,患者预后较差,中位生存期仅为 9 个月。目前尚无证据支持切除转移性病灶。肛门癌是一种相对罕见的肿瘤,而且仅有 10%~20% 的肛门癌患者存在盆腔外转移灶,因此目前有关转移性肛门癌患者治疗的循证医学证据比较有限。尽管如此,系统性治疗对转移性肛门癌患者有一定的益处。也有研究表明,姑息性放疗可与化疗一起用于局部症状的控制。有研究表明,氟尿嘧啶联合顺铂或铂类联合紫杉醇的化疗方案可能使转移性肛门癌患者获益。

五、随访

放化疗后的监测包括每 3~6 个月进行 1 次直肠指检、腹股沟淋巴结检查和肛门镜检查,持续 5

年;对于初诊局部晚期患者(如 T_3/T_4)或淋巴结阳性患者,推荐每年进行 1 次胸腹盆腔 CT 增强检查,持续 3 年。

在腹会阴联合切除术后的检查应每 3~6 个月 1 次,包括针对淋巴结转移的临床评估(如腹股沟淋巴结触诊),持续 5 年。此外,建议这些患者每年进行 1 次胸腹盆腔增强 CT 检查,持续 3 年。

(任培德　余永刚　王天宝)

参考文献

［1］吴孟超,吴在德.黄家驷外科学［M］.7 版.北京:人民卫生出版社,2008.

［2］李春雨.肛肠病学［M］.北京:高等教育出版社,2013.

［3］SIEGEL R L,MILLER K D,JEMAL A. Cancer statistics,2019［J］. CA Cancer J Clin,2019,69(1):7-34.

［4］JEMAL A,SIMARD E P,DORELL C,et al. Annual report to the Nation on the Status of Cancer,1975-2009,featuring the burden and trends in human papillomavirus (HPV)-associated cancers and HPV vaccination coverage levels［J］. J Natl Cancer Inst,2013,105(3):175-201.

［5］JOHNSON L G,MADELEINE M M,NEWCOMER L M,et al. Anal cancer incidence and survival:the surveillance,epidemiology,and end results experience,1973-2000［J］. Cancer,2004,101(2):281-288.

［6］NELSON R A,LEVINE A M,BERNSTEIN L,et al. Changing patterns of anal canal carcinoma in the United States［J］. J Clin Oncol,2013,31(12):1569-1575.

［7］SHIELS M S,KREIMER A R,COGHILL A E,et al. Anal cancer incidence in the United States,1977-2011:distinct patterns by histology and behavior［J］. Cancer Epidemiol Biomarkers Prev,2015,24(10):1548-1556.

［8］MAHMUD A,POON R,JONKER D. PET imaging in anal canal cancer:a systematic review and meta-analysis［J］. Br J Radiol,2017,90(1080):20170370.

［9］NIGRO N D,VAITKEVICIUS V K,CONSIDINE B JR. Combined therapy for cancer of the anal canal:a preliminary report［J］. Dis Colon Rectum,1974,17(3):354-356.

［10］STEWART D B,GAERTNER W B,GLASGOW S C,et al. The American Society of Colon and Rectal Surgeons Clinical Practice Guidelines for anal squamous cell cancers(revised 2018)［J］. Dis Colon Rectum,2018,61(7):755-774.

［11］MULLEN J T,RODRIGUEZ-BIGAS M A,CHANG G J,et al. Results of surgical salvage after failed chemoradiation therapy for epidermoid carcinoma of the anal canal［J］. Ann Surg Oncol,2007,11(2):478-483.

［12］GELTZEILER C B,TSIKITIS V L,KIM J S,et al. Variation in the use of chemoradiotherapy for stage II and III anal cancer:analysis of the National Cancer Data Base［J］. Ann Surg Oncol,2016,23(12):3934-3940.

［13］BENSON A B 3RD,ARNOLETTI J P,BEKAⅡ-SAAB T,et al. Anal carcinoma,version 2.2012:featured updates to the NCCN guidelines［J］. J Natl Compr Canc Netw,2012,10(4):449-454.

第四十七章

肠 造 口

造口（stoma）一词来源于希腊语，意为"嘴"或"开口"。医学上造口应该定义为通过外科手段，将体内空腔脏器连通于体表的开口。通常所说的造口是用于排出粪便和尿液，但从广义上讲气管造口及胃的造口同样也应该属于造口范畴。

一、历史

有关造口记载的历史始于 18 世纪，当时的造口多是在战伤、外伤或嵌顿疝肠管坏死后自然愈合形成。最早记录的造口长期生存患者是 1706 年在战斗中腹部受伤的 George Deppe，粪便从伤口中流出，幸运的是他保住了性命，并带着从伤口中脱垂的结肠生活了 14 年。1887 年 William Allingham 介绍了在结肠袢式造口中使用玻璃棒，该方法一直沿用至今。到了 20 世纪，肠切除及吻合技术有了长足发展，1908 年，Miles 不但提出了整块切除的观点治疗肿瘤，并且使腹会阴联合切除（Miles 手术）成为直肠癌手术"金标准"。1923 年 Hartmann 医师报道了直肠乙状结肠交界肿瘤切除后单纯将远端封闭，近端结肠造口（Hartmann 手术）。1949 年加拿大医师 Miller 最先报道了 24 例全结直肠切除，永久性末端回肠造口，并取得成功。

中国造口事业的发展得益于喻德洪教授在 20 世纪 80 年代的大力推广和促进，他第一个在中国提出肠造口康复治疗理念并加以推广，在国内积极推进造口学校的建立，最终在万德森教授的努力下，于 2001 年建立了国内第一所造口学校，至今全国已陆续建立了 13 所造口学校，共培养了 2 000 多名造口专业治疗师，逐步在全国建立了临床护士、半专业造口治疗护士及专职造口治疗师的造口护理治疗体系。

因喻教授对中国造口事业发展做出的突出贡献，深受国内外同行广泛赞誉，并被誉为"中国造口康复治疗之父"，并得到国际同行的认可与尊重，2000 年喻德洪教授在荷兰荣获"国际造口协会职业奉献奖"，是世界上第三位获奖者和第一位荣获该奖项的华人。

二、造口的分类

根据造口的部位分为结肠造口、回肠造口、空肠造口；根据造口形状分为端式造口（包括小肠和结肠），袢式造口、分离造口、双腔造口；根据造口的功能和目的分为去功能造口、环形切口造口、尿造口、黏膜造瘘；根据造口时间分为临时性造口、永久性造口。

（一）回肠袢式造口

回肠袢式造口是将回肠袢在不离断的情况下直接牵出体外进行造口，多数为临时造口。

回肠袢式造口主要用于下列情况：①造口远侧

病灶无法切除、患者病情危重、无法耐受切除手术、术者或手术室条件无法进行切除手术,而且病灶影响肠道通畅者;②施行结肠-结肠吻合、结肠-直肠吻合或回肠-直肠(肛管)吻合手术,有发生吻合口瘘风险或已经发生吻合口瘘者;③远侧肠袢病变需要暂时旷置者;④复杂性肛瘘手术后、肛门及会阴部外伤或严重感染者,为了控制局部感染,也可以行暂时性回肠造口;⑤远侧回肠血供不良,但坏死界线不明确,而且广泛切除肠管可能形成短肠综合征者,可于近侧血供良好处行临时性肠造口;⑥部分麻痹性肠梗阻经其他肠减压方法效果不佳,而腹压增高严重影响呼吸和循环者。

与横结肠袢式造口相比,回肠袢式造口具有制作和关闭简单、造口臭味相对较轻等优点;但也有消化液丢失较多,容易造成水和电解质平衡紊乱、消化液刺激造成局部皮炎等缺点。

(二) 盲肠造口

盲肠造口用于粪便转流,由于其转流粪便不彻底,远端肠道常会出现粪便,而回肠造口能够得到非常满意的引流,故在为保护远端结直肠吻合口瘘带来严重并发症时采取预防性盲肠造口多被预防性回肠造口所替代,但也有研究发现采取预防性盲肠置管造口和结肠袢式造口相比较,前者可有效缩短平均住院天数,减少术后并发症。在结肠癌导致的梗阻中,左半结肠癌常采取 Hartmann 手术,而右半结肠癌常行一期切除吻合,盲肠造口多局限于盲肠高度扩张而有穿孔风险时采用,导致盲肠造口在临床应用较少。

(三) 横结肠袢式造口

横结肠袢式造口多用于临时性造口,针对横结肠脾曲至远端的结直肠或盆腔病变引起的梗阻或穿孔进行的一种临时性粪便改道方式。一直以来,横结肠造口因为易于提出腹壁之外而被广泛应用。但横结肠外置口位于肋弓下,对乳房较大的女性、颈椎病的患者及肋弓前突的患者因为无法看清造口而术后自我护理困难,并且因为位置较为特殊患者坐下或前倾姿势时会受影响。另外,因为佩戴的造口袋位于肋弓边缘和裤腰线之间不易隐藏,再加

上有较大的气味,影响患者社会交往的心理意愿。因此,目前因结肠脾曲及其远端病变行临时性粪便改道手术究竟选择横结肠造口还是末段回肠造口尚存在较大争议。

(四) 乙状结肠袢式造口

乙状结肠袢式造口是指乙状结肠在体表皮肤创建开口,将完整的乙状结肠肠段拉出皮肤,然后适当剥离系膜和脂肪垂,游离肠管,利用对系膜侧光滑浆膜面在皮肤外开口成形,会产生两个开放的管腔-近端和远端,即乙状结肠袢式造口。乙状结肠袢式造口的优点是手术操作相对简单,手术风险较小,能解除急性直肠梗阻,是急救治疗的重要手段。粪便由乙状结肠袢式造口转流后,有利于盆腔和会阴感染的控制,为肛门、直肠复杂手术的成功创造条件。

(五) 乙状结肠单腔造口

乙状结肠单腔造口目前是临床较常用的一种造口方式,主要应用于直肠癌 Miles 手术和 Hartmann 手术,从制作方式来说分为经腹膜造口和腹膜外造口,后者的主要优势是可以有效预防造口旁疝的发生,所以对于永久性乙状结肠造口来说,建议行腹膜外造口。如有计划行造口还纳手术,则建议选择经腹膜造口。对无法切除的直肠癌患者,不应行远端结肠封闭、近端乙状结肠单腔造口,因肿瘤进展造成完全肠梗阻,该段肠管形成一个闭袢,结肠持续分泌肠液,可能导致肠管内压力增高,甚至破裂、急性弥漫性腹膜炎,手术操作时应予注意,此时应行乙状结肠双腔造口术解除梗阻。

(六) 隐性肠造口

晚期结直肠癌、盆腔或其他肿瘤,经剖腹探查证实病期较晚,如已经存在腹膜转移的患者、肿瘤固定或侵袭重要血管不能手术切除的患者。虽然近期排便情况尚好,术中探查病变部位无完全性梗阻,但是本次手术无法切除病灶同样无法行旁路手术,预计患者在近期内将发生肠梗阻。在关腹前将病变近端肠管拖至腹膜外埋置于皮下并标记,粪便可正常通过隐性造口。如果术后患者发生肠梗阻,

即在标记处皮下局部麻醉切开肠管,可避免第二次开腹行造口术,减轻患者痛苦。但此类患者相对比例较低,故隐性造口现已少用。

三、肠造口适应证

1. 结直肠及肛管恶性肿瘤

(1)术前评估全身状况:对年龄偏大、全身情况欠佳、血糖波动糖尿病倾向、营养不良(如低蛋白血症或贫血等)、高凝血状态、有肠道出血史、术前合并感染及炎症反应,基础条件较差,术中可能影响肠道吻合效果者,术前需预备造口术。

(2)术中局部情况:肿瘤导致梗阻的严重程度、肠壁水肿情况、梗阻近端肠管扩张情况、术中肠道准备不理想及肿瘤的侵袭范围为中晚期均是吻合口瘘发生的相关因素。凡存在一项或多项局部和/或全身影响吻合口愈合的因素,或吻合欠满意(吻合后观察肠管吻合口张力大或血供不佳等),为减少术后吻合口瘘的风险,则应行肿瘤切除一期吻合术加近端预防性肠造口术。

(3)治疗性造口术:主要用于急腹症患者,如结肠穿孔腹腔感染明显而全身情况差无法耐受一期吻合或肿瘤局部晚期无法切除、肿瘤腹腔内广泛种植转移粘连(图47-0-1),上述情况建议先行近端肠造口,利于短期内改善一般情况及后续综合治疗。特别要提出的是,对部分合并肠梗阻的患者,由转移灶引起小肠多处的节段性梗阻导致造口肠段的选择特别困难或由系膜挛缩导致造口肠管拉出腹壁外极为困难。因此,对结肠癌腹腔广泛转移合并肠

梗阻的患者术前应充分评估并与家属详细沟通。

2. 炎症性肠病 溃疡性结肠炎与克罗恩病统称为炎症性肠病。一般认为,溃疡性结肠炎以大肠黏膜炎症和深层溃疡为特征,病变从直肠开始逐步向近端累及,呈连续性病变,通常表现为便血、里急后重和大便失禁等(图47-0-2);克罗恩病以肠壁透壁性炎症、非干酪样肉芽肿、淋巴细胞聚集为特征,可累及消化道任何部位(通常以小肠病变为主),且病变呈跳跃性节段分布,临床表现为腹痛、腹泻和体重减轻,便血较少见(图47-0-3)。

(1)近70%的克罗恩病患者及约30%的溃疡性结肠炎患者最终需要外科干预。克罗恩病患者常合并营养不良,使用免疫抑制药、激素或生物制剂治疗,手术时肠管炎症控制不佳、梗阻合并近端

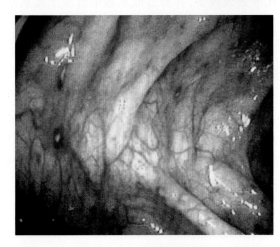

图47-0-2 溃疡性结肠炎

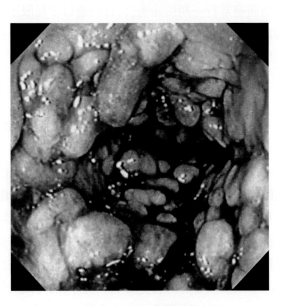

图47-0-3 克罗恩病

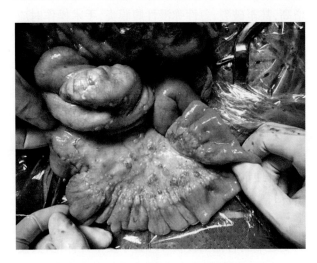

图47-0-1 肿瘤腹腔内广泛种植转移

肠管扩张水肿,可行保护性造口。因感染并发症而行手术治疗,发生吻合口瘘、脓肿复发或形成瘘管的风险明显增高,这种情况下可考虑行分期手术:一期行病变肠段切除、脓肿引流和肠造口,二期再行肠段吻合。

(2)肛周脓肿和肛瘘是克罗恩病的常见并发症(图47-0-4),特别是病变累及结肠或直肠时。严重时还会合并肛门狭窄、大便失禁、直肠阴道瘘或肛门阴道瘘。若药物治疗和长期挂线均无法控制,需行临时性或永久性回肠造口或结肠造口。

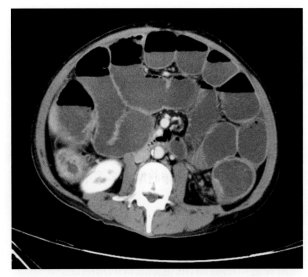

图47-0-5 肠梗阻 CT 表现

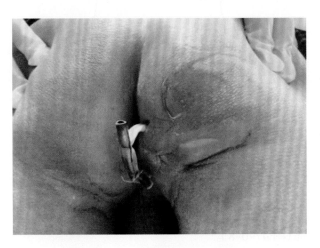

图47-0-4 克罗恩病并发肛周脓肿

3. 肠梗阻 右半结肠癌的手术方式相对固定,Ⅰ期右半结肠切除+回肠结肠吻合是普遍采用的手术方法。梗阻性左半结直肠癌的手术方式较多,如传统的Ⅲ期手术(Ⅰ期右半结肠造口+Ⅱ期肿瘤切除吻合+Ⅲ期造口闭合)、Hartmann 手术(左半结肠切除+右半结肠造口)和更为积极的Ⅰ期切除吻合或内镜下金属支架介入术。目前对有左半结肠梗阻者主张积极手术切除,但单纯造口会给患者带来生活不便和心理压力。单纯造口适应证有:①一般情况差,不能耐受麻醉;②肿瘤局部侵袭广泛,无法切除;③肿瘤远处转移;④直肠癌引起的梗阻等(图47-0-5,图47-0-6)。单纯结肠改道包括盲肠造口术、结肠袢式造口和短路术。

4. 结直肠肛门外伤 结肠损伤患者部分需要肠造口,其目的是使粪便转流,以利于伤口愈合。肠造口的适应证包括:①患者病情不稳定;②腹腔污染严重;③伤后超过6小时;④结肠损伤广泛;

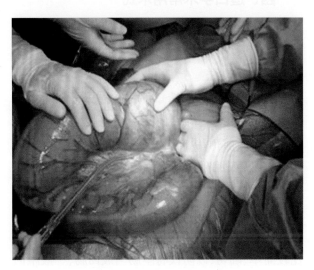

图47-0-6 肠梗阻术中表现

⑤组织血供不佳;⑥伴有多处脏器的严重损伤;⑦高速火器伤。造口方式甚多,主要有两类:袢式结肠造口和端式结肠造口。

肠镜检查肠穿孔属于一种医源性结肠损伤,属于损伤的特殊类型,发生穿孔后要早发现、早治疗,治疗取决于患者的临床状况及有无基础结肠疾病,可行手术治疗、非手术治疗、内镜下治疗。对较大的穿孔,尤其是合并感染或肠道不清洁有较多内容物流入腹腔时,尽早手术治疗,行穿孔部位切除或修补术;对结肠准备清洁且无合并结肠肿瘤等疾病者,可采用腹腔镜或经腹单纯行结肠修补;对合并肿瘤的老年体质差患者,可行修补加造口术,一般情况改善后再行二期手术。

5. 便秘 慢传输型便秘的手术方式分为结肠切除术和造口术两种。其中结肠切除术分为选择性结肠节段切除术、结肠次全切术、结肠全切术和结肠旷置术。造口术分为预防性回肠造口、永久性回肠造口和顺行结肠灌洗造口。目前的检查方法尚不能精确区分结肠异常和正常的分界线，某些肠段目前功能正常，不代表在细微结构方面没有问题。因此，慢传输型便秘的造口多采用回肠造口以确保疗效。

6. 其他 直肠尿道瘘、直肠阴道瘘、会阴坏死性筋膜炎也是临床比较常见的疾病，治疗过程中可能需要造口的辅助，故也是造口的适应证。

四、造口手术常用术式

(一) 回肠袢式造口术

1. 操作方法

（1）在标记好的造口部位做约 2cm 直径大小的纵向切开，垂直等大向下逐层进腹，"十"字形切开腹直肌前鞘，纵向分开腹直肌，再"十"字形切开腹直肌后鞘和腹膜。腹壁各层切开等大，检查能容两指通过。

（2）将准备外置的肠段认清后从造口提出腹壁外，通常找到回盲部后，逆行寻找回肠造口部位比较简单、确切，以防误将空肠当成回肠，一般距回盲部 30~40cm。

（3）在靠近肠壁的肠系膜处选择无血管区做一裂隙，以玻璃棒或硬橡胶管等穿过裂隙，将肠袢置于腹壁。

（4）肠壁的浆肌层和腹膜用丝线间断缝合。

（5）切开肠壁，一般取大于 1cm 的切口即可，安置造口袋。

2. 注意事项 由于小肠内容物呈流体状态，排出次数又较频繁，粪便对创面及周围皮肤有明显的腐蚀作用，因此在无严重梗阻、中毒的情况下，也可 48 小时后切开提出腹壁外的肠管，形成双腔造口。

3. 术后处理 注意观察造口颜色、有无水肿及排泄情况。发现腹胀严重者也可在近端肠管内放置一蕈状粗导尿管，借此减压引流，低压持续吸引有时也可达到良好效果。玻璃棒不宜太早去除，

防止肠管向下回缩，一般在术后 2 周左右去除。

(二) 盲肠造口术

1. 操作方法

（1）于右下腹脐与髂前上棘连线内 1/3 处做经腹直肌切口（条件允许时，术前由造口治疗师进行造口定位）（图 47-0-7）。

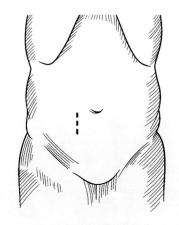

图 47-0-7 盲肠造口定位

（2）寻找回盲部，分离盲肠侧腹壁，游离回盲部（图 47-0-8）。

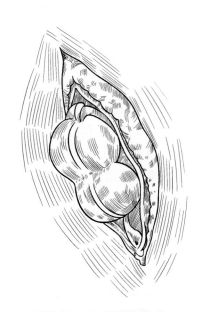

图 47-0-8 游离回盲部

（3）将盲肠提出腹壁外，肠管应高出皮肤 3~4cm（图 47-0-9）。

（4）在腹膜、腹直肌前鞘和皮下组织层分别固定，即腹膜和结肠壁浆肌层或系膜浆膜层缝合固定

时,术前由造口治疗师进行造口定位)(图47-0-11)。

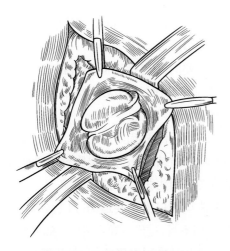

图47-0-9　盲肠提出腹壁外

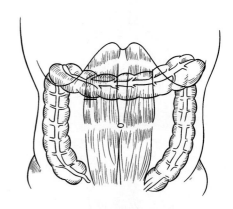

图47-0-11　横结肠袢式造口定位

一层,腹直肌前鞘和结肠壁浆肌层或系膜浆膜层缝合固定一层,真皮与结肠壁浆肌层或系膜浆膜层再缝合固定一层(图47-0-10)。

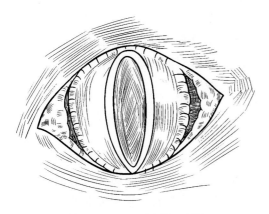

图47-0-10　固定造口肠管

(5)切开盲肠壁,一般取大于2cm的切口即可,安置造口袋。

2. 注意事项

(1)闭袢性肠梗阻时盲肠常显著扩张合并缺血,肠壁菲薄甚至伴有浆膜面破裂,操作时应轻柔。

(2)在缝合时应缝合浆肌层,避免肠瘘的发生。

3. 术后处理　术后加强造口护理,避免出现造口狭窄,造口内陷。

(三)横结肠袢式造口

1. 操作方法

(1)于横结肠在腹壁投影水平右上腹直肌、上腹中线、左上腹直肌位置做经腹直肌切口(条件允许

(2)逐层进腹后,辨认和游离横结肠,选择游离度较好的横结肠作为拟外置肠管,游离部分大网膜及胃结肠韧带长6~7cm,注意辨认远近端并确认拟外置肠管提出腹壁后无明显张力(图47-0-12)。

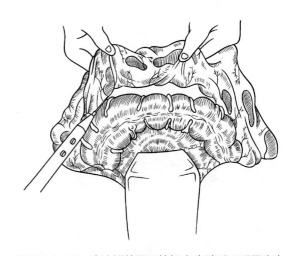

图47-0-12　确认拟外置肠管提出腹壁后无明显张力

(3)于拟外置横结肠系膜中点靠近肠壁选择无血管区用血管钳刺孔,将预先制作好的造口支撑棒(一般采用1ml注射针筒剪去尾端套入乳胶引流管作为造口支撑棒)经此刺孔穿入,提拉支撑棒将拟外置横结肠肠管提出腹壁外,提出时注意肠管方向。为便于造口术后护理,外置部分肠袢应高出腹壁3~4cm(图47-0-13)。

(4)在腹膜、腹直肌前鞘和皮下组织层分别固定,即腹膜和结肠壁浆肌层或系膜浆膜层缝合固定一层,腹直肌前鞘和结肠壁浆肌层或系膜浆膜层缝

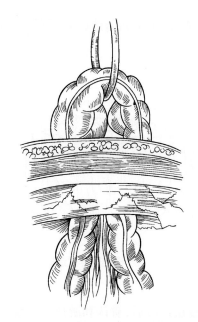

图 47-0-13　外置部分肠袢与腹壁垂直距离

合固定一层,真皮与结肠壁浆肌层或系膜浆膜层再缝合固定一层(图 47-0-14)。

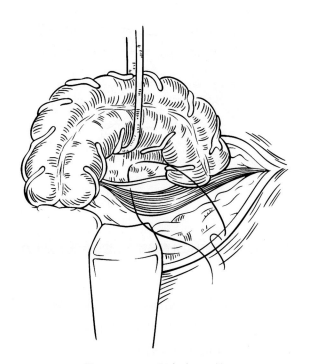

图 47-0-14　固定造口肠管

(5)横向切开横结肠前壁约 1/3 周,使肠壁外翻,也可以沿横结肠结肠带纵向切开 2~3cm,开放造口后立即佩戴结肠造口袋。

2. 注意事项

(1)结肠梗阻时横结肠肠腔显著增大,但腹部

造口切口直径不应大于 3cm,否则术后肠管退缩后容易发生造口旁疝。

(2)必要时游离横结肠肠管提出腹腔后先行肠减压术,肠减压时注意无菌操作,避免减压过程中溢出的粪水漏入腹腔。

(3)肠管缝合固定前应确认远近端,避免扭转。

(4)确保横结肠肠管提出腹壁后无明显张力,避免术后造口因为张力牵拉而回缩。

(5)造口切口大小要适当,过紧会影响肠管血供,粪便排出不畅,过松可导致造口旁疝及肠管脱出。

(6)缝合时采用可吸收线,与肠壁缝合时应缝合浆肌层,避免缝合全层导致肠瘘。

3. 术后处理

(1)术后第 1 天更换造口袋,观察造口血供和造口通畅情况。

(2)造口排气排便、腹胀缓解后可逐步给予饮食。

(3)术后 2 周拔除造口支撑棒。

(4)尽早针对原发灶进行治疗。

(四)乙状结肠袢式造口

1. 操作方法

(1)左下腹纵向切口或预定造口位置切开皮肤及皮下组织,"十"字形切开腹直肌前鞘,钝性分离腹直肌,切开腹直肌后鞘及腹膜,进腹后适当分离游离乙状结肠与侧腹膜的先天性粘连,将乙状结肠肠管无张力地牵出腹外(图 47-0-15)。

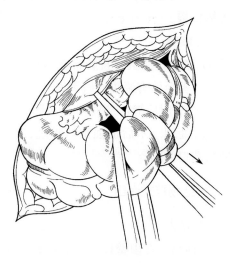

图 47-0-15　乙状结肠肠管无张力牵出腹外

（2）术前有肠梗阻导致乙状结肠及近端肠管显著膨胀、扩张时，需在此肠管拟造口处做一荷包缝合，保护好术野后于其中央纵向切开肠壁，将吸引器管插入近端结肠进行肠充分减压，解除扩张后结扎荷包缝合线。

（3）以左手示指抵于乙状结肠边缘系膜处，右手持血管钳在肠系膜无血管区戳一小孔或电刀在肠系膜无血管区切开一小孔。

（4）将预先制作好的造口支撑棒（一般采用1ml注射针筒剪去尾端套入乳胶引流管作为造口支撑棒）穿过此孔，然后将乳胶引流管的另一端和1ml注射器器身对端套接，使预造口的乙状结肠肠管置于腹壁外（图47-0-16）。

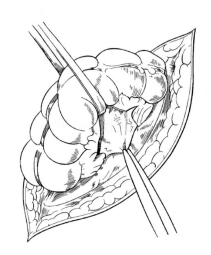

图47-0-16　预造口乙状结肠肠管置于腹壁外

（5）逐层关闭切口，将肠管上的浆肌层、脂肪垂或系膜分别与腹膜层、腹直肌前鞘层和切口皮下真皮层做间断缝合固定（图47-0-17）。若切口较长，可逐层缝合至皮肤。

（6）用电刀沿拟造口的乙状结肠肠管系膜对侧缘纵向切开肠壁全层，长3~4cm，手指分别探查造口近端管腔、远端管腔是否通畅，粘贴造口袋，也可以同时将肠壁纵向切开，向外翻转肠壁切缘后将黏膜与皮肤间断缝合，粘贴造口袋。

2. 注意事项

（1）乙状结肠袢式造口一般选择乙状结肠移动度较大肠管做造口，游离后从腹壁切口拉出时肠管应没有张力，以防止造口回缩。

（2）保护乙状结肠造口肠袢血供良好，可以触

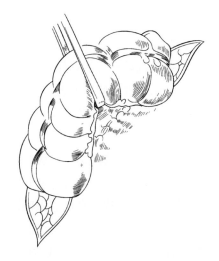

图47-0-17　固定造口肠管

及或看到系膜内动脉搏动，缝合时避免结扎主要供血动脉，是预防造口缺血甚至坏死的关键。

（3）垂直切开腹壁各层结构并垂直拉出肠管，使乙状结肠的位置保持自然状态；肠袢与腹膜缝合前，应认真辨别其近、远端，避免肠袢扭转。

（4）缝合浆肌层与腹膜时，缝针不可穿透肠壁全层，以防肠内容物外溢，污染腹腔；缝合浆肌层与腹直肌前鞘层和切口皮下真皮层时，缝针不可穿透肠壁全层，以防肠内容物外溢，污染切口。

（5）腹壁切口各层缝合要松紧适当，以能在造口乙状结肠旁插入一指为度，过紧可影响肠袢的血液循环或造成狭窄压迫肠管产生梗阻，过松可引起肠管脱垂。

3. 术后处理

（1）术后第1天更换造口袋，观察造口血供和造口通畅情况。

（2）造口排气排便、腹胀缓解后可逐步给予饮食。

（3）术后2周拔除造口支撑棒。

（4）尽早针对原发灶进行治疗。

（五）乙状结肠单腔造口术

1. 操作方法

（1）经腹膜造口

1）在造口定位处提起皮肤，用手术刀切除直径约2cm皮肤，用电刀切除与皮肤直径一致的皮下组织，纵向"十"字切开腹直肌前鞘，钝性分离腹

直肌后纵向切开腹直肌后鞘及腹膜。

2）适当游离降结肠以保证在无张力条件下进行结肠造口。系膜裁剪时应注意保护边缘动脉弓。将乙状结肠或降结肠提出腹壁外造口时,应将系膜面向内、向下以免肠管扭曲。肠管末段应高出皮肤3~4cm。

3）提出的乙状结肠或降结肠与腹壁分三层缝合,将肠管上的浆肌层、脂肪垂或系膜分别与腹膜层、腹直肌前鞘层和切口皮下真皮层做间断缝合固定,缝合最后一层时,采用肠壁全层、浆肌层和真皮层的三点式缝合法缝合造口(图47-0-18)。

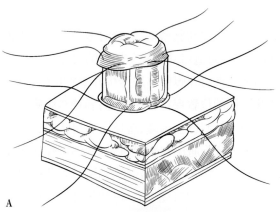

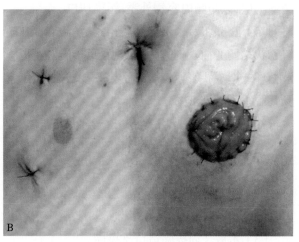

图 47-0-18 乙状结肠单腔造口
A. 示意图;B 实体图。

4）间断缝合关闭乙状结肠系膜与侧腹壁的裂孔,避免形成内疝。

（2）腹膜外造口:应在腹膜与腹直肌后鞘之间进行钝性分离,这是个疏松的无血管间隙,隧道应根据肠管和系膜的直径做到尽量宽松,将游离好的

肠管沿系膜面向内、下的方向在游离好的隧道中提出腹壁外,将腹直肌前鞘与浆肌层间断缝合,最后采用肠壁全层、浆肌层和真皮层的三点式缝合法缝合造口。

2. 注意事项

（1）腹壁切口缝合松紧要适当,过紧引起造口肠袢的血供障碍导致外置肠管缺血坏死,也可引起术后造口狭窄、排便不畅。

（2）将乙状结肠或降结肠断端提出腹壁外时,手法要轻柔,避免暴力操作引起血管牵拉导致撕裂。另外,要避免肠管旋转,特别是腹膜外造口容易出现旋转的情况。

（3）裁剪系膜时注意保留边缘血管弓的血供,系膜离断处距离肠管断端不宜大于1cm,以免肠管断端缺血。

（4）提出的肠管末段应高出皮肤 3~4cm,造口后肠壁应高出腹壁 0.5~1.0cm,不宜过长或过短。

3. 术后处理

（1）术后第 1 天更换造口袋,观察造口血供情况。

（2）造口排气排便、腹胀缓解后可逐步给予饮食。

（六）隐性肠造口术

1. 操作方法

（1）在拟造口处逐层进腹,将肿瘤近端肠管(通常选择横结肠或乙状结肠,盲肠及升结肠肿瘤也可以选择末端回肠)自切口提出。

（2）肠系膜无血管区切开 2~3cm 系膜裂孔,再将切口先与两侧腹膜、腹壁筋膜经肠系膜裂孔用细丝线间断缝合数针,保证造口处肠管、系膜与腹壁筋膜周围足够空间,不影响肠管血供及功能,保证术后肠内容物能够顺利通过隐性造口处肠管。

（3）切除切口处皮下脂肪组织使其成为皮下隧道后,将造口处肠管近远端 6~8cm 肠管置于该隧道内,然后将切开处腹壁及皮下组织用细丝线间断缝合关闭。

（4）若患者发生肠梗阻,可在病房或急诊手术室进行局部麻醉,在梗阻结肠标记处垂直于原切口方向切开皮肤及皮下组织,切开后梗阻近端肠管自

动凸出切口外。

2. 注意事项

（1）注意保证缝合后造口处肠管周围有足够空间，不影响隐性造口肠管血供及功能。

（2）术后造口处肠管未切开前，应注意定期观察腹部伤口及皮下隐性肠管有无受压情况，若出现造口处肠管受压需要及时行造口处皮肤及皮下组织切开减压。

（3）若患者发生肠梗阻，切开隐性肠造口后，可用粘贴式造口袋护理。需要注意观察造口处肠管颜色，若造口处肠管颜色出现苍白或深红色，需要严密观察。若造口处黏膜颜色出现缺血坏死情况，需要及时手术，重新做造口。

（隋金珂 张卫）

参考文献

[1] BOYLE D K,BERGQUIST-BERINGER S,CRAMER E. Relationship of wound,ostomy,and continence certified nurses and healthcare-acquired conditions in acute care hospitals [J]. J Wound Ostomy Continence Nurs,2017,44(3):283-292.

[2] 杨爱花,严梅,秦亚辉. 国内外造口专科护理发展现状[J]. 护理研究,2016,30(1):4-7.

[3] LIU X L,WANG L. A review of the development and current status of wound ostomy continence nurses in the mainland of China [J]. Int J Nurs Sci,2018,5(2):105-109.

[4] 中华人民共和国卫生和计划生育委员会医政医管局,中华医学会肿瘤学分会. 中国结直肠癌诊疗规范（2017年版）[J]. 中华外科杂志,2018,56(4):241-258.

[5] 袁瑛,熊斌,徐烨,等. 遗传性结直肠癌临床诊治和家系管理中国专家共识[J]. 中华肿瘤杂志,2018,40(1):64-77.

[6] 练磊,吴小剑,谢明颢,等. 炎症性肠病外科百年发展历程[J]. 中华胃肠外科杂志,2016,19(1):31-36.

[7] COSCIA M,GENTILINI L,LAURETI S,et al. Risk of permanent stoma in extensive Crohn's colitis:the impact of biological drugs [J]. Colorectal Dis,2013,15(9):1115-1122.

[8] ORESLAND T,BEMELMAN W A,SAMPIETRO G M,et al. European evidence based consensus on surgery for ulcerative colitis [J]. J Crohns Colitis,2015,9(1):4-25.

[9] 汪建平. 中华结直肠肛门外科学[M]. 北京:人民卫生出版社,2014:393-394.

[10] ALVAREZ J A,BALDONEDO R F,BEAR I G,et al. Presentation,treatment,and multivariate analysis of risk factors for obstructive and perforative colorectal carcinoma [J]. Am J Surg,2005,190(3):376-382.

[11] HSU T C. Comparison of one-stage resection and anastomosis of acute complete obstruction of left and right colon [J]. Am J Surg,2005,189(4):384-387.

[12] 陈杰,王森,王道荣,等. 结直肠吻合术后预防性回肠造口比较的Meta分析[J]. 国际外科学杂志,2012,39(8):539-546.

[13] 孟荣贵,郝立强. 肛管直肠损伤的诊断及治疗[J]. 腹部外科,2002,15(2):69-70.

[14] KORTBEEK J B,HITURKI S A,ALI J,et al. Advanced trauma life support,8th edition,the evidence for change [J]. J Trauma,2008,64(6):1638-1650.

[15] ORDONEZ C A,PINO L F,BADIEL M,et al. Safety of performing a delayed anastomosis during damage control laparotomy in patients with destructive colon injuries [J]. Trauma,2011,71(6):1512-1518.

[16] NAVSARIA P H,SHAW J M,ZELLWEGER R,et al. Diagnostic laparoscopy and diverting sigmoid loop colostomy in the management of civilian extraperitoneal rectal gunshot injuries [J]. Bit J Surg,2004,91(4):460-464.

[17] CORMAN M L. CORMAN 结直肠外科学[M]. 傅传刚,汪建平,王杉,译. 6版. 上海:上海科学技术出版社,2016:362.

[18] 中华医学会消化病学分会胃肠动力学组,中华医学会外科学分会结直肠肛门外科学组. 中国慢性便秘诊治指南（2013年,武汉）[J]. 中华消化杂志,2013,33(5):291-297.

[19] 刘宝华,杨向东. 便秘外科诊治专家共识[J]. 中华胃肠外科杂志,2010,13(7):546-547.

[20] CHEN S,GAO R,LI H,et al. Management of acquired rectourethral fistulas in adults [J]. Asian J Urol,2018,5(3):149-154.

[21] 彭慧,任东林. 直肠阴道瘘的诊断治疗现状[J]. 中华胃肠外科杂志,2016,19(12):1324-1328.

[22] KNUTTINEN M G,YI J,MAGTIBAY P,et al. Colorectal-vaginal fistulas:imaging and novel interventional treatment modalities [J]. J Clin Med,2018,7(4):E87.

[23] 汪颖厚,辛世杰,杨栋,等. 急性坏死性筋膜炎诊治体会[J]. 中华普通外科杂志,2013,4:270-272.

[24] ARYA S,GUPTA N,GUPTA R,et al. Constipation and outcomes of cecostomy [J]. Am J of Thera,2016,23(6):e1867-e1857.

[25] KLINK C D,LIOUPIS K,BINNEBÖSEL M,et al.

Diversion stoma after colorectal surgery:loop colostomy or ileostomy [J]. Int J Colorectal Dis,2011,26(4):431-436.

[26] BHALERAO S,SCRIVEN M W,DA S A. Stoma related complications are more frequent after transverse colostomy than loop ileostomy:a prospective randomized clinical tria [J]. Br J Surg,2002,89(4):495.

[27] 朱平,朱剑飞,朱俊强,等.预防性回肠造口与横结肠造口的效果比较[J].实用临床医药杂志,2014,18(1):56-57.

[28] SHEETZ K H,WAITS S A,KRELL R W,et al. Complication rates of ostomy surgery are high and vary significantly between hospitals [J]. Dis Colon Rectum, 2014,57(5):632-637.

[29] PORTER J A,SALVATI E P,RUBIN R J,et al. Complications of colostomies [J]. Dis Colon Rectum, 1989,32(4):299-303.

[30] 孙轶,杨红杰,卢永刚,等.结肠袢式和回肠袢式造口并发症发生风险的Meta分析[J].中华消化外科杂志,2011,10(6):439-443.

[31] NAVSARIA P H,GRAHAM R,NICOL A. A new approach to extraperitoneal rectal injuries:laparoscopy and diverting loop sigmoid colostomy [J]. Journal of Trauma,2001,51(3):532.

[32] 杨宁,傅传刚.隐性结肠造口术[J].国外医学(外科学分册),1994(5):315.

第四十八章

结直肠神经内分泌肿瘤

一、历史

神经内分泌肿瘤（neuroendocrine neoplasm，NEN）泛指所有源自神经内分泌细胞的肿瘤。既往被认为是一种恶性程度不高的惰性肿瘤，但随着医学研究的深入，发现神经内分泌肿瘤具有转移潜能。它可以发生在全身任何有神经内分泌细胞存在的部位，但最常见的是胃、肠、胰腺等消化系统神经内分泌肿瘤，约占所有神经内分泌肿瘤的 2/3。我国报道的胃、肠、胰神经内分泌肿瘤多发于胰腺、直肠、阑尾，小肠相对少见。

二、流行病学

一项基于美国国家癌症数据库纳入的 4 893 例结直肠神经内分泌肿瘤的回顾性研究显示，其年龄中位数为 55 岁，男性发病率略高于女性，79.3% 为 G_1 级，75.7% 的肿瘤直径<10mm，直径为 10~20mm 和>20mm 的病变各占约 8%。且结直肠神经内分泌肿瘤高发于酗酒且低密度脂蛋白水平偏高的年轻男性。在过去的 40 年中，我国结直肠神经内分泌肿瘤的发病率增加了近 10 倍，这与推广大肠癌结肠镜筛查促使其检出率提高、对该病认识加深和医疗机构数据库登记系统建立有关。

三、病因及发病机制

目前，结直肠神经内分泌肿瘤的病因和发病机制尚未明确。一些危险因素可能会导致肿瘤的产生，尤其是遗传因素，也就是基因突变与缺失。如多发性内分泌腺瘤（multiple endocrine neoplasia，MEN）、冯·希佩尔-林道病（von Hippel-Lindau disease，VHL disease）。

四、分类

根据 2019 版 WHO 消化系统神经内分泌肿瘤的分类和分级标准，结肠神经内分泌肿瘤分为分化良好的神经内分泌瘤（neuroendocrine tumor，NET）、分化差的神经内分泌癌（neuroendocrine carcinoma，NEC）。

分化好的神经内分泌瘤再根据每 $2mm^2$ 面积内的核分裂数和 Ki-67 指数分为 G1、G2 和 G3 三个级别。其中，G1 级别是指每 $2mm^2$ 面积内核分裂象小于 2 且 Ki-67 指数小于 3%；G2 级别是指每 $2mm^2$ 面积内核分裂象为 2~20 或 Ki-67 指数为 3%~20%；G3 级别是指每 $2mm^2$ 面积内核分裂象大于 20 或 Ki-67 指数大于 20%。

分化差的神经内分泌癌包括大细胞神经内分泌癌和小细胞神经内分泌癌两种类型。此外还有一种特殊的混合性神经内分泌-非神经内分泌肿瘤（mixed neuroendocrine-non-neuroendocrine neoplasms, MiNENs），是指含有神经内分泌和非神经内分泌成分的混合性上皮性肿瘤，每一种成分在组织学形态和免疫组化上可区分，并且至少占30%。

五、临床表现

结直肠神经内分泌肿瘤是后肠来源的神经内分泌肿瘤，多无功能，常在结肠镜检查中偶然发现，缺乏特异性症状，仅当肿瘤增大、进展或浸润附近组织时，患者可能出现肛门坠胀、便秘、便血等症状。直肠指检可触及直肠壁硬结节，无压痛感，镜下可见黏膜呈球形隆起，表面光整，呈黄色或淡黄色，质地韧或坚硬，无滑动感，表层黏膜完整且光滑，部分黏膜顶端可见浅溃疡、糜烂或凹陷，病变周围可见轻度发红。因无特异性症状，大部分患者易忽视，导致肿瘤进展，延误治疗。

六、辅助检查

1. 免疫组化检测　HE 染色结果显示，NEN 的肿瘤细胞表现为巢状或结节状，随着分级增高，肿瘤细胞异型性逐渐增加，肿瘤细胞巢外可见血管及纤维间质。

2. 超声内镜　对胃肠道神经内分泌肿瘤具有较高的诊断价值。超声内镜检出直径<1cm肿瘤的灵敏度达 80%~90%，对区分胃肠道神经内分泌肿瘤和其他黏膜下病变有显著意义，其诊断准确度

为 89.61%~89.98%，灵敏度为 94.23%~96.15%。神经内分泌肿瘤在普通内镜下通常表现为球形或半球形隆起病变，色黄或色白、表面光滑偶有糜烂、质地较硬。超声内镜下观察其多为起源于黏膜下层、边界清楚的低回声病变（图 48-0-1）。

3. 生化指标　血浆嗜铬粒蛋白 A 是较灵敏的肿瘤标志物，并且可预测患者预后，但是应用质子泵抑制剂、慢性肾衰竭、慢性萎缩性胃炎、肝硬化、心力衰竭、肝细胞癌及甲状腺髓样癌，可能会影响嗜铬粒蛋白 A 的水平。类癌综合征的患者肿瘤分泌 5-羟色胺，但不建议检测血清 5-羟色胺。24 小时尿 5-羟吲哚乙酸是 5-羟色胺的代谢产物，其检测类癌综合征的灵敏度为 100%，特异度为 85%~90%。某些食物和药物会导致血浆 5-羟吲哚乙酸水平升高，因此检测时应严格控制饮食，防止出现假阳性和假阴性的情况。其他生化指标还包括 β-人绒毛膜促性腺激素、胰多肽等。

4. 其他　常规影像学检查（如 CT、MRI）及特殊影像学检查［如生长抑素受体显像（somatostatin receptor scintigraphy, SRS）、正电子发射体层成像（positron emission tomography, PET）］可用于评估全身情况。

七、诊断

主要通过内镜下活检组织病理学和免疫组化检测诊断。

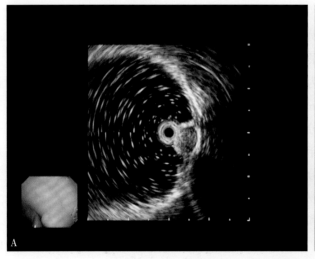
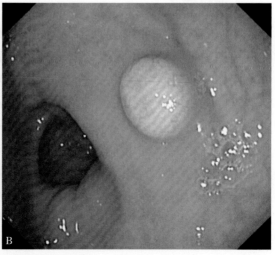

图 48-0-1　神经内分泌肿瘤超声内镜表现
A. 肿瘤起源于黏膜下层；B. 肿瘤呈半球形隆起。

1. 病史　一般以腹泻、便秘、排便习惯改变等起病,部分患者伴腹痛、腹胀,也有部分患者无任何症状。

2. 辅助检查　主要根据病理结果诊断,并根据 Ki-67 指数、核分裂象计数和腺癌的标准将神经内分泌肿瘤分为 $G_1 \sim G_3$ 级。

八、鉴别诊断

1. 结直肠腺癌　瘤细胞缺乏 NET 的单形性核的特征,非典型性增加,伴有腺样分化,一般缺乏神经内分泌分化。瘤细胞癌胚抗原和上皮标志物等呈阳性。

2. 结直肠淋巴瘤　小的单形性淋巴细胞类似于神经内分泌肿瘤细胞,特别是在小的活检标本中。浸润的淋巴细胞共同抗原和其他淋巴细胞标志物呈阳性。

3. 结直肠小细胞癌　肿瘤细胞体积小,细胞核为圆形、卵圆形或梭形,少量胞质,核分裂象多,坏死常见,瘤细胞呈巢状或片状生长方式,细胞核 Ki-67 指数高表达。

4. 痔　无痛性、间歇性便后出鲜血,肛门肿物脱出,可伴肛门瘙痒、疼痛等不适。

5. 肛瘘　肛周溢液病史,可伴肛门瘙痒、胀痛等不适。

6. 结直肠息肉　多呈球形或乳头状,质软,可活动。

九、治疗

结直肠神经内分泌肿瘤治疗通常需要多学科、多方案联合治疗,目的是改善患者预后,延长患者生存时间及提高患者生活质量。

(一) 手术治疗

1. 内镜治疗　对直径<2cm 的结直肠神经内分泌肿瘤 可以考虑行内镜下切除,包括内镜黏膜下剥离术和内镜下黏膜切除术,均具有良好的安全性、有效性以及较高的切除率。对直径<2cm 的直肠神经内分泌肿瘤也可先行超声内镜检查,明确肿瘤浸润的深度,再决定内镜下或经肛门切除。对切除不完整,或者病理检查证实为 NEC 的,应按照腺癌行相应规范的根治术。

2. 手术治疗　对无法通过内镜下切除的结肠神经内分泌肿瘤,无论是否有远处转移,均推荐行手术治疗。若无远处转移,则行根治性切除术,切除范围及淋巴结清扫与结肠腺癌类似,若发生远处转移,则行姑息性切除,再针对转移灶行相应的治疗。对无法通过内镜及经肛切除且无远处转移的直肠神经内分泌肿瘤可行全直肠系膜切除的根治术,手术方式与直肠腺癌类似,有研究表明,对高级别合并远处转移的直肠神经内分泌肿瘤,切除原发灶并不能使患者生存获益。因此,针对有远处转移的直肠神经内分泌肿瘤,若无梗阻、出血等症状,不推荐行手术治疗。对术后病理检查为 NEC 或切缘阳性且肿瘤突破浆膜层、有区域淋巴结转移者,术后应考虑行相应的全身治疗。

3. 局部治疗　主要针对肝脏的转移病灶,目的在于减轻肿瘤负荷,并减少或预防与肿瘤生长及激素分泌相关的症状,主要包括手术切除,经导管动脉栓塞(transcatheter arterial embolization,TAE),经导管动脉化疗栓塞(transcatheter arterial chemoembolization,TACE),射频消融(radiofrequency ablation,RFA),肝移植等。在现有临床研究中并没有证实局部治疗的益处,但在临床实践中,肝脏局部治疗通常和其他治疗方式联合进行。对肿瘤较小且数量不多、可切除的肝转移灶,首选手术切除,如果有 90% 的肝转移灶可以切除,通常建议行减瘤手术;对小于 5cm 的肝转移灶可行 RFA,症状缓解率可达 70%~80%,缓解期可持续 10~11 个月;TAE 主要用于进展性不可切除的肝转移患者,对肝转移灶无法切除并且伴随明显症状无法经过药物控制时,可以选择 TACE,常用的药物包括顺铂和多柔比星;针对其他手段难以控制临床症状,并且全身情况良好、原发肿瘤已切除、同时无肝外转移的分化良好的神经内分泌肿瘤患者,肝移植可以作为一种治疗选择,5 年生存率约为 70%。在一项长期随访的非随机研究中发现,肝移植患者生存获益显著,10 年生存率达 51%,而非移植组仅为 22%。

(二) 化学治疗

化学治疗(简称化疗)主要用于分化较差的结

直肠神经内分泌肿瘤,对分化良好或增殖活性高的结直肠神经内分泌肿瘤效果较差。目前常用的是使用铂类联合依托泊苷(EP/EC 方案)作为一线治疗方案,在一项大型的回顾性研究中发现,使用 EP/EC 方案治疗 NEC 的客观缓解率为 31%,无进展生存时间中位数为 4 个月,总生存期中位数为 11 个月,并且卡铂与顺铂的疗效相当,但是毒性更低。然而大部分的患者都会产生耐药性,目前已知的有效的二线治疗方案较少,一般来说,在一线治疗停药 6 个月以上出现进展复发的,可以使用原方案继续治疗,若治疗无效或在短期内出现进展复发的,应尽快更换化疗方案。目前常用的二线化疗方案包括以替莫唑胺为基础的方案、FOLFIRI 方案、FOLFOX/CAPOX 方案等,但是使用这些方案观察的无进展生存时间总是低于 3 个月。

(三) 分子靶向与免疫治疗

1. 哺乳动物雷帕霉素靶蛋白(mammalian target of rapamycin,mTOR)抑制剂 依维莫司以往在临床上主要用于预防移植手术后排斥反应,近年来逐步发现其用于神经内分泌肿瘤具有较好的疗效。第二代 mTOR 抑制剂 CC-223 可抑制 $mTOR_1$ 和 $mTOR_2$,与第一代相比具有理论上的优势,有可能改善差异较大的 NET 的临床疗效。

2. 血管内皮生长因子(vascular endothelial growth factor,VEGF)抑制剂 VEGF 抑制剂贝伐珠单抗于 2004 年获得美国食品药品管理局批准用于转移性结直肠癌的联合化疗。与此同时,有研究证实了 VEGF 在胃肠道及肺神经内分泌肿瘤中的表达,并且其表达与预后不良相关。在一项Ⅲ期随机临床试验中,贝伐珠单抗联合奥曲肽组与干扰素联合奥曲肽组无显著性差异,但是贝伐珠单抗较干扰素有较高的缓解率、较长的治疗失败时间及较少的疲劳率。但贝伐珠单抗用于结直肠神经内分泌肿瘤似乎还需要更多的临床证据来支持。

3. 程序性死亡受体-1(programmed cell death-1,PD-1)/程序性死亡受体-配体 1(programmed death-ligand 1,PD-L1)抑制剂 最近研究发现了 PD-L1 在胃肠道神经内分泌肿瘤及低分化 NEC 中的表达,提示 PD-1/PD-L1 抑制剂有望成为新的免疫治疗药物。

(四) 生物治疗

1. 生长抑素类似物(somatostatin snalogue,SSA) 目前应用于临床的 SSA 主要包括奥曲肽和兰瑞肽,其主要通过与肿瘤细胞表面相应的生长抑素受体结合从而达到抑制肿瘤细胞增殖及减少激素释放的作用。SSA 具有良好的抗肿瘤活性,可以有效地抑制肿瘤的增殖以及缓解症状,在结直肠神经内分泌肿瘤中具有较高的应用价值,且安全性良好。在 2022 版的《中国胃肠胰神经内分泌肿瘤专家共识》中指出:无论是进展缓慢或未进展的胃肠胰神经内分泌肿瘤(推荐 Ki-67 指数<10%),均可以采用 SSA 进行抗增殖治疗,对存在类癌综合征的患者,长效奥曲肽可以明显降低其腹泻和潮红的发生率。

2. 干扰素 是一类糖蛋白,具有抗病毒、抑制细胞增殖、调节免疫及抗肿瘤作用,其最早在 20 世纪 80 年代用于治疗神经内分泌肿瘤,其症状控制率约 60%,但其肿瘤控制率只有 11% 左右。在 2005 美国国家综合癌症网络神经内分泌肿瘤指南中干扰素被认为是一种公认的治疗神经内分泌肿瘤的系统治疗方案,但在使用过程中,逐渐发现其不良反应较大,现已不作为一线的治疗方式,主要用于 SSA 耐药后或与 SSA 联合用于神经内分泌肿瘤的治疗。

3. 特罗司他乙酯 是一种色氨酸羟化酶抑制剂,可以抑制引起类癌综合征中的 5-羟色胺的合成,在一项国际多中心Ⅲ期随机对照试验中,特罗司他乙酯可明显减轻患者腹泻症状以及减少尿中 5-羟基吲哚乙酸的含量,且差异具有统计学意义。该药物于 2017 年被美国食品药品管理局批准用于单接受 SSA 疗法无法充分控制病情的类癌综合征腹泻成人患者的治疗,补充了单独使用 SSA 疗法症状控制不佳的不足,也是首个用于类癌综合征的口服药物。

4. 放射性核素肽受体介导治疗(peptide receptor radionuclide therapy,PRRT) 是一种基于生长抑素受体的治疗方法,目前已证实了大多数胃肠胰神经内分泌肿瘤高表达 SSTR,主要是 SSTR2,而 PRRT 正是通过核素标记的 SSA 与肿瘤表面的 SSTR 特异性结合,将大剂量放射性核素运送至肿瘤细胞,释放 α 射线或 β 射线,精准杀灭肿瘤。主要应用的放射性核素为 ^{90}Y 和 ^{177}Lu,常用的载体为奥曲肽、兰瑞肽、DOTATATE 等。

5. 溶瘤病毒疗法　是一种新型的基于病毒的免疫疗法,利用基因工程病毒来溶解肿瘤细胞,从而激活免疫系统,诱导机体产生一种抗肿瘤反应。talimogene laherparepvec(T-VEC)是一种经过基因修饰的 1 型单纯疱疹病毒,其在临床研究中显示出良好的安全性,于 2015 年成为首个被美国食品药品管理局批准的溶瘤病毒,用于首次手术后复发的黑色素瘤患者不可切除的皮肤、皮下和淋巴结病灶的局部治疗。在最近的一项关于 T-VEC 的体外细胞试验发现 T-VEC 可以感染、复制和溶解人的神经内分泌肿瘤细胞,而且在病毒浓度很低的情况下,可以表现出很高的溶瘤效率。目前尚未有针对 T-VEC 的临床试验,相信在不久的将来,T-VEC 有望成为神经内分泌肿瘤的一个新的治疗策略。

(张伟华　张春泽)

参考文献

[1] 李春雨,张有生.实用肛门手术学[M].沈阳:辽宁科学技术出版社,2005:187-189.
[2] RAMAGE J K,DE HERDER W W,DELLE FAVE G,et al. ENETS consensus guidelines update for colorectal neuroendocrine neoplasms [J]. Neuroendocrinology,2016,103(2):139-143.
[3] 雷蕾.直肠神经内分泌肿瘤超声内镜及临床特点分析[J].实用医院临床杂志,2019,16(6):18-20.
[4] SMITH J D. A retrospective review of 126 high-grade neuroendocrine carcinomas of the colon and rectum [J]. Ann SurgOncol,2014,21(9):2956-2962.
[5] SANSONE A,LAURETTA R,VOTTARI S,et al. Specific and non-specific biomarkers in neuroendocrine gastroenteropancreatic tumors [J]. Cancers(Basel),2019,11(8):1113.
[6] AYTAC E,OZDEMIR Y,OZUNER G. Long term outcomes of neuroendocrine carcinomas(high-grade neuroendocrine tumors)of the colon,rectum,and anal canal [J]. J Visc Surg,2014,151(1):3-7.
[7] 王麒宇,王亚旭.结直肠神经内分泌肿瘤的治疗进展[J].世界最新医学信息文摘(连续型电子期刊),2019,19(99):137-138.
[8] 中国临床肿瘤学会神经内分泌肿瘤专家委员会.中国胃肠胰神经内分泌肿瘤专家共识(2016年版)[J].临床肿瘤学杂志,2016,21(10):927-946.
[9] 吴子健,周明瑶,郑朝旭,等.直肠神经内分泌肿瘤的诊断与治疗研究进展[J].中华肿瘤杂志,2020,42(6):438-444.
[10] 高显华,刘连杰,张卫.直肠神经内分泌肿瘤的诊断和治疗进展[J].结直肠肛门外科,2020,26(2):128-132.
[11] 陈梦雪,葛献,周诛妍,等.经内镜黏膜下剥离术治疗直肠神经内分泌肿瘤的疗效及安全性[J].肿瘤防治研究,2020,47(3):181-184.
[12] 张荣贵,张修礼,黄启阳.直肠神经内分泌肿瘤的诊治[J].中华消化病与影像杂志(电子版),2018,8(5):210-212.

第四十九章

结直肠肛管少见肿瘤

第一节　结直肠间叶组织肿瘤

一、结直肠纤维瘤、纤维肉瘤

结肠纤维瘤是非常罕见的肿瘤,可能来自肥大肛乳头或脱垂性内痔的纤维性浸润,肿瘤有包膜,质韧,可轻度活动,卵圆形,小到中等大小,并且很少有溃疡形成倾向。肿瘤通常为单发并且生长缓慢。

在累及胃肠道的肉瘤中,纤维肉瘤是较为罕见的肿瘤之一。Stoller 和 Weinstein 报道了 1927—1954 年文献中的 21 例直肠纤维肉瘤并附加了他们自己的 2 个病例。1974 年 Espinosa 和 Quan 确定了唯一一例肛管纤维肉瘤。直肠纤维肉瘤最常见的症状是排便困难、疼痛、出血。肠镜检查可显示肿瘤呈腺癌表现,只有组织学检查可以明确检查。

二、结直肠平滑肌肉瘤

结直肠平滑肌肉瘤临床罕见,是一种起源于肠壁平滑肌、黏膜下平滑肌或肠壁血管平滑肌的恶性间叶组织肿瘤。结肠平滑肌肉瘤的发病率约为 0.45/100 万,而直肠发病率是结肠的 2 倍,其中以乙状结肠和横结肠多见。

结直肠平滑肌肉瘤起病隐匿,临床表现缺乏特异性。腹痛是最常见的临床表现,其次为下消化道出血。结直肠平滑肌肉瘤的临床症状易与结直肠癌相混淆,因此,对有上述表现者,应该建议尽快行结肠镜检查。

结直肠平滑肌肉瘤肠镜下根据肿瘤是否累及黏膜及程度而表现不一。若没有累及黏膜,肠镜下可表现为黏膜下肿块样,如可见腔外肿瘤突入肠腔,表面黏膜完整。若侵袭黏膜层但又未穿透,局部黏膜可有充血、水肿。30%~50% 的结肠平滑肌肉瘤可累及黏膜,与结肠癌的肠镜下表现类似。

结直肠平滑肌肉瘤的根治性切除率为 50%~60%。对结肠和中高位直肠平滑肌肉瘤建议行根治性切除。但对可能需要切除肛门的低位直肠和肛管直肠平滑肌肉瘤是否需要行腹会阴联合切除术还存在争议。有学者认为腹会阴联合术切除适合于肿瘤直径大于 5cm、病理分级高等具有不良预后因素的患者,而对直径小于 2cm、病理分级低、浸润浅($<T_2$)等特点的肿瘤可以考虑局部切除。

第二节　脂肪源性肿瘤

一、流行病学

结直肠脂肪瘤是一种起源于间叶组织的良性肿瘤,发生缓慢,极少恶变,通常单发,偶有多发。发病率为 0.035%~0.15%。它可以发生在胃肠道的任何部位,但以结肠多见,盲肠和升结肠最好发。

二、病因

病因尚不明确,有学者认为可能与全身脂肪代谢障碍、惠普尔病(Whipple disease)和肠营养不良有关。

三、临床表现

大多数胃肠道脂肪瘤没有症状,多在尸体解剖或因其他病变进行手术时偶然发现。当肿瘤大于2cm时,约有1/3的肿瘤会引起症状,主要包括便秘、腹泻、腹痛及直肠出血等。出现可触及的肿物可能是脂肪瘤本身、粪便嵌顿或直肠套叠导致。

四、辅助检查

1. 钡剂灌肠检查 通常可将脂肪瘤与其他类型肿瘤区别开,低张水灌肠技术可利用脂肪和水的不同吸收系数区分:含有脂肪组织的病变表现为相对较强的放射透射性,荧光镜检查肿瘤形状可随着肠蠕动或人为压迫而改变,即所谓的"挤压征"。

2. 结肠镜检查 脂肪瘤的内镜特征有"垫子征""帐篷征""裸露脂肪征"。

五、诊断与鉴别诊断

胃肠道脂肪瘤的好发年龄、临床症状没有特征性表现,从临床表现不易与结肠恶性肿瘤鉴别,需要依靠影像学及病理组织学检查作出诊断。

六、治疗

胃肠道脂肪瘤除非出现溃疡,一般无须治疗。然而,当有症状时,通常需要局部切除或结肠切开术加脂肪瘤切除术。当肿瘤有蒂时,可行基底部结扎及肿物切除,如果脂肪瘤局限于直肠壁,则可以应用直肠切开术加脂肪瘤切除术。

第三节 结直肠淋巴瘤

一、流行病学

胃肠道淋巴组织含量丰富,其淋巴细胞甚至高于任何免疫器官,所以原发性胃肠道淋巴瘤是最常见的。发生于淋巴结以外的淋巴瘤,其中胃部是原发性胃肠道淋巴瘤的最好发部位,小肠、结肠次之,直肠最为少见。在流行病学方面,直肠淋巴瘤好发于男性,男女比例为(1.5~2):1;好发年龄比胃淋巴瘤小,多在40~60岁,且比结直肠腺癌的发病年龄要早10年。

二、病因及发病机制

结直肠淋巴瘤的确切病因及发病机制尚未明确,可能与电离辐射、化学相关致癌物质及病毒感染等相关。胃肠道感染、EB病毒与淋巴瘤发病有密切的关系,由于病毒抗原的刺激,可以引发免疫反应,进而使淋巴组织活跃、增生,最终导致淋巴瘤。目前已经明确的与原发性结直肠淋巴瘤相关的危险因素包括炎性肠病(溃疡性结肠炎、克罗恩病等)和免疫抑制(获得性免疫缺陷综合征、长期大量使用糖皮质激素等)。

三、辅助检查

1. MRI检查 MRI表现为黏膜下层结节或肿块,管壁增厚,黏膜肥大或弥漫浸润,也可形成溃疡,区域淋巴结肿大也较为常见;T_1加权像呈等、低信号,而T_2加权像呈等、稍高信号,由于淋巴组织中的血管少而细,增强MRI主要呈轻到中度强化。

2. CT检查 病变有向深层浸润的性质,故可表现为肠壁广泛或局限性增厚,增厚的程度通常比胃、小肠淋巴瘤更为明显,比较典型的生长方式为肿瘤沿肠壁呈环形或块状生长,边界较清晰,密度稍低同肌肉,多呈密度均一的肿块。增强动脉期B细胞来源的淋巴瘤CT表现具有一定特异性,呈轻度均质强化,边缘清晰;而T细胞来源的淋巴瘤动脉期病灶多呈不均匀强化,其表现与结直肠癌相似,较难鉴别。

3. X线钡剂检查 大致可表现为肿块性、浸润性、溃疡性及息肉性改变。肿块常为宽基底,浅表可见许多粗大迂曲的黏膜,偶见细小溃疡,边界可见锐利的隆起型肿块;病变也可蔓延至黏膜下浸润性生长,胃肠壁僵硬、厚度增加,黏膜皱襞粗大、迂曲,表面可见细小结节、溃疡;溃疡性改变通常形态较大、深浅不一,边界锐利,与正常组织界限不清;息肉结节性改变正面形似鹅卵石,呈圆形透亮影,大小不一,而侧面为半球状,表面光滑。也有部分学者提出肠道淋巴瘤较为特征性的征象为动脉瘤样改变。

四、诊断

当前国内外的原发性结直肠淋巴瘤的诊断均根据 1961 年的 Dawson 诊断标准:①无浅表淋巴结肿大;②外周血白细胞分类正常;③肝脾无肿大(需要除外原发性淋巴瘤Ⅳ期浸润肝脾所引起的肿大);④胸部 X 线片证实无纵隔淋巴结肿大;⑤手术时除区域淋巴结受累外未发现其他肿块。结直肠淋巴瘤的确诊"金标准"为病理活检。

我国曾报道 1 例罕见的表现为肛周脓肿的结外 NK/T 细胞淋巴瘤鼻型(图 49-3-1)。结外 NK/T 细胞淋巴瘤鼻型的直肠受累很少见。因此这些患者出现直肠症状时,可能首先考虑源于良性疾病,如直肠瘘、肛周脓肿。由于结外 NK/T 细胞淋巴瘤鼻型早期症状不典型,诊断困难,容易被误诊为常见良性疾病。这例病例中的患者起初因肛周肿痛行肛周脓肿切开引流术,术后出现间断性肛门出血、发热。后经多次手术治疗,最终通过病理(图 49-3-2)、免疫组化和原位分子杂交检测 EB 病毒编码的 RNA,确诊为结外 NK/T 细胞淋巴瘤鼻型,临床分期Ⅳ期。确诊后虽及时采用了化疗,但在第一次化疗中出现严重的不耐受并终止了化疗。患者在出现症状 9 个月后,最终不幸死亡。因此,临床中遇到类似疾病应高度谨慎,尽早明确疾病诊

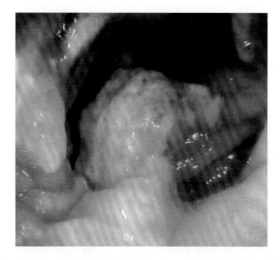

图 49-3-1　肛周脓肿的结外 NK/T 细胞淋巴瘤鼻型(肠镜下肛缘糜烂组织)

断,为疾病治疗争取宝贵的时间。

五、治疗

原发性结直肠淋巴瘤的治疗在临床上尚无统一标准,但大多数学者提出以手术为主的综合治疗是较为有效的方案,认为单一治疗均存在各自的短板和弊端,而综合治疗可以优势互补,显著提高原发性结直肠淋巴瘤患者的生存期。首先手术治疗可直接切除病灶,且更易于分级分期,对后续治疗和判断预后有提示意义,对放化疗导致的并发症(出血、穿孔、梗阻)有一定的预防作用。此外,若为不能排除恶性肿瘤者,在全身情况允许和无转移的情况下,进行手术探查是一种明确诊断和了解病变范围的有效手段。化疗对维护器官功能稳定、抑制

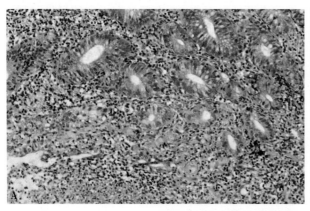
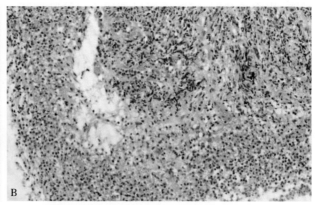

图 49-3-2　肛周脓肿的结外 NK/T 细胞淋巴瘤鼻型病理表现
A. 直肠黏膜示中-重度急、慢性炎;B. 伴炎性坏死及炎性肉芽。

淋巴结及可能存在的微小病灶转移等方面的作用是外科治疗所达不到的。因此,研究人员提出了对早期患者可以采取化学治疗的观点,而恶性程度较高的淋巴瘤对化疗药物更加敏感,进行全身化疗仍作为一种重要的治疗手段。目前通常将化学治疗作为术后的辅助治疗或联合其他方法共同应用,尤其是对Ⅱ期以上的直肠淋巴瘤患者,术后放、化疗可有效防止复发和转移,对改善预后有显著作用。

第四节　神经源性肿瘤

一、神经纤维瘤

神经纤维瘤是良性的神经鞘肿瘤。1882年Von Recklinghausen最先描述发生于结直肠的神经纤维瘤。肠道的病变来源于黏膜下或肌层。当肿瘤增大时,覆盖的黏膜可出现溃疡及出血。肠套叠可引起肠梗阻,肉瘤变是一个可识别的并发症。治疗上可进行肿瘤的局部切除,若一段结肠有一大群肿瘤,可采用结肠切除。

二、节细胞神经瘤

节细胞神经瘤是细胞外胚层的肿瘤,极少见于结肠。由神经纤维、神经鞘、节细胞组成。可发生于任何年龄,以成人为多。成人结肠节细胞神经瘤有三个亚型:息肉样节细胞神经瘤、节细胞神经瘤息肉病和弥漫性节细胞神经瘤病。肠道弥漫性节细胞神经瘤病的主要症状是严重的腹泻。也有报道称肠道弥漫性节细胞神经瘤病与结直肠癌有关,是一种癌前病变。

三、颗粒细胞瘤

颗粒细胞瘤是一种组织发生不明确的少见肿瘤。1926年Abrikossoff最先描述,由于类似于原始肌母细胞并近似于横纹肌而命名。约50%的颗粒细胞瘤发生于口腔和鼻咽部,胃肠道受累很罕见。Yanai-Inbar等发现累及大肠的颗粒细胞瘤主要位于近端结肠部位。在结肠,颗粒细胞瘤呈黄白色的黏膜下结节,通常直径小于2cm。多数肿瘤是偶然发现的,但可发生腹痛和出血症状。可发生恶性变,但很少见。治疗以局部切除为主。

（江滨　陈艳妮）

参考文献

[1] 徐亚伟,陈美娟,李嘉猷.皮肤恶性T细胞淋巴瘤伴直肠类癌、前列腺癌1例报告[J].中国综合临床,2000,16(5):382.

[2] GREENSON J K. Gastrointestinal stromal tumors and other mesenchymal lesions of the gut [J]. Mod Pathol, 2003,16(4):366-375.

[3] VASSOS N,AGAIMY A,HOHENBERGER W,et al. Extraabdominal lymph node metastasis in gastrointestinal stromal tumors(GIST)[J]. J GastrointestSurg,2011,15(7):1232-1236.

[4] PAPAXOINIS G,NIKOLAOU M,LIANOS E,et al. Two cases of complete response after imatinib mesylate treatment of advanced GIST [J]. Anticancer Res,2006,26(6C):4869-4872.

[5] FARAJ W,EL-KEHDY J,NOUNOU G E,et al. Liver resection for metastatic colorectal leiomyosarcoma:a single center experience [J]. J GastrointestOncol,2015,6(5):E70-E76.

[6] 周皎琳,邱辉忠,孙健,等.结直肠非霍奇金淋巴瘤32例诊治分析[J].中华外科杂志,2011,49(4):290-294.

[7] CAI S,CANNIZZO F J,BULLARD D K,et al. The role of surgical intervention in non-Hodgkin's lymphoma of the colon and rectum [J]. Am J Surg,2007,193(3):409-412.

[8] 王宝贵,丁庆刚,崔青皓,等.原发性结直肠非霍奇金淋巴瘤的诊治和预后分析[J].中华普通外科杂志,2004,19(10):20-22.

[9] 王石磊.原发性胃肠道恶性淋巴瘤的X线钡剂、CT检查及病理基础[J].实用中西医结合临床,2017,17(3):111-112.

[10] LIU Y N,ZHU Y,TAN J J,et al. Extranodal natural killer/T-cell lymphoma(nasal type)presenting as a perianal abscess:a case report [J]. World J Clin Cases,2019,7(8):992-1000.

[11] DE LA PORTILLA F,RADA R,VEGA J,et al. Evaluation of the use of posterior tibial nerve stimulation for the treatment of fecal incontinence:preliminary results of a prospective study [J]. Dis Colon Rectum,2009,52(8):1427-1433.

[12] BRUSCIANO L,LIMONGELLI P,PESCATORI M,et al. Ultrasonographic patterns in patients with obstructed defaecation [J]. Int J Colorectal Dis,2007,22(8):969-977.

第五十章

结直肠间质瘤

结直肠间质瘤归属于胃肠间质瘤（gastrointestinal stromal tumor, GIST）的范畴。GIST 是一类独立起源于胃肠道原始间质干细胞并呈非定向分化的消化道间叶肿瘤，是消化道最常见的间叶源性肿瘤。

一、历史

1983 年，美国的病理专家 Mazur 和 Clark 最早将这种缺乏平滑肌细胞超微结构和缺乏神经鞘瘤免疫组织化学特征的非上皮肿瘤称为"胃肠间质瘤"。1998 年，日本学者 Hirota 等报道 GIST 含有活化的酪氨酸激酶受体（c-kit）突变，同时发现这种突变在 GIST 的发病机制中发挥着关键性的作用。Heinrich 等于 2003 年报道，在 c-kit 基因突变缺失的 GIST 中出现可激活下游信号传导、与肿瘤进展相关的细胞遗传学改变的血小板源性生长因子受体-α（platelet-derived growth factor receptor-α, PDGFRα）基因突变，因此，这种新的突变被认为是与 c-kit 突变相互排斥的另一种 GIST 发病机制。以上这两个重要研究的发现，不仅使人们真正揭开了 GIST 的面纱，而且为后续分子靶向药物的精准治疗提供了作用靶点。

二、流行病学

GIST 发病率（10~15）/1 000 000，约占消化道原发肿瘤的 2%，但近年来逐渐有增高趋势，可发生于各年龄段，多发于 60~65 岁老年人，男女无差异，青少年少见，但年龄越小发病其肿瘤恶性程度越高。GIST 可以发生在消化道任何部位，间质瘤发生部位由高到低依次是胃、空肠、十二指肠、回肠、结肠及直肠。近期研究发现，直肠间质瘤的 5 年生存率最高、为 92.4%，胃间质瘤 83.5%，小肠间质瘤 81.3%，结肠间质瘤的 5 年生存率最低、为 65.9%，并与肿瘤直径大小及分化程度呈正相关。

三、病因与发病机制

目前多认为其发病机制与 c-kit 或 PDGFRα 的基因突变关系密切。绝大多数 GIST 存在 c-kit 基因（85%~95%）或 PDGFRα 基因（5%~10%）的突变。c-kit 基因最常见的突变位点是外显子 11（50%~70%），其次是外显子 9（7%），还有一些比较罕见的突变位于外显子 13 和 17（2%）。而 PDGFRα 基因突变绝大部分位于外显子 18，还有少部分位于外显子 12 及外显子 14，且对一线酪氨酸激酶抑制剂（tyrosine kinase inhibitor, TKI）如伊马替尼耐药。此外，另有部分 GIST 无法检测出 c-kit 或 PDGFRα 基因突变（10%~15%），称为野生型 GIST（WT-GIST），其对 TKI 不敏感，甚至耐药。

四、分级

GIST 的危险程度分级可指导临床治疗方法的

选择。现根据中国临床肿瘤学会胃肠间质瘤专家委员会制定《中国胃肠间质瘤诊断治疗共识（2017年版）》，按照肿瘤的大小、核分裂象比例及发病部位进行分级（表 50-0-1）。

表 50-0-1　原发胃肠间质瘤危险度分级

危险度分级	肿瘤大小/cm	核分裂象数/50HPF	原发肿瘤部位
极低	≤2	≤5	任何部位
低	2.1~5.0	≤5	任何部位
中	2.1~5.0	6~10	胃
	<2	6~10	任何部位
	5.1~10.0	≤5	胃
高	任何	任何	肿瘤破裂
	>10	任何	任何部位
	任何	>10	任何部位
	>5	>5	任何部位
	2.1~5.0	>5	非胃原发
	5.1~10.0	≤5	非胃原发

五、临床表现

1. 症状　结直肠间质瘤的部位、大小、生长方式不同，临床表现也各异，大部分患者早期无明显临床症状，一经诊断大多已经为恶性。其最常见的症状为腹部隐痛不适，或伴有消化不良、食欲减退、恶心、腹胀、反酸、烧心、早饱等，严重者出现肠梗阻、肠套叠和下消化道出血等。

2. 体征　主要体征为腹部包块、肠梗阻、便血、肠穿孔、肛门坠胀等非特异性表现，也可无任何体征而在体检偶然发现。低位直肠间质瘤通过直肠指检可触及。

六、辅助检查

1. 病理及免疫组织化学检测　NCCN 指南推荐病理学作为 GIST 诊断的"金标准"。CD117 是 GIST 最重要的免疫组织化学检测指标，94%~98% 的 GIST 呈现 CD117 蛋白表达阳性，有良好的灵敏度和特异度，而在腹腔其他肿瘤中此蛋白很少表达。CD34、DOG1、S-100、SMA 等标志物可用于 GIST 的鉴别及辅助诊断。

2. 基因检测　对预测 GIST 患者自然预后及靶向治疗反应均有重要指导作用。基因检测位点至少应包括 c-kit 基因第 9、11、13 和 17 号外显子以及 PDGFRα 基因第 12、18 号外显子。

3. 超声内镜检查　超声内镜能清晰地显示 GIST 的起源部位与周围脏器及组织的关系，能很好地发现黏膜下的肿瘤性变性，但对浆膜下、腹盆腔深部的病变及其周围情况不能明确发现。近年来出现了对比增强超声内镜）和超声内镜弹性成像等新技术。

4. 影像学检查　主要包括 CT、MRI 和 PET/CT，常用于评估靶向治疗效果及肿瘤是否发生转移。其中 CT 是 GIST 诊断和随访的主要成像方式，PET/CT 是目前诊断 GIST 和评估分子靶向药物疗效最敏感的方法，在 GIST 的诊断分期、预测恶性潜能、治疗决策、疗效评估及随访监测中有重要价值，尤其是分期及早期疗效评估。对直肠间质瘤的诊断 MRI 优于 CT，MRI 通过三维成像，直观反映病变与周围脏器的关系，对病灶定位和范围及囊性部分的诊断均优于 CT。

5. 内镜检查　GIST 在普通光学内镜检查中常表现为覆盖有正常黏膜的非特异性光滑凸起，这与其他类型的黏膜下肿物极其相似。因此，内镜检查对 GIST 鉴别诊断提供的信息不足。但 GIST 的一些恶性特征可以在内镜检查中发现，如不规则的边界、溃疡、病灶增大。

6. 其他　动态增强超声技术在传统超声基础上引入增强对比剂，目前主要应用于抗血管生长药物在肿瘤治疗中的疗效评估。

七、诊断

结直肠间质瘤的确诊主要依赖病理形态学、免疫组化染色的联合。凡结直肠肿瘤具有形似平滑肌和/或神经的梭形肿瘤细胞和上皮样肿瘤细胞、CD117 阳性（或 CD117 阴性而 CD34 阳性）且伴平滑肌和神经双向分化或无分化者即可诊断 GIST。

八、鉴别诊断

1. 结直肠癌　患者多有恶性消耗、排便习惯改变、便血、腹部包块等临床表现，肠镜可见黏膜的恶性溃疡及浸润病灶，再配合组织活检及免疫组化检查多可确诊。

2. 结直肠平滑肌瘤　恶性间质瘤细胞体积小，种类单一，无明显异型性及恶性表现。而平滑肌肉瘤则相反，有显著的形态异常及恶性表现。目前癌基因产物 p53 蛋白的过度表达也可作为一项客观指标。恶性间质瘤免疫组化特点为绝大多数 desmin 和 S-100 均为阴性，大多数肿瘤 CD117 和 CD34 为强阳性，极少数出现 actin 阳性，而平滑肌肉瘤免疫组化则表现 desmin 或 actin 强阳性，少数 CD117 或 CD34 为阳性。

3. 恶性神经膜瘤　该肿瘤细胞形态呈梭形或多边形，核形细长，呈旋涡状或栅栏排列，而恶性间质瘤则呈多型性表现，无明显的旋涡状排列，并可见多核瘤巨细胞。免疫组化染色可表达 S-100 蛋白，而不表达肌源性抗原。

4. 结直肠施万细胞瘤　该瘤无明显的栅栏状形态特点，其最特征的表现是瘤组织周围有丰富的淋巴细胞聚集，形成淋巴袖套，瘤细胞交叉束状、波浪状排列，仅偶尔呈栅栏状趋势，核两端尖，其免疫表型为 S-100、PGP95 弥漫阳性，CD117、CD34 阴性。

5. 肛管黑色素瘤　该瘤常呈双向分化，与 GIST 混合型相似，也可表达 CD117。但该肿瘤较易出现色素，瘤细胞核仁大而明显，HMB45 阳性，CD34 阴性。

九、治疗

NCCN 指南提出，所有疑似 GIST 的患者，需要接受具有肉瘤诊疗经验的多学科综合治疗协作组的评估，以决定进一步处理原则。对外科切除无显著风险者可直接切除，并根据病理决定后续治疗；对外科切除伴显著风险者，需要评估其是否可能从术前伊马替尼治疗中获益，从而决定是直接手术还是活检后使用术前伊马替尼治疗；对不可切除或转移性 GIST，在活检后开始靶向药物治疗。

(一) 手术治疗

到目前为止，外科手术切除仍是最有效、最直接、最主要的治疗方法，完整肿瘤切除并保证镜下切缘阴性是治疗 GIST 的"金标准"。手术切除方法包括开放手术、腹腔镜下切除手术及胃肠镜下切除手术。

1. 开放手术　外科开放手术切除局部原发 GIST 一直是标准术式，能进行局部肿瘤的 R_0 切除，甚至可以行转移病灶的同时性切除，特别适用于肿瘤较大（>5cm）、位置特殊的患者，如食管胃连接处、十二指肠、直肠肛管等腹腔镜及内镜难以操作及部分肝转移的患者，手术要求切缘距离肿瘤>2cm，保证切缘无肿瘤残留。一般不进行淋巴结清除。但是对于琥珀酸脱氢酶（succinate dehydrogenase，SDH）缺陷型 GIST 患者，特别是儿童，其淋巴结转移率较高。开腹手术的缺点在于存在创伤大、术后康复时间较长、并发症较高等。

2. 腹腔镜治疗　与传统手术相比，腹腔镜治疗具有创伤小、疗效好等优势。腔镜下线形切割闭合器的出现，使 GIST 腔镜手术楔形切除变得简单，既往研究报道，对 GIST 患者施行腹腔镜胃腔外胃楔形切除术（extraluminal laparoscopic wedge resection，ELWR），手术有效、微创，安全，手术创伤及手术时间均优于开腹手术。《胃肠间质瘤规范化外科治疗中国专家共识（2018 版）》指出，选择腹腔镜手术治疗 GIST 时应严格掌握其适应证且操作应谨慎、规范，肿瘤较大、操作难度较大或需要行联合器官切除者不推荐使用腹腔镜。

3. 内镜手术　与外科手术相比，镜下治疗 GIST 具有操作时间短、创伤小、术后恢复快等优点。包括内镜黏膜下剥离术、内镜下全层切除术、内镜黏膜下经隧道切除术、内镜黏膜下挖除术等。

内镜手术适应证：①肿瘤直径<3cm；②质地均匀、边界清晰；③肿瘤腔内生长为主；④无消化道外侵袭；⑤无远处转移征象。但胃肠镜下 GIST 切除仍然在不断争议中前行，一般来说 2cm 以下的 GIST 可考虑该手术，但如何区分肿瘤边界、保证边界清晰、包膜完整是其面临的主要问题。

4. 腹腔镜及内镜联合手术　将腔镜及内镜的功能互补，发挥内镜定位优势，使腔镜手术简单化；同时双镜联合又能很好解决内镜手术所带来的穿孔及出血等并发症，为内镜手术保驾护航。双镜联合适应现代外科手术精准、微创及快速康复理念，保证术中定位精确及手术创伤的最小化。

尽管手术治疗可以将一部分 GIST 治愈,但仍存在 40% 的复发率,大多发生在术后 5 年内。

(二) 靶向药物治疗

1. 伊马替尼 是通过竞争性抑制 ATP 的结合,抑制酪氨酸激酶及其受体磷酸化,中断下游细胞增殖。目前推荐其用于进展期、转移、复发和中-高危风险 GIST 患者的一线标准治疗药物。

(1) 适应证:①术前辅助治疗:术前伊马替尼治疗可缩小肿瘤体积,缩小手术范围,减少术中出血,将不可切除的 GIST 转换成可切除,减少多器官切除的可能性;②术后辅助治疗:Z9001 试验也发现术后服用伊马替尼可显著延长患者的无复发生存率。

(2) 剂量与疗程:对不能切除和/或转移的恶性 GIST 患者,伊马替尼的推荐剂量为 400mg/d。在治疗后未能获得满意的反应,如果没有严重的药物不良反应,剂量可考虑从 400mg/d 增加到 600mg/d 或 800mg/d。对 GIST 患者,伊马替尼应持续治疗,除非病情进展。对 GIST 完全切除术后成人患者辅助治疗的推荐剂量为 400mg/d。建议治疗的持续时间至少为 36 个月。

(3) 不良反应:常见不良反应包括恶心、胃痛、呕吐、腹泻、头痛、肌肉或关节疼痛、肌肉痉挛、疲惫、头晕、视物模糊、乏力、皮疹、流感样症状、鼻塞或鼻窦疼痛。严重不良反应包括严重起疱的皮疹、皮肤和巩膜发黄(黄疸)、消化道出血、气短、乏力、严重头痛、肿胀、严重的流感样症状、容易瘀伤或出血、快速心跳、极度疲倦、体重增加、深色尿液。

2. 舒尼替尼 是一种新型 TKI 多靶点靶向药物。ESMO 及 NCCN 指出患者经伊马替尼治疗一段时期后,病情开始进展或不耐受伊马替尼时,可更换临床二线药物舒尼替尼。

(1) 适应证:对于标准剂量的伊马替尼治疗后出现广泛进展的 GIST 患者,建议换用舒替尼或选择伊马替尼增加剂量治疗,且将伊马替尼加量治疗放在换用舒尼替尼治疗之后,优先考虑换用舒尼替尼治疗。

(2) 剂量与疗程:推荐剂量是 50mg,每日 1 次,口服;服药 4 周,停药 2 周(4/2 给药方案)。

(3) 不良反应:疲劳、乏力、发热、腹泻、恶心、黏膜炎或口腔炎、呕吐、消化不良、腹痛、便秘、高血压、外周水肿、皮疹、手足综合征、皮肤褪色、皮肤干燥、毛发颜色改变、味觉改变、头痛、背痛、关节疼痛、肢端疼痛、咳嗽、呼吸困难、厌食和出血。

3. 瑞戈菲尼 是 GIST 治疗的三线治疗多靶点药物。

(1) 适应证:用于不可切除且对其他 TKI 耐药的 GIST 患者的治疗及对伊马替尼和舒尼替尼治疗均无效的外显子 17 突变的 GIST 患者。

(2) 剂量与疗程:推荐剂量:口服,160mg/d,每日 1 次,用药 3 周,停药 1 周,4 周为 1 周期。与低脂早餐共服。

(3) 不良反应:最常见不良反应(≥30%)是乏力/疲乏、食欲减退和食物摄入量少、手足皮肤反应(掌足红肿)、腹泻、口腔黏膜炎、体重减轻、感染、高血压和发音困难。早期临床试验观察到本品最常见的不良反应是皮肤毒性(手足皮肤反应、皮疹脱屑、脱发),疲劳,高血压,黏膜炎,腹泻和甲状腺功能障碍。

4. 阿伐普利尼 是新一代口服、强效、高选择性的 TKI,可高选择性抑制 KIT 和 PDGFRα 蛋白活性。对 c-kit 和 PDGFRα 基因突变的 GIST 均有抑制作用,与现有的其他 TKI 相比,尤其对 PDGFRα 外显子 18 突变(包括 D842V 突变)和 c-kit 基因 D816V 突变高度敏感。

5. 其他治疗药物 如尼罗替尼、多韦替尼、达沙替尼等针对 GIST 中不同突变靶点的新型药物,但这些药物多数都处于 I 期或 II 期临床试验中,期待他们拥有更好表现走向临床应用。

(三) 其他治疗措施

近年来,也有关于放射治疗在局部进展及 TKI 耐药 GIST 患者中的应用,特别是对不能耐受 TKI 治疗或 TKI 耐药患者、不可手术切除、R_1 或 R_2 术后及复发患者,当其他治疗措施无效时,可考虑放射治疗。而放射治疗能否走得更远,仍需要进一步研究。

免疫治疗也正受到越来越多的 GIST 研究者关注。研究显示,使用抗 CD40 抗体封闭 CD40,可激

活携带 *c-kit* 基因外显子 11 突变的小鼠模型体内肿瘤相关巨噬细胞,激的巨噬细胞可在体外直接抑制肿瘤细胞生长。GIST 免疫治疗从实验室走向临床,还有很多工作要做,相信其会给 GIST 患者带来新的治疗契机。

(江滨　皇甫少华)

参考文献

[1] MAZUR M T,CLARK H B. Gastric stromal tumors. Reappraisal of histogenesis [J]. Am J Surg Pathol, 1983,7(6):507-519.

[2] HIROTA S,ISOZAKI K,MORIYAMA Y,et al. Gain-of-function mutations of c-kit in human gastrointestinal stromal tumors[J]. Science,1998,279(5350):577-580.

[3] HEINRICH M C,CORLESS C L,DUENSING A,et al. PDGFRA activating mutations in gastrointestinal stromal tumors [J]. Science,2003,299(5607):708-710.

[4] 滕世峰,李新星,张言言,等.不同解剖段胃肠间质瘤患者术后生存比较分析[J].外科理论与实践,2017, 22(1):62-65.

[5] LASOTA J,MIETTINEN M. Clinical significance of oncogenic KIT and PDGFRA mutations in gastrointestinal stromal tumours [J]. Histopathology,2008,53(3): 245-266.

[6] LASOTA J,MIETTINEN M. Clinical significance of oncogenic KIT and PDGFRA mutations in gastrointestinal stromal tumours [J]. Histopathology,2008,53(3): 245-266.

[7] TAJIMA S,OHATA A,KODA K,et al. Myxoid epithelioid gastrointestinal stromal tumor harboring an unreported PDGFRA mutation:report of a case and review of the literature[J]. Int J Clin Exp Pathol,2015,8(5):5821-5829.

[8] 中国临床肿瘤学会胃肠间质瘤专家委员会.中国胃肠间质瘤诊断治疗共识(2017年版)[J].肿瘤综合治疗电子杂志,2018,4(1):31-43.

[9] 赵文毅,赵刚,汪明.美国国家综合癌症网络软组织肉瘤临床实践指南(2019年第6版)胃肠间质瘤内容介绍与更新解读[J].中华胃肠外科杂志,2020,23(9):866-871.

[10] 周晓军.胃肠道间质肿瘤的病理诊断和预后[J].医学研究生学报,2010,23(5):449-451.

[11] 陈家驹,沈朝勇,陈卉娇,等.179 例胃肠间质瘤临床病理特征及基因突变类型分析[J].四川大学学报(医学版),2016,47(2):275-278.

[12] YEGIN E G,DUMAN D G. Small EUS-suspected gastrointestinal stromal tumors of the stomach:An overview for the current state of management [J]. Endosc Ultrasound,2016,5(2):69-77.

[13] 母青林,刘剑.多层螺旋 CT 在胃肠道间质瘤术前诊断中的价值[J].中国 CT 和 MRI 杂志,2016,14(2): 109-111.

[14] 邢攸刚.胃肠道间质瘤患者的 CT 及 MRI 表现及影像学诊断价值分析[J].临床研究,2020,28(10):141-143.

[15] JOENSUU H,MARTIN-BROTO J,NISHIDA T,et al. Follow-up strategies for patients with gastrointestinal stromal tumour treated with or without adjuvant imatinib after surgery [J]. Eur J Cancer,2015,51(12):1611-1617.

[16] 曹晖,高志冬,何裕隆,等.胃肠间质瘤规范化外科治疗中国专家共识(2018 版)[J].中国实用外科杂志, 2018,38(9):965-973.

[17] 刘加夫,张声.WHO(2019)消化系统肿瘤分化尚不确定肿瘤分类解读[J].临床与实验病理学杂志,2020 (10):1135-1137.

[18] 沈琳,曹晖,秦叔逵,等.中国胃肠间质瘤诊断治疗共识(2017 年版)[J].肿瘤综合治疗电子杂志,2018,4 (1):31-43.

[19] 宋树祥,陈平.改良腹腔镜经黏膜下隧道切除胃间质瘤临床分析[J].中华普外科手术学杂志(电子版), 2016,10(6):505-508.

[20] 曹晖,高志冬,何裕隆,等.胃肠间质瘤规范化外科治疗中国专家共识(2018 版)[J].中国实用外科杂志, 2018,38(9):965-973.

[21] 曹晖,汪明.双镜联合技术在胃肠道间质瘤诊治中的应用及评价[J].中国实用外科杂志,2012,32(1): 63-65.

[22] 段怡.胃肠道间质瘤与胃肠道外间质瘤的临床病理特征及预后分析[D].泸州:西南医科大学,2020.

[23] 庄云峰.高危胃肠间质瘤术前伊马替尼治疗疗效分析[D].乌鲁木齐:新疆医科大学,2020.

[24] 陶凯雄,张鹏,李健,等.胃肠间质瘤全程化管理中国专家共识(2020 版)[J].中国实用外科杂志,2020,40(10):1109-1119.

[25] 董智,李健.胃肠间质瘤领域新药临床研究的现状与进展[J].中华胃肠外科杂志,2020,23(9):911-916.

第五十一章

肛门直肠损伤

肛门直肠损伤是指肛门直肠受到外界各种致伤因素作用引起的皮肤、肛周肌群、肛管、直肠肠壁等组织结构破坏导致的局部血肿、感染和全身炎症中毒反应、肛门功能异常等一系列表现。

肛门直肠损伤较其他的脏器损伤少见，占腹部外伤的 0.5%~5.5%，战争时期可达 10% 左右。肛门直肠位于消化道末端，位置低，紧贴盆腔骶骨凹陷处，有骨盆及周围肌肉保护，诊断较为困难，常易漏诊，治疗较为复杂，合并症多，死亡率可达 4%~22%。

肛门直肠损伤有如下特征：①直肠内容物为粪便，细菌含量极高，损伤后容易形成感染；②直肠下段周围有许多相互交通的间隙，血供差，容易形成感染，而且感染容易向周围间隙扩散；③常合并周围脏器损伤，如骨盆骨折、膀胱和尿道损伤；④因发病率较低，容易造成漏诊，而且容易处理不当，造成严重并发症。

一、病因

1. 锐器伤 多发生于跌倒、高处坠落等意外事故时，碰撞在利器上刺伤肛门直肠，或人为使用锐器直接损伤肛门直肠，或因直肠内边缘锐利的异物损伤肠管。在战争时期多见于枪弹、炮弹、刺刀匕首导致的损伤。

2. 钝器伤 如臀部挤压伤、骨盆骨折、分娩时会阴撕裂、重物撞击等。当剧烈呕吐、举重等腹压极高的情况下，甚至能发生自发性破裂。

3. 医源性损伤 医源性肛门直肠损伤是指因盆腔内、会阴部、肛门直肠和骶尾部各种手术操作时产生的误伤。纤维结肠镜、肛门测压、灌肠等置入不慎或用力过大可刺破直肠；在组织活检及内镜下电灼、套扎等操作时，也可发生损伤；肛门直肠肿瘤接受放射治疗后可导致放射性肠炎，甚至穿孔。

二、分类

肛门直肠损伤可按肛周皮肤或直肠黏膜是否破损分为闭合性损伤和开放性损伤。也可按照解剖位置分为肛管损伤、腹膜反折以上直肠损伤和腹膜反折以下直肠损伤。

1. 闭合性损伤 表现为肛管直肠组织挫伤，皮下或黏膜下及周围组织间隙淤血，皮肤黏膜无破损，多发生于钝器伤。如为化学药物腐蚀、放射性物质损伤，可形成瘢痕、溃疡，肠壁增厚，黏膜充血、水肿及炎症细胞浸润。

2. 开放性损伤 以锐器、火器或钝性暴力作用导致肛管皮肤黏膜破损，创口流血，深部组织与外界环境沟通者为开放性损伤，可伴有肛门括约肌、直肠壁、膀胱、阴道及尿道等周围脏器损伤。

三、临床表现

肛管直肠损伤的症状可因其损伤部位、轻重及周围组织损伤程度而有所差异，常见症状是损伤部位疼痛、便血和出血。

1. 腹膜反折以上直肠损伤　穿孔或组织毁损，肠内容物进入腹腔后有腹痛、腹胀、呕吐、发热、畏寒。疼痛可因感染扩散由局部至全腹部形成弥漫性腹膜炎，出现全腹压痛、反跳痛、腹肌紧张的腹膜炎表现，肠鸣音减弱甚至消失。

2. 腹膜反折以下直肠和肛管损伤　常表现为软组织撕裂，创面出血、渗血、血肿、组织水肿等。

如有骨盆骨折、膀胱和尿道损伤时，耻骨区可有疼痛，可有血尿、无尿、少尿等，有活动性出血时可有血红蛋白进行性减少，甚至失血性休克。

四、诊断

开放性损伤容易诊断，闭合性损伤诊断较难，早期确诊十分重要，如果延误病情，将会导致感染扩散，故详细询问病史非常重要。

1. 受伤情况　明确致伤原因、姿势、部位和时间，致伤物的形状、大小，刺入的部位、方向和深浅，致伤物是否取出或有残留，有无出血及出血量，有无粪便及污染物等。

2. 症状　受伤时发生症状是诊断是否存在肛门直肠损伤的重要线索，如出现肛门出血，即可怀疑存在肛管直肠损伤，如果出现下腹部疼痛、肛门部坠胀感、肛门部有内脏脱出、肛门部有尿液流出，需怀疑可能存在肛门直肠损伤。但是许多患者常缺乏典型临床症状，容易造成漏诊。

3. 体征　直肠指检是诊断肛门直肠损伤最重要的检查方法，常可发现肛管直肠损伤的裂口大小、部位和数量，即使不能发现裂口，如果发现指套有血迹，可疑有肠损伤的存在。肛门直肠周围间隙的观察及按压也有一定帮助。肛门直肠镜检查可谨慎选择，有时可发现直肠损伤的裂口、部位和数量。

4. 腹盆部 X 线检查　腹部 X 线片膈下游离气体提示腹腔空腔脏器穿孔，但是如果直肠损伤位于腹膜外，常无游离气体。骨盆 X 线片如果发生骨盆错位，刺向直肠，应考虑是否有肛门直肠损伤。

5. CT 检查　首选，除可能发现直肠的裂口外，

如果腹膜外直肠损伤可以发现直肠周围气体、腹膜后血肿存在，是直肠损伤的有力证据。

6. 纤维结肠镜和腔内超声检查　在病情稳定并诊断有困难时可以谨慎使用。纤维结肠镜检查进镜时尽量少注气、动作轻柔，以防扩大直肠裂口，一旦明确，立即退镜。腔内超声可以发现直肠后的血肿和脓肿，还可以发现肛管损伤时肛门括约肌损伤的长度、部位。

五、鉴别诊断

与陈旧性损伤相鉴别，除视诊可见肛门处有原手术瘢痕或外伤后瘢痕，直肠指检可见肛管松弛或肛门括约肌收缩无力等。同时应排除原发于神经系统和结肠传输功能异常者，可通过直肠指检、肌电图、钡剂灌肠 X 线造影、结肠传输试验等检查加以区别。

六、治疗

肛门直肠损伤是临床上一类非常复杂的疾病，因其致伤原因、部位、症状等不同，处理方法各异，没有固定的治疗方法和定型的手术。肛管周围有内外括约肌，损伤后易造成肛门功能障碍；直肠有腹膜内外两个部分，邻近的大血管、泌尿生殖系统容易发生多发性损伤，因此，必须尽可能诊断明确，结合患者具体受伤情况，采取对应的处理办法。

对直肠肛管损伤一旦确诊，应根据受伤部位、腹腔污染程度选择合理的治疗方法。对轻度的非破裂性的肛门直肠损伤经非手术治疗可以好转。破裂性肛门直肠损伤治疗的原则是：①尽可能关闭直肠裂口；②结肠造口以转流粪便；③清除直肠远段粪便；④骶前充分引流；⑤使用广谱抗生素。

（一）一般治疗

1. 抗休克治疗　肛门直肠损伤后，如失血过多，出现休克，尤其合并有骨盆骨折时。应立即抗休克治疗，输血、输液补充血容量，必要时用血管活性药物纠正休克。如有血管损伤，有活动性出血表现时，在用药物抗休克治疗的同时，积极手术

探查。

2. 防治感染　由于肛门直肠损伤易继发感染,出现发热、局部潮红、肿胀、疼痛、流脓等应注意排查肛门直肠周围软组织感染,并及早抗感染治疗。此外,还需预防破伤风感染。

(二) 手术治疗

手术治疗的原则是防止肛门括约肌进一步损伤及腹腔内或肛周感染的扩散,尽早手术可防治腹膜炎、腹膜外间隙感染、止血和修复损伤的周围脏器功能,减少损伤后并发症和降低死亡率。

1. 腹膜反折上直肠破裂　应尽早行剖腹探查术,注意有无合并其他腹腔内脏器损伤,有无腹膜外直肠损伤。损伤时间短、直肠空虚、腹腔污染不重、损伤肠管无严重水肿等炎症改变时,如内镜导致医源性损伤时,腹腔冲洗清净,可行一期修补,否则应行修补后近端肠管造口或损伤位置较高可直接将损伤处肠管做造口;若肠管损伤严重,应切除损伤段肠管,远端封闭,近端造口。

2. 腹膜反折以下直肠损伤破裂　需行转流性乙状结肠造口,封闭远端肠管,减少粪便污染,损伤部位暴露清晰可行远端直肠灌洗后修补,注

意直肠周围间隙的污染应设法予以冲洗清除,并做骶前间隙或肛周间隙的置管引流或冲洗引流。如术后恢复良好,无严重并发症,相关影像学检查证实伤口已愈合,可在造口术后3~6个月关闭造口。

3. 肛管损伤　位置浅、损伤创面不大可单纯行清创缝合;损伤大而深,累及肛门括约肌及直肠,应行转流性结肠造口手术。术中仔细清创,注意保留有活力的肛门括约肌组织,尽量保存肛管直肠功能。肛管及肛门括约肌损伤处清创后修补,或在感染控制后二期修补及肛管成形,术后定期扩张肛管直肠,防治狭窄。如大面积毁损,组织缺失严重时行腹会阴联合直肠肛管切除,乙状结肠永久性造口,创面自体皮瓣或生物材料修复。

七、肛门直肠损伤处理流程图

肛门直肠损伤由于伤情复杂,有粪便污染,故应尽早进行手术治疗。由于损伤的部位和严重程度不同,处理重点和先后次序也不一样。有合并伤时,应先处理致命的损伤。如有休克者应首先抗休克,然后才处理肛门直肠等次要的损伤。肛门直肠损伤处理流程图见图51-0-1。

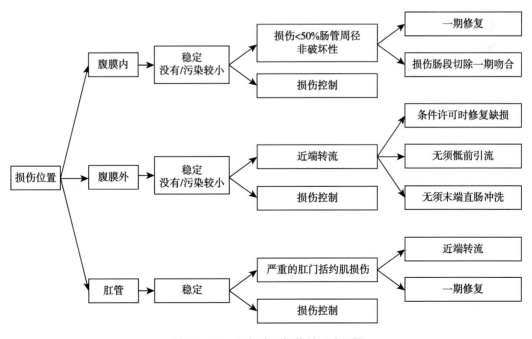

图 51-0-1　肛门直肠损伤处理流程图

(张森)

参考文献

［1］ 张有生,李春雨.实用肛肠外科学[M].北京:人民军医出版社,2009:379-381.

［2］ 汪建平.中华结直肠肛门外科学[M].北京:人民卫生出版社,2014:279-282.

［3］ 李春雨.肛肠病学[M].北京:高等教育出版社,2013:275-277.

［4］ 李春雨.肛肠外科学[M].北京:科学出版社,2016:232-252.

［5］ 金虎.现代肛肠病学[M].北京:人民军医出版社,2009:337-350.

［6］ 赵玉沛,陈孝平.外科学[M].3版.北京:人民卫生出版社,2015:439.

［7］ LEE L,MCKENDY K M. Management of trauma to the rectum and anus[J]. Dis Colon Rectum,2018,61(11):1245-1248.

第五十二章

肛门直肠异物

肛门直肠异物大部分能自行排出,若不能排出就可发生临床症状如梗阻、穿孔、腹膜炎或脓肿形成等,需要及时诊断和正确处理。

一、病因及分类

1. 经口摄入的异物　常见为进食误吞入各种骨片。小儿、精神病患者和想自杀者可吞下各种异物如铁钉、发卡、纽扣、牙签、金属和各种珠子等。口服异物一般可随粪便排出,锐利的异物常刺伤结肠及直肠黏膜,尤其是在直肠内,由于直肠的收缩和粪便的挤压,常可使异物刺伤肠壁导致局限性脓肿及肉芽肿。

2. 肠内形成的异物　食物和某些化学物质如硫酸钡等可结成钡块。老年人或长期临床体力衰弱的患者,食物残渣可在直肠内结成巨块,长期不能排出,甚至出现肠梗阻表现。

3. 经肛门置入的异物　医源性的如灌肠器头、直肠排气管、体温计、注射器、肛门扩张器等。自己或被人强迫置入的如各种瓶类、灯泡、萝卜、按摩器等。

4. 损伤　从高处坠落、尖锐异物(竹竿、玻璃等)从肛门插入导致直肠肛管损伤。

二、临床表现

尖锐异物如钢针、边缘锐利的骨片及玻璃碎片可刺入肠壁、直肠壶腹和肛窦内引起腹痛或肛门疼痛,排便时加重。有的可穿透肠壁引起肛周感染和脓肿。有的位置较高可刺破肠壁引起腹膜炎、肠瘘等。如为直肠内粪便堆积者,可出现下腹胀痛、腹胀和粪便不能排出等肠梗阻症状。查体可发现直肠下端异物,并可了解异物的形态、大小及性质。若为粪便可发现直肠内有巨大类便块。患者有沉重感觉,肛门周围潮湿,有的有脓性分泌物,若有肛周感染,可发现局部有炎症表现,甚至可形成脓肿。

三、辅助检查

X线检查有梯形液平、大肠胀气。若为金属异物X线检查可定位。内镜检查,如直肠镜检查可直接观察异物的大小、种类、性质和部位,而且可在直视下取出异物。

四、诊断及鉴别诊断

直肠异物根据异物大小、形状,对直肠肛门损伤程度及部位而表现有所不同。但主要表现为排便障碍,肛门坠胀、沉重,肛门疼痛、便鲜血及黏液脓血便,较大异物可导致低位肠梗阻的。根据病史、直肠指检及肛门镜检查,多可获得准确诊断,必要时行X线及CT检查。经口食入针刺样物滞留时间较长可形成肛周脓肿和肛瘘,而伴肠穿孔、大出血的几乎全部为经肛塞入者,这可能与经肛多为暴力塞入,而且异物体积较大有关。由于忽视直肠指检及肛门镜检查,部分患者误诊为肛瘘、痔、直肠肿瘤、痢疾和急性肠梗阻。

五、治疗

1. 自行排出　小而光滑的异物可用润滑剂帮助排出。有的尖锐异物经大量进食纤维性食物(如煮熟的蔬菜),消化剩余的纤维可将尖锐物包裹后排出。

2. 手指挖出　对巨大粪块或大量堆积的软质粪便和小而硬的异物,均可戴手套用手挖出。粪块巨大不易取出者,可在麻醉后扩肛再用手指伸入直肠内,捏碎粪块后取出。

3. 内镜取出异物　异物嵌于直肠下段者可用肛门镜进入直肠用异物钳取出。

4. 手术取出　对直肠内巨大的瓶、塞等物,经上述方法不能取出者,可剖腹切开肠道取出,光滑者可由术者在腹腔推挤异物,助手用手扩肛后经肛门排出。

(汪晓东)

参考文献

[1] 安阿玥. 肛肠病学[M]. 2 版. 北京:人民卫生出版社,2005.

[2] 张东铭. 大肠肛门局部解剖与手术学[M]. 安徽:安徽科学技术出版社,1999.

[3] 皮执民,刘栋才,赵华. 肛肠外科·手术学[M]. 北京:军事医学科学出版社,2007.

[4] 覃宗升,张尤亮,陈汉桔,等. 直肠异物的特点及其诊治和预防(附 3 例报告并文献复习)[J]. 广西医学,2006,28(5):725-726.

第五十三章

肛肠其他疾病

第一节　结肠黑变病

结肠黑变病(melanosis coli,MC)是以结肠黏膜黑色素沉着为特征的非炎症性、良性、可逆性肠病。其本质是结肠黏膜固有层内巨噬细胞含有大量脂褐素。以老年人居多,男性略多于女性,多发于结肠远端。

一、病因及发病机制

目前病因还不十分明确,多认为可能与年龄、长期便秘和服用泻药等有关。多数研究认为由各种原因导致便秘服用蒽醌类泻药,这类药物含有树脂性物质,在大肠内合成色素颗粒,沉着于黏膜固有层,被单核细胞吞噬而形成黑变。大量事实表明结肠黑变病与肿瘤发生存在某种内在关系。因此,应对便秘并经常服用蒽醌类泻药的患者进行大肠镜检查,注意发现结肠黑变病,在发现本病时,应警惕大肠息肉和肿瘤的存在。

二、临床表现

结肠黑变病无特异性症状和体征。多有便秘、排便困难、腹痛、腹胀、便血等,少数患者有肛门坠胀感和食欲减退,合并息肉、肠炎时,可有腹胀、腹泻。

三、诊断与鉴别诊断

主要根据临床表现、内镜检查和病理即可诊断。

1. 纤维结肠镜检查　内镜下表现为,结肠黏膜光滑、完整,可见浅棕色、棕褐色或黑色的色素沉着,呈条纹状、斑片状、虎豹皮状改变,可网络状间断或连续分布,肠腔明显变暗,可伴有白色或粉红色息肉隆起。

2. 病理组织学检查　发现黏膜固有层内有大量含有色素颗粒的巨噬细胞,黑色素染色阳性,而铁染色阴性。

3. 鉴别诊断　本病应与棕色肠综合征(brown-bowel syndrome)鉴别。后者见于成人乳糜泻(脂肪泻)而缺乏维生素 E,肠褐色素沉积于肠道平滑肌细胞核周围,使结肠外观完全呈棕褐色,结肠黏膜并无色素沉着。此外,本病合并结肠癌时切勿误诊。

四、治疗

无须特殊治疗,停服上述泻药后可自行消退,故预后良好。

对结肠黑变病目前尚无特效的药物治疗。结肠黑变病是一种良性、可逆性的非炎症性肠道黏膜病变,随着便秘症状改善和泻药停用,大量脂褐素经溶酶体消化、分解,结肠黑变病的色素沉着可减轻甚至消失。因此,建议多食蔬菜、水果及纤维丰富的饮食,以及多喝水、多锻炼,以减少便秘或排便困难,养成良好的排便习惯,停用或不用含有色素的泻药,而改用油性的缓泻药,必要时使用胃肠动力药和微生态制剂等缓解便秘,可减少结肠黑变病的发病及逆转已经产生的病变。对直肠前突、直肠黏膜脱垂等一些可能引起黑变病的原因应给予治疗,如行直肠前突修补、内套固定术等。对已经确诊为结肠黑变病的患者,要定期随访肠镜,及时发现伴发的结肠息肉、腺瘤及结肠癌,早期内镜下进行高频电切或手术根除治疗。但对无服用泻药史而有本病者,治疗方法尚待进一步探讨。

第二节　结肠血管扩张症

结肠血管扩张症又称结肠血管发育不良、结肠动静脉畸形、结肠血管瘤等。1960 年 Margulis 等首次用术中肠动脉造影证实了结肠血管扩张;1965年 Baum 等用选择性血管造影确定了肠道出血源。本病多发于 60 岁以上的老年人,以肠腔反复出血为主,不伴有内脏血管瘤病。好发于盲肠或升结肠近侧段,为多发性,是下消化道出血的常见病症之一,病因不明。

一、临床表现

主要表现为骤发、间歇、反复的下消化道出血。有的为伴有休克的大出血,有的为慢性渗血可导致贫血。粪便稀薄果酱样,每日 3~4 次中等量即间断少量肠出血。出血为暗红色或猪肝色,血液停留较久呈柏油样,左侧结肠出血与粪便混合不匀,大量出血时呈血水样,有 20%~30% 的患者出血发作期间有柏油样便。

二、诊断

本病确诊主要依靠血管造影,显示肠壁系膜侧出现一簇聚集成堆的异常血管,确诊率为75%~90%。本病应与结肠息肉、炎性肠病、结肠肿瘤、肛门直肠出血等鉴别。

三、治疗

卧床休息,输液输血,常规使用止血药。如仍出血不止,可用治疗性动脉造影,在出血部位放置导管输注升压素,半小时后进行动脉造影,以证实血管痉挛和是否停止出血。如治疗成功,1~2 日逐渐减量而停用。再次出血时,立即手术。如是低位、较小的局限性出血,可通过内镜注射硬化剂,达到止血、硬化萎缩的目的。还有放射治疗可促进血管内膜增生及纤维化,使血管栓塞及营养血管闭塞。小剂量分次放疗为宜。

第三节　结肠憩室病

结肠黏膜及黏膜下层穿透肠壁肌向外呈袋状突出形成憩室,多个憩室称结肠憩室病(diverticular disease of colon)。多发于降结肠和乙状结肠,憩室一般不大,从小指头到拇指头大,形态如烧瓶状,食物残渣、粪便和异物等进入憩室后,排出困难,内容物分解产生化学性刺激损伤黏膜,再加上细菌感染常导致憩室炎。炎症侵蚀可导致肠穿孔或脓肿,累及邻近脏器和组织;形成粘连及硬性肿块。整个过程在临床上不易鉴别。近年来在欧美统称为憩室性疾病。多发于中老年人。

根据组织学上的不同,憩室可分为真性和假性两种。前者就是先天性憩室,憩室壁包括肠壁全层。临床很少见,多为青年人。后者则是后天性的,结肠憩室即属于此类,多为中老年人。

一、临床表现

无并发症的憩室无明显症状,有时便秘或腹泻与便秘交替。左、中下腹持续性钝痛或阵发性绞痛。常触及索条状结肠和乙状结肠,有压痛,是由乙状结肠运动紊乱、痉挛导致。并发憩室炎时则有急慢性之分。

1. 急性憩室炎　症状明显,主要表现为发热、腹痛、腹胀、便秘、恶心、呕吐等症状。因憩室多在乙状结肠,腹痛在左下腹或耻骨上持续性疼痛,并伴有阵发性痉挛痛。左下腹明显压痛和反跳痛,颇似急性阑尾炎,常称为"左侧阑尾炎"。憩室炎常并发肠穿孔性腹膜炎,或形成腹腔脓肿或炎性肿块,也可形成内瘘或外瘘。内瘘可与膀胱、输尿管相通引起排尿困难、气尿及泌尿系统感染。并发出血时可为周期性小量出血或急性大量出血。前者来自憩室底部的炎性肉芽组织,后者多由炎症侵蚀或穿透憩室壁较大血管导致,出血多见于老年人,可作为首发症状出现。此外,还有并发门静脉血栓性静脉炎、败血症和继发肝脓肿。

2. 慢性憩室炎　其特征是肠壁水肿、增厚、纤维化,并与周围组织粘连。由于反复感染常发生不完全性或完全性肠梗阻,或表现为顽固性便秘。因肠腔变窄,常有阵发性痉挛性腹痛,病变区常可扪及增粗变厚的肠管。

二、诊断

临床上无特殊表现,无并发症者较难发现;出现并发症时应与克罗恩病、溃疡性结肠炎和结肠癌鉴别。钡剂灌肠可见突出肠腔外的圆形或烧瓶形阴影;纤维镜下可见黏膜水肿,黏液增多、痉挛、管腔狭窄,肠壁固定,且可看到憩室开口。但急性炎症期,易发肠穿孔,不能进行肠镜检查。常在并发急腹症剖腹探查时发现憩室。

三、治疗

对无并发症的憩室病,可对症治疗。对并发急性憩室炎症状较重者,先采用非手术疗法,即禁食补液、胃肠减压、选用抗生素,多数有效。无效时可行手术治疗,指征为急性穿孔并发腹膜炎,形成腹腔脓肿,且不断增大;大量便血,疑有癌变时,可行相应的手术,如穿孔缝合、脓肿切开引流、横结肠造口、结肠切除吻合术。

第四节　肛门直肠神经症

肛门直肠神经症,曾称肛门直肠神经官能症。1984 年中华医学会精神科分会已经改用神经症作为标准术语。本病也随之改为肛门直肠神经症。是以肛门直肠的幻觉症状为主诉的一种癔病性表现,即肛门直肠异常感觉,并无器质性改变。

一、临床表现

1. 常因心理和社会压力因素等而诱发或加重。可表现为多种症状,包括躯体和精神症状如离奇的幻觉症状,如肛内有持续或阵发性的疼痛甚至剧痛,有的甚至用强烈的镇痛药也无法缓解,有的感到肛门内有蚁虫爬行感觉、或觉肛门有特殊臭味或感到肛门潮湿,但进行相关检查时,未发现有相应的阳性体征与病变。

2. 患者意识清楚、思维正常,没有行为紊乱;但患者个体心理素质较差,情绪易低落,常伴有失眠、多梦、头痛、胸闷不适、善叹息等神经衰弱及胃肠功能紊乱症状。

3. 病程较长,患者自觉有病并积极要求治疗,一般没有明显消瘦。该病女性的发病率高于男性,多见于更年期或接近更年期女性。常因肛门直肠疾病检查、诊治使患者精神受到刺激引起持续性精神紧张,长期造成中枢神经活动过度紧张导致或加重本病。

二、诊断

根据临床表现,经各种辅助检查和实验室检查均未发现阳性体征。在排除器质性病变后,可作出诊断。

三、治疗

1. 做好思想工作,避免不良刺激,耐心安慰患者,消除疑虑和紧张情绪,使患者相信和感到热情、真诚。

2. 做好心理治疗,本病与精神有关,故可以给患者一些心理暗示、疏导等心理治疗。

3. 鼓励患者锻炼身体,做气功、打太极拳、户外活动等,使大脑皮质活动趋于稳定。

4. 必要时可给予中西医镇静安神药物、对症治疗或暗示疗法。也可给予利多卡因和泼尼松龙行长强穴封闭治疗或针灸疗法。

第五节　贝赫切特综合征

贝赫切特综合征(Behçet syndrome,BS)是一

种多因素综合作用下导致的顽固性自身免疫性疾病,属于全身性、慢性、血管炎症性疾病。临床上以口腔溃疡、生殖器溃疡、眼炎及皮肤损害为突出表现,常累及神经系统、消化道、肺、肾以及附睾等器官,病情呈反复发作和缓解的交替过程,常伴随肠道症状。贝赫切特综合征从口腔、食管下端、胃部、回肠远端、回盲部、升结肠到肛门等全消化道均可受累,该综合征好发于 20~30 岁年轻人,常因羞于就诊错过治疗时机。

一、病因

贝赫切特综合征病因尚不明确。与病毒、细菌、梅毒螺旋体感染,以及免疫、遗传、微循环障碍,微量元素不平衡等因素有关。

二、临床表现

该综合征以先后出现多系统、多脏器病损,且反复发作为特征。病情较严重时可表现为各种症状,如食管溃疡时,前胸部会有灼热感,尤其是进食硬性食物、较烫的食物时明显。依照病损出现的概率,可分为常见症状和少见症状两大类。常见症状为口腔、生殖器、皮肤、黏膜溃疡,眼部损害等;少见症状为关节、心血管系统、神经系统、消化系统、呼吸系统、泌尿系统等相关病变。

三、诊断

根据临床表现及发病特点多可诊断。当口腔溃疡、外生殖器溃疡和眼部损害三大主要症状中出现两个症状时,在排除其他有关疾病的前提下,即可诊断为贝赫切特综合征。

四、治疗

如有可疑症状者,应忌食辛辣及易致过敏的食物和海鲜等。贝赫切特综合征对激素及免疫抑制药治疗有效,但需在专科医师指导下使用,以减少不良反应,还需要内科、眼科、口腔科等密切配合。常局部治疗与全身药物治疗并用。中西医结合治疗常可提高临床疗效。

(李春雨)

参考文献

[1] 李春雨,徐国成.肛肠病学[M].2 版.北京:高等教育出版社,2021:281-283.

[2] 张有生,李春雨.实用肛肠外科学[M].北京:人民军医出版社,2009:383-384.

[3] YANG N,RUAN M,JIN S. Melanosis coli:a comprehensive review[J]. Gastroenterol Hepatol,2020,43(5):266-272.

[4] SCHULTZ J K,AZHR N,BINDA G A,et al. European Society of Coloproctology:guidelines for the management of diverticular disease of the colon[J]. Colorectal Dis,2020,22(suppl 2):5-28.

[5] 黄跃南.结肠黑变病的研究现状及进展[J].世界胃肠病杂志,2005,13(24):2862-2865.

[6] 颜景颖,张平.肛门直肠神经官能症的治疗现状[J].结直肠肛门外科,2010,16(6):395-397.

第五十四章

小儿肛肠病

第一节 小儿便秘

便秘是小儿的常见病,以大便秘结不通,排便间隔延长、次数减少,或便意频而排出困难为特征。本病一年四季均可发生,可见于任何年龄的小儿。便秘日久,因腑气不通,浊阴不降,患儿可出现精神萎靡、腹胀、头晕、食欲减退、睡眠不安;个别患儿因便时努挣,引起脱肛、肛裂或诱发腹外疝。便秘在小儿的发病率较高,有报道 90%~95% 的小儿便秘为特发性便秘。

一、小儿排便生理

1. 小儿正常粪便的性状和排便频率

（1）正常粪便的性状:①胎粪:婴儿生后 10~12 小时开始排出墨绿色、无臭、黏稠的胎粪。生后最初 3~4 天,每天排胎粪 4~5 次。如胎粪排出延迟,应考虑先天性巨结肠、肠闭锁、胎粪性肠梗阻、先天性甲状腺功能减退或母亲有麻醉药成瘾等。有些极低出生体重儿胎粪排出延迟可超过 48 小时。②过渡性粪便:开始哺乳后,婴儿排出混合性粪便,棕绿色、稀薄、黏稠,可有奶块,于生后 4~7 天,每天排便 4~8 次。③乳类喂养儿的粪便:母乳喂养儿的粪便为金黄色、均匀糊状或软块状,略带酸味,黏附于尿布上,每日 1~8 次,一般 2~4 次。有些婴儿每次喂奶后均排便。牛乳喂养儿的粪便淡黄色、坚硬。乳儿粪便暴露在空气中可转变为绿色或棕色。④普通粪便:开始添加切碎的辅食时,食物可能尚未消化、原样从粪便中排出。随消化能力的增强,粪便过渡到正常成形便。

（2）排便频率:每天排便次数与摄入食物总量有关。少数新生儿有时可 1 天不排便,而另一些婴儿可 1 天排便 12~14 次。在此年龄阶段诊断便秘或腹泻一般不仅根据排便次数,大便性状更为重要。生后 1~3 个月,母乳喂养儿与人工喂养儿的排便次数均减少。少数正常婴儿可 2~3 天才排便 1 次。到 1 岁时,大多数婴儿每天仅排便 1 次,个别婴儿可多或少于 1 次。

2. 排便习惯的形成　生后第 1 年内,小儿排便主要靠反射动作。从第 2 年后,大脑皮质已能通过主观意志使肛门外括约肌收缩或舒张而随意控制排便。多数小儿每天只排便 1 次,有些则每天 2 次,另一些则隔天或更久才排便 1 次。排便问题常引起家长与子女间的矛盾,甚至使用强制手段,家庭关系十分紧张。因此,在培养排便习惯期间,常因小儿不肯配合而发生便秘,特别是遇到一些不愉快的事情,如同时发生父母离异、搬家或母亲外出参加工作等情况。出生几个月后,大多数婴儿可以养成定时排便习惯,少数婴儿排便仍不规律。

二、病因与发病机制

中医认为,大肠者,传道之官,变化出焉,但饮食的运化、吸收、排泄又与脾的运化,肝的疏泄,肾的主液及司二便密切相关,所以便秘的主要病变部位在大肠,但又与五脏相关。乳食积滞,传导受阻;过食辛辣,燥热内结,肠液干涸;情志不调,肝脾郁结,气滞不行;血亏、阴虚,肠失濡润;气虚、阳虚,肠失温煦均可影响大肠的传导功能导致便秘。

西医认为,结肠集团蠕动、脊髓神经反射弧、肛门括约肌舒张、排便动作随意肌收缩及自主神经与大脑皮质对排便动作控制等因素受干扰均可导致小儿便秘,其病因如下。

1. 肛门、直肠、结肠或小肠的结构异常导致的结直肠便秘　包括先天性巨结肠[希尔施普龙病(Hirschsprungdisease)]、肛门狭窄、肛门直肠畸形、肛裂、皮肌炎、盆底肌痉挛综合征等。

2. 结肠外便秘　①内分泌、代谢及中毒性疾病:甲状腺功能减退、甲状旁腺功能亢进、肾小管性酸中毒、糖尿病、维生素D中毒、高钙血症;②神经源性和心理性:强直性肌营养不良、先天性肌迟缓、脑肿瘤、智力低下、脊髓损伤、脊髓脊膜突出等;③结缔组织疾病:硬皮病、囊性纤维化、系统性红斑狼疮。

3. 饮食因素　进食过少,营养不良,脱水,过量奶摄入,充盈不足;饮食偏嗜,喜食辛香燥辣、生冷肥甘,少食或不食蔬菜。

4. 情志因素　久坐少动,情志失和,或环境和生活习惯突然改变,或小儿贪玩而不及时排便,或排便时紧张,均可导致便秘。

5. 药物因素　有些药物可以引起便秘。

6. 行为障碍　儿童可能故意忍住大便,结果导致便秘。

三、临床表现

粪便干燥或秘结不通,排便次数减少,间隔时间延长,常2~3天排便一次;或排便间隔时间虽正常,但排便困难,粪质坚硬;或便意频频,但难以排出或排净;可伴有腹胀、腹痛、纳呆、夜寐不安、生长发育迟缓,长期便秘者也可出现肛裂、痔。

四、诊断与鉴别诊断

1. 病史　应详细了解便秘的起病年龄、病程、经过及便秘的特点和伴随症状,新生儿应询问第1次胎粪排出的时间,除外器质性疾病导致的便秘。

(1)喂养史:食物成分是否适宜,是母乳喂养还是人工喂养。有的小儿已满周岁,仍偏爱乳类食品,不肯接受辅食;或母亲认为自己乳汁充足,是最好的天然食品,而忽略添加辅食。有的小儿挑食肉蛋,拒绝蔬菜,食物中纤维素含量太少是发生便秘的原因。食量太少经过消化后残渣也少,不能对胃肠道构成有效刺激,使胃肠蠕动减慢导致便秘。若长期饮食不足还可合并营养不良,腹肌和肠肌张力低下,推动粪便的力量减弱,导致顽固性便秘。

(2)排便训练:应详细询问小儿是否经过排便训练,从多大年龄起即能有意控制排便,家长是否定时予以督促检查、还是放任自流。有无因贪玩或其他原因,很长时间才迫不得已去排便。

(3)是否经常使用润滑剂或灌肠:家长处于焦虑情绪,对患儿便秘进行过多干预,经常使用润滑剂、导泻剂、手指扩肛或灌肠,这些均可造成直肠反射敏感性减弱,虽有粪块充胀,但不足以引起有效的神经冲动导致便秘。

(4)其他:近期有无药物因素,如服用钙剂、阿片类镇痛药、抗心律失常药、抗胆碱药和抗痉挛药等,皆可导致便秘。精神因素,如强迫如厕训练的历史,环境和生活习惯突然改变,精神过度紧张或抑郁,均可抑制自然排便反射。有些患儿经常出现保留排便的行为,过度控制排便可致肠功能异常。

此外,还有些家长,因小儿不能控制排便,经常弄脏内裤而就医。应仔细追问是否有上述各种导致便秘的因素,不可轻易诊断为大便失禁或腹泻。

2. 症状和体征　患儿排便次数减少,粪便坚硬,可有排便困难和肛门疼痛。自觉腹胀及下腹部隐痛、肠鸣及排气多。长期便秘可继发痔或直肠脱垂。若粪便在直肠停留过久可使局部发生炎症,有下坠感和排便不尽感。因粪便停留于肠道内过久还可反射性地引起全身症状,如精神食欲不振、乏力、头晕、头痛。长期摄食不足,可发生营养不良,进一步加重便秘,形成恶性循环。偶见严重便秘,可在干粪的周围不自觉地流出肠分泌液,酷似大便失禁。患儿常突然腹痛,开始排出硬便,继之有恶臭稀粪排出,中医称为"热结旁流"。

体格检查可有腹部胀气,左下腹可触及存留在乙状结肠的粪块,经洗肠后粪块自然消失。直肠指检,在直肠便秘者可触及粗而坚硬的粪块,若直肠空虚则为结肠便秘。有时指检后随着肛门扩张而排出大量粪便及气体,症状也随之消失,器质性肠梗阻即可排除。应注意检查肛周有无裂隙,局部皮肤有无感染及尿布皮炎。如肛周及会阴部皮肤均被粪便污染,并弄脏内裤,是大便失禁的证据。注意患儿有无佝偻病或甲状腺功能减退的体征。

3. 常规化验 直肠便秘时排出的粪便多呈大块状;痉挛性结肠便秘则呈小球形,类似羊粪状。硬便的机械刺激可引起直肠黏膜分泌黏液;肛裂以及粪便擦伤肠黏膜可使粪块表面附有黏液和血,镜下检查无炎症性改变。

4. 特殊检查

(1)胃肠X线钡剂造影:可根据钡剂在胃肠道内运行的情况,了解结肠的运动功能状态,区分张力减退性便秘和痉挛性便秘,除外机械性梗阻,并可及时发现器质性病变,如先天性巨结肠、肿瘤、结核等。

(2)直肠镜、乙状结肠镜及结肠镜检查:可直接了解肠黏膜状态。由于便秘,粪便滞留和刺激,结肠黏膜特别是直肠黏膜常有不同程度的炎症性改变,表现为充血、水肿、血管走向模糊不清。此外,在痉挛性便秘可见到肠管的挛缩性收缩,肠腔变窄。

(3)肛门直肠测压:是儿科常用的一种了解肛门直肠功能的检查方法。遇有严重便秘的患儿可用测压方法确定直肠扩张时的阻力、肛门的静息紧张度、肛门随意肌收缩的强度及患儿对直肠扩张的自我感觉,并可对肛门括约肌反射作出评价。对慢性便秘患儿的肛门直肠和远端结肠动力学研究,几乎全部患儿都有功能异常。

(4)肌电图:对盆底肌和肛门外括约肌进行肌电图检查是评价慢性便秘的有效方法。正常人休息时盆底横纹肌的张力维持紧张状态。应用体表皮肤电极探测,全部正常小儿排便时肛门外括约肌

张力下降,而便秘患儿仅42%有耻骨直肠肌或肛门外括约肌出现肌电活动下降。

(5)X线排粪造影:对肛门括约肌和肛门直肠行静态及动态观察,并可快速摄片(每秒2~4张),连续观察排粪动作全过程。发现有些便秘是由于出口有不同程度的梗阻,如直肠黏膜脱垂、直肠前突、盆底肌痉挛综合征等。这些梗阻都是临床及内镜检查难以发现的,实际上不属于习惯性便秘的范畴。

五、治疗

根本的方法是改善饮食的内容和习惯,训练定时排便。药物治疗只能在必要时临时使用。加强正常肠功能和排便知识的宣教工作,对婴儿的治疗应从教育父母认识正常排便习惯、频率及抑制行为的发生等方面入手,限制使用栓剂和灌肠。

1. 辨证论治 六腑以通为用,故便秘的治则为通便开秘,以下为主。但运用通下之法,贵在审因而下,不可动则以硝黄之类攻下。运用下法,需详审病之标本缓急。急症、实证,下之亦宜中病即止,不可过剂;虚证当下之时,也宜缓图。

(1)食积便秘证:采取消积导滞,清热化湿。方药为枳实导滞丸加减。

(2)燥热便结证:采取清热润肠通便,方药为麻子仁丸加减,粪便干结坚硬者加芒硝;肺热、肺燥下移大肠者加黄芩、知母、瓜蒌仁;腹胀痛者加木香、槟榔。

(3)气滞便秘证:采取疏肝运脾,导滞通便,方药为六磨汤加减。

(4)气虚便秘证:采取健脾益气,润肠通便,方药为黄芪汤加减,气虚下陷脱肛者加升麻、柴胡、人参、桔梗,并重用黄芪;气虚甚者,肛门坠迫,用补中益气汤调蜜服;病久及肾,损及肾阳,症见腹中冷痛,粪便不干,排便困难,四肢不温,或腰膝冷者用温脾汤温下寒结。

(5)血虚便秘证:采取养血润肠通便,方药为润肠丸加减,兼口干心烦,苔花剥,脉细数者加玄参、芦根、牡丹皮、栀子;气虚自汗者加党参、黄芪;心悸者加酸枣仁、白芍药;唇甲淡白者加阿胶(烊化);血虚兼肾阴不足者用六味地黄丸(熟地黄、山

药、山茱萸、牡丹皮、茯苓、泽泻)合四物汤(当归、熟地黄、白芍药、川芎)加味。

2. 其他疗法

(1)中成药:四磨汤口服液,每次 5~10ml,每日 3 次,功效顺气降逆;木香槟榔丸,每次 3g,每日 3 次,功效行气导滞、泄热通便,均可用于气滞便秘。枳实导滞丸,每次 3g,每日 3 次,功效清热化滞,可用于食积便秘。麻子仁丸、火麻仁润肠丸,每次 3g,每日 2 次,功效润肠通便,可用于燥热便秘。桑椹膏,每次 3g,每日 3 次,功效养血润燥,生津止渴,可用于血虚便秘。补中益气丸,每次 3g,每日 3 次,功效补中益气,升阳举陷,可用于中气下陷,久泻脱肛。

(2)单方验方:莱菔子炒黄研末。每次 5~10g,每晚温开水或蜂蜜水送服。用于食积便秘。蜂蜜 9g,食盐 1g,白开水冲服。用于小儿肠燥便秘。

(3)中药敷贴:大黄 10g,烘干研粉。以酒适量调成糊状,涂于脐部,纱布覆盖固定,再以热水袋外敷 10 分钟,每日 1 次,疗程 1~3 日。用于小儿热秘。

(4)食疗方药:苏麻粥,紫苏子、火麻仁适量,水浸捣泥,与粳米煮粥吃。用于血虚便秘。三仁粥,桃仁、柏子仁、郁李仁各适量,水浸捣泥,与粳米煮粥吃。用于虚证便秘。

(5)针灸疗法:常用穴为大肠俞、天枢、支沟、上巨虚等,实证者用泻法,虚证者用补法。热证者加合谷、曲池;气滞者加中脘、行间;气血虚弱者加脾俞、胃俞;阳气不足者加灸神阙、气海。

(6)推拿疗法:实证便秘,推肺俞,退下六腑,揉阳池,推板门、四横纹,清天河水,推小肠等。虚证便秘,揉中脘,摩腹,推脾经,推三关,揉脾俞、肾俞,捏脊等。

此外,可以适量服用促胃肠动力药物,促进肠蠕动,改善症状。先天性巨结肠可采用手术治疗。

六、预防与调护

1. 饮食管理。母乳喂养的婴儿发生便秘,可另加滑肠的食物,如菜水或橘子汁,枣汁。人工喂养的婴儿更易发生便秘,可在牛乳中加入8%的糖。不论母乳喂养或人工喂养均应循序渐进添加辅食。1 岁左右可酌减牛乳量,增加辅食量。辅食量从少到多,辅食质从细到粗,以婴儿能耐受不发生消化不良为度。年长儿童膳食中应增加含纤维素较多蔬菜和水果,适当食用粗糙多渣的杂粮,如薯类、玉米等,饮食勿太精细,多饮水。纠正挑食、偏食的习惯,不宜多吃辛香燥辣、肥甘生冷之物。营养不良小儿如有便秘,要注意补充营养,营养情况好转后,腹肌、盆底肌张力增强,肠管推动粪便前进力增强,利于排便。

2. 建立良好的排便习惯。小儿经过训练,可养成按时排便的习惯。3 个月以上的婴儿应每日在一定的时间教以排便。3~4 岁的小儿在早餐和午餐后,让小儿坐盆或用排便小椅坐 5~15 分钟,同时摆好适当的足姿势支持身体,作为条件反射的信号,从而养成良好的排便规律。有便意时不要忽视,尽量使排便的环境和姿势方便舒适,以免抑制便意,破坏排便习惯。

3. 粪便干硬时,宜用开塞露、甘油等纳入肛门中,使粪便易于排出,以免肛门局部损伤。

4. 避免反复使用手指扩肛、导泻剂或灌肠,尤其是用于诊断或治疗大便失禁的儿童,有潜在病情恶化的危险。

5. 对因排便困难而怕排便、不排便的小儿,要解释劝说诱导其排便。

6. 热病之后,因进食少而多日未排便者,不宜急于通便,只需扶养胃气,待饮食渐增,大便自通。

第二节　小儿肛周脓肿

小儿肛周脓肿指肛门直肠周围间隙软组织发生急性化脓性感染,形成脓肿。常发病急骤,肛门周围红肿热痛,伴有恶寒发热、口干咽燥等热毒症状。常见于男性小儿、新生儿和 3 个月以内婴儿。病原菌以金黄色葡萄球菌为主。本病相当于中医学的肛门周围痈疽,简称肛痈。

一、病因与发病机制

中医认为本病的发生与气血的关系密切,气血壅滞不通是肛痈的基本病机。病因有虚实之分,实证多因乳母嗜食辛辣厚味,湿浊不化而生、或患儿患有便秘及泻痢等肠道病史,致肛窦感染而发;虚证多因肺、脾、肾亏损,湿热乘虚下注而成,或病后体虚并发。西医认为,其病因与发病机制如下。

1. 病因 新生儿肛门括约肌松弛,以尿布用力擦粪便时能将肛门黏膜翻出。特别在肠炎、腹泻或严重的尿布皮炎时,肛门也可以翻出,使肛门直肠上皮碎屑或肛门直肠带上皮细胞损伤而感染。此外,小儿肛周皮肤及直肠黏膜局部防御能力薄弱也是引起肛周脓肿的主要因素之一,小儿肛周皮肤和直肠黏膜娇嫩,极易被干燥粪块刮伤,或被尿便浸渍和粗糙尿布擦伤,引起隐窝底部肛腺感染及隐窝炎。随着小儿年龄增长,局部防御能力增强,肛周感染发生率显著降低。

有报道肛周脓肿与免疫功能低下有密切关系,新生儿感染的防御机制尚未发育健全,直肠黏膜尚无浆细胞,白细胞吞噬能力及免疫球蛋白的生成均较弱。血清中的免疫球蛋白 IgG 来自母体,出生后 3~4 周黏膜固有层的浆细胞才产生 IgA。某些粒细胞减少性疾病如急性白血病、再生障碍性贫血、先天性家族性粒细胞缺乏症等,可合并肛周脓肿。

2. 发病机制 小儿肛门周围脓肿常起源于肛门腺窝及肛门腺炎症,开始为肛门直肠周围组织反应性蜂窝织炎,以后炎症局限形成脓肿。肛窦开口向上,粪便易进入或损伤肛窦导致感染。感染可沿肛腺管进入肛腺,并通过腺体的管状分支,或联合纵肌纤维向上、下、外三处扩散至肛管周围间隙,形成各种不同部位的脓肿。

二、临床表现

患儿出现无原因的哭闹不安,仰卧位或排便时哭闹更重,体温升高可达 38~39℃。检查发现肛门局部出现红、肿、热、痛等炎症改变,按压有哭闹(触痛)。初起较硬,约 1 周后中央变软,颜色暗红,出现波动,表示脓肿已形成,破溃后有脓汁排出。可伴有拒乳、呕吐、食欲减退、精神萎靡。炎症位于肛门前方时可有排尿障碍。可出现腹泻。年长儿能诉说肛门周围痛,走路或排便时加重,不愿取坐位或用一侧臀部坐,喜卧于健侧、屈腿,以减轻疼痛。

三、诊断与鉴别诊断

肛周脓肿诊断并不困难,根据症状和体征即可诊断。发病初期在肛门左侧或右侧的皮下组织内出现豌豆大或蚕豆大硬结、红肿、触痛,排便时疼痛加剧。红肿范围渐渐扩大形成脓肿,婴儿哭闹不安,有时伴有发热。因脓肿刺激常排稀便,2~3 天后局部出现波动感,若不及时治疗常自行破溃,排出脓液和血水。脓液排出后,炎症逐渐消退,创口闭合结痂,家长常误认为脓肿已愈。数天或数周后,局部又发红肿,不日破溃流脓又闭合,如此反复发作形成肛瘘。临床上,小儿肛周脓肿多数就诊较晚,有的脓肿已经破溃才来就诊。因此,应注意早期发现,以便及时治疗。

直肠指检有波动及触痛、发热感,常自行破溃后流脓。如处理不当或进一步发展,可向直肠旁周围组织进展。少数女婴容易在肛周的会阴前部皮下发生脓肿,并向会阴、舟状窝、大阴唇或阴道旁进展,最后可在该处破溃。

该病应与肛门周围皮肤感染、骶前囊肿和囊性畸胎瘤感染、肛周结核性脓肿、肛门会阴部急性坏死性筋膜炎、化脓性汗腺脓肿、克罗恩病等鉴别。

四、治疗

1. 非手术治疗 早期可用非手术治疗,局部可用 39~40℃温热水坐浴或用少量温盐水保留灌肠,也可经肛门给予抗炎栓剂,或外敷清热解毒中药,如蒲公英、金银花、野菊花、紫花地丁等;口服缓泻药,使排便通畅。全身应用抗生素,预防并发感染。对新生儿及婴儿为防止尿布污染,加重感染,应加强肛门护理。

2. 手术治疗

(1)脓肿切开引流:是肛周脓肿传统治疗方法,复发率较高,适用于脓肿形成患儿(出现波动或红肿范围较大、穿刺有脓液者),一般应在压痛及波动最明显部位,尽可能靠近肛门,做放射形的切口,大小与脓肿一致,放置引流条并保持引流通畅。

(2)肛周脓肿的一期根治术:具体术式较多,包括切开内口引流术、切开缝合内口引流术、切开缝合内口挂线引流术、多切口内口引流术,均取得了较好效果。

五、预防与调护

1. 避免以尿布用力擦新生儿肛门。

2. 排便后用温水洗会阴,并用软布轻轻揩干,或用软便纸轻擦粪便。

3. 腹泻及尿布皮炎时要经常清洁局部,最好不用尿布。常用温水洗会阴。

4. 有皮炎或疖肿时,应早期使用抗生素。

5. 患儿需注意卧床休息,减少活动,积极治疗。

第三节 小儿肛瘘

小儿肛瘘多因新生儿期或幼婴期肛管隐窝底部的肛腺发生感染,化脓后引流不畅形成脓肿,脓肿溃破后,肛管或直肠下段与肛管直肠周围皮肤形成相通的慢性管道,是肛门直肠周围脓肿的后遗症。好发于 1 岁以下的婴儿、男性小儿,几乎所有小儿肛瘘均为单纯性肛瘘。中医学称为肛漏。

一、病因与发病机制

中医学认为本病多为肛痈溃后就不收口,湿热余毒未尽;或痨虫内侵,肺、脾、肾三脏亏损;或因肛裂损伤日久染毒而成。病因包括外感风、热、燥、火、湿邪、乳母饮食醇酒厚味、患儿便秘等,导致机体阴阳失调,经络壅塞,气血不畅,正气内伤,毒邪乘虚而入;或机体脾胃功能受损,内生湿热。湿热下注,郁久不化,热腐成脓,穿肠穿臀,日久成漏。西医认为,其病因与发病机制如下。

1. 病因 小儿肛瘘形成有两种原因:①肛周脓肿反复破溃,肛隐窝与肛门皮肤间纤维组织增生形成瘘管。无论是成人还是幼儿,肛窦为易感染部位。在腹泻、便秘、肛裂感染或细菌通过其他血液循环到达肛周,形成细菌栓子滞留,引起肛周感染。②肛瘘的形成与先天性发育异常因素有关。有些肛腺呈囊性扩张,肛腺具分泌功能,尤其是男性新生儿一过性雄激素分泌过多,容易继发感染,反复发作形成肛瘘。

2. 发病机制 小儿多为低位单纯性肛瘘,瘘管呈直线状或放射状,仅少数患儿向深部蔓延形成复杂性肛瘘,且多为完全性瘘,内口大部分在齿状线以上的肛管和直肠。与成人相比,内口不都是起自肛门陷窝,故发现内口常较成人困难。1~2 个月婴儿的肛管细窄,瘘管的硬结常摸不清楚。婴幼儿尚有特殊型肛前瘘,女婴为直肠前庭瘘、阴道瘘或阴唇瘘。男婴为直肠会阴瘘。肛前瘘的特点是瘘管无分支,引流通畅,管内衬完整的黏膜。内口距齿状线较近,位于肛门内括约肌环间,瘘管下方为会阴中心腱,瘘口和管道表面为肉芽组织,有炎症细胞浸润,深部有较多纤维组织。

二、临床表现

1. 瘘口溢脓 新形成的肛瘘脓液较多而浓稠,味臭,色黄,以后逐渐减少,有稀薄粪液从舟状窝溃破处流出,也有从正常肛门排出,时有时无,呈白色,质稀薄。若脓液突然增多,提示有新瘘管生成。有时外口暂时封闭,流脓停止,体温升高,局部肿胀,再度形成脓肿,患儿排便时哭闹不安,并有拒食、呕吐等症状。封闭的外口再穿破或形成另一个新外口,又有脓液流出。完全肛瘘的外口有时流出粪便及逸出气体。瘘管与膀胱相通可由肛门或瘘口流出尿液。

2. 疼痛 若瘘管引流通畅,一般不感疼痛,仅感觉在外口部位发胀不适,行走时加重。瘘管通畅时多无疼痛;若瘘管封闭合并急性感染,脓汁排出不畅或内口较大,粪便流入管内则有疼痛,排便时加重。

3. 肛门瘙痒 肛门周围皮肤因分泌物经常刺激,感觉潮湿、瘙痒,可出现皮肤变色,表皮脱落。

4. 排便不畅 多见于蹄铁形肛瘘,瘘管围绕肛管,形成半环形纤维索环,影响肛门舒张,可出现排便不畅。

5. 全身症状 一般肛瘘无全身症状,但复杂性肛瘘和结核性肛瘘,因病程长,可出现身体消瘦、贫血、便秘和排便困难等症状。小儿较少见。

三、诊断与鉴别诊断

根据肛门周围脓肿等感染病史,手指触摸外口皮下可扪及硬索状物,挤压时有少量脓液或浆液性臭味分泌物即可初步诊断。需要进一步检查瘘管的走向及内口位置，以选择合适的治疗方法。

本病应与尿道瘘、骶骨骨髓炎和骶尾部畸胎瘤、皮样囊肿等继发感染所形成的窦道等鉴别。X 线检查及瘘管碘油造影可鉴别。

四、治疗

1. 非手术治疗 新生儿及小婴儿肛瘘有自愈倾向，可用非手术治疗，有报道非手术治疗无症状性肛瘘，通常在 12~24 个月痊愈而没有更多的并发症。但非手术治疗仅适用于新生儿、2~3 个月的婴儿及瘘管尚未完全形成的年长儿。注意防治腹泻或便秘。每天以高锰酸钾溶液坐浴 2~3 次，合并急性炎症时，同时应用抗生素。

2. 手术治疗 慢性瘘管形成后，皮肤反复红肿，瘘口时而愈合，时而破溃流脓，应选择手术治疗。手术年龄以 1~2 岁为宜。小儿多为低位瘘及单纯性瘘，多数患儿可采用瘘管切开术及瘘管切除术，手术简单易行，术后不影响肛门功能。青少年肛瘘治疗方法与成人相同，一般手术后仅 10%~20% 患儿会出现肛瘘复发。

（1）瘘管切开术：适用于内口低、瘘管位于肛门外括约肌浅部以下者。查明瘘管方向及深度后，插入有槽探针，沿探针切开内、外口间的皮肤及瘘管。切除切口边缘的部分皮肤，敞开瘘管，彻底搔刮管壁的肉芽组织后填塞油纱条。术后给予缓泻剂，进少渣饮食，卧床休息。24~48 小时后去除油纱条，每日或隔日换药一次。排便后开始坐浴，应保持引流通畅、创口基底小、外口大。创口较深的伤口，如外部表层生长太快，可扩大外部切口，以防止引流不畅。对瘘管穿过肛管直肠环者禁用此法。

（2）瘘管切除术：适用于已纤维化的低位肛瘘。拟行一期缝合者，术前 3 日口服肠道抗生素，术前清洁灌肠。麻醉后，由外口置入探针在齿状线附近穿过内口，如找不到内口可在黏膜最薄处戳破。沿探针切开内、外口间的皮肤，然后一并切除瘘管及其内、外口周围的纤维组织，直至暴露健康组织，注意应使创面内小外大。若瘘管短浅，又无分支，术中清除彻底，可行一期缝合，应由基底开始

缝合，不可存留死腔。每日换药、坐浴使创面由底部向皮面生长，直至痊愈。

（3）挂线疗法：具有安全、简便、易行的优点，适用于年长儿的低位肛瘘（尤其是有支管的肛瘘）、急性炎症期后 3 个月，无急性感染，各种肛瘘（尤以高位肛瘘者）均可用此法。在基础麻醉或局部麻醉下，将一橡皮筋通过肛瘘，于皮肤切口处，用粗丝线扎紧橡皮筋。结扎的力度要适中，使瘘管壁逐渐坏死，2~3 日后橡皮筋松动再次结扎紧，7~10 日橡皮筋脱落，形成开放的伤口。术后中药坐浴，每日 2~3 次，至创面愈合。对复杂性肛瘘的治疗可用手术切开与挂线疗法合并使用，可有较为满意的效果。

（4）推移瓣：用于治疗复杂的前部瘘。做推移瓣前要做肠道准备。首先确认瘘管的内口，然后在其远侧直肠壁上取直肠黏膜、黏膜下组织和环肌，形成瓣膜。用可吸收线缝合内部开口，并将瓣膜推移超过内部开口，用可吸收线间断缝合至肛管上。扩大外口，以利于引流，其成功率为 70%~80%。

五、预防与调护

1. 保持肛门部清洁，衣物要清洗干净，选择纯棉柔软面料为宜，注意勤换尿布，保持肛门部干爽。

2. 发现肛痈宜早期治疗，防止后遗肛瘘。

3. 乳母、儿童应注意养成营养均衡的饮食习惯，预防便秘、腹泻等肛门直肠疾病。

第四节 小儿肛裂

小儿肛裂是肛管齿状线下方黏膜与皮肤交界处呈放射状的纵向表浅裂伤，是小儿尤其是婴儿常见的肛肠疾病。属于中医学"肛裂"或"裂肛"的范畴。

一、病因与发病机制

中医学认为，本病多是由血热肠燥或阴虚津亏，导致粪便秘结，排便努挣，引起肛门皮肤裂伤，湿毒之邪乘虚而入皮肤经络，局部气血瘀滞，运行不畅，破溃之处缺乏气血营养，经久不敛而发病。

西医认为,其病因与发病机制如下。

1. 病因　多由各种原因引起的慢性便秘,粪便粗硬干结,用力排便时使肛管皮肤及黏膜过度扩张撕裂导致。治疗肛门狭窄或先天性巨结肠时的强力扩肛术也可引起肛裂。此外,小儿暴发性腹泻,频繁排便、擦便,引起隐窝感染,形成溃疡面也是肛裂的病因之一。

2. 发病机制　2 岁以下儿童骶骨发育尚未成熟,直肠肛管几乎呈直线,粪块对肛管四周压力较均衡,故肛裂可发生在肛管任何方位。年长儿与成人相似,肛裂多发生于肛管后方正中,主要由于肛提肌大部分附着于肛管两侧,使肛管前后部不如两侧壁坚韧,矢状面上肛管与直肠形成夹角,后方受粪便的压迫较重,并影响肛管后方正中部位血液回流。小儿肛裂多于慢性溃疡阶段即停止发展,由于小儿肛周皮肤和黏膜的弹性较强,肛门括约肌的紧张度较弱,多数去除病因后可吸收愈合。合并感染后,可形成前哨痔,与肛裂共存。

二、临床表现

表现为肛门疼痛,排便时加重,便血。轻者仅在排便时痛,排便后缓解。严重时肛门疼痛可持续数小时。患儿常因惧怕疼痛而不敢排便,使粪便潴留,加重便秘,粪块更硬,下次排便疼痛更为剧烈,造成恶性循环。便血为鲜血,量不多,常在排便终末出现数滴鲜血。有时只有血丝附在粪便表面,或便纸上有血迹。

三、诊断与鉴别诊断

根据临床表现,并结合肛门检查,即可确诊。患儿排便时哭闹不安或诉肛门疼痛,排便困难;排便时有肛门出血,量不多,呈鲜红色或便纸上染有血迹。

检查时,患儿取截石位或膝肘位,嘱其放松肛门,轻柔扒开肛门皱褶,可见肛管黏膜与皮肤交界处呈红色纵向裂隙,创面长 1~1.5cm,多位于肛门前方或后方,有时也在肛门左、右侧即可诊断,不必再行直肠指检及肛门镜检查,以免增加患儿痛苦。一般患儿为单发肛裂,少数为多发肛裂。慢性肛裂

裂隙旁的肛门皮肤收缩形成皮赘。

本病应与肛门皲裂、肛管结核性溃疡、肛管皮肤癌、肛管上皮缺损等鉴别。

四、治疗

1. 非手术治疗　婴幼儿肛裂以非手术治疗为主,包括治疗便秘和局部处理。①调整饮食结构,多食蔬菜、水果等,使粪便软化,必要时可服液状石蜡或灌肠,养成规律排便的卫生习惯,保持排便通畅以阻断便秘、肛裂、便秘的恶性循环;②局部采用热敷、温水或高锰酸钾溶液坐浴,以减轻肛门内括约肌痉挛并缓解疼痛;③清洁肛裂创面,每日 3~4 次,并外敷抗生素软膏或中药生肌膏等,促进创面愈合。

2. 手术治疗　适用于慢性肛裂或急性肛裂经非手术治疗无效者。在麻醉下轻柔扩张肛管,解除肛门括约肌痉挛,注意用力适度。沿肛裂边缘皮肤和黏膜做一尖端向上的楔形切口,一并切除肛裂、痔、溃疡、乳头及溃疡基底增厚的纤维组织,形成新鲜的创面,促使其愈合,也可缝合创面,但若发生感染时,需及时拆除缝线,以利引流。术后每日换药,外用中药或坐浴,适当服缓泻药。临床上为解除肛门内括约肌痉挛,也可行肛门内括约肌切开术,应在肛门后方或侧方切开括约肌,但注意可能出现污便、出血及感染等并发症,需要谨慎进行。

五、预防与调护

1. 保持排便通畅,小儿应有适当的活动量,饮食均衡,干硬粪便形成后不要用力排出,必要时肛门内可应用开塞露辅助润滑排便。

2. 培养小儿按时排便的良好习惯。选择家长和儿童时间都不忙的时候最好,让小儿排便,并每天耐心地按时进行,可养成按时排便的习惯。

3. 保持局部清洁卫生。父母应在小儿每次排便后用柔软的卫生纸轻轻擦干净,温水坐浴 5~10 分钟。

4. 及时治疗炎性肠病,防止并发肛裂。

(刘仍海)

参考文献

［1］　刘仍海,韩平,张建柏.肛肠疾病诊治讲座［M］.北京:人民军医出版社,2013.

［2］　张燕生,刘仍海.肛肠病手册［M］.北京:人民卫生出版社,2004.

［3］　李春雨,徐国成.肛肠病学［M］.2版.北京:高等教育出版社,2021:308-309.

［4］　张有生,李春雨.实用肛肠外科学［M］.北京:人民军医出版社,2009:187-188.

［5］　蒋静,刘仍海,刘薇,等.理气通便法治疗大鼠便秘合并痤疮的实验研究［J］.环球中医药,20 19,12(4):493-497.

［6］　莫智峰,袁马保,谢俊锋,等.一次性根治术和分期手术对小儿肛周脓肿预后影响的对比研究［J］.中华小儿外科杂志,2021,42(1):49-52.

第五十五章

女性肛门病

第一节　孕产妇痔

在我国,混合痔的患病率在 49.14% 左右,其中女性痔发病率约占 67%,明显高于男性。而孕产期女性痔的发病率高达 76%,并随着妊娠次数的增加,痔临床症状也随之严重。

痔引起的剧烈疼痛极大影响到孕产期女性的身心健康;痔导致的反复便血也可引起孕妇贫血,进而影响胎儿发育;痔的发生、加重、脱出更增加孕妇分娩时的心理负担,甚则影响妊娠、分娩,威胁孕妇及胎儿安全。

一、病因

孕产期是女性一生极为特殊的生理时期,这一时期痔发病率显著提高可能跟以下因素有关。

1. 妊娠因素　在妊娠情况下,孕妇腹压增高,随着子宫体增大,盆底下降,使门静脉及下腔静脉回流受阻,血流减慢,直肠上、下静脉丛淤血,导致痔形成或加重。同时妊娠期过重的负荷,也可进一步增加肛垫压力,引起充血肥大。

孕妇整体血容量可增加 25% 以上,加之盆腔压力升高,使痔静脉丛回流受阻,导致肛垫组织血管扩张,因此出现肿胀、脱出等不适。同时妊娠期血液的高凝状态也进一步增加肛门周围静脉栓塞、肛垫组织缺氧的风险,也进一步诱发痔的发生。

此外,有研究发现,女性肛垫静脉丛存有大量雌激素受体,受孕产期高雌激素水平的不断刺激,激发交感神经兴奋,使局部肛垫组织缺血、缺氧,造成肛周血液瘀滞、组织水肿、黏膜坏死。

2. 分娩因素　分娩时胎儿对产道、直肠的直接压迫与损伤,可导致会阴部神经损伤并使盆底肌群、肛垫支持组织松弛,进而导致肛垫下移。产时反复用力,腹压增高,也可加重痔静脉丛淤血。多种因素共同导致产后痔的发生。

3. 便秘因素　孕产期体内激素的改变可促进肠壁平滑肌舒张,同时增大的子宫压迫肠道,两者均可使肠蠕动减少,导致或加重便秘;分娩后因产道裂伤或会阴切开可引起剧烈疼痛,令产妇产生惧便感,减少排便次数;孕产期饮食不节及久坐不动等不良生活习惯都可使胃肠蠕动减慢,导致便秘。便秘严重,排便时或增加腹压或延长排便时间,都可使肛垫下移或脱出,导致痔。

二、治疗

产妇产后腹压降低,静脉回流恢复,痔核一般会缩小或萎缩,无须治疗,加之孕产期女性手术有早产、流产等风险。因此,孕产期女性痔以非手术治疗为主。

1. 一般治疗　妊娠期便秘及不良的排便习惯是引起或加重痔的重要因素。因此,调整饮食结构,摄入足量的膳食纤维、水分,保持排便通畅,减少排便时间是预防和治疗孕产期痔的重要方式。避免久坐、久站、久蹲,适当变换体位,经常做提肛运动也可减少痔发病次数,缓解痔症状。

2. 药物治疗　是Ⅰ~Ⅱ期内痔治疗的主要方法,可通过内治与外治并重,全身与局部用药结合的方式缓解局部症状。大部分药物可通过胎盘影响胎儿,故妊娠早期应尽可能采用对妊娠影响较小的药物进行治疗。静脉增强剂如草木犀流浸液片、银杏叶萃取物、微粒化纯化的黄酮成分,通过降低痔静脉的扩张、淤滞,可有效改善微循环的血流动力,减轻局部炎症,对治疗孕产期痔具有明显的临床疗效,且安全性较高。

中药熏洗即将中药汤剂如五倍子汤、苦参汤等加水煮沸,先熏后洗。其作用原理是药液通过局部皮肤吸收发挥有效作用,借助热力松弛肛门括约肌,开放毛孔,促进血液循环,并清洁肛周。因此,相比全身用药不易到达局部、外用药膏成分渗透欠佳,中药熏洗具有明显优势。

3. 手术治疗　妊娠前3个月与产前3个月,若子宫收缩过于强烈极易导致流产、早产,故此期为痔手术的相对禁止期。在妊娠期手术可选择在妊娠第20~30周。此期相对安全。

目前,临床中对妊娠期痔常采取传统外剥内扎术、痔套扎术、痔上黏膜环切术等。传统的外剥内扎术创伤较大,术中易刺激子宫收缩导致流产,同时术后肛门疼痛、组织水肿、肛门狭窄发生率高,而通过对外剥内扎术进行改良,可较为彻底切除病变成分且保留肛管正常皮肤,减少术后并发症。痔套扎术相对安全,切口减少甚至消失,符合治疗痔的微创理念,对无法耐受有创手术的孕妇具有一定优势。痔上黏膜环切术是针对肛垫下移学说提出的手术方式,近年来也有研究发现痔上黏膜环切术用于妊娠期痔具有疗效显著、创伤小、并发症发生率低等优点。

妊娠期痔手术麻醉宜采用肛周局部麻醉,患者宜取截石位,术中注意动作轻柔,防止对子宫过多刺激。术后尽量避免使用抗生素,并注意胎心及宫缩情况,术后给药需选择疗效确切、对胎儿无明显影响的药物,避免流产和早产。

孕产期痔既要治疗痔,又要求安全生育,若手术治疗因手术刺激和麻醉药的使用,易导致流产、早产、胎儿畸形等不良反应,因此临床治疗以非手术治疗为主,兼顾保胎、养胎,即使病情所需进行手术治疗,也需轻巧小心,中病即止。

第二节　肛周子宫内膜异位症

一、历史

子宫内膜异位症(endometriosis,EMT)是指具有生长功能的子宫内膜组织(腺体和间质)出现在子宫腔被覆黏膜以外的其他部位,简称内异症。虽然子宫内膜异位症在形态学上呈良性表现,但在临床行为学上具有类似恶性肿瘤的局部种植、浸润生长及远处转移能力。异位的子宫内膜可遍布全身各部,常见于盆腔脏器和壁腹膜,以卵巢、子宫骶韧带最常见,但也罕见发生于肛周、直肠、阑尾等部位。当异位的子宫内膜出现在肛周时,称为肛周子宫内膜异位症(perianal endometriosis,PE)。

二、流行病学

流行病学调查显示,育龄期是子宫内膜异位症的高发年龄,其中76%在25~45岁,且生育少、生育晚的女性发病率明显高于生育多、生育早者。肛周子宫内膜异位症的发病率极低,临床较为少见,常继发于经阴道分娩侧切的患者,但是也有无经阴道分娩的病例报道。子宫内膜异位症在肛周的发生率为0.3%~1%。1990年Pollack等首次报道1例非创伤性会阴子宫内膜异位症,2002年北京协和医院朱兰等首次报道了1例国内非创伤性肛周子宫内膜异位症。

三、病因与发病机制

近年来随着对本病的不断研究,现代医学认为本病病因纷繁复杂,可能为经期、产后生活不洁,或多次经阴道分娩、流产病史及医源性损伤等,平素外感六淫之邪,或七情所伤等均可能为本病病因。

目前发病机制尚不明确,可能是在阴道分娩过程中,子宫内膜脱落细胞随胎儿、羊水种植在会阴切口或创面上,内膜细胞生长并逐渐形成包块或结节而发病。已经提出很多理论来解释这种病变,有体腔上皮化生学说、异位种植学说、免疫学说、诱导学说、遗传学说等,其中主流理论是体腔上皮化生学说和种植学说。体腔上皮化生学说由 Meyer 提出,认为体腔上皮细胞在特定激素水平作用下自动转化为子宫内膜组织。种植学说即经血逆流或良性淋巴转移,这两种均是在特定环境下实现宫腔外种植、生长、转移及浸润从而形成包块或结节。

四、临床表现

子宫内膜异位症的主要症状之一是月经期疼痛,受周期性卵巢激素的影响出现月经期病变,如增生、出血等,常于月经来潮前 1~2 天开始,月经期第 1 天疼痛最剧烈,以后逐渐减轻,至月经干净后症状消失。而肛周病变除了疼痛外,还有以下特点:①既往多有会阴撕裂伤或会阴侧切史。②伴随月经来潮肛周肿块增大、出血等,月经结束后上述症状可减轻。③肛肠专科查体多可见会阴手术瘢痕,肛周或直肠包块或结节经期增大,经后缩小或消失,多无通向肛内的硬条索,肛门镜检查无肛窦感染征象。同时伴或不伴有性交痛、痛经等。对无典型症状或包块已破溃的患者,术前诊断困难,主要依赖对患者病史的描述及医师接诊女性患者时要考虑本病的可能性。

五、辅助检查

1. 血清 CA125 检查　肛周皮下病变周围组织纤维化,异位内膜生成 CA125 难以进入血液循环中,难以得到阳性结果,因此肛周子宫内膜异位症是否需要 CA125 检查尚有争议。

2. 超声检查　表现为不均质的低回声肿块,可见点状或条枝状血流信号,月经周期不同时间段观察,可见月经前期肿块增大,回声减弱,血流信号增多;月经后肿块缩小,回声增强,血流信号减少。

3. 盆腔 MRI 检查　可以准确定位,有效区分并发现软组织中小的病灶,并能反应病变范围,对术前评估和术后随访有重要价值。

4. 病理学检查　确诊本病的"金标准",典型

表现为镜下可见子宫内膜腺体及间质,但是上述结构可因异位灶反复出血、上皮细胞剥脱而遭受破坏,此时只要镜下发现内膜间质细胞、腺体和含铁血黄素 3 种成分中的 2 种即可诊断。

六、诊断

针对此病诊断尚无标准,易被误诊为肛瘘或肛周脓肿。临床表现典型者无须辅助检查就可以获得比较明确的诊断。其次有肛周的专科体格检查,配合超声、病理等辅助检查。疼痛发生的原因在于包裹内膜组织的包块压力过高、会阴部疼痛神经末梢丰富加之经血碎片使组织水肿、炎症介质释放导致。本病术前诊断困难,关键在于患者早期就诊及女性患者就诊时医师要考虑本病的可能性。

七、鉴别诊断

1. 会阴侧切伤口感染　会阴侧切术史,切口处不同程度红、肿、痛、热,出现脓性分泌物溢出,发热(体温≥38℃);患者阴道分泌物培养阳性;会阴侧切术前无感染性疾病,无自身免疫性疾病,无循环系统、呼吸系统、消化系统及内分泌系统疾病史。无激素依赖性。

2. 肛瘘、肛周脓肿　肛瘘患者常有脓肿破溃病史,可以是手术切开引流,也可以是脓肿自发破溃引流,直肠指检时满足内口、外口、硬条索,有些肛瘘无明显内口或外口只能触及硬结时,需与本病鉴别,但肛瘘、肛周脓肿的疼痛及肿块大小与月经周期无关。

3. 肛周毛囊炎　表现为红色丘疹,病变位置表浅、发病快,自行破溃,无后遗症。

4. 化脓性肛周汗腺炎　表现为皮肤及皮下组织的慢性炎性疾病,常可见肛周皮下形成瘘管及外口,常流脓,并不断向四周蔓延,皮色暗褐而硬,肛管内无内口,无激素依赖。

八、治疗

1. 非手术治疗　针对子宫内膜异位症的治疗主要包括假孕治疗、假绝经疗法、雄激素疗法以及对症治疗。假孕疗法导致的不良反应较多,不被患者接受。假绝经疗法主要通过药物抑制卵巢

分泌雌孕激素从而降低体内激素水平,常用药物包括促性腺激素释放激素(gonadotropin-releasing hormone,GnRH)、孕三烯酮、达那唑等,目前本病的最新指南推荐首选 GnRH。但针对肛周子宫内膜异位症目前尚无共识,有学者认为手术切除是治疗该病最主要的方式,可同时辅助避孕药。但当病灶累及肛门括约肌,或病灶较大、位置较深,手术不能保证完全切除,为预防病灶复发或术前缩小包块,术后应给予 3~6 个月药物治疗,术后联合药物治疗能否降低复发率,仍缺乏有效的数据支撑。

2. 手术治疗 若肛周子宫内膜异位症病灶范围局限,则首选手术切除,扩大切除超出病变组织 1~2cm 以确保完整切除病灶、降低复发率,且术中应当避免所切除病灶再次种植在伤口内,术中尽量避免使病灶破裂或破裂后需用生理盐水反复冲洗。手术的关键在于彻底清除病灶、病灶切除彻底可达根治效果。但若病变累及肛门括约肌或患者肛门功能不佳,手术切除范围需慎重选择,可不完全切除病灶,术后予 GnRH 或避孕药缓解症状或待缩小病灶后予以手术切除。

关于手术时机目前尚无统一认知,文献表明手术最好选择在月经前,因为此时的异位子宫内膜比较成熟,病灶界限也较为清楚,容易彻底清除。

3. 中医治疗 古代医家对此病的治疗多从"瘀"入手。司徒仪等认为本病的病机是肾虚为本、血瘀为标,宜活血补肾;韩冰等认为本病是瘀夹痰而成瘕,宜活血化瘀、行气镇痛、软坚散结;王克林将本病分为气滞血瘀证、气虚血瘀证、寒凝血瘀证、肝郁血瘀证和肾虚血瘀证,分别予桃红四物汤、补中益气汤、少腹逐瘀汤、柴胡疏肝散、右归丸加桃红四物汤;除了中药口服,中医治疗还有针刺治疗、穴位贴服、中药保留灌肠等,这些症状可以改善患者的肛门坠胀、痛经、月经不调等。

(杨 巍)

参考文献

[1] 田振国,陈平.中国成人常见肛肠疾病流行病学调查[M].武汉:武汉大学出版社,2015:33.
[2] 赵卫东,韩庆丰,刘立敏,等.孕产妇痔的患病情况及危险因素调查研究[J].中国当代医药,2013,20(11):149-150.
[3] 周静国,匡红梅.孕妇嵌顿性混合痔治疗体会[J].四川中医,2007,25(12):103.
[4] 乐杰.妇产科学[M].6版.北京:人民卫生出版社,2005:62.
[5] 张晶,王剑.赣南地区痔病的危险因素[J].中国老年学杂志,2015,35(22):6554-6555.
[6] 封以生.中药外敷配合微波照射治疗产妇痔临床观察[J].现代中西医结合杂志,2009,18(35):4351.
[7] 李敏.女性痔 420 例临床特点与治疗分析[J].中医药临床杂志,2010,22(4):334-336.
[8] 白立芳,陈一平,黄振强,等.PPH 术与痔外剥内扎术治疗妊娠中、晚期内痔疗效的比较研究[J].临床医学工程,2016,23(11):1471-1472.
[9] 陈辉,李凌雯,耿协强.痔上黏膜环切吻合术治疗妊娠中晚期重度痔 18 例[J].西南国防医药,2010,20(3):281-282.

第五十六章

下消化道出血

一、历史

下消化道出血（lower gastrointestinal hemorrhage，LGIH）指十二指肠悬韧带以下的消化道出血，其发生率不及上消化道出血高，但其病因相对复杂，出血部位难以判断，可发生于多种疾病，易漏诊或误诊。其中 90% 以上的下消化道出血来自大肠，小肠出血比较少见。国内外认识下消化道出血的年代十分久远，中国早在公元 3 世纪的《金匮要略》中就有了较为详尽的消化道出血（血证）的病因、分类、辨证论治，并且针对血证的虚实两证，有补泻二法。张仲景的《伤寒杂病论》泻心汤方证和黄土汤方证已经应用 1 700 多年经久不衰，奉为经典。近一个世纪以来，特别是近 30 年来小肠内镜、胶囊内镜、数字减影血管造影、放射性核素等检查方法的增多及治疗技术的提高，下消化道出血的诊治水平明显提高。

二、流行病学

下消化道出血占消化道出血的 20%~25%，其中约 80% 的下消化道出血会自发停止。欧美地区的流行病学研究发现，该地区下消化道出血的年发病率约为 0.03%，且男性患者多于女性，其发病年龄高峰在老年时期。相对于大肠出血，小肠出血较少见，以往由于检查技术的局限性及小肠结构的特殊性，小肠出血的病因较难明确，但近年来各项新型检查技术的出现及治疗技术的不断增高，使得下消化道出血的定位及定性的可靠性有了很大提高。

三、病因

导致下消化道出血的原因很多，主要分为原发于肠道本身病变及全身疾病累及肠道引起出血。前者主要包括肿瘤和息肉、炎症性病变、血管病变、肠壁结构性病变和肛门病变。可累及肠道的全身疾病主要包括血液病、风湿性疾病、淋巴瘤、尿毒症、腹腔邻近脏器恶性肿瘤浸润或脓肿破裂侵入肠腔等。不明原因的消化道出血较少见，但由于肠道本身结构特点及目前检查方法的限制使其诊治较困难，甚至延误诊治，应予注意。

国内相关报道认为下消化道出血最常见的病因为结直肠癌、肠息肉、缺血性结肠炎、溃疡性结肠炎，而国外相关报道则认为其病因主要为憩室病，这可能与不同的地域环境及生活方式等因素相关。

四、分类

下消化道出血的分类方法很多，一般按病因进行分类如下。

1. 肿瘤性疾病 恶性肿瘤如癌、类癌、淋巴瘤、平滑肌肉瘤、纤维肉瘤、神经纤维肉瘤等；良性肿瘤如平滑肌瘤、脂肪瘤、血管瘤、神经纤维瘤、囊性淋巴管瘤、黏液瘤等。肠道间质瘤也可引起出血。息肉主要是腺瘤性息肉,还有幼年性息肉病及波伊茨-耶格综合征(Peutz-Jeghers syndrome)。

2. 血管性疾病 毛细血管扩张症,血管畸形(其中结肠血管扩张常见于老年人,为后天性,常位于盲肠和右半结肠,可发生大出血),静脉曲张(注意门静脉高压引起的罕见部位),静脉曲张出血可位于直肠、结肠和回肠末端。

3. 炎性疾病 感染性肠炎有肠结核、肠伤寒、细菌性痢疾及其他细菌性肠炎等;寄生虫感染有阿米巴、血吸虫、蓝氏贾第鞭毛虫导致的肠炎。非特异性肠炎有溃疡性结肠炎、克罗恩病、结肠非特异性孤立性溃疡等。此外,还有抗生素相关性肠炎、出血性坏死性肠炎、缺血性肠炎、放射性肠炎等。非甾体抗炎药导致的小肠溃疡也偶有见到。

4. 机械性疾病 如肠扭转、肠套叠等。

5. 先天性疾病 梅克尔憩室、肠重复畸形、肠气囊肿症(多见于高原居民)等。

6. 全身疾病累及肠道 白血病和出血性疾病;风湿性疾病如系统性红斑狼疮、结节性多动脉炎、贝赫切特综合征等;恶性组织细胞病;尿毒症性肠炎。腹腔邻近脏器恶性肿瘤浸润或脓肿破溃侵入肠腔也可引起出血。

也有按出血部位分为小肠出血、结肠出血、直肠。

五、临床表现

下消化道出血的临床表现各异,通常以血便为主要表现,但肠道各个部位出血粪便颜色不尽相同;下消化道出血多存在伴随症状,包括原发病的症状及出血本身导致的症状,可有不同程度腹痛及消化道非特异性症状,如恶心、呕吐、反酸、烧心、腹胀、腹部不适、食欲减退、腹泻、排便不尽等,部分可不伴有明显腹痛,如病变程度较轻的息肉、憩室及血管病变等。

根据小肠出血的部位、速度、出血量及相关病因,可表现为缺铁性贫血、粪便隐血试验阳性、黑便、血便、呕血或全身循环衰竭表现如头晕、乏力、心悸、晕厥等。肿瘤及小肠钩虫病导致的出血多表现为缺铁性贫血、粪便隐血试验阳性或黑便,恶性肿瘤可同时伴有消瘦、腹部包块及肠梗阻;血管

病变导致的出血多以无痛性血便及黑便为主;炎性病变多为间歇性大出血或慢性少量出血,常伴有发热、腹痛或腹泻,其中克罗恩病可同时伴有腹部包块及瘘管形成;息肉、肠套叠及憩室则常表现为腹痛及血便。

结肠出血典型的临床表现为突然发作的便血,即暗红色或鲜红色血液通过直肠排出,出血量较大时可以伴有头晕、黑蒙、面色苍白、心率增快、血压下降等周围循环衰竭征象。在少数情况下,来自右半结肠的出血患者可表现为黑便。此外,便血也可能在急性上消化道出血患者中发现,约15%的假定急性下消化道出血患者最终发现出血来源于上消化道。痔、肛裂等肛门疾病导致的出血在临床上也十分常见,诊断急性下消化道出血(结直肠)时需除外肛门疾病导致的出血。结肠恶性肿瘤常有乏力、消瘦、排便习惯改变等表现,药物相关的结直肠出血患者多有明确的用药史,缺血性结肠炎患者在便血前多有突发的痉挛性腹痛。

急性下消化道大出血可导致周围循环衰竭,一般表现为头晕、心悸、大汗、四肢湿冷、心率加快、血压下降等,严重者甚至休克。

六、辅助检查

1. 实验室检查 下消化道出血患者血常规、粪便常规、凝血功能、肝肾功能等检查会有不同程度的异常。急性大量出血后会有贫血,但在出血的早期,血浆容量没有充分时间进行平衡,血液中各种成分变化不会立即反映出来。血液一般在出血后24~72小时稀释到最大限度,血液各种成分变化时间不等,如网织红细胞在出血24小时内增高,出血停止后逐渐恢复正常,血小板计数在出血后1小时开始增多,白细胞计数在出血后2~5小时增多,而血尿素氮水平通常不增高。下消化道出血可使血液中各种成分丢失,包括各种血细胞、凝血因子、蛋白等,血液成分的丢失可使机体功能减退甚至危及生命。

2. 内镜和影像学检查

(1)电子结肠镜:是下消化道出血的首选检查方法,其优点是简便、直观、诊断灵敏度高,可直接观察回盲瓣周围及以下肠道的活动性出血部位,可

直接取活检行病理检查明确病变性质,并可以行内镜下治疗,降低再出血率,改善预后,因此下消化道出血患者需尽早行结肠镜检查,有学者主张争取在出血后 12~14 小时进行电子结肠镜检查。有高危临床特征和持续出血迹象或症状的患者,快速肠净化应该在血流动力学复苏后启动,充分肠道准备后 24 小时内开展结肠镜检查以提高诊断和治疗(图 56-0-1)。

(2)X 线钡剂造影:X 线钡剂造影检查一般用于诊断回盲部、阑尾及结肠病变,痛苦小,患者较易接受,但对一些较平坦病变、较轻的炎性病变等容易漏诊,且不能明确病变性质。

(3)小肠镜:包括传统推进式小肠镜和双气囊小肠镜,前者插入深度较浅,仅能到达幽门以下 50~150cm;而后者插入深,且诊断率高,并发症发生率低于 1%,适用于常规内镜检查不能确定出血部位的不明原因消化道出血,为诊治小肠疾病的重要检查手段。

(4)胶囊内镜:可对整个消化道黏膜进行检查,主要用于小肠的检查。确诊率较高,具有安全、简便、直观等特点,但目前尚不能完成活体组织检查,且一旦发生嵌顿,需外科手术治疗(图 56-0-2)。

(5)放射性核素扫描:原理为将 ^{99m} 锝标记的红细胞或胶体硫行静脉推注,然后腹部扫描,当出血部位的出血速度超过 0.1ml/min 时,标记红细胞即可从出血部位溢出,由此来判断出血部位,该检查可检出 0.1~0.5ml/min 的出血。但需指出的是放射性核素扫描定位不精确,肠道出血导致蠕动增加,使放射性弥散,加之小肠重叠,标记物在肠内移动,很难捕捉出血部位(图 56-0-3)。

(6)动脉造影:对发生持续大出血且经评估内镜治疗较困难的患者,应及时行动脉造影明确出血部位并可进行栓塞止血治疗,当出血量 >0.5ml/min 时,可以发现对比剂溢出部位(图 56-0-4)。

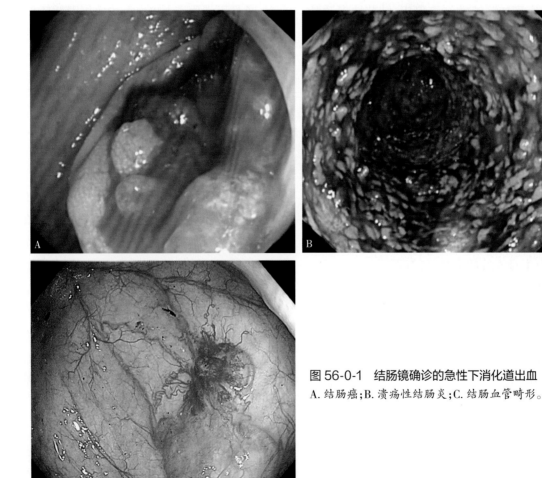

图 56-0-1　结肠镜确诊的急性下消化道出血
A. 结肠癌;B. 溃疡性结肠炎;C. 结肠血管畸形。

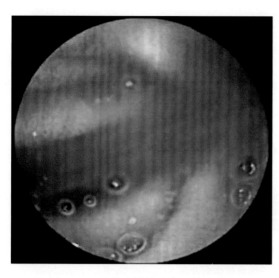

图 56-0-2　胶囊内镜检查发现的小肠出血

（7）血管造影 CT：不但可显示血管形态，还可显示胃肠道腔内外情况及其周围其他脏器的改变（图 56-0-5）。

七、诊断

1. 病史及体征　详细询问病史及全面而有重点的体格检查是下消化道出血诊断的基础。

（1）年龄：老年患者以大肠癌、结肠血管扩张、缺血性肠炎多见。儿童以梅克尔憩室、幼年性息肉、感染性肠炎、血液病多见。

（2）既往病史：结核病、血吸虫病、腹部放疗史可引起相应的肠道疾病。动脉硬化、口服避孕药可引起缺血性肠炎。在血液病、结缔组织病过程中发

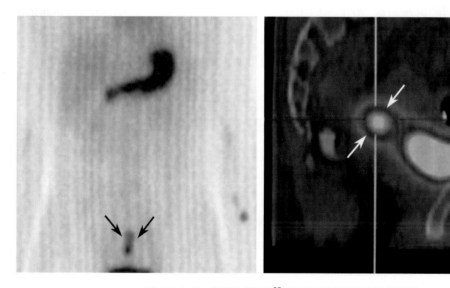

图 56-0-3　梅克尔憩室 ^{99m} 锝 SPECT/CT 融合图像

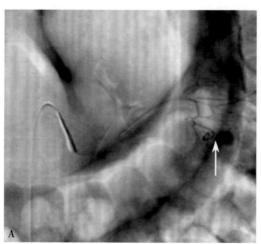

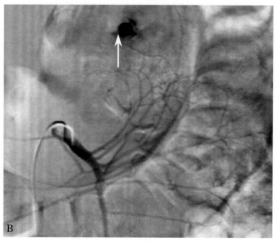

图 56-0-4　海绵状血管瘤出血的数字减影血管造影

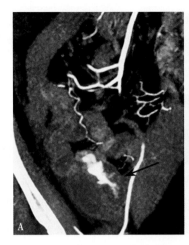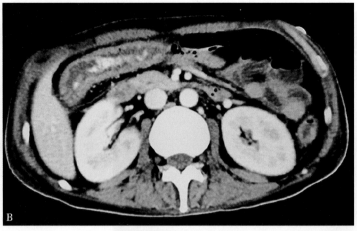

图 56-0-5　血管造影 CT 在急性下消化道出血的应用

A. 盲肠对比剂外溢入肠腔；B. 横结肠对比剂外溢。

生的出血应考虑原发病引起的肠道出血。

（3）粪便颜色和性状：血色鲜红，附于粪便表面多为肛门、直肠、乙状结肠病变，排便后滴血或喷血常为痔或肛裂。右半结肠出血为暗红色，停留时间长可呈柏油样便。小肠出血更易呈柏油样便。黏液脓血便多见于细菌性痢疾、溃疡性结肠炎，大肠癌特别是直肠癌、乙状结肠癌有时也可出现黏液脓血便。

（4）伴随症状：伴有发热见于肠道炎性病变。由全身性疾病如白血病、淋巴瘤、恶性组织细胞病及结缔组织病导致的肠出血也多伴发热。伴不完全性肠梗阻症状常见于克罗恩病、肠结核、肠套叠、大肠癌。上述情况常伴有不同程度腹痛，不伴有明显腹痛多见于息肉、未引起肠梗阻的肿瘤、未合并感染的憩室和血管病变。

（5）体格检查：应特别注意检查皮肤黏膜有无皮疹、紫癜、毛细血管扩张；浅表淋巴结有无肿大。腹部检查要全面细致，特别注意腹部压痛及腹部包块。直肠指检一定要作为常规检查，可以发现距肛门 10cm 以内的肿瘤、息肉、痔、肛裂等病变。

2. 实验室检查　常规血、尿、粪便及生化检查。疑为伤寒者做血培养及肥达试验。疑为结核者做结核菌素试验。疑为全身性疾病者做相应检查。

3. 辅助检查　除某些急性感染性肠炎如痢疾、伤寒、坏死性肠炎等外，绝大多数下消化道出血的定位及病因需依靠影像学检查确诊。

4. 手术探查　各种检查不能明确出血灶，持续大出血危及患者生命，需手术探查。有些微小病变特别是血管病变，手术探查也不易发现，此时可借助术中内镜检查以帮助寻找出血灶。

下消化道出血的诊断流程见图 56-0-6。

八、鉴别诊断

通过病史询问、体格检查和有针对性的实验室及影像学等辅助检查，来明确下消化道出血的原因，继而实现对病因的确切治疗，才能根治。因此，针对下消化道的鉴别诊断实际上也是一个病因诊断过程，需要全面梳理、鉴别，常见的下消化道出血的鉴别诊断如下。

1. 痔　患者常有粪便干燥、腹压增高等诱因，排便时带有鲜红血液，血与粪便不相混合，常有排便后滴血、喷血、手纸上有鲜红血迹，但粪便形状和排便次数多正常，应首先考虑痔。肛门视诊可见有混合痔和外痔团块，直肠指检一般不能扪及痔块，但可明确肛管、直肠有无肿块、溃疡等，借此可鉴别肛管直肠肿瘤等，肛门镜检查可见齿状线附近有紫红色痔核突入肛门镜口，有时可发现痔块表面糜烂即可确诊。

2. 直肠息肉　常为间歇性便血，鲜血常染粪便表面而不与其混合。如出血较多时，则出现排便后滴血，少数有下坠感，有时蒂长的息肉可随排便脱出肛外，排便后又缩回。少数反复出血除可导致贫血外无其他任何症状。直肠指检位于直肠中下

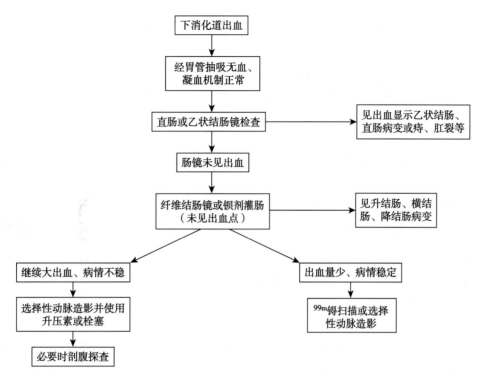

图 56-0-6 下消化道出血的诊断流程图

段的息肉,可触及圆形、柔软、光滑可活动的肿物,有时肿物带蒂。直肠镜检查可见腺瘤性息肉呈圆形,表面黏膜淡红色有光泽,大多数有蒂,少数为广基底。

3. 直肠癌 常为少量鲜红血便,粪便带血液、黏液或脓性分泌物。早期可无体征,病情进展时可有体重减轻和贫血。直肠指检可触及肠壁上质硬菜花样、盘状肿块,中央常有溃疡面,病变部肠腔有狭窄,指套上有血、黏液和脓液。直肠镜或纤维结肠镜检查,可见癌肿组织,并可做活组织检查确诊。

4. 放射性直肠炎 临床以腹泻为主,伴恶心、呕吐,早期可在放疗期间发病,可有脓血便;慢性期常在1~6年出现,反复脓血便、慢性腹泻、里急后重,继发肠梗阻症状。肠道出血少见,常为回肠和结肠溃疡出血,是急性下消化道出血常见原因之一。直肠镜及结肠镜在慢性期可见黏膜苍白或血管扩张、黏膜溃疡和坏死等;钡剂灌肠可见受累肠管黏膜皱襞不规则、僵硬等。

5. 遗传性出血性毛细血管扩张症 又称郎-奥-韦综合征(Rendu-Qsler-Webersyndrome),属常染色体显性遗传病,常有家族史,无性别差异。诊断要点:①有家族史,自幼即发现黏膜和皮肤毛细血管扩张。自发或轻微外伤后即出血(如皮肤出血或鼻出血)。手背部、手指有典型的扩张毛细血管为诊断本病的特征之一。呈紫红或鲜红点,一般聚合成红色斑片状,周界整齐清楚,压之褪色。②胃肠道出血,约10岁起就可便血,40岁出血可很重,但大出血的高峰在60岁左右。病变部位主要在胃及小肠,也可在大肠及唇、咽、舌、手部。③内镜能可见相应部位黏膜毛细血管扩张与出血灶。活动性出血时选择性动脉造影有助诊断。

6. 结肠血管扩张症 是下消化道出血中最常见的血管畸形,病因尚不完全清楚,一般认为它是一种后先天性疾病,由肠壁血管的退行性改变导致的血管扩张病变,主要位于盲肠或右半结肠。诊断要点:①多为60岁以上老年人,或有主动脉瓣狭窄的患者。②便血可为肉眼血便、呈鲜红色、果酱色或夹有血块。多数患者便血可自行停止,但可反复发作性便血。多不伴明显腹痛。③体征无特殊,在排除肠道肿瘤和肛门疾病后,应想到本病。④选择性肠道血管造影是诊断本病的主要而可靠方法;结肠镜检查有时可见丛状或片状黏膜血管异常。

7. 先天性肠动静脉畸形 由先天性发育缺陷发展而成,可发生于血管任何部位,消化道好发于直肠和乙状结肠(病变局限或累及一段肠管),也见于肢体。诊断要点:①凡青年患者无痛性、复发性便血者应考虑本病。②以黑便和明显血便为突出症状,呈间歇性、无腹痛。急性大出血者可发生出血性休克;慢性者可显贫血容貌及眩晕、乏力等贫血症状。③结肠镜检查对盲肠、乙状结肠、直肠动静脉畸形,可见肠系膜对侧黏膜隆起,有血管瘤样改变,但确诊要靠血管造影。④选择性动脉造影可以确诊。

8. 小肠憩室炎　仅次于结肠憩室,多见于 60 岁以上老人,男女发病率大致相同。空肠憩室较回肠憩室多见,男性多于女性,男女之比为 2:1,老年多于青年,多为获得性,常为多发。诊断要点:①多数发生在 60 岁以上老年人,约 2/3 为多发;②便血时常先有脐周腹痛(钝痛为主),再有便血,血多为暗红色,出血多为鲜红色血便,经治疗好转后常复发;③X 线钡剂造影可以确诊。

9. 结肠憩室炎　假性结肠憩室是后天性肠壁缺陷,憩室壁无肌层,常为多发性憩室病。80% 发生于乙状结肠、降结肠,也常见右半结肠。本身不引起任何症状,无须治疗,少数憩室血管被侵蚀破溃出血,国内少见。诊断要点:①多见于中老年人。②便血合并左下腹痛伴左下腹压痛,便血可持续数天或间歇发作,平时可有左腹痉挛性疼痛、胀气和不适。部分患者便血是唯一症状,其特点是突然发生,无先兆,6%~10% 为大出血。③纤维结肠镜可确诊并可排除其他疾病。选择性血管造影有助于诊断,大多数出血来自右半结肠憩室。

10. 小肠肿瘤　少见,约占胃肠道肿瘤的 2%,其中 2/3 为恶性,恶性肿瘤中腺癌最多,常见于十二指肠和空肠上段;肉瘤主要有淋巴肉瘤、平滑肌肉瘤等,类癌较少见。良性肿瘤中有平滑肌瘤、腺瘤、血管瘤等。当小肠肿瘤表面溃烂引起出血时,患者表现为柏油样便和暗红色血便。

11. 小肠息肉　多为错构瘤,无恶性倾向,常伴有皮肤黏膜黑色素沉着。是黑斑息肉病的一种表现。消化道出血或成人肠套叠患者若伴有皮肤黏膜色素沉着时应考虑本病。

12. 黑斑息肉病　又称波伊茨-耶格综合征(Peulz-Jegherssyndrome)。大肠黏膜向肠腔内隆起的赘生物称大肠息肉,息肉超过 100 个者称为息肉病。诊断要点如下。

(1)便血为鲜红色带黏液,便血一般不多,多见于年轻人。

(2)具有三大特征:①胃肠道多发性息肉;②口唇及口唇周面颊黏膜和手足皮肤有黑褐色的色素沉着;③约 40% 患者有家族史。

(3)消化道钡剂造影和内镜检查有助于诊断。

13. 家族性腺瘤性息肉病　是一种少见的常染色体显性遗传病,直肠、结肠内布满管状腺瘤性息肉。未经治疗者于 40 岁左右几乎全部癌变。诊断要点如下。

(1)病史:2/3 有家族史。息肉于 13 岁左右开始出现,常于 20 岁左右出现症状,主要是有便血、排便次数增多、粪便带黏液。有不同程度腹痛不适,晚期有贫血。

(2)体征:一般无阳性体征,直肠指检可触及大小不一的息肉。2/3 的患者早在出生后 3 个月就出现先天性视网膜色素上皮肥厚,此表现预测该病的灵敏度高达 99%。

(3)辅助检查:①气钡双重对比造影可见多处充盈缺损;②内镜检查可见结肠分布密集的息肉,活检可以确诊;③眼底检查视网膜色素异常具有高度诊断灵敏度和特异度;④FAP 基因检查可信度达 100%。

14. 溃疡性结肠炎　是一种以累及大肠黏膜和黏膜下层为特点的原因不明的慢性炎性疾病。主要累及直肠、乙状结肠,严重者可累及整个结肠,甚至回肠末端。以溃疡形成为特征性表现,病情轻重不一,常反复发作,任何年龄都可发病,以 20~40 岁青壮年多见。诊断要点如下。

(1)腹泻:每天数次或 10 次以上,粪便或为稀水样,黏液血便或全血便,多伴有黏液,里急后重是直肠受累的表现。

(2)腹痛:左下腹或下腹隐痛或痉挛性腹痛。

(3)便血:鲜血附着于粪便表面,多为直肠受累。脓血便、黏液血便或全血便提示累及直肠。

(4)全身症状:严重者可有发热、贫血、消瘦、营养不良等全身症状。左下腹压痛、如呈急性暴发型,症状重,可并发中毒性巨结肠,甚至穿孔。

（5）辅助检查：①内镜检查可见病变黏膜广泛充血、水肿，有散在出血点、溃疡、假性息肉，症状重，可并发中毒性巨结肠，甚至穿孔，触之易出血，活检可确诊；②钡剂灌肠可见结肠袋消失，肠壁缘呈锯齿状，肠管僵直等。

15.　结肠癌　可发生于结肠任何部位，但以乙状结肠癌居多，其次为盲肠、升结肠、结肠右曲、结肠左曲。诊断要点如下。

（1）30岁以上患者近期有排便习惯改变，有腹泻或便秘交替出现，或腹泻、血便（暗红色），黏液便或黏液血便。或原因不明的贫血、乏力、体重减轻，或有慢性肠梗阻表现均应考虑结肠癌的可能。

（2）根据癌肿所在位置不同，可有不同的特殊表现。右半结肠癌常先有右下腹不适隐痛，排便次数增多，伴暗红色血便，以后可有贫血、消瘦与右下腹包块。左半结肠癌常有进行性便秘、腹胀和腹痛等慢性肠梗阻症状，在此之前多有排便次数增多，黏液血便。

（3）辅助检查：钡剂灌肠，乙状结肠、纤维结肠镜等可协助诊断。

16.　肠结核　多继发于肺结核，病变处血管可引起血管内膜炎，除血管破裂，一般发生出血少见。80%结核病灶发生在回盲部，升结肠、回肠、空肠等。但侵袭结肠时，患者可出现黏液血或脓血便，一般出血量不多，只有个别情况当病变侵蚀大血管时，才可发生大出血。诊断要点如下。

（1）青壮年多见，女性多于男性。

（2）有低热、盗汗、消瘦等结核中毒症状。

（3）患者除有黏液血便外，常有腹泻。

（4）右下腹常有压痛，部分患者可扪及右下腹包块。

（5）辅助检查：①血沉明显增快；②X线钡剂检查和纤维结肠镜有助于诊断。

17.　急性出血性坏死性肠炎　是以小肠广泛出血、坏死为特征的肠道急性蜂窝织炎。病变主要分布在空肠、回肠，以空肠为重，也可累及结肠。诊断要点如下。

（1）常在夏秋季发病，大多为儿童，青年次之，成年人也可发生。

（2）突起剧烈腹痛，呈持续性伴阵发性加剧，

腹痛多为全腹性，但以左中腹及脐周为甚。

（3）腹痛后出现腹泻，为洗肉水样便、果酱样便，最后为大量红色血便，有腥臭味，无明显里急后重，粪便不带黏液和脓液。

（4）发热和腹胀。一般为低热和中等热，也可高达42℃，早期腹胀，肠鸣音亢进，重者可有麻痹性肠梗阻，表现为明显腹胀、肠鸣音减弱或消失。

（5）严重者有中毒症状、休克等。

（6）辅助检查有：①血常规中白细胞增多，可达（12~30）×10⁹/L，核左移；②腹部X线片见小肠多处积气和液平。

18.　缺血性结肠炎　由肠壁动脉、静脉阻塞导致急性肠壁缺血性炎症，部分患者原因不明。多发生于结肠某一段，80%发生于结肠左曲、降结肠及乙状结肠，主要症状是腹痛和便血。诊断要点如下。

（1）多见于70岁以上老年人，而且女性为多，或有高血压、动脉硬化、心脏病、休克和长期服药病史。

（2）突起急性腹痛，持续性伴阵发性加剧。位于中下腹或左腹。

（3）血性腹泻，一般于腹痛24小时后出现便血，出血量轻重不一，呈鲜红色血便，多附在粪便表面，多出现腹泻，腹泻次数不等，无明显里急后重。50%患者出现腹胀。

（4）多数为低、中度发热。

（5）辅助检查：①钡剂灌肠检查可见"指压迹征"是肠黏膜下血肿导致、"结肠左曲锐角征"；②纤维结肠镜见节段性分布的黏膜淤血、出血、纵向匍行性溃疡等有助于诊断。

19.　克罗恩病　病变为节段性，可发生于消化道的任何部位，但以回肠、结肠和肛门多见，尤以回肠末端为多见，高达60%~70%可累及结肠，称结肠克罗恩病。诊断要点如下。

（1）本病以年轻成年人多见，多数发病年龄在20~40岁。病程迁延，反复发作，起病缓慢隐袭，70%~90%有腹泻，多数为每天2~6次，常为间歇性发作，呈糊状或稀水样，病变累及结肠、直肠可有便血，但与溃疡性结肠炎相比，鲜血较少见，量不多。

（2）腹痛多位于右下腹或脐周,常为痉挛性疼痛,伴肠鸣音增强,少数患者急性起病,有压痛、发热而酷似急性阑尾炎或肠梗阻。约1/3患者右下腹可扪及质地中等的包块,边界尚清有压痛。

（3）急性期可有发热,多为低热及中等发热。病程长者有消瘦、营养缺乏。部分患者因病变累及直肠或肛门时常见肛周有脓肿、瘘管,个别患者可见有杵状指、结节性红斑等肠外表现。

（4）辅助检查:①B超及CT可见肠管增厚、粘连、肠系膜淋巴结肿大和腹腔脓肿及瘘管;②X线钡剂可见病变,如裂隙状溃疡、鹅卵石征、假息肉单发或多发性肠狭窄、瘘管形成等;③内镜见跳跃式分布的纵向或匍行性溃疡,周围黏膜正常,或呈鹅卵石征,活检可确诊。

20. 肠套叠　大多发生于2岁以下婴幼儿,成人肠套叠多由小肠息肉、肿瘤导致。诊断要点如下。

（1）腹痛:多见于小儿,为突发、阵发性剧烈腹痛或啼哭不安,伴呕吐。成人肠套叠多为反复发作性部分性肠梗阻症状,腹痛较轻。

（2）血便:排出黏液血便,呈果酱样血便,成年人血便少见。

（3）腹部包块:可扪及升结肠部位有腊肠样包块,表面光滑,回盲部有空虚感。

（4）钡剂灌肠检查:可见"杯口状"或"弹簧状"阴影。

21. 特殊感染性疾病

（1）回归热:是由回归热螺旋体经虫媒传播导致的传染病,少数患者可有少量便血。夏秋季发病,有流行区接触疫水史;急起发热、头痛、乏力、肝脾大、腓肠肌压痛;可有巩膜黄染,消化道出血引起呕血和便血;血液及体液(如脑脊液、尿)查出回归热螺旋体。

（2）伤寒、副伤寒:在病程的第2~3周,由肠壁溃疡侵袭血管可导致肠出血。患者有发热、伤寒病容、相对缓脉、脾大、皮肤玫瑰疹和血白细胞减少、肥达试验阳性;发热2~3周,可排出紫红色血便和黑便,多少不一。

（3）流行性出血热:由汉坦病毒引起的自然疫源性疾病,临床特征主要有发热、出血、低血压、休克和肾损害。在流行季节(每年3~6月、10月到次年1月),在发病前2个月内有鼠类接触史;短期发热、三痛(头痛、腰痛、眼眶痛)和三红(眼球结合膜及面部、颈部和上胸皮肤出现潮红),休克、尿少等表现。重症者有鼻出血、呕血、便血和尿血;实验室检查,血小板减少[（40~60）×10^9/L]和有异型淋巴细胞;特异性汉坦病毒（HV）抗体,单份血清 IgM 抗体呈阳性即可确诊。

22. 特发性血小板减少性紫癜　本病为特发性血小板减少,伴毛细血管脆性增高,是一种免疫性疾病。诊断要点如下。

（1）青年女性多见。

（2）持续反复发作的皮肤瘀斑、鼻出血,女性患者可有月经过多。少数严重者可以尿血、便血。

（3）实验室检查:血小板计数减少,毛细血管脆性试验阳性。骨髓象显示巨核细胞增多,成熟巨核细胞比例增高而确诊。

23. 血友病　是一种遗传性的血液凝固异常(缺乏凝血活酶)性疾病。诊断要点如下。

（1）病史:可在直系家族中有同患者一样的出血史。通过染色体（X染色体）隐性遗传,女性传递,男性发病。

（2）临床表现:①自幼轻微外伤和手术出血不止,迁延数天、数月,甚至威胁生命。自发的或轻微外伤后易出现皮下大片淤血或肌肉深部血肿。消化道出血不多见,合并消化性溃疡时,一旦出血则经久不愈。②关节病变以关节肿痛为主,关节破坏、骨质坏死,导致关节畸形,丧失功能。

（3）血液定性试验:可以确诊。

24. 维生素缺乏症

（1）维生素 C 缺乏症:曾称坏血病,儿童多见,由食物中长期缺乏新鲜蔬菜及水果或需要量增加导致。以齿龈潮红出血为特征,少数严重者可以发生便血,量不多。

（2）维生素 K 缺乏症:病因除食物维生素 K 含量不够,还有重症肝功能不全或梗阻性黄疸等。除皮肤、黏膜有出血现象外,也可发生便血,新生儿出现不明原因的便血或颅内出血,应考虑本症。检查测定凝血因子缺乏,凝血酶原时间延长。

便血病因的鉴别诊断思路见图56-0-7。

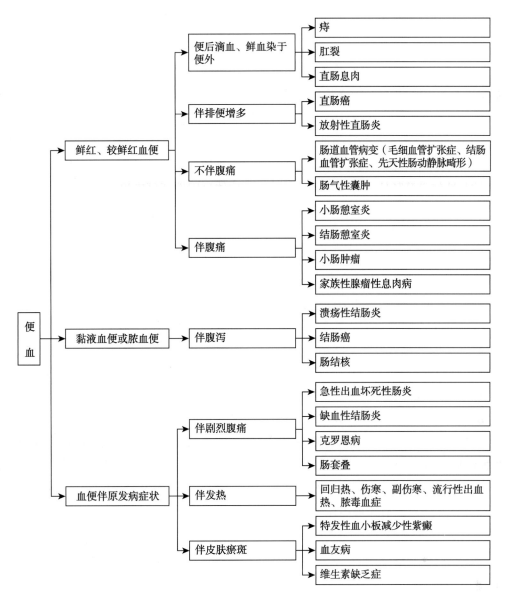

图 56-0-7　便血病因的鉴别诊断思路图

九、治疗

下消化道大量出血患者病情急,严重者可危及生命,应积极对症处理,迅速补充血容量治疗应放在首位。

1. 一般治疗　患者卧床休息,避免剧烈活动,保持呼吸道通畅,必要时吸氧,活动性出血期间应禁食。密切监测患者的生命体征,必要时予心电监护,观察粪便颜色变化情况,定期复查血常规、粪便常规、血生化等。

2. 积极补充血容量　尽快建立静脉通道,必要时建立多条静脉通道,积极补充血容量,最大限度地减少血液丢失量。出现下列情况应紧急输血:①失血性休克;②血红蛋白 <70g/L;③血细胞比容 <25%;④收缩压 <90mmHg 或较基础下降 >30mmHg;⑤心率增快(>120 次 /min)。

3. 药物止血　对下消化道出血,药物治疗相对有限,可使用质子泵抑制剂、生长抑素、局部止血药物等治疗。

4. 内镜治疗　内镜下如果能直观发现出血病灶,可行内镜下止血,起效快、疗效确切,包括内镜下注射、止血夹、电凝等治疗方法。

5. 动脉栓塞治疗　用于动脉造影后动脉输注血管升压素无效的下消化道出血患者,该治疗主要缺点是可能引起肠梗死,可作为拟行肠切除术患者的暂时止血措施。

6. 外科手术治疗　经非手术治疗无效、大量出血危及生命的下消化道出血患者,无论病变是否确诊,均是外科手术指征。

(1)下消化道出血外科手术治疗指征

1)对反复住院治疗,或经积极扩容仍无法稳定生命体征,或经药物、内镜、介入等治疗无效者均应考虑手术探查。

2)对不明原因消化道出血,单纯剖腹探查的确诊率为31%~65%,而联合术中内镜后其确诊率则提高到50%~100%。剖腹探查结合术中内镜检查是消化道出血最后的检查方法和治疗手段。术中内镜可以是经口、经鼻、经肠途径。

3)对出血性肿瘤均应行外科手术治疗,但手术探查和肠段切除对控制不明原因的下消化道显性出血或出血需大量输血仍然有必要。术前积极进行出血部位定位可避免盲目外科切除导致的高致残率和再出血率。肠段切除后再次出血多表明病变位于黏膜,如血管发育不良的多中心病灶。

(2)手术方法:分为择期手术和急诊手术。

1)择期手术:大部分下消化道出血的患者经非手术治疗,在出血停止或基本控制后,通过进一步检查明确病变的部位和性质,如有手术适应证,应择期手术。

2)急诊手术:适应证如下。①非手术治疗无效,24小时内输血量>1 500ml,血流动力学仍不稳定者;②已查明出血原因和部位,仍继续出血者;③大出血合并肠梗阻、肠套叠、肠穿孔或急性腹膜炎者。术中应从空肠起始段开始逐段顺序向远端检查,若借助无影灯或冷光源透照肠壁,可观察溃疡及血管病变,触摸可发现肠壁隆起性病变。若仍未发现出血部位,可选择术中内镜检查、术中动脉造影、肠管分段钳夹和穿刺肠系膜上、下动脉注入亚甲蓝等方法进一步寻找出血部位。对术前行动脉造影发现出血而定位不准确者,可留置血管导管,术中于导管内注入亚甲蓝,以便准确、快速找出出血部位。

(3)术中内镜检查的适应证

1)病因不明的急性消化道大出血。

2)应激性溃疡出血,因各种原因术前不宜行内镜检查者。

3)反复消化道出血,各种检查未能明确诊断者。

4)需确定病变切除范围者。

在操作过程中应注意与内科医师密切配合,选择插入内镜的造口位置时应尽可能靠近可疑病变部位;插入内镜后,造口荷包缝合一定要扎紧,以防漏气;注气量要适当,不宜过多,以免影响手术探查;应结合运用透光照射、肠段夹闭等试验寻找出血病灶;加强内镜的消毒和切口的保护,避免术后感染。

总体而言,下消化道出血的预后较上消化道出血好,有研究表示,在休克发生率(19% vs. 35%)、需要输血的比例(36% vs. 64%)、血红蛋白下降的程度(16% vs. 39%)等方面,下消化道出血的严重性较上消化道出血低。80%~85%的下消化道出血可自行终止,其病死率为2%~4%,而上消化道出血的病死率为8%~14%。一项前瞻性研究发现,非甾体抗炎药或抗血小板药服用史、便血伴腹泻或腹部压痛、晕厥、低血压及低白蛋白血症是下消化道出血不良预后的独立危险因素。目前关于下消化道出血大样本研究或报道还相对较少,相信不久的将来,对下消化道出血的防治会取得长足进步。

(王永兵)

参考文献

[1] 吴孟超,吴在德.黄家驷.外科学[M].8版.北京:人民卫生出版社,2008.

[2] 李春雨.肛肠外科学[M].北京:科学出版社,2016:253-266.

[3] 李春雨,汪建平.肛肠外科手术学[M].北京:人民卫生出版社,2015:640-644.

[4] 马娟,邓卫平,曾志刚,等.938例下消化道出血的临床病因分析[J].中华急诊医学杂志,2014,23(12):1358-1361.

[5] CARLIN N, ASSLO F, SISON R, et al. Dual antiplatelet therapy and the severity risk of lower intestinal bleeding [J]. J Emerg Trauma Shock, 2017, 10(3):98-102.

[6] STRATE L L, GRALNEK I M. ACG clinical guideline: management of patients with acute lower gastrointestinal

bleeding [J]. Am J Gastroenterol,2016,111(4): 459-474.

[7] AOKI T,HIRATA Y,YAMADA A,et al. Initial management for acute lower gastrointestinal bleeding [J]. World J Gastroenterol,2019,25(1):69-84.

[8] PHILLIPS F,BEG S. Video capsule endoscopy:pushing the boundaries with software technology [J]. Transl Gastroenterol Hepatol,2021,6:17.

[9] AL-TKRIT A,ANEEB M,MEKAIEL A,et al. Cavernous hemangioma:a rare cause of massive lower gastrointestinal bleeding [J]. Cureus,2020,12(8): e10075.

[10] SINGH D R,PULICKAL G G,LO Z J,et al. Clinics in diagnostic imaging(162). Meckel's diverticulum [J]. Singapore Med J,2015,56(9):523-526.

[11] FROST J,SHELDON F,KURUP A,et al. An approach to acute lower gastrointestinal bleeding [J]. Frontline Gastroenterol,2017,8(3):174-182.

[12] JANG B I. Lower gastrointestinal bleeding:is urgent colonoscopy necessary for all hematochezia? [J]. Clin Endosc,2013,46(5):476-479.

[13] NiiKURA R,YASUNAGA H,YAMAJI Y,et al. Factors affecting in-hospital mortality in patients with lower gastrointestinal tract bleeding:a retrospective study using a national database in Japan [J]. J Gastroenterol,2015, 50(5):533-540.

[14] PASHA S F,SHERGILL A,ACOSTA R D,et al. The role of endoscopy in the patient with lower GI bleeding [J]. Gastrointest Endosc,2014,79(6):875-885.

[15] LAINE L,YANG H,CHANG S C,et al. Trends for incidence of hospitalization and death due to GI complications in the United States from 2001 to 2009[J]. Am J Gastroenterol,2012,107(8):1190-1196.

[16] 郭秀丽,姚士伟,崔培林,等. 下消化道出血常见病因的单中心报告[J]. 世界华人消化杂志,2017,25(24): 2220-2223.

[17] AOKI T,NAGATA N,NIIKURA R,et al. Recurrence and mortality among patients hospitalized for acute lower gastrointestinal bleeding [J]. Clin Gastroenterol Hepatol,2015,13(3):488-494.

[18] OAKLAND K,GUY R,UBEROI R,et al. Acute lower GI bleeding in the UK:patient characteristics,interventions and outcomes in the first nationwide audit [J]. Gut, 2018,67(4):654-662.

[19] AOKI T,NAGATA N,SHIMBO T,et al. Development and validation of a risk scoring system for severe acute lower gastrointestinal bleeding [J]. Clin Gastroenterol Hepatol,2016,14(11):1562-1570.

[20] STRATE L L,GRALNEK I M. ACG clinical guideline: management of patients with acute lower gastrointestinal bleeding [J]. Am J Gastroenterol,2016,111(4): 459-474.

[21] MOSS A J,TUFFAHA H,MALIK A. Lower GI bleeding: a review of current management,controversies and advances [J]. Int J Colorectal Dis,2016,31(2): 175-188.

[22] 刘风林,秦新裕. 不明原因下消化道出血诊治策略 [J]. 中国实用外科杂志,2008,28(4):319-320.

第五十七章

肛肠疾病物理治疗

第一节 痔射频消融技术

自 2002 年痔射频消融技术逐步在比利时、意大利、法国、英国及德国等欧洲多国广泛应用于痔门诊手术治疗,已获得良好的临床评价。

伽奈维集消融和切凝为一体的多功能痔射频消融技术,2022 年已获批在国内上市,其通过 4MHz 射频能量,使消融针产生 70~80℃的热能量用以破坏痔核细胞,形成微血栓,减少血液流向痔核,从而使其萎缩、坏死,表层脱落。目前已在国内诸多医院进入临床应用,获得肛肠科专家及患者一致认可。

传统高频电刀的输出频率为 300kHz~500kHz,热能量工作范围覆盖 5~8mm,而伽奈维痔射频消融术具射频热沉效应,对周围组织热损伤极小,射频针电极尖端 3mm 半径瞬间产生的热能作用到痔核后,仅破坏痔核血管结构(黏膜下痔静脉团)。整个手术治疗过程在局部麻醉下进行,仅需 10~15 分钟,适合于日间手术。患者无须住院,术后疼痛轻、出血少、起效快、并发症少、复发率低,不损伤肛垫功能。

一、组成

痔疮射频消融系统由 DB-100 主机(图 57-1-1)和 HR15-15、HR14-14 射频消融电极(图 57-1-2)组成。

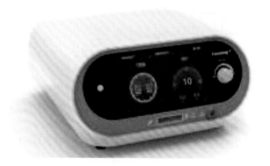

图 57-1-1 DB-100 主机

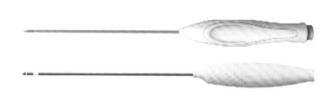

图 57-1-2 HR15-15、HR14-14 射频消融电极

二、作用原理

其原理通过特有 4MHz 高频率电磁波让射频消融电极产生射频能量,消融范围精准可控,不伤及痔核周边组织,射频能量内外施加可破坏痔核血管结构,形成微血栓,减少痔核血供,导致痔核血管闭合,从而使痔疮呈干性凝固萎缩形成瘢痕(图 57-1-3)。

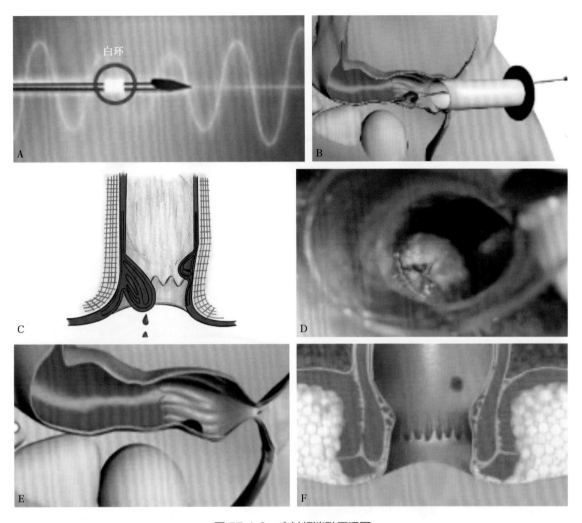

图 57-1-3　痔射频消融原理图

A. 4MHz 射频能量;B. 消融针产生 70~80℃热量;C. 痔血管结构呈干性凝固;D. 痔组织蛋白 24 小时内凝固萎缩;
E. 1~3 天纤维化,4~6 天痔静脉团萎缩;F. 7~14 天痔组织萎缩形成瘢痕。

三、适应证

适用于各期内痔、混合痔的内痔部分及混合痔(齿状线以外)的静脉曲张性外痔部分。

四、禁忌证

1. 相对禁忌证　妊娠早期、血栓性外痔并发炎症、严重的心血管疾病及心功能障碍、免疫功能低下、血液病等。

2. 绝对禁忌证　严重的凝血功能障碍。

五、操作方法

1. 术前准备和电极输出测试

(1)术前准备:将 0.9% 氯化钠注射液倒入无

菌托盘,用 0.9% 氯化钠注射液浸湿无菌纱布备用,配制 1% 利多卡因溶液备用,患者手术区域消毒。

(2)电极输出测试:将射频消融电极、脚踏及中性电极分别连接到 DB-100 主机,将主机功率设定到强凝 50W。用 0.9% 氯化钠注射液浸湿的无菌纱布测试电极针尖,通过蓝色脚踏启动功率输出2~3 秒后,手指感到针尖灼热即可(图 57-1-4)。

2. 参数设定和麻醉药配制

(1)功率设定:强凝 50W。

(2)手术器械:DB-100 主机、HR15-15 或 HR14-14 射频消融电极、细长局部麻醉针、一次性使用肛门镜、无菌纱布、医用镊(钳)、润滑剂、碘附棉球。

(3)麻醉隔离液配制:2% 利多卡因注射液10ml 加入 0.9% 氯化钠注射液 20ml,再加盐酸肾上

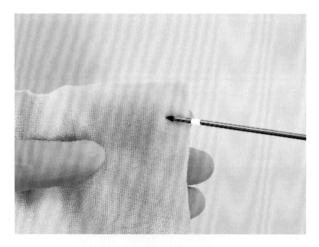

图 57-1-4　0.9% 氯化钠注射液浸湿无菌纱布测试电极输出

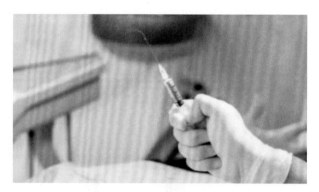

图 57-1-6　细长局部麻醉针

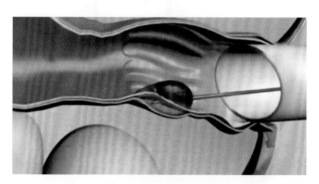

图 57-1-7　在痔核基底部注射麻醉药

腺素注射液 2 滴(可延长其麻醉作用时间,并使局部伤口出血减少),配制成浓度 1% 利多卡因,备用。

　　3. 置入肛门镜　肛门镜涂抹奥布卡因凝胶(或其他润滑剂)后置入肛门,观察病灶位置、大小、数量,将肛门镜缺口对准病灶,使病灶在视野中充分暴露(图 57-1-5)。

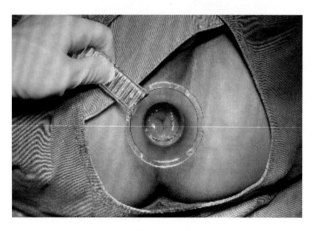

图 57-1-5　置入肛门镜,检查病灶

　　4. 注射麻醉隔离液　根据痔核大小,在每个痔核基底部和肌肉间用细长局部麻醉针(图 57-1-6)注射配制的麻醉隔离液 0.5~1ml(图 57-1-7),观察到痔核隆起即完成(图 57-1-8),以便有效分离血管层与肌层。注意:切忌将麻醉隔离液注射到痔核内。

　　5. 射频消融电极消融痔核

　　(1)射频消融电极快速插入痔核,外凸内凹的针尖设计便于将内痔挑起。从痔体正中间或基底部进针,踩下蓝色脚踏后,每个消融针道

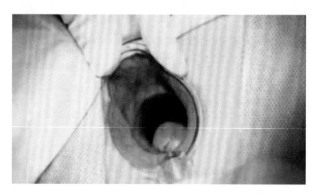

图 57-1-8　痔核隆起

消融 20~25 秒,或消融至痔核完全凝固发白(图 57-1-9)。

　　(2)消融针退针时停留进针通道 2~3 秒进行针道消融,以减少出血风险,观察到痔核外部发白并萎缩,针道完成凝固闭合(图 57-1-10)。

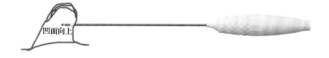

凹面向上

图 57-1-9　痔体正中间进针

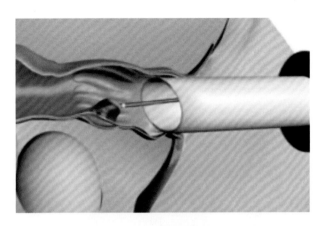

图 57-1-10　退针时停留针道 2~3 秒

6. 根据痔核大小推荐消融点数　根据痔核大小,建立痔核内部消融点数,消融时针杆白环以上为消融工作区域,工作区域要注意远离肠壁(图 57-1-11)。≤1cm 痔核行单点消融(1 个进针通道),1~2cm 痔核行 2~3 点消融(2~3 个进针通道),>2cm 痔核行 3~5 点消融(3~5 个进针通道)(图 57-1-12)。

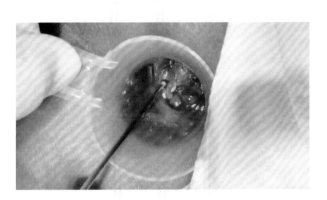

图 57-1-11　消融针杆白环以上插入痔核

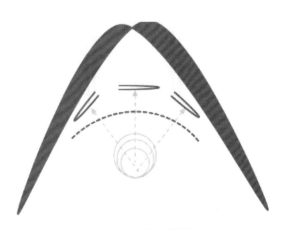

图 57-1-12　多点消融

7. 消融后痔核冷却　消融针退针后,用无菌湿纱布湿敷、冷却(图 57-1-13)。

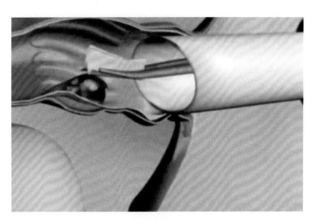

图 57-1-13　用无菌湿纱布湿敷、冷却

8. 痔核表面消融　痔核内部消融完成后,将射频针尖背对痔核表面,踩下蓝色脚踏进行痔核表面消融处理,以加快术后痔核萎缩,并防止出血(图 57-1-14)。

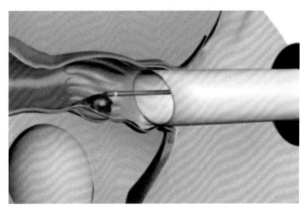

图 57-1-14　射频针尖背对痔核表面消融

六、注意事项

1. 术前要进行电极输出测试。

2. 术中使用一次性使用肛门镜,以免金属肛门镜分散射频工作能量。

3. 启动消融前,再次检查设备设置模式在蓝色强凝 50W,踩下蓝色脚踏正常输出功率。

4. 切割结缔组织性及炎性外痔,术前备好片状消融电极和球形消融电极进行切割及凝血。

七、技术优势

1. DB-100 主机集消融与切凝于一体，可对内痔、混合痔的内痔部分及静脉曲张性外痔进行精准消融，对结缔组织、炎性外痔进行低温切割及凝血。

2. 痔射频消融技术对周围组织损伤小，术时短，患者疼痛轻，出血少，起效快，并发症少，复发率低，不损伤肛垫功能。

3. 快速消除痔的症状，并对肛垫功能完全保护，符合痔的现代治疗原则。

4. 痔射频消融技术操作简单，易于掌握，学习曲线短。

5. 欧美国家广泛应用于门诊手术，临床应用安全有效，局部麻醉下进行，亦符合国内日间手术操作要求。

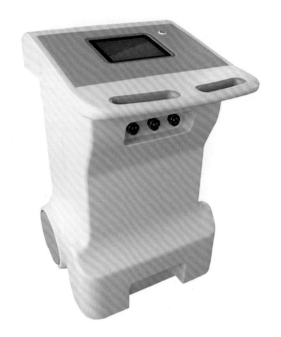

图 57-2-1　AZS-09 主机

第二节　痔微冰刀冷冻术

微冰刀又称超低温冷冻消融术或冷冻手术，是一种应用微冰刀深低温冷冻治疗机进行冷冻消除病灶组织的外科医疗技术。冷冻治疗的历史可追溯到 3 500 年前，我国古代的冷敷和国外医师应用冷冻缓解损伤性肿胀和疼痛。后来，应用冷冻麻醉、镇痛和止血。冷冻医学在临床上真正得到应用和推广。近年来，随着低温物理学、工程学、冷冻医学和病理学的发展，冷冻疗法已成为治疗肛肠疾病的重要手段，在外科治疗逐步微创化的今天，冷冻疗法显示出无限的应用前景。微冰刀痔冷冻术治疗痔患者，具有微创无痛、不开刀、不出血、治疗时间短、不住院、随治随走，不损伤肛垫组织，不改变肛门生理结构，不留手术瘢痕等优点。与其他手术相比，是更为安全可靠的一种先进的治疗方法，也是一种"绿色手术"的现代新型医疗技术。

一、组成

微冰刀深低温冷冻治疗机由主机和一次性冷冻微冰刀组成（图 57-2-1、图 57-2-2）。主要有平板电脑、DZY 型冷冻治疗控制系统 V1.0、液氮存贮器、液氮输送管、冷冻探头（3.5mm 圆柱形）、压力表、低温电磁阀以及温控设备、变压器等。工作温度调

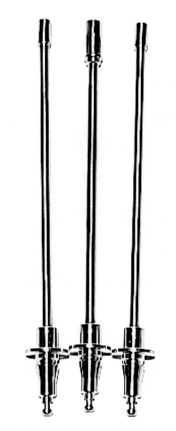

图 57-2-2　AZS-D1 一次性冷冻微冰刀

节范围：$-110℃\sim-60℃$（低于 $-100℃$ 误差不超过 $10℃$，高于 $-100℃$ 误差不超过 $5℃$），冷冻区域：直径大于冷冻探头直径的 $0.5\sim1cm$，液氮输出压力：$90\sim100kPa$（$\pm5kPa$）。

二、作用原理

其原理是通过超低温冷冻刀接触痔核表面，通过热交换使温度骤然下降至冰点以下（温度约为-196℃），痔核局部迅速冻结，直接破坏细胞，痔组织微循环障碍（血流缓慢—微血管栓阻塞—微循环血流停止）导致细胞内部缺血、缺氧和不可逆性坏死，这时坏死的组织就会液化萎缩，或者是结痂逐渐脱落而治愈。

三、适应证

1. 内痔出血不止或脱出者。
2. 各期内痔、混合痔的内痔部分（外痔切除）。
3. 年老体弱或有心、肝、肾、肺等疾病不宜手术者。
4. 手术治疗失败或术后复发者。
5. 其他肛肠疾病（尖锐湿疣、肛裂、息肉、糜烂、渗血、直肠癌和黑色素瘤）。

四、禁忌证

1. 禁忌证　血栓性外痔并发炎症、炎性外痔、肛周感染、严重肛裂、肛门括约肌极度痉挛者及月经期女性，妊娠期慎用，环形内痔者禁用。
2. 绝对禁忌证　严重的凝血功能障碍者。

五、操作方法

1. 操作前检查　冷冻前应先试机检查微冰刀接触处有无漏液情况，以免液氮损伤周围组织。
2. 冷冻的原则　以母痔为主。先治大的，后治小的；先治位置高的，后治位置低的；先治左侧母痔，后治右侧母痔。
3. 患者先排空粪便，取截石位或侧卧位，常规消毒，无须麻醉，术前应直肠指检排除禁忌证和其他病变；将带有缺口的肛门镜蘸液状石蜡后缓慢放入肠腔，消毒肠腔暴露痔核，确定痔核的部位（图57-2-3）。
4. 打开电源，连接深低温冷冻治疗机。选择合适的微冰刀，通过肛门镜将微冰刀头放于痔核上，直接接触痔核中央，刀头紧贴黏膜组织，立即冻结成冰球。根据痔核大小确定冷冻时间，直至白色

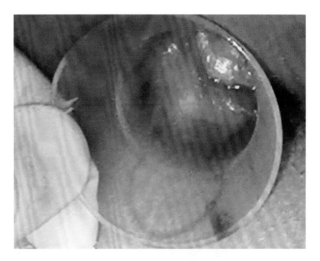

图57-2-3　肛门镜缓慢放入肠腔

冰球覆盖整个痔核即停机，等待解冻复温退出冷冻刀。对较大痔核和有活动性出血的痔核，自然融化后重复冷冻，每次重复治疗2~3个冻融循环，冷冻时要用棉球保护正常黏膜，在接触冷冻中不要随意移动探头，以免撕脱出血。

5. 右手持微冰刀直接接触痔核中央进行冷冻（冷冻深度取决于冷冻时间和按压轻重，小痔核可轻轻提起，以免冷冻过深；大痔核可稍加压力，将痔核冻透），冷冻中不要随意移动，以免撕脱出血（图57-2-4、图57-2-5）。

6. 冷冻冰球范围向上不得超过痔核的范围，向下不得超过齿状线，否则易发生水肿嵌顿。冷冻时间根据痔核大小而定（微冰刀接触痔核40~60秒即停止冷冻）（图57-2-6）。

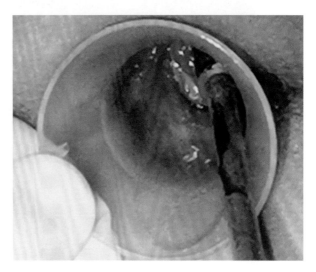

图57-2-4　将微冰刀放到痔核中央

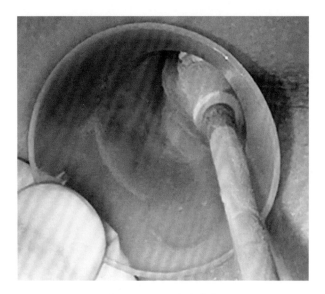

图 57-2-5　冷冻术中

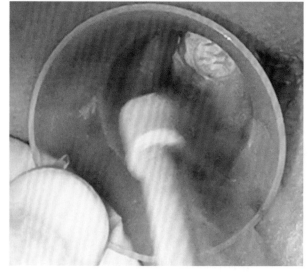

图 57-2-6　冷冻结束后

7. 复温之前冷冻头尚未脱离痔核,切勿用力拉动冷冻探头,以免造成损伤出血。

8. 对较大和活动性出血的痔核,每次治疗 2~3 个冻融周期效果更好,一次最多冷冻 3~4 个痔核,要注意保留正常直肠黏膜,以防肛门狭窄;混合痔

只冷冻内痔,外痔不宜冷冻治疗,若伴有外痔可一并切除;Ⅲ、Ⅳ期内痔可在肛门外直接冷冻,也可以冷冻后注射消痔灵少许或套扎(预防再次脱出),然后将冷冻的内痔回纳(图 57-2-7~图 57-2-9)。冷冻术后无须特殊处理,肛门有轻微不适者可用美辛

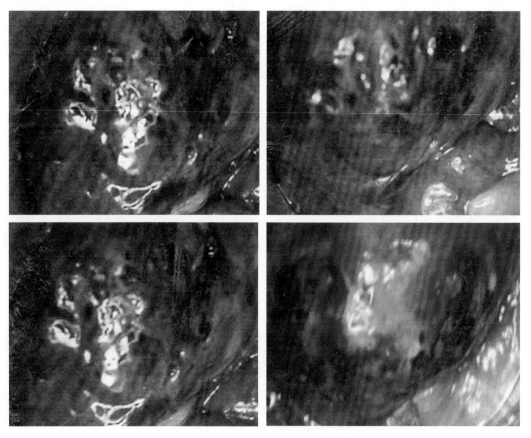

图 57-2-7　1 周左右黏膜坏死开始脱落

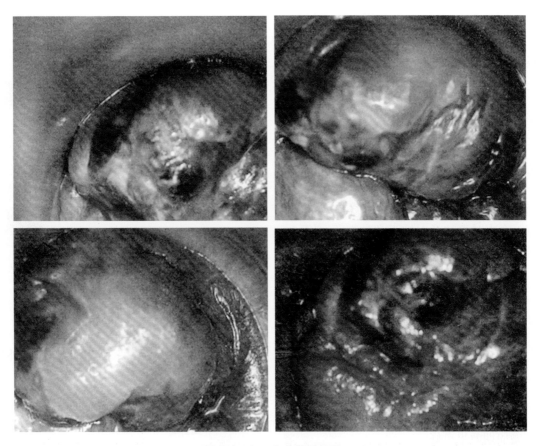

图 57-2-8　冷冻术后 3 周

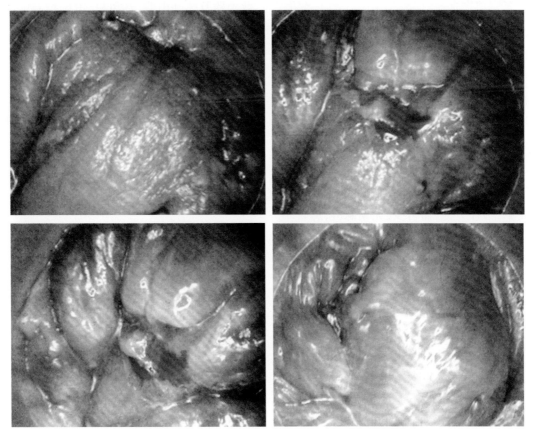

图 57-2-9　冷冻术后 4 周即将完全还纳肛内

唑酮红古豆醇酯栓或复方磺胺嘧啶锌凝胶塞入。

六、注意事项

1. 术前应直肠指检及肛门镜常规检查,排除占位及炎症病变。将带有缺口的肛门镜蘸液状石蜡后缓慢扩肛放入肠腔内(肛门镜前缘固定在齿状线上方,切勿退至齿状线以下,以免冷冻后发生肛周炎性水肿)。

2. 在接触冷冻中不要随意移动微冰刀,以免撕脱出血,冷冻时要注意保护正常黏膜区,必要时用硅胶片或凡士林纱布隔挡,以免引起肠穿孔或肠狭窄。

3. 冷冻边缘不超过痔块。冷冻范围向下不能超过齿状线,如混合痔只冷冻内痔,外痔不宜冷冻治疗。

4. 单纯外痔不宜冷冻治疗,齿状线以下是皮肤组织,受体神经支配,冷冻可导致疼痛和水肿。

5. 对较大和有活动性出血的痔核每次治疗做2~3个冻融周期效果更好。

七、技术优势

冷冻手术可在门诊进行,对患者而言轻便简易,无须特别的饮食控制、灌肠及其他准备。术中、术后基本无疼痛,治疗过程结束后,可迅速恢复活动,无须住院治疗,出血情况较少,无特殊禁忌证,无明显并发症,不改变肛门结构。

微冰刀冷冻手术的应用近期有效率为100%。随访3~5年,治愈率约为85.1%,基本治愈和好转率约为14.9%,无效率为0。冷冻手术的主要优点是操作简单,治疗方便,痛苦少,无须麻醉,患者不必做特殊准备,治疗后可照常活动和排便,容易被患者接受。

第三节　激光坐浴机

激光坐浴机包括激光照射疗法、传统盆式温热坐浴、中医特色药物三大要素,集药物坐浴、激光照射、温热清洗、气泡按摩、热风风干五大功能于一体(图57-3-1),为盆底疾病的治疗和肛肠术后康复提供了一种有效的治疗方法,持续为医院和患者创造

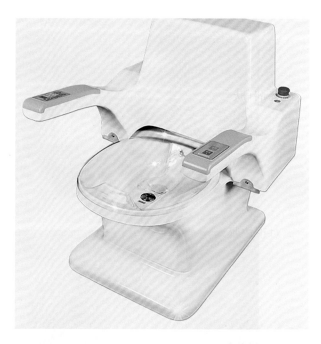

图 57-3-1　激光坐浴机

更大的综合效益。

一、组成

激光坐浴机由水加热器、气泡发生器、半导体激光器及驱动电路、热风机、电脑控制电路及冲洗器组成。

二、作用原理

激光坐浴机是运用激光的生物刺激作用,结合热水坐浴、气泡按摩、热风风干,配合医院的药物坐浴共同作用于人体病变组织和经络穴位,促进血液循环和代谢,改善机体免疫功能,达到抗炎、镇痛、加速病变部位受损组织修复,加快愈合的目的。

三、适应证

1. 内痔、外痔、混合痔、肛裂、肛瘘、肛周湿疹、肛门瘙痒等常见肛肠疾病。

2. 盆底疾病的治疗和肛肠术后康复。

3. 本产品在医疗机构中使用,用于对人体臀部及会阴部进行温热与激光照射理疗。

四、禁忌证

不适用于儿童、危重患者及瘫痪患者,有败血症的急性炎症者禁用,其他患者请在医师指导下使用。

五、操作方法

每日便后、换药前及睡前进行激光坐浴，加入中药洗剂（肤芩洗剂）后，打开操作开关，激光坐浴机自动进行水加热、激光照射理疗、气泡按摩、中药坐浴，达到设定的坐浴时间后则自动排水并进行热风风干。

将一人／次冲洗器（激光坐浴机专用）放入坐浴机，检查并确认冲洗器的气泡管接口与坐浴机出气口对正按紧，倒入 60~120ml 中药液，开机后仪器自动加入 1 000ml 温热水，协助患者揭开伤口敷料后坐入激光坐浴机，将肛门伤口没入药液内，设定温度为 43℃，激光温热药浴时间为 10 分钟，自动清洗时间为 3 分钟，清洗完毕后，激光坐浴机自动排水，然后热风风干 3 分钟，坐浴后换药，每日 2 次。

六、注意事项

1. 坐浴前为患者测量体温、脉搏、血压，嘱其排空大小便，并清洁外阴及肛门，以提高药效。

2. 保持适宜的坐浴水温，精确控温，防止水温太低患者感觉不适，或水温太高烫伤皮肤。

3. 坐浴一般在术后次日排便后即可进行，每次坐浴时间不可太长，避免引起虚脱和大出血，必要时坐浴前饮服含糖量高的果汁或食品，并设专人看护，以便发现异常情况及时处理。

4. 在坐浴过程中，注意观察患者面色和脉搏，如患者主诉乏力、眩晕，应立即停止坐浴，嘱其休息。注意患者安全，因为热疗法有镇静、催眠作用，要防止患者跌倒，特别是年龄较大的患者尤应注意。

5. 每次坐浴完毕用干净、柔软毛巾擦干患部，并用消毒纱块覆盖。对年老体弱、心脑血管疾病患者要协助患者擦洗、擦洗动作应轻柔，并搀扶患者回房休息。使用完毕后，冲洗器应进行清洗消毒处理。

6. 对会阴部有伤口者，坐浴后按无菌换药方法进行处理。

七、技术优势

1. 温热坐浴有利于药物有效成分渗入病灶，充分发挥药物作用。

2. 运用 650nm 激光的生物刺激作用，抗炎镇痛，促进伤口的修复与愈合。

3. 自动清洗盆底创面，促进血液循环从而减轻疼痛。

4. 创口清洗完成后自动热风风干，避免患者盆底创面周围潮湿，有利于创口出血处凝固结痂，同时也方便换药。

因此，具有安全、有效、方便、舒适等优点。

第四节　磁刺激仪

磁刺激仪是利用变化的磁场无接触地通过空间耦合入组织内部形成感应电流刺激组织细胞，从而引发细胞的动作电位达到治疗目的（图 57-4-1）。因此，无论是磁刺激还是电刺激，在细胞水平的刺激机制是相同的，两者的不同在于电刺激是通过表面电极注入电流，而磁刺激是通过脉冲磁场穿透人体产生感应电流来刺激作用部位，并不是磁场本身起刺激作用。

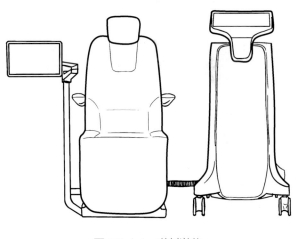

图 57-4-1　磁刺激仪

一、作用原理

1. 工作原理　磁刺激是在一组高压大容量的电容上充电，用电子开关向磁场刺激线圈放电，不到 1 毫秒内流过数千安培的脉冲电流，瞬时功率达到几十兆瓦，刺激线圈表面产生的脉冲磁场可达

1~6T。磁场本身并不兴奋神经组织,而是运动磁场的感应电压在组织内产生感应电流的刺激作用。感应电压与磁场变化速度成正比。磁场可穿透高阻抗组织(如骨骼、脂肪),磁场强度不会衰减。感应电流与组织的导电性能成正比,皮肤、脂肪或骨骼的阻抗高,感应电流小,因此几乎不兴奋疼痛感受器,这样就使得磁刺激技术是无痛的。

根据电磁感应原理,在脉冲磁刺激下的组织产生反向感应电流,改变细胞膜电位,当感应电流强度超过神经组织的兴奋阈值时,就会引起局部神经细胞去极化,引起兴奋性动作电位,产生一系列生理生化反应(图 57-4-2、图 57-4-3)。

2. 刺激参数　磁刺激有 4 个主要参数:强度、频率、刺激时间、间歇时间(图 57-4-4)。

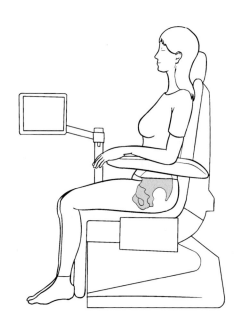

图 57-4-2　盆底磁刺激模式

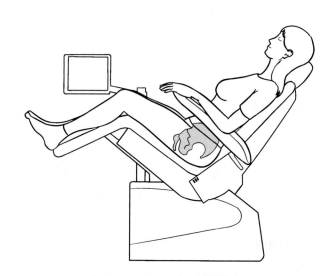

图 57-4-3　骶神经刺激模式

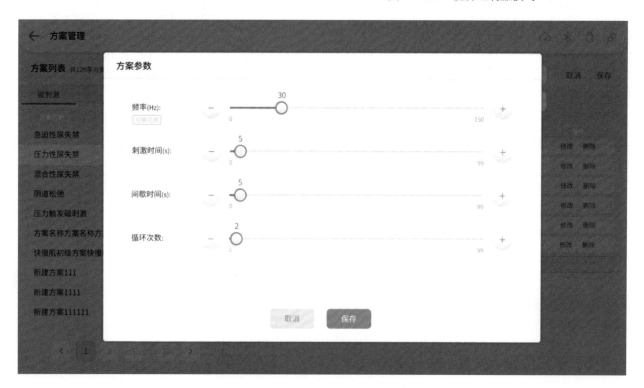

图 57-4-4　生物反馈磁方案参数界面

（1）强度：是指工作时刺激线圈表面产生的磁感应强度，单位为特斯拉（T）。在经颅磁刺激中，以运动阈值为 100% 作为基本单位。常规治疗过程中，运动阈值的 80%~120% 作为治疗强度；在盆底磁刺激中，刺激强度以患者感受为依据，调节至单次脉冲输出最大能量的百分数（如 10%）。

（2）频率：是指连续刺激时每秒钟输出的脉冲数。单位为赫兹（Hz）。

（3）刺激时间：是指每一个脉冲串从开始到结束的时间，又称串时程或串长。单位为秒（s）。

（4）间歇时间：是指每串之间没有输出的时间。单位为秒（s）。

以上的临床应用参数与设备的性能是密切相关的。刺激频率、刺激时间、间歇时间、刺激强度都与临床治疗的效果密切相关。

二、适应证

1. 下尿路功能障碍，如压力性尿失禁、急迫性尿失禁、混合性尿失禁、尿潴留、神经源性膀胱、小儿遗尿。

2. 轻中度盆腔器官脱垂。

3. 排便功能障碍，如功能性便秘、大便失禁。

4. 外周疼痛，如慢性盆腔疼痛、腰背痛、尾骨痛、梨状肌综合征、痛经等。

5. 性功能障碍，如女性性快感缺失、性交痛，男性勃起功能障碍、早泄。

6. 术后盆底功能障碍，如盆腔良性疾病（子宫肌瘤、卵巢囊肿、前列腺增生等），盆腔恶性疾病（子宫颈癌、子宫内膜癌、卵巢癌、前列腺癌等），盆底重建术后下尿路功能障碍。

7. 脊髓损伤或脊髓术后二便功能障碍。

8. Ⅲ型慢性前列腺炎。

9. 难治性疾病　难治性 OAB、难治性 SUI、大便失禁、阴部神经痛、盆底肌无力等。

10. 两性健康　盆底功能改善、性快感缺失、阴道松弛、阴道感觉减退、卵巢恢复等。

三、禁忌证

1. 若仅仅进行生物反馈训练，如 Kegel 训练以及多媒体生物反馈训练，禁忌证如下：

（1）生殖泌尿道的急性炎症期；

（2）阴道出血；

（3）妊娠期；

（4）有感知或认知障碍不能配合治疗。

2. 在进行含磁刺激输出的治疗方案时，如磁刺激、触发磁刺激、骶神经刺激，磁刺激禁忌证如下：

（1）绝对禁忌证：孕妇；靠近刺激部位有植入性金属或电子仪器（如心脏起搏器等）的患者；术后 <3 周（伤口区）患者；严重心律失常的患者；急性尿路感染的患者；有严重痔疮的患者；急性盆腔感染的患者。

（2）相对禁忌证：植入金属节育环的患者；癫痫患者；恶性肿瘤的患者；月经期。

说明：①金属节育环目前不作为磁刺激应用时的绝对禁忌证。②对恶性肿瘤患者，如果患者目前体内仍然有肿瘤，此时不能做磁刺激治疗。但如果患者术后病理证实盆腔区域已无肿瘤，可以做磁刺激治疗。

四、操作方法

1. 盆底肌刺激体位　患者双腿分开，端坐位，轻靠在椅背上，背部靠垫进行自适应式充气，为患者腰背部提供有效的支撑，以缓解治疗过程中腰背部的不适感。患者会阴区与中间鞍形生物反馈气囊相贴合，根据显示屏坐姿提示，找到会阴区刺激强度最大的点。

2. S_3 神经刺激体位　在舒适坐姿体位，一键自动翻转座椅，座椅翻转到位做一个双手环膝动作，轻微向后调整身体，让骶尾骨尽可能和椅背贴合，寻找磁感应强度最大的点。放松身体，回到舒适的仰卧姿势进行治疗。

五、注意事项

若为压力性尿失禁、盆腔器官脱垂、阴道松弛等松弛型（活动减弱型）盆底肌方案，刺激强度为患者能够耐受的最大强度（非常强烈收缩，如再加大磁刺激输出就会引起患者疼痛或不适）；若为盆底痛、急迫性尿失禁、膀胱过度活动症等过度活跃型

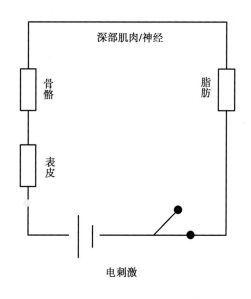

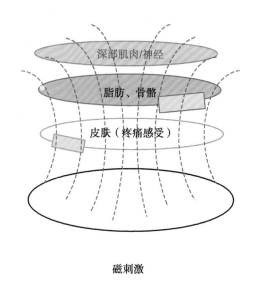

图 57-4-5　电刺激与磁刺激的区别

盆底肌方案,刺激强度为患者能够感受到会阴部有明显收缩即可(不要加到能够耐受的最大强度)。

六、技术优势

磁刺激是根据法拉第电磁感应定律设计的,利用一定强度的时变磁场刺激可兴奋组织,从而在组织内产生感应电流的原理,具有无痛、无创、非侵入等优点。

磁刺激与传统电刺激相比,在深部神经刺激中具有明显优势(图 57-4-5)。由于电场进入组织内很快发散,因此电刺激很难进行深部刺激,刺激深部神经时,需通过增加电流,但电流增加会激活表皮处疼痛感受器,会伴随明显的疼痛感。磁刺激时,磁场可以穿透骨骼、脂肪组织、皮肤、衣物或石膏这些高阻抗值的结构,诱发人体产生感应电流,适当的感应电流使神经纤维去极化,尚未达到使疼痛感受器去极化的电流之前,除了会产生外表的肌肉颤搐外,人体几乎没有任何其他感觉。对电刺激难以激活的深部近侧神经,磁刺激能无痛激活。将磁刺激线圈置于骶部,可以实现刺激骶神经来调节骶神经功能,进而影响并调节膀胱、尿道/肛门括约肌、盆底等骶神经支配靶器官的功能,对急迫性尿失禁、神经源性膀胱、尿潴留等均有良好疗效;与以往的骶神经调节术(需要通过介入技术将低频电脉冲施加于骶神经,从而达到治疗效果)相比,骶神经磁刺激是一种非侵入的治疗,操作方便,安全性更高,避免了麻醉和手术有关的并发症。

生物反馈磁是将生物反馈、磁刺激和骶神经调控等已经为临床广泛认可的技术进行了创新性的深度融合,不仅能进行被动磁刺激治疗,还可以进行触发磁刺激、Kegel 训练和多媒体生物反馈等主动治疗。在被动磁刺激治疗和主动训练的协同作用下,逐步恢复盆底肌肉力量和功能,有效改善或治疗盆底功能障碍性疾病。同时,生物反馈磁可通过一键实现盆底刺激模式和骶神经刺激模式的自动切换,进行盆底和骶神经双重调控。双通路联合治疗,不仅能够解决常见的盆底功能障碍性疾病、术后盆底功能障碍,更是为难治性疾病,如难治性OAB、难治性 SUI、大便失禁、阴部神经痛、盆底肌无力等提供全新有效的解决途径。

第五节　肛肠疾病治疗仪

肛肠疾病治疗仪是陈宜明博士带领菊花医疗研发团队,历经 4 年临床研究而成的肛肠疾病治疗仪器,为孕乳期女性痔疮患者提供非药物的物理治疗方法。解决了妊娠期的孕妇和分娩后产妇痔疮发病无法使用熏蒸坐浴治疗的难题。

肛肠疾病治疗仪也可与具有清热燥湿、活血化瘀、去腐生肌、消炎止痛作用的中药痔疮软膏配合使用,通过药械结合使用替代传统中药熏洗疗法(图57-5-1)。

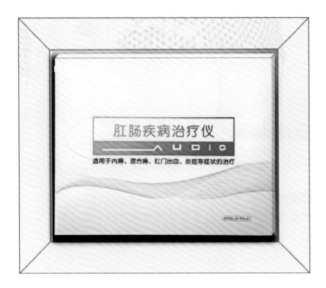

图 57-5-1　肛肠疾病治疗仪

一、组成

肛肠疾病治疗仪由恒温加热控制器、治疗探头、电源适配器构成(图57-5-2)。

二、工作原理

肛肠疾病治疗仪采用远红外发热系统,热量直接接触内痔病灶区,促使肛管温度升高,血管扩张,血液循环加快,氧分压增高,白细胞及淋巴细胞浸润,从而提高组织抗炎和免疫能力,增强网状内皮细胞的吞噬功能,加速病理产物和代谢产物的排泄吸收,进而促进水肿消退,疼痛减轻,特别是对内痔出血和肛肠炎性疾病疗效显著。

肛肠疾病治疗仪与中药软膏配合使用,药物受热后加速挥发,供内痔患处皮肤黏膜直接吸收,充分发挥药物功效,可显著提高肛肠疾病治疗效果。

三、适应证

1. 孕乳期女性痔疮患者。
2. 痔疮术后康复期治疗。
3. Ⅱ~Ⅲ期内痔不想发展到手术程度的患者。
4. Ⅳ期内痔反复发作的患者。

四、禁忌证

严重的肛裂或手术创面未恢复患者、直肠恶性肿瘤疾病患者,不宜使用本产品。

五、操作方法

1. 各面板按键的作用(图57-5-3)。
(1)恒温加热控制器:主要用于恒温加热。
(2)治疗探头接口:连接治疗探头。
(3)电源开关:该开关为控制面板电源开关,接通电源适配器和治疗探头以后,将电源开关拨到"开",则治疗仪开始工作,拨到"关"则治疗仪停止工作。

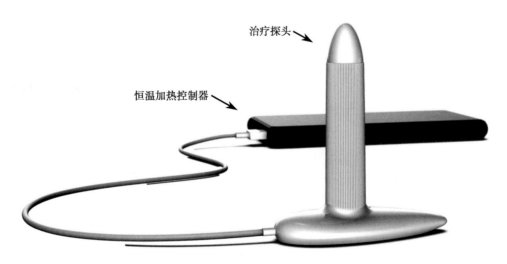

图 57-5-2　肛肠疾病治疗仪组成

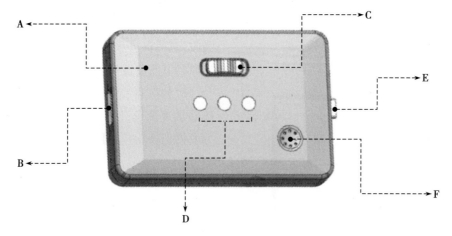

图 57-5-3　恒温加热控制器

A.恒温加热控制器;B.治疗探头接口;C.电源开关;D.指示灯;E.电源适配器接口;
F.蜂鸣器

（4）指示灯（黄/绿/红）:接通电源,待机状态仅黄色灯亮起,打开电源开关,治疗探头开始升温,绿色灯亮起,当温度升至43.5℃时,红色灯亮起,蜂鸣器短促嗡鸣提示同时治疗探头停止升温,当治疗探头温度低于43.5℃时自动开始重新升温,绿色灯亮起、红色灯灭、蜂鸣器停止嗡鸣提示,一直循环至治疗结束。

（5）电源接口:连接电源适配器。

（6）蜂鸣器:从电源开关打开后治疗开始,到蜂鸣器长鸣表示治疗时间（35~45分钟）到达,可以取出治疗探头,将电源拨至"关"。

2. 治疗步骤

（1）将面板开关拨至"开"。

（2）患者侧卧或平躺于床上,将清洁消毒后的治疗探头套上给药指套,再敷上需要的肛肠药物（或凡士林润滑）,慢慢地插入肛门内即开始治疗过程。

（3）治疗时间为（40±5）分钟,蜂鸣器长鸣表示治疗时间已达到。

（4）一般Ⅰ、Ⅱ期内痔、出血、炎症等只需要一个疗程,Ⅲ期以上重度内痔需要两个疗程,每个疗程为6天,两个疗程之间相隔两天,每天一次。

六、注意事项

1. 清洁时一定要拔去电源插头,严禁带电进

行清洁。

2. 擦拭所用的毛巾不能太湿,以免水进入恒温加热控制器内。

3. 治疗结束后,用75%的医用酒精对设备擦拭清洁消毒。

七、技术优势

1. 孕乳期女性痔疮发病,临床上一般不建议药物治疗,通常采用热敷等物理治疗,由于普通热敷的温度无法到达内痔患处,孕乳期患者又对药物普遍依从性较低,不愿意使用药物治疗,往往会导致内痔、混合痔无法得到有效缓解,炎症持续发展,蔓延扩大,甚至发生痔核嵌顿,不得不手术治疗。肛肠疾病治疗仪是一种不使用药物的物理疗法治疗仪,治疗探头能够深入肛门5cm处,治疗温度能够直接覆盖内痔患处,引起肛管部位的组织血管扩张,使血液循环得以改善,从而改善局部组织的营养和新陈代谢,增强网状内皮细胞的吞噬功能,加速病理产物的排泄和代谢产物吸收,促进水肿消退、炎症吸收、疼痛减轻。

2. 由于手术部位特殊,痔疮术后康复期一般为2~4周,有的患者恢复期长达2个月。而出院患者往往因为工作繁忙不及时复诊,自行停止治疗,造成术后创面出血、疼痛及水肿等并发症。临床研究发现,肛肠疾病治疗仪尤其能够快速缓解疼痛

和水肿。痔疮术后康复期坚持使用肛肠疾病治疗仪4~8周,能改善局部组织的营养和新陈代谢,有效促进上皮组织恢复,减少术后并发症,加速创面愈合。

3. 肛肠疾病治疗仪在治疗中操作简单易用,患者普遍无痛苦、无创伤、无感染,安全可靠,温热舒适,患者接受度较高。

(李春雨　李传佳　林树森)

参考文献

[1] 李春雨,徐国成.肛肠病学[M].2版.北京:高等教育出版社,2021:102-103.

[2] 李春雨,汪建平.肛肠外科手术学[M].北京:人民卫生出版社,2015:890-891.

[3] 张有生,李春雨.实用肛肠外科学[M].北京:人民军医出版社,2009:376-379.

[4] 李春雨,朱兰,杨关根,等.实用盆底外科[M].北京:人民卫生出版社,2021:691-693.

[5] 聂敏,李春雨.肛肠外科护理[M].北京:人民卫生出版社,2018:36-37.

[6] 农玉梅,宁余音,李莉,等.肛门疾病患者术后激光坐浴机中药坐浴的效果观察[J].护理学报,2014,21(10):72-73.

[7] 董平,王敏,吴瑶,等.微电极射频电化学疗法治疗内痔60例疗效观察[J].中国肛肠病杂志,2013,33(9):43-44.

第五十八章

肛肠疾病门诊治疗

肛肠疾病的治疗方法可归纳为内治法、外治法、内镜治疗和手术治疗，无须麻醉或局部浸润麻醉(可以先静脉麻醉)即可以操作的治疗和手术都可以在门诊进行，因此，门诊治疗是大部分肛门直肠良性疾病的常用治疗方式。本章主要介绍门诊常用的外治法和门诊手术方法。

第一节　外治法

适用于内痔出血、脱出或嵌顿、肛周脓肿、肛瘘、肛裂、炎性外痔、血栓性外痔、肛周皮炎、术后水肿等。

一、熏洗坐浴法

1. 常用药物　肤芩洗剂、五倍子汤、苦参汤等。具有消肿镇痛、收敛止血、杀菌止痒、除湿杀虫之功效。

2. 操作方法　以药物加水煮沸或用散剂冲泡，先熏洗后坐浴，水温控制在 38~40 ℃，每次 10~15 分钟，每日 2 次。或用毛巾蘸药汁趁热敷患处，冷则再换。

二、敷药法

1. 常用药物　九华膏、五倍子散、黄连膏、消痔软膏等，具有抗炎镇痛，生肌收敛止血等作用。

金黄膏有清热消肿作用，九一丹有提脓化腐作用，生肌散、白玉膏有生肌收口的作用等。

2. 操作方法　即以药物敷于患处。每日排便后、睡觉前，先坐浴，再外敷药物，每日 2 次。

三、塞药法

1. 常用药物　如美辛唑酮红古豆醇酯栓、普济痔疮栓、化痔栓等栓剂；复方磺胺嘧啶锌凝胶、肤痔清软膏、湿润烧伤膏、京万红痔疮膏、复方多黏菌素 B 软膏等膏剂，具有消肿、镇痛、止血作用。

2. 操作方法　栓剂可直接塞入肛内，膏剂可借助接头塞入肛内后边退边挤出药膏，使药膏覆盖至直肠黏膜及肛门皮肤表面。

四、注射疗法

适用于内痔的注射治疗。

1. 常用药物　消痔灵注射液、聚桂醇注射液、芍倍注射液、聚多卡醇注射液、矾藤痔注射液、5%~10% 苯酚甘油、5% 鱼肝油酸钠、4%~6% 明矾液。具有硬化萎缩、止血作用。

2. 适应证　Ⅰ期内痔出血频繁；Ⅱ期内痔脱出时间不长、痔核不大；Ⅲ期内痔不愿意承担手术风险、不能耐受手术者。

3. 操作方法　取侧卧位，视痔核大小和注射达到目的选择是否麻醉，如果是Ⅰ期内痔，注射以解决内痔出血为目的,则可无须麻醉,在肛门镜直视下用 0.1% 新洁尔灭酊做局部消毒,抽取 1 : 1 消痔灵注射液(用 2% 利多卡因配)、1 : 1 芍倍注射液(同消痔灵注射液)、5% 苯酚甘油或 4%~6% 明矾液,于内痔核上端、中部及下部分别进针,刺入黏膜下层后注射,边退边注,使药液尽量充满黏膜下层和黏膜层血管丛中,注入药量多少的标志以痔核弥漫肿胀、黏膜呈水疱状为度,一次可注射多个内痔,一般注射总量在 10ml,患者会感到坠胀不适,一般持续 3~4 小时后自行消失。十六字注射方法:见痔进针、从上至下、先小后大、饱满为度。如果是Ⅱ、Ⅲ期内痔,注射以解决内痔脱出为目的,则可在麻醉下进行,除了直接在痔核注射外,可先在内痔核稍上方痔上动脉区注射,注射方法同上,总量可达 15~30ml,注射后当天避免过多活动,且不宜排便。

4. 注意事项　①注射时必须注意严格消毒,每次注射都应以新洁尔灭酊消毒进针处;②必须用 5 号针头进行注射,否则针孔大,进针处容易出血;③注射药液时宜缓慢进行;④进针的针头勿向痔核内各方乱刺,以免过多损伤痔内血管,引起出血,导致痔核肿大,增加局部液体渗出;⑤注意勿使药液注入外痔区,或注射位置过低使药液向肛管扩散,导致肛门周围水肿和疼痛;⑥操作时应先注射小的痔核,再注射大的痔核,以免小痔核被大痔核挤压、遮盖,从而增加操作困难。

五、微波治疗法

1. 适应证　Ⅰ、Ⅱ、Ⅲ期内痔。
2. 原理　当微波作用于机体组织时,可使细胞内外液 K^+、Na^+、Cl^- 等在电磁场中移位产生振动、碰撞并发热,当微波量达到一定温度,可使蛋白质变性、凝固、坏死。将该技术运用在痔的治疗上,可使肛垫内组织形成内热,引起痔区黏膜无菌性炎症反应,使血管闭塞、痔核供血减少,从而达到止血效果,同时痔静脉丛萎缩变性,使痔核缩小、粘连固定,脱出症状消失,最终达到止血消痔的目的,同时也保留了肛门正常结构和功能,创伤较小。

3. 操作方法　常规术野消毒铺巾,静脉麻醉后加局部浸润麻醉,肛门镜下充分暴露痔核,根据痔核大小设定微波治疗仪的导波功率(一般 35W)。在齿状线上方 0.5cm 处,以 45° 将针式辐射器刺入痔核内黏膜下 2~5mm。踩下足控制开关导波,根据痔核大小调整功率,辐射 3~5 秒后可见辐射器周围黏膜呈苍白色改变。若痔核表面变成白色,可再插入导波 1 次,一个痔核辐射 3~5 针。观察创面,若无活动性出血,退出肛门镜,包扎固定。术后禁排便 24 小时,予抗生素预防感染,每日换药、坐浴等治疗。

六、红外线凝固疗法

1. 适应证　Ⅰ、Ⅱ、Ⅲ期内痔。
2. 原理　红外线击中痔组织之后立即出现白色烙印,约 7 日烙印消失,可见到一个小的溃疡皱缩起来,然后痊愈,最后黏膜恢复正常,不留瘢痕。
3. 操作方法　无须麻醉。使用内镜,并根据治疗的程度猝发 1~4 次红外光能,每次发射 1~1.5 秒。探头接触组织,但不刺伤组织。

七、射频治疗法

1. 适应证　适用于Ⅰ、Ⅱ期内痔、各类混合痔。
2. 原理　痔组织内带电离子和偶极离子在高频电容场作用下高速振荡及相互摩擦产生内源性热,痔组织中带电离子耗竭至组织间液干枯而不炭化。治疗部位 3~5 天纤维蛋白、凝血酶原等渗出增多,血管闭塞黏合。
3. 操作方法　治疗前清洁灌肠。患者取左侧或右侧屈膝卧位,肛周常规消毒,静脉麻醉后加局部浸润麻醉。扩肛,在肛门镜下充分暴露痔核,钳夹痔核,从止血钳部位插入射频治疗钳,并充分夹紧痔核基底部,电极钳下垫盐水纱布,以免损伤周围黏膜及皮肤组织,交替踩治疗机开关,在病灶完全萎缩且钳夹部位白色或深褐色后方可结束治疗。

八、铜离子电化学治疗法

1. 适应证　出血性内痔、脱出性痔、血栓性外痔及混合痔。
2. 原理　利用铜离子与血液中的有效成分发生电化学反应,导致患病痔组织处电解质改变,引发如局部酸碱中毒等反应,使血流变慢或凝固,络合物作为异物,与电流共同作用,引发患者病灶处局部微血栓和血管壁上皮细胞水肿,发生局部无菌性炎症,导致组织机化、血管闭塞,最终导致患者痔组织周围组织纤维化,消除黏膜下层血管出血性病变,防止脱出。

3. 操作方法　患者取左侧或右侧屈膝卧位,肛周常规消毒,静脉麻醉后加局部浸润麻醉。扩肛,在肛门镜下充分暴露痔核,应用铜离子电化学治疗仪,将应用铜丝制成的 0.7mm 直径、10mm 间距的针形电极刺入齿状线附近痔组织,深达 1cm 左右持续约 5 分钟,后依次向其他方位治疗各痔区。

九、冷冻疗法

1. 适应证　Ⅰ、Ⅱ期内痔。

2. 原理　应用液氮等致冷物质使痔核坏死、脱落,从而治愈痔的一种方法。

3. 操作方法　先用直肠镜确定痔核的部位,通过直肠镜将冰冻丝针头放于痔核黏膜上,接通液氮后,针头即紧贴住黏膜组织,立即冻结成冰球。大的痔核约需 5 分钟即可见冰球向四周扩散,冰球的直径要超过冷冻头 0.5~1.0cm,临床医师应根据冰球大小判断痔核坏死情况。

十、双极电凝治疗法

1. 适应证　Ⅲ期、Ⅳ期重度内痔。

2. 原理　通过电凝热效应,使局部蛋白组织凝固收缩、血管封闭从而使痔块组织消除,达到治愈。

3. 操作方法　取膀胱截石位,会阴部常规消毒铺巾,静脉麻醉后加局部浸润麻醉,扩肛至容纳 4 指并持续 1~2 分钟,血管钳提起需切除的痔核,用双极电凝器夹住痔核基底部,关闭保险装置,持续电凝 10 秒,可见到痔组织凝固变性,然后打开保险用双极电凝上的电刀将痔组织从两电极中切断,移去标本和双极电凝器。如痔核较大,可分次用双极电凝切断。用同法切除其他 2 个母痔,一般在切除的 2 个痔块之间保留一宽约 1cm 的正常黏膜。混合痔先在痔块基底部两侧皮肤用小剪刀做 V 形切口,只剪开皮肤,不剪破痔静脉丛,再用双极电凝切除。

第二节　手术治疗

手术是肛门直肠疾病的主要治疗方法,随着基础医学和其他科学技术的进展,目前手术方式也呈现出多样化,需要根据患者的具体情况做出个体化选择。现将门诊可以实施的相关手术适应证和操作方法等进行介绍。

一、胶圈/弹力线套扎法

1. 适应证　各期内痔及混合痔内痔部分;对吻合器痔上黏膜环切术或其他疗法后痔块或肛垫回缩不全者,进行补充治疗;直肠局灶性病变,如直肠息肉等。

2. 禁忌证　单纯外痔、混合痔外痔部分、肛乳头肥大、直肠息肉疑有恶变者。

3. 原理　通过器械将小乳胶圈或弹力线套入内痔核根部,利用胶圈和弹力线较强的弹性阻止血液循环,导致痔核缺血、坏死、脱落,从而治愈内痔。目前多采用自动胶圈套扎器进行套扎。

4. 操作方法　插入肛窥器,消毒直肠与肛管,显露齿状线和内痔块,经肛门镜置入枪管并对准目标,在负压抽吸下组织即被吸入枪管内(自带负压或接电动负压吸引),当负压值达到 -0.05~-0.08MPa 时,即可释放胶圈,从而将目标组织牢牢套住,打开负压释放开关,释放被套扎的组织。

5. 注意事项

(1)目前有两种套扎方法:痔块直接套扎法和痔上黏膜套扎法。前者是直接套扎痔块基底部黏膜(距齿状线上 1.0cm,不少于 0.5cm),后者是套扎痔块上方的黏膜(距齿状线 2~3cm)。

(2)对Ⅰ、Ⅱ期内痔,一般采用直接套扎法即可。而对Ⅲ期内痔,联合采用直接套扎法与痔上黏膜套扎法(即所谓倒三角套扎法),效果更好。

(3)倒三角套扎法:于痔块基部套扎一个点,在其上方呈等腰三角形再套扎两个点。

(4)套扎点依痔块具体部位而定。一次治疗可套扎 2~5 个点。

(5)可重复治疗,间隔时间 4 周以上,直至症状好转或消失为止。

(6)无论采用哪种套扎方法,套扎点至少应位于齿状线上方 1cm,切勿扎住齿状线或肛管皮肤,否则可导致剧痛或重度坠胀感,严重者可导致出血与感染。

（7）术前嘱患者排便，或用开塞露诱发排便。

（8）术后保持排便通畅；禁食辛辣、酒类等食物；可配合使用坐浴、外用药膏、肛门药栓等；术后酌情使用抗生素。

（9）术后有急便感或坠胀感，一般1~3天后可自行缓解。如遇术后较大量出血，可视情况给予压迫、重新套扎或缝扎止血。

二、静脉丛剥离切除术

1. 适应证　单纯性静脉曲张性外痔；静脉曲张性混合痔的外痔部分。

2. 操作方法　取截石位或侧卧位，在局部麻醉或加静脉麻醉下，肛门消毒，用组织钳提起外痔组织，以剪刀环绕其痔根四周做一梭形切口，切口上端必须指向肛门中心呈放射状，再用剪刀分离皮下曲张的静脉丛，将皮肤连同皮下组织一并切除，如果是环形一圈痔，注意保留皮桥，用凡士林或红油膏纱条覆盖创面引流，无菌敷料包扎。每天排便后用肤芩洗剂坐浴，更换敷料至痊愈。

三、血栓性外痔摘除术

1. 适应证　血栓较大，疼痛较剧，较严重的影响工作、生活，预计血栓吸收时间较长者。

2. 操作方法　取侧卧位，患侧在下方，术区消毒，局部麻醉后，在血栓性外痔中央做放射状或梭形切口，用止血钳将血块分离，并摘除，然后修剪伤口两侧皮瓣，使创口敞开，凡士林纱条覆盖创面，纱布包扎固定。每天便后熏洗，坐浴后换药。

四、肛窦切开引流术

1. 适应证　单纯肛隐窝炎或化脓者；或有隐性瘘管者。

2. 操作方法　肛门部消毒，在局部麻醉或加静脉麻醉下，取截石位或侧卧位，在双叶肛门镜或半边镜下暴露病灶，沿肛窦做纵向切口，使引流通畅，创口用红油膏纱条或黄连膏纱条压迫止血引流。术后每天便后坐浴、换药。

五、肛窦切除术

1. 适应证　单纯肛隐窝炎或化脓者；或有隐

性瘘管者同时伴有肛乳头肥大者。

2. 操作方法　准备同上，在双叶肛门镜或半边镜下暴露病灶，将肛窦、肛门瓣做纵向切口，并剥离至肛乳头根部（如相应方位内痔较大，可分离至内痔核基底部），用止血钳夹住基底部，贯穿结扎后切除，创口用药及术后处理同上。

六、陈旧性肛裂切除术

1. 适应证　适用于陈旧性肛裂，伴有结缔组织外痔、肛乳头肥大等。

2. 操作方法　取侧卧位或截石位，局部消毒麻醉，以肛裂裂口为中心做一梭形切口，切除肛裂创面瘢痕组织及栉膜带、前哨痔、肥大肛乳头，如果相应方位内痔核较大可能影响引流者可一并分离到内痔核部位后基底部上钳，缝扎后切除，切断肛门外括约肌皮下部及部分肛门内括约肌，外端适当延长，使切口呈一底小口大的V形开放创口，引流通畅，用红油膏纱条嵌压创面，再用纱布覆盖固定。术后每天便后坐浴，换药至痊愈。

七、陈旧性肛裂纵切横缝术

1. 适应证　适用于陈旧性肛裂伴有肛管狭窄者。

2. 操作方法　取侧卧位或截石位，局部消毒后，局部麻醉或加静脉麻醉，沿肛裂正中做一纵向切口，上至齿状线上0.5cm，下至肛缘外0.5cm，切断栉膜带及部分肛门内括约肌纤维，如有潜行性皮下瘘管、赘皮外痔、肛乳头肥大、肛窦炎也一并切除，修剪裂口创缘，再游离切口下端皮肤，以减少张力，彻底止血，然后用细丝线从切口上端进针，稍带基底组织，再从切口下端皮肤穿出，拉拢切口两端丝线结扎，使纵切口变成横向缝合，一般缝合3~4针，外盖红油膏纱布，纱布压迫，胶布固定。

3. 术后处理　进流质饮食或软食2天，控制排便1~2天。排便后用肤芩洗剂坐浴，肛内注入九华膏换药，5~7天拆线。

八、肛周脓肿一次切开扩创术

1. 适应证　适用于浅部肛周脓肿。

2. 操作方法　患侧在下方侧卧位,局部浸润麻醉,穿刺抽出脓液后行放射状切口,长度应与脓肿等长,并适当扩大创面使引流通畅,同时寻找齿状线处感染的肛隐窝或内口,将切口与内口之间的组织切开,并清除搔刮脓腔干净,以免形成肛瘘,术后创口内置油纱条覆盖引流。

九、肛周脓肿切开引流术

1. 适应证　体质虚弱、不愿住院治疗或内口不明确的急性化脓性感染已形成脓肿者。

2. 操作方法

(1) 局部消毒后铺巾,用 1% 利多卡因做局部浸润麻醉(如有条件可加静脉麻醉)。

(2) 先穿刺抽脓,确定脓肿的部位。浅表脓肿可用刀尖直接刺入脓腔,然后向两端延长切口。较深的脓肿,应沿穿刺点切开皮肤及皮下,用血管钳钝性分开组织,插入并撑开脓腔排脓。然后根据脓腔大小扩大切口。

(3) 示指伸入脓腔,分开间隔组织,以利于排脓。在示指或止血钳分开脓腔间隔时,若遇脓腔内突然涌出大量鲜血,多为暴露于脓腔内或脓腔壁未栓塞的血管出血导致。此时不能用止血钳盲目钳夹,应该用油纱按次序填塞压迫止血。

(4) 脓液排净后,填入油纱布,以压迫止血和引流脓液。

3. 注意事项

(1) 定位要准确,一般在脓肿切开引流前应先穿刺,待抽出脓液后,再行切开引流。

(2) 切口宜行放射状切口,深部脓肿时注意避免损伤肛门括约肌。

(3) 引流要彻底,切开脓肿后要用手指去探查脓腔,分开脓腔内的纤维间隔以利于引流。

(4) 预防肛瘘形成,术中可尽量切开原发灶肛隐窝,可防止肛瘘形成。

十、肛瘘切开扩创术

1. 适应证　低位单纯性肛瘘和低位复杂性肛瘘。

2. 操作方法　取截石位或侧卧位,常规消毒,局部浸润麻醉(可加静脉麻醉),先在肛门内塞入

一块纱布,再从瘘管外口注入 1% 亚甲蓝液,如纱布染有颜色,则有助于寻找内口,也便于在手术时辨认瘘管走向;将球头探针从瘘管外口轻轻插入,同时将示指插入肛门,引导探针自内口探出,自外口沿探针方向切开皮肤和皮下组织及瘘管外壁,直至整个瘘管完全切开为止。瘘管全部敞开后,用刮匙将瘘管壁上染有亚甲蓝的坏死组织和肉芽组织刮除,修剪创口两侧的皮肤和皮下组织,形成一口宽底小的创面,使引流通畅;仔细止血,创面填塞油纱条,外垫纱布,宽胶布压迫固定。

十一、肛门紧缩术

1. 适应证　直肠脱垂并发肛门松弛和大便失禁。目的是使肛门外括约肌紧张度增强,可以巩固直肠脱垂的疗效。

2. 操作方法

(1) 手术区常规消毒铺巾。

(2) 局部浸润麻醉,于肛门正后方距齿状线 1.5~2cm 处由 3~9 点肛缘做椭圆形切口,长度按肛门松弛程度而定;如肛门松弛 3 横指以上者,紧缩肛门周径的 1/2;如肛门松弛 3 横指以下者,可紧缩肛门周径的 1/3。

(3) 切开皮肤及皮下组织,暴露肛门外括约肌浅层及肌层韧带,将皮瓣钝性分离至齿状线,显露出肛门三角。

(4) 将皮瓣推入到肛门内,用 2-0 号铬制肠线,将左、右两侧肛门外括约肌浅层做褥式缝合 2~3 针,以闭合肛门三角。

(5) 将皮瓣从肛门内拉出,做菱形切除,切口上端至齿状线,然后将肛门、肛管皮肤做全层缝合,可伸入一示指为度。

(6) 用消炎止痛膏油纱条部分塞入肛门内,覆盖创面,敷料包扎固定。

十二、肛门环缩术

1. 适应证　适用于肛门松弛和收缩无力的直肠脱垂患者,也可用于治疗大便失禁者。

2. 操作方法

(1) 膀胱截石位。常规消毒铺巾,局部浸润麻醉后,消毒肛门和直肠下段。

（2）用尖刀片在肛门前方和后方距肛门缘 2~3cm 处各做一纵向小切口,长约 0.5cm,深约 2cm,用大弯止血钳或弯成半圆形的长穿刺针,从后侧切口插入,通过肛门一侧括约肌外缘的皮下组织,到前侧切口穿出,将聚乙烯海绵网带置入针孔,退出穿刺针引出聚乙烯海绵网带。

（3）再将对侧穿刺针引过聚乙烯海绵网带经对侧皮下后侧切口引出,使之在皮下形成环状。

（4）助手将一示指伸入肛管,牵紧网带两端,缩窄肛管,将网带一端穿过另一端的小切口内,并折回与网带缝合固定,埋藏于皮下组织内,缝合切口。

3. 注意事项

（1）埋藏在皮下组织中的聚乙烯海绵网带不能太浅,以患者感觉不出明显异物存在为度。

（2）拉紧网带时,肛门松紧度应以紧贴示指为度,太紧将导致排便困难。

（3）肛门前后的小切口应在拔出肛门内手指前缝合,以免污染切口。

十三、经肛门息肉切除术

1. 适应证　直肠下段息肉。

2. 术前准备　术前 2~3 小时用盐水或肥皂水灌肠。

3. 麻醉与体位　局部浸润麻醉,胸膝卧位。

4. 操作方法

（1）胸膝卧位,扩松肛门括约肌。

（2）用示指将息肉轻轻拉出肛外,或在肛门镜下,用组织钳夹住息肉轻轻拉出肛外,用圆针丝线在息肉基底贯穿结扎,然后切除息肉。如息肉位置较高或基底较宽,则可插入自动扩张肛门镜后,在肛门内提起息肉进行操作。

（3）切除息肉,在息肉基底部做双重结扎,在结扎处远端切断息肉蒂部,取出息肉。

（4）如息肉基底部较宽,则可用弯血管钳纵向夹住基底部后切除。然后用可吸收缝线绕止血钳连续缝合,抽出止血钳后,拉紧缝线,直接将内外端缝线拉拢结扎。

5. 注意事项

（1）向外提起息肉时操作要轻,以免拉断蒂部

造成出血。

（2）对体积较大,基底部较宽的息肉,可用组织钳夹住,轻轻向外拉出肛门,沿基底由一端逐步切开四周黏膜,分离黏膜下层,将息肉切除。

（3）如息肉基底部较宽,也可边切边用可吸收线或丝线间断缝合黏膜层。

第三节　内镜治疗

一、高频电圈套器切除术

适用于较大有蒂息肉。按常规插入肠镜,找到息肉所在部位,看清息肉大小、形状和基底情况,并将腔内残留液体吸干净,以免在操作时影响视野和干扰电凝电流。通过肠镜活检道插入圈套器,调节角度钮使金属套圈对准息肉,并将息肉套入电凝息肉圈套器的套圈中,可旋转镜身协助将息肉套住,然后逐步抽紧,关闭套圈,当助手感到有阻力时,即停止抽紧,术者同时踏电凝开关数秒钟至基底发白,再踏电切开关数秒钟并命助手迅速抽紧圈套割下息肉,此时创面已电凝。操作时动作要轻柔协调,防止暴力将息肉机械切除,否则会引起出血。切下息肉后,应仔细观察创面有无渗血现象,若有出血,可经内镜用凝固电极电灼止血,注意不可凝固太深,以免导致穿孔。如无凝固电极可在局部喷涂 1∶1 000 去甲肾上腺素。

二、电烙法

适用于位置较高的小息肉。膝胸位或俯卧位,在肛门镜或肠镜下找到息肉,直接用电灼器烧灼息肉根部,无蒂息肉可烧灼中央部,但烧灼不宜过深,以防损伤深部组织。术后卧床休息 1 小时。1 周后复查,若脱落不完全可再次电灼。

三、微波治疗

微波治疗是利用微波热效应将直肠息肉烧灼切除,近年来微波治疗趋于普遍,通常采用特殊微波治疗仪在结肠内镜直视下行烧灼切除术,操作中应小心谨慎,若烧灼过度可导致肠穿孔等严重并发症。

四、内镜黏膜下剥离术

主要用于治疗大肠侧向发育型息肉。采用电子肠镜引导,双人进行操作。先用圈套器套住病灶,提起观察其活动度,然后对平坦隆起型病灶行黏膜下 1 点或 2 点(视病灶大小)注射生理盐水 5~10ml,使病变隆起与黏膜下分离。见抬举征阳性时,选择适当的电流功率和电切指数,行内镜黏膜下剥离术。若切除时间稍长,应适当增加注入生理盐水以免息肉基底部黏膜切除时穿孔。

(李胜龙)

参考文献

［1］ 李荣祥,张志伟.门诊手术与处置技术经验与技巧[M].北京:人民卫生出版社,2018:518-581.
［2］ 蒋耀光,范士志,王如文.门诊外科学[M].2 版.北京:人民军医出版社,2010:229.
［3］ 李春雨,徐国成.肛肠病学[M].2 版.北京:高等教育出版社,2021:103-104.
［4］ 李春雨,汪建平.肛肠外科手术学[M].北京:人民卫生出版社,2015:640-644.
［5］ 李春雨,汪建平.肛肠外科手术技巧[M].北京:人民卫生出版社,2013:169-170.
［6］ 杨柳,徐志峰.中医外科学[M].北京:科学出版社,2013:149-171.